公共政策论丛 · 研究报告

一个独立智库笔下的新医改

（上册）

余　晖　主编

中国财富出版社

图书在版编目（CIP）数据

一个独立智库笔下的新医改：全2册 / 余晖主编．—北京：中国财富出版社，2014.9

（公共政策论丛·研究报告）

ISBN 978-7-5047-5244-4

Ⅰ.①一…　Ⅱ.①余…　Ⅲ.①医疗保健制度—体制改革—研究—中国　Ⅳ.①R199.2

中国版本图书馆CIP数据核字（2014）第130763号

策划编辑	寇俊玲	责任印制	何崇杭
责任编辑	齐惠民　谷秀莉	责任校对	梁　凡

出版发行	中国财富出版社（原中国物资出版社）		
社　址	北京市丰台区南四环西路188号5区20楼	邮政编码	100070
电　话	010-52227568（发行部）		010-52227588转307（总编室）
	010-68589540（读者服务部）		010-52227588转305（质检部）
网　址	http://www.cfpress.com.cn		
经　销	新华书店		
印　刷	北京京都六环印刷厂		
书　号	ISBN 978-7-5047-5244-4/R·0079		
开　本	710mm×1000mm　1/16	版　次	2014年9月第1版
印　张	50.75	印　次	2014年9月第1次印刷
字　数	884千字	定　价	198.00元（全2册）

公共政策论丛总序

中国的改革开放政策已经实施了30多年，但基本是以经济领域效率导向的改革和开放为主线，社会、文化尤其是政治领域的改革明显落后。这不但导致了经济领域的深化改革和进一步开放步履维艰，而且阻碍了中国特色社会主义市场经济体制的建设进程。未来的中国应该是与世界先进文明高度接轨，而且更加开放、民主、平等和自由。显然，目前和未来的中国公共政策在制定的过程中，将面临更加复杂的选择。这是因为经济政策的边际创新动力已经枯竭，而上述其他领域公共政策的边际创新才刚刚起步。我们开始进入一个航向尚不完全明确的深海区域。全面配套的转轨改革将更加艰辛。

在此背景下，中国经济体制改革研究会几年前专门成立了公共政策研究部，陆续聘请了众多的具有国外工作学习经验的中国学者作为高级研究员，这些优秀的学者跨越经济、法律、政治、社会、文化等学科，并长期从事公共政策的理论研究和咨询工作。从2008年起，我们以“公共政策论丛·研究报告”、“公共政策论丛·专著”和“公共政策论丛·学者自选集”三个系列为组合，推出这套公共政策论丛，并将其作为一项连续出版的计划。其目的就是要在更加广泛的领域介绍他们的研究成果，从而使国内公共政策的研究和讨论在理论和实际操作层面能够更深入地展开，并推动公共政策研究的本土化。同时，着意培养政府和公众的公共政策意识，吸引公众更为理性地关注和参与公共政策的制定和执行，并为各级政府决策机构在制定和执行公共政策时提供可能的帮助。

其中，“公共政策论丛·研究报告”系列展示的是公共政策研究部分年度完成的公共政策研究和咨询报告，这些报告有些来自该部自立的课题，也有些来自有关政府和国内外民间机构委托的课题；“公共政策论丛·专著”展示的是该部高级研究员有关某一公共政策领域的理论研究成果；“公共政策论丛·学者自选集”展示的则是该部高级研究员已发表或未发表的有关公共政策的论文、评论和研究报告组成的个人成果。当然，文集也可能是针对某一公共政策话题所收集的该部高级研究员的特约文章。

在宪政制度比较发达的国家，公共政策的提出、制定、执行、监督和评价是一个由公共政府主导、高度开放、相关利益团体高度参与的制度过程，其中也不乏各类研究咨询机构的参与。这必然是中国公共政策过程的方向。希望本论丛的出版能够为这一过程的逐步完善作出贡献。

作为公共政策研究部的现职主任和本论丛的轮值执行主编，我衷心感谢公共政策研究部高级研究员团队慷慨而有力的支持，也衷心感谢中国财富出版社编辑室主任寇俊玲及其编辑团队的高度认同和优质高效的编辑工作。正是他们的辛勤工作，使得“公共政策论丛”得以面世。

余　晖

2013 年 5 月 1 日

序 言

自 2005 年有关上一轮医改失败与否的大讨论开始，本轮医改即拉开了大幕。时间如白驹过隙，一晃就是九年！即便从 2009 年春天正式公布《关于深化医药卫生体制改革的意见》以来，也整整五年过去了。一般而言，五年是一个政策周期，此时认真回顾一下其成败得失应该是合理的。

这场引起国内外广泛高度重视的医改，其实是有一个好的开头的。记得本人于 2009 年 7 月 24 日在“世界银行医改效果评估培训班”的闭幕式上代表学者类学员的发言中曾经说过：

“之所以说这次活动是重要的，是因为一项涉及广大群体的公共政策过程，理应包括‘问题的提出、备选方案的设计、利益群体的广泛参与、政策的最终决定、政府预算的投入、政策的执行、政策效果的评估、政策的修正和调整’这些环节。这次医改到目前为止历经三年，可以说在前五个环节都前所未有地取得了重大的突破，为其他领域的改革和公共政策的制定提供了丰富的经验。但医改必然是一个长期的过程，现在开始进入政策的执行和试点阶段，尽管有些配套方案尚未出台。而在医改政策的执行过程中，政策效果的评估同样重要，因为缺乏科学、客观、中立的评估，我们就无法判断政策是否产生了其预期的效果，以及影响预期效果的诸多可能的因素，也就无法决定政策是否应继续执行或调整，甚至终止。这次世行和国务院医改办举办由各级政府官员和专家参与的效果评估培训，充分表明医改决策层高度意识到了效果评估的重要性。可以说这在国内也是前所未有的。作为一个高度关注公共政策过程的学者，我深知我国极大多数的公共政策不仅缺乏执行前的高度透明和公众参与，更缺乏执行中的持续效果评估。这与政府的执政理念有关，也与评估者缺乏科学的评估知识有关，尤其是在政策执行者自我评估的情况下，效果评估的客观性和中立性更为不足。通过这次活动，我相信医改决策层会将开了一个好头的医改公共政策过程坚定地进行下去，也一定会投入必要资源采取内部评估和外部评估的方式，对近三年甚至更长期的医改执行效果进行评估。”

后来的事实的确如此，各种政府自身的和非政府组织开展的医改效果评估可谓此起彼伏，结论也不一致，成功、失败或持中的都有。当然，评估归评估，尤其是与医改密切相关的政府部门自身或其委托第三方进行的评估，通常皆为该部门自己所用，自我表扬的多，几乎不公布于众。其实，在执行医改政策的过程中，很多老问题（如医护人员收入水平低、多点执业滞缓、大处方）尚未解决，而新的问题（如基本药物招标及零差率销售、医保基金大量结余和透支并存、基层医疗机构门诊量明显下降等）又层出不穷。医改到这个地步，普罗大众连看热闹的机会（除了医患冲突严重到医生被屡屡伤害时）都不复存在了。由于中国医改政策的制定不像别的国家必须由国会或议会通过甚至立法，因此某些政策执行的效果比较好或貌似比较好，其相关执行部门的负责人可能会得到提升，相反，很少有人会因此而被“弹劾”甚至被降职。改到目前这个地步，医改就基本停留在各相关政府部门（尤其是那些相关行业的主管或监管部门）为了自己的权利近乎肉搏的阶段了。这是中国公共政策过程的基本特征，百姓只能等待一个明智且敢于拍板的领导来快刀斩乱麻，急也没用。

尽管如此，在到目前为止的医改过程中，“智库”这一概念得到了很有效的普及，不少智库也的确深入到整个医改的政策过程中。如我所兼职并主持的中国经济体制改革研究会（以下简称“中国体改会”）公共政策研究部（中心）作为一个独立的智库，不但积极参与了医改方案公布前期的政策研究和讨论，甚至针对《关于深化医药卫生体制改革的意见（征求意见稿）》进行了非常细致的、有针对性的评论，并提出了具体而系统的政策建议。而且，在医改意见及其实施方案正式公布之后，我们还对各省（市、自治区）陆续出台的执行方案进行了收集、分析和评论。具体内容如本书上册所载。

在上述过程中，我们被媒体或“政府主导派”冠之于“市场派”。其实我们所谓的“市场派”的主要观点不过如此简单：第一，建立健全公共财政、企事业法人组织和私人共同筹资且逐步一体化统筹和管理的社会医疗保险体制，并由其“集体”或“打包”购买医药卫生服务的功能；第二，管办分开，即医药卫生行业的监管机构与提供医药卫生服务的机构（不论是公立的还是民营的）不应有资产方面的权属关系，两者之间应该是行业内的监管和被监管的关系；第三，政事分开，即将公立医疗卫生机构与政府部门分开，让公立医疗卫生机构成为独立的事业单位法人。政府相关部门或可派人加入该事业法人的理事会或董事会，参与决策。以上第一点已经成为现实，尽管各类医保（经办）机构在向以公立医疗服务机构为主体的医药服务提供主体购买服务时，其讨价还价的能力尚显不足。而后两点，却正好是十八届三中全会所强调的在文教卫生等事业单位去行政化改革的主要内容。

当然，在医改政策的执行阶段，作为一个独立的智库，必然会兼顾改革进程的跟踪、观察以及改革效果的评估。我们团队的这一部分工作即构成了本书下册的主要内容。除了对少数在本轮医改前即具有自我创新性改革行为的典型县（如沭阳、神木、子长、芜湖、昌图）开展较规范的效果评估（即亚行项目“政府卫生投入模式及医疗卫生机构补偿机制”）和深度调研（如高州、湛江）外，我们还对首批十七个城市公立医院改革试点开展了广泛而深入的调研，形成了较为翔实的研究报告。这些试点城市我们一共实地深入考察了十二个，有的城市我们甚至去调研了多次，如北京、镇江、深圳、上海、洛阳等。值得欣喜的是，通过这些广泛而深入的调研和评估，我们发现大多数案例是能够支持医改前期我们的研究成果及其结论的。这也是我们愿意坦然地将我们的研究成果公开出版，贡献给众多仍然关注中国医改的读者们的原因。

在此，我不得不将我的诚挚谢意奉献给如下同人、朋友以及长期支持我们的相关机构。

宋晓梧先生，在他担任中国体改会会长时，以其深厚的收入和社会分配领域的学养及上一轮医改办公室主任的资历，全力指导和支持了我们的医改研究活动。

顾昕教授，他是北京大学政府管理学院的教授，兼任中国体改会公共政策研究首席社会政策专家。国务院医改办征求机构意见时第七套方案（北师大方案）的执笔人。可以说这本书中的任何一章都有他的辛勤付出，几乎一半的文字都出自他的笔端。他的勤奋、博学和严谨的治学态度使我相信他已经成为国内社会政策领域的一位领先者。

在中心的长期合作伙伴中，还有中国社会科学院经济研究所的朱恒鹏研究员，他也参与和承担了中心不少有关公立医院和基本药物等方面的课题，是亚行项目的主要执笔人。此外，董朝晖研究员、张炜教授、杜创副研究员、汪德华副研究员、韩惠玲副研究员、张琼讲师、熊茂友高级研究员等也积极参与了中心的医改调研工作。

牛正乾先生，是他在任副总之时，代表九州通医药公司给了第一笔捐助，成立了中心新医改课题组，这笔捐助使我们游刃有余地开展了医改前期的研究活动。不仅如此，他还积极帮助中心策划和组织了多次有关药物政策尤其是基本药物政策的研讨会。

关志强先生，曾经作为政府官员参与了上一轮医疗改革。在这轮医改中，是他在担任辉瑞制药政府事务部总监时，给了中心第一笔资助，让我们完成了“医改八方案比较”的写作，之后他又代表辉瑞陆续资助了若干医改课题的研究。

在我曾经兼任长策智库总裁时，长策智库法人代表雒亚龙先生和前长策智库分管行政的副总裁刘立娜女士，承担了诸多策划、组织和协调的工作，使我主持的包括医改在内的各项调研任务都能顺利开展。此外，曾经在长策智库任职和兼职的那些年轻、可爱、好学的助理研究员们，如韩钰、朱凤梅、王龑、杨丽霞、何静、李丹等，也为读者面前的这些研究成果付出了艰辛的努力。

还有难以胜数的中央和地方政府涉及医改的各级官员朋友、国内外非政府机构的朋友们，以及各路媒体的优秀记者和编辑们，我也在此一并表示深深的谢意！正因为有你们的一路扶持和鼓励，我们这个民间的研究机构才敢于自称为一个独立的智库！

最后一点声明，本书文责一概由本人承担。

余　晖

2014 年 5 月 20 日

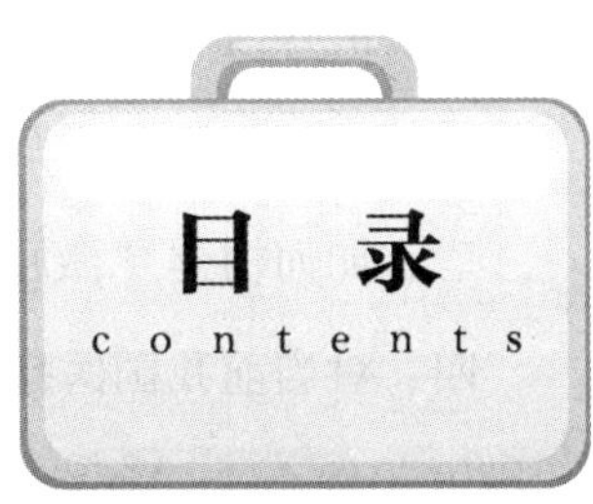
目录
contents

新医改八家方案评述：走向高度行政化还是有管理的市场化[①]

中国的医疗体制弊端重重，其集中体现就是越来越多的人因为经济困难而有病不能医。自 2005 年夏天以来，关于医疗体制改革的话题便成为大众传播媒体热衷的话题之一。一开始，讨论的焦点放在对过去 20 多年医疗体制改革的评价，尤其是争论以往的改革是否“基本不成功”；之后，讨论的重点很快转移到新一轮医疗体制改革的方向与战略上。

在中国医疗体制改革争论白热化之际，新医改政策的出台被列入中国政府的议事日程。2007 年上半年，七家国内外机构，即北京大学、复旦大学、北京师范大学、国务院发展研究中心、世界银行、世界卫生组织和麦肯锡公司受邀向国家医药卫生体制改革部际协调小组各自递交了一份改革建议书，对中国卫生体制的改革提出指导原则和制度设计框架。5 月底，国家医药卫生体制改革部际协调小组召开了一次大规模的国际研讨会，邀请七家机构展示其方案并且进行研讨。中国人民大学和中金公司主动提交了另两份改革方案，并参加了这一研讨会。

---

① 本报告执笔人为中国经济体制改革研究会（以下简称“中国体改研究会”）公共政策研究中心首席社会政策专家、北京大学政府管理学院教授顾昕（顾昕教授是北京师范大学方案的执笔人和报告人），以及中国体改研究会公共政策研究中心高级研究员、人力资源和社会保障部社会保障研究所医疗保险研究室副主任董朝晖（他全程参与了本次会议）。中国体改研究会公共政策研究中心主任、中国社科院工业经济研究所研究员余晖作为国家医药卫生体制改革部际协调小组邀请参会的国内六位评议专家之一全程参加了此会，他作为第一读者对本报告提出了修改和完善意见。本文指的“八家”不包括中金公司。

国家医药卫生体制改革部际协调小组并没有把新医改的范围局限在医疗体制的改革上，而是要求各机构对整个医疗卫生药品事业（医药卫生体制）的改革与发展给出全面的、系统性的、综合性的建议。对于中国医药卫生体制的弊端，亦即即将开始的新医改力争解决的问题，这八家机构的分析大同小异。基本上，公平缺失和效率不彰的问题，都受到重视，但最受关注的问题，乃是医疗卫生服务可及性的不平等。一方面，正如前文提及的，医疗费用的上涨幅度高于民众经济收入的上涨幅度，从而导致相当一部分民众有病不能医，亦即医疗卫生服务经济可及性（economic accessibility）具有不平等性；另一方面，卫生资源配置不合理，导致城乡以及不同地区医疗卫生服务的实体可及性（physical accessibility）呈现不均等性。

为了应对这些问题，八家机构根据国家医药卫生体制改革部际协调小组所设定的框架，均就医疗保障、公共财政与卫生筹资、医疗服务、医疗卫生的监管和药品生产与流通这五个制度领域的改革，提出了各自的建议。其中，除北京师范大学外，七家机构均应国家医药卫生体制改革部际协调小组的要求，把公共卫生体制的改革和发展也纳入了建议的范围，但其内容均大同小异，即主张公共卫生服务完全由政府财政出资，由公立机构提供服务，由政府组织评估、评审和奖惩。在这一领域，七家机构提出的改革建议同现实中正在运行的制度没有多大的差别，而对于现行制度的种种缺陷（除了公共投入不足和投入责任不清之外）也未加深入讨论，很多建议绝对是老生常谈，因此完全可以说是聊无新意。或许正是由于相应的基础研究不充分，或者对众所周知的制度安排（例如，政府为公共卫生服务完全出资）没有异议，或者不愿意重复众多专业人士经常表达的观点，北京师范大学放弃了关于公共卫生的讨论，而是把建议的重点和焦点放在了医疗体制的改革上。

下文将分别就上文提及的五大制度领域，评述八家机构改革建议的共识和分歧之处。

一、全民医疗保障体系的建立和完善

八家机构均把全民医疗保障（简称全民医保）的实现视为新医改的重点之一，而北京师范大学更加强调这是新医改的突破口。依照北京师范大学的思路，全民医保是整个医疗卫生体制改革的基础和前提，其关键在于这一改

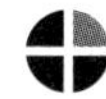

革能有助于医疗服务第三方购买机制的形成，从而为其他方面的改革提供杠杆和激励。因此，北京师范大学的建议书并没有把医疗保障体系的改革同其他领域的改革等量齐观，而是重点加以论述。或许基于类似的理由，世界银行的建议书把论述的重点同样放在医疗保障体系的健全之上，对于其他问题的论述相当简略。

但是，关键的问题并不在于八家机构对全民医疗保障的重视程度，或如何为全民医疗保障的重要意义定位，而是它们所提出的实现全民医疗保障的具体路径。尽管细节上有一些差异，但实际上，八家机构提出了两种迥然不同的全民医保之路：其一，政府通过补助公立医疗机构，直接以低价格为全体公民提供医疗服务；其二，通过社会保险或税收筹资建立覆盖全民的公共医疗保障制度，实行政府（或社会保险机构）购买医疗服务。其中，北京大学、国务院发展研究中心和世界银行主要倾向于前者，而其余五家机构大体上赞成后者。此外，八家机构均赞成对一些发病率低但费用奇高的疾病治疗，采用商业性医疗保险筹资方式，以为高收入人群提供服务更加全面而精良的医疗保障。八家机构也都赞成由政府财政出资建立公共医疗救助制度，来帮助贫困人群提高医疗服务的可及性；当然，公共医疗救助体系如何与其他公共医疗保障体系相衔接，则取决于其各自对公共医疗保障体系总体框架的建议。

北京大学主张建立“基本医疗卫生制度”，国务院发展研究中心主张建立“国家基本卫生保健制度”。标签不一，但实质都一样，即由政府一般税收筹资，为所有国民提供大体上免费的“基本卫生保健”，也就是国际上通称的“初级卫生保健”（primary care）。“基本卫生保健”分为两部分：公共卫生服务和基本医疗服务。具体而言，中央政府设定全国统一的“基本卫生保健服务包”，地方政府根据当地的经济发展水平在此基础上设定各自加强版的“基本卫生保健服务包”，由政府指定的医疗卫生服务机构向民众大体上免费提供，即公共卫生服务全额免费，基本医疗服务设定20%～30%的自付比。值得一提的是，在国务院发展研究中心的建议中，政府指定的基本卫生保健提供者是指公立的城乡社区医疗卫生服务机构，即城镇社区卫生服务机构、乡镇卫生院和公立村卫生室；至于民营的、面向社区的医疗服务提供者，如诊所、卫生室甚至社区医院等，则必须实行程度不等的国有化（或公有化），才能拥有提供基本卫生保健服务的资格。相反，北京大学提出，基本医疗卫生服务可以向非公立医疗机构开放；但无论如何，在这一领域，公立社区医疗卫生服务机构还是占主导地位甚至垄断地位，其大部分运行经费，当然来自政府财政拨款。

世界银行建议中国在20年后建立一个“国民健康服务体系”，即公立医疗卫生机构为全体民众提供自付比不超过20%的医疗卫生服务，而这些机构的运行经费来自政府拨款。显而易见，世界银行的建议同北京大学与国务院发展研究中心的建议有所不同。世界银行所建议的实际上是一个完整版的英国式NHS模式，而北京大学与国务院发展研究中心所建议的是迷你版的NHS模式。

这三家机构并没有排斥社会保险的作用。北京大学和国务院发展研究中心主张，非基本医疗服务，亦即俗称的“大病诊疗”，需要通过社会保险来筹资。世界银行主张，在未来的20年内，中国现行的社会医疗保险制度依然需要保留，但必须通过不断提高政府对民众参保的补贴水平，渐进地向国民健康服务体系过渡。世界银行建议中比较不清楚的地方在于未能说明在未来的国民健康服务体系中，政府对公立医疗卫生服务机构的拨款，究竟是来自一般税收还是来自医疗保险专项缴费或税收。如果是后者，那么这一制度同样变成了社会保险制度，而且同中国现行的农村新型合作医疗和城镇居民医疗保险本质上没有多大区别。

另外，五家机构对于医疗保障体系完善的建议均大同小异，即在中国现行社会医疗保险制度的基础上，以渐进的方式拓展覆盖面，辅之以医疗救助制度和商业性医疗保险，最终形成一个多层次的公共医疗保障体系。简言之，这五家机构都主张建立多层次、多水平的全民医疗保险制度。

实际上，积极推进现有公立医疗保险制度的“扩面”，建立“覆盖全民”的公共医疗保险制度，已经在决策层成为一项政策共识。中国政府在2007年中推出了在全国范围内建立城镇居民基本医疗保险的新政策，正是这一共识的体现。可以说，在过去的两三年内，有关全民医疗保险重要性的讨论及其财政可承受性的学术分析，为这项政策的最终出台起到了临门一脚的作用。

力主以社会保险制度为主体建立全民公共医疗保障体系的五家机构，在改革的细节上，尤其是如何推进现有公立医疗保险的渐进改革上，说法不一。

第一个问题涉及公共医疗保障体系的统一性和多样性。由于不同人群的经济能力差异很大，用统一的制度实行全民覆盖，缺乏可操作性。因此，在

 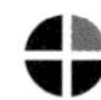

未来较长的时间内，我国的医疗保险制度必然还是“多层次、多水平”的，在过渡时期甚至还是“多板块”的，即政府为具有不同社会经济身份的人群建立不同的公共医疗保险制度。值得注意的是，北京师范大学的方案特别指出，按照身份划分来建立不同的公共医疗保险板块必须是过渡性的，应该在不久的将来允许参保人根据自身的经济能力和健康价值观自己来选择参加哪种公共医疗保险制度。换言之，农村新型合作医疗没有必要限于农村，城镇居民基本医疗保险也没有只对拥有城镇户口的居民开放，修改参保限制性条款（也就是去掉定语），这些公共医疗保险制度就可以发生实质性的转变。

第二个问题是公共医疗保险的强制性。目前，农村新型合作医疗和城镇居民基本医疗保险都是自愿性的公共医疗保险，而城镇职工基本医疗保险尽管名义上是强制性的，但是在很多地方政府的强制力度不足，导致参保率不高（不足目标参保人群的一半）。五家机构均认为公共医疗保险制度最终应该是强制性的，但是究竟如何从自愿性向强制性过渡，办法不一。麦肯锡公司提出国家可以就所有公立医疗保险设定一个“基础待遇”部分，就此强制所有国民参保。北京师范大学认为首要的问题是在提高现有公立医疗保险的基础上提高给付水平（或医疗保障水平），从而提高自愿性公立医疗保险的吸引力，拓展覆盖面。一旦覆盖面拓展到80%以上，实施强制性参保的基础就夯实了。

第三个问题是医疗保险的可携带性或流动性。这一点对目前流动劳动人口（特别是所谓的“农民工”）比重居高不下的中国来说尤其具有特殊的意义。五家机构中有些干脆没有涉及这一问题，有些只是把对此问题的回答嵌入到其所建议的整体制度框架之中。麦肯锡力主在所有公立医疗保险中设定全国统一的“基础待遇”部分，参保者无论在哪里参保，均可以在异地无条件享受这一部分的待遇。北京师范大学主张公立医疗保险的参保以居住地为准，打破户籍限制，所有居民就地参保，就地享受相应的医疗保险待遇。然而，在现实中，以居住地为基础的参保会遭遇财政体制的限制，因此各地政府（尤其是外来人口比重较大地区的政府）只愿意基于本地户籍人口提供参保补贴。

第四个问题也是最为核心的问题，即公立医疗保险机构的治理结构。简言之，公立医疗保险负责医疗筹资和医疗服务的购买，但是如果医保机构工作不力，不能很好地代表参保者的利益，那么这一模式的运作就会出现大的问题。在某种意义上，这一点可以说是全民医疗保险模式的软肋。对此，北京师范大学简要提出了两点中长期内才能实现的建议：其一，逐渐将所有公立医疗保险机构整合，并且使之向各地政府甚至人大常委会直接负责，而不是隶属于不同的部门；其二，推进公立医疗保险与民营医疗保险的合作伙伴关系，促进医疗保险机构之间的竞争。公立和民营医疗保险的合作伙伴关系，也是其他各家机构原则上均表赞同的一项建议。

二、公共财政在医疗卫生筹资中的作用

中国卫生总费用中公共支出的比重，不仅低于发达国家，而且也低于同等水平的发展中国家，这一事实众所周知。八家机构均以突出这一事实的方式呼吁政府设法增加医疗卫生事业公共支出的比重。这是共识之一。第二点共识在于，八家机构都赞成新增医疗卫生公共支出主要应该用于加强公共卫生服务体系和医疗保障体系。就公共财政对公共卫生服务体系的投入而言，八家机构除北京师范大学根本未加论述之外，其余各家对现有投入水平究竟如何不足、适宜的投入水平究竟应该多高、如何改善公共财政投入的使用效率等问题，也均未加涉及。第三点共识在于，八家机构似乎都意识到，这里所谓的“医疗卫生的公共支出”，并不仅仅是指政府一般预算中的支出，也应该包括社会保险支出。对这一国际惯例，北京师范大学的建议书给予了特别强调。

八家机构的分歧在于医疗卫生的公共支出，尤其是新增部分，究竟应以何种方式支出，即所谓的“补供方”与“补需方”之争。补供方的思路，即政府通过财政预算向公立医疗卫生服务机构拨款，通过自上而下的绩效考核来敦促其为民众提供相应的医疗卫生服务。补需方的思路，是政府提供补贴，吸引普通门诊并支持贫困人群参加医疗保险，然后由医保机构向医疗服务机构购买相应的服务。北京大学和国务院发展研究中心倾向于补供方的思路，而其他六家机构倾向于补需方的思路。

值得注意的是，八家机构中没有一家机构把“补供方”与“补需方”视为非此即彼的关系。总体来说，北京大学和国务院发展研究中心对于补需方思路未加深入讨论，只是认为针对非基本的医疗服务（尤其是高端医疗服务）以及某些面向个人的公共卫生服务，可以探索政府购买服务的公共支出模式。

换言之，北京大学和国务院发展研究中心基本上倾向于“补供方”，而只是把“补需方”定位在边缘性的“非基本”医疗领域。其他六家在重视“补需方”思路的同时也指出，对于服务提供者不足的地方，亦即农村地区、边远地区以及某些城市的某些地区，服务需求者和政府购买者均没有更多的选择余地，因此政府依然要出资新建公立服务机构或强化现有公立服务机构的能力。尽管中国人民大学强调其方案超越了补供方与补需方之争，提出了政府支出兼顾消费和供方的原则，但是其实质内容正是除北京大学和国务院发展研究中心之外的六家机构所共有的主张。

医疗卫生新增公共支出的规模究竟有多大，尤其是这其中由政府预算支出的部分究竟有多大，这是关涉到各家机构所提议的新医改方案是否具有发展可持续性的大问题。对此问题，国务院发展研究中心所坚持的补供方思路，一开始提出需要新增预算支出 2690 亿元，后来改称 1500 亿 ~2000 亿元就足够了，这其中的弹性，主要缘于民众可以大体上免费享受的“基本卫生保健服务包”的可大可小。北京师范大学研究组测算的结果是，政府预算对民众参加公立医疗保险的补助基本上在 1000 亿元左右。根据北京师范大学的建议，新增财政卫生支出通过这一笔“补需方”的支出，可以有效地促进现有公立医疗保险实现城乡居民的普遍覆盖，促使公立医疗保险筹集到更多的医疗费用，基本上可以覆盖参保者的大部分基本医疗费用支出。

三、医疗卫生付费机制的改革

医疗保障体系的功能之一是医疗费用的筹集，而另外一个功能是医疗费用的支付。医疗费用的支付方式多种多样，其不同的组合对于医疗服务机构的行为具有不同的影响，即如何对多元化的付费方式进行合理的组合，从而构成重要的激励机制，促使医疗服务机构以符合社会公益性及成本效益性的方式来提供服务。就此，麦肯锡提出，合理的偿付机制应该让医疗机构承担适度的财务风险，如果不承担财务风险，那么医疗机构就不会有控制成本的动力，造成医疗费用高涨；如果医疗机构承担的财务风险过大，就会向患者转嫁风险，损害患者利益。设计合理的偿付机制应该在这两个方面进行权衡。

在医疗费用支付这一方面，亦存在着两种思路。第一种是通过行政化的体制向公立医疗服务机构拨款，然后通过自上而下的方式对公立医疗机构的绩效进行评估、考核，并且根据评估考核的结果调整拨款的数量和结构。在此基础上，公立医疗服务机构的业务范围受到严格的限制，主要限于为绝大多数国民所能负担的基本医疗服务。北京大学和国务院发展研究中心倾向于这一思路，但是北京大学对于公立医疗机构业务范围的政府管制方面持相对宽松的立场，并且希望公立医疗机构通过非基本医疗服务的提供获取更多的收入以对其基本医疗服务的提供进行补贴。至于这种“交叉补贴”的设想是不是一厢情愿，或者说，如何建立促进这种“交叉补贴”的激励机制，北京大学并没有多加详述。

另一种思路是公共医疗保障机构通过多种付费方式的组合购买医疗服务，而所有符合市场进入资质的医疗服务提供者，无论是公立机构还是民营机构，无论是营利性机构还是非营利性机构，均可以竞争来自公共医疗保障机构的服务合同。除北京大学和国务院发展研究中心之外，其他六家机构都倾向于这一思路。值得一提的是，世界银行尽管提议以 NHS 模式为基础建立公共医疗保障体系，但是却主张 NHS 通过市场化的服务购买机制为医疗服务付账。实际上，世界银行所推荐的制度框架，正是目前在众多实施 NHS 模式的国家中运行的“内部市场制”。

就服务购买中的具体支付方式而言，所有涉及这一问题的机构都认为，按服务收费（或按项目收费）的主导性至少应该减弱，而应以多元付费方式的组合取代按服务收费。但是，多家机构对于组合的细节未加深入讨论，一般只是提及在医院实施按病种付费（DRGs）。只有北京师范大学的方案是一个例外。北京师范大学建议公立医疗保险首先实行开放式守门人制度，即允许参保者在所有拥有普通门诊服务资格的提供者当中自主选择首诊机构，并且可以在一定期限内更换；之后，医保机构根据定点门诊机构所吸引的参保者人头数，依照多因素加权的方式支付固定的人头费。在这样的游戏规则下，门诊机构必须通过竞争参保者的定点选择来竞争更多的人头费，必须考虑到参保者的健康维护而不是仅仅关注它们的医疗服务，必须高度重视其医疗服务（尤其是诊疗与用药方案的选择以及合理转诊制度的安排）质量的改善。对于大病治疗的临床诊疗和住院服务，医保机构主要是按病种付费（即 DRGs）。值得注意的是，北京师范大学所主张的“开放式守门人”制度，并不等于其他一些机构提及的、目前正由卫生行政部门推动的“社区首诊制”。差别在于，“社区首诊制”将居民的首诊限定在特定的社区卫生服务机构，尤

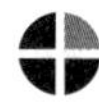

其是公立的机构，而限制其他公立基层医院、民营医疗机构以及大医院的门诊部扮演守门人的角色，也限制了居民对守门人的选择权，从而形成了一种相对垄断的格局；“开放式守门人”制度则鼓励竞争，并且为居民在守门人的选择上提供了更大的选择空间。最后一点也间接回答了中国现有社区卫生服务体系从业人员普遍能力不足因而不足以胜任“守门人”角色的质疑。

四、医疗卫生服务体系的改革

这也是八家机构建议的重点之一。就八家机构提出的建议而言，医疗卫生服务体系的改革分为两个方面，其一是结构布局或资源配置的问题，其二是服务提供者的组织模式问题。

就第一个问题，一个众所周知的事实是，中国卫生资源的配置呈现城乡不平等、区域不平等的格局，因此导致了医疗服务可及性的不公平性。八家机构的共识之一是促进公共医疗卫生资源的再配置，对原来医疗卫生资源能力比较弱的农村地区、边远地区、城镇社区或基层加强政府投入。中国人民大学在论及公立医疗机构向民营转制时，提出了“巩固两头，放活中间”的原则，意味着公共卫生资源应该向基层医疗机构和区域内最有实力的医疗机构（也就是大医院）同时倾斜。此外，北京大学、国务院发展研究中心和复旦大学还高度强调了政府的卫生事业发展规划在引导甚至指挥资源配置上的作用，对此倾向于市场解决方案的机构未加讨论，但多多少少持怀疑态度。

实质性的分歧，或者说争论的焦点，出现在对第二个问题的不同解答之上。一种解答是服务提供者的行政化，另一种是服务提供者的市场化。

北京大学和国务院发展研究中心基本上持第一种立场，认为至少在基本卫生保健领域，也就是城乡社区卫生服务体系中，必须坚持公立机构的主导性以及公立机构管理体系的行政化。在财务上，卫生行政部门对公立医疗机构实行“收支两条线”管理；在医疗器械和药品上，卫生行政部门实行统一招标采购；在人事上，卫生行政部门负责任命或选聘院长以及副院长；此外，医疗服务和药品的价格，由物价部门统一掌控。在这样的行政化体系中，可以说，公立医疗机构只不过是政府的一个预算单位，根本不具有独立法人的资格。当然，这两个机构都主张在所谓“非基本”医疗服务领域中放开市场化。

第二种立场的支持者包括北京师范大学、世界银行、世界卫生组织和麦肯锡公司，主张在任何领域，只要竞争存在，均可以市场化，公立和民营医疗卫生机构均须在同一个公平的环境中展开平等的竞争。北京师范大学尤其强调，政府只有放开医疗服务的市场化和民营化，才有可能节省下来大量原本不得不直接投入公立机构的资源，才可能有余力实现公共卫生资源的再配置。换言之，如果把公共卫生资源的再配置视为实现社会公益性的一个重要手段，那么北京师范大学的方案则将医疗服务的民营化同其社会公益性的实现以一种特殊的方式联系了起来。

复旦大学和中国人民大学持某种中间立场。复旦大学认为在整个医疗服务领域中公立机构应该为主，民营机构应该为辅，但没有明确说明这一格局是市场竞争的结果还是政府主导的产物。而且，复旦大学明确提出，在社区卫生服务体系中实行“收支两条线”。前文已经提及，中国人民大学主张国家抓住基层医疗机构和区域内最有实力的医疗机构，而把处于中间地位的医疗机构转制成民营。至少就社区卫生服务体系或基层医疗服务机构的组织和制度模式，复旦大学和中国人民大学似乎同北京大学和国务院发展研究中心持同样的立场，但是在复旦大学和中国人民大学的方案中，公立医疗保险既管大病也管小病，也就是说主要治小病而且也只能治小病的社区卫生服务机构的相当一部分收入应该来自公立医疗保险机构的付账。复旦大学和中国人民大学都主张，这种付账应该实行“预付制”。

通过医疗保险机构的“预付制”来购买医疗服务和通过行政体系实施自上而下的“收支两条线”财务管理，是两种相互有所冲突的运行机制。前者是市场化的机制，其目的是在信息不对称的情况下，通过购买方和服务提供方议价，确定医疗服务包的内容和价格，以此来给医疗机构附加成本约束机制，减轻信息不对称引起的不良后果；而后者是行政化的机制，即行政主管部门通过控制医疗机构的经济命脉，试图消除医疗机构利用信息优势来获取垄断利润的动机。“预付制”是一种与经济激励相容的机制，主要是通过经济手段激励医疗机构在控制成本、保证质量的前提下多提供服务；而“收支两条线”则基本上消除了医疗机构提供服务、改善服务、发展服务的积极性，可能出现消极怠工的现象。这两种手段的目的是一致的，但是其结果可能大相径庭。如果实行了“收支两条线”，医疗机构很难有自主的成本约束机制，“预付制”也就没有意义了，医保机构不如干脆把预付款直接交给卫生行政部门更加省事。因此，这两个手段只能取其一，而不能同时使用。只有北京师范大学明确坚持“市场主导派”的观点，主张医疗保险机构对公立医疗机构实行“预付制”，通过市场化购买的方式来控制供方诱导过度消费的现象，而明确反对“收支两条线”。世界银行、世界卫生组织和麦肯锡公司没有意识到这一问题的重要性，对此未加论述。

公立医疗机构改革是医疗服务体系改革的重点，八家机构存在政府对公立医疗机构“收权”还是“放权”的争议。北京大学和国务院发展研究中心的方案强烈主张“收权”，即成立隶属卫生部门的医院管理机构，统筹管人、管事和管资产，实施全面、严格的财务控制（亦即实行“收支两条线”）。北京师范大学方案则明确主张“放权”，给予公立医疗机构相对独立的经营和决策权，包括独立的财务权和人事权，促使其走向法人化，建立完善的法人治理结构，即由政府、居民和医院职工代表等利益相关者组成的理事会，决定公立医疗机构的发展规划、投资安排、管理层的聘用和考核。依照北京师范大学的观点，唯此公立医疗服务体系才能真正走上“管办分离”的道路。中国人民大学和复旦大学持某种中间立场，即一方面（直接或间接地）建议在社区卫生服务体系中实行行政化管理，另一方面主张在其他公立医疗机构中推行法人化，但政府在法人治理结构中占据主宰地位。

与此问题相关，八家机构对于医疗服务领域中的民营化，亦即民间营利性资本和非营利性资本进入医疗服务领域，也看法不一。北京大学、国务院发展研究中心和复旦大学尽管不反对民营化，但是在很大程度建议国家运用公共权力限定民间资本进入的范围，并且最终使之处在补充性的定位之上。换言之，公立医疗机构主导的局面，正是这三家机构所希望看到的局面。中国人民大学希望政府开放民营非营利性资本的进入，但对此划定了“巩固两头，放活中间”的框框。只有北京师范大学、世界银行、世界卫生组织和麦肯锡公司对民营化的范围未加限制。在这些机构看来，民营医疗机构在医疗卫生领域中究竟如何定位，应该取决于公平环境下竞争的结果，而不是政府的安排。

五、医疗卫生行政管理与监管体制的改革

八家方案都提出了一些有关医疗卫生行政管理体制与监管体制改革的建

议。实际上，除了北京师范大学的方案明确把行政管理与监管这两者加以区分之外，其他各家均认定两者是一回事。大多数方案认为，在“多头管理”下，政府不同部门的利益不能协调，是目前医疗卫生体制改革缺乏整体性的重要原因。对此，诸家方案都提出了重新调整和界定各政府部门责权的建议。其中，北京大学、国务院发展研究中心、复旦大学和世界卫生组织都提出了建立“大部制”的建议，即在国务院下设立比一般部门的行政级别高半级的国家健康委员会或国家卫生委员会，中国人民大学的方案则建议成立一个部际协调机构，制定医药产业政策，协调部门之间的政策。麦肯锡公司的方案建议在医改设计实施前期，设立临时性的全职专门机构，负责跨部门的协调，在一定时间内专门负责医改的推动。世界银行和北京师范大学对行政管理体制的调整未加论述，它们似乎对提议中的国家健康委员会或其他协调机构能否真正起到协调部门利益的作用有所怀疑。在它们看来，深入研究目前业已存在的协调机制为什么不起作用，或许更为切实。

对于医疗卫生监管体系的改革，多数机构的建议不少，但都比较简要且有欠系统性。北京大学、复旦大学、中国人民大学和麦肯锡公司都提到了信息披露的重要性，即通过信息披露机制，加强对监管部门的社会监督。北京大学和麦肯锡公司的方案都提出了经办管理和监督职能分离的建议；有所不同的是，麦肯锡公司的方案强调在经办管理方面要引入市场机制。世界卫生组织提及了卫生立法机构与卫生监管机构（即执法机关）应该分开。复旦大学、中国人民大学和麦肯锡公司的方案都提出了发展社会中介组织和行业组织进行行业自律的建议。

很多机构主张卫生部应该对医疗卫生资源实行全行业管理，这一点不无疑问。如果把“管理”改为“监管”，疑问大可消除。一词之差实际上体现理念之差。在这里，人们一般会把管理理解为行政管理，即卫生行政部门成为（至少一部分）医疗机构的主管，拥有上下级关系；而监管则要求监管者处于独立的第三方位置，与被监管者没有利害冲突。

相对来说，北京师范大学方案对于监管体系改革的建议尽管笼统，但却具有原则性和系统性。北京师范大学首先明确指出，监管体系改革中最为关键的问题是，监管者必须处在独立第三方的位置，亦即不是市场交易或者非市场组织间关系中的任何一方。医保机构作为付费者，对于医疗卫生服务机构的行为，拥有很大的控制力，但是医保机构的控制不是监管。同时，监管

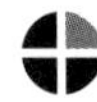

者与行政管理者的角色也大不相同。行政管理是在同一个行政体系内部上级对下级所管辖事务的干预，监管者与被监管者则没有行政上下级的关系。简言之，监管者要同付费者分开，监管者也要同行政管理者分开。因此，在北京师范大学看来，医药卫生监管体制的改革，首要问题是监管机构的重建，而不是众多关于监管手段的具体建议。上文陈述的医疗卫生服务领域管办分离的改革，尤其是公立医疗机构的法人化，可以为监管机构的重建铺平道路。卫生行政部门应该从医疗机构的主管者或者主办者转型成为医疗卫生全行业的监管者。

麦肯锡公司的方案也提出，政府制定政策、监管和服务提供的这三项职能应该分开。这一点同北京师范大学的建议相类似，只是表述方式不同。

北京师范大学主张，具体的监管机构可以是公立组织，也可以是民间组织（如协会）。在目前民间协会组织发展不力的大格局下，由政府行政部门扮演主要的监管角色依然是必要的；但长远来看，监管应该成为一种独立的公共服务。推进政事分开，让监管机构成为独立的公立法人而与行政部门脱钩，同时政府将一部分监管责任从行政部门转移到协会组织，应该成为改革的方向。监管者，无论是公立组织还是民间组织，必须拥有法定的权力，依照规则和标准，对监管对象的行为进行监督和矫正。监管者拥有的权力，要么来自法律，要么来自集体授权。监管的目的不是取代市场，而是为了矫正市场失灵。

六、药品制度的改革

除了世界银行之外，药品制度的改革是诸家方案建议的重点之一。关于医药产业发展政策，诸家方案都强调政府应鼓励创新，引导行业整合，提高行业效率，但是实现这些目标的政策工具却大相径庭。北京大学、复旦大学、中国人民大学的方案更强调政府对医药市场的管制甚至施加行政命令与控制，例如，对生产、流通、使用各环节实施严格的审批、检查、全程监控等，并且提高市场准入门槛。而麦肯锡公司的方案更强调政府保护知识产权，帮助企业提高效率，改善产品质量，鼓励创新。四个方案都主张政府对药品研发实行优惠政策，甚至提供资助。其中，北京大学和中国人民大学的方案中还提出了政府对中医药产业的保护政策。

关于药品流通和价格管制政策，北京大学、中国人民大学和复旦大学的方案明确提出应加强药品招标采购制度，但是细节不清楚，对于目前正在实施的集中招标采购模式为什么效果不佳也未加论述。复旦大学和中国人民大学的方案明确建议加强政府药品定价的能力。这几家机构均异口同声地指责药品生产流通领域的违法违规行为，认为这些行为损害了政府政策的执行力。但是，反过来，这几家机构并没有仔细分析为什么国家制定的如此良好的政策和制度总是遭遇人们的不合作行为甚至违背，而且对此国家居然束手无策。近几年来，连续二十几次药品降价政策几乎都没有见效，药品集中招标采购也没有达到其预期的政策效果，这只能说明政府价格管制和招标采购政策的失败，而不应归咎为药商的奸诈和医生的黑心。仅仅把问题归结为所谓的“违规行为”，并没有对其背后的制度性因素进行深入的分析，不利于寻求真正有效的解决办法。

就深层的制度性因素，大多数机构都提到了“以药养医”的问题。复旦大学和中国人民大学的方案更是强烈建议政府解决医疗机构的“以药养医”问题，主张通过对医疗机构进行严格的财务管理，切断“医”和“药”的联系，实行药品零差价。北京大学和国务院发展研究中心也支持这一思路。然而，问题在于，“以药养医”现象的存在仅仅是财务管理的问题吗？如果政府不对医疗服务的价格实施严格的低价管制措施，那么医疗专业人员有什么必要热衷于变成“专业卖药者”呢？如果一方面主张政府对医疗服务的价格实施低价运行政策，另一方面又不准许医护人员卖药，那么唯一的解决之路就是政府向医疗机构大量拨款，把所有医护人员都养起来。这是不是最终的解决方案呢？

北京大学、复旦大学、中国人民大学、国务院发展研究中心、世界卫生组织的方案都提出建立国家基本药品制度，以保障基本药品的供应。在某种意义上，这是“以药养医”问题的一个部分解决方案，即仅仅针对一部分药品，也就是所谓的“基本药品”，取消“以药养医”。对于这一制度的基本运行模式，北京大学、国务院发展研究中心和复旦大学的方案非常强硬，主张实行统购统销，即定点生产、统一购买、统一配送；中国人民大学的方案比较温和，主张“政府指导和督促厂家生产短缺药品”，但却没有说明厂家如果不配合政府将如何应对；而世界卫生组织只是强调政府应该整合公共医疗保障计划的药品报销目录，制定差别报销政策引导参保者多使用基本药物，制

定标准诊疗和用药指南引导医疗机构提供基本药物，当然，最后一项建议也将不可避免地面对医疗机构有可能将指南当废纸的问题。由此可见，即便在“国家基本药物制度”的旗号下，也大约有两条不同的道路可走。北京大学、复旦大学、中国人民大学和国务院发展研究中心明确主张回顾计划体制下的统购统销模式，而世界卫生组织的态度尽管不明朗，但其关于国家基本药物制度的设想绝不包含统购统销的内容则毫无疑问。

在八家机构中，只有北京师范大学的方案独树一帜，不仅倾向于市场化的药品制度，而且把药品制度改革置于医药卫生制度改革的整体框架中加以考虑。在北京师范大学看来，只要医疗保障体系走向全民覆盖并且真正行使好医药卫生购买者的角色，只要医疗卫生服务体系走向了有管理的市场化，只要医药卫生监管体系有效地运行，那么药品生产和销售的市场化就能走向正常有序的发展，医疗卫生事业和药品生产流通产业就能实现同步协调的发展，药品生产、流通和使用环节中出现的种种问题自然会逐步缓解并且不治自愈。在满足了上述条件的制度环境中，医疗机构自然会高度重视用药方案的性价比，医保机构也自然会重视可报销药品的性价比，因此双方自然会在市场的压力下发展出多元化的药品集团购买模式。同样，医疗机构会根据自身的运营情况以及患者的需求，自主决定是否需要保留门诊药房。如此一来，医药分家便可以水到渠成，而不必由行政部门强力而为。对于某些攸关民生的药品，政府可以实施最终销售价格上限管制以及质量监控，但是完全没有必要进行统购统销。基本药品目录以及各种合理诊疗与用药指南，只有在这样的制度环境中，才不会成为图书馆中蒙尘的收藏品。

七、总结

总体来说，中国医疗卫生体制弊端重重，新一轮医疗卫生体制的改革势在必行，这是八家机构（也是中国公众）取得的第一个共识。第二，中国的公共卫生投入严重不足，其比重不仅不能同发达国家相提并论，而且与同等程度的发展中国家甚至一些经济发展水平落后于中国的国家，也不能相比。换言之，增加对医疗卫生事业的公共投入，是当务之急。第三，就改革方案而言，没有一家机构完全排除政府的作用，也没有一家机构完全排除市场的作用，大家至少就政府与市场应该相结合这一笼统的原则取得了共识。第四，未来中国的医疗卫生体制必须是公平的，即确保人人享有基本医疗卫生服务的可及性，但同时也应该是高效率的，即以相对较低的费用实现前述的公平性目标。第五，八家机构都赞成推进医疗保障体系的全民覆盖应该成为近期内中国政府的施政重点。

然而，除了上述五点笼统的共识之外，八家机构对于新医改的具体策略，可谓众说纷纭，争论繁多而散乱，但是其根本还在于各级机构对于政府与市场这两种机制在未来医疗卫生体制中应该扮演的角色持有不同的理解。在这里，“政府”基本上意味着一种以“命令与控制”为基础的行政化体制，政府机构与各类服务提供机构整合在一个等级化行政体系内部，政府机构同时扮演行政管理、监管、付费（预算拨款）和服务提供等多项职能；“市场”则基本上意味着一种以竞争为基础的经济激励机制，各类机构在其中均试图以最小的成本实现其设定的目标，政府机构也是市场机制的参与者。

在激烈的争论过程之中，有两种改革思路浮出水面。第一种思路是将医疗卫生事业一分为二，即所谓的“基本卫生保健”（或者“基本医疗卫生”）领域与“非基本”的医疗卫生服务领域，主张国家至少对基本的部分实施全面的行政命令与控制，而让另一部分部分地走向市场化。换言之，在基本卫生保健领域实施未经“内部市场制”改革的英国模式，也就是公费医疗体制；而在此之外，可以允许市场力量在一定程度上发挥作用。第二种思路是主张在转变政府职能、强化政府监管的前提下在整个医疗卫生服务领域推行有管理的市场化。

尽管从表面上看，这两种思路都同时强调了医疗卫生事业中政府主导和市场机制的相结合，但是其理论依据和运行模式却大相径庭。第一种思路在理论上认定市场机制不适于基本卫生保健领域，因此必须在这个领域中实行计划体制；在实际运行上，行政控制机制与市场运行机制基本上是相互独立分割的两个板块，两者的协调和衔接存在着问题。第二种思路尽管高度重视政府的积极角色，但实际上却是在努力将政府的角色和行为纳入到完整的市场运行机制之中，政府只不过扮演在任何发达的市场经济体系中应该扮演的角色而已，主要是某些医疗卫生服务的付费者以及全部医疗卫生服务的监管者的角色。

具体而言，依照第一种思路，姑且可以称之为“政府主宰型思路”，整个医疗保障体系由 3 个板块组成：①一个微型（迷你）的旧公费医疗模式，负

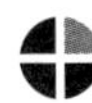

责为所有民众大体上免费提供公共卫生服务和基本医疗服务；②一个强制性的社会医疗保险制度，为民众提供大病诊疗服务；③一个商业性医疗保险体系，为民众提供额外的、非基本的医疗服务。在迷你公费医疗体系中，公立社区卫生服务机构占主导甚至具有垄断性，政府将这些服务提供者置于全方位的命令与控制之下，尤其是在财务上实施“收支两条线”。公立医院的业务范围多多少少受到限制，主要是提供基本医疗服务。政府对这些机构同样实行程度不等的命令与控制，至少是评估与监督。这些服务机构在行政上隶属于不同层级的政府，政府卫生部门既是它们的行政主管，也是它们的监管者。民营医疗机构，无论营利性的还是非营利性的，将在诸多方面蒙受歧视性待遇，最终处于补充性、辅助性的位置。

依照第二种思路，姑且可以称之为“市场取向型思路”，医疗保障体系的主干是公立医疗保险（或称“社会医疗保险”），辅之以商业性医疗保险和医疗救助制度。公立医疗保险体系是多层次的，民众参保缴费水平不同，政府补贴水平、参保者享受的待遇也不同。公立医疗保险机构为所有民众的医疗服务筹集大部分资金，并且代表参保者的利益购买医疗服务。至于医疗服务机构，可以是公立的，也可以是民营的；可以是营利性的，也可以是非营利性的。只要服务提供者具有合法经营的资格，均可以在公平的环境中竞争来自医疗保险机构的服务合同。医疗保险机构在同医疗服务机构进行谈判的基础上，采取多种付费机制的组合，激励医疗机构对参保者采取具有优越成本—效益比的诊疗和用药方案。所有医疗服务机构，无论公立、民营，都是独立的法人。公立医疗机构同卫生限制部门解除行政上下级关系，实现“管办分离”。政府重新界定其政策制定、服务购买和服务监管的职能，实行“政事分开”，将医疗付费等职能转移给独立的公共服务机构。政府可以通过行使独立的监管职能促使医疗服务市场良性运转，也可以通过优惠政策来促动市场的良性运作，还可以通过公共资源的合理配置来弥补市场失灵和填补市场不足。

将政府的作用同市场的机制分离开来，形成一个独立于市场的行政化医疗服务板块，还是将政府的作用同市场的机制结合起来，形成一个有管理的医疗卫生服务市场，这就是中国未来新一轮医疗卫生体制改革必将面对的两条道路。

对《关于深化医药卫生体制改革的意见》的总体评价

国务院办公厅《关于深化医药卫生体制改革的意见》（征求意见稿，2008.10.14）（以下简称《意见》）的公示，标志着我国新一轮整体医改行动蓄势待发。

通过认真阅读分析这一重要文件，课题组认为，与《关于城镇医药卫生体制改革的指导意见》（2000年）相比，《意见》是在党的十六大、十七大有关科学发展观和建立社会主义和谐社会精神的指导下，在《关于建立新型农村合作医疗制度的意见》（2003年）和《国务院关于开展城镇居民基本医疗保险试点的指导意见》（2007年）的基础上，汇集全社会智慧而推出的一项惠及全体国民的重大国策。《意见》涵盖了医药卫生体制的各个重要领域，并在某些领域提出了许多新的改革设想，同时还设计了本轮医改的近期和远期目标，显示了党和政府深化医药卫生体制改革的坚强决心和基本方向。

尽管如此，课题组发现，《意见》在一些基本概念、医疗卫生公益性实现的路径选择、政府与市场以及公立机构与非公立机构的关系、指导思想与具体政策措施的一致性、医改实施的组织保障等方面仍然存在着思路或表述模糊不清，甚至前后矛盾的问题。

1.《意见》中的许多基本概念缺乏清晰定义，含义模糊，容易在实施中产生偏差。

举例如下。

（1）“公共医疗卫生的公益性”指的是公共卫生服务的公益性、医疗服

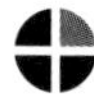

务的公益性，抑或三大公立医疗保险体系的公益性？“公益性”的实际含义是什么？是指医疗服务的经济特征还是指社会对医疗服务业的目标要求？

（2）“基本医疗卫生”的定义和范围是什么？

（3）什么是“政事分开”、“管办分开”、“医药分开”、“营利性和非营利性分开”？

（4）什么是“收支两条线管理”？它与计划经济时代事业单位的收支两条线管理有何区别？甚至说，它同计划经济时代国有企业中利润全部上缴，然后由主管行政部门下拨的做法有何实质区别？

（5）“社区卫生服务”中的“社区”如何定义？

（6）什么是“基本药物”？为什么基本药物要通过“招标定点生产或集中采购、直接配送并统一制定零售价”？什么是“招标定点”？它同“集中采购”究竟有何区别？为什么构成两种可供选择的做法？

（7）“公立医院独立法人”如何定义？公立医院的存量资产和新增资产由谁来管理？实际上，从法律地位上说，现在的公立医院绝大多数已经是事业法人，那么，本轮改革要实现的“公立医院独立法人”与此有何不同？

此外，“行业管理”、“监管”、“药品购销差别加价”、“药事服务费”、“按人头付费”、“按病种付费”、“总额预付”、“注册医师多点执业”等概念也应加以明确。否则，很容易导致改革方案在贯彻施行过程中因相关涉医利益部门的任意解释和自行授权操作而走偏方向。

因此，我们建议，在《意见》的进一步修改完善过程中，对诸如此类的概念应作出明确的正式定义，至少应有一个“重要名词解释”的附录。概念明确的过程是进一步统一思想和理清政策思路的过程，同时，也能为社会大众思考和理解医改政策提供必不可少的条件。

2. 在实现医疗卫生公益性的主要路径选择方面，《意见》多次提出政府的卫生投入要兼顾供给方和需求方，即所谓的既“补供方”也“补需方”，更具体地说就是，既要加大对公共卫生和医疗机构的投入，也要增加对医疗保险（主要是城镇居民和新农合以及医疗救助）基金的投入，但看不出其更加偏重哪一方，特别是，两方面投入的机制原理是什么。

一般而言，如果采取全民医保模式（已列入《意见》的四梁之一和近期主要抓手之首），在扩大其覆盖面并改善其付费机制的基础上，能够更有效地实现医疗卫生的公益性；相比之下，医疗机构的投入不足则可以通过多种途径包括放松民间资金准入（或直接投资或参与公立医疗机构改革）来解决。国家主要将有限的财政资源投向或购买社会资金不愿意投入的地方，例如，农村地区（尤其是偏远地区农村）的公立医疗机构，这更有助于保持和增强医疗卫生的公益性。

因此，我们建议，《意见》必须明确对此问题的基本原则，否则，将不利于形成政府投入的合理体制机制，也不利于有效和持续地实现医疗服务的公益性。

3. 在政府与市场以及公立与非公立医疗机构的关系方面，《意见》多次强调以政府和公立医疗机构为主，以市场与非公立医疗机构为辅，这样的表述过于笼统，很容易导致在实际工作中忽视市场机制在一般性医疗服务领域中配置资源的基础性作用，也有歧视民办医疗机构之嫌。

其实，即便在政府税收占主导的医疗卫生保健国家，其医疗机构也大多数以民间投资举办为主，政府主要通过购买其服务来实现医疗卫生的公益性。而即便是私营的医疗保险组织（政府对参保者没有任何补贴），对其参保者而言，提供的也是一种公益性服务。更何况《意见》中所力推的四大医疗保险（公费医疗保险除外）皆采取的是公立的模式，如果要求这些公立保险机构借助私立医疗保险的管理方式并积极引入市场机制的付费方式，那么，作为其服务购买对象的医疗机构而言，就无所谓公立和私立的主次之分了。

更有甚之，《意见》在建立健全药品供应体系的建议中，错误地把解决“以药养医”的问题寄希望于建立基本药物的定点生产、统一配送、统一价格和强制使用上，这完全忽略了现有药品供应体系业已形成的市场格局，也忽视了绝大部分药品和医疗器械的生产者都是受市场竞争机制调节的营利性企业的基本事实。实际上，只要解决了医院过分依赖卖药自存（也就是所谓“以药补医”）的弊端，这一竞争性市场格局就能够正常发挥其有效作用，而无须借助于统购统销的药品供应保障体系模式。必须重视药品生产流通行业对《意见》中基本药物“统购统销”建议的一致批评和反对意见。

因此，我们建议《意见》在修改过程中，应该明确在哪些环节上政府应发挥更大的或者主要的作用，在哪些环节必须发挥市场配置资源的基础作用，政府则通过法规政策来调控和监管市场；同时，应该明确公立和私立医疗机构的平等主体地位。政府在医疗卫生领域中发挥的主导作用，不应表现为医疗机构间的不平等地位。

4. 在指导思想与具体政策措施的一致性上，《意见》多次出现了后者明显违背前者的提法。

例如，指导思想中明确了“实行政事分开、管办分开、医药分开和营利非营利分开”，但在此后又多次提及从中央、省、市、县、区和乡村要直接举办（或维持）相当数量的公立医院，而且，基层医疗机构要实行收支两条线管理，同时，鼓励地方“对有条件的医院开展‘核定收支、以收抵支、超收上缴、差额补助、奖惩分明”。课题组认为，这些具体方式明显违背了政事分开和管办分开的指导思想，是一种继续固化卫生行政管理部门与公立医院的“父子”关系的思路，将阻碍《意见》中有关公立医院“独立法人地位”正确原则的落实。此外，《意见》中的这些具体建议内容还与《意见》中有关卫生部门“实施全行业管理”的原则相抵触。因为，全行业管理的前提是政府卫生行政管理部门必须保持对所有被监管对象一视同仁的位置，不应有“我自己办的”和“不是我办的”不同监管对象，否则，该行政部门就不可能客观、公正、无歧视地行使其“统一规划、统一准入和统一监管”的行政权力，也不利于鼓励社会资源投资医疗卫生事业。

因此，我们建议，在公立医院独立法人地位及出资代表人尚未落实的情况下，在正式文件中不应提收支两条线的管理办法，而应鼓励各地区勇于探索，积极创新，形成可行的体制机制，尽快实现公立医院独立法人制度，以及与政事分开、管办分开原则相适应的政府监管方式。

5. 在医改实施的组织保障方面，课题组认为，目前的深化医药卫生体制改革领导机构的组织框架难以承担《意见》中提出的统筹协调和指导“管办分开、改革以药养医、规范运行机制和卫生投入机制等”工作。

而且，从远期着眼，如果仍然维持目前这种相关部门各自为政、画地为牢的局面，本轮医改也终将因缺乏职能合理整合和权威高效的组织保障而难以成功。《意见》中所提到的“建立协调统一的医药卫生管理体制”的内容基本上体现的是现有卫生行政部门的职能框架，而从以往的改革教训和国外的一般经验可知，本应整合一体和有机协调的涉及医药卫生事业的各项政府职能，如果继续交叉重叠地分散在各个相关的政府机构，那再好的医改方案也难以达成其目标。《意见》中让人看到了太多因涉医相关部门自我权益的表达而致具体政策相互矛盾的痕迹。

因此，我们建议在《意见》的修改过程中，应该再次考虑医药卫生大部制的设想，并把它也纳入近期力争推进的重点工作中去。

新医改若干重大问题的政策建议

中国经济体制改革研究会公共政策研究部（中心）新医改课题组在广泛参考近3年来有关医改政策讨论的文献的基础上，将视角聚焦在有关本轮医改的若干重大问题上，进行了深入的研究，形成了《医疗卫生服务是“具有社会公益性的经济私人品”》（以下简称《医改重大问题之一：理论分析》）、《推进和健全全民医疗保险是本轮医改的突破口》（以下简称《医改重大问题之二：全民医保》）、《公共财政的投入要通过推进医改来增强公益性》（以下简称《医改重大问题之三：政府投入》）、《医疗服务体系改革的关键在于公立医疗机构的法人化》（以下简称《医改重大问题之四：公立医院》）、《基本药物供应的市场保障体系》（以下简称《医改重大问题之五：药品供应》）和《从管办分离到大部制是本轮医改成功的组织保障》（以下简称《医改重大问题之六：大部制》）6个研究报告。这些研究恰好基本上涵盖了《意见》中存在的上述问题。以下简要介绍这些研究成果的主要观点和政策建议。

一、医疗卫生服务是“具有社会公益性的经济私人品”①

在《医改重大问题之一：理论分析》研究报告中，基于医疗卫生经济学原理，课题组提出了“医疗卫生服务是‘具有社会公益性的经济私人品’”的判断。这是因为，医疗服务（这里不包括防疫、环境卫生等具有公共产品

① 本部分由中国社会科学院工业经济研究所金碚研究员撰写。

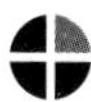

性质的公共卫生服务），包括疾病诊治以及用于治疗的药品和检查设备等，均具有很强的消费排他性和成本的非共摊性，因此，其并不具有公共产品的经济特征，在医疗卫生服务业的许多环节上必须实行以市场调节为基础的资源配置机制。但医疗消费又并不完全遵循一般商品和服务的“有支付能力的有效需求”原则，而是还要遵循“人人享有生命和健康权”的原则，因此，市场调节的一般实现形式（谁消费谁付费）并不适用于医疗服务业的所有环节。从这一意义上说，医疗卫生具有显著的公益性。也就是说，医疗卫生的公益性主要表现在：医疗卫生的需求常常表现为“缺乏支付能力而又必须满足的需求”，基于人道主义，社会必须以一定的制度设计来解决如何满足“缺乏支付能力的医疗需求”的问题。而这种制度安排，无论采取何种具体形式，本质上都是共济和互助的行为。如我国现存的“公费医疗保险”、“城镇职工医疗保险”、“商业医疗保险”、“城镇居民医疗保险”、“新农合”以及“城乡医疗救助”等。但必须强调的是，这些所谓的第三方支付者，除了履行其筹资功能外，同样重要的是，还必须通过设计“激励及约束相容”的付费机制，既遵循经济私人品供求的客观规律，又保证这些共济和互助原则及行为得以维持。

医疗卫生的上述特殊性质决定了医疗卫生的公益性并不必然只能由公立机构（医疗机构和公立医疗保险机构）来实现。无论是理论分析还是世界各国的实践，均已表明，只要有健全的体制和政府监管，公立机构和私立机构都可以实现社会公益目标。公立机构并不比私立机构具有必然的优越性，包括公益优越性和效率优越性。特别是当公立机构无力（财政预算有限）或者无意（居于垄断地位）提供充分满足需求的医疗服务供应时，限制私立机构的发展是违背公益目标的。世界各国的事实都已表明：对于普通消费者（不包括有特殊地位的社会成员）而言，垄断性的和消费者没有选择权的“公益性单位”提供的服务质量通常低于竞争性的服务提供者，包括私人非营利性和营利性机构提供的服务质量。因此，私立医疗机构只有在当其为了追求利润而损害有效提供医疗服务的情况下才是有损公益的，但基于充分有效的供方竞争和需方竞争，加之政府监管，这一问题不难解决。

基于上述分析，我们对本轮医改总体目标的政策建议如下。

1. 在社会可以承受的税负和社保缴款限度内，逐步增加政府财政的医疗卫生支出和扩大社会医疗保障的覆盖面。同时，放松和改善政府管制，允许和鼓励更多社会资源（包括外资）进入医疗卫生领域，形成实现供求均衡的有效竞争和激励机制，大幅度增加全社会医疗服务供给供应能力。

2. 在保证医疗保险资金平衡的前提下，尽最大可能保持消费者对医疗机构的自由选择权，以形成医疗机构间有效竞争的局面。如果主要依靠限制患者选择权的方式来换取保障覆盖面的扩大和个人支付比例的减小，不仅很可能导致人民群众更大的抱怨，而且会诱发医疗卫生领域中更普遍的腐败和低效率现象。

3. 使医务人员具有更高的工作积极性，并使医疗卫生体制具有提高效率的内在动力。为此，应摆脱医疗机构（特别是公立医院）对政府行政系统的依附关系，即必须真正实行管办分开的医院管理体制，使医院真正成为承担完全民事责任的法人实体。同时，积极鼓励执业医师的自由流动。

4. 应该坚决贯彻和落实管办分开和政事分开的改革指导原则，并在此前提下加快涉及医药卫生的政府机构的横向整合，为本轮医改的成功奠定组织保障。

同时，医疗改革尤其要充分估计到城乡居民的行为反应，及其导致的系统性影响。当前，要特别注意如下几个方面。

1. 避免医疗费用总量过快增长。增加第三方支付比例，减少个人承担的费用比例，可以体现医疗卫生服务的公益性，是本轮医改的重要内容之一，但也可能大幅度增加医药需求，其中包括一定数量的过度需求。所以，尽管目前我国医疗卫生支出占 GDP 和政府财政支出的比重还较低，为改革留下了较大空间，但是从国际经验看，防止医疗费用失控是一个必须高度重视的问题。

2. 避免医疗卫生管理体制的过度行政化和行为官僚化。增加医疗卫生体制上的政府责任是必要的，但这绝不能导致政府特别是行政机构更多地直接承担提供医疗服务尤其是直接办医院的后果。相反，必须防止管理体制的官僚化和低效率，否则，损害消费者的选择权和增加手续的繁杂性，使“看病难”以另一种形式表现出来，必将招致公众对政府的更大抱怨。

3. 避免因医疗卫生体制缺乏竞争性而导致的供给减少和服务质量下降。一切弱化竞争，特别是由政府包办的制度都必须慎行。因为这样的制度尽管可能在某些方面产生一定的积极作用，但是，其副作用是非常大的，结果大多是弊大于利和得不偿失的，而且，从长期看是不可持续的。

4. 避免医药定价方式的行政化严重扭曲供求关系，破坏药品生产的价格调节机制。药品的基本生产方式是企业经营。尽管药品是特殊商品，必须有专门的政府管制制度，但这并没有改变市场机制是基础性的资源配置方式这一根本性质。

二、推进和健全全民医疗保险是本轮医改的突破口

在依靠税收筹资的公费医疗体制和全民社会医疗保险这两种医疗保障体系之间，我国已经明确选择了后一种，即《意见》中再三强调了的“城镇职工医疗保险”、“城镇居民医疗保险”、“新农合”，再加上“公费医疗”和“城乡医疗救助”，业已构建起了我国全民医疗保险的基本框架。这无疑是非常正确的选择。但这一框架的主体是前三种医疗保险。课题组认为，在近期和未来全力推进和健全这三种医疗保险乃是本轮医改的突破口，因为，通过其社会筹资功能，能够解决低收入群体“看不起病”的问题，而通过合理设计其付费机制，则可有效缓解“看病贵”的问题。相比之下，医疗服务机构的组织变革、监管体制的重构和药品生产流通体制的改革均是从属性的。因此，如何在近期加速推进和未来10年内全面健全这一社会保险体系，课题组在《医改重大问题之二：全民医保》研究报告中有如下战略性建议。

（一）从加速扩面到强制参保和跨体系自由选择

在短期内（“十一五”期间），三大公立医疗保险的管理体制依然可以维持现状，也就是以人群的社会身份划定参保目标，分立运作。但如果要在现有的基础上加速扩面，尤其要在2010年完成《意见》提出的90%的参合率，则城镇职工医疗保险恐怕要尽快解决医保基金结余率过高的问题，而城镇居民医保和新农合则应该相应再提高居民缴费和政府补贴的水平。

但是从长远来看（“十二五”期间），三大社会医疗保险应该打破身份制的束缚，向全体国民开放，从而构成缴费水平不同、给付水平不同、服务水平不同的三层次公立医疗保障体系。

简言之，在未来，现有三大公立医疗保险可以更名为职工医保、居民医保和合作医疗，或者命名为医疗保险计划1、医疗保险计划2、医疗保险计划3，可以参照信用卡的模式，用不同颜色的医保卡来加以区分。政府强制所有

国民参保，国民可以根据其自身的经济能力和健康状况在三大保险中自由选择，任选其一。只要三大公立医疗保险实现信息共享，那么，公立医疗保险的强制性参保是可以实现的。

目前，城镇公立医疗保险依然采用传统的做法，更多地依赖工作单位，也实施强制性参保。随着单位制的解体以及城乡就业环境的改变，各级政府如何从更多地依赖单位转向依靠社区组织，是公共管理转型的一大挑战。就推动社会医疗保险的人人强制性参保而言，社区组织（尤其是其中的劳动与社会保障所）可以发挥更大的作用。这就要求政府各部门，尤其是劳保部、卫生部、公安部、民政部门，实现公共管理信息的共享。目前，各地政府中普遍存在的部门间公共信息库软件不兼容的现象，应该终止了。

三大公立医疗保险整合为一个多层次的社会医疗保险体系，其经办机构也应该实现整合。目前，在一些地方，这样的合并已经完成，大多是建立一个新的医疗保险局，将三大公立医疗的经办机构整合起来，成立新的医疗保险局，大多在行政上隶属于人力资源与社会保障局。课题组的设想是将其尽快整合进大部制性质的国家健康委员会中去（详见《医改重大问题之六：大部制》）。

然而，同样要强调的是，践行政事分开和管办分开的指导思想，也就是将医保经办机构最终与政府行政部门脱钩，成为独立的公立法人组织，直接向各地政府或者人大负责，理应是改革的方向。

（二）医疗保险付费机制的转型是新医改的核心

关于我国各大医疗保险付费机制的改革，课题组有如下具体建议。

1. 以医保预付制取代病人报销制。参保者在看病治病时，只需支付规定的自付部分，其比重不应太高，而其医疗费用的大部分应该由医保机构向医疗机构预先支付。

2. 以综合医疗服务包取代大病统筹。医保服务包既包括大病医疗，也覆盖普通门诊服务。

3. 以多元付费方式取代按项目付费制。针对不同的医疗机构和医疗服务，采用组合型付费方式，形成合理的经济激励机制，使医疗机构的行医方式符合社会公益性，同时也能获得更高的收入。

其中，前两项改革实际上比较简便易行。比较复杂但又至关重要的是最

 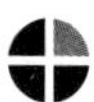

后一项改革。课题组的建议如下。

1. 普通门诊采取社区定点制和转诊制。所有参保者必须首先确立普通门诊的定点机构。除了三级医院和专科医院外，所有其他拥有门诊服务资格的医疗机构都可以成为定点。参保者可以选择 2～4 个医疗机构，并且有权每年进行更换，从而保证其选择权和鼓励医疗机构竞争。参保者只有在定点机构接受普通门诊服务并接受转诊，方能享有高比例的医保付费。定点机构扮演医疗服务体系的守门人角色。

2. 普通门诊采取按人头付费制。医保机构根据医疗机构所吸引的参保者，按照人头多少每年支付一笔定额费用。当然，人头费可以根据定点参保者的年龄结构进行调整。按人头付费的总金额必须在这些医疗机构收入总量中占较高比重，例如，至少在 60%。

3. 急诊、住院和专科医疗服务采取包括按病种付费在内的多元化付费方式。医保机构对于非普通门诊型医疗服务，采取多元化的付费方式，激励医疗机构一方面更多地从普通门诊机构那里竞争更多的病人，另一方面也会选择成本效益比较好的服务路线。实行这一付费方式的基础性工作是制订科学合理的疾病诊疗指南，有关部门应该紧急启动这一项工作。

三、公共财政的投入要通过推进医改来增强公益性

增加公共财政对医疗卫生事业的投入已经是社会各界共识，但究竟应该投入多少、投向何方、怎么投仍然是一个有争议的问题。在上述各政策建议基础上，课题组认为，既然推进和健全全民医疗保险是本轮医改的突破口，那么新增医疗卫生财政投入理应通过对城乡弱势群体和贫困人群增加补贴而主要投向“城镇居民医保”、“新农合”和“城乡医疗救助”；而对医疗机构的新增投入，则应该主要投向县级以下的乡镇和农村基层医疗机构，而且除了必需的直接举办外，应该以购买服务的方式在公立和民营医疗机构中择优投入。只有这样，才能够使公共财政的增加在推进本轮医改的同时满足增进医疗卫生服务的公益性要求。

在《医改重大问题之三：政府投入》研究报告中，课题组对各级政府面向上述医保体系的新增投入进行了详细的测算，希望有助于财政部门的决策。

为了健全医疗保障体系，政府财政“补需方”的新增支出包括：①新农

合，740 亿元；②城镇居民医保，291 亿元；③城市医疗救助，119 亿元；④农村医疗救助，29 亿～68 亿元。总计为 1179 亿～1218 亿元。基本上在 1200 亿元左右。考虑到某些地方政府会根据经济实力增加有关的补贴，因此可以断定，各级政府新增财政支出大约在 1500 亿元，就可以实现全民医保的战略目标。

这是一条具有财政可持续性前景的改革路径。政府的直接财政预算投入发挥了推动作用，吸引城乡民众向公立医疗保险体系投保。依照上述全民医保的渐进主义改革思路来操作，城乡公立医疗保险的总筹资水平将能大幅度提高。具体测算结果如下。

1. 城镇职工医保。到 2005 年年底，这一公立保险仅仅覆盖了 42.5% 的城镇从业人员和离退休者，基金收入达到 1405 亿元。假定其覆盖率翻一番，达到 85%，而缴费水平维持现状，那么基金收入可望达到 2810 亿元的水平。

2. 城镇居民医保。城镇非工作人口数大约为 3 亿。2005 年，城镇民众在医疗保健上的人均年支出额为 600.9 元，为了实现 70% 的保障力度，城镇居民医疗保险的人均筹资水平，就全国而言，应该达到 420.6 元（假定政府最低补贴额为 100 元，其余为民众缴费）。那么，城镇居民医保的总筹资水平应该为 1262 亿元。

3. 城镇医疗救助。政府财政支出 119 亿元。

4. 农村新型合作医疗。政府人均补贴 100 元，农民人均缴费 50 元，人均筹资水平 150 元。依照 7.4 亿农民来计算，总筹资水平为 1110 亿元。

5. 农村医疗救助。政府为 0.57 亿～1.35 亿农村贫困人口提供人均 50 元的新农合参保费，共计 29 亿～68 亿元。

据此我们推断，依照以上设计的筹资方案，公共医疗保障体系（公立医疗保险＋公共医疗救助体系）可以在 2006 年的医疗技术和服务水平上，覆盖民众 80% 的实际医疗费用。

同时，我们也必须强调，新增财政投入主要用于健全医疗保障体系，归根结底对于医疗机构的发展是有利的。所有的投入，无论通过什么渠道，最终还是会流向医疗机构。但是，直接补贴医疗机构和通过医保体系（也就是第三方购买者）流向医疗机构，所产生的效果有天壤之别。唯有强化了第三方购买者的功能，整个医疗服务体系的改革才有坚实的基础。

 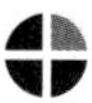

四、医疗服务体系改革的关键在于公立医疗机构的法人化

国际经验表明，一个合理的医疗服务体系应该由以提供门诊服务为主的社区诊所和提供住院治疗为主的专科医院构成，而这些医疗机构是否公立并不重要。而在我国，课题组在《医改重大问题之四：公立医院》研究报告中通过实证研究表明：以药养医制度、政府投入错位和全民医疗保险体系的不健全，导致医疗卫生资源的市场配置出现极大的扭曲，这就使得城市医院，尤其是公立大医院主宰了市场，而专门从事基本卫生保健（或者初级卫生保健）的社区诊所极为不发达。

因此，在大力发展和健全医疗保险以及明确了政府投入的规模、投向和方式后，接下来的另一个重要问题是医疗服务体系的改革。课题组认为，这一改革的关键在于放松医疗机构准入管制，同时，公立医疗机构在政事分开原则下实行法人化，以至部分公立医疗机构的民营化。

1. 放松管制，促进民营医疗机构的发展，是促进我国医疗卫生资源配置合理化、均等化、公正化的必由之路。尤其是在技术非垄断性的领域，如基本卫生保健服务，应该大力鼓励民间资本的进入。退休医生、全科医生或者自愿组合的医生团队愿意在城市人口密集的地区甚至某些经济发达的农村地区兴办诊所，完全可以放开。分散在各种基层单位的医疗资源，也可以通过民间资本的进入而盘活。对于海内外民间资本投资建立大医院的情况，更不应该设置市场进入壁垒。为此，应该扭转《意见》中强调的以政府为主直接举办各级医疗机构并对其实行“收支两条线”管理的政策导向。政府只应该在民间资本不愿意进入的地方维持或直接举办医疗机构，尤其是社区诊所。解决医疗服务供给滞后于人民群众医疗需求增长的问题，根本途径是调动各种积极因素，鼓励发展，大幅度增加有效供应。这是中国改革开放 30 多年来的一条基本经验。医疗改革也必须树立这一“以发展解决发展中产生的问题”的根本原则。

2. 推动公立机构走向法人化，实现政事分开势在必行。在法人化的制度环境中，所有医疗机构同政府行政部门（尤其是卫生行政部门）没有任何上下级隶属关系。这些机构成为货真价实的法人，其法人代表对其所有活动，包括人员聘用、服务提供、资产购置、借贷与投资等，承担所有法律（民事和刑事）责任。现有公立医院及其管理者的行政级别没有必要保留。医院之间只有规模大小、服务领域、服务水平的差别，而不应有行政级别的高低上下之分。

在实行行政脱钩之后，所有医院均建立规范的法人治理结构。董事会（或理事会）是法人治理的核心，由医院的所有重要利益相关者代表（包括投资方、医护人员、消费者或社区公众代表等）组成。当然，作为未来与各类公立医院没有行政隶属关系的医药卫生全行业管理部门，也可以作为公众的代表，进入董事会，继续拥有强大的影响力。

3. 在法人化基本成形的前提下，公立医疗机构民营化也可以实行。各类公立的基层医院，尤其是一级、二级医院，完全可以向民间资本开放，引入民间战略投资者，促使这些服务量严重不足、陷入恶性循环的医疗机构转制，是实现医疗资源有效配置的可行途径。即使是大医院，特别是三甲医院，也未尝不能探索走向民营化。

在民营化的模式中，政府则可通过各种手段，将已有法人化改造的公立医院的部分存量或者新增服务，以契约化、租赁或者出售的方式，转给民办机构来运营。部分公立医院甚至整体转制为民营机构，一般而言是非营利性组织。

在推进民营化的过程中，政府最主要的职责是建立一个制度（或法律）框架，给出公立机构、非营利组织和营利性组织建立和运营的基本游戏规则。建议政府在现有的《事业单位管理条例》和《民办非企业单位注册条例》的基础上，尽快开展《公立组织法》和《民办非营利组织法》的立法调研。

五、通过改革来完善基本药物供应的市场体系

“基本药物可获得性较低”是目前支持重建基本药物制度的主要理由，而其体现在《意见》中的政策建议却是“基本药物由国家实行招标定点生产或集中采购，直接配送……统一制定零售价”、“城市社区卫生服务中心（站）、乡镇卫生院、村卫生室等基层医疗卫生机构应全部使用基本药物……”。不难看出，这一政策建议所导致的“医药不分”与收支两条线管理的政策建议所导致的“政事不分”和“管办不分”有必然的逻辑关系，同样是对《意见》指导思想的违背。

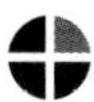

课题组在《医改重大问题之五：药品供应》研究报告中对上述观点和政策建议提出了完全不同的看法。

1. 实际上，由卫生部或者国家药监局进行或者资助的研究课题提供的数据表明，不管是按照品种数量计算还是按照药品费用计算，各级医疗机构 70% ~ 80% 的用药选择了基本药物。如此高的使用比例，显然不能得出“基本药物的可获得性较低”或者“基本药物受到冷落”的结论。至少从总体上讲，入选国家基本药物目录的药品是国内医疗机构及患者的主要用药选择。而同样有证据表明，正确的问题陈述应该是“基本药物中廉价药物的可获得性较低”。

2. 国内医疗机构尤其是大型公立医院严重偏好购销高价药品、排斥廉价药物，根源于国内医疗医药体制存在的一系列环环相扣的制度性弊端。政府人为压低医疗服务价格迫使医疗机构通过卖药赢利来维持运转，形成“以药补医”机制，这一机制赋予了医疗机构抬高药价、谋取售药利润的合法权利，而公立医疗机构在药品零售环节上的双向行政垄断地位使其具有足够的能力高价卖药以获得高额卖药收益。进销加价率管制，则进一步诱导医院进销高价药，因为，在这样一种管制制度下，医院只有通过和药企合谋抬高药品批发价格，才能以高额折扣（回扣）和购销加价的形式最大限度地获得卖药收益。而单独定价政策加之宽松的新药审批制度，则为药厂提高药品批发价、医院购销高价药提供了便利。公费医疗和职工医保对医疗机构采取“按项目付费”的费用结算方式，也为医疗机构的这种药品使用模式提供了方便。

3. 现有的药品集中招标采购制度由于强化了卫生行政部门的权力，已经因商业贿赂和行政腐败丛生而完全违背了政策初衷。可以预期的是，《意见》提出的政策建议必然导致药品供销走向事实上的“统购统销”，高度的行政管制权力和由此创造的没有竞争约束的行政垄断所必然产生的行政腐败、低效率和高成本，只会导致药价的进一步抬高和廉价药物的进一步短缺，与之相伴随的还有几乎必然出现的政府补贴的无底洞和财政的不堪重负。

4. 实际上，在国内药品流通领域，通过完全市场化途径已经发展出一些流通环节少、效率高、成本低的药品分销配送模式。在这些药品分销配送模式中，平均配送费用（或者说批发商加价）不足 4%，已经基本达到美国同行业的水平。而且，这种高效率、低成本模式配送的主要是廉价基本药物药以及非处方药。但是，由于占据药品零售 70% 以上市场份额的公立大中型医院严重偏好高价药、排斥廉价药，从而极大地抑制了这种高效率的市场化药品配送模式的发展。

5. 因此，通过若干外部制度的改革，就能够完善基本药物供应的市场保证体系，而无须重建行政化的基本药物制度。这些主要针对“以药补医”的改革建议其实已经在《意见》中提出：“通过实行药品购销差别加价、设立药师服务费等多种方式逐步改革或取消药品加成政策，同时采取适当调整医疗服务价格、增加政府投入、改革支付方式等措施完善公立医疗机构补偿机制”；“规范公立医院收费项目和标准，研究探索按病种收费方式改革”；“积极探索建立医疗保险经办机构与医疗机构、药品供应商的谈判机制，发挥医疗保障对医疗服务和药品费用的制约作用”；“积极探索实行按人头付费、按病种付费、总额预付等方式”。

六、从管办分离到大部制是本轮医改成功的组织保障

课题组认为，要推动和深化上述各项改革以及《意见》中方向正确的改革方案内容，必须解决卫生行政部门与公立医疗机构管办不分的问题，并在此基础上奠定本轮医改成功的组织保障。原因如下。第一，由于管办不分，尽管公立医疗卫生机构名义上是法人，但其法人治理结构根本没有建立起来，其法人代表根本不能自主决策，更无法独立承担民事和刑事责任。第二，由于管办不分，卫生行政部门必然要保护公立医疗机构的利益，在其履行医疗卫生行业监管职能时，必然会不公平地对待非其下属的或民间资本举办的各类医疗机构。第三，由于管办不分，医疗卫生事业行政管理体系支离破碎。目前医疗卫生事业可谓九龙之治水，而相当一部分政府部门实际上缺乏对医疗卫生事业进行公共管理的专业知识、专业信息和专业技能。例如，建立按病种付费的基础是动态变化的诊疗规范，而诊疗规范的基础又是大量由医疗机构垄断的处方信息，不但医保机构很难推行这一科学而具有激励性的付费机制，医药价格管理部门也同样缺乏医疗服务和药品生产流通的成本信息，因而也难以制订出科学合理的医药价格。多部门治理的格局固然能造就一定的制衡，但是，在更多的情况下导致政策制定与实施的相互掣肘，对医疗卫生事业造成了诸多不利的影响。

在党的十七大报告中，胡锦涛总书记将管办分开列为医疗卫生体制改革的四项基本原则之一，为我国医疗卫生事业管理体制的变革指明了正确方向。

 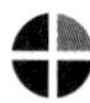

不仅如此，在医疗卫生行政管理和监管体制的改革上，我们同样必须牢记胡锦涛同志在十七大报告中提出的“加大机构整合力度，探索实行职能有机统一的大部门体制，健全部门间协调配合机制”的改革精神，抓紧在近两年内完成众所期盼的医药卫生大部制的组建工作。据此，课题组在《医改重大问题之六：大部制》的研究报告中，提出了如下政策建议。

在管办分离得到落实的前提下，医药卫生行政部门应该也必须成为医疗卫生事业全行业的监管者，因此，医疗卫生监管体系的整合必须提上议事日程。这一整合的必然选择就是“卫生大部制”，而“卫生大部制”的可行组织形式可以是国家健康委员会。国家健康委员会的职能分述如下。

（一）公共卫生服务的筹资和提供

在整合爱国卫生委员会和国家人口和计划生育委员会的前提下，国家健康委员会负责全国公共卫生服务的财政筹资、组织和提供。

公共卫生服务的提供者可以是多样化的，绝不应该限于所谓“全额拨款的事业单位”。只要是社会资本和商业资本愿意投入或承担某些公共卫生服务，政府完全没有理由也没有必要自我垄断。当然，在市场与社会不愿或者无暇顾及的地方，投入公共资源兴办专门提供公共卫生服务的公立机构，是政府责无旁贷的工作。无论面向何种形式的服务提供者，政府都应该改变原有行政化的事业费拨款模式，并应该探索以政府购买服务的方式，促使各类服务提供者竞争来自政府的公共卫生服务合同。

（二）医疗服务市场的监管

医疗服务市场准入的工作主要有两项：一是医师、护士和药剂师执业资格的审订，国家健康委员会可以负责制定监管规则，而把资格认定工作委托给有关的专业协会来行使，这也是国际上的惯例；二是医疗机构设立的审批，其中最为重要的工作是设立公开、公正的游戏规则，一方面允许甚至鼓励医疗服务领域的多元竞争，另一方面通过指导或引导（如提供配套资金或补贴等）来防止有害的过度竞争。

（三）药品和医疗器械市场的监管

类似于医疗服务市场的监管，药品和医疗器械的市场准入与质量控制是基本的监管职能。目前，主管这一领域的监管的食品与药品监督管理局已经并入卫生部，因此，未来的国家健康委员会在这一监管上的职能至少是清楚的。更进一步，还应该将分散在农业、质检、工商等部门的食品生产和流通的监管职能整合进来。

（四）医疗服务的筹资与付费制度的监管

国家健康委员会的另一项重要职能是管理并监管医疗保障体系，这一职能应该至少覆盖城镇职工医疗保险、新农合和城市居民医疗保险，最好能够把民政部负责的医疗救助保障职能和发展改革部门的医药价格管理职能也整合进来。医疗保险付费的具体职能可以通过独立的公立经办机构或委托商业保险机构来行使，国家健康委员会行使监管的职能。换言之，在医疗保险经办机构与政府之间，也要实现管办分开。政府对医疗保险经办机构的监管重点在于确保基本医疗保障的待遇水平和结构，维护参保者的利益。在此基础上，国家健康委员会可以制定各种政策和制度，鼓励医疗保险经办机构之间的相互竞争，也鼓励公立和民营医疗保险机构之间的合作伙伴关系。

（五）国有医疗卫生资产管理

组建一个独立的国有医疗卫生资产管理委员会，承担法人化后的公立医疗机构所有者职能，代表出资者参与其法人治理。这个机构最好隶属于财政部门或国资委。在改革的过渡阶段，也可暂时由国家健康委员会代管。

医疗卫生服务是“具有社会公益性的经济私人品”①

迄今为止，还没有哪一个国家（地区）可以有把握地说已经实现很完善的医疗卫生制度。从世界范围来看，各国（地区）的医疗体制和政策似乎都永远不完善，永远有争议，永远受批评，所以，几乎所有国家（地区）的医疗卫生制度都处于必须进行改革或者正在进行改革的过程之中，而且医疗改革方案常常成为最能引起社会关注和争论的政治议题。究其原因，是因为随着经济社会的发展，人们总是对医疗卫生体制的完善和医疗服务的质量水平抱有越来越高的期望，而且，对医疗卫生体制和政策基于复杂的利益关系，各社会利益集团往往难以达成共识。因此，医疗卫生体制几乎不可能实现所有人都认同的“最优”，而只能实现一定条件下的“次优”。换句话说，医疗卫生的特殊性决定了医疗改革的实质是进行一定条件下的阶段性“选择”（而绝不是最终选择），包括阶段目标选择、筹资方式选择、支付方式选择、约束激励机制选择、政府管制方式选择等。

一、医疗改革需达成的几个基本认识

医疗卫生体制和政策安排，不仅必须以一定的经济发展水平为条件，脱离了现实经济条件，很难评估医疗卫生体制和政策在绝对意义上的好坏和医

---

① 本报告由中国社会科学院工业经济研究所所长、研究员金碚撰写。

疗改革的成败；而且，必须以科学的认识为前提，如果没有科学的认识，医疗改革很可能导致事与愿违的结果。在进行改革思路设计时，首先要承认和明确以下几个基本事实和科学原理。

1. 和其他行业一样，医疗卫生也“没有免费的午餐”，即所有的医疗支出或成本都必须有人承担；而且，“羊毛出在羊身上”，即无论是消费者自己付费、雇主（企业）付费、社保付费还是政府付费，归根结底是人民自己承担医药费，即是人民将自己创造的总收入中的一部分用于支付医疗卫生费用，只不过是资金的筹集和支付的方式可以有不同选择。

第一，谁消费（看病治病）谁付费，即就医者用自己的资金直接支付所有的医药费。

第二，以强制方式把人民的钱集中于国家（缴税）或者集中于国家法定的社会保障机构（缴纳医疗社会保障金），再由政府或者社会保障机构支付医药费，而消费者可以“免费”就医，即享受公费医疗或社会医保。当然，社会保障制度在一定条件下也可以实行“自愿加入”原则，但是，从本质和趋势上看，强制性都是其基本特征。

第三，以商业保险的方式将钱缴给保险公司，再由保险公司支付患者的医疗费。

第四，以捐助或其他慈善方式把钱缴给某些慈善组织，由慈善组织支付患者的医疗费。

第五，把钱直接或者通过政府（税收和财政）拨付给医疗单位，医疗单位不再收费或者收费后全部上缴给国家，即所谓“收支两条线”，这就是医疗卫生的供给制。

在具体交易过程中，第一种方式的经济学性质是“消费者支付”，第五种方式是“供应方支付”，其他三种均为“第三方支付”。但无论是哪一种方式，归根结底都是人民将收入总额中的一定比例用于医疗卫生支出。当然，在现实中，这几种筹资和支付方式通常混合使用，以试图获取各种方式的优点，尽可能避免其缺陷。

2. 医疗消费并不完全遵循一般商品和服务的“有支付能力的有效需求原则”，而是还要遵循“人人享有生命和健康权”的原则。从这一意义上说，医疗卫生具有显著的公益性，医疗卫生行业被要求成为公益性事业，因为生命权和健康权原则最终高于经济原则。其实，从经济学意义上看，医疗卫生的

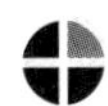

公益性并不仅仅是甚至主要并不是由于它对人具有特别重要的使用价值（关系人的生命和健康），而主要的是因为它的交易过程具有非常特殊的经济学性质。可以对比的是，粮食对人的生命和健康也具有并不低于医疗卫生的价值，但通常并不认为粮食生产和供应是公益性事业，因为，粮食供求和交易过程在大多数情况下可以服从"有支付能力的有效需求原则"。医疗卫生的公益性则主要表现在：医疗卫生的需求常常表现为"缺乏支付能力而又必须满足的需求"，所以，必须以一定的制度设计来解决如何满足"缺乏支付能力的医疗需求"问题。而任何一种满足"缺乏支付能力的医疗需求"的方式，本质上都是共济和互助行为。特别是在威胁生命的紧急情况下，供应方需不计成本执行被迫供应。所以，医疗卫生的公益性在很大程度上表现在其特殊的筹资和支付方式上，在表现形式上往往需要采取"公费"、"免费"、"低价"等不对等交换方式。

3. 由于医疗的高度专业性和需求的高度差异化，很难实现直接的"消费者主权"，所以，医疗卫生资源难以主要通过"消费者主权"的实现来达到有效配置。消费者在医疗服务的交易过程中通常缺乏自主决策能力，总是在供应方或第三方的决策主导或决策干预下实现消费行为（做什么检查、吃什么药、做什么手术等）。供应方具有专业信息优势，可以"诱使"，极端情况下甚至可以用"要挟"方式提供过度"服务"或"供应"，当然，也可能（通常是在供应方提供服务却对自己无利甚至还要更多支出的情况下）会发生减少供应或降低服务质量的现象。实际上，什么是医疗服务的恰到好处的供求量，在许多情况下是难以确定的，特别是在不同的行为人之间难以达成共识。也可以说，在医疗服务的交易过程中缺乏均衡价格的直接发现机制。当然，第三方的参与，一方面可以有助于解决"缺乏支付能力的医疗需求"的问题，另一方面也有可能弥补难以直接基于消费者主权来发现均衡价格的医疗服务市场缺陷（如果第三方的参与能够解决需求方的谈判能力明显低于供应方的问题）。但是，在第三方支付的制度下，也可能产生另外的问题，如"消费者主权"往往会超越合理界限，即产生"超额需求"的要求和行为等。总之，医疗卫生难以通过充分地发挥消费者主权来发现均衡价格并实现资源总体配置的优化状态。但是，这也绝不能得出医疗卫生必须由政府定价的推论。政府定价可能进一步扭曲价格，因为对于大多数产品和服务，由政府定价可能更加缺乏有效的均衡价格发现机制。

4. 医疗服务虽然具有强烈的公益性，但在大多数情况下并不是公共产品（而公共卫生如防疫、环境卫生等则是更强意义上的公共产品），因为，医疗服务，包括疾病诊治以及用于治疗的药品和检查设备等，均具有很强的消费排他性和成本的非共摊性，也就是说，在经济学意义上，医疗卫生服务是私人品。尤其是，医疗服务的交易过程，具有显著的私人品一般特征，其成本构成和消费性质均不具有公共产品的特征，尽管医疗服务在公共道德上具有与一般私人品非常不同的标准。总之，医疗卫生服务具有“公益性的私人品”的特殊性质。

5. 医疗卫生的上述特殊性质决定了医疗卫生的公益性并不必然只能由公立医疗机构来实现。而且，公立医疗机构（特别是居垄断地位的公立医院）如果可以凭借其特殊地位来牟取利益，同样可能严重偏离公益性目标。例如，本报告（以下部分）所论述的，目前我国普遍发生的因药价畸高而损害公众利益的主要原因并不是医药企业的商业行为，而主要是公立大医院基于垄断地位的牟利行为。总之，由于医疗卫生具有强烈的公益性，确实需要政府和公立医疗机构的更多参与和承担，但从经济性质上看，即使是为了达到公益性目标，医疗服务的提供者也未必一定是公立机构。无论是理论分析还是世界各国的实践均已表明，只要有健全的体制和政府监管，公立机构和私立机构都可以实现社会公益目标。公立机构并不比私立机构具有必然的优越性，包括公益优越性和效率优越性。特别是当公立机构无力（财政预算有限）或者无意（居于垄断地位）提供充分满足需求的医疗服务供应时，限制私立机构的发展是违背公益目标的。世界各国的事实都已表明：对于普通消费者（不包括有特殊地位的社会成员）而言，垄断性的和消费者没有选择权的“公益性单位”提供的服务质量，通常低于竞争性的服务提供者，包括私人非营利性和营利性机构提供的服务质量。私立医疗机构只有当其为了追求利润而损害有效提供医疗服务的情况下才是有损公益的。

总之，医疗服务的特殊经济性质是：供求各方交易过程中的谈判力量往往很不平等，在许多情况下，供应方具有显著优势，在由消费方或者第三方付费的制度下，可能因追求自利而过度供应，但也可能被迫供应（在没有付费或很少付费的条件下因人道原则而提供医药）；需求方个体往往缺乏支付能力，难以直接实现消费者主权，但也可能主张过度需求（在不需自己付费或者付费很少的条件下）；而更重要的一个特殊性（并决定了上述两个特殊性）

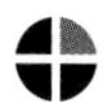

则是，医疗卫生服务具有强烈的基于人道的社会公益性，但经济性质上基本属于私人品，即从经济学性质上说，医疗卫生服务是“具有社会公益性的经济私人品”。

二、如何认识“看病贵”和“看病难”

当前普遍认为，“看病贵”和“看病难”是我国医疗卫生体制存在问题的突出表现。那么，就有必要基于本文以上基本认识来分析“看病贵”和“看病难”的真正含义，即要科学认识究竟什么是“看病难”和“看病贵”。具体说就是：谁觉得“看病贵”和“看病难”？“看病贵”和“看病难”的具体表现是什么？

（一）什么是“看病贵”

“看病贵”就是医药费用负担过重，而所谓的“贵”总是相对于支付者或者承担者而言的，所以，只有从不同的支付者或承担主体来分别进行具体讨论，并且从不同的支付方式来进行分析，才能说清楚“看病贵”问题的真实含义。

第一，从医药费的最终承担者即全体居民的角度看，同其他国家相比，由于我国的医药总支出在国民收入中所占比重较小，一般估计不超过5%（据美国卫生与公众服务部预测，如果不进行改革，美国医疗开支将从现在占GDP的14%～16%提高到2017年的20%），大体上处于中低收入国家的平均水平。也就是说，考虑到我国许多方面的实力和发展水平已超过中低收入国家，从最终承担者即全体居民的角度看：几乎可以公认，中国花在医药上的费用不是太多，而且有较大的增长空间。如果承认这一判断，那么，可以推断，中国总体上并不存在“看病贵”即负担过重问题，相反，用于医疗卫生的总支出不仅不高甚至是偏少的。也就是说，中国的医疗卫生供应总体上是比较“便宜”的。从这一意义上说，医疗改革的政策含义之一就是要提高医药总支出在国民总收入中所占比重，即全体居民为医疗服务应该增加支出。而这也是我国当前推进医疗改革的一个很有利的条件，即全体居民还有能力为医疗卫生改革更多地付些钱，使改革具有比较大的回旋空间（而不像有些国家那样，医疗改革的政策含义是要压缩过大的支出负担）。

第二，从医药费的直接支付者城乡居民个人的角度看，即如果是消费者自己支付医药费，则几乎公认现在的医药费是“太贵了”，一般估计60%以上的医药费是个人支付的。其中包括两种情况：一是全部由个人支付医疗费的人口比重比较高，即社会医疗保障的覆盖面较低；二是即使享受公费医疗或社会保障，实际上仍然有相当高比例的医药费须由个人支付（自费比重很高）。正是因为几乎一致公认个人支付的负担太大，所以才有“看病贵”的广泛抱怨。中国作为一个发展中国家，其城乡居民中的中低收入者的个人（家庭）可支配收入比较低，一旦发生需要支付大笔医药费的情况，往往难以承受。所以，消费者总是希望医药价格越低越好。但是，必须澄清两个不同的问题，即是医药费价格高还是个人支付比重高？也就是需解决的主要问题究竟是要让医药费更廉价还是要让个人支付的部分更少些？

第三，从供应方（医疗机构）角度看，如果医疗价格及收入同供应方利益直接相关，他们当然不会感觉价格太高，反而会抱怨价格过低。所以，与消费者抱怨医药费太贵相反，认为当前医疗服务收费水平太低，几乎是供应方的一致呼声，而且，得到政府卫生主管部门的认同（政府卫生主管部门通常更容易听取和接受公立医疗机构的意见）。既然医疗卫生服务的价格太低，国家也承认给予的财政拨款很少，那么，医疗机构只得“以药补医”。于是，“药费太贵”（有些检查费也太贵）成为普遍的抱怨。也就是说，真正感觉“看病贵”的总是个人支付者，而不是供应方（医院）。相反，即使供应方中的大医院默认医药价格太高，大多数基层和二级医疗机构仍然普遍感觉医药总价格水平过低，使它们难以在这样的价格水平下得到发展，甚至生存都困难。

第四，如果实行“供应者支付”方式（实行由政府供养补贴供应方的公费医疗制度），通常是医疗单位抱怨成本过高，消费者则对成本没有感觉而总是希望医疗质量更高些。如果医药花费高意味着较高的医疗质量和更有效的治疗方案，则消费者总是认为价格高些更好、更满意。相反，如果采用低成本、低价格的治疗方案，消费者反而可能会抱怨供应方诊治不尽心、不负责。实际上，供应方也确实可能出于控制价格（成本）的压力而减少供应或降低供应质量。

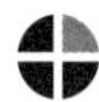

第五，如果是第三方支付（国家公费、社会保障、商业保险或者供职单位公费承担），则消费者（需求方）和医院医生（供应方）一般都不会嫌价格高，而只有在第三方的预算约束下（或者利益动机之下）才会担心价格过高超越其支付能力。现实的情况是，社会保障系统和商业保险系统目前还未感觉因医药价格太高而无力支付（相反，有的地区的社会医疗保障基金有相当充裕的结余），因为，他们可以采取限制报销范围扩大自费项目的方式控制支出；而一些仍然实行公费报销医疗费的单位却普遍感觉负担越来越重（基本的原因也许是可用于公费医疗的资金过少；同时，公费医疗制度下也更可能形成过度需求，因为，消费者与供应方在交易过程中都缺乏控制价格的利益动机，甚至可能发生冒名报销医疗费的情况。当然，这里的公费医疗不包括无条件享受特需医疗服务的人群）。

总之，对于“看病贵”，各利益和行为主体实际上并无一致的感受和评价，其中，真正强烈抱怨的是直接支付医药费（或者不得不使用更多自费药）的消费者。由于目前个人支付的比重很高，所以，“看病贵”的呼声表现得特别强烈。因此，解决“看病贵”的首要政策含义实际上突出地表现为：降低大多数个人直接支付的医疗费，即减少个人的直接负担。但是，与减少个人负担相对应的并不是增加供应方（医院）的负担（或减少其收入），相反还应该提高医疗单位和医护人员的合理收入。这样，如果在交易过程中，一方面要求需求方减少支出，另一方面又希望供应方不减少收入，那么，唯一的办法似乎就是增加第三方支付。如果这样，医药价格是否下降，也就似乎不那么敏感了，因为既然是第三方支付，消费者也就没有必要抱怨“看病贵”了。因此，问题的关键在于，第三方究竟是否有能力将支付部分提高到既可以让消费者与医疗价格不再直接相干（即消费者自费部分尽可能少），同时，供应方又不减少而且还能够增加收入，因而各方都不再抱怨的水平。不同主体对“看病贵”现象的不同感觉见表1。

表1　　不同主体对“看病贵”现象的不同感觉

医药费支付主体	对“看病贵”的感受	实际支出	改革的可能性
最终支付者（全体居民）	总体上没有“看病贵”的呼声	目前医药总支出占GDP的比重不高	提高医药总支出在国民收入中所占比重

续 表

医药费支付主体	对“看病贵”的感受	实际支出	改革的可能性
国家财政	从“包袱重”到承认“支出不足”。医药支出的财政负担并不高，“看病贵”的感觉总体上并不强烈（只有少数仍实行公费医疗制度的单位抱怨医药费过高或超支）	由国家财政支出的医疗费部分比例较小	增加国家财政医疗支出预算
个人	对需由个人承担的部分强烈感觉“太贵”；而对由国家财政、社保和商保支付的部分并无“贵”的感觉，甚至倾向于“贵些好”	部分居民个人承担的比重很高，甚至完全需个人承担。检查和药品中的“自费”部分多，价格很高	降低居民个人承担的医疗费比重？如何划分可“报销”和“自费”部分
社保系统	“看病贵”的感觉目前尚不明显	由于居民个人承担的比重很高，所以社保系统目前的支付压力不很大。有些地方的社保系统甚至存有大量的经费剩余	提高社保系统的覆盖面，扩大社保可报销的部分
商保系统	目前尚无“看病贵”的明显感受	具有选择消费者和设计支付项目的权力。但对医疗支出的控制机制不健全	增加商业性医疗保险的业务规模和覆盖领域

（二）什么是“看病难”

与“看病贵”相比，“看病难”是一个更需要明确定义的现象。从理论上说，它应该是指消费者（患者及其家属）明显地感觉到没有或者难以获得其认为应该获得的医疗服务。而“其认为应该获得的医疗服务”主要是指医疗服务的可及性、可选择性、及时性和可满意的服务质量等。如果有病很难

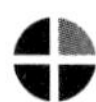

找到医疗机构，不能选择医疗服务单位，看病治疗需要排队等待，或者不能获得自己所期望的更高级别医疗服务，都可以认为是存在“看病难”现象。而从更抽象的意义上说，“看病难”的根本性质就是缺乏可选择性（其极端情形是完全没有可选择项，即缺乏医疗服务的可及性）。

从我国现实医疗服务供求关系看，“看病难”的程度和感受取决于不同的情形。特别是直接取决于“如何支付”和“到什么样的医疗机构去看病”两个问题。

第一，如果是个人付费，则可以充分享有选择权，即可以到任何医疗单位看病。其“看病难”可能表现为：到社区基层医疗机构看病嫌那里的医疗服务质量不高，经济落后或偏远地区可能没有基层医疗机构；到一、二级医院看病虽然不难，但可能担心其治疗水平不高；如果到三甲医院看病，最大的难处是“拥挤”，必须等待和排队，特别是如果要选择医生，则等待和排队的时间更长。

第二，如果是公费或“社保”支付，则选择权通常要受到较大限制。其“看病难”可能表现为：到社区医疗机构看病嫌那里的医疗服务质量不高；到一、二级医院看病虽然不难，但转院可能受到限制；如果到三甲医院看病，最大的难处也是“拥挤”，必须等待和排队，而且，如果选择更高质量的医疗方案就得自费（包括许多药物、检查等）。

第三，如果是“商保”支付，其选择权低于个人支付，但高于公费、“社保”支付，因为参加商保可以选择保险产品种类，只要保费高，选择性就可以更大。不过，如果到三甲医院看病，也得承受“拥挤”、排队之难。

总之，看病难主要表现为：第一，到社区基层医疗机构就医可能不能得到有效服务（或者令人满意的服务）；第二，三甲医院拥挤和排队现象严重，而一、二级公立医院的服务质量不高；第三，公费和社保支付不同程度地限制了消费者选择权。简言之，看病难的经济学性质是：消费者在获取自认为需要和方便的医疗时间、机构和服务质量上缺乏可及性和选择权。尤其是，有研究表明，中国城乡居民均有更愿意到公立大医院（三甲医院）就医的很强烈的需求行为倾向，尽管实际上许多疾病在一、二级医疗机构也能得到治疗。特别是，在医疗资源的配置上向公立大医院（三甲医院）的过度倾斜，是加剧这一需求行为倾向的重要原因之一。所以，公立大医院（三甲医院）拥挤是“看病难”的最突出表现之一。如果采取限制到三甲医院就医的方式来缓解这一现象（例如，许多地方规定只能到指定的一级医院就医，需经复杂程序才可转院到指定的二、三级医院），则看病难就会突出地表现为消费者缺乏自主选择权。不同情形下的“看病难”现象见表2。

表2　不同情形下的“看病难”现象

	到三甲医院	到一、二级医院	到基层社区医疗机构
个人付费	拥挤、排队	不难，但可信度低	缺乏供应能力或可信度低
公费、“社保”支付	拥挤、排队，无充分选择权	看病不难，但转院难	缺乏供应能力或可信度低，许多不在可报销范围内（不属社保定点机构）
“商保”支付	拥挤、排队	不难，但可信度低	缺乏供应能力或可信度低

（三）各种支付方式的利弊得失

从以上分析中可以看到：医疗卫生的“具有社会公益性的经济私人品”性质，是产生一系列特殊关系的核心问题。由于具有社会公益性，考虑到无支付能力的需求存在，所以，社会意识的总体倾向是，主张个人直接负担的医药费应尽可能少些，在尽可能广的医疗服务上实现全民覆盖，而且最好是免费服务。但另一方面，由于医疗卫生是经济私人品，如果采取个人完全免费，或者无限制的第三方承担的付费方式，必然会产生一定的效率损失。所以，在全部医药费中，又必须安排一部分由个人负担，否则无论是国家财政还是社保或商保都难以承受，而且会导致严重的资源浪费。问题的实质是，任何一种支付方式都有其优点和缺陷。每一种方式都能够解决一些问题，但也有其难以解决的另一些问题。所以，我们不可能期望单纯选择某一种支付方式来解决所有的问题。

1. 个人支付。优点是消费者可以有就医的充分选择权。交易过程中消费者对医药价格有较高的敏感性，因此，对医药费总支出规模有较强的制约性（特别是可以制约“过度需求”和“过度供应”）。缺点是一般居民的支付能力有限，一旦发生需要大额支出的费用，可能产生无力支付的困难。所以，

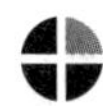

个人支付可以解决约束医药费、保证个人选择权和适应差异性需求等问题，但难以解决实现生命健康的平等人权的目标。

2. 公费或社保支付。优点是患者免除支付困难，可以实现较公平的健康权。缺点是必须在一定程度上限制消费者选择权。由于这种支付方式对医药价格的市场敏感性低，对医药费的约束性低，故可能产生支付标准同社保基金及国家财力的矛盾。所以，从各国经验看，在趋势上需要增加税收或提高社保缴费负担。总之，公费或社保支付可以达到实现生命和健康的平等人权的目标，但难以解决如下问题：医疗费约束力弱，可能导致财政困难；限制个人选择权，难以满足差异性需求；就医"排队"等待等。

3. 商业性保险支付。优点是免除个人支付困难；消费者有较大选择权；对医药价格敏感性低于个人，但高于公费、"社保"。缺点是覆盖面窄，个人负担高于公费、"社保"。可见，商业性保险支付可以保证个人选择权，适应差异性需求，但难以实现全民覆盖。

以上分析表明，从一定意义上可以说，由于医疗体制改革所要达到的目标是多元的，而且，医药资源和医药费支出总额是有限的，所以，医疗体制改革的关键之一就是医药费筹集和支付方式的制度安排。由于各种筹集和支付方式都有其优点和缺陷，可以解决一些问题，但不可能解决另一些问题（见表3），所以，采用怎样的筹资和支付方式或各种筹资和支付方式如何配合实行，取决于所要达到的各目标的优先顺序和经济发展水平所决定的现实条件，特别是，在整个国家的国民收入中能够有多大的比重用于医药费支出。由此可以推论：由于经济发展水平是不断提高的，在不同的发展阶段不仅医药资源和医药费支出规模不同，而且，在各种所要达到的目标上优先顺序也会有差异，所以，从所有国家（或地区）看，医疗体制总是处于不断的改革过程中，并没有"完善"的终极体制状态。

表3　　各种支付方式的利弊比较

支付方式	优点	缺点	可以解决的主要问题	难以解决的主要问题
个人支付	有就医选择权；对医药价格有较强的敏感性和制约性	一般居民的支付能力有限。可能发生"无力支付"的困难	约束医药费；保证个人选择权；适应差异性需求	受个人支付能力限制，无法实现生命和健康的平等人权

续　表

支付方式	优点	缺点	可以解决的主要问题	难以解决的主要问题
公费、“社保”支付	患者免除支付困难，实现公平的健康权	限制消费者选择权；对医药价格的市场敏感性低；对医药费的约束性低；支付标准同社保基金及国家财力存在矛盾。需要增加税收或提高社保缴费负担	可以实现生命和健康的平等人权	医疗费约束力弱（但如果给予其支付过程中的更高谈判地位，可以缓解此弱点）；可能导致财政困难；限制个人选择权，难以满足差异性需求；就医“排队”
“商保”支付	免除个人支付困难；消费者有较大选择权；对医药价格敏感性低于个人，但高于公费、“社保”	覆盖面窄，个人负担高于公费、“社保”	保证个人选择权；适应差异性需求；引导更多资金进入医疗卫生领域	难以实现全民覆盖

三、如何构建“激励相容”机制

至少是在可以预见的时期内，医疗资源总是有限的，而且，与一般商品不同，医疗需求并不完全受“有支付能力”的约束。所以，几乎所有的国家都建立了特殊的（不同于一般商品和服务的）体制和政策来解决医疗的供求矛盾。但是，任何体制和政策也都有其缺陷和成本，这些缺陷和成本总是表现为“鱼和熊掌不可兼得”、“有一利则有一弊”。特别是，以公益目标和非市场方式提供医疗服务和药品，往往产生竞争无效和激励不相容问题。从体制和政策的有效性和可行性要求看，只有形成尽可能有效的激励机制，让各类主体具有实现改革目标的内在动力，也就是让激励与政策目标的方向尽可能一致，而且激励强度适当，才能使医疗事业沿着正确合意的方向发展，使所设计和安排的体制和政策具有真正的可行性。

在我国现阶段的医疗体制改革中，构建激励相容的机制和主体，关键是

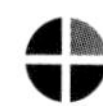

要实现：第一，供方有动力增加供应总量，也有动力或约束不提供过度服务和不过高要价；第二，需方有动力或约束不主张不当（通常是过高）需求，如果不存在需方的预算约束或者在需方约束软化的条件下，则必须安排替代的约束机制；第三，在医药价格形成上要尽可能具有实现均衡价格（或所谓"合理价格"）的竞争关系，要高价和要低价的各交易方具有大致相当的动力强度和议价能力，或者受到大致相当的约束；第四，具有激励供方公益行为的体制机制或政策安排，至少是弱化供方因追求自身利益而明显损害公益性的动机和行为。在当前的现实中，构建"激励相容"机制和主体应集中于解决以下几个问题。

1. 供应增长激励：如何解决增加医疗服务和药品生产的供应激励？

（1）要着力解决医疗单位在一定的激励机制下，有动机提供更多数量和更好质量的医疗服务。也就是要让努力提供更多和更好的医疗服务的医疗单位能够获得更多的利益。这样的激励机制可能会产生一个副作用，即刺激医疗机构因追求自身利益而弱化其行为的公益性，所以，在激励其增加供应的同时又要约束过度供应或不适当推动价格上升的行为。

（2）要使医生在一定的激励机制下，提供更多数量和更好质量的医疗服务。也就是要让努力提供更多和更好的医疗服务的医生能够获得更多的利益。同时，又要约束选择过度供应的医疗方案。特别是，在体制设计上要增强医生工作激励，而约束其不当获利（例如，开"大处方"、"贵处方"和索取"红包"）动机。

（3）政府更合理地分配公共医疗资源，激励各类医院发挥最大的供应积极性。为达到这一目的，应主要实行竞争导向的体制和政策，即激励各类医疗机构更公平地竞争，以公平竞争实现资源有效配置，尽可能少实行行政性配给导向的体制和政策。

（4）允许和鼓励更多的资源，包括民间资源和外国资源进入医疗服务领域。激励各种进入者无论是选择非营利性医疗机构还是选择营利性医疗机构的形式，都能在"具有社会公益性的经济私人品"性质的医疗卫生领域中发挥积极供应的作用。实际上，即使是就体现医疗服务的公益性质而言，营利性和非营利性医疗机构也各有利弊，不能认为营利性机构一定不能实现公益目标，而非营利机构天然比营利性机构更能实现公益目标。例如，我国目前公立非营利机构占绝对支配地位，但并没有有效实现公益目标。相反，有些严重损害公益目标的现象，如卖高价药等，主要是非营利的公立医院所为，而不是营利性的制药企业所为。基本的原因是，前者是垄断的，而后者是竞争的（见表4）。

表4　非营利性医疗机构和营利性医疗机构的比较

	非营利性医疗机构	营利性医疗机构
成本控制	由于竞争性较弱，实际成本可能较高	由于较强的竞争和营利压力，实际成本较低
盈利用途	用于事业发展，不可分红	可以分红，也可以再投资于发展事业
价格	在补贴（低税负）和管制的条件下制定价格	在市场竞争条件下实现均衡价格
事业发展的资金来源	依靠非营利性的资金投入，融资范围有限	依靠商业性资金的投入，融资范围广
服务质量	在政府标准和管制条件下保持服务质量	在竞争条件和监管条件下提高服务质量
对医生的经济激励	经济刺激较弱，保障性较高	经济刺激较强，保障性较低
医院实力和服务水平	主要依赖于国家（或其他非营利性资金）投入和扶持政策，同时也可能存在一定的市场竞争	主要依赖于市场竞争机制和国家制定的竞争政策；投资人的利益动机；较强的市场竞争压力
税收负担	享受低税负优惠，税负较低	无税收优惠，税负较高

（5）激励药品生产企业生产和供应更多适用药品。因为制药企业是营利性组织，所以，激励药品生产企业生产和供应更多适用性药品，应主要利用利润驱动机制。管制驱动机制只能发挥辅助性的作用。

2. 价格约束激励：如何构建对医疗价格和药品价格的约束激励？

（1）在医疗服务的供求双方的交易过程中，应着力解决让消费者（患者）、医生、医院具有约束医疗和药品价格无约束上浮的正向激励机制问题。特别是要认真理清基本思路。第一，是消费者预算约束导向还是医院预算约

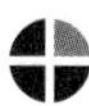

束导向？第二，是医药价格与医生收入挂钩导向还是脱钩导向？第三，如果挂钩导向，是正向挂钩（采取高价格优质服务对医生和医院更有利）还是负向挂钩（使用价格越低的药品对医生和医院越有利）？第四，如果是脱钩导向，即让价格与医生及医院的收入无关，那么，如何体现对优质服务的激励？

（2）第三方支付者（社保、商保）在预算约束下总会有一定的约束价格的动机，因此，给第三方支付者以更高的价格谈判地位，有助于平衡供应方的强势地位。但也可能因效率和自利动机而过度限制价格（支付额）而损害消费者利益。因此，问题在于如何在发挥激励其约束医疗和药品价格的动机和不使消费者承受不适当的损失（减少服务、降低服务标准、限制医疗选择权）之间达到平衡。其中特别值得研究的是：第三方支付是垄断体制好还是竞争体制好？如何形成适当的竞争强度？

（3）为了激励药品和医疗器械生产企业和供应商降低价格，是主要依靠市场竞争，还是依靠政府管制，甚至政府直接定价？这一问题的实质是：药品和医疗器械的均衡价格发现机制主要依赖政府计算还是通过市场竞争？实际上，国际和国内的无数实践均证明，必须以市场竞争为基本的价格发现机制，才能真正发挥对医疗价格和药品价格的有效约束激励。而政府定价即使能在短时期内起到抑制价格畸高的作用，也很可能因扭曲市场信号而导致负向激励的后果（因企业行为同政府的管制目标相悖而使管制措施事与愿违）。

3. 适度供需激励：如何构建适度医疗服务和适度医疗需求的供需激励？

（1）要在制度上形成能够激励医生提供适度医疗（既不过度也不敷衍）的机制。特别要认真研究，为达到这一目的，是应主要靠政府管制，还是靠利益诱导。理论上说，如果能够做到当医生和医院提供既不过度也不敷衍的医疗服务，同时也能实现更多的自身利益时，医疗供求就能够处于最有效状态。

（2）也要在制度上形成能够激励消费者选择适度的医疗服务的机制，即既不放弃必要的就医要求，也不主张过度的医疗服务要求。为达到这一目标，应主要依靠个人预算约束（个人支付）还是管制约束，即更多地限制其选择权？理论上说，在最低限度限制消费者选择权的前提下，以一定比例的个人支付作为约束，达到激励消费者选择适度的医疗服务的目标，是最有效的机制。

（3）要在第三方付费制度下，形成三者关系上的相互制约和平衡机制，以实现：第一，避免医疗服务供应方，或者医患合谋，提供过度服务，超越第三方支付能力或突破预算；第二，避免第三方过度限制消费者选择权或者对不同消费者实行歧视性的选择权限制方式；第三，避免垄断性的第三方对医疗服务供应方的过度强势地位导致后者的业务受限。

四、对当前我国医疗改革基本目标和改革方式的经济学理解

如前所述，医疗改革的目标是多元的，从理论上定义至少包括3个方面，即保障性（公平性）、选择性（自主性）、效率性（经济性）。在经济社会发展的不同阶段，这3个目标的优先顺序可能是不完全相同的。医疗改革的目的，归根结底是经济发展水平（医疗和药品可供能力）约束下的医药供求水平问题，但同时也有一个社会理念和基本价值观问题。所以，我们可以看到，世界各国的医疗卫生体制和政策是有一定差别的。

我国当前所要达到的主要改革目标如下。

第一，满足同我国经济发展水平相适应的最低限度的全社会医疗保障标准，实现社会及国家财政支付能力约束下的更大覆盖面，直至尽快实现医疗卫生保障的全民覆盖。基本的方式是，在社会可以承受的税负和社保缴款限度内，逐步增加政府财政的医疗卫生支出和扩大社会医疗保障的覆盖面。同时，放松和改善政府管制，允许和鼓励更多社会资源（包括外资）进入医疗卫生领域，形成实现供求均衡的有效竞争和激励机制，大幅度增加全社会总的医药供应能力。

第二，在第三方支付能力约束下，尽可能保持消费者的更大选择权。由于不同的第三方支付能力不同，在相当长的时期内，对于不同人群仍然实行有差别的医疗卫生服务筹资和支付方式。因此，对不同人群的选择权的限制也必然有一定的差别。但是，在扩大第三方支付比例和减少个人支付比例的前提下，避免过多地减少各人群已有的医疗服务选择权，应是重要原则之一。如果主要依靠限制选择权的方式来换取保障覆盖面的扩大和个人支付比例的减小，结果不仅可能导致更大的抱怨，而且可能诱发医疗卫生领域中更普遍的腐败现象（因为，限制消费者选择权与扩大行政权以及资源控制者的支配权、审批权几乎是同一回事情，而后者是难以避免低效率和腐败行为的）。

第三，使医疗服务供应者有更高的工作积极性，并使医疗卫生体制具有

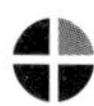

提高效率的内在动力。这意味着，医疗改革必须形成对医疗机构和医生的效率激励机制，而不是减弱效率激励。为此，应摆脱医疗机构（特别是公立医院）对政府行政系统的依附关系，即必须真正实行管办分开的医院管理体制，医院真正成为承担完全民事责任的法人实体。

医疗改革的核心内容：在以当前的经济发展水平为前提的全社会可承担能力限度内，选定医疗服务改革的现阶段目标，建立可行的约束机制和激励机制。其中，约束机制主要包括预算约束和选择权约束；激励机制主要包括供应激励和效率激励。预算约束主要针对（医疗服务可及条件下的）"看病贵"问题；选择权约束主要针对（有支付能力条件下的）"看病难"问题。供应激励主要针对（公益或自益目标条件下的）医药供应方积极性问题；效率激励主要针对（第三方支付条件下的）管理成本问题。特别要指出的是，尽管政府投入不足是当前呼声最高的抱怨，但是，增加政府投入本身并不是改革的关键和充分条件，而只是改革的必要条件之一。

第四，应该坚决贯彻和落实管办分开和政事分开的改革指导原则，并在此前提下加快涉及医药卫生的政府机构的横向整合。

任何政策都会有副作用，任何体制都有其缺陷。实行任何一种体制改革方案或实行任何一种公共政策，都必须充分估计其有可能产生的复杂影响和副作用。医疗改革尤其要充分估计到城乡居民的行为反应，及其导致的系统性影响。当前，特别要注意以下方面。

1. 避免医疗费用总量过快增长。增加第三方支付比例，减少个人承担的费用比例，将大幅度增加需求，其中很可能包括一定数量的超额需求。研究表明，目前城乡地区均存在就医不足现象，也存在超额需求现象。减轻个人支付比例，可以减缓就医不足，同时也可能加剧（对公立医疗的）超额需求。所以，尽管目前我国医疗卫生支出占 GDP 和政府财政支出的比重还较低，为改革留下了较大空间（许多发达国家医疗改革的目标是降低或控制医疗支出占 GDP 和政府财政支出的比重，而我国则是提高此比重），但是，从国际经验看，防止医疗费用所占比重的失控是一个必须高度重视的问题。

2. 避免医疗卫生管理体制的过度行政化和行为官僚化。增加医疗卫生体制上的政府责任是必要的，但这绝不能导致政府特别是行政机构更多地直接承担提供医疗服务尤其是养医院的后果，相反，必须防止管理体制的官僚化和低效率，防止损害消费者的选择权和增加手续的繁杂性，避免使"看病难"

以另一种形式表现出来而招致公众对政府的更大抱怨。

3. 避免因医疗卫生体制缺乏竞争性而导致的供应减少和服务质量下降。一切弱化竞争，特别是由政府包办的制度都必须慎行。因为，这样的制度尽管可能在某些方面可以产生一定的积极作用，但是，其副作用是非常大的，结果大多是弊大于利和得不偿失的。

4. 避免医药议价方式的行政化严重扭曲供求关系，破坏药品生产的价格调节机制。药品的基本生产方式是企业经营。尽管药品是特殊商品，须有专门的政府管制制度，但这并没有改变市场机制是基础性的调节方式这一根本性质。

推进和健全全民医疗保险是本轮医改的突破口

医疗体制的改革固然千头万绪，但是健全医疗保障体系，实现全民医保，是整个医疗卫生体系改革的突破口。医疗保障体制涉及的是医疗服务的需求方。具体而言就是两件事：一是谁来为医疗服务付费，或者简称医疗筹资问题；二是如何付费的问题。

目前，中国医疗保障体制有以下两大问题。

1. 病人自费为主。事实上，有一半左右的国民没有任何医疗保障，看病治病时必须完全自费；即使是另一些国民，虽然参加了各种医疗保障，但除少数公费医疗的受益者之外，大都面临保障不足的问题，看病治病时还需要自费很大一个比例。

2. 医疗保障管理机构没有解决好如何付费的问题，也就是未能运用比较专业的付费机制更好地代表参保者同医疗机构讨价还价，以控制医药费用的上涨幅度。

正是在医疗筹资和医疗付费这两个方面，政府发挥其主导作用和有效监管责任，是医疗卫生事业实现社会公平和提高效率的制度性保障。可以说，走向全民医保是确保新医改成功的资金保障。

既然找到了突破口，那问题就有望解决。但棘手的是，实现全民医保之路并非一条。究竟选择哪一种制度，一方面取决于现有的政府财力，另一方面也取决于已有的医疗保障制度架构。毕竟，在现有的制度架构中进行渐进调整，远比打破现有的制度架构并另起炉灶更加节省社会成本。因此，医疗保障体系的健全之路应是渐进的路径。

一、走向全民医保是医疗体制改革的突破口

为什么医疗保障体制的健全或全民医保是新医改的突破口呢?

全民医保本身就是一个值得追求的政策目标，是社会发展与社会和谐的一个标志。2000 年，世界卫生组织发布的《世界卫生报告》中对所有会员国卫生体系的绩效进行了评估，结果中国在医疗卫生负担的公平性这一指标上名列全球倒数第四名。这一糟糕的排名并没有冤枉中国，也不是偏见的结果。要知道，世界卫生组织对于中国卫生事业的成就一向赞赏有加。之所以出现这一结果，是因为在当时中国至少有 65% 的国民没有任何医疗保障。事实上，相当一部分发展中国家同中国的经济发展水平相当，有些甚至还落后于中国，却已经实现了全民医保。

医疗保障体系的健全是理顺整个医疗卫生体制的钥匙。首先，医疗保障体系是一个医疗费用风险分担的机制，其实质是把民众用于看病治病的钱先筹集在一起，此后，当生病就医时民众就不用再支付高额医疗费用了。一旦所有的民众都获得了医疗保障，那么，医疗费用不仅可以在健康人群和病患之间分摊，而且可以在民众健康与生病的不同时段分摊，从而可以避免我国目前大部分医疗费用均由病人在生病期间负担的艰难局面。一旦所有的民众都获得了医疗保障，低收入者自然不会因为费用问题而对医疗服务（尤其是门诊服务）望而却步。在医疗服务利用上存在的社会不公平现象就可以得到矫正。

其次，医疗保障体系的健全还可以派生另外一个机制，即医疗服务的第三方购买机制。本来，如果没有医疗保障体系，医疗服务是患者和医疗服务提供者双方的事情。然而，服务提供方掌握信息优势，处于强势地位；服务消费方对医疗最多一知半解，处于弱势地位。服务提供方有可能会利用其信息优势，诱导消费方过度消费。医患关系紧张的表面原因林林总总，但症结在于医患二元关系中不可避免的内在矛盾。如果不从需方的角度出发在医疗保障体系上下功夫，而把希望寄托在供方改革上，那么，无论政府花多少心思，新医改也将难以达到预期目标和效果。

新医改的关键在于打破二元关系，引入医疗服务的第三方购买者。如果引入了第三方，也就是医保机构，那么医患二元关系就转化为三元关系（见

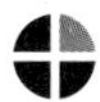

图1)。新医改的关键就是强化参保和付费，从而将三角关系变成图1所展示的样子，把上面两条边变粗。简言之，健全医疗保障体系意味着两件事情：筹好资、付好账。

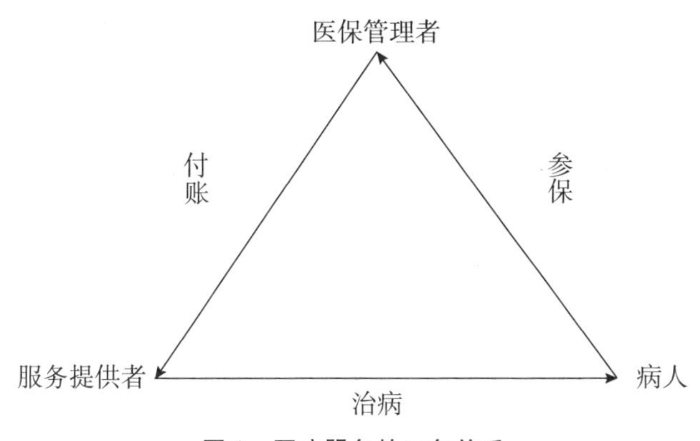

图1　医疗服务的三角关系

医保机构把所有民众看病治病的大部分钱都汇集起来，如此就拥有了强大的购买力，从而可以同医疗服务提供者讨价还价，在保证医疗服务质量的前提下运用各种专业化的付费手段来控制费用。实际上，除了按项目付费外，所有其他医药付费手段必须而且只能由医保机构来行使。医保机构成为参保民众的代理人，民众也就不必作为单个病人听凭医生们摆布。如此一来，医疗服务买卖双方市场力量的对比便可以从卖方向买方倾斜，医疗服务提供方（无论市场化与否）便不能为所欲为地多收费、多开药、多检查。医患关系紧张的大部分问题，尤其是因付费而导致的问题，也自然可以得到消解。

可以说，对缓解中国医疗体制所面临的两大难题，即费用高涨、公平低下来说，健全的医疗保障体系具有一石二鸟之效。毫无疑问，建立一个全民医疗保障体系，乃是我国实现和谐社会的最重要目标之一。

二、公费医疗体制还是社会保险体制

无论是从历史还是从比较的角度来看，人类所能发明的医疗保障制度无非是表1所展示的7种模式。右边的两种模式均基于自愿原则，由民间组织提供医疗保障，保障者要么是商业性保险公司，要么是非营利性组织。左边的5种模式均有国家参与，其中仅有“自愿保险”一种模式坚持自愿性原则，其他均实施强制。

表1　　医疗筹资的7种模式

公费医疗	强制保险	自愿保险	医疗救助	个人账户	商业保险	社区筹资
公共					民间	

无论是卫生政策理论还是人类历史上的实践经验都证明，如果坚持自愿性原则，那么要想实现全民医保简直是难于上青天。美国是世界上经济最发达的国家，也是发达经济体中唯一没有实现全民医保的国家，其原因正在于美国坚持以自愿性商业保险为其医保的主干。在自愿性基础上兴办医疗保险，会面对所谓的“逆向选择”问题。这就是说，哪怕有人（国家、集体或者慈善组织）给予保费补贴，总是会有一些人，尤其是那些身体健康状况良好的人，因为各种原因不愿意参保。类似的情形在我国农村正在试点中的新型合作医疗中屡见不鲜。最初参保的民众如果一年内身体健康而没去看病，不少人就会因为感觉不划算而选择来年不继续参保。如果医保机构是商业性保险公司，那么它们为了实现利润，还会积极地筛选参保者，以促使保单的购买者尽量都是身体状况良好的人。因此，任何商业性保险公司都不愿意为老年人提供医疗保险。

这意味着医疗保障体系的建设不能依赖于自愿性（无论是公立还是私营）医疗保险，国家运用其合法的强制性乃是建立全民医保的一个必要条件。国家可以选择仅仅为弱势人群建立医疗保障制度，这就是医疗救助制度，但这种制度仅仅覆盖低收入者，可以成为医保制度的一个组成部分，但无法成为全民医保的主干。国家也可以强制所有国民进行医疗储蓄，建立专门的医疗个人账户制度，但这一制度仅仅实现了医疗费用在民众健康与生病时段的分摊，缺乏在健康人群与病患之间分摊的机制，无论是在风险分摊方面还是在社会共济方面都不能令人满意。

因此，从理论上来说，政府要推动全民医保，在基本的制度架构上，只有两种选择：一是公费医疗模式，即政府直接从国家税收中为民众的医疗服务埋单；二是实行强制性医疗保险，也就是社会医疗保险，让民众个人、工作单位和政府都出一点钱，共同分担医疗费用。事实上，凡是实现全民医保的国家，要么实行公费医疗制，要么实行社会保险制。

通过一般税收来筹资，并且由公立机构来管理医疗付费，这种做法在英伦三岛、北欧、南欧以及许多与英国有历史渊源的国家和地区（包括我国的香港特别行政区）盛行，这样一种做法在学界被简称为“英国模式”。我们也可以把这一体制称为“公费医疗体制”。当然，英国模式同社会主义国家中的“公费医疗体制”在公共管理的架构上还有一定的差别，本文不拟详述。①

政府通过强制性保险来筹资，并且交由公立（或准公立）机构来管理医疗付费，这样一种做法在欧洲大陆、日本、韩国以及东欧、俄罗斯等地盛行。学界称之为“社会保险制”。由于这套体制由德国首先发明，因此又被称为“德国模式”。

政府不强制所有人参加医疗保险，民众自愿参保，参保后由保险公司负责为参保者的医疗服务付费。这样一种做法主要在美国盛行，因此又被称为“美国模式”。②

有关模式的说法只是简称，并不表明有关国家只有一种做法。事实上，在英国，政府会明确列出一些公费医疗所不能覆盖的医疗服务项目，从而为民营商业性的医疗保险留下了发展空间。在德国模式下，社会医疗保险机构也可以列出所不能保障的医疗服务项目，同样为民营商业性的医疗保险留下了发展空间。在美国，政府给穷人建立了公费医疗制度，即“医疗救助”（Medicaid），同时为老人建立了强制性社会医疗保险制度，叫做“医疗照顾”（Medicare）。有了这两个公立医疗保障制度，这些弱势群体就不会因为没钱而有病不能就医。③

不少专家，尤其是特别推崇市场机制的专家，建议我国学习美国模式，即政府只负责为弱势群体（尤其是老人和穷人）提供公立医疗保险，而其他民众，则可以通过自行参加商业性医疗保险来解决其医疗保障问题。从短期来看，这也不失为一种思路。既然政府财力有限，那只保障弱势群体就可以了。为弱势群体建立公共医疗保障体系，无论如何都是政府责无旁贷的事情。

---

① 社会主义全民公费医疗模式同 NHS 模式的其他重要区别可以参见科尔奈，翁笙和编著的《转轨中的福利、选择和一致性》一书第 105 - 109 页，中信出版社出版。

② 关于医疗筹资与服务的“美国模式”，有很多著作，系统而简要的介绍参见 JONAS S. An Introduction to the U. S. Health Care System [M]. 5th ed. New York: Springer Publishing, 2003.

③ 顾昕. 全球性医疗体制改革的大趋势 [J]. 中国社会科学，2005 (6): 121 - 128.

但是，正如所有自愿性医疗保险一样，商业性医疗保险模式的最大弊病就是不能实现全民医保。事实上，美国有14% ~20%的居民没有任何医疗保障，这在发达国家中是绝无仅有的。之所以如此，并不是因为不买医疗保险的美国人没有钱，而是缘于其制度内在固有的“逆向选择”问题。既然大多数民众是自愿参保，那么总有一些人会有赌博心理，自以为身强体壮，把参保费视为冤枉钱。事实上，没有任何医保的美国民众绝不是最贫穷的，当然也不会是富裕的。

商业性医疗保险的另一个弊病是医疗费用高。由于保险公司要赚钱，因此民众缴纳的保费在统计上算成了“医疗费用”，在实际中一部分成为保险公司的利润。当然，商业医疗保险用保险基金投资股市或债券更是其获利的一种方法。美国卫生总费用占GDP的比重高达14%，名列全球第一，其中的一个原因在于其医疗保障体系为商业性医疗保险所主导。

而且，就我国的情况而言，推行美国模式还有另外一个额外的障碍，即制度转型的社会成本。众所周知，我国已经建立了面向广大民众的城乡公立医疗保险，也就是城镇职工医保、城镇居民医保和农村新型合作医疗。如果推行美国模式，公立医疗保险的目标覆盖群体只限制在老人和穷人，普通民众丧失其原有的公立医疗保险，必定会引起广泛的社会不满。

正是由于以上诸因素，我国大多数医疗政策专家大体取得了一个共识，那就是美国模式学不得。为了健全医疗保障体系，实现全民医保，政府必须发挥主导作用。既然在医疗保障上存在市场失灵的问题，那么政府发挥积极的作用也就责无旁贷。当然，对于一些发病率较低但费用较高或者长期无法治愈却并不致死的疾病，或者等级较高的医疗服务（例如，豪华型住院服务等），可以留给商业性保险公司。换言之，商业医疗保险可以成为公立医疗保险的有益补充。

因此，无论是从理论角度分析还是从国际比较的角度分析，我们都可以得出结论，中国要实现全民医保，大体上要在德国模式和英国模式中之间进行选择。

究竟公费医疗体制好还是社会保险体制好，理论上没有一个明确的说法，世界各国的实践也没有给出一个明确的答案。实际上是各有利弊，优劣难分。在发达国家中，以这两种制度为主干建立医疗保障体系的数量几乎一半对一半。

公费医疗体制对于我国来说并不陌生，也令很多人向往。它的好处，尤其是公平性，自不待言。但是，这一模式的根本在于医疗筹资主要来自政府税收，对财政的压力较大，政府投入不足导致基本医疗服务的提供水平不足是普遍存在的问题。一般来说，在英国式的公费医疗模式下，医疗费用的大头（几乎90%以上）由财政支付。如果政府财力不济，那么只好在财政预算中压缩医疗经费，最终导致公费医疗的保障水平大大降低，服务质量低迷不振。即便是在英国，也存在这一问题，医疗卫生必须同其他社会经济项目竞争政府预算。如此一来，其政府医疗投入不足，始终是制约其医疗卫生事业发展的一个瓶颈。而且，随着医疗费用的上涨，政府财政部门越来越感到无力增加投入，扩大私营医疗保险在医疗保障体系中的作用居然成为英国医疗改革的新思路。

在实施英国模式的发展中国家，例如，印度、马来西亚等，情况就更为严重了。表面看来，这些国家的民众可以在公立医疗机构享受大体上免费的医疗服务，但是由于国家财力不济，公立医疗机构长期处于能力不足的状态，大病治不了，于是演变成小病公费医疗体系。公立医疗机构长期能力不足，其服务水平自然低下，病人大排长龙的现象比比皆是。在印度，公立医疗机构水平之差到了大多数民众都自愿到私立医疗机构自费看病的地步，结果印度医疗总费用中民众自付的比重占了大头，大约占了八成。马来西亚的情形好一点，但是发展私立医疗机构和民营医疗保险是其医疗体制改革的主要方向。

在德国式的社会保险制度下，医疗费用通过医疗（或健康）保险费征集上来，专款专用，不必同其他公共服务竞争国家预算，比较有保障。虽然这些国家医疗总费用比英国模式要高，但参保的民众能获得充分的医疗保障和较为良好的医疗服务，因此满意度一般来说较高。这些国家医疗体制的主要问题有两点：一是公立医疗保险的保障面过宽，在德国，民众去医院的出租车费甚至都能报销，如此慷慨，自然导致“医疗总费用”过高；二是医保机构没有发挥好第三方购买者的角色，以控制医药费用的过快增长，因而造成保险缴费提高的压力。在社会医疗保险主导的国家中，医疗体制改革的主要方向是强化医保机构之间的竞争，具体而言是引入更先进的市场化的付费机制，从而达到控制医药费用过快增长的目的。

当然，在发展中国家采取德国模式（即社会医疗保险模式）并不容易，所面临的主要问题是覆盖面不广。也就是说，由于种种原因，政府未能对所有人实施强制参保，导致总有一些人没有参保，尤其是那些没有正式工作的人。可以说，对于实现全民医保的目标来说，社会保险模式不会产生立竿见影之效。

三、渐进改革现有的城乡公立医保制度

因此，我国推进全民医保的制度选择，无非是在社会医疗保险和公费医疗之间选择，或者两者组合。

2007 年年初，政府曾提出了 3 个思路：①启动以大病统筹为主的城镇居民基本医疗保险试点；②积极推行新型农村合作医疗制度；③建立覆盖城乡居民的基本卫生保健制度（或称“基本医疗卫生制度”）。实际上，这一思路一直沿用至今，成为新医改的主流方案。

这一思路的前两点没有问题，是现有城乡医疗保障制度的延伸和巩固。关键是，基本卫生保健制度究竟应该是前两者改进的自然结果，还是一个另起炉灶的结果，与前两者独立。这一点至关重要，这关涉到新医改能否成功的大局。

在医改研究界和某些政府部门流行一个思路，就是将基本卫生保健制度独立于医疗保险制度，形成某种意义上的“小病公费医疗体制”。简言之，城乡民众生小病可以享受公费医疗，而生大病则依靠医疗保险。这种选择不但会在财政上陷入无底深渊，而且还会使公共管理逐渐陷入内耗，最好的结果无非是像印度的公费医疗体系那样成为摆设。

实际上，只要政府主导，大力推进上述前两项改革，并且巩固提高现有的城镇职工基本医疗保险，那么不仅人人可以享受大病统筹，而且人人享受基本卫生保健也终将水到渠成。这就是以公立医疗保险为主导来推进全民医保的思路。

简言之，这一思路就是争取做到城乡民众人人参保，平时缴纳医疗保险费，而在生病的时候，无论是大病还是小病，只需在医疗服务点支付 20% ~ 30% 的自付额即可，医疗费用的大部分将由医保机构支付。

这一思路的好处是平稳过渡。换言之，通过现有医疗保障制度的渐进式改革，我们就能实现全民医保。

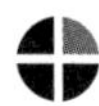

现有的公共医疗保障体系由 4 部分组成：①城镇职工医疗保险；②城镇居民医疗保险；③农村新型合作医疗；④公费医疗体制。

现行公费医疗体制固然存在一些弊病，但由于其覆盖面窄，影响面小，可以基本上维持不变。实际上，在很多以社会医疗保险为主干建立其医疗保障体系的国家，如德国，公务员享受公费医疗体制也是常规。因此，在确定了社会医疗保险为主的全民医保模式之后，没有必要取消现有的公费医疗体制，但是对此进行一些小改小革以控制费用的过快增长是完全必要的，其具体措施本文不拟讨论。

我们现有的医疗保障体系基本上就是社会保险制度。我们只要渐进地改革现有的城乡三大公立医疗保险，实现城乡居民全覆盖，很多问题就可以得到解决。

在城市，现有的“职工基本医疗保险”原本限制在“职工”，像儿童、尚未工作的青年人、没有单位的市民（尤其是老人）、个体户以及农民工，原本都不能享受这一医疗保障，后来其覆盖范围逐步向个体户和农民工扩展。虽然城镇职工医保本身的政策是广覆盖，但是截至 2006 年年底，总参保人数还不到 1.6 亿，仅仅覆盖了不到 47% 的城镇从业人员和离退休者（见图2）。

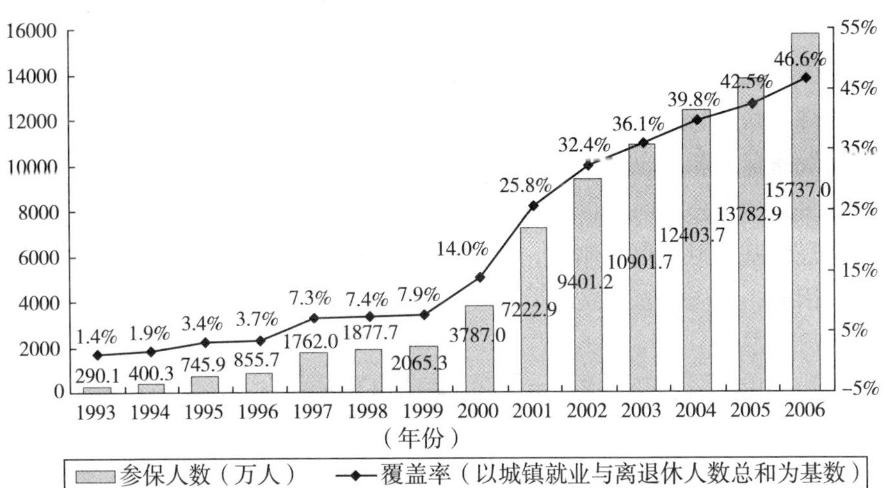

图 2　中国城镇职工基本医疗保险的覆盖面（1993—2006 年）

资料来源：历年的《中国劳动与社会保障统计年鉴》。2006 年的数字来自国家统计局的统计公报，其中离退休人员的总和为估算值。

我国城镇居民达5亿多人。因此，以城镇居民为基数，职工医保的覆盖面显然太小了。因此，政府推出了“城镇居民基本医疗保险”，自2007年8月23日开始在全国79个城市试点，力争用5~10年的时间在全国实现城市全民医保。把“职工”变成“居民”，并不是文字游戏。实际上，在此之前，吉林、广东、浙江、江苏等地已经开展了有关的试点，效果正在浮现。随着城镇居民医保试点范围的扩大以及城镇职工医保的巩固，在不久的将来，城镇实现“全民医保”是完全可以预期的。

新型农村合作医疗制度本质上是一种自愿性公立医疗保险，农民自愿参加，政府对于参保给予普惠型补贴。这项制度于2003年启动，在最初的若干年内覆盖面很低，只是在过去的两三年内，经过各级政府的强力动员，覆盖面才达到80%以上。新农合未能实现全覆盖，主因在于保障力度较低，管理手续繁多。参合者看病治病时必须自费支付全额医疗费，然后再报销，最多也仅报销四成。在自愿参保的前提下，新农合如何增强对农民的吸引力是关键。① 为此，各级政府必须增加对农民的补助。事实上，自2006年开始，新农合的补贴在全国各地逐步增加。2007年，中央财政将安排补助资金101亿元，比去年增加了58亿元，无疑将积极推动新型农村合作医疗制度的发展。主管部门卫生部计划争取在2007年使之覆盖80%的县，在“十一五”期间使其农民人口覆盖面达到80%以上。

这3个公立医疗保险面向广大民众，其中城镇职工医保已经运行10年有余，新农合经历了5年多的发展历程，城镇居民医保则刚刚起步。在一些地区，如珠三角和长三角地区的若干城市，农业和非农业户口的差别开始取消，城镇居民医保和新农合开始整合为一体化的“居民医保”。

如果这3项公立医疗保险制度都既覆盖门诊又保障大病统筹，那么覆盖城乡居民的基本卫生保健制度，也就是人人享有基本卫生保健，也是可以实现的。因此，建立一套独立的小病公费医疗体系没有必要。

四、现行公立医疗保险覆盖面的拓宽

目前，三大公立医疗保险所面临的主要问题是覆盖面还不广。通过渐进

① 方黎明，顾昕．突破自愿性的困局：新型农村合作医疗中参合的激励机制与可持续性发展［J］．中国农村观察，2006（4）：24－32.

 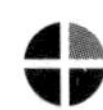

改革，其覆盖面有望扩大，并在10年内最终实现全民医保。为了达到这一目标，三大公立医疗保险各自改革的具体要点如下。

（一）城镇职工医疗保险

城镇职工医保的覆盖目标明确为所有雇员（薪水领取者）以及离退休者，无论雇员的社会身份如何，其只要参保就可以即时受益，即使是临时工也不例外。为农民工单独建立一套医疗保险制度，应该是权宜之计。

城镇职工医保扩大覆盖面的根本在于政府加强参保的强制性力度，其重心在于将民营企业（尤其是外资企业）和事业单位的雇员纳入医保。当然，医保部门在民营企业和事业单位中扩大医保覆盖面时，其所面临的阻力是不一样的。

长期以来，尚未破产的困难企业（尤其是其中的退休人员）参加职工医保的问题一直困扰着各地医保管理部门。在很多地方，地方财政付出了极大的努力，通过一次性拨款或者多年拨款计划，解决了为困难企业的职工和退休人员参保的问题。对于破产企业的雇员以及失业人士，失业保险可以承担雇主的相应缴费责任。失业保险金已经领取完毕的无业人士，可以转入新兴的城镇居民医保。

2006年，城镇职工医保个人的缴费水平为377.17元，加上雇主的缴费，人均缴费总水平达到1508.68元，基金收入的水平达到1747.1亿元（见表2）。在缴费水平不变的情况下，可以预计，随着广覆盖政策的落实，如果城镇职工医保的覆盖面拓展了一倍，则其基金收入将翻番。由于城镇职工医保基金人均结余额较高，而且逐年递增，自1999年以来，城镇职工医保基金收入的增长幅度就超过了支出的增长幅度。如此一来，其滚存结余额逐年快速上升，到2005年达到参保者人均1113元的水平（见图3）。仔细考察滚存结余的分布，我们可以发现，四成沉淀在个人账户之中，而六成在统筹账户之中（见表3）。

表2　　中国城镇职工基本医疗保险的缴费水平（1993—2006年）

年份	实际参保职工数（万人）	基金收入（亿元）	人均缴费水平（元）	参保者个人缴费（元）	雇主缴费（元）
1993	267.6	1.4	52.32	13.08	39.24
1994	374.6	3.2	85.42	21.36	64.07

续 表

年份	实际参保职工数（万人）	基金收入（亿元）	人均缴费水平（元）	参保者个人缴费（元）	雇主缴费（元）
1995	702. 6	9. 7	138. 06	34. 51	103. 54
1996	791. 2	19. 0	240. 14	60. 04	180. 11
1997	1588. 9	52. 3	329. 16	82. 29	246. 87
1998	1508. 7	60. 6	401. 67	100. 42	301. 25
1999	1509. 4	89. 9	595. 60	148. 90	446. 70
2000	2862. 8	170. 0	593. 82	148. 46	445. 37
2001	5407. 7	383. 6	709. 36	177. 34	532. 02
2002	6925. 8	607. 8	877. 59	219. 40	658. 19
2003	7974. 9	890. 0	1116. 00	279. 00	837. 00
2004	9044. 5	1140. 5	1260. 99	315. 25	945. 74
2005	10021. 7	1405. 3	1402. 26	350. 56	1051. 69
2006	11580. 3	1747. 1	1508. 68	377. 17	1131. 51

资料来源：《中国统计年鉴》，2007 年，第 901、第 902 页。

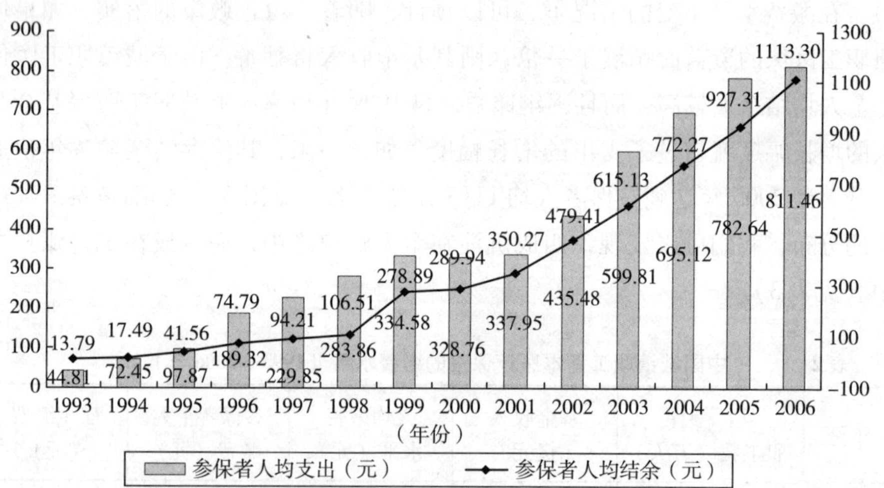

图 3　中国城市职工基本医疗社会保险基金收支情况（1993—2006 年）

资料来源：《中国统计年鉴》，2007 年，第 901 页。

 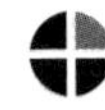

表 3　　中国城镇职工基本医疗保险基金结余的分布（2003—2005 年）

年份	统筹基金结余（亿元）	个人账户结余（亿元）	人均统筹基金结余（元）	人均个人账户结余（元）
2003	379	291	347. 65	266. 93
2004	553	405	445. 83	326. 52
2005	750	528	544. 15	383. 08

资料来源：《中国统计年鉴》，2006 年，第 910 页。

医保基金在个人账户中沉淀下来，是“统账结合式”的制度设计造成的无奈结局。个人医疗账户中的资金只能用于账户所有者的医疗开支。目前，一般的规定是可以用来支付普通门诊和药费。由于民众的发病率一般在 15% 上下波动，因此大约 85% 的参保者从未寻求看病吃药，所以其个人医疗账户中的资金自然沉淀下来。由于很多地方个人医疗账户中的资金没有利息，或者低于银行定期存款利息，因此引发账户拥有者的不满。为了平息这种不满，不少地方想了一些办法，让民众可以动用个人账户中的资金。一些地方甚至错误地认为，既然是个人账户，那么个人就有权随意处置，于是参保者可以用个人医疗账户的钱在药店或医院随便买东西，甚至某些地方允许人们在超市里消费医保卡，购买日常生活用品。这实在是一个至为糊涂的看法。既然个人有权随意处置，试问，政府为什么要兴师动众地强制人们缴费设立个人账户呢？干脆取消个人账户岂不是更加简单。现在看来，人为地“创新”，非要建立举世无双的“统账结合”模式，实践证明，这种创新并没有长出好果子。现在，“个人账户”的存废以及如何废除，成为城镇职工医保发展的大难题之一，具体的改制建议本文不拟深入讨论。

个人账户沉淀资金的问题固然是一个方面，但是另一方面统筹基金中也沉淀了大量资金。社会医疗保险是非营利性的，不像商业性医疗保险有分红的压力，因此本来无须保留结余。考虑到退休者无须缴费的规定，留取适当的结余作为风险准备金是必要的，但是逐年递增的高结余水平则完全没有必要。如此高的结余为某些地方政府挪用医保基金提供了方便，当然也不排除地方政府为了挪用医保基金去投资而有意维持高结余。

但是，从另一方面来说，城镇职工医保如此高的结余，恰恰为提高参保者的保障水平奠定了财务基础。目前，城镇职工医保参保者医疗费用实际开支仅有50%为医保覆盖的局面，这种状况应该加以改变了。减少自费服务项目和自费药品品种，可以有效地提高参保者的保障水平，帮助参保者提高其抵御医疗费用风险的能力，更好地推动第三方购买机制的形成，健全现有的城镇职工医保体系。同时，城镇职工医保保障力度的提高，也有助于提高其吸引力，尤其是对民营和外资企业雇员的吸引力，最终推动其覆盖面的拓展。唯有如此，城镇职工医保覆盖面的拓展和保障水平的提高才能走上良性循环的轨道。

（二）城镇居民医疗保险

城镇居民医疗保险面向所有非工作人群，主要是未成年人、无业人士（失业者）和原来没有工作单位的老人，力争从自愿型向强制型过度。至于自雇人士和灵活就业人士，应该参加职工医保还是居民医保，各地方可以根据实际情况自行制定切实可行的游戏规则。在很多地方，自雇人士和灵活就业人士拥有一定的自由选择权，可以在城镇职工医保和城镇居民医保之间进行选择。

由于城镇居民医疗保险刚刚在全国范围内开始试点，其缴费水平和保障水平各地不一。很多地方倾向于从低水平起步，缴费水平很低，保障水平也很低。但是，如果医疗保险不能覆盖70%～80%参保者的医疗费用，不仅其风险分摊的功能大打折扣，而且其作为第三方购买者控制费用的机制也无从发挥，前述的三角关系无法建立起来。如果民众在看病治病时依然需要自付很大比重的医药费用，医疗机构就难免还会利用其信息优势诱导病患者过度消费医疗服务或药品，至少民众会对此有所怀疑。低水平的医疗保险不能发挥其应有的功效，就会在民众中丧失其信誉，最终会有损于其覆盖面的拓展。因此，片面强调经济发展水平的制约，一味地维持低水平，表面看来谨慎实际，但最终会堵死医疗保险发展的道路。

以2006年的数据作为参照，城镇居民在医疗保健上的人均年现金支出额为621元，为了实现70%的保障力度，城镇居民医疗保险的人均筹资水平，就全国而言，应该达到435元。实际上，对于大多数城镇居民来说，这一缴费水平并不高，仅仅是年平均消费水平的5.5%。只要城镇居民医保的保障水平充分并且能代表参保者的利益购买好医疗服务，这样的缴费水平完全可以为广大城市居民所接受。

至于城镇贫困人群，例如，大约2200万的低保对象，政府可以通过医疗

 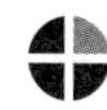

救助体系帮助其参保。根据我们的研究，各级政府从财政预算中年支出大约120亿元，就可以在现有医疗技术、服务和价格的水平上保障低保对象80%的医疗费用支出。①

（三）农村新型合作医疗

农村新型合作医疗面向所有农民。在种种制约因素的限制下，新农合在未来5年内恐怕还只能维持现行的自愿性参保原则，只能通过增加政府补贴和加强保障力度来提高对农民的吸引力。在条件成熟时，也就是覆盖面达到80%～90%的情况下，可以考虑把自愿性参保转变为强制性参保，从而实现农村人口的全覆盖。

最为可行的安排是，各级政府把新农合人均补贴额从40元提高一倍，逐渐达到100元的水平，而农民人均缴费水平也提高到50元。2006年，农村居民人均医疗保健支出为192元，只要人均筹资水平达到150元，那么新农合就可以覆盖参保者79%的医药费用。2006年全国农民人口数为7.4亿，政府即使为所有农民人均补贴100元，每年也不过740亿元。而且，随着城市化的进展，农民人口数会不断减少，因此这项财政补贴不会陷入无底洞的局面。

在“十一五”期间，农村新型合作医疗完全可以采取双轨制进行过渡，也就是设立双层体系：

第一层维持现有制度设计不变，农民人均缴费20元，政府人均补贴80元，当然其保障水平相应较低，大体上只能覆盖参保者50%的医药费用；

第二层是一个较高水平的医疗保险计划，农民人均缴费50元，政府人均补贴100元，参保人可以获得其医疗费用大约80%的保障。

经过一段时期之后，大多数农村居民有望自动选择参加高水平的新农合。随着其参合率的提高，双层新农合可以并轨，整合成为一个具有适当风险分摊功能的公立医疗保险制度。

至于国家财政补贴如何在各级政府中分摊、中央政府如何补贴地方政府以实现“财政均等化”，都值得深入研究。② 依照目前的做法，每一位农村居

---

① 顾昕．城市医疗救助体系建设的战略选择：从救济型向发展型模式过渡［J］．学习与实践，2006（8）：104－110.

② 顾昕，方黎明．公共财政体系与农村新型合作医疗筹资水平研究：促进公共服务横向均等化的制度思考［J］．财经研究，2006（11）：37－46.

民，不论其家庭收入高低，人均缴费一律 50 元，政府一律补贴 100 元，无疑有违公平的原则，但是这样做可以大大节省行政成本。在现有的公共管理体系中，我们无法了解农村居民的实际收入水平，因此固定缴费率和补贴率，也是没有办法的办法。

此外，政府可通过完善医疗救助制度支持城乡贫困家庭投保。

三大公立医疗以正面或者负面列表的方式，明确列出不能覆盖的医疗服务、药品以及人均年度给付额的上限，从而为商业医疗保险的发展开辟空间。民众可以就公立医疗保险不能覆盖的服务、药品和费用，自愿购买商业医疗保险，以实现补充性保障。公立医疗保险机构也可以考虑将部分病种的保险通过再保险的方式，交由商业保险公司实现风险再分摊。同时，公立医保机构还可以根据实际情况，将全部或者部分医保基金的管理外包给多家独立的商业性保险公司，从而促进竞争，进一步提高医疗保障的管理效率。

五、构建多层次、多水平的公立医疗保险体系

在短期内（“十一五”期间），三大公立医疗保险的管理体制依然可以维持现状，也就是以人群的社会身份划定参保目标，分立运作。但是从长远来看（“十二五”期间），三大公立医疗保险应该打破身份制的束缚，向全体国民开放，从而构成缴费水平不同、给付水平不同、服务水平不同的 3 层次公立医疗保障体系。

简言之，在未来，现有三大公立医疗保险可以更名为职工医保、居民医保和合作医疗，或者命名为医疗保险计划 1、医疗保险计划 2、医疗保险计划 3，可以参照信用卡的模式用不同颜色的医保卡来加以区分。3 个保险计划的个人缴费不一，政府补贴水平不一，参保者享受的待遇结构不一。政府强制所有国民参保，国民可以根据其自身的经济能力和健康状况在三大保险中自由选择，任选其一。只要三大公立医疗保险实现信息共享，那么公立医疗保险的强制性参保是可以实现的。有了信息共享，医保机构可以充分掌握辖区内参保者的名单及其社会经济特征；在此基础上，医保机构只要将参保者名单与公安部门掌握的当地户口名单进行对比，就可以轻松识别出未参保者，进而可以通过城乡现有的社区组织有针对性地动员甚至强制未参保者参保。

很多对社会医疗保险制度持怀疑态度的人主要是担心其强制性无法落实，

 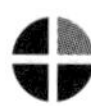

从而不能真正实现全民覆盖。实际上，目前城镇公立医疗保险依然采用传统的做法，更多地依赖工作单位以实施强制性参保。随着单位制的解体以及城乡就业环境的改变，各级政府如何从更多地依赖单位转向依靠社区组织，是公共管理转型的一大挑战。就推动社会医疗保险的人人强制性参保而言，社区组织（尤其是其中的劳动与社会保障所）可以发挥更大的作用。这就要求政府各部门，尤其是人力社保部、卫生部、公安部、民政部等，实现公共管理信息的共享。目前，各地政府中普遍存在的部门间公共信息库软件不兼容的现象，应该终止了。

在这样的体制下，医疗保障的城乡一体化可以自然而然地实现。实际上，这样的改革，在珠三角和长三角的一些地方已经实现了，尽管在细节上尚有有待完善之处。

如此改革，可以最大幅度地减少制度变革带来的成本和震荡。现在由人力资源与社会保障部和卫生部分别主管的城镇职工医疗保险、城镇居民医疗保险和农村新型合作医疗的管理队伍，基本上可以承担三大公立医疗保险渐进改革的重任。当然，政府有必要适当地增加其编制并且出资加强其能力建设（尤其是新农合管理机构）。

在短期内（“十一五”期间），三大公立医疗保险的管理机构依然可以分别隶属于人力资源与社会保障部和卫生部。但长远来看（“十二五”期间），三大公立医疗保险要整合为一个多层次的公立医疗保险体系，则其经办机构也应该实现整合。目前，在一些地方，这样的合并已经完成，大多是建立一个新的医疗保险局，将三大公立医疗的经办机构整合起来，新的医疗保险局大多在行政上隶属于人力资源与社会保障局，是副局级的行政机构。然而，践行政事分开，也就是医保机构最终与政府行政部门脱钩，成为独立的公立法人组织，直接向各地政府或者人大负责，是改革的方向。

六、医疗付费机制的转型是新医改的核心

随着覆盖面的拓展，筹资水平的提高，医保管理和经办机构的整合与巩固，公立医疗保险下一步改革的重点应该放在医药服务的购买上，其关键在于付费机制的改革。

然而，恰恰在医药服务的付费机制上，我国现有三大公立医疗保险以及

公费医疗的如下制度安排，可谓弊端丛生。

（一）病人事后报销制

所有参保者在接受医疗服务时必须缴纳全额费用，然后再向医保机构寻求报销。目前，很多地区的新农合以及个别地区（尤其是北京）的城镇职工医保，均采用这一游戏规则。

这是最糟糕的一种游戏规则。实际上，这一游戏规则的实质是医保机构放弃了付费的责任，不去控制医疗服务的提供方，而是反过来成为参保者的控制者。在这样的游戏规则下，参保者在医疗服务机构出现时，仍然是一个自费病人。不但费用控制无从谈起，而且风险分摊都荡然无存了。事实上，家境相对不济的参保者还会因为无力垫付全额医药费用而减少其应有的医药服务利用，而相对较为富裕的参保者则有条件更多地从医疗保险中获得报销。这种不公平的事情在农村新型合作医疗中多有发生。

正是由于病人报销制的极大弊端，依然沿用这一制度的各地方正在放弃这一游戏规则。毫无疑问，以医保预付制代替病人报销制，是大势所趋。

（二）大病统筹制

目前，农村新型合作医疗和城镇居民医保大多采取这一制度。这样的做法，当然无助于基本卫生保健经济可及性的提高，同时，也有很多其他意想不到的负面后果。就农村新型合作医疗而言，将门诊服务排除在外，不利于其受益面的扩大，会有损于其吸引力的提高，最终影响覆盖面的提高。

实际上，将门诊统筹纳入公立医疗保险，将成为城镇居民医保和新农合在未来两三年内的普遍实践。

（三）按项目付费制

很多地区的城镇职工、居民医保和新农合实行结算制，亦即参保者在接受医疗服务时只需支付规定的自付部分，医保机构与医疗机构定期结算医药费用。但是，在结算时，普遍采用按项目付费制。

按项目付费制是最不利于费用控制的一种付费方式，这已经为不计其数的卫生经济学论文所证实。而且，在我国，这一游戏规则还造成了一些其他

 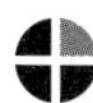

的负面后果，其中较为严重的就是医保机构和医疗机构没完没了地扯皮。在很多地方，医保机构和医疗机构的冲突成为当地医疗卫生领域中的多发病。一些医疗机构的“骗保”行为居然成为领导行为，而医保机构则要惊动审计部门对医疗机构进行查账。由于医疗服务的特殊性，服务购买者和服务提供者对于特定病人的诸多服务项目与费用的合理性意见不一，是经常发生的事情。公说公有理、婆说婆有理的现象经常发生，即使是再客观的第三者都无法断定谁是谁非。

按项目付费制在医疗服务的公共管理上导致如此多的混乱，居然很少引起人们的反思。许多地方把注意力放在强化医保管理人员的责任心上。实际上，由于财政并不为医疗保险的支付困难承担最后的担保责任，各地医保机构均坚持以收定支的原则，有些医保机构还有意无意地争取保持更多的结余，在这样的情况下，医保管理人员具有强烈的控制费用的动力，而这种责任心纯属无的放矢。

针对上述问题，我国各大医疗保险的具体改革措施如下。

1. 以医保预付制取代病人报销制：参保者在看病治病时，只需支付规定的自付部分，其比重不应太高，而其医疗费用的大部分（70% ~80%）应该由医保机构向医疗机构预先支付。

2. 以综合医疗服务包取代大病统筹：医保服务包既包括大病医疗，也覆盖普通门诊服务。

3. 以多元付费方式取代按项目付费制：针对不同的医疗机构和医疗服务，采用组合型付费方式，形成合理的经济激励机制，使医疗机构的行医方式符合社会公益性，同时也能获得更高的收入。

其中，前两项改革实际上比较简便易行。目前，医保预付制正得到普遍实行，当然，由于筹资水平不高，很多地方的公立医疗保险，尤其是新农合和城镇居民医保的自付率还相当高。

比较复杂但又至关重要的是最后一项改革。医疗付费机制的改革是影响医疗服务机构行为的最关键因素，可以说是医疗服务的“指挥棒”。

医疗付费机制改革的战略要点如下。

1. 普通门诊采取社区定点制和转诊制：所有参保者必须首先确立普通门诊的定点机构。除了三级医院和专科医院外，所有其他拥有门诊服务资格的医疗机构都可以成为医保定点机构。参保者可以选择 2 ~4 家医疗机构，并且有权每年进行更换，从而照顾到其选择权和鼓励医疗机构竞争。参保者只有在定点机构接受普通门诊服务并接受转诊，才能享有高比例的医疗保障。定点机构扮演医疗服务体系守门人的角色。

2. 普通门诊采取按人头付费制：医保机构（付费者）根据医疗机构所吸引的注册参保者，按照人头多少每年支付一笔定额费用。当然，人头费可以根据定点参保者的年龄结构进行调整。按人头付费的总金额必须在这些医疗机构收入总量中占较高比重，如至少在60%。

3. 急诊、住院和专科医疗服务采取多元化付费方式：医保机构对于非普通门诊型医疗服务采取多元化的付费方式，激励医疗机构一方面更多地从普通门诊机构那里竞争更多的病人，另一方面也会选择成本效益比较好的服务路线。

建立了以上游戏规则，整个医疗卫生服务体系即有望全面走向社会公益性，很多老大难问题便都可以迎刃而解。

第一，通过公立医疗保险向基层医疗机构购买各种医疗卫生服务，完全可以实现基本卫生保健的人人覆盖，也可以推进城乡社区卫生服务体系的能力建设。

第二，以按人头付费制为核心建立了普通门诊的守门人制度，社区医疗卫生服务便自动丧失了通过增加服务提供和药品出售而更多牟利的可能性，医疗费用上涨过快的现象也可以得到遏制。

第三，医疗卫生服务机构有可能通过维护社区民众的健康而增加收入，预防为主的方针可以得到落实。

第四，在很多地方，政府试图通过行政手段迫使服务量不足的一、二级基层医院转型为社区卫生服务机构，但是这些医院都想竭力成为三甲医院。以上的游戏规则实施后，这些机构的医疗资源会自动向社区下沉，不必政府加以强制了。

第五，中医的发展也能获得应有的空间。目前，中医的衰落，主要的根源就在于按项目付费制。

第六，医疗机构的经济利益得到了保障，医患关系自然也将得到改善。这样的机制亦能促进各类医疗卫生服务机构的竞争，从而促进服务水平和质量的提高。

总而言之，有关医疗体制改革的方向之争绝不是市场与国家角色的意识

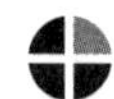

形态之争，也不是究竟应该由政府主导还是发挥社会公益性的口号之争。国家必须在医疗卫生事业的发展上发挥重要的作用，但是国家究竟如何发挥作用，需要在公共管理的理念和技巧上实现重大的创新，才能真正推动整个医疗卫生事业走向社会公益性。其中，公立医疗保险付费机制的改革，就是公共管理创新的重要领域。

公共财政的投入要通过推进医改来增强公益性

医疗体制的重重弊端已经引起公众的广泛关注。一种极为流行的见解是把所有问题的根源都归结为政府财政对于医疗卫生事业的投入太少。于是，无论是卫生部门，还是各类公立医疗机构，都呼吁政府增加对医疗卫生事业的财政投入。在每年的“两会期间”，医疗卫生界代表的这类呼吁更是不绝于耳。在很多人看来，政府补偿不足似乎就是公立医疗机构社会公益性淡化的根源；而公立医疗机构社会公益性的回归，必须依赖政府大量拨款。

但是，财政部门则倾向于认为政府投入多寡并不是主要的问题，真正的问题是有限的财政投入如何使用，才能更好地推进医疗卫生事业的发展。换言之，投入机制与医疗卫生社会公益性的关系，更值得关注。财政部副部长王军曾经在2007年的两会上表示，医疗领域中的问题绝不是仅仅靠花钱就能解决的：“没钱是万万不能，但钱也不是万能的。只有把政府投入和体制改革结合起来，才能够发挥每一分钱的作用。”当然，卫生部门对此也“深有同感”。在同样的场合，当时的卫生部长高强批驳了“医改很简单，财政部拿钱就行”的说法，他表示：“在这个问题上，卫生部与财政部观点一致，就是政府增加投入必须与转变医院运行机制相结合。光增加投入，不转变机制，达不到医改的预期目标。”①

因此，财政投入的多少及其投入机制关系到新一轮医疗改革的走向，具有

---

① 董伟，王亦君. 医改草案有望在年内出台国家财政将加大投入［N］. 中国青年报，2007－03－08。

 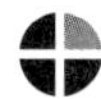

重大的战略性意义。而且，政府如何通过追加财政投入来推动医疗体制改革，对于我国整个公共财政体系的建立和政府职能的转变，也具有标志性的意义。

根据公共管理的基本原理以及中国的国情，我们认为，公共财政在医疗卫生事业的投入必须遵循如下三大原则。

1. 政府主导不等于政府包办。医疗卫生事业的发展离不开政府的投入，但因此而认为医疗卫生事业应该由政府包办，那就大错特错了。医疗卫生事业的投入来源应该多样化，有来自政府的，也有来自市场的，还有来自社会的。政府投入的目的，其一是要弥补市场失灵和社会失灵（慈善失灵），也就是在市场和社会资金不愿意投入而民众又需要的地方加强投入；其二是要引导市场和社会资金的流向，从而使医疗卫生事业的宏观发展格局符合公众利益。

2. 政府投入不等于预算投入。来自政府的投入并不等于直接的预算投入，而是应该把财政预算投入和社会医疗保险投入结合起来考虑。增加政府的投入，必须两手抓，一手加强财政预算直接投入的力度，另一手加强社会保险的筹资水平。这是全球的惯例，中国应该尽量同国际接轨。

3. 政府投入不等于排斥市场机制。政府投入也要尽量遵循市场机制，从而将行政行为转化为市场行为，充分发挥政府购买对于市场的引导作用。这正是全球性公共管理改革浪潮的主线。将政府主导等同于计划体制回归的做法，或者将政府主导与市场机制进行板块式组合，不仅是无效的，而且是有害的。

具体而言，医疗保障体系扮演着医疗筹资和付费的重要角色。但是，医疗保障体系存在着严重的市场失灵和社会失灵，单靠商业性医疗保险和慈善性医疗保险，不可能实现医疗保障的全民覆盖。简言之，没有政府主导，单靠市场和社会的力量，全民医保根本不能实现。没有全民医保，我国医疗卫生事业的社会公益性在很长时期内就根本无从谈起。既然如此，政府就应该扮演其应有的角色，以保险者、推动者和付费者的身份，在医疗保障领域发挥主导作用。

医疗服务领域虽然也存在市场失灵和社会失灵，但在医疗保障体系覆盖全民的情况下，社会公益性（亦即所有人有病能医）的目标可以实现，医疗服务机构是完全可以市场化运作的。政府需要做的，就是在市场和社会投入都不足的地方，即在基层（社区）、农村和偏远地区，加强投入，以确保民众对于基本医疗卫生服务的可及性。同时，政府的另一个角色是重构卫生行政体系，对医疗卫生全行业实施一视同仁的监管。

因此，公共财政在医疗卫生事业中的投入重点，在于医疗保障体系。本研究报告首先考察中国公共财政对于医疗卫生事业投入的现状，接下来探讨新增财政投入的流向问题，最后讨论公共财政在推进中国全民医保的实现上可能发挥的作用。

一、公共财政对于医疗卫生事业的投入

在考察公共财政对于医疗卫生事业的投入之前，我们要了解全社会医疗卫生资源的总体状况，最合适的度量指标就是卫生总费用及其占 GDP 的比重。在图 1 中，我们展示了这两个指标历年的数字及其变化情况。由此可以看出，自 1995 年以来，中国卫生总费用呈逐年递增之势，其占 GDP 的比重在 2002 年达到 4.8% 的高位，之后有所回落。

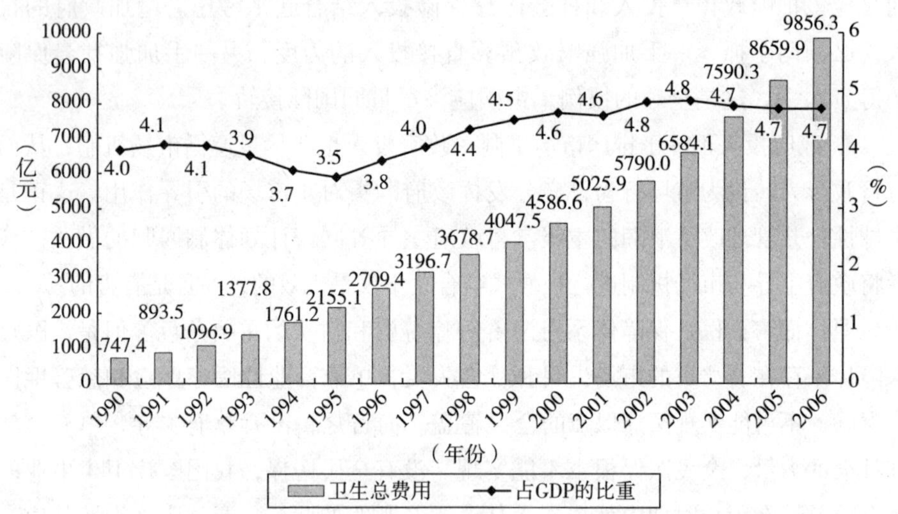

图 1　中国卫生总费用的增长及其占 GDP 的比重（1990—2006 年）

资料来源：《中国卫生统计年鉴》，2007 年，第 83、第 347 页。

卫生总费用这一指标所涵盖的内容比较广泛，既包括本文重点关注的医疗费用（民众看病吃药的花费），也包括全社会用于预防保健、公共卫生、医药卫生科学技术研究等所有同人民健康有关的支出。值得注意的是，自 2001 年起，高等医学教育经费不再列入卫生总费用的计算之中，因此在此之后有关卫生总费用的数字有所低估。总体来说，中国投入卫生的资源并不少。

但是，我国的问题在于，在卫生总费用的构成中，政府或公共部门支出

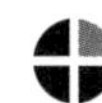

的比重较低。同国际惯例不同，中国卫生统计把卫生总费用的构成分为3类：①政府预算支出，即各级政府用于医疗卫生事业的财政预算拨款；②社会卫生支出，即政府预算外以及各类机构对于医疗卫生事业的支出，包括公立医疗保险；③个人卫生支出，即城乡居民自付的各种医疗费用。从图2可以看出，自1990年以来，政府预算内的卫生开支以及社会卫生开支都逐年递减，直到2003年之后才有所回升，其中所谓“社会开支”的部分升势较猛；与此相对应，个人卫生开支占卫生总费用的比重从1990年的36%一路攀升到2001年60%的高位，之后逐年下降。

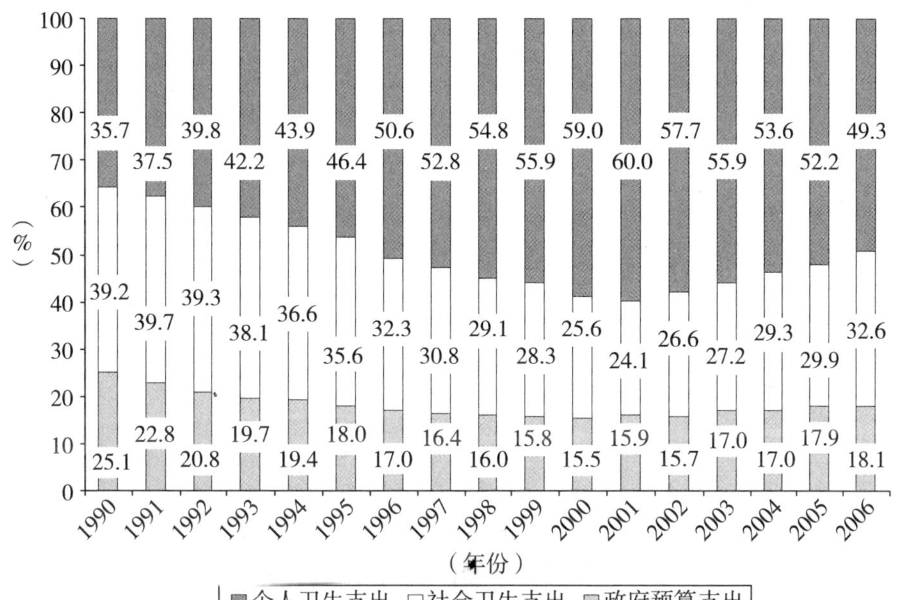

图2　中国卫生总费用支出来源构成（1990—2006年）

资料来源：《中国卫生统计年鉴》，2007年，第83页；卫生部卫生经济研究所编，《中国卫生总费用研究报告2007》，2007年12月，第14页。

依照国际惯例，卫生费用一般分为公共开支（public spending）与私人开支（private spending）两类，其中，公立医疗保险的总缴费额（也就是公立医疗保险的基金收入）列入公共开支，① 而我国则把这些开支列入所谓的“社会卫生

① 这里必须注意，国际惯例是把公共医疗保险的基金收入而不是支出列为医疗卫生事业的公共支出。我国某些公共医疗保险的结余额过高，是另外一个问题。

支出”之中。在我国，公立医疗保险主要有4项：①城镇职工基本医疗保险；②农村新型合作医疗；③工伤保险；④生育保险。此外，虽然城镇居民医疗保险在一些地区已经试验了若干年，但是全国范围内的试点从2007年年初才开始起步，尚没有统计数字。为了进行国际比较，我们把上述4项公立医疗保险的基金收入（参保费）和政府预算卫生开支两项加总，得出卫生总费用中公共开支的总量，然后从卫生总费用减去公共开支总量就得出私人开支。①

图3给出了中国卫生总费用中公共与私人开支之比的历年变化情况。从中可以看出，公共开支占卫生总费用的比重在1997—1999年处于谷底，仅在18%的水平，与同期印度的情形类似。自2000年以来，主要由于公立医疗保险（尤其是城镇职工医保）覆盖面的扩大和缴费水平的提高，卫生公共开支占卫生总费用的比重开始逐年攀升。到2006年，这一比重达到了39.8%的水平。

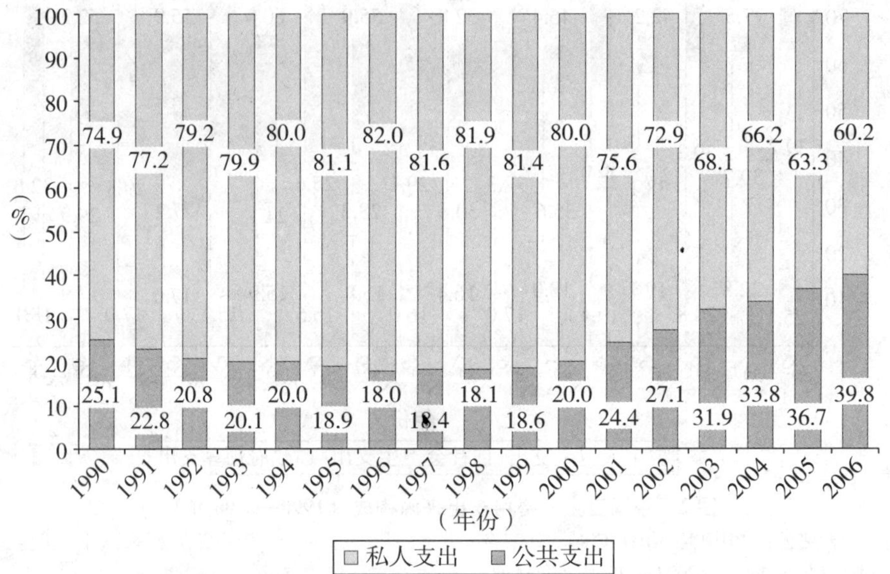

图3　卫生总费用中公共开支与私人开支之比（1990—2006年）

资料来源：《中国卫生统计年鉴》，2007年，第83、第84页；卫生部卫生经济研究所编，《中国卫生总费用研究报告2007》，2007年12月，第14、第24页；《中国劳动统计年鉴》，2007年，第523页。

---

① 值得注意的是，如此计算得出的公共开支额存在低估的情况，国家统计口径中原来列入“社会卫生支出”一栏中的“非卫生部门行政事业单位卫生支出”理应列入“公共支出”，但我们缺乏有关的具体数据。此外，自2001年起，卫生总费用中不包括“高等医学教育经费”，其中的大部分也理应列出“公共支出”。但总体来说，这些出入不影响宏观的判断。

 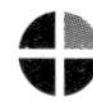

那么，2006年卫生公共开支39.8%的水平究竟是高还是低呢？为了回答这一问题，我们有必要进行国际比较。由于最近的国际可比数据尚难获得，这里我们仅以2000年的国际数据作为参照系。图4显示，在2000年，世界上中低收入国家卫生总费用中公共支出的比重平均为38.3%，而中国属于中低收入国家。从国际比较中，我们可以得出明确的结论，在2006年以前，中国卫生总费用中公共支出的比重同中低收入国家2000年的平均水平相比尚有距离，更不要同发达国家相比了。但是，到2006年，中国卫生总费用中公共支出的比重就超过了中低收入国家2000年的平均水平。但是，考虑到世界上许多发展中国家都在加强公共医疗保障体系的建设，中低收入国家卫生总费用中公共支出的比重不会停留在2000年的水平。因此，总的来说，中国公共部门对于医疗卫生事业的投入的确有所不足，同中国经济发展的水平也不相匹配。

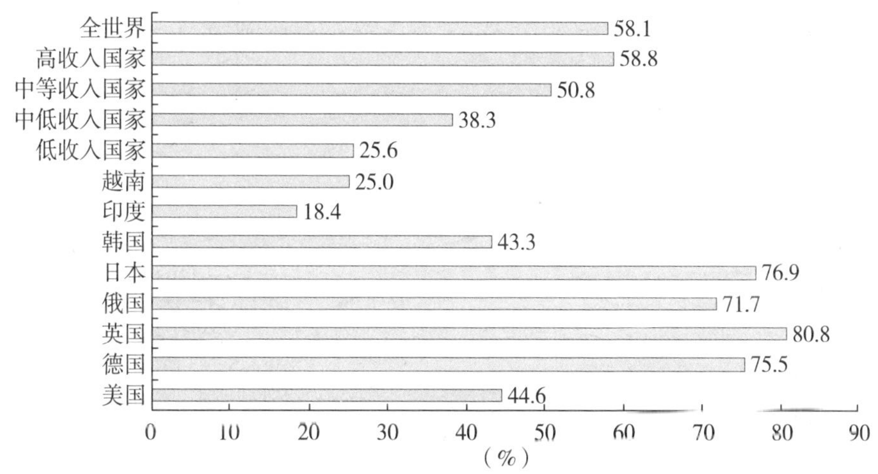

图4　卫生总费用中公共开支比重的国际比较（2000年）

资料来源：《2004年世界发展报告：让服务惠及穷人》，中国财政经济出版社，2003年。

当然，我们应该强调，公共部门对于医疗卫生事业的投入并不仅仅意味着财政预算投入，公立医疗保险也是其中重要的组成部分。这一点举世皆然。① 很多论者主张加强政府在医疗卫生事业的投入，但是却把政府投入简单地等同于财政预算投入，这是大错特错的；即使是没有澄清这一点，也具有误导性。这种观点忽略了公立医疗保险在政府卫生事业投入中的重要地位。

① 关于这一点，不必举出更多例证，只需参考任何一本英文公共财政教科书的中译本即可。

可以预见，随着中国政府加强城乡公立医疗保险扩面的力度，尤其是城镇居民医疗保险的全面试点以及新型农村合作医疗的巩固，公立医疗保险的筹资总量会逐年攀升，因而中国卫生总费用中公共开支的比重会在短期内有大幅度提高。

然而，无论如何，中国政府财政对于医疗卫生事业的投入水平的确比较低。自2000年以来，公共部门开支占卫生总费用比重的增加，主要贡献因素是社会保险覆盖面的扩大和缴费水平的提高，而政府预算用于卫生领域的支出占财政总支出的比重却是另外一种情形。图5显示，政府卫生预算支出占财政总支出的比重，在1990年还处在6.07%的较高水平，但是后来一路下滑，到2002年达到历史低点4.12%。这一比重虽然在2003—2005年有所回升，但一来力度有限，二来未能持续。如果恢复到1990年6.07%的水平，依照2006年财政总支出40422亿元来计算，政府卫生预算支出应该达到2453.6亿元的水平，比2005年1552.5亿元的水平增加901.1亿元。

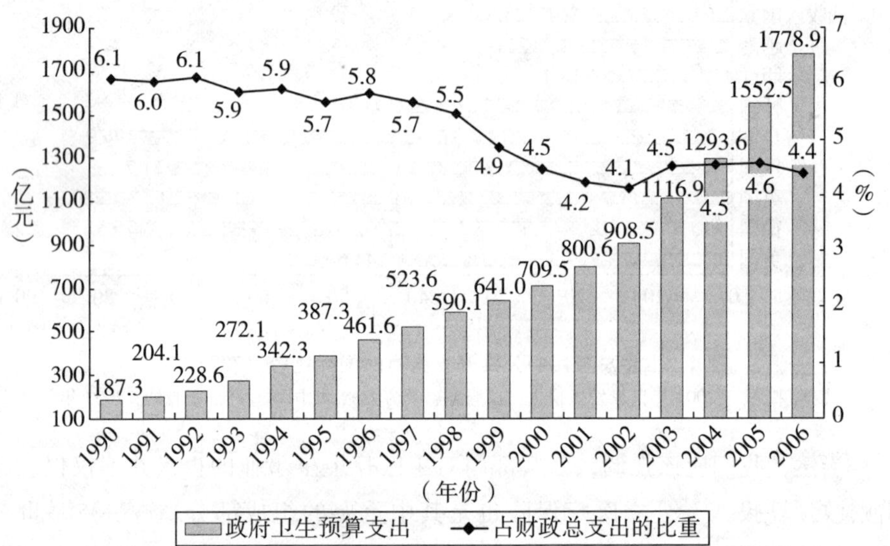

图5　政府卫生预算支出及其占财政总支出的比重（1990—2006年）

资料来源：《中国卫生统计年鉴》，2007年，第83、第347页。

从发展经济学的角度来看，医疗卫生事业是一个国家的社会性基础设施（social infrastructure）之一，同交通、通信、城市公用事业等所谓的“物质性基础设施”（physical infrastructure）一样，均对国家的社会经济发展具有举足轻重的作用。更为重要的是，社会性基础设施还能起到维护民众的基本权益、推动社会公平、促进社会和谐发展的多方面功效。可以说，投资于社会性基础设施，是促进和谐社会的战略性选择。

长期以来，我国各级政府，尤其是地方政府，特别关注看得见、摸得着的物质性基础设施的建设，对于无形的社会性基础设施的投入却长期不足，这一点在政府预算中卫生支出占财政总支出的比重近10年来一路下滑（见图5）的事实中有所体现。

众所周知，推动科学发展观，促进经济社会的协调发展已经成为各级党和政府新的施政方针。毫无疑问，政府增加对医疗卫生领域中的投入势在必行。事实上，自从医疗卫生体制改革成为各方关注的焦点之后，有关专家对于新医改的路径争论不休，但是对于政府应该增加对医疗卫生事业的投入这一点，已经形成了共识。在这一点上，卫生部门和医疗机构的呼吁是有根据的。

二、养供方、补供方还是补需方

但是，财政部门的关注同样重要。政府投入应该增加固然是一个问题，但更为重要的问题在于投入的流向。如果政府一味地追加财政投入，而不注重改革扭曲的医疗卫生体系，不注重投入机制的改变，不注重政府职能的转型，那么政府主导的结果很有可能是政府误导。

从公共管理和卫生经济学的角度来看，有关政府预算卫生投入流向的重要战略性选择有二：一是投供方还是投需方？二是如果投供方是必需的，那么究竟是以行政化的方式养供方还是以市场化的方式补贴供方？

首先，我们讨论第一项选择，投供方还是投需方。通俗地说，如果政府要增加对医疗卫生事业的投入，那么究竟应该直接向医疗服务机构拨款（投供方），还是应该为促进医疗保障体系的发展埋单（投需方）？医疗机构当然希望看到前一种情形发生，甚至把这一点同其社会公益性挂钩。

但是，作为局外人，我们难免怀疑：如果导致现有公立医疗机构通过供方诱导的过度消费而追求收入最大化的激励机制不改变，那么即使政府再追加多少投入，也不能改变它们热衷于从病人身上赚钱的行为。最有可能的结果就是医疗机构两边赚，一边向国家呼吁增拨投资，另一边继续从病人那里收入最大化。

因此，简单地追加公立医疗机构的政府投入即简单地投供方是不行的。政府财政支出不单单是投入，更为重要的是它应该成为一种推进制度变革的杠杆。目前，政府投入的最重要角色，是促进医疗保障体系的发展，形成对医疗服务的第三方购买机制，从而间接地推进医疗服务体系的改革。可以说，这样一种改革路径，是新医改取得成功的唯一选择。

由于我国半数国民没有任何医疗保障，而另外半数即使有一些，其医疗保障的程度也不高，亦即其医疗费用中可报销的比例不高，目前我国的医疗服务同其他物品和服务的提供没有什么两样，基本上是病人（消费者）付钱购买医疗机构的服务。无论是卫生经济学的理论还是世界各国的实践都表明，这种医患双边关系主导的医疗服务体制，是无论如何也无法实现其社会公益性的。简言之，医疗服务本身就比较昂贵，如果其提供者再利用信息优势诱导患者过度消费，那么，“看病贵”的问题永远无法解决。

因此，解决“看病贵”的问题就必须改革目前的医疗体系，其中的关键在于引入和壮大第三方购买者，也就是医疗保险机构。第三方购买者可以是公立的，也可以是民营的。无论采取何种方式，所有民众，无论生病与否，要么通过纳税，要么通过缴纳医疗保险费，把医疗费用的大头汇集到医疗保险机构。民众在生病时，只需支付小部分医疗费用（如 20%），而大部分医疗费用由医保机构直接向医疗服务机构支付。这样一来，一方面，医疗服务机构的主要注意力自然不会只盯住病人的口袋，而是要关注如何与医保机构博弈；另一方面，医保机构代替个人成为医疗服务的主要付费者，就有可能运用团购的财力和能力，采用更为先进的付费机制，促进医疗机构采用合理的诊疗和用药方案。机制改变了，民众医疗费用的风险分摊了，医疗服务机构也没有兴趣过度提供服务了，“看病贵”的问题自然就得到了解决。

所以说，在新医改中厉行政府主导的原则是正确的，只是政府主导的目标在于加强整个医疗卫生体系的社会公益性，而不是一味地要求医疗服务机构免费或者廉价提供服务。无论是中国的经验还是其他各国的实践都表明，任何一样东西如果免费或者廉价提供，表面看起来会惠及老百姓，但是最终结果会造成供给的严重不足。匈牙利经济学家亚诺什·科尔奈的《短缺经济学》不单单适用于计划经济体制。

 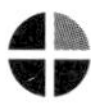

因此，政府追加医疗卫生事业的投入，不应该一味地流向医疗机构，而是应该着重于医疗保障体系的完善。简言之，政府应该为农民提供更多的补贴以吸引他们参加医疗保险（新型合作医疗），应该为贫困人群参加医疗保险埋单（医疗救助体系），应该设法为完全没有医疗保险的未成年人建立新的医保制度，应该帮助那些没有医保的老年人参加医保。总之，政府新增医疗卫生的投入应该用于推动所有人享有医保，简称“补需方”。

在有关争论中，所谓“市场派”的专家一直主张新医改应该走向有管理的市场化，也一直主张政府应在新医改的推进中正确地发挥其主导作用，其中“补需方”就是“市场派”为政府主导搭建的主要平台，医保机构恰恰扮演着重要的角色。“补需方”是不是损害了医疗机构的利益呢？当然不是，公共财政补给需方的钱最终还是会流向医疗机构的。

幸运的是，“补需方”已经不再是市场派专家们的主张，而是活生生的现实了。自 2006 年以来，政府首先在农村新型合作医疗中加强了“补需方”的力度，农民参加新农合的最低补贴已经在 2006 年从人均 20 元上调到 40 元。其次，城镇居民医保确立了普惠型参保补贴的制度，意味着“补需方”从农村进入了城市。在 2007 年年底，财政部宣布，自 2008 年开始，政府对城镇居民医保和农村新型合作医疗的人均最低参保补贴，将提高到 80 元。实际上，在很多地方，政府参保补贴水平已经远远超过了中央政府规定的最低限。

值得关注的是，即将推出的国家新医改方案已经定调，“政府投入兼顾医疗服务供方和需方”。但是不容忽视的一点是，政府财政投入供方是一贯的做法，而“补需方”则是全新的措施。政府投入兼顾供方和需方的新原则，无疑推进了“补需方”的制度化，为新医改带来了新的气象。这是值得特别称赞的事情。

当然，高度强调“补需方”的重要性，绝不意味着政府完全不应该给医疗服务提供方投资。换言之，政府对供方的投入，在很多情况下是必要的。在许多人看来，提出“补需方”等于反对“投供方”，意味着政府财政不向供方投一分钱。这种零和博弈式的理解纯属误解。事实上，没有任何人提出过这种明显愚蠢而又不切实际的主张。

供方投入的流向是一个重要的问题。在经济发达地区，尤其是在城市地区，医疗服务完全可以市场化。民间投资于城市医疗服务，应该在其资质受到严格监管的前提下受到鼓励。这样一来，有限的公共资源可以投入到供给不足和市场失灵的地方。简言之，到农村去，到基层去，到老少边穷的地方去设立公立医疗机构，这才是政府医疗卫生财政投入流向的基本准则。然而，众所周知，我们现在的政府财政对医疗卫生供方投入的流向却恰恰相反，哪里市场拥挤就去哪里，尤其是集中在大城市，集中在大医院，集中在高端的服务，这同任何流派的公共财政理论都背道而驰。

因此，“政府投入兼顾医疗服务供方和需方”是没错的，但是在我国目前的情况下，投入需方是紧迫之举，也是创新之举，而对供方的投入需要进行结构性的调整。

不仅如此，政府财政对于供方的投入，还需要进行制度性的调整和改革。这就回到本节开头提出的第二项战略选择：既然投入供方是必需的，我们究竟应该养供方还是补供方？

绝大多数人把公共财政在供方的所有投入都视为“补供方”，但实际上，政府为医疗服务提供者提供补贴与政府建医疗机构直接提供服务是不一样的。前者是真正的“补供方”，而后者则是“养供方”。花钱的方式不一样，效果大为不同。

长期以来，每当政府认定民众应该获得某类物品或者服务时，一定会采取政府拨款养人办机构、兴办事业单位的做法。这种做法在很多公共服务领域尤其盛行，例如，医疗卫生、教育、文化等，其弊病不胜枚举。简单说，“养供方”意味着回到计划体制。“补需方”的推动者真正反对的是“养供方”。政府的确应该在公共服务（或者社会公益事业）的发展上发挥重要作用，但是，其具体做法不应该走老路。除了“养供方”之外，新办法之一就是上述狭义的“补供方”。

“补需方”的赞成者绝不反对“补供方”。首先，公共服务应该为所有人所获得，但是在某些地方由于种种原因，供方要么不足，要么能力低下，此时政府当然要为供方的能力建设提供补贴。

其次，补供方究竟补给谁呢？很简单，谁能提供出资者（这里是政府）所希望看到的服务，就补给谁。至于供方是谁，民营的还是公立的，营利性的还是非营利性的，那都不重要。有些人主张政府只补贴公立机构或非营利组织。为什么要自我设限呢？在很多人看来，“政府投入兼顾医疗服务供方和需方”，这里的供方特指公立机构，这恐怕又是一个误区。

 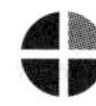

因此，“补供方”实际上就是政府购买，是市场体制下最为常见的一种做法，而“养供方”则是一种行政化的思路。把两者区分开来是十分重要的。鉴于中国的国情，推进市场化的政府购买，减少行政化的事业单位，恰恰是政府主导与市场机制相结合的正道。在一部分医疗卫生服务领域回归计划体制，在另外一些医疗卫生服务领域允许市场化，并没有把政府主导和市场机制结合起来，而是割裂开来。其结果必然是现实中的公立医疗机构计划和市场机制双轨运行，但只取其弊端，而同时，民营医疗机构因受歧视仍然无法健康发展。

三、公共财政与全民医保的实现

前文已述，新增政府财政对医疗卫生投入的主要流向应该是医保体系，亦即“补需方”。在这里，公共财政应该扮演鼓励者和资助者的角色：一是通过补贴，吸引和鼓励广大的农民参加医保；二是资助弱势群体，尤其是城乡低保对象，参加医疗保险。

（一）政府继续为所有农民参加新农合提供补贴依然是必要的

一方面，毕竟广大的农民缺乏医疗保险的体验，因此在一段时间内要实现新农合的普遍覆盖还有一定的困难；另一方面，目前新农合的筹资水平还比较低，因此保障力度不足也降低了新农合的吸引力，导致其覆盖面不广。政府在新农合上强化补需方的力度，可以有效地推动新农合覆盖面的拓展和筹资水平的提高。

因此，我们建议，各级政府将新农合补贴额提高到人均每年 100 元，农民参保费从 20 元提高到 50 元，那么，人均筹资水平将达到 150 元的水平。2006 年，农村人均医疗保健支出为 168 元。考虑到医疗保健支出逐年递增的因素，我们依然可以断言，150 元的人均新农合筹资水平可以覆盖 80% 的医疗保健费用。如果农民参保者能获得实质性的好处，亦即其医疗保健开支的近八成可以由新农合基金来支付，那么新农合的吸引力无疑会大大提高，每人每年缴纳 50 元对大多数农民来说根本不是问题。2006 年年底，农民总人口为 7.4 亿，政府即使为所有农民人均补贴 100 元，每年不过 740 亿元。更何况，随着城市化的进展，农业户籍人口将逐年减少（参见表 1），这样政府补贴额不会陷入无底洞的局面。

表 1　　中国人口城镇化的速度（1978—2006 年）

年份	城镇总人口		乡村总人口	
	人口数（万人）	比重（%）	人口数（万人）	比重（%）
1978	17245	17.9	79014	82.1
1980	19140	19.4	79565	80.6
1985	25094	23.7	80757	76.3
1989	29540	26.2	83164	73.8
1990	30195	26.4	84138	73.6
1991	31203	26.9	84620	73.1
1992	32175	27.5	84996	72.5
1993	33173	28.0	85344	72.0
1994	34169	28.5	85681	71.5
1995	35174	29.0	85947	71.0
1996	37304	30.5	85085	69.5
1997	39449	31.9	84177	68.1
1998	41608	33.4	83153	66.7
1999	43748	34.8	82038	65.2
2000	45906	36.2	80837	63.8
2001	48064	37.7	79563	62.3
2002	50212	39.1	78241	60.9
2003	52376	40.5	76851	59.5
2004	54283	41.8	75705	58.2
2005	56212	43.0	74544	57.0
2006	57706	43.9	73742	56.1

资料来源：《中国统计年鉴》，2007 年，第 105 页。

当然，农村人口在各省分布不均。对于农业大省来说，政府为农民参加新农合提供财政补贴的压力比较大。在表 2 中，我们根据 2006 年的统计数字测算了各省政府对新农合的最低财政补贴额（以人均 100 元为标准），并且计算了其占当地财政支出的比重。从中可以看出，总体来说，财政压力并不大。该比重超过 4% 的省份只有 4 个，分别是中部地区的安徽、河南

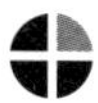

和西部地区的广西、贵州，其中贵州属全国最高；该比重超过3%的省份有8个，分别是东部地区的河北，中部地区的江西、湖北、湖南，西部地区的四川、云南、陕西和甘肃。对这些地区，中央财政可以采用专项转移支付的方式予以扶持。

表2　　未来新型农村合作医疗最低政府补贴额测算

	农业人口数（万人）	新农合最低政府补贴额（亿元）	地方财政支出（亿元）	新农合最低政府补贴额占地方财政支出的比重（%）
北京	248	2.48	1296.84	0.19
天津	261	2.61	543.12	0.48
河北	4246	42.46	1180.36	3.60
山西	1923	19.23	915.57	2.10
内蒙古	1231	12.31	812.13	1.52
辽宁	1752	17.52	1422.75	1.23
吉林	1281	12.81	718.36	1.78
黑龙江	1778	17.78	968.53	1.84
上海	205	2.05	1795.57	0.11
江苏	3632	36.32	2013.25	1.80
浙江	2166	21.66	1471.86	1.47
安徽	3843	38.43	940.23	4.09
福建	1850	18.50	728.70	2.54
江西	2661	26.61	696.44	3.82
山东	5018	50.18	1833.44	2.74
河南	6342	63.42	1440.09	4.40
湖北	3199	31.99	1047.00	3.06
湖南	3887	38.87	1064.52	3.65
广东	3442	34.42	2553.34	1.35
广西	3084	30.84	729.52	4.23
海南	451	4.51	174.54	2.58

续 表

	农业人口数（万人）	新农合最低政府补贴额（亿元）	地方财政支出（亿元）	新农合最低政府补贴额占地方财政支出的比重（%）
重庆	1497	14.97	594.25	2.52
四川	5367	53.67	1347.40	3.98
贵州	2725	27.25	610.64	4.46
云南	3116	31.16	893.58	3.49
西藏	202	2.02	200.20	1.01
陕西	2274	22.74	824.18	2.76
甘肃	1796	17.96	528.59	3.40
青海	333	3.33	214.66	1.55
宁夏	344	3.44	193.21	1.78
新疆	1272	12.72	678.47	1.87

资料来源：《中国统计年鉴》，2007 年，第 107、第 291 页。

（二）公共财政有必要为城镇无医保的居民提供一定的补贴，以吸引他们参加城镇居民医保

比照新农合的政策，我们建议政府对于参加城镇居民医保的最低补贴额同样是人均 100 元。在表 3 中，我们仍基于 2006 年的统计数字进行测算，对各省城镇居民医保的最低政府补贴额进行了测算。

其中，公费医疗受益者和商业医疗保险参保人占城市人口的比重并不清楚，姑且以 2003 年国家卫生服务调查的数字为参考。城镇就业人员是城镇职工医保的目标保障对象，其中相当一部分已经有了医疗保险，还有一部分是扩面的对象；城镇职工医保参保退休者、公费医疗受益者和商业医疗保险参保人也已经有了某种医保。我们从城镇居民人口中减去上述 4 类人群的人口，就是城镇居民医保的目标覆盖人群总量。从表 3 可以看出，以人均 100 元的补贴水平来计算，城镇居民医保的政府补贴额总量仅仅为 291 亿元，占各地财政支出的比重均相当低，最高者安徽也不到 1.5%。

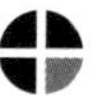

表 3　**未来城镇居民医疗保险最低政府补贴额测算**

	城镇人口（万人）	城镇就业人员数（万人）	城镇职工医保参保退休者（万人）	公费医疗受益者估值（4%）	商业保险参保人估值（6%）	城镇无医保者（万人）	城镇居民医保最低政府补贴水平（亿元）	地方财政支出（亿元）	城镇居民医保最低政府补贴额占地方财政支出的比重（%）
北京	1333	783	164	53	80	252	2.5	1296.8	0.19
天津	814	253	126	33	49	354	3.5	543.1	0.65
河北	2652	689	159	106	159	1539	15.4	1180.4	1.30
山西	1452	455	82	58	87	770	7.7	915.6	0.84
内蒙古	1166	365	93	47	70	591	5.9	812.1	0.73
辽宁	2519	875	307	101	151	1085	10.9	1422.8	0.76
吉林	1442	398	101	58	87	799	8.0	718.4	1.11
黑龙江	2045	691	193	82	123	957	9.6	968.5	0.99
上海	1610	616	291	64	97	543	5.4	1795.6	0.30
江苏	3918	1402	339	157	235	1786	17.9	2013.3	0.89
浙江	2814	1078	173	113	169	1282	12.8	1471.9	0.87
安徽	2267	544	125	91	136	1372	13.7	940.2	1.46
福建	1708	610	85	68	102	842	8.4	728.7	1.16
江西	1678	504	87	67	101	920	9.2	696.4	1.32
山东	4291	1376	200	172	257	2286	22.9	1833.4	1.25
河南	3050	942	173	122	183	1630	16.3	1440.1	1.13

续 表

	城镇人口（万人）	城镇就业人员数（万人）	城镇职工医保参保退休者（万人）	公费医疗受益者估值（4）	商业保险参保人估值（6）	城镇无医保者（万人）	城镇居民医保最低政府补贴水平（亿元）	地方财政支出（亿元）	城镇居民医保最低政府补贴额占地方财政支出的比重（%）
湖北	2494	764	167	100	150	1314	13. 1	1047. 0	1. 26
湖南	2455	693	162	98	147	1354	13. 5	1064. 5	1. 27
广东	5862	1850	198	234	352	3228	32. 3	2553. 3	1. 26
广西	1635	450	89	65	98	933	9. 3	729. 5	1. 28
海南	385	125	26	15	23	196	2. 0	174. 5	1. 12
重庆	1311	357	97	52	79	726	7. 3	594. 3	1. 22
四川	2802	838	248	112	168	1436	14. 4	1347. 4	1. 07
贵州	1032	288	58	41	62	583	5. 8	610. 6	0. 95
云南	1367	419	99	55	82	713	7. 1	893. 6	0. 80
西藏	79	35	5	3	5	31	0. 3	200. 2	0. 16
陕西	1461	467	111	58	88	736	7. 4	824. 2	0. 89
甘肃	810	269	52	32	49	408	4. 1	528. 6	0. 77
青海	215	82	22	9	13	89	0. 9	214. 7	0. 42
宁夏	260	96	20	10	16	118	1. 2	193. 2	0. 61
新疆	778	370	101	31	47	229	2. 3	678. 5	0. 34
总计							291. 0		

资料来源：《中国统计年鉴》，2007 年，第 128、第 291 页；《中国劳动统计年鉴》，2007 年，第 531 页。

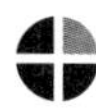

（三）公共财政有必要帮助城乡贫困人群参加公立医疗保险

我们根据国家卫生服务调查2003年的各地发病率以及门诊和住院服务的平均费用为参考，并以2005年低保对象的统计数字（2234万）为基数，对城市医疗救助体系筹资水平进行测算，结果发现，各级政府最多只需支付119亿元就可以保障全体城镇低保人群80%的医疗费用。

农村贫困人口究竟有多少，取决于贫困线标准的高低。我们可以考虑以下两个标准。

第一，我国政府每年公布的国家贫困线和国家低收入线，2006年分别为693元和958元，生活在这两条线之下的农民分别为2148万人和3550万人，合计为5698万人。他们其实都生活在极端贫困的状态之下。①

第二，以世界银行一天消费1美元的贫困线为标准，中国的贫困人口仍然约有1.35亿。

这些民众，有可能无力支付本文建议的年人均50元的新农合参保费。政府通过农村医疗救助制度为这些农村贫困人口支付新农合参保费，需要的财政支出为29亿~68亿元。

因此，为了健全医疗保障体系，政府财政“补需方”的新增支出包括：①新农合，740亿元；②城镇居民医保，291亿元；③城市医疗救助，119亿元；④农村医疗救助，29亿~68亿元。总计为1179亿~1218亿元。基本上在1200亿元左右。考虑到某些地方政府会根据经济实力增加有关的补贴，因此可以断定，只要各级政府新增财政支出大约在1500亿元，就可以实现全民医保的战略目标。

这是一条具有财政可持续性前景的改革路径。政府的直接财政预算投入发挥了推动作用，吸引城乡民众向公立医疗保险体系投保。依照上述全民医保的渐进主义改革思路来操作，城乡公立医疗保险的总筹资水平将能大幅度提高。具体测算结果如下。

1. 城镇职工医保：到2005年年底，这一公立保险仅仅覆盖了42.5%的城镇从业人员和离退休者，基金收入达到1405亿元。假定其覆盖率翻一番，达到85%，而缴费水平维持现状，那么基金收入可望达到2810亿元的水平。

---

① 国家统计局农村社会经济调查司编，《2007中国农村贫困监测报告》，2008。

2. 城镇居民医保：城镇非工作人口数大约为3亿。2005年，城镇民众在医疗保健上的人均年支出额为600.9元，为了实现70%的保障力度，城镇居民医疗保险的人均筹资水平，就全国而言，应该达到420.6元（假定政府最低补贴额为100元，其余为民众缴费）。那么，城镇居民医保的总筹资水平应该为1262亿元。

3. 城镇医疗救助：政府财政支出119亿元。

4. 农村新型合作医疗：政府人均补贴100元，农民人均缴费50元，人均筹资水平150元，依照7.4亿农民来计算，总筹资水平为1110亿元。

5. 农村医疗救助：政府为0.57亿~1.35亿农村贫困人口提供人均50元的新农合参保费，共计29亿~68亿元。

因此，以上三大公立医疗保险加上城乡医疗救助的总筹资水平可以达到5330亿~5369亿元的水平。根据《中国卫生统计年鉴》，不包括村卫生室，2006年城乡医疗机构的总收入为5907亿元，大体上，全年的医疗费用总额为6000亿元。5330亿~5369亿元的筹资总量占6000亿元的比重为88.8%~89.5%。当然，考虑到全民医保实现之后更多的民众不会因为没钱而不去看病治病，因此，医疗费用的总额会有所上升，年医疗费用总额或许会超过6000亿元；但同时，全民医保形成了第三方付费机制，总体来说有助于对医疗费用增长的控制，因此医疗费用上升的幅度不会太大。

无论如何，我们可以断言，依照以上设计的筹资方案，公共医疗保障体系（公立医疗保险+公共医疗救助体系）可以在2006年的医疗技术和服务水平上，覆盖民众80%的实际医疗费用。

简言之，以公立医疗保险制为基础的改革路线，具有财政的可持续性发展前景。各级政府完全有意愿也有能力，在医疗卫生事业上新增大约1500亿元的财政预算投入。这笔投入，如果依然沿袭老路，投向医疗机构，根本无法产生增进医疗卫生事业社会公益性的效果。只有把这笔钱投入医疗保障体系，推进全民医保，才能为彻底改变现行医疗卫生体制铺平道路。

同时，我们也必须强调，新增财政投入全部用于健全医疗保障体系，归根结底对于医疗机构的发展是有利的。所有的投入，无论通过什么渠道，最终还是会流向医疗机构。但是，直接补贴医疗机构和通过医保体系（也就是第三方购买者）流向医疗机构，所产生的效果有天壤之别。唯有强化了第三方购买者的功能，整个医疗服务体系的改革才有坚实的基础。

医疗服务体系改革的关键在于公立医疗机构的法人化

在医疗卫生服务领域，出现了市场失灵（market failure）和政府失灵（government failure）并存的现象。这就是，无论是市场主导的还是政府主导的医疗卫生资源，都涌向城市、经济发达地区；在农村地区，在经济落后地区，在城乡结合部，不仅高层次医疗卫生专业力量不足、设备不足，甚至连机构的数量也不足，更不用说基层社区医疗服务的严重缺乏了。

针对这些问题，一种流行的解决思路是恢复医疗卫生服务的计划体制。根据这一思路，既然政府对于医疗卫生服务的投入相对不足，那么，只要政府投入更多的公共资源，并且实施对公立医疗机构的全面计划控制，在财务上实行“收支两条线”管理，在人事上强化绩效考核，在设备和药品上实行统一招标、集中配送，那么，一切问题就都会迎刃而解。

将医疗卫生资源配置的公平性寄托于行政化体制的恢复和政府的统一调配，完全是一厢情愿。实际上，在改革开放之前，中国在这一条路上走了30多年，无论是在医疗卫生领域，还是在任何其他的社会经济领域，从来也没有实现过公共资源配置的公平性，农村和边远地区缺医少药的局面从来没有得到有效的改善。即使毛泽东严厉批评卫生部是“城市老爷部”，不惜采取政治运动、举国动员的手段强行把大批医护人员推向农村和基层，医疗卫生资源分布不均等的格局也还是没有发生实质性的改变。可以说，在行政力量主导的体制下，公共医疗卫生资源配置的结果依然是向城市集中，向发达地区集中，向（当时水平的）高端服务集中。

历史和国际经验都证明，行政力量主导的医疗卫生体制不仅不能带来公共资源的公平配置，而且会极大地挫伤服务提供者的积极性。短缺的现象在医疗卫生领域普遍存在，普通民众为了获得相对良好的医疗服务，不得不“走后门”、“托关系”。而且，更为重要的是，在任何国家和地区，公共资源总是有限的。在我国，政府对于医疗卫生事业的投入，很多来源于地方政府，而各地政府的财力存在着很大的差异，不少财力不足的地方政府无力以“养人建机构”的方式统管医疗机构。即使是在经济发达地区，以所谓的“政府主导”取代“市场机制”，也就是通过所谓“补供方”的方式将医疗卫生服务全部由政府统管起来，也是不可能的。

因此，在医疗卫生服务领域，正确的改革道路，就是两条腿走路：第一条腿是全面放宽对社会资本进入医疗卫生服务领域的管制，为所有的医疗机构（不论是民营还是公立，不论是非营利性还是营利性）创造一个公平竞争的制度环境，从而鼓励并且推进民营医疗机构的发展；第二条腿是政府将新增公共资源更多地投入到市场不足的地方和市场失灵的领域，从而引导整个医疗卫生服务体系健康均衡的发展。

本文试图对现有医疗卫生体制中市场和政府在资源配置上的作用进行实证性的分析。首先，我们对不同类型的医疗机构在医疗服务市场的地位进行分析；其次，我们考察政府对医疗卫生事业投入的规模和流向及其导致的后果，尤其是社区卫生服务体系发展的滞后。接下来，我们讨论医疗卫生服务体系进一步改革的两大方向，即公立医疗机构的结构重组和制度变革：一方面，政府通过公共财政的力量，引导公共医疗卫生资源更多地流向市场不足的地方；另一方面，通过政事分开和管办分开，推进公立医疗机构的制度变革，使公立医疗机构转变为独立的法人，为各类医疗机构的大发展创造一个公平的制度环境。

一、医疗资源市场化配置及其后果

在中国的医疗服务领域，占据主导地位的依然是公立机构，也就是我们通常所称的国家“事业单位”。但是，从实际的运营情况来说，公立医疗机构已经变成了以提供服务换取收入的组织。尽管相当一部分医疗机构依然可以获得财政拨款，因此被归类为“差额拨款的事业单位”，但相对来说，政府拨款对于公立医疗机构的收入来说已经变得相对次要，大体上在一成上下波动。

 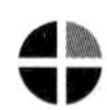

公立医疗机构的主要收入来源是所谓的"业务收入"，主要是服务收费和药品出售的利润。从收入来源的构成来看，公立医疗机构的确存在着程度不同的市场化和自益化倾向。民营医疗机构的市场化自不待言。因此，可以说，在医疗服务领域，市场实际上已成为资源配置的主要机制。

然而，由于缺乏有效的制度安排，尤其是全民医疗保障以及医保机构缺失，医疗卫生资源的市场配置机制并没有有效地发挥功能，而是出现极大的扭曲现象，突出地表现为，城市医院尤其是大医院获得很强的市场势力，而基层医院尤其是专门从事基本卫生保健（或者初级卫生保健）的机构不发达，医疗卫生资源的配置出现了极大的不平衡和浪费现象。

我们可以用各类医疗机构业务收入在总量中的份额来衡量它们在医疗服务中的市场地位。表1给出了各类医疗机构在2004—2006年的业务收入及其比重。从中可以看出，各类医院在医疗市场上所占份额极大，而且在国家力推"小病进社区"的背景下依然在市场上继续扩张。乡镇卫生院占有一定的市场份额，因为它们毕竟距离农村的病人较近；然而，尽管公认农村新型合作医疗的推出拯救了原本日益衰落的乡镇卫生院，但是，乡镇卫生院的市场份额在最近的三年非但没有上升，反而有所下滑。其他各类医疗机构，尤其是承担初级卫生保健服务的城市社区—基层的医疗机构以及妇幼保健机构，其市场份额都微不足道。由此可见，医疗服务越来越向城市医院集中。同时，医疗服务越来越向大医院集中。表2中统计数据及其分析揭示了这一点。从卫生部门综合医院医生年业务收入增长指数来看，行政级别越高的医院，增长幅度越大，在市场上汲取资源的能力越强。

表1　　各类医疗机构业务收入及其比重

年份	医院		社区卫生服务中心（站）		乡镇卫生院		妇幼保健院（站、所）		其他社区医疗机构		其他医疗机构	
	金额（百万元）	比重（%）	金额（百万元）	比重（%）	金额（百万元）	比重（%）	金额（百万元）	比重（%）	金额（百万元）	比重（%）	金额（百万元）	比重（%）
2004	339836	81.0	8410	2.0	38282	9.1	11912	2.8	17365	4.1	3666	0.9
2005	383338	81.7	9908	2.1	39381	8.4	14738	3.1	18224	3.9	3897	0.8
2006	425765	81.9	12515	2.4	42384	8.2	15869	3.1	19469	3.7	3686	0.7

注：其他社区医疗机构包括街道卫生院、门诊部以及诊所、卫生所、医务室、护理站；其他医疗机构包括疗养院、专科疾病防治院（站）、急救中心（站）和临床检验中心（站、所）。

资料来源：《中国卫生统计年鉴》，2005年，第98页；《中国卫生统计年鉴》，2006年，第100页；《中国卫生统计年鉴》，2007年，第98页。

表 2 卫生部门综合医院医生人均的服务量与收入增长的对比（1990—2006 年）

	年份	日诊疗人次	日住院床次	年业务收入（万元）	年业务收入增长指数	病床使用率（%）
部属	1990	6.4	2.0	9.8	100	100.3
	2000	5.9	1.8	72.8	743	95.5
	2005	7.8	2.3	129.7	1323	100.2
	2006	8.4	2.4	139.2	1420	97.7
省属	1990	5.4	2.0	6.5	100	97.2
	2000	6.2	1.8	54.0	831	84.9
	2005	6.6	2.1	90.1	1386	91.3
	2006	6.8	2.1	91.3	1405	92.5
地辖市属	1990	6.2	1.8	4.2	100	82.1
	2000	4.7	1.2	20.6	490	61.3
	2005	5.0	1.4	32.6	776	70.3
	2006	5.2	1.4	33.5	798	73.4
县属	1990	5.2	2.1	3.7	100	83.0
	2000	3.9	1.2	15.2	411	56.3
	2005	4.3	1.4	23.9	646	65.3
	2006	4.4	1.5	25.1	678	68.0

资料来源：《中国卫生统计年鉴》，2003 年，第 109 页；《中国卫生统计年鉴》，2005 年，第 139 页；《中国卫生统计年鉴》，2006 年，第 141 页；《中国卫生统计年鉴》，2007 年，第 139 页。

表 2 同时表明，医院收入的大幅度提高并不一定是这些医院服务效率提高的结果。就卫生部门所属的综合医院而言，以 1990—2006 年日诊疗人次和日住院人次来度量，医生的人均服务量均发生过不同程度的下降，只是在部属和省属的大医院中才在近年来有所增加；从病床使用率来看，只有部属医院大体上保持满负荷运作。这些数据表明，除了数量有限而且政府支持力度较大的部属大医院之外，其他各级医院的资源（人力和床位）利用率实际上在下降，而且越低等级的医院下降幅度越大。可是，在所有医院中，医生人均年业务收入的水平却逐年上升。即使是在服务量和病床使用

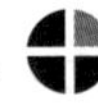

率下降幅度较大的时期，业务收入的水平也大幅度提升。还有一个有趣的现象，省属医院在效率的指标上不如部属医院，但是在收入指标上却不遑多让，只是到了 2006 年，医生人均年业务收入的增长幅度才逊色于部属医院。

医院都分布在城镇，当然，县医院承担着为农民服务的重任。但无论如何，当医疗服务向城镇医院集中时，农村医疗机构的服务量自然呈现下降之势；服务量的下降又导致这些机构能力的下降，从而形成恶性循环。下图显示，乡镇卫生院虽然有地利优势，但在医疗服务市场上却处于弱势地位，其发展受到限制。在 1985—1995 年，乡镇卫生院的数量虽有所增长，但每千农业人口所拥有的乡镇卫生院床位数却下降了；在此之后，连乡镇卫生院的数量也开始下降了。或许是由于城镇化的速度加快，也或许是由于农村新型合作医疗的推展，每千农业人口所拥有的乡镇卫生院床位数自 2003 年起才开始以极为缓慢的速度回升。

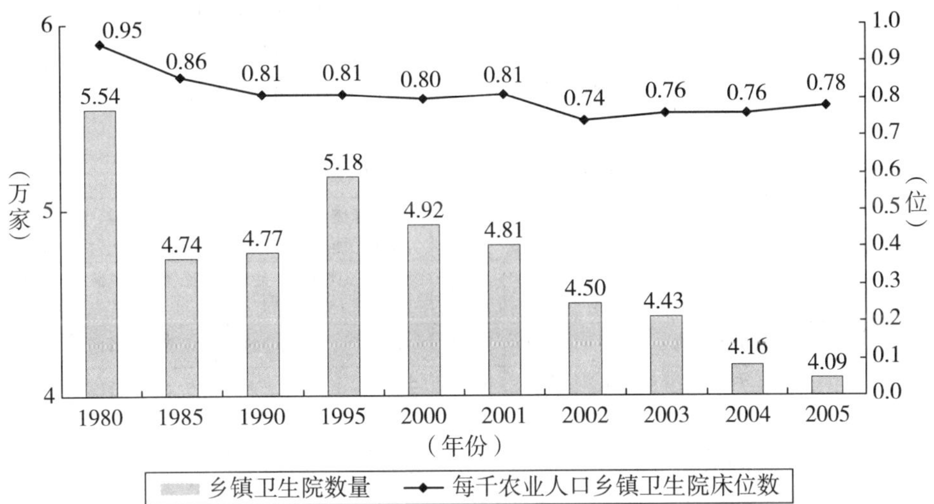

乡镇卫生院的数量与规模（1980—2005 年）

资料来源：《中国卫生统计年鉴》，2006 年，第 3、第 68 页。

毫无疑问，不健全的市场力量主宰资源配置的结果就是造成社区和农村医疗服务机构能力的不足，这对初级卫生保健服务可及性和公平性造成了不利的影响，同时，也驱使大多数病人涌向医院，尤其是级别高的医院。在中国，很多高级别的医院实际上承担了很多应该由初级卫生保健承担的工作，这造成了医疗卫生资源配置的不合理和浪费，损害了医疗卫生体系的运行效率。①

二、政府医疗投入的规模和流向

在没有有效发挥功能的市场力量主宰医疗服务的同时，政府投入医疗服务的资源却十分有限。② 实际上，我们即使把公立医疗保险的基金收入都计算在内，依照国际口径，中国公共部门投入在卫生总费用中的比重到2006年也不足四成。不仅如此，政府在医疗卫生事业上的财政预算投入占财政支出的比重也逐年下降，即从1990年的6.07%一路下降到2002年4.12%的水平。2003—2004年，这一比重有所上升，这是不是政府卫生投入触底反弹的征兆呢？

当然，政府医疗卫生财政预算投入的规模仅仅是问题的一个方面。另一个更为重要的方面是政府投入的流向。目前的情形是，有限的政府资源主要用于补助已经占据了大部分市场份额的医院，尤其是高级医院。无论是乡镇卫生院还是城市社区医疗卫生机构，从政府那里获得的补助都很少（见表3）。

表3　　政府对医疗机构投入的金额与比重（2004—2006年）

年份	医院		社区卫生服务中心（站）		乡镇卫生院		妇幼保健院（站、所）		其他社区医疗机构		其他医疗机构	
	金额（万元）	比重（%）	金额（万元）	比重（%）	金额（万元）	比重（%）	金额（万元）	比重（%）	金额（万元）	比重（%）	金额（万元）	比重（%）
2004	28569	63.9	879	2.0	7656	17.1	3373	7.5	2151	4.8	2046	4.6
2005	30112	65.7	880	1.9	7427	16.2	2758	6.0	2356	5.1	2319	5.1
2006	34953	65.5	1457	2.7	9114	17.1	3321	6.2	2088	3.9	2396	4.5

资料来源：《中国卫生统计年鉴》，2005年，第98、第99页；《中国卫生统计年鉴》，2006年，第100页；《中国卫生统计年鉴》，2007年，第100页。

这一点并不奇怪。在市场化力量主导资源配置的大背景下，人满为患的医院有充分的理由向政府要求获得更多的补助，以资助其改善设施，提高能

① 顾昕．走向有管理的市场化：中国医疗体制改革的战略选择［J］．比较经济社会体制，2005（6）：18－29.

② 关于政府对医疗卫生事业的投入，详细的讨论参见《医改重大问题之三：政府投入》。

 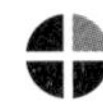

力。各类高级医院由于其行政级别高，也在行政体制内具有更大的话语权和影响力。随着医院能力建设水平的提高，它们也就越具有竞争力，越能吸引更多的病人，也就越来越拥挤，从而也就越有理由要求政府进一步追加补助或投资。在现有的体制下，大医院的大力发展居然同整个医疗卫生公共资源配置的合理性构成了严重的冲突。

由此可见，由于政府在医疗领域投入不足，从而形成了医疗资源配置由市场主导的局面。如果缺乏有效的调控，盲目的市场力量会导致医疗资源配置既不公平也有损效率。然而，问题在于，政府调控也并不是天然合理有效的，由于政府有限的医疗资源并没有被用来矫正市场失灵，反而被市场力量牵着鼻子走，从而最终导致了我国医疗领域中市场失灵和政府失灵的双重问题。

市场与政府的双重失灵会对很多事情造成不利的影响。例如，在世界各国，医疗服务体系一般分为3层，即初级医疗服务（又称初级卫生保健）、二级医疗服务和三级医疗服务。这样的分层，哪怕在理念上，也未被国人所接受，甚至医疗卫生专业人士，对此也不甚了了。实际上，在我国医疗卫生体制中，存在一种结构性的缺陷，即初级和二、三级医疗服务不分，各类医院不仅承担二、三级医疗服务，而且还广泛承担初级医疗服务，因而我国初级医疗服务（或称基本医疗服务、基本卫生保健）体系不发达，使得本应承担初级医疗服务的主力军——全科医生居然在中国成为“新生事物”。如此一来，民众不论大病小病，都倾向于去医院寻求医疗服务，从而导致我国城市大医院人满为患、畸形发展的格局。

可以说，党中央和国务院早已认识到要矫正这一结构性缺陷，并且，在1997年就确立了大力发展城市社区卫生服务的方针政策。但是，由于一味地采取行政化思路，社区卫生服务体系的发展并不令人乐观。目前，在社区卫生服务体系的发展上，政府固然发挥了主导作用，但是却单纯依赖政府财政预算投入，仅仅是增加对社区卫生服务体系的拨款，而没有充分利用现有公立医疗保险的第三方购买职能，也没有积极引导社会资本进入社区医疗卫生服务体系。由于发展程度较低，能力较弱，很多社区卫生服务机构没有成为城市医保定点服务机构的基层骨干①，更谈不上承担普遍服务的角色。我们的

---

① 姚岚，陈启鸿，陈迎春，等．社区卫生服务纳入基本医疗保险政策落实的现状分析［J］．中华医院管理杂志，2002（1）：28－31。

调查发现，城市职工医疗保险管理机构不但没有从制度上赋予社区卫生服务机构以普遍服务的角色，甚至把很多社区卫生服务机构（尤其是小型的社区卫生服务站）排斥在定点服务提供者之列。这样一来，社区卫生服务的利用率显然会受到不利的影响。

三、弥补市场不足：公立医疗机构的结构重组

毫无疑问，医疗服务领域是一个存在着市场失灵的社会经济领域。市场力量主宰医疗资源的配置对公平和效率都会产生不利的影响。但是，市场失灵的存在并不应该导致抛弃市场的主张。实际上，在市场经济的体制中，政府完全可以以各种方式监管、调节、参与甚至规划市场，实现弥补市场不足、矫正市场失灵的目标，而这些方式是同计划经济体制下政府命令型的行政管理方式根本不同的。目前，就中国医疗体制出现的种种问题而言，流行的口号是“政府主导”，而很多人把“政府主导”简单地理解为增加政府的投入并且实施政府统管甚至包办。这样的理解，即使不是大错特错，也至少是狭隘的。

政府增加医疗卫生事业的投入仅仅是社会经济协调发展战略的一个方面，另一个方面则是政府投入的流向问题。如果政府的有限支出能以弥补市场不足、矫正市场失灵的方式投入到市场管不了也管不好的领域，那么，市场与政府的作用才能相得益彰。其中的一个领域是医疗保障，即所谓的“补需方”。政府在这一方面积极发挥作用，大力推动公立医疗保险的普遍覆盖，是推动我国医疗体制进一步改革的关键，也是新医改取得突破的关键。值得注意的是，“补需方”的重要性已经得到了广泛的认同，而且已经从政策建议变成了实际政策。①

另外一个重要领域就是初级卫生保健体系的建设，尤其是在农村。初级卫生保健一定是基于社区的，举世皆然。在这一领域，我们首先强调不能人为地排斥社会资金甚至市场资本的进入。但是，在一般的情况下，社会资金和市场资本不大可能大规模地进入社区医疗卫生服务领域，尤其是农村的初

① 顾昕．走向有管理的市场化［J］．中国改革，2005（10）：41－44．另参见关于医疗保障体系建设的分报告。

级卫生保健。在这个领域存在着明显的市场不足，因此，需要政府发挥积极的作用。政府不仅要通过加大投入促进现有社区医疗卫生组织体系的能力建设，而且要各部门协调，推动这些组织提高其市场竞争力。

所以，医疗保障体系的健全和初级医疗卫生服务体系的发展，对于我国医疗卫生体制的结构性改善是至关重要的。总之，政府投入应实行补需方与补供方的合理组合。

在医保体系逐渐健全从而形成医疗服务第三方购买机制的前提下，医疗卫生服务领域的民营化不应该成为禁忌。鼓励社会力量办医，大力发展民营医疗机构，是扩大医疗卫生资金来源的有效途径。尤其是在技术非垄断性的领域，例如，基本卫生保健（也就是社区卫生服务），应该大力鼓励民间资本的进入。退休医生、全科医生或者自愿组合的医生团队愿意在城市人口密集的地区甚至某些经济发达的农村地区兴办诊所，完全可以放开。分散在各种基层单位的医疗资源，也可以通过民间资本的进入而盘活。对于海内外民间资本投资建立大医院，更不应该设置市场进入壁垒。

目前，无论是在理论上还是在实践中，都存在着一种令人担忧的倾向，那就是将恢复计划经济体制视为强化社会公益性的手段，将政府主导等同于政府兴办并且全面控制医疗机构。尤其是，在不少地方，有关行政部门将医疗卫生体制的社会公益性等同于国家包办包管公立医疗卫生机构，并且，进一步强化其已经拥有多年的垄断地位。与此同时，民营医院和其他民营医疗机构的发展受到广泛的漠视、歧视甚至压制。这种所谓的“改革”路径，不仅无法推动医疗卫生事业的社会公益性，而且最终会重蹈覆辙，使新一轮的改革再次陷入“基本不成功”的境地。

众所周知，政府财力永远是有限的，哪怕是发达国家也是如此。即使我们政府对医疗卫生事业的投入翻一番甚至翻两番，也不可能做到全国所有省会城市都拥有协和医院，更不必说中小城市甚至农村地区了。如果我们不放松民间资本进入医疗卫生领域，不设法动员全社会更多的资源进入医疗领域，如果不努力把医疗卫生事业转变成为吸引社会资源的强大磁场，单靠政府投入，是无论如何也无法做到医疗卫生资源的合理配置的。很自然，在短缺依然存在的情况下，医疗卫生技术人员，尤其是其中的佼佼者，总会想方设法从农村流向城市，从小城市流向大城市，从经济不发达地区流向发达地区。在改革前的计划经济时代如此，在改革后的市场经济时代更是如此。中国如此，外国也如此，甚至发达国家也如此。实际上，实施全民免费医疗的英国就存在医生流向美国、加拿大和澳洲的问题，英国的幸运之处在于可以吸引印度和巴基斯坦医生去填补空缺。

目前，很多人把我国医疗卫生资源过于集中于经济发达地区和大城市的结构性问题归咎于政府投入不足。这是非常肤浅的见解。实际上，问题的缘由，在于政府极力限制民营资本进入医疗卫生领域，而给城市大医院（三甲医院）以特别的政策优待。事实上，国内外大量民营资本正在等待进入医疗卫生领域。如果在市场进入上放松管制，那么，大量营利性资本和非营利性资金就有可能在经济发达的沿海地区和大中城市投资建立各种类型的医疗机构。一旦如此，原本流向这些地区的政府资源就可以节省下来，更多地投入到基层、农村和老少边穷地区。

总之，在市场资本和社会资本充足的地方，政府投入可以相应地减少。有限的政府资源可以更多地投入到市场资本和社会资本不足的地方。好钢要用在刀刃上，有所不为才能有所为，这些道理当然适用于政府医疗卫生资源的配置。

可以说，放松管制，促进民营医院和其他民营医疗机构的发展，正是促进我国医疗卫生资源配置合理化、均等化、公正化的必由之路；长期不利于民营医疗机构发展的政策和制度环境，正是导致我国医疗卫生服务供给体系社会公益性不足的原因之一。问题在于，很少有人认识到这一点。相反，很多人把民营医疗机构的发展与医疗卫生事业的社会公益性对立起来，这种认识就如同把民营企业与社会主义市场经济对立起来一样错误。

长期以来，我国坚持公立机构为主导、民营机构为辅的政策，将民营医疗机构定位为公立医疗服务体系的补充。在这样的战略定位下，经过 20 多年的历程，我国民营医院的发展依然相当迟缓（见表4）。到2006 年年底，从机构数量上来看，民营医院似乎不少，政府办、企业办和民营医院占总量的比重分别为50. 7%、22. 8%、26. 5%。但从床位数来看，政府办、企业办和民营医院的比重分别为76. 0%、13. 9%、10. 1%，而且，政府办医院的床位在过去的若干年内始终在增加。由此可见，民营医院大多规模较小。从市场份额来看，卫生部门所属医院的诊疗人次和住院人数分别占总量的 81. 5% 和 84. 0%，而民营医院要在不到 20% 的市场空间中与非卫生部门下属的公立医院和企业办医院展开你死我活的竞争。

 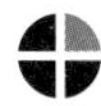

表 4　　各类所有制医院的构成（2002—2006 年）　　单位：%

年份	以机构数来计			以床位数来计		
	政府办	企业办	民办	政府办	企业办	民办
2002	51. 7	30. 4	17. 9	71. 9	19. 3	8. 8
2003	54. 6	28. 3	17. 1	75. 7	17. 4	6. 9
2004	53. 4	26. 7	19. 9	76. 4	16. 0	7. 6
2005	52. 8	23. 8	23. 4	76. 2	14. 4	9. 4
2006	50. 7	22. 8	26. 5	76. 0	13. 9	10. 1

资料来源：《中国卫生统计年鉴》，2002 年，第 46 页；《中国卫生统计年鉴》，2003 年，第 6、第 9、第 56 页；《中国卫生统计年鉴》，2004 年，第 6、第 9、第 60 页；《中国卫生统计年鉴》，2005 年，第 6、第 9、第 63、第 64 页；《中国卫生统计年鉴》，2006 年，第 6、第 9、第 62、第 63 页；《中国卫生统计年鉴》，2007 年，第 6、第 96、第 9、第 60、第 61 页。

在当今世界上，众多发达国家和相当一部分发展中国家的医疗卫生体制尽管也存在各式各样的问题，但基本上维系了社会公益性。很多人想当然地认为，这些国家的医疗卫生服务机构为公立机构所主导。事实上，在这些国家，家庭医生都是自由职业者，即使是在实行全民公费医疗模式的国家和地区，情形也是如此；国家只是在那些家庭医生稀少的偏远地区，才建立一些公立的社区卫生服务中心。在这些国家，公立医院和民营医院并存；而在民营医院中，非营利组织大多占主导地位。

很显然，多元化投资和多渠道办医新格局的形成，可以为公立医疗机构的重新布局奠定坚实的财政基础。在市场资本和社会资金充足的地方，政府可以采取维持现状甚或适当退出的战略，从而把公共财政的重心转向市场资本和社会资金不足的地方。政府新增公共财政对于医疗卫生机构的投入（也就是"补供方"）重点，应该是农村地区、偏远地区、城乡结合部地区、中西部地区。

公立医疗机构再布局的战略，简单地说，就是"抓小放大"。政府财政投入向城市医院和高级医院倾斜的趋势应该扭转，这些机构可以向民营化开放。目前，政府财政加强城乡社区卫生服务体系的合理布局和能力建设是当务之急。当然，即使在市场和社会资金充足的地方，对于某些带有某种技术垄断性的高级医疗服务，政府也有必要通过公共财政的力量来保证普通百姓在有所需要（也就是人命关天）的情况下依然可以获得。要做到这一点，政府直接提供（建立一两个三甲医院）是一种方式，但不一定是最好的方式，更不是唯一的方式。通过政府购买和政府监管，照样可以达到既定的政策效果。

随着社会资本进入医疗服务领域的推展，民营机构在医疗卫生服务领域至少应该占据半壁江山。对于各种标准化程度高的、绩效评估可测量性好的、竞争性强的医疗卫生服务，都应该尽量通过市场化的方式来提供。政府对医疗卫生服务的购买，应该通过竞争性招标的方式来进行。各类医疗服务提供机构，无论是民营的还是公立的，无论是营利性的还是非营利性的，在竞争政府购买的合同上都应该具有平等的地位。

四、政事分开：公立医院走向法人化

在公共医疗机构再布局的大背景下，公立医院的改革势在必行。事实上，公立医院的改革是全球性新公共管理浪潮的一个组成部分，而其大趋势就是引入竞争、引入市场机制、引入基于市场的新型监管体制。

具体而言，公立医院的改革有三大模式，即自主化、公司化和民营化。

在自主化模式中，公立医院的管理权从行政干部转移到管理者手中。在比较温和的政策取向中，政府通过各种考核指标明确的合同对医院进行绩效管理；而在比较激进的政策取向中，政府则通过建立内部市场，以医疗服务购买者的身份，运用各种市场化的手段，强化公立医院之间的竞争，以促使其改善绩效。

在法人化模式中，公立医院直接转型为独立的法人实体，以国有企业或国有非营利组织的身份在医疗服务市场中同民营医院竞争，政府只是通过参与其董事会的运作来影响医院的战略性决策。

在民营化的模式中，政府则通过各种手段，将已有公立医院的部分存量或者新增服务，以契约化、租赁或者出售的方式，转给民办机构来运营。部分公立医院甚至可整体转制为民营机构，一般而言是非营利性组织。

这 3 种模式在世界各地的改革中都得到广泛试验。究竟哪一种模式最佳，恐怕没有明确的答案。改革模式的采纳取决于很多因素，例如，制度环境、医疗服务市场的结构、医疗服务的种类、公共管理的能力、监管架构的发展等。改革模式是多元的，但不论采纳何种模式，最为重要的是实质性地改变医院与政府的关系。无论如何，那种政府大包大揽、以等级化科层组织（也

 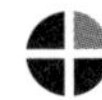

就是事业单位模式）建立医疗服务递送体系的模式，必须抛弃。

无论是自主化、公司化还是民营化，改革后的医院，不论大小，不论原来的隶属关系，不论新的组织形式如何，都应该变成独立的法人实体，而不是政府行政管理部门的下属单位。如果沿袭计划体制下的各种隶属关系，必将继续维持条块分割，并导致整个医疗服务市场缺乏一个有效的监管者。所有改革均涉及以新型的契约关系来取代原有体制下政府与医院之间的行政关系。对政府来说，建立并且维护公平的市场竞争环境，以独立监管者的身份，平等对待所有医院，无论是公立还是民办，这对于改革的成功是不可缺少的必要条件。

然而，新医改碰到的困境之一就在于公立医院的改革思路不明确，这也是国家新医改方案千呼万唤还不出来的重要原因之一。一种流行的思路是对公立医疗机构实行“收支两条线”式的财务管理，即“核定收支、以收定支、超收上缴、差额补助”。这意味着公立医疗机构的收支完全由政府掌控。不仅仅是财权，公立医疗机构采购医疗设备和药品的权力，也都回收到卫生行政部门。

“收支两条线”的思路其实根本不可行。但是，令人遗憾的是，这一条思路却依然在“新医改方案”占有重要地位。多年计划经济的磨难已经证明，“收支两条线”管理下低价运行的所有公立机构，包括公立医疗机构，给我们带来的都是短缺和低质量的服务。在社会主义市场经济时代，试图通过回归计划经济体制来实现医疗服务的社会公益性，或者通过行政手段强行一种模式，不仅终将是一厢情愿、缘木求鱼，而且会极大地阻碍本来可以顺畅前行的改革之路。

公立医院深化改革的康庄大道就在我们面前，这就是已经写入十七大报告和医改征求意见稿中的“政事分开”。根据“政事分开”的原则，公立医疗卫生机构应该从性质上脱离行政体制而走向法人化，同民营医疗机构处于同样的制度环境之中。

因此，推动公立机构走向法人化，实现政事分开势在必行。在法人化的制度环境中，所有医疗机构同政府行政部门（尤其是卫生行政部门）都没有任何上下级隶属关系。这些机构成为货真价实的法人，其法人代表对其所有活动，包括人员聘用、服务提供、资产购置、借贷与投资等，承担所有法律（民事和刑事）责任。现有公立医院及其管理者的行政级别没有必要保留。医院之间只有规模大小、服务领域、服务水平的差别，而没有行政级别的高低上下之分。

在实行行政脱钩之后，所有医院均建立规范的法人治理结构。董事会（或理事会）是法人治理的核心，由医院的所有重要利益相关者代表（包括投资方、医护人员、消费者或社区公众代表、供货商等）组成。公立医院的原主管部门可以作为其投资方或者公众的代表进入董事会，继续拥有强大的影响力。因此，卫生行政部门完全不用担心政事分开之后法人化的医院会成为脱缰的野马。

医院的管理层，由董事会选聘并且向董事会负责。医院管理者不再是国家干部，而是职业管理者，自然不会操心其行政级别，而会真正关心其管理的机构在市场竞争中的地位。与此同时，医护人员（尤其是医师）成为自由职业者；一旦受聘，他们便成为医院的全职或兼职的合同员工。当然，医师们也可以自由开业。政府在放开医师合法自由开业的同时，必须对没有医师执照的人非法开业的情形加以严格管制。

公立医院走向法人化，才能为其发展壮大创造良好的制度环境。公立医院可以根据自己的情况确定适宜的市场定位。某些公立医院或许会选择集团化的发展道路，在全国各地发展出连锁型的品牌医院。另一些医院或许会选择纵向一体化模式，将其门诊部下沉到社区。还有一些医院或许会向专科发展，以独有的医术来竞争转诊病人。少数医院或许还会同医疗保险机构合作，学习美国“管理型医疗”的模式，为民众提供从医疗保险、健康关怀到医疗服务等的一揽子服务。

在法人化基本成形的前提下，公立医疗服务机构民营化也可以实行。各类公立的基层医院，尤其是一级、二级医院，完全可以向民间资本开放，引入民间战略投资者，促使这些服务量严重不足、陷入恶性循环的医疗机构转制，是实现医疗资源有效配置的可行途径。即使是大医院，特别是三甲医院，也未尝不能走向民营化。

许多人把民营化简单地理解为“政府退出”，即简单地把产品生产者或者服务的提供者推向市场，亦即经常简称的“一卖了之”。实际上，民营化有多种形式，绝非一卖了之这样简单。出售国有资产，即非国有化运动，仅仅是民营化的一种特殊的、比较激进的形式，而合同外包、特许经营、现金券发放等，都是民营化的可行措施。换言之，民营化并不一味地要求放弃国有，

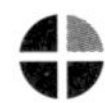

只是主张政府从生产经营或者服务递送的环节选择性地退出。

民营化是一个动态的过程，最广义地说，民营化一词意指任何民间部门成长的进程；而狭义地说，民营化涉及如何从较为依赖政府的制度安排转变到更加依赖民间部门的制度安排，其具体形式呈现多样性（见表5）。

表5　民营化的多种形式

民营化的具体形式	具体内容
间接民营化（政府淡出）	
放松管制	在政府垄断性的服务领域放松甚至解除进入管制
民间补缺	民间机构填补政府服务机构缺乏反应性而遗留的空缺
政府萎缩	政府采取主动措施限制公立机构的成长
部分民营化（委托授权）	
合同外包	政府把某类服务的部分或全部向民间组织发包
特许经营	政府把特许经营权颁予某一个或若干民间机构
补助	政府对以低于市场价格提供某类服务的民间机构发放补贴
代金券	政府就某类服务向合格的消费者发放代金券
法定委托	政府通过法令强制民间机构提供某类服务
彻底民营化（政府撤资）	
出售政府资产	政府向内部人和外部人出售国有资产
无偿赠予	政府向内部人和外部人无偿赠送国有资产

资料来源：SAVAS E S. Privatization and Public - Private Partnerships［M］. New York：Chatham House Publishers，2000：125 - 138.

在推进民营化的过程中，政府最主要的职责是建立制度（或法律）框架，给出公立机构、非营利组织和营利性组织建立和运营的基本游戏规则。在目前中国的法律体系中，《公司法》已经较为完善，可是，民营非营利组织生存和发展的制度环境相当不健全。建议政府在现有的《事业单位管理条例》和《民办非企业单位注册条例》的基础上，尽快开展《公立组织法》和《民办非营利组织法》的立法调研。政府将通过政策引导、税收优惠等方式，积极鼓励和引导社会资金以非营利组织的方式进入医疗卫生服务市场。

在公立医疗机构的民营化过程中，政府必须在提高转制透明性、国有资产评估、战略性投资者的引入、现有员工的妥善安置以及鼓励员工民主参与等方面，扮演积极的、引导的角色。政府要把民营部门的发展纳入卫生整体发展规划中，制定相关的政策，鼓励、支持和引导民营部门发展。对于各地自发性民营化中出现的问题，一方面要以发展的眼光宽容对待，另一方面也应该鼓励甚至动员各方政策研究力量加以分析，以科学的态度推动民营化的发展。

最后，值得一提的是，公立医院的改革促使人们关注社会功能的问题。很多人担心，公立医院的转型，尤其是民营化，会使医疗服务体系丧失公平性，即低收入者会因无力负担医疗费用而无法获得医疗服务。实际上，实现医疗服务公平的功能应该主要由医疗服务的需求面，也就是医疗保障体系来实现。在所有业已实现医疗保障体系普遍覆盖（universalism）的国家和地区，公立医院的改革对于医疗服务可及性公平几乎没有什么影响。而在医疗保障体系普遍覆盖尚未实现的地方，公共医院的转型也可促使政府医疗卫生政策的重点从开办医院转变为完善医疗保障体系。至于那些由于腐败横行（例如，在契约化过程出现大量暗盘交易）而导致公立医院改革失败的例子，并不能证明公立医院改革的不可行。改革并不是产生腐败的原因，相反，腐败才是导致改革受阻甚至失败的原因。在腐败横行的地方，任何公立医院的运行模式都无法正常运转，而且，在那样的地方，公立医院的腐败甚至比某些民营医院有过之而无不及。

基本药物供应的市场保障体系

根据世界卫生组织的定义，基本药物是指那些满足优先卫生保健需要，在任何时候均有足够的数量和适宜的剂型，其价格是个人和社会能够承受得起的药品。① 我国推行基本药物政策已近30年，2004年修订的第4版《国家基本药物目录》覆盖了治疗绝大多数疾病的药品。按照相关资料的说法，入选该目录的基本药物是按照“临床必需、安全有效、价格合理、使用方便、中西医并重”原则进行遴选的。

新一轮医疗卫生体制改革（以下简称“新医改”）的战略目标是建立“基本医疗卫生制度”；基本药物供给保障体系将是基本医疗卫生制度的四大支柱之一。但是，究竟如何保障基本药物的有效供给和合理使用，有关各方却没有取得共识。2008年10月14日，国务院深化医药卫生体制改革部际协调工作小组在国家发改委的网站上发布了《关于深化医药卫生体制改革的意见（征求意见稿）》（以下简称《征求意见稿》），其中明确“基本药物由国家实行招标定点生产或集中采购，直接配送”。然而，在卫生部门以及一些专家的表述中，基本药物应该“定点生产、统一采购、集中配送、合理使用”或者说“集中采购、统一定价、统一配送、强制使用”。② 可以说，前一种表述（即《征求意见稿》中的表述）比较含糊，但也向多种可能性开放，但是后

① WHO. The selection of essential medicines［M］. Geneva：Policy Perspectives on Medicines，World Health Organization，2002.

② 两者的差异在于是否“定点生产”，但在“集中采购、统一定价、统一配送”方面没有实质性的差异。

一种表述实际上是在主张建立基本药物供应的“准统购统销模式”。之所以使用了“准”，是因为国家不可能也不会禁止非定点企业生产或者配送基本药物，更不可能如几十年前粮食统购统销制度下把非统购统销的粮食购销都定罪为“投机倒把”。然而，在所谓“定点生产、统一采购、集中配送、合理使用”体系下，未能获得定点资格的生产和配送企业自然也无法在基本药物的领域生存了，根本无须国家来禁止。

问题在于，“准统购统销模式”是不是一种有效的制度安排呢？是否还存在更好的政策选择？本报告试图回答这一问题。

一、基本药物的可获得性较低吗

一种非常流行的说法是，目前国内基本药物的推行工作仅停留在《国家基本药物目录》的制定上，尚未能在实际的医疗服务中真正发挥有效作用。按照卫生部门的相关研究报告的说法，就是“基本药物的可获得性较低”（叶露等，2008）。

不过，利用卫生部门提供的调研资料，我们发现上述说法缺乏事实依据。证据如下。

1. 由国家药监局、卫生部和世界卫生组织驻华代表处三方于2007年7月共同完成的调研报告《中国基本药物的可获得性及其使用的调查研究》提供了这样一组数据：在山东和甘肃两省调研的63家各级医院中①，西药中使用基本药物的比例均较高。两省不同等级医院2006年度购入的西药品种中，基本药物的平均比例均高于2/3；在山东省三级、二级、一级医院的这一比例分别为80%、72%和67%，而甘肃省三级、二级、一级医院的这一比例分别为

① 根据山东和甘肃两省拥有的三级、二级、一级医院总数，按10%的比例进行抽样。三级、二级和一级医院之间的比例为2∶3∶5。山东省实际调查40家各级医院，其中三级、二级、一级医院分别为8家、17家和15家，甘肃省实际调查23家各级医院，其中三级、二级、一级医院分别为5家、11家和7家。

同时，按10%的比例在国家基本药物目录和WHO基本药物目录中随机抽取了148个药品（247个剂型品种），对其在医疗机构中的配备情况进行了调查。通过调查基本药物的使用情况，了解影响医生处方和病人选择药品的各种因素。调查内容包括调查处方中使用的基本药物比例与处方费用。

在被调查医院中，随机抽取2006年中的1天，在当天所有门诊成人处方（除急诊、高干、传染、儿科、中药）中机械随机抽样100张处方，如当日处方量少于100张，则调查所有处方。实际共调查5456张处方。

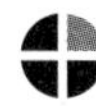

74%、80%和93%。处方抽样调查显示，基本药物占所有药品品种的平均比例在山东省和甘肃省分别为70%和78%。医疗机构反映的基本药物供给短缺只发生在小部分品种上。

2. 上述调研报告还给出了另外一组调研数据：2001年国家药监局药品评价中心采用世界卫生组织/国际合理用药网络（WHO/INRUD）部分调研指标，对北京、武汉、重庆、广州4个城市的药品状况进行调研，发现26家医院平均每张处方药品数为2.74，基本药物的使用比例为82.83%。

3. 由复旦大学公共卫生学院胡善联、张崖冰和叶露完成的《国家基本药物制度研究》课题总报告给出了这样一组数据：2005年全国药品费用为4142亿元，占卫生总费用的44.19%；年人均药费316.78元；其中原国家基本药物目录中的药品费用约占总药品费用的84.4%。①

以上由卫生部或者国家药监局进行或者资助的研究课题提供的3组数据表明，不管是按照品种数量计算还是按照药品费用计算，各级医疗机构70%~80%的用药选择了基本药物。尽管有关部门曾表示，这些调研或许存在一定的误差，比例不一定如此之高，但是无论如何，我们依然可以相信，医疗机构用药的大部分（或许六七成）是“基本药物”。如此高的使用比例，显然不能得出“基本药物的可获得性较低”或者说基本药物受到冷落的结论。至少从总体上讲，入选《国家基本药物目录》的药品的确是国内医疗机构及患者的主要用药选择。正是因为这个原因，我们说所谓的“基本药物可获得性较低”的结论并不成立。

正确判断现状是给出正确的政策建议的基础，正如正确陈述问题是使问题得以真正解决的关键前提一样。我们无法想象，一个误断病情的大夫能够开出妙手回春的处方。

那么，中国基本药物制度的真正病状是什么呢？或者，有关国内基本药物可获得性的“真问题”是什么呢？我们认为，正确的问题应该是：相对廉价药物的可获得性较低，尤其是基本药物中相对价廉的药品可获得性较低。我们同样利用上述几个研究报告说明这一点。

在由国家药监局、卫生部和WHO驻华代表处3方共同完成的那篇调研报告中，引用了这样一份调研资料：北京市药监局2003年的调查发现，被调查

① 该课题由卫生部中国卫生政策支持项目（HPSP）资助，项目编号是2006006。

的1500多种基本药物中，近500种在北京市场无从寻觅；这500余种基本药物中，近1/3在全国已没有任何企业愿意生产。对于这一调研结果，上述报告给出的解释是："由于国家基本药物目录收录的绝大多数是普通药、常用药，由政府进行定价，并在近年来不断降价，因而其利润空间相对较小，生产企业和药店对这类药物的生产和销售积极性不高，有的企业虽然获得生产许可，但只是少量生产或根本不生产，其结果是市场上一些基本药物严重短缺。"从各相关文献看，有关北京市药监局2003年的这次调查结果均来自龚翔（2004）①，上述调研报告和叶露、胡善联等人完成的"国家基本药物政策研究"课题的相关研究报告（刘宝、武瑞雪、叶露，2007；叶露、陈文、应晓华、刘宝、胡善联，2008）均以类似文字引用了北京市药监局的这次调研，资料来源均为龚翔（2004）。

刘宝、武瑞雪和叶露（2007）还引用了2006年3月29日《人民日报》的一篇文章（李晓宏，2006）提供的一个资料：2005年北京天坛医院药剂科主任赵志刚开展的一项名为"医院常用药品供应短缺现状"的研究课题②，在对全国5个地区的调查中，发现有200多种药品供应短缺，这些短缺药品分为两种，一是临床常用廉价药，二是临床必需的小品种药③。此外，刘宝、武瑞雪和叶露（2007）还引用了其他一些新闻报道，如2007年4月9日中央电视台的一个报道《降价十年廉价药"退守"农村市场》④、2005年8月1日《人民政协报》的一篇文章《民革上海市委一份提案：廉价经典药又回来了》⑤，还有2006年3月23日《中国医药报》的文章《上海廉价药复出市场有望》⑥、SMG电视新闻中心2007年1月23日的一篇新闻报道《配不到的硝酸甘油》⑦，用以说明"基本药物的可获得性较低"。但是，在所有这些被引用的新闻报道中除了龚翔（2004）专门谈基本药物问题外，其他文章提到的

---

① 龚翔．利润薄，认知度低，遴选机制不健全——基本药物市场缺货，谁之过［N］．中国医药报，2004-10-14。

② 李晓宏．经典廉价药，医院难找到［N］．人民日报，2006-03-29。

③ 需要指出的是，这类药物和一般普通基本药物有本质性差异，需要特殊政策，本文不做讨论。

④ 链接网址：http：//news. cctv. com/society/20070409/101607. shtml。

⑤ 李玮颖，顾意亮．民革上海市委一份提案：廉价经典药又回来了［EB/OL］．http：//cppcc. people. com. cn/GB/34952/3582409. html，2005-08-01。

⑥ 王银华．上海廉价药复出市场有望［N］．中国医药报，2006-03-23（B2）。

⑦ 链接网址：http：//www. smg. cn/Index_ News/newsDetail. aspx？newsID = 22955&sid = 74&serialno = 002。

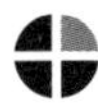

短缺药品都是廉价药品，至于这些廉价药品是否纳入了基本药物目录，这些文章并未提及。事实上，这些报道的核心主题就是廉价药物短缺，根本就没有涉及“基本药物”这个概念。

上述调研报告或者研究报告提供的资料表明，核心问题不是基本药物而是药品价格：一个药品是否短缺，关键不在于它是否是“基本药物”，而在于它是否因价格太低而受到冷落。事实上，许多纳入基本药物目录的药品改头换面重新获得“新药”批号从而价格大涨以后，完全能够获得医疗机构及医生的青睐从而市场需求大增。当然，注册为“新药”后，它们依然是基本药物，因为它们的主要成分没有改变，化学名（通用名）没有改变。

因此，关于基本药物在中国的命运，正确的描述应该是：基本药物目录中的药物呈现两种趋势：第一个趋势是一些“基本药物”被改变剂型或再“包装”，被重新注册为“新药”后，变得相当昂贵，使得部分患者特别是那些没有任何医疗保险的患者难以承受，从而丧失了“价格是个人和社会能够承受得起”的特征；第二个趋势是基本药物中一部分相对廉价的品种因为价格太低受到医疗机构冷落，没有市场需求，从而企业无法生产，导致供给不足甚至没有供给。

因此，真正的问题是“相对物美价廉的基本药物的可获得性较低”或者“所有廉价药的可获得性都较低”，而不是“基本药物的可获得性较低”。把前者说成是后者，即使不能说是错误，也至少是转移了问题的重心，模糊了问题的实质。实质问题是什么？是药价问题，而不是品种问题。“基本”还是“不基本”，是无关紧要的问题。

二、是谁在冷落相对物美价廉的基本药物

关于国内药品市场上基本药物中物美价廉品种短缺的原因，相关部门以及有关专家采取了各打三十大板的做法，把责任平摊到药品生产企业、经销企业和医疗机构身上。典型的说法就是：由于药厂不愿意生产基本药物、经销商不愿意经销基本药物、医院和医生不愿意使用基本药物，最终使得基本药物的可获得性存在很大问题（叶露等，2008；李玲，2008）。这样的说法貌似公允，然而却并不符合事实。实际上，倒过来说更加符合事实。正反两种说法绝不是文字游戏，而是对截然不同的两种事实的陈述。事实说不清，当

然，解决问题的方案就会混乱。

真正的事实如下：由于公立医疗机构主导了国内药品市场，因此国内的药品需求几乎完全由医疗机构及医生的处方行为决定，医药工商企业的药品生产和经销品种选择也基本上由医疗机构及医生的处方行为决定。因此，造成国内药品市场上廉价药品短缺的根本原因是医疗机构及医生不愿意使用廉价药，从而使得廉价药物没有市场需求。因为没有市场需求，药品生产企业自然不愿意生产，经销企业也自然就不愿意经销。事实上，一个竞争性的药品生产和供应体系已经在国内形成，这两个行业之所以没有通过市场竞争实现优胜劣汰，是因为作为药品需求者的医疗机构缺乏“汰劣择优”的激励。

问题完全出在医疗服务体制上，药品生产和供应体系没有责任。试图在药品生产和配送环节寻找药价虚高的解决方案，不啻缘木求鱼。

下面我们来详细说明这一点。

（一）公立医疗机构主导了国内药品市场，决定了药品需求的品种与数量

不恰当的医疗行业进入管制和公费医疗及医疗保险定点制度，使得公立医疗机构在国内医疗服务市场上获得了行政垄断地位。不幸的是，行政管制失当将公立医疗机构在医疗服务供给上的这种垄断地位延伸到了药品零售业务上，形成双垄断局面，即垄断了医疗服务供给之外又垄断了药品零售业务。具体地讲，按照政府确定的药品分类管理体制，医疗机构事实上控制了处方药零售业务，由于处方药销售占国内整个药品零售额的 80% 以上（王锦霞，2004；陈文玲，2005），因此公立医疗机构事实上控制了绝大多数药品的零售业务。

这使得国内的公立医疗机构成为药品市场上的双向垄断者：面对众多的药厂和医药经销商，医院处于买方垄断地位，因为它控制着 80% 以上的终端市场，面对这样一个垄断买方，数量众多的医药工商企业基本没有讨价还价能力，只能满足医院的种种要求；而面对患者，医院处于卖方垄断地位，因为它控制着绝大多数处方药的开方权、销售权以及公费医疗与医保的定点资格，面对这样一个垄断卖方，患者更没有什么讨价还价能力，也没有什么选择权，往往只能根据医生的处方在就诊医院买药。近来少数患者被允许持处

方到社会零售药店买药，但是这样的行为受到种种限制而没有成为普遍的行为。

医院在药品零售方面的垄断，完全是一种行政垄断。

此外，为了保护乃至谋求更大的经济利益，医院会尽可能利用一些可能的手段保护自己在药品零售上的垄断地位，以隔绝来自社会药店以及医院之间的价格竞争。显然，如果病人拿着医生开出的处方到外面买药，业内俗称"跑方"①，医院就不可能得到售药收益，因此医院会采取措施防止"跑方"现象。传统的做法是用拉丁文或者特别潦草的笔迹书写药方以使外人无法辨认。目前这种方式已经较为少见，现在的主要手段是使用无纸化处方（电子处方），将处方信息输入磁卡或者计算机，通过局域网直接传送到药房，使得患者无法到外面配药。此外，由于同种药品国内一般有数十个甚至数百个厂家生产，尽管这些药品的化学名（通用名）是一样的，但是不同药厂生产的具有不同的商品名称②。各个医院购进的同种药品往往产自不同的药厂。因此，医生在开方时有意使用药品的商品名而不是化学名（通用名），这进一步强化了医患之间本来就存在的有关药品替代性知识的信息不对称性，大大增加了患者到外面配药的困难，加强了医院售药的垄断地位，同时也使得医疗机构更易于用昂贵药品替代廉价药品③。近来，政府对处方行为施加了新的管制，医生开处方时已经不得使用药品的商品名，而必须使用通用名。这一管制的实施状况和效果，尚有待观察。

药品从生产到零售整个过程中的利润分配格局从一个角度说明了医疗机构的垄断地位：据原国家经贸委的统计数据，2001 年全国医药工业企业利润

---

① 显然这种现象主要发生在自费病人中间。由于定点制度的约束，公费和医保病人很少出现"跑方"现象。此外，2002 年放开药店审批之前，"跑方"现象也较为少见，因为当时医院和药店的药品都是按照国家的统一定价销售，"跑方"到药店配药对患者没有好处。而且，开方和购药均在医院，一旦出现问题，责任明确。

② 药品一般有 3 种名称，即化学名、通用名和商品名。化学名是根据药品的化学成分确定的化学学术名称，通用名称是国家药典采用的法定名称，不同药企生产的同种药品的通用名是一样的，而商品名是指药品生产厂商自己确定，经药品监督管理部门核准的产品名称。在一个通用名下，由于生产厂家不同，可有多个商品名称。

③ 医生在处方中使用商品名的主要目的是为了顺利地从医药代表或药品代理商那里拿到相应的回扣，因为只有这样医药代表才能准确了解哪些医生开出了多少自己代理的药品。因此，商品名处方是"回扣"式药品推销得以畅行的必要条件之一。使用商品名处方的直接后果是：医生可以更容易地将疗效类似但价格更高，往往也是"回扣"更大的药品开给消费者（梁雪峰，2006）。

额为176亿元，全国医药商业企业利润额为9.4亿元。而同期全国医院药品差价收入额约为504亿元。即每100元药品利润中，医院占了73.1%，工厂占了25.5%，流通企业占了1.4%（王锦霞，2004）。显然，绝大多数药品经销的收益被医院所得。我们可以用美国的类似数据做一对比，在美国药品市场上，医院只占据了20%左右的市场份额，其余的80%由药店等零售机构占据。美国连锁药店协会（NACD）公布的统计数字表明，2004年每100美元药品销售收入中，制药企业获得76.5美元，批发商获得3.4美元，零售商获得20.1美元。由中美这组数据的巨大差异可以非常清楚地看出国内药品市场上医疗机构的强势地位。

在我国目前的药品集中招标采购制度中，医疗机构所处的强势地位从另一个方面清楚地展现了其在药品市场中的主导地位。在目前的药品集中招标采购制度中，医疗机构是委托方，药品招标代理机构是代理方。根据《招标代理服务收费管理暂行办法》第10条，招标代理服务实行“谁委托谁付费”原则。因此，医院理应支付招标代理费。但事实上，在药品集中招标采购中，代理服务费是由中标者即药厂支付的。而且在定标之后，根据招标人的要求，中标者即药厂要向招标代理机构缴纳一定数额的履约保证金，作为其保证履行合同义务的担保。而医疗机构却不需要缴纳任何的保证金来保证其履行采购合约的义务。实际情况是，医院单方面不执行合同，甚至对招标的药品任意退货①，而且不与中标企业签订购销合同，不使用中标品种②，不执行药品集中招标采购确定的价格，以及不按合同约定及时付款③等情况普遍存在。集中招标采购制度导致药品生产企业利润下降，却并没有减少医疗机构的卖药收益，医院的强势买方地位和垄断卖方地位也没有在药品招标采购中有所削弱（顾海、唐艳、邓晨珂，2006）。

---

① 医院作为药品“消费”的主体，一般会在合同中注明无条件退货的条款，事实上这是一个不公平的协议。有些医院动辄将两三年前的药品退回给企业，有些医院则将过期、失效的药品退回给企业，有些医院甚至将一大堆不是从该企业购进的药品退给该企业，而该企业却只能无条件接受。医院实行无条件退货，致使中标的企业蒙受了不小的损失。

② 有些医院不使用中标品种，而是以非中标品种来替代中标品种，或仅少量使用中标品种，而大量地使用非中标品种。据统计，有近30%的医院存在着标外采购的现象，其标外采购的药品品种可达其总采购量的40%以上，金额占其药品总采购金额的50%。

③ 国家明文规定，承付货款的最长期限不得超过2个月。但真正能在2个月内付清款项的只有极少数医院，大多数医院付款都超过了3个月，不少医院付款平均都在6个月以上，个别医院付款还在8个月以上。

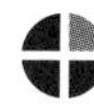

（二）医药工商企业以市场需求为生产经营导向是规范的企业行为

前述由国家药监局、卫生部和WHO驻华代表处3方完成的调研报告中，给出了对山东和甘肃两省药品生产企业的调研结果：两省药品生产企业停产基本药物的最主要原因是该药品使用量不大和利润太低，有50%左右的基本药物停产是因为这两个原因。在影响药品生产的最重要因素中列前3位的分别是市场需求、市场占有率和生产成本。有2/3的生产企业认为市场需求是最重要的影响因素。这一调查结果表明，药品生产企业的生产品种选择以市场需求为导向。

药品生产企业和经销企业根据市场需求和利润高低确定产品品种，是市场经济中的企业的合情合理选择。医药工商企业的这一做法极其正常，没有什么大惊小怪之处，更没有什么可指责之处。仅仅描述这一现象并不能探究到真正的问题，应该进一步追问。

真正有价值的问题是什么决定药品的市场需求？或者问，为什么这些基本药物“使用量不大”？由于大多数基本药物是处方药，因此决定国内药品市场基本药物需求的是医疗机构和医生①，如果《基本药物目录》的确覆盖了治疗绝大多数疾病的药品，并且目录中的基本药物真的符合“临床必需、安全有效、价格合理②、使用方便”的原则③，那么医疗机构和医生们按道理应该大量使用这些基本药物。实际上，基于基本药物目录合理使用药物的培训不知道搞了多少年，培训费不知道花费了多少，但是医生和医疗机构却较少使用这些基本药物。难道合理使用药物是极其高深的知识和技术，我们的医生们就学不会吗？

当然不是。医生及医疗机构较少选用基本药物，问题在于医疗机构和医生的处方行为。从根本上说，是引导医疗机构及医生的处方行为的激励机制存在问题。这正是国内廉价药物受到冷落的根本原因。接下来，我们深入分析医疗服务体系中扭曲的激励机制。

---

① 显然，基于同样的原因，基本药物在药店的销售也很大程度上由医生的处方行为决定。

② 强调与经济承受能力相适应。

③ 事实上，国内基本药物的遴选存在一定的问题，使得目录中所选定的基本药物并不完全符合“临床必需、安全有效、价格合理、使用方便”的原则，这是另外一个层次的问题，本文不做讨论。

三、为何医疗机构冷落廉价药

在中国，医院的经费来源即所谓的补偿途径主要有3种：政府财政拨款、医疗服务收入和药品收入。改革开放以来，国家财政投入占医院总收入的比重逐年减少，一些大医院只占到几十分之一甚至百分之一，目前这个比例全国平均不足10%（陈文玲，2005；朱晓法，2005）。由于医疗服务定价普遍明显偏低，医生技术劳务价值没有得到应有体现，使得医院仅靠医疗服务收费根本不能弥补经营成本。因此政策上允许医院以15%的药品进销差价来弥补亏空，这就是通常所讲的“以药补医”的补偿机制。

“以药补医”机制使得医院获得了通过出售药品获得盈利的合法权利。这使得药品销售与医疗机构、医务人员的经济利益直接相关。此口一开，医院自然会充分利用这一政策谋取收入。在这种情况下，我国的公立医院虽名为非营利性医院，但几乎所有医院都变成了从药品销售中获利的营利性机构。近几年在医院的总收入中，药费收入占60%左右，少数中小医院高达70%～80%（朱晓法，2005），药品销售成为医院收入的主要来源。

因此，很自然，在药品的使用上，基本上是哪种药品给医院带来的净收入多，医院购进和销售这种药品的积极性也就越大。与此同时，为增加售药收入，医院、医生诱导患者过度使用药物，即所谓的开“大处方”，造成药物滥用。比如，抗生素在医院环节的差价率大都高于30%，近几年医院药费收入排在前5位的都是抗生素，抗生素销售收入占医院药费总收入的30%以上，抗生素滥用现象十分严重。据调查，我国每年有8万人死于抗生素滥用（陈文玲，2005）。这正是合理使用药物的大量培训始终无效的真正原因。

可能是担心医院利用垄断地位哄抬药价，因此政策明文规定医院的购销差价率不能超过15%。然而，这一本意是控制药品零售价格的管制措施，实际的实施效果却是扭曲了医院的药品购销行为，使得医疗机构严重偏好购销高价药品①，排斥廉价药物，最终显著抬高了零售药品的价格。由于有了加成

① 这一结果并非中国独有，发达国家的管制经验早已表明，收益率管制会诱导被管制企业做大或夸大成本。因此会扭曲被管制企业行为，严重抑制被管制企业提高效率、降低成本的积极性。中国台湾在1995年之前，也对医疗机构加价率进行行政管制，规定医疗机构购销加价不能超过20%，结果也导致医疗机构严重偏好使用高价药。

率管制，医疗机构在采购药品的时候，根本不会在乎药品经过了几道流通环节。正是因为这一点，才造成了我国药品流通环节过多的荒唐情形。实际上，中国已经出现了实力强劲的医药物流企业，其直接配送的方式大大减少了配送环节，降低了药品的批发价格。但是，这类企业在城市的医疗机构中并不受欢迎。

药品购销加价率管制之所以导致医院倾向于购销高价药品，原因并不难以理解。①由于药品加价率存在上限约束，因此批发价越高的药品医院的批零加价收益越大：批发价格 10 元的药品，医院的加价收益最多只有 1.5 元，而批发价格 100 元的药品，医药的加价收益可以达到 15 元①。②为了表面上不违背加价率管制而又尽可能获得最大卖药收益，医疗机构利用其在药品零售环节的卖方垄断地位和药厂合谋抬高药品批发价，这样一方面医疗机构可以合法获得更大的购销加价收益，另一方面医疗机构可以通过药厂返利也就是折扣形式获得更多的卖药收益。这样一来，医疗机构实际获得的卖药收益显著超过了政策规定，同时表面上又没有违背政府的购销加价率管制。由此可见，正是加价率管制政策导致了医疗行业药品折扣行为的产生和泛滥。

由此我们不难理解为什么中国的药品市场特别是由医院控制的这部分市场，存在“药品价格越高，医院的药品购销量越大”这样一种表面看来相当反常的现象。正是因为这一原因，导致目前施行的医院用药集中招标采购制度事与愿违。在目前的招标制度下，规定同一品种药物存在 3 个中标厂家，因此临床用药的选择性很大，替代品很多。医院普遍采取在中标的同类药品中优先选购价格高或折扣（回扣）大的药品的做法，而低价中标药品由于价格低、回扣少或没有回扣，医院拒绝进货。这一现象在业内称之为“死标”。这使得一些在降价后成本与零售价格接近的廉价药品，如青霉素，基本上从医生的处方中消失了。由于医院控制了药品零售 80% 左右的终端，从而主导了药品市场，而且由于患者缺乏必要的医药专业知识，无法自主选择药品，只能在医生的指导下用药，因此医生对药品的需求便替代了患者对药品的需求。因此，只要某种药品不在医生处方中出现或出现的机会过小，这种药逐渐“退出”医院市场也就在所难免了。因此，医院的内部处方量决定着一个

① 正如前面指出的，由于公立医院在药品零售环节具有双向垄断地位，药品采购几乎不占用医院的资金，因为绝大多数药企和销售商都给医院很长的回款期，甚至售后回款。也因此，进销高价药并不增加医院的资金成本。

品种甚至一个厂家的生死，“死标”现象使得一些疗效可靠的常用药品因价低利薄被人为地逐出市场，不但医院不愿意进货，而且药店也不愿销售，往往使得厂家不得不停产这种药品。

医院的上述药品购销行为诱使制药企业抬高药品批发价格，一方面满足医疗机构购买高价药品的偏好，另一方面留出更大的利润空间用于以高额回扣、折扣的方式向医院返还收益。

实际上，上述对医院药品进销差价率的管制方式是现行药品定价方法即所谓的顺加作价法的一部分，这种“高进高出、低进低出”的定价政策，刺激了医院和各个流通环节销售高价药的热情，由于控制药品销售终端的医疗机构倾向于购销高价药，这使得由顺加作价法带来的各流通环节购销高价药品的激励有了实现的可能，因此，国内药品流通领域的一个相当普遍的现象是一些疗效稳定、安全性高的低价药品没有人愿意销售，从而迫使药企停止生产这些药品。

此外，国内公费医疗和城镇职工医保存在的机制缺陷也加剧了医疗机构的上述行为。医疗保险机构本应该作为医疗服务及药品的团购方，利用自己拥有的市场力量和专业技能实现对医疗机构的有效制约和规范，推动医院合理服务和合理定价。但目前我国医保机构显然没有做到这一点，不适当的医疗费用保险支付方式（主要采用按服务量付费的方式）不仅没有起到控制医疗费用的作用，反而进一步强化了医疗机构及医生过度服务、过度用药且偏好销售高价药品的行为，并且客观上推动了“医患合谋”：使得医保患者愿意听从医生的建议，接受过度的医疗服务和消费高价药品、排斥廉价药品。由此使得廉价药进一步失去了市场。

上述原因正是廉价药品在国内市场上备受冷落的根本原因。由此，我们也说明了国内药品市场上廉价药品短缺根源于国内医疗体制存在的制度弊端以及医疗保险体制的制度弊端，而不应该归咎于医药生产和批发行业的不规范行为。和廉价药品备受冷落一样，医药工商企业的这些不规范行为恰恰是医疗体制弊端和医保体制弊端的结果，而不是廉价药品退出市场的原因。

四、为何药企可以很容易地转产高价药

有人将廉价药备受冷落归咎于药企拒绝生产而偏好生产高价药，且不说

这种指责毫无道理：作为以追求利润为目标的营利性企业，选择利润最大的合法产品进行生产，本身就是市场经济的应有之义，也是企业组织的合情、合理、合法选择。药企的这一做法没有什么可指责之处。问题的关键是在政府的直接价格控制下，特别是在政府连续20余次的药品降价行动中，“前赴后继”的高价药是从哪里来的。

新药①审批加单独定价政策孕育了一批又一批高价药品。

原国家计委于2001年1月发布《关于单独定价药品价格制定有关问题的通知》，明确规定制药企业可以对政府定价的药品申请单独定价。其中规定，无论进口的、进口分装的还是国产的，如果国内市场上同种药品是由多家企业生产的，只要其中一家企业认为“其产品的质量和有效性、安全性明显优于或治疗周期、治疗费用明显低于其他企业同种药品、且不适宜按《政府定价办法》（计价格〔2000〕2124号）第6条规定的一般性比价关系定价的”，就可以申请单独定价。此外，拥有自主知识产权但已超出知识产权保护期的原研药，也可申请单独定价。据称该政策的目的在于通过实行优质优价来鼓励制药企业提高药品的质量、安全性、有效性或药品的性价比。单独定价是以厂家为名，价格后注明生产厂家，对于西药称之为单独定价，中药称为优质价。必须指出的是，单独定价也是由政府价格主管部门确定最高零售价，而不是由企业自主定价，只是这一政府定价高于其他同类药品政府定价。

上述单独定价政策的意图是鼓励药企研发新特药。但是在实际的执行过程中，由于新特药审批政策过于宽松，使得药企能够很容易地通过开发“新药”来规避政府的价格管制，因此目前这一政策成为药企普遍采用的一种规避政府价格管制、抬高药价的工具。

市场上很多所谓的“新药”，大部分是原有品种过了专利保护期的仿制药，国内药企通过改变剂型、改变规格、改变包装、改变给药用途，或者添加少数无关紧要的成分，以申报新药名和新商标的办法来开发成所谓的“新

① 新药系指我国未生产过的药品。已生产的药品改变剂型、改变给药途径、增加新的适应症或制成新的复方制剂，亦按新药管理。我国对仿制药之所以按照新药管理，是国家药品监督管理局鉴于仿制药审批权在各省易出现仿制药泛滥的问题，于是采取了这种管理办法，即所谓的“地标”转“国标”。事实已经证明，管理权上收到中央部门并没有改变仿制药泛滥的局面，正如正文中所讲的，反而带来了更多的弊端。

药”，然后利用单独定价政策或者企业自主定价政策重新定价为高价药品。药企要做到这一点，新药审批这一关至关重要。而国家药监局对新药的审批非常宽松，据张映光和戴维（2005）报道，2004 年，中国药监局共受理了 10009 种新药申请，其中没有一种是真正的新化学实体。另外，国家药监局官员称 2005 年批准了 1113 种新药，而同年度美国 FDA 新药审批数量只有 81 种（章剑峰，2006）。这一显著的数字差异，体现了中美之间有关新药定义的差异，也形象地说明了国内新药标准的宽松①。此外，中国的新药审批缺乏有效的外界监督。没有一个机构能对审核新药的药监局和专家组进行监督。这使得新药审批环节中存在着各种各样的寻租现象，其中的官员腐败问题触目惊心（章剑峰，2006；陈小莹、沈玮，2007）。

单独定价政策也存在先天缺陷，质量与疗效的优劣界线模糊，赋予了相关审批人员很大的自由裁量权，审批过程也不公开、不透明，缺乏监督。相关报道透露，一家企业欲申报新药并最终获得单独定价，往往要耗资数百万元甚至近千万公关费用（张映光、戴维，2005；章剑峰，2006）。

需要指出的是，上述问题的实质是政府不当的药价管制（包括所谓的单独定价政策）引致的药企行为扭曲，宽松的新药审批政策只是药企这一行为得以实现的辅助条件罢了。

五、基本药物“统购统销”制度决不可行

国内医疗机构尤其是大型公立医院严重偏好购销高价药品、排斥廉价药物，根源于国内医疗医药体制存在的一系列制度性弊端。关于这一点，我们上面已有分析，在此我们再次简单概括如下：政府人为压低医疗服务价格，迫使医疗机构通过卖药赢利来维持运转，形成“以药补医”机制，这一机制赋予了医疗机构抬高药价、谋取售药利润的合法权利，而公立医疗机构在药品零售环节上的双向行政垄断地位，其具有足够的能力高价卖药以获得高额卖药收益。进销加价率管制则进一步诱导医院进销高价药，因为在这样一种管制制度下，医院只有通过和药企合谋抬高药品批发价格，才能以高额折扣（回扣）和购销加价的形式最大限度地获得卖药收益。而单独定价政策加之宽

---

① 显然，这种现象削弱了国内药企的自主创新激励和自主开发能力。

松的新药审批制度，则为药厂提高药品批发价、医院购销高价药提供了便利。公费医疗和职工医保对医疗机构采取“按项目付费”的费用结算方式，也对医疗机构扭曲的药品使用模式起到了推波助澜的作用。

所有这些体制弊端的根源，在于政府管制和治理措施的失当。这些制度性弊端导致公立医疗机构尤其是大中型公立医院偏好购销高价药而排斥廉价药物，这正是导致国内药价虚高的根本原因。也正是这一制度性弊端导致一些基本药物尽管具有“临床必需、安全有效、使用方便”的良好特征，但因为价格低廉不能满足公立医院的逐利要求而被其弃之不用。由于公立医院控制了80%左右的药品零售，因此只要哪种药物不被医院使用，这种药物就会在很大程度上失去市场需求，从而使得药品生产企业及经销企业无法生产并销售这种药物。《国家基本药物目录》中的许多药品市场上没有供给的根本原因就在于此。

也就是说，廉价药品（包括一些基本药物）备受冷落不是因为药厂不愿意生产、批发企业不愿意配送，而是因为公立医疗机构不愿意使用。

因此，解决廉价药备受冷落问题的根本措施是消除上述医疗医药体制弊端。然而，卫生行政部门提出的改革思路，却是通过建立基本药物准统购统销制度，即对基本药物实行“政府组织的定点生产、统一价格、统一配送”制度，来完善基本药物制度。这样的改革建议，不仅是缘木求鱼，而且与我国医药行业的市场化进程完全背道而驰。这个方案一旦实行，将使我国30年来药品生产流通领域的改革全面倒退回计划经济体制时代。这一改革方案决不可行。

试图在药品生产和流通领域来寻找问题的解决思路是典型的“葫芦僧判断葫芦案”。道理很简单，包括某些基本药物在内的廉价药品得不到正常使用的根源在于医疗医药体制存在的制度性弊端，尤其是政府对公立医院的不当管制和治理。不从这个根源处着手解决问题，非但不能治本，连标也治不了，甚至会越治越乱。

正如许多人所指出的，目前医疗体制的一个根本性弊端就是管办不分，即卫生行政部门是众多公立医疗机构的上级，而作为行政上级，卫生行政部门自然希望对下属事事介入。“管办分开”这样一个正确的改革建议，正是针对这一体制弊病的。而基本药物的“准统购统销”主张却进一步加深了行政部门对医疗行业的介入，强化了医疗机构对行政主管部门的依赖，使得“管办分开”更加不可能。前面已经指出，药价虚高的根源在于政府管制失当。以强化行政管理、实施政府主管部门对基本药物的“准统购统销”来解决这一问题的结果只可能是南辕北辙。可以预期的是，“准统购统销”模式不仅无法解决基本药物制度不能有效发挥作用的问题，还会导致更加严重的体制性弊病。

首先，就卫生行政管理部门而言，所谓“定点生产，统一价格、统一配送”制度的实施，将会大大增加其行政权力和寻租空间。确定定点生产和配送企业的权力、确定配送价格和配送费用的权力、所谓监管基本药物质量的权力等，无疑为卫生行政部门增加了大量的寻租和腐败空间，这必然导致商业贿赂和行政腐败的盛行。其实，现行的药品集中招标采购制度由于强化了卫生行政部门的权力，已经暴露出了这样的问题。所谓的“准统购统销”制度，将会显著增加卫生行政部门干预市场的权力，这样的行政管制体制，事实上会进一步增加行政腐败的发生概率和规模。这样做很有可能会毁掉一批干部。

事实已经表明，中国作为一个向市场经济转轨的国家，政府对稀缺资源的配置权力过大和对微观经济活动的干预权力过大是市场发育缓慢、腐败难以消除的最重要原因。过分强调依靠政府力量，很可能埋下助长寻租活动乃至“权贵资本主义”的隐患。很多管制其实不是管制，而是行政干预，其实施目的其实只是为了增加政府官员自身的权力和利益。因此，对于反腐败而言，减少行政干预远比在官僚体制内增加激励和进行人事选择更为重要。对于这一点，我们应该有清醒的认识。

其次，“准统购统销”的做法必然会导致药品生产和配送的行政垄断局面，在拥有行政垄断地位的情况下，指望定点生产企业和配送企业提高药品质量、降低生产成本、改善服务水平，降低流通费用，提高配送效率，不啻为水中捞月。不要说品种繁多、质量难以观察的药品，即使像粮食和棉花这种质量容易观察和判断的单一产品，当年实施统购统销体制的结果也是效率低下、腐败丛生、亏损严重，财政不堪重负，老百姓怨声载道，最后不得不放开竞争、走向市场化。

如果说在现行制度下公立医院垄断了大部分药品的零售，还仅仅是下游的垄断，那么实行基本药物的统购统销之后，就构成了上游、中游和下游全方位的垄断，而且是一个大垄断格局。如果基本药物以全国为一个“准统购

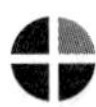

统销”单位，那么这意味着卫生部垄断全国基本药物（可能占全部药品消费的70%以上）生产、采购、配送和零售，这样的垄断规模已经超过两大石化公司对全国成品油市场的垄断，超过两大固定电信公司、两大移动通信公司对国内电信市场的垄断，甚至也超过原铁道部对全国交通市场的垄断。这种垄断的弊端国人已有切肤感受。如果以省为“统购统销”单位，意味着各省卫生行政部门垄断全省的基本药物生产、采购、配送和零售，这个做法必然导致全国药品市场的板块分割和严重的地方保护主义，国内医药工商企业的做大做强就会变得遥遥无期。建立全国统一市场的改革目标也会变得遥不可及。

因此，我们可以预期的是，如果药品走向了“准统购统销”，高度的行政管制管理权力和由此创造的、没有竞争约束的行政垄断极易行政腐败、低效率和高成本，这只会导致药价的进一步抬高和廉价药物的进一步短缺。与之相伴随的还有几乎必然出现的政府补贴的无底洞和财政的不堪重负。此外就是全国药品市场的板块分割和严重的地方保护主义。

曾经以及至今仍然由行政垄断控制的行业，如粮棉、铁路、电信、电力、石化以及医疗，已经无一例外地向我们展示了这种结局，中国实在没有必要再重复同样的错误。

2000年开始实施的由卫生行政部门主导的药品集中招标采购制度已经是弊端丛生，不但没有降低药品价格，反而进一步抬高了药品价格并且把一些疗效可靠的廉价药品挤出了市场。卫生行政部门不进行反思，反而要推行更为荒唐的“准统购统销”制度，不知其意欲何为。

实际上，在国内药品流通领域，通过完全市场化途径已经发展出一些流通环节少、效率高、成本低的药品分销配送模式。这些模式大大减少了药品流通的中间环节，缩短了业务流程，明显加快了药品的配送速度，极大地降低了药品配送成本。在这些药品分销配送模式中，平均配送费用（或者说批发商加价）不足4%，已经基本达到美国同行业的水平。而且这种高效率的药品配送模式正是以配送廉价普药以及非处方药为主的。但是由于占据药品零售70%以上市场份额的公立大中型医院严重偏好高价药、排斥廉价药，从而极大地抑制了这种高效率的市场化药品分销模式的发展。目前，农村卫生站、乡村小药店、私人诊所、社区医疗点、民营药店是这种配送模式的主要客户，在由零售药店占据的那部门药品市场中，这些药品配送方式已经占据了其中

50%以上的份额。近年来，这些药品配送模式延伸到哪里，哪里的药品零售价格就会出现较大幅度的下降（15%以上）。事实上，每次平价药房掀起的降价风暴，背后都是以这些高效率的配送模式作为强大支撑的。

以上事实已经非常清楚地表明以下几点。

第一，主要由普药组成的基本药物完全能够通过这种市场化的药品分销模式得以推广和普及；换句话说，这些市场化的药品分销模式是保障基本药物制度得以完善实施的最优制度安排之一。

第二，导致基本药物制度无法得以推广普及并有效发挥作用的恰恰不是市场化的药品流通模式，而是由政府管制失当导致的医疗体制弊端。

第三，促使基本药物制度有效发挥作用的根本改革措施是减少政府的行政干预，打破公立医院垄断，建立竞争性的药品零售市场，而不是强化政府权力，搞什么“准统购统销”模式。

六、药价管制于事无补

相关政府部门希望通过加强药价管制来抑制药价上涨、控制药费支出。然而，近几年发改委多达20余次的药品降价行动，并没有实现扭转药费支出快速上涨趋势的政策意图，这一结果实际上已经表明药价管制无助于抑制药费上涨。事实上，政府的药价管制已经使得价格竞争机制完全失灵，导致中国的医药工商行业无法实现优胜劣汰，效率高、质量好、成本低的企业无法通过公平竞争做大做强，而那些效率低下、质量不可靠的企业却能够依存于现行扭曲的市场环境生存下来。下面，我们从两个方面来说明政府对药品（即使是品种相对有限的基本药物）进行价格管制是不可能实现所宣称的政策意图的。

（一）政府不可能做到正确定价

行政之手正确制定价格并以此引导资源最优配置和有效利用，是一个早已经被实践证伪的命题。其中的道理其实非常简单：价管管制的有效性有赖于管制者能够及时准确地掌握市场上千千万万个微观主体的成本、效率、产品（服务）结构、需求等信息，由于无处不在又无法消除的信息不完全和信息不对称，政府部门根本不可能完成这个任务，政府官员也没有积极性来完

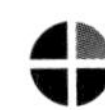

成这个任务①。因此，迄今为止人类在价格干预方面的实践基本没有成功的案例。几乎所有对价格水平实行人为干预和管制的政策都导致了不同程度的市场扭曲和得不偿失的社会后果。

新中国成立50多年的价格管制实践已经充分说明这一点。且不说品种繁多、质量难以观察和核实的药品，即使像粮食和棉花这种质量容易观察和判断的单一产品，② 当年由政府制定的价格既不反映成本也不反映供求，不但没有起到稳定粮棉供求的作用，反而加剧了粮棉供求波动，为维持价格管制而建立的垄断性国有粮棉流通企业严重亏损，致使财政不堪重负，也使得老百姓怨声载道，最后不得不放开价格，放开粮棉市场，让粮棉定价和流通走向完全市场化。棉花走向了市场定价，老百姓并没有因此没有衣服穿、没有被子盖；粮食走向了市场定价，老百姓也没有因此而没饭吃。不知为什么相关政府部门没有认真总结其中的经验教训，却仍然牢牢抓着药品的定价权不放。

面对成百上千种药品由近5000家药厂生产的格局，且不说市场供求状况，仅仅是政府定价所需要的成本信息相关政府部门就不可能及时准确地收集到。不可能准确了解成本就不可能准确了解市场供求，那如何能确定既反映成本又反映市场供求的价格呢？做不到却要强行去做，带来价格扭曲并进而导致医疗机构及医药工商企业行为扭曲也就在所难免了。事实上，国内的药价管制实践已经重复证明了这一点。正如前面几节说过的，政府的药价管制一方面使得部分疗效可靠的药品因政府定价过低以致药企无利可图从而放弃生产，另一方面又导致部分药品（如新药单独定价）因价高利厚使得企业不惜弄虚作假、公关行贿。事实上，价格畸高畸低是政府定价的必然结果，没有市场竞争，不可能发现正确价格。

（二）药价管制对控制药品费用基本没有作用

管制药价的根本目的是控制药品费用，但是发达国家的实践表明，降低药品费用的关键不是控制药价，而是诱导医生合理用药。许多欧洲国家都实施药品价格管制，以期降低药费支出，这些药价管制措施包括冻结价格、成本定价、利润定价及国外药价参考定价等。然而有关这些药价管制效果的实

---

① 这里暂且不谈价格管制所必然导致的政企合谋、俘获、寻租问题，这些问题的出现使得价格管制更是弊多利少。

② 国内另一个现成的例子是成品油。

证研究表明，管制药价并不能有效控制药品费用，诱导医生及患者合理用药才是控制药品费用的关键（Mrazek，2002）。法国、日本与加拿大的经验均提供了这方面的大量例证。由于严格的药价管制，法国的平均药价是整个欧洲最低的，但高药品消耗量导致其药品费用占医疗费用的比例达 17%，远高于英国 10% 的水平（Bloor 等，1996），也超过药品自由定价的美国 12.4% 的水平。日本的药价管制实践也证实了这一点，日本 1980—1993 年施行的药价管制措施造成处方量增加以及新药上市药价上涨，以致整体药品费用增长 59%（BCG，1999）。同样地，加拿大也对药品价格采取严格管制政策，但却没有有效的措施诱导医生合理用药，从而导致药品费用快速成长（Morgan 和 Bare，2003）。

事实上，分解影响药品费用的各个因素即可明白各国药价管制政策并不能有效控制药品费用增长的原因。药品费用等于药品价格乘以数量的总和，因此药品费用的增长可以分解为 3 项：①药品价格的上涨；②药品使用数量的增长；③药品品种组合改变导致的药费增长。所谓药品品种组合的改变是指用高价药（往往是新药）代替低价药（往往是传统普药）。大量分析药品费用增长来源的研究文献均表明：导致药品费用增长的主要原因是药品使用量的增加以及药品品种的改变，而不是药价上涨。比如，Berndt（2002）分析美国处方药品资料，发现 1994—2000 年，美国药品费用平均年增长率为 12.9%，其中药价上涨因素仅占 2.7%，其余 10.2% 是来自药品使用量增加和药品使用品种的改变。Addis 和 Magrini（2002）分析意大利药品费用增长来源时发现：在 2001 年，意大利的药品费用比 2000 年增加了 13.5%，其中来自药品使用量的增长率为 9.5%，来自药品品种改变的为 4.8%，而药品价格在此期间下降了 1%。英国 1992—2000 年药品费用平均年增长率为 8.7%，而在此期间药品价格年平均下降 1.8%，药品使用量年增长率为 4.9%，药品品种组合改变则占 5.4%。类似的，加拿大 2002 年的年报中指出，2002 年较 2001 年加拿大专利药品费用增长率为 13.9%，而专利药品价格在 2002 年实际上却下降了 1.2%，专利药品使用量则增加了 15.5%。

以上资料显示，尽管在世界上有很多国家均实施药品价格管制，但是现实存在的并不一定是合理的。很多研究表明，管制药品价格并非控制药品费用的有效措施，药费支出的增长主要是来自于药品使用量的增加及药品品种组合的变化。实际上，中国的药价管制实践再次证实了这一结论：近 10 年来国家发改委多达20余次覆盖数千种药品的药品降价行动并没有起到控制药品费用的政策意图，却导致了将疗效可靠的廉价普药挤出药品市场的负面效果，同时还催生了大量价格虚高的虚假创新药品。

总体说来，采取较多药价管制措施的国家（如法国、西班牙及日本），其药品费用的增长率并不低于那些较少采取药价管制措施的国家（如瑞士、英国及美国）（BCG，1999）。而且，药价管制政策不但没有起到控制药品费用的目的，往往还会扭曲医药行业的资源配置和医药企业的生产经营行为。国内的药价管制实践事实上也证明了这一点。①

无论如何，一个无法回避的事实是，政府的行政定价措施是失败的，不仅没有起到控制药品费用、保障人人吃得起药的作用，反而扭曲了医疗医药资源配置，扭曲了医疗机构及医药工商企业行为，加剧了“看病贵”局面。

既然实践一再证明价格管制行不通，不如放弃行政定价，让药品走向市场定价。诚然，在发达国家中也只有美国允许药品自由定价。② 然而，美国的实践已经证明在自由定价的环境下，市场竞争可以使药品实现合理定价。Caves等（1991）利用美国数据所做的研究表明：当原研药专利过期后，第一个仿制药上市时，其定价通常在原研药价格的40%～70%。当有更多仿制药上市后，这些仿制药价格水平会进一步降低，降价幅度视竞争对手多寡而定：如有10个对手，下降幅度为71%，如有20个对手，下降幅度高达83%，这表明竞争足以把药品价格降低到一个合理的水平。实际上，美国医疗费用很高，但众所周知这主要是因为美国医护人员的收入很高，而美国医疗体系的药费开支并不高。在美国，便宜的仿制药使用面很广泛，而美国的医疗机构并没有“以药养医”，医生们开药并不偏好“创新药”、“高价药”。

实际上，国内市场上的药品绝大多数是仿制药，而且同种药品的生产厂家多超过20家，竞争非常激烈，这种竞争足以把药价压低到一个合理水平。事实也正是如此，由于相互之间激烈竞争的结果，国内制药企业实际的药品

---

① 有关发达国家药价管制政策效果的研究文献强调药价管制政策对制药产业研发行为的影响。这些文献指出，药价管制从长期来看会影响药企的研发决策。总体而言，药品可自由定价的国家，如美国，其研发环境最好，美国药企研发的新药，成功占领国际市场的概率最高，这是美国能够成为全球创新药物研发中心的重要原因，近年来欧洲的一些大型药企将研发部门迁往美国很大程度上也是基于这个原因。

② 另外，英国及德国则对原研药或专利期内药品在某种程度内允许其自由定价。

出厂价格（不是那个含有医疗机构折扣、回扣的名义上的批发价）事实上已经接近成本，从国内药企低下的利润水平可以清楚地看出这一点：国内药企平均利润率不足8%，位列十二大行业倒数第2位。这表明竞争足以把药品价格降低到一个合理的水平。药品零售价格虚高完全是公立医疗机构垄断药品零售以及“以药补医”体制的缘故。唯有在垄断和以药补医的情况下，医疗机构在采购药品时才不会在乎流通环节过多的问题。只要消除公立医疗机构对药品零售环节的垄断，使药品零售走向充分竞争，流通环节自然会减少，药品零售价格也会降低到一个合理水平。

至于所谓的基本药物，其中绝大多数品种有许多生产厂家，根本就不需要政府定价，完全的市场竞争就能够保证其价格保持在合理水平。就绝大多数基本药物而言，现在的价格已经足够低了，即便是民众自费，也吃得起。关键是医生要能够优先考虑基本药物，只要医生普遍用基本药物，基本药物的供应和价格就不会有什么问题。问题的关键还是医疗机构及医生的激励机制。

七、建立基本药物的市场供应保障体系

前面的分析已经清楚地表明，市场化是药品供应体系改革的正确道路。具体的改革建议如下。

（一）取消医疗行业的行政定价，实现医疗服务市场定价

取消医疗行业的行政定价，实现医疗服务市场定价，使医疗服务价格充分体现医务人员医疗技术和服务价值，使医务人员仅仅通过医疗服务收费就足以获得与其人力资本及其医疗服务价值相称的收入，使医疗机构通过医疗服务收费就能够实现足额补偿，彻底消除“以药补医”机制。

欲根除医疗机构和医生偏好购销高价药、排斥廉价药物的行为，首先要理顺医药价格体系，把体现医务人员医疗技术和服务价值的医疗服务价格调整到合理水平，实现医疗服务合理定价，改变“以药补医”体制。不消除“以药补医”体制，解决医疗机构偏好购销高价药品的问题几无可能，因为在政府确定的医疗服务价格低于其成本、财政补贴又不足以弥补医疗机构收支缺口的条件下，医疗机构只能通过高价卖药实现收支平衡，政府也只能允许

医疗机构通过高价卖药实现足额补偿。因此，要想解决基本药物备受医疗机构冷落、药品价格越高医疗机构购销量越大的局面，提高医疗服务价格，理顺医药价格体系必不可少。

有人主张采用大力提高财政补偿的办法来解决“以药补医”问题，但是这条道路根本行不通。

首先，如果实施财政全额补偿医疗机构的做法，必然导致激励不足问题，最终的结果是医生完全缺乏工作积极性，由此必然导致医疗机构效率低下、医疗服务质量低下且医疗服务供给严重不足。财政全额补偿制度几乎还必然会产生预算软约束问题，最终导致财政不堪重负。也就是说，财政根本没有能力全额供养所有医疗机构，同时保证医疗服务供给不会出现明显短缺。国内计划经济下的医疗体制以及英国的公费医疗制度已经充分证明了这一点，我们没有必要重复同样的错误。

其次，如果增加财政补贴但依然实行差额补贴制度，也就是增加对医疗机构的财政补贴但并不全额负担医疗机构运营成本，财政补偿不足部分医疗机构依然通过卖药收益弥补，这实际上没有改变目前弊端重重的医疗体制，财政补偿医疗机构运营成本的10%和补偿60%在体制方面没有实质差异，只要允许医疗机构通过卖药赚钱来弥补财政补偿之不足，并且依然维持其药品零售垄断地位，就不可能改变医疗机构高价卖药、卖高价药的局面。

最后，如果财政只全额补偿部分公立医疗机构，其余医疗机构只能通过医疗服务收费和卖药利润维持收支平衡，那么且不说财政全额补偿的医疗机构缺乏效率的问题，不能得到财政补贴的医疗机构则仍将面临着一个理顺医疗服务与药品比价关系的问题，如果不改变目前医药价格体系扭曲的格局，这部分自负盈亏的医疗机构依然会存在高价卖药、卖高价药的激励。

由上述分析可知，欲解决廉价药物备受冷落、医疗机构偏好购销高价药的问题，首先需要提高医疗服务价格，使其体现医务人员医疗技术和服务价值，使得医务人员仅仅通过医疗服务收费就足以获得与其人力资本及其医疗服务价值相称的收入。只有在这个前提条件下，普及基本药物才有可能。当然，为了防止医疗服务价格高企及医疗机构诱使患者过度消费，尽可能充分的医疗服务市场竞争也必不可少。同时，完善的医疗机构及医生声誉机制和成熟的第三方付费制度（也就是医保付费机制）也必不可少。

（二）消除公立医疗机构对药品零售的垄断

正如前面所讲的，对药品零售环节的垄断是公立医疗机构能够高价卖药、卖高价药的根本原因。因此，为消除廉价基本药物没有市场、药品价格越高购销量越大的反常现象，必须逐步削弱并最终消除公立医疗机构在医药零售上的垄断地位。为做到这一点，需要采取如下改革措施。

首先，实现“管办分开”。如果依然维持“管办合一”体制，作为行业监管者的卫生行政管理部门依然是公立医疗机构的举办者和所有者，那该部门就依然会利用其行业监管权力维护其下属医疗机构在医疗服务领域和药品零售环节的垄断地位，医疗医药行业的公平竞争就没有可能，而消除公立医院对药品零售的垄断也就没有可能。

其次，放开处方药零售权，允许社会药店销售处方药。现有的绝大部分连锁药店均应该获得处方药销售权。

再次，消除进入管制，鼓励民营医院等新兴医疗机构的发展，降低全社会对公立医院的依赖程度，打破公立医院的垄断地位。

最后，改革公费医疗和医疗保险报销制度，凡是合法拥有处方药销售权的零售药店和民营医疗机构，均应该被确定为公费医疗和医保定点机构。

显然，在这样的体制下，患者就拥有了较充分的自主选择权利，患者既可以从医院也可以从药店买到处方药，而且对于那些享受公费医疗或医保的患者，不管从哪里买药都可以报销，公立医院怎么可能高价卖药、卖高价药?当然，做到上述各点需要一个技术性要求，那就是医生处方的规范化和社会化，即处方书写规范，处方信息透明。

（三）取消加价率管制

前面曾经指出过，加价率管制是导致医疗机构偏好购销高价药的重要原因，也正是这一管制措施，导致了医疗机构和药厂通过合谋抬高药品批发价，然后以各种回扣形式向医疗机构返利的药品批发销售模式。为了消除这种低效率、高成本的药品销售模式，为了消除医疗机构和药厂合谋抬高药价的激励，为了消除医疗机构购销高价药的偏好，医疗机构药品进销差价率管制政策必须取消。

关于加价率管制，目前出现了一种非常极端的主张，那就是“零加价

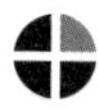

率”，即所谓的“零差率销售”，相关政府部门主张至少对基本药物施行零差率销售。然而，提出这种政策主张的人可能没有意识到这一主张的荒唐性：第一，如果既允许医疗机构销售基本药物，也允许医疗机构销售非基本药物，而基本药物必须零差率销售（且不说政府是否有能力、有积极性监管），其他药物却可以加价销售，显然医疗机构及医生会严重偏好使用能够带来更大经济利益的非基本药物，那么基本药物受到冷落将是不可避免的；第二，为避免第一种结果的出现，就需要强行规定医疗机构必须使用一定比例的基本药物（这正是相关部门有关基本药物制度的一项主张），问题是药物选择权是医生的基本权利，也是为实现合理用药必须赋予医生的一项权利，而且是否合理用药既涉及很强的专业技能又具有很大的个体差异性，因此关于基本药物使用比例的问题就会带来无穷无尽的争吵和讨价还价，此外，强制手段的实施也必然伴随着自上而下、没完没了的考核、评比，这类行政管理方式几乎在任何领域都从来没有产生过应有的效果，在医疗服务和合理用药这种专业性极强的领域就更不可能产生政府部门所宣称的效果了，它更可能产生的是“医政合谋”、“俘获”和“寻租”；第三，更为极端的方式是要求一部分医疗机构如社区卫生服务中心（站）、乡镇卫生院、村级诊所全部使用基本药物且必须零差率销售，并且通过财政全额补偿的方式实现这些医疗机构的足额补偿（且不管政府财政是否有这个能力）。问题是，如果这些医疗机构卖药没有任何收益，又何必再坚持让医疗机构卖药？直接施行“医药分离”，让医疗机构专注于医疗服务，而把卖药的职能全部交给药店等零售机构不是更为简单可行？“医药分离”本来就是十七大提出的一项改革目标，而且也是发达国家普遍施行且已经证明是对控制药费支出、实现合理用药行之有效的制度。相关政府部门绕那么大弯子，叠床架屋、增设机构，劳神费力地搞什么“零差率销售”、“收支两条线”干什么？

在相关配套改革尚未完成的情况下，如果政府部门认为依然有维持药价管制的必要，那么可以采取设定药品最高零售价的管制方式。但是，在药品零售市场走向充分竞争，医疗机构已经没有药品零售垄断地位的条件下，特别是在医保付费制度已经较为完善的条件下，政府的药价管制政策如处方药的政府定价完全可以取消，足够充分的市场竞争完全可以把药价控制在其供给成本附近。自然，所谓的新特药单独定价政策也就失去了存在的理由。在这种情况下，新药审批不再和药品定价挂钩，药企也就没有必要再进行那些名不副实的“新药”创新了。

（四）改革医保付费制度，激励医疗机构降低医药费用

如果“新医改”的目标真的是“使所有人民群众都能享有基本的健康权利”，那么“新医改”的重点绝不是什么“基本药物制度”。“新医改”的关键是重建医疗机构及医生的激励机制，实现医疗机构及医生和患者利益的“激励相容”。具体到药物上，那就是建立一种激励机制使医疗机构及医生合理用药。医生合理用药了，药厂和批发企业自然会合理生产药品、合理配送药品。

在现行的“以药养医”制度下，医疗机构关心的是药品的赢利水平而不是药品的性价比。对于质次价高的药品，也缺乏激励予以抵制。正因为如此，那些质量低劣、毫无创新的医药小企业才能生存。一些医药生产和销售公司通过回扣的方式，把质次价高的药品推销到医疗机构。为了与之竞争，那些注重创新、注重质量、注重品牌的医药生产和销售公司，也不得不加入到所谓的“商业贿赂”行列之中。现行体制下医疗机构、医药工商企业的行为扭曲正是现行医疗体制对医疗机构及医生的激励机制扭曲的必然结果。

所以，在整个“新医改”蓝图中，具有承上启下作用的是建立对医疗机构及医生的合理激励机制。

医生和医疗机构利用信息和知识优势诱使患者过度消费医疗服务的问题，一方面可以通过市场竞争和信誉机制来克服，另一方面可以通过以医疗保险为主体的第三方付费制度来克服。因为医疗保险机构具有足够的能力拥有专业团队和专业技能，实现和医疗机构之间的信息和知识对称，从而大大弱化医疗机构“诱导需求”的能力。此外，由于医疗保险把众多的投保者会集在一起，从而拥有了足够的市场力量和医疗机构讨价还价，可以在保证医疗质量的前提下降低医疗费用。此外，医保付费方式的改革也至关重要，各国的实践还表明，按服务项目付费制度往往容易诱使医疗机构过度供给医疗服务和药品，从而易使医疗费用持续上涨。而在门诊按照人头付费、住院实行按病种付费的第三方付费制度下，医疗机构会想方设法控制医疗费用，当然不会诱使患者过度消费医疗服务，而是尽可能采取成本较低的诊疗方案。

在按照人头付费的制度下，为了使自己的收入增加，门诊机构自然会设法节省费用，当然不会故意购买质次价高的药品。它们可以自主决定这笔人

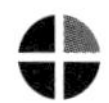

头费的使用方向，因此其大头自然会用于提高其优秀医护人员的工资，以奖励他们吸引更多的参保者，从而获得更多的人头费。

在按病种付费的制度下，医院具有足够的积极性控制住院患者的医疗费用总额，从而会尽可能采取疗效可靠但成本较低的诊疗方案。在这样的游戏规则下，医疗机构不可能偏好使用高价药品而排斥疗效可靠的基本药物。

当然，在这样的付费制度下，为了有效制约医疗机构通过降低医疗服务质量来降低成本的做法，医疗机构之间的充分竞争就显得尤为重要，因为医疗机构之间的竞争赋予了患者足够的选择权，那些医疗服务质量差的医疗机构会被患者淘汰。在这样的竞争约束下，为了生存和发展，医疗机构不敢以降低医疗服务质量来谋取利益。美国的管理医疗实践已经证实了这一点。

一旦医疗机构及医生注重药品的性价比，药品生产和流通行业的市场竞争就会自然导致“优胜劣汰”局面的出现。效率高、质量好、成本低的医药工商企业就可以通过市场竞争做大做强，而那些效率低、质量不可靠、成本高、依靠不正当手段生存的医药工商企业会被自然淘汰，而包括基本药物在内的绝大多数药物的价格自然就会下降。中国普药生产和流通的市场集中度将会在市场竞争带来的优胜劣汰局面中自然提高。

从管办分离到大部制是本轮医改成功的组织保障

覆盖城乡居民的基本医疗卫生制度的建立是本轮新医改的目标。该制度包括比较完善的公共卫生服务体系和医疗服务体系，比较健全的医疗保障体系，比较规范的药品供应体系和比较科学的医药行业监管体系。

目前看来，在中央政府的大力支持下，公共卫生服务体系在非典之后得到了一定程度的改善，但依然存在效率不高、浪费严重的问题。由政府主导的医疗保障体系，随着新农合和城市居民医保的全面推开，也已经走上了全民医疗保险的正确轨道。随着医疗保险筹资水平的提高和付费机制的改善，民众看病治病的经济风险将得到有效的分摊，“看病贵”的问题有望缓解甚至解决，但医保机构的管理能力还有待提高。相比之下，公立医疗机构改革的严重滞后成了新医改的瓶颈。公立医疗机构的垄断和以药养医机制的存在，也造成了药品生产和流通行为的严重扭曲，使得国家基本药物制度难以推行。同时，由于上述诸项政策分由各个政府部门执行，彼此之间缺乏有机的协调，导致覆盖医药卫生全行业的管理和监管体系的建立步履维艰。

我们认为，要推动和深化上述各项改革，必须解决卫生行政部门与公立医疗机构管办不分的问题。原因如下。第一，由于管办不分，尽管公立医疗卫生机构依然维持着等级化的事业单位体制，但由于政府的拨款在其运营费用中仅占很小的比重，它们早已成为靠市场生存的营利组织。它们名义上是法人，但其法人治理结构根本没有建立起来，其法人代表根本不能自主决策，更无法独立承担民事和刑事责任。第二，由于管办不分，卫生行政部门必然要保护公立医疗机构的利益，在其履行医疗卫生行业监管职能时，必然会不公平地对待非其下属的或民间资本举办的各类医疗机构，由此造成公立医疗机构的垄断地位和医疗资源配置的不合理，在城市中心医院人满为患的同时，大量二级医疗机构资源闲置，城市社区和乡村基层医疗的供给不足。第三，还是由于管办不分，医疗卫生事业行政管理体系支离破碎。目前医疗卫生事业可谓九龙之治水，而相当一部分政府部门实际上缺乏对医疗卫生事业进行公共管理的专业知识、专业信息和专业技能。例如，建立单病种付费的基础是动态变化的诊疗规范，而诊疗规范的基础又是大量由医疗机构垄断的处方信息，因此医保机构很难推行这一科学而具有激励性的付费机制；再如，医药价格管理部门同样缺乏医疗服务和药品生产流通的成本信息，因而也难以制定出科学合理的医药价格。多部门治理的格局固然能造就一定的制衡，但是在更多的情况下却导致政策制定与实施的相互掣肘，对医疗卫生事业造成了诸多不利的影响。目前，最为显著的不利影响之一恐怕就是新医改方案出台的滞缓。

在党的十七大报告中，胡锦涛总书记将管办分开列为医疗卫生体制改革的4项基本原则之一，为我国医疗卫生事业管理体制的变革指明了准确的方向。因此，在新医改的方案中，必须保证“管办分开”的原则不被卫生行政部门通过“收支两条线”和“药品统购统销”所瓦解，并在管办分开的基础上推进医疗卫生行政管理和监管体制的改革。不仅如此，在医疗卫生行政管理和监管体制的改革上，我们同样必须牢记胡锦涛总书记在十七大报告中提出的“加大机构整合力度，探索实行职能有机统一的大部门体制，健全部门间协调配合机制”的改革精神，抓紧在近两年内完成众所期盼的医药卫生大部制的组建工作。

从以往的改革教训和国外的一般经验可知，本应整合一体和有机协调的涉及医药卫生事业的各项政府职能，如果继续交叉重叠地分散在各个相关的政府机构，那再好的医改方案也难以达成其目标。可以毫不夸张地说，在管办分开的前提下组建医药卫生大部制，是本轮医改成功的组织保障。

以下是我们关于管办分开和医药卫生大部制改革的具体建议，仅供参考。

一、行政脱钩：健全医疗卫生服务机构的法人治理结构

落实“管办分离”原则的第一要务就是行政脱钩，即公立医疗机构与行政部门脱离行政隶属关系，建立和健全公立医疗机构的法人治理结构。目前，公立医疗卫生机构在组织上处在事业单位的行政化旧体制中，在运行上却处在没有市场化的商业化状态。行政化与商业化的组合扭曲了公立医疗机构的行为，致使它们一方面社会公益性淡化，另一方面又缺乏正常发展壮大的空间。

实际上，公立医疗机构的改革具有全球性。改革之路无非3条，即自主化、法人化和民营化。一言以蔽之，走上有管理的市场化。但其前提都是管办分开。

毫无疑问，“管办分开”原则的提出，所针对的就是卫生行政部门与公立医疗卫生机构的行政隶属关系。所谓“管办分开”，就是让所有公立医疗卫生机构同各级卫生行政部门脱离行政隶属关系，从而成为真正独立的法人实体。通俗地讲，所有的公立医疗卫生机构只有大小之分，有名无名之分，专科与综合之分，而不再拥有部属、省属、市属、县属等行政级别。公立医疗机构的管理者也不再是国家干部或公务员，而是职业经理人。“行政脱钩”的落实，可以让很多医疗卫生体制上的重病不治而愈。

从世界范围看，目前各国政府管理公立医院的模式可以分为两大类：一类是政府直接举办和管理公立医院（又称为“管办合一”模式），即政府采取行政化手段来管理公立医院；另一类是政府间接管理公立医院（又称“管办分离”模式），即政府采取法人化手段，借鉴商业组织的管理模式或市场机制来管理公立医院。这两种模式在医院管理的许多重大决策方面有着明显不同（见下表）。

政府直接管理与政府间接管理模式的比较

	政府直接管理模式	政府间接管理模式
医院领导制度	院长和高级管理人员由政府直接委任。各级政府部门行政审批，层层上报	由医院（集团）董事会任命院长，院长负责医院内部的日常经营管理

续 表

	政府直接管理模式	政府间接管理模式
医院人力资源管理	人员聘任由政府相关部门决定，公立医院所有雇员的工资水平和福利参考公务员待遇，需要政府相关部门审批	医院（集团）可以自主决定雇员的薪资水平和福利待遇
医院服务范围决策	公立医院的医疗服务范围主要由政府卫生主管部门决定	医院（集团）可以独立决定医疗服务的范围
资金来源	来源于政府	最初资本来自于政府，后续资金来源于自身的盈余积累
盈余保留权	没有盈余保留权，盈余归公共财政	医院（集团）可以拥有部分或者全部盈余
落实责任	责任行政科层制，层层落实	行政层级制削弱，依据立法规则或经营管理需要落实责任
社会功能	对公立医院社会功能的界定不清晰，没有专项资金资助	对公立医院的社会职能界定清晰，对公益性医疗服务设有专项资金资助

资料来源：由复旦大学课题组等提供。

在实行行政脱钩亦即真正的“管办分离”之后，所有医院均建立规范的法人治理结构。理事会（或董事会）是法人治理的核心，由医院的所有重要利益相关者代表（包括投资方、医护人员、消费者或公众、供货商等）组成。公立医院的原主管部门，可以作为其投资方或者公众的代表，进入董事会，继续拥有强大的影响力。因此，决策部门完全没有必要担心管办分开之后法人化的医院会成为脱缰的野马。

医院的管理层，由理事会选聘并且向理事会负责。作为职业经理人，医院管理者不再是干部，自然不会操心其行政级别，而是会真正关心其管理的机构在市场竞争中的地位及其发展。与此同时，医护人员（尤其是医师）成为自由职业者，一旦受聘，他们便成为医院的全职或兼职员工。

公立医院走向法人化，才能为其发展壮大创造良好的制度环境。公立医院可以根据自己的情况确定适宜的市场定位。某些公立医院或许会选择集团化的发展道路，在全国各地发展出连锁型的品牌综合医院。另一些医院或许会选择纵向一体化模式，将其门诊部下沉到社区。还有一些医院或许会向专科发展，以独有的医术来竞争转诊病人。少数医院或许还会同医疗保险机构合作，学习美国式“管理型医疗”的模式，为民众提供从医疗保险、健康关怀到医疗服务等的一揽子服务。

二、确立监管者的中立性：医药卫生监管体制的重构

“管办分开”的实施，不仅能推动公立医疗机构的健全发展，而且还将为医疗卫生监管体系的改革铺平道路。

只要医疗保障体系有效地发挥医疗筹资者和付账者的角色，医疗服务机构完全可以走向市场化。在一个市场化的医疗服务体系中，政府必须扮演一个重要的角色，即监管者，主要监管医疗服务和药品的市场准入和医疗—医药服务的质量控制。在目前的体制下，卫生行政部门并没有扮演好医疗卫生全行业监管者的角色，症结就在于“管办不分”。

建立健全医疗卫生的监管体系，需要回答以下两大问题。

（一）谁是监管者

这个问题实际上涉及两个子问题：监管是什么？谁来担任监管者？

很多人把一切能对医疗机构施加控制的行为都视为监管。最为显著的混淆就是把医保机构对医疗机构的付费行为当成了监管，或者把医保机构通过付费对医疗机构的控制等同于监管。实际上，医保机构相当于医疗—医药服务的团购者，但付费者显然不是监管者。

另外一种常见的混淆是把监管与行政管理混同起来。行政管理有内外之分，内部行政是在同一个行政体系内部上级对下级所管辖事务的干预，外部行政是对一般行政相对人之行为的管理。监管属于一种外部行政，是行政机构基于法定授权和监管规则对被监管者违反行政法的行为的监督和控制。监管者与被监管者没有行政上下级的关系，否则便是对公平公正原则的公然违背。

因此，医药卫生监管体制的改革，首要问题是监管机构的重建。要做到这一点，必须实行管办分离。让公立医疗机构与卫生行政部门脱离行政上下级关系，可以为监管机构的重建铺平道路。卫生行政部门应该从所有公立医

疗机构的主管者和主办者转型成为医疗卫生全行业的监管者。

（二）监管什么

明确了谁是监管者之后，下一个重要问题就是监管职能的确定和划分。就医药卫生领域而言，监管的主要职能就是通过制定和执行标准，对医疗卫生服务和药品的市场准入及其质量进行控制。

就医疗服务而言，监管的主要职能有三：①对符合开业行医标准的各类医疗机构和个人给予一般行政许可；②取缔非法行医者；③惩罚医疗事故肇事者。而在药品的研究、生产、流通和使用领域，监管的主要职能相类似：①新药审批；②药品的生产和流通许可；③假冒伪劣药品的取缔；④药师资格的一般许可。当然药品监管的对象一般还应该包括医疗耗材和医疗器械。具体而言，卫生行政部门所属的监管机构负责医疗卫生服务的市场准入和质量控制，而药品监督管理机构负责药品的市场准入和质量控制。目前，卫生行政部门与食品药品监督管理局已经合并，新形成的大卫生部理应成为医药卫生全行业的监管者。

总体而言，对于大多数医疗服务和药品来说，政府直接定价是没有必要的。而且，政府直接定价还会妨碍公立医保机构正常行使其购买医疗—医药服务的职能。实际上，政府直接定价与按项目付费相辅相成，常常成为孪生兄弟。但是，众所周知，以按项目付费为主导的医疗—医药付费机制一定要加以改革，否则医疗机构的行为就不可能合理。公立医疗保险机构实际上也有改革付费机制的积极性，但是目前由发改委物价部门主导的政府定价制度和医疗机构垄断处方信息妨碍了医保部门对于按人头付费、按病种付费等多元化付费机制的探索。

当然，对于一些具有技术垄断性的医疗卫生服务，为了让广大老百姓也能获得这类服务，政府直接实施适当的价格控制也并非完全不可行。对于药品，政府也完全可以制定最高零售价，让医疗机构和医药企业竞争药品的实际价格和用药服务。

三、建立国家健康委员会：政府行政管理与监管体系的整合

在管办分离得到落实的前提下，医药卫生行政部门应该也必须成为

医疗卫生事业全行业的监管者，因此，医疗卫生监管体系的整合必须提上议事日程。这一整合的必然选择就是“卫生大部制”，而“卫生大部制”的可行组织形式可以是国家健康委员会。国家健康委员会的职能分述如下。

（一）公共卫生服务的筹资和提供

在整合爱国卫生委员会和国家人口和计划生育委员会的前提下，国家健康委员会负责全国公共卫生服务的财政筹资、组织和提供。

公共卫生服务的提供者可以是多样化的，绝不应该限于所谓的“全额拨款的事业单位”。只要是社会资本和商业资本愿意投入或承担某些公共卫生服务，政府完全没有理由也没有必要自我垄断。当然，在市场与社会不愿或者无暇顾及的地方，投入公共资源兴办专门提供公共卫生服务的公立机构是政府责无旁贷的工作。无论面向何种形式的服务提供者，政府均应该改变原有行政化的事业费拨款模式，探索以政府购买服务的方式，促使各类服务提供者竞争来自政府的公共卫生服务合同。

（二）医疗服务市场的监管

医疗服务市场准入的工作主要有两项：一是医师、护士和药剂师执业资格的审订，国家健康委员会可以负责制定监管规则，而把资格认定工作委托给有关的专业协会来行使，这也是国际上的惯例；二是医疗机构设立的审批，其中最为重要的工作是设立公开、公正的游戏规则，一方面允许甚至鼓励医疗服务领域的多元竞争，另一方面通过指导或引导（如提供配套资金或补贴等）来防止有害的过度竞争。

（三）药品和医疗器械—耗材市场的监管

类似于医疗服务市场的监管，药品和医疗器械的市场准入与质量控制是基本的监管职能。目前，主管这一领域的监管的食品与药品监督管理局已经并入卫生部，因此，未来的国家健康委员会在这一监管上的职能至少是清楚的。更进一步，还应该将分散在农业、质检、工商等部门的食品生产和流通的监管职能整合进来。

 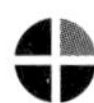

（四）医疗服务的筹资与付费制度的监管

国家健康委员会的另一项重要职能是管理并监管医疗保障体系，这一职能应该至少覆盖城镇职工医疗保险、新农合和城市居民医疗保险，最好能够把民政部负责的医疗救助保障职能和发展改革部门的医药价格管理职能也整合进来。医疗保险付费的具体职能可以通过独立的公立经办机构或委托商业保险机构来行使，国家健康委员会行使监管的职能。换言之，在医疗保险经办机构与政府之间，也要实现管办分开。政府对医疗保险经办机构的监管重点在于确保基本医疗保障的待遇水平和结构，维护参保者的利益。在此基础上，国家健康委员会可以制定各种政策和制度，鼓励医疗保险经办机构之间的相互竞争，也鼓励公立和民营医疗保险机构之间的合作伙伴关系。

（五）国有医疗卫生资产管理

组建一个独立的国有医疗卫生资产管理委员会，承担法人化后的公立医疗机构所有者职能，代表出资者参与其法人治理。这个机构最好隶属于财政部门或国资委。在改革的过渡阶段，也可暂时由国家健康委员会代管。

“收支两条线”：公立医疗机构的行政化死路

中国新一轮的医疗体系改革已经拉开了大幕。推进城镇居民医保，改善新型农村合作医疗，完善城镇职工医保，标志着中国已经走上了全民医疗保险的正确轨道。“政府主导”的原则在医疗保险的筹资上充分发挥出来了。目前，不论是在城镇还是在乡村，政府为每一个公立医疗保险的参保人提供了最低 80 元的参保补贴，而实际的补贴额度各地方依经济条件而有所不同；同时，政府又通过医疗救助体系为贫困人群参保的家庭缴费部分提供了额外补贴甚至全额埋单。自 2010 年开始，政府的最低参保补贴水平将从每人年 80 元增加到每人年 120 元。目前，医疗保障体系改革的工作重心就是动员民众参保，扩大城乡公立医疗保险的覆盖面。辅之以城乡医疗救助体系的完善和商业性医疗保险的发展，可以预期，全民医保的时代即将到来。这是一个正确的方向，朝这个方向走下去，民众医疗费用的风险有望得到有效的分摊，“看病贵”的问题也终将会得到解决。

随着医疗保障覆盖面的扩大和筹资水平的提高，医保机构将成为城乡参保者医疗服务费用的主要支付者，医疗服务的第三方购买机制有望形成。只要医保机构采取科学的支付方式，代表参保者的利益，充当参保者的“经纪人”，运用强大的购买力，为他们集团购买好诊疗服务和用药服务，就可以促使医疗机构合理地选择诊疗方案和药品。尽管在细节上有待各方（尤其是医保机构和医疗机构）进行深入细致的探索，但是基本上，只要医保机构对普通门诊采取开放式守门人制度和按人头付费，对大病诊疗（尤其是住院）采取按病种付费（DRGs），那么医疗机构将会高度重视其诊疗方案和用药方案的性价比。由此，医疗机构中层出不穷的"以药养医"、"商业贿赂"、"供方诱导的过度消费"等弊端将不治而愈。

依照胡锦涛同志代表党在十七大提出的"管办分开"的原则，医疗机构将走向法人化，在竞争医保机构付费的同时，可以根据自身的情况自主地选择其发展战略。与此同时，社会资本（包括一些国有上市公司的优质资本）将进入医疗服务领域，极大地提高医疗服务的供给水平，改善医疗服务工作者的工作环境和待遇。在此基础上，政府可以将节省下来的公共医疗卫生资源更多地投向农村、基层、边远地区，极大地扭转医疗资源配置不均衡的局面，从而一举解决"看病难"的问题。

总而言之，只要政府主导了医疗保障体系的建设，并同时放开医疗服务体系的市场化，那么医疗卫生事业的社会公益性和医疗卫生事业的可持续发展将并行不悖、相得益彰。令人感到振奋的是，上述所有的改革思路均载入了新医改方案，尽管该方案的官方文本在表述上颇有晦涩之处，但方向是明确的，前景也是光明的。然而，令人遗憾的是，这仅仅是新医改方案指出的一条阳关道，而与之并列还有另外一条道路，这就是以"收支两条线"为突破口的所谓"改革"路径。目前，在医疗服务领域，这一路径似乎是某种主流。

一、"收支两条线"令医疗服务体系退回计划体制

"收支两条线"有两种：一是全额的；二是差额的。"全额收支两条线"，是指公立医疗机构的收入全部上缴政府，其支出全部由政府下拨；"差额收支两条线"，是指政府对公立医疗机构实行"核定收支、以收定支、超收上缴、差额补助"的所谓"财务管理方式"。目前，有关部门主张在城乡社区卫生服务体系中实行"全额收支两条线"，而在其他公立医疗机构中实行"差额收支两条线"。推行"收支两条线"的目的，据说是为了切断医疗机构业务收入与其人员收入的关联，从而终结"以药养医"的行为。同时，在政府提供财政补贴的情况下，公立医疗机构可以维持低价运行，以保持社会公益性。为了提高医护人员的工作积极性和效率，使低价运行持续下去，政府部门必须不断地对公立医疗机构实行"绩效评估"。

在很大程度上，"全额收支两条线"意味着公立医疗机构的收支完全由政府掌控。这不仅仅是财权的问题，这些公立医疗机构采购医疗设备和药品的

权力，也都回收到卫生行政部门。加上一直掌控在政府手中的人事权，公立医疗机构的人、财、物 3 项大权全部由政府掌控。如此一来，公立医疗机构的法人化和自主化都将终止，公立医疗机构根本就不是独立的法人了。各地卫生局成为公立医疗机构的“总院长”，这些机构成为卫生局的科室。作为卫生局下属的“科室”，这些医疗机构固然没有任何动力诱导患者过度消费，但它们是否有足够的动力为民众提供良好的服务，是否有积极性来改善服务，是否有可能发展壮大，就都成问题了。既然辛辛苦苦收来的钱都要上缴，能分下来多少钱取决于政府部门领导人的好恶，那么最保险的策略就是不好不坏，甘居中游。

为了应对这种情况，政府必须想其他办法来激励它们，设定很多所谓“科学的”评价指标，请很多人（包括政府官员）进行评估。这样的体制如果要运转良好，必须要满足以下 4 点要求。

（一）评价体系高度完善

要设计出科学的评价体系，把各式各样的医疗机构都要摆平。这样的体系似乎从未存在过。实际上，即使在一个较大的组织内部，管理者面对不同科室时，要想设计出此种评价体系也是困难重重。

（二）政府高度灵活应变

这样的游戏一旦玩起来，显然会诱导医疗服务机构管理人员（科室主任们）的眼睛盯着评估者，盯着政府的指挥棒，随着指挥棒方向的变化而变化。他们能否对民众的需要做出灵活的反应呢？这取决于政府的指挥棒能否反映民众的需要。但是，民众的需要是多种多样的，随时随地会发生变化，有些医疗服务的需求是个性化的，而政府的指挥棒显然很难及时地、灵活地、因地制宜地把民众千变万化的需要纳入其中。换句话说，指挥棒再多也是有限的，有时候还只能是一刀切或者几刀切的。

（三）政府监管动力十足

即便假定考核指标足够完善、考核的人足够多，指挥棒也非常棒，但是这一游戏还要保证评价者、监督者们天天都睁大眼睛：他们不能睡觉；即使睡觉时也要像张飞一样睁大眼睛，天天盯着医疗机构。如何保证评审者有足

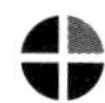

够的动力来评审下属机构呢？

（四）政府监管手段完备

最后，我们在确保评审者有足够的眼睛、足够的心之后还要确保其有足够的手段来盯着被评审者。

这4条能满足一条都不容易，全部满足几乎是不可能的。况且，我们这里依然假定政府行政管理者及其选定的评审者全都是廉洁公正之士。但是，要知道，这样的游戏无疑赋予了政府官员及其选定的评审者以极大的权力，也就无疑给他们带来了极多危险的诱惑，凭空拓展了大量寻租的空间。

这种所谓的“改革”根本不是改革。这样的理念，这样的措施，这样的手段，恰恰就是计划经济时代的特征。在60多年前，中国人就是秉承上述的4点思维，认定只要建立一整套“科学的”计划管理体系，那么无论是简单的商品如大米、面粉、火柴、杯子，还是复杂的基本服务如医疗，都可以通过行政化的公立机构有计划、按比例、低价格地提供全体民众。这种思维的结果众所周知。民众对于大米、面粉、火柴、杯子的需求远比对医疗服务的需求要简单得多，但是就如此简单的人民生活必需品的生产和消费，计划体制依然造就了供给短缺和分配不公并存的局面。在改革开放已经30多年后的今天，有些人居然要对医疗服务的提供实行计划体制，可见这是有缺陷的。

二、“试点效应”背后的逻辑

然而，“收支两条线改革”正在某些地区的城乡社区卫生服务体系那里试点，有些地方的试点效果似乎还不错。这样的游戏一般会产生所谓的“试点效应”，即试点效果显著，只要一推广就不灵。这样的例子无论在过去还是在今天都俯拾即是。其原因很简单，由于试点是局部性的，参与游戏的机构少，有关主管部门出于政绩显示的考虑，绝不希望试点失败，因此会千方百计动员资源，想方设法设计好考核指标，也会尽心尽力地进行考核。换言之，前述的4项要求相对来说在试点中比较容易满足。因此，试点大多都会取得一定的成功。其实，目前推行“收支两条线改革”的一些地方，大多是富裕的城市。政府砸了大钱，搞出一些亮点也不奇怪。

但是，一旦试点推广，问题就来了。首先，参与游戏的机构多了，差异性就大了，上述的 4 项要求就难了。无论考核指标如何设计，总会出现一刀切的问题，很多时候就会出现不公平的问题。这也是中国有关“一刀切”的抱怨特别多的原因，即政府部门切得太多。

其次，即便考核指标是完美的，考核的环节也会出问题。上有政策下有对策是生活中的常态。一旦考核指标确定下来，被考核者一定会想方设法迎合，猫腻会层出不穷。这就需要考核者廉洁公正。在试点时，被考核者和考核者都有限，政府部门睁大眼睛监管就是了，一般不会出什么漏子。但是，一旦参与游戏的人多了，而政府部门的眼睛有限，于是暗箱操作出现的空间就大了。如果监管者也参与其中，问题就更严重了。总之，考核指标越复杂，参与者越多，游戏过程越复杂，掌握权力（无论大小）上下其手的可能性越高，最后很有可能的是多数人都上下其手，洁身自好或者较真的人反而成为异类。

实际上，这样的例子几乎天天发生在我们的身边。各类机构几乎年复一年甚至月复一月地应付各种考核，而政府主管部门（不限于医疗领域）年复一年甚至月复一月地绞尽脑汁设计各类指标。卫生部门如此，教育部门、文化部门、社会福利部门等何尝不是。在此类游戏中，哪怕权钱交易的现象不多，很多考核最终会走过场。把改革的希望寄托在强化政府部门对服务提供者的日常考核上，最终的结果如果是“走过场”，老百姓就应该谢天谢地了。

因此，即使在最好的情形下，“全额收支两条线”也只能适用于城乡社区卫生服务机构。首先，社区卫生服务机构的类型比较单一，服务内容相对来说简单，用来评估其绩效、指导其运营的指挥棒相对来说比较容易设计；其次，社区卫生服务中心相对来说比较少，政府认真加以考核的可能性还是存在的；最后，参与试点的社区卫生服务机构大多运营困难，政府补贴是其维持运营所依赖的主要财源，因此它们对“收支两条线”并不抵触，而且对于“旱涝保收”更是暗中欣喜。这样，社区卫生服务机构与各地卫生局上下配合，试点效果不错是正常的。

然而，除了在那些社会资本不愿进入的地方，如农村、山区、边远地区等，如此“改革”的代价是阻碍了社会资本进入社区卫生服务领域，也阻碍了企业医院和基层医院向社区下沉的步伐。很显然，当各地卫生局在“全额收支两条线”名义下为公立社区卫生服务机构提供大量财政补贴之时，其他类型的医疗卫生机构即使有意进入社区，也会望而却步，因为在社区已经没

 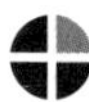

有了公平竞争的活动场地。在这些地方，尽管社区卫生服务体系在政府的补贴下有可能获得一定的发展，但是长此以往，在没有竞争的情况下，公立社区卫生服务机构终将形成不好不坏的格局。

实际上，既然这些地方的政府有钱，在城镇地区，与其直接补贴给供方，不如补贴需方，大力健全公立医疗保险，尽早实现适当水平下的全民医保。在普通门诊服务上，医保机构可以建立“开放的守门人机制”，即参保人的普通门诊必须在定点机构首诊，但首诊的机构不限于现在的社区医疗服务机构。任何拥有普通门诊资质的、服务资格的医疗机构，包括大医院的门诊部，都可以成为定点。它们究竟能吸引多少参保人选择其为定点机构，取决于它们服务水平和竞争力的提高。任何机构都不得拒绝任何参保人，或者参保人在登记参保或缴费时可以直接填表确立定点门诊机构。参保人可以定期在这些机构中进行自由选择，并且可以定期更换定点首诊机构。医保机构根据每一家医疗机构吸引了多少参保者，确定年度或季度人头费。

换言之，这里的“开放式守门人机制”不同于所谓的“社区首诊制”。目前来看，“社区首诊制”的主要问题在于现有公立社区卫生服务机构垄断守门人的角色，而这些机构守门的能力其实不足；说得明白些，即老百姓不信任现有的社区卫生服务机构。为了增强老百姓对这些机构的信心，卫生行政部门运用行政手段，强行要求大医院与社区卫生服务机构建立各种“帮扶关系”。但是，行政化的“帮扶关系”一般而言只能导致形式主义。

“开放式守门人”与“社区首诊制”相比的优势在于，能把更多的医疗机构，包括一级及二级医院、基层医院、企业医院、民营医院甚至三甲医院的门诊部都纳入到“守门人”之中。大医院也可以通过直接建立连锁门诊部或者收购现有社区诊所的方式进入社区。这样可以极大地提高我们首诊的水平，为民众提供更好的“健康守门人”服务。同时，在按人头付费的机制下，所有门诊机构从医保机构收到的医疗费用是固定的，多付自理，少付归己，因此自然会设法在诊疗服务和用药方案上高度重视性价比。由此一来，现社区卫生服务机构中普遍盛行的多开药、开贵药、多检查的弊端，可望不治而愈。由于采取“开放式守门人”，参保者可以自由选择、定期更换定点机构，因此定点门诊机构为了吸引更多的参保者，自然也会在改善服务、提高医术、重视参保者健康维护上下功夫。一句话，在“开放式守门人”和“按人头付费”的体制中，各种以社区为导向的医疗机构可以通过竞争优胜劣汰、发展壮大。只有在完全不适宜或者根本不可能开展竞争的地区，如偏远的农村或者山区，行政化的“收支两条线”才是一种没有选择的选择。

三、“管办分离”才是公立医院发展的康庄大道

“全额收支两条线”的思路在竞争不可能或者不充分的地区上可以适用于城乡社区卫生服务体系，“差额收支两条线”的思路则是完全不现实的，也是根本没有必要的。如果这种措施付诸公立医院的实践，至少会导致如下四大严重后果。

（一）核定收支无可能

公立医疗机构数量多，类型多样，政府机构整天对它们进行核定收支，需要大量的人力、物力，根本就毫无现实可能性。

（二）成本控制无动力

由于医疗机构永远比政府掌握更多关于医疗服务、医疗器械、药品和患者的信息，因此“合理的成本”会越来越高。

（三）服务改善不积极

反正超收要上缴、差额有补贴，医疗机构旱涝保收，那其也就完全没有多大的积极性来改善服务、提高医术、追求创新。

（四）发展壮大受限制

医疗机构即使有心要发展壮大，例如，树立品牌、发展连锁、进入社区、建立集团等，也都要受制于卫生行政部门的审批。

“差额收支两条线”的本质是无端赋予了卫生行政部门极大的权力，让卫生局局长成为医院总院长，让现在各医院的院长成为科室主任。这样的“改革”，不仅会把公立医院拉回行政化的老路，而且会给卫生行政部门带来沉重的负担和危险的诱惑。据了解，以“核定收支、以收定支、超收上缴、差额

 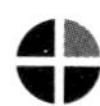

补助”作为四项实施原则的“差额收支两条线”，在很多地方并不受欢迎。这样的“改革”思路，一方面遭到了广大公立医疗机构的反对，另一方面在许多地方卫生行政部门那里也不受欢迎。只有那些运营境况不佳的公立医疗机构才会欢迎这样的“改革”。

具体而言，众多公立医院的院长和员工们不欢迎这种“改革”：对他们来说，“超收上缴”是不可接受的游戏规则。许多地方的卫生局局长们也不欢迎这种“改革”：对他们来说，“核定收支”是危险的游戏，这其中危险的诱惑太多了；“差额补助”则是不可能的游戏，因为卫生局局长们在年初根本就不可能知道其下属机构的运营会有多少差额，那又如何向当地的财政局和“两会”申请年度预算呢？正是遭到了来自地方的反对，“差额收支两条线”在新医改方案中的地位才发生了变化。在2008年年初和中期，新医改方案不同版本的初稿都明确载明要求地方积极探索“核定收支、以收定支、超收上缴、差额补助”。但是，在2008年10月14日公布的征求意见稿中，有关措辞改为“地方可结合本地实际，对有条件的医院开展核定收支、以收定支、超收上缴、差额补助、奖惩分明等多种管理办法的试点”。值得观察的是，究竟有哪些医院会认为自己是“有条件的医院”呢？究竟有哪些地方愿意开展这样的试点呢？

实际上，公立医院深化改革的康庄大道就在我们面前，这就是已经写入十七大报告中的“管办分开”原则。以“收支两条线”的方式改造公立医院，无疑同“管办分开”的原则背道相驰。医疗卫生服务体系的改革，应该走向有管理的竞争。具体的改革措施如下：①公立医疗卫生机构走向法人化，实现管办分开；②推进民营化，放开社会资本进入医疗卫生服务领域；③公立医疗卫生机构实现重新布局，以弥补和矫正市场失灵。

众所周知，无论是以数量还是以规模来衡量，医疗卫生服务领域皆为公立机构所主宰。这些机构名义上是独立的法人，但是却组织在一个庞大的行政化等级体系之中。虽然政府对这些机构的投入已经越来越少，其收入主要来自服务提供和药品出售，但是政府依然控制着这些机构的人事权和运营决策权。这就是众所周知的事业单位体制，它是市场组织和行政组织的一种怪异性组合。

可以说，这样一种组合，既不利于公立医疗机构像市场组织那样自由地发展其竞争力，也不利于像行政组织那样专注于其社会公益性。维持这样一种体制，最终会有损于政府公共责任的落实。

推动公立机构走向法人化，实现管办分开势在必行。在法人化的制度环境中，所有医疗机构同政府行政部门（尤其是卫生行政部门）脱离行政关系，解除上下级隶属关系。这些机构成为完整意义上的独立法人，对其所有活动，包括人员雇用、服务提供、资产购置、接待与投资等，承担所有法律（民事和刑事）责任。现有公立医院的行政级别没有必要保留。医院之间只有规模大小、服务领域、服务水平的差别，而没有行政级别的高低上下之分。

所有医院均建立规范的法人治理结构，理事会是其核心，由医院的重要利益相关者代表（包括投资方、从业者、消费者或公众、供货商等）组成。公立医院的原主管部门，可以作为其投资方或者公众的代表进入理事会。医院的管理人员，尤其是院长，由理事会选聘并且向理事会负责。所有这些管理人员，从干部身份转型为职业经理人。

在医疗保障体系逐渐健全的前提下，医疗服务的民营化不应该成为禁忌。鼓励社会资本办医，大力发展民营医疗机构，是扩大医疗卫生资金来源的有效途径。尤其是在技术非垄断性的领域，如基本卫生保健（也就是社区卫生服务），应该大力鼓励社会资本的进入。退休医生、全科医生或者自愿组合的医生团队，也可以兴办社区诊所。分散在各种基层单位的医疗资源，也可以通过社会资本的进入而盘活。对于海内外社会资本投资建立大医院，更不应该设置市场进入壁垒。社会资本的进入，对于公立医院的发展壮大，也是有益的。公立医院可以借助社会资本，在医疗服务机构不足的地方开设分院、诊所、门诊部等机构。所有这些，都是公立医院理事会战略管理的重要内容。

在法人化基本成形的前提下，公立医疗机构的民营化也可以实行。政府的职责是建立一个制度框架，给出公立机构、非营利组织和营利性组织建立和运营的基本游戏规则。在目前的法律体系中，《公司法》较为完善了，可以在现有的《事业单位管理条例》和《民办非企业单位注册条例》的基础上尽快开展《公立组织法》和《民办非营利组织法》的立法调研。政府将通过政策引导、税收优惠等方式，积极鼓励和引导社会资本以非营利组织的方式进入医疗卫生服务市场。

多元化投资和多渠道办医新格局的形成，可以为公立医疗机构的重新布

 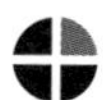

局奠定坚实的财政基础。在市场和社会资金充足的地方，政府可以适当采取适当退出或者增量冻结的战略，把公共财政卫生投入的重心转向市场和社会资本不足的地方。政府公共财政对于医疗卫生机构的投入重点，应该是农村地区、偏远地区、城乡结合部地区、中西部地区。政府财政加强城乡社区卫生服务体系的合理布局和能力建设，是当务之急。

值得注意的是，所有这些，都载入了新医改方案。健全法人治理结构，已经成为公立医院改革的核心原则；积极引入社会资本进入医疗服务领域，成为多元卫生投入机制的重要内容；新增政府预算卫生投入的重点是用于支持公共卫生、农村卫生、城市社区卫生和基本医疗保障，是新医改方案中公共财政改革的突出体现。

总而言之，40 多年计划经济时代的磨难已经证明，"收支两条线"管理下低价运行的所有公立机构，包括公立医疗机构，给我们带来的是产品和服务的短缺。在社会主义市场经济时代，试图指望通过回归计划经济体制来实现医疗服务的社会公益性，不仅终将是一厢情愿、缘木求鱼，而且会极大地阻碍本来可以顺畅前行的改革之路。新医改方案实际上已经指出了公立医疗机构法人化改革的阳关大道，但是也搭建了以"收支两条线"为核心的独木桥，极有可能把公立医疗机构改革引向一条混沌不明的模糊地带。

此管办分离彼管办分享——公立医院需要什么样的管办分离

蔡江南[①]，徐昕，封寿炎

医院管理体制改革是我国医疗卫生体制改革的4个基本环节之一，其他3个环节是：医疗保险体制、药品管理体制、政府监管体制。鉴于目前公立医院在我国的重要性，如何改革政府对公立医院的管理体制，便成为我国医疗卫生体制改革的重要内容之一。

长期以来，我国的公立医院直接分属于不同的政府部门，具有事业单位的属性。尽管我国的经济改革已有30多年，但我国的公立医院仍然是传统计划经济体制占主导地位的少数几个部门之一。政府仍然主要以行政管理的方式，直接对医院的重要决策进行干预，而公立医院本身并没有真正的自主权。但另一方面，政府对于医院的经费预算支持力度自改革以来已经显著下降。这使得公立医院主要面向市场获得收入，在行为上已成为一个以创收为主要目标的经济实体。公立医院的现有管理模式与其本身的经费来源性质发生着冲突。

因此，在我国新一轮的医疗卫生体制改革中，将政府作为所有者来办理公立医院的职能，与公立医院的具体经营权划分开来的呼声越来越高。然而，究竟是将公立医院的经营管理职能从原来的政府机构分离到另一个政府机构

① 蔡江南，复旦大学经济学院公共经济学系系主任、教授，中国经济体制改革研究会公共政策研究中心（部）高级研究员，美国布兰戴斯大学社会政策和管理学院兼职教授，美国麻省卫生福利部卫生政策高级研究员。

 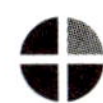

（或准政府机构）中去，还是将它下降给医院本身，意味着两种完全不同的分离方式。我们发现，目前对于“管办分离”的讨论，主要还是停留在前一种分离方式上，即只是将办理（所有权）和管理（经营权）的职能分离给两个不同的政府部门，而不是交还给公立医院本身。

第二次世界大战以后，世界上几乎所有国家都建立起了公立医院，以解决医疗市场失灵的问题。由于医疗行业具有高度的信息不对称性和经济外部性，所以大多数国家的公立医院由政府集中管理，公立医院隶属于政府部门。但是，这造成世界各国的公立医院在不同程度上都受效率低下和质量低劣等问题困扰，无法有效地满足病人对医院服务的需要的问题。因此，许多国家开始寻找政府管理公立医院的新模式。分析其他国家和地区的经验和教训，可以为我国公立医疗管理体制的改革提供一些有益的启发。在本报告中，我们选择了 8 个国家和地区，分别代表不同的地区和类型。他们是北美的美国和加拿大，欧洲的英国和德国，澳洲的澳大利亚，亚洲的新加坡、中国台湾和中国香港。

一、政府管理公立医院的基本模式

就目前来看，世界范围内政府管理公立医院的模式可以分为两大类：一类是政府直接管理公立医院，即政府采取行政化手段来管理公立医院，又可以称为“管办合一”的模式；另一类是政府间接管理公立医院，即政府采取企业化手段来管理公立医院，又可以称为“管办分离”的模式。这是两个在医院管理的许多重大决策方面有着明显不同的模式，下表总结了两者的一些主要差别。

政府直接管理模式与政府间接管理模式的比较

	政府直接管理模式	政府间接管理模式
医院领导制度	院长由政府直接委任。各级政府部门行政审批，层层上报	由医院（集团）董事会任命院长，院长负责医院内部的日常经营管理
医院人力资源管理	人员聘任由政府相关部门决定，公立医院所有的雇员的工资水平和福利参考公务员待遇，需要政府相关部门审批	医院（集团）可以自主决定雇员的薪资水平和福利待遇

续 表

	政府直接管理模式	政府间接管理模式
医院服务范围决策	公立医院的医疗服务范围主要由政府卫生主管部门决定	医院（集团）可以独立决定医疗服务的范围
资金来源	来源于政府	最初资本来自于政府，后续资金来源于自身的盈余积累
盈余保留权	没有盈余保留权，盈余归公共财政	医院（集团）可以拥有部分或者全部盈余
落实责任	责任行政科层制，层层落实	行政层级制削弱，依据立法规则或经营管理需要落实责任
社会功能	对公立医院社会功能的界定不清晰，没有专项资金资助	对公立医院的社会职能界定清晰，对公益性医疗服务设有专项资金资助

在“管办合一”模式内部，又可以细分为“单一行政机构”和“分离行政机构”两种具体的管理形式。前者，政府办理和管理公立医院的两种责任，统一在同一个政府机构内部，从而形成了管与办在形式上和实质上的高度合一。而对于后者，值得注意的是，管与办在形式上分离在两个政府机构内，因此人们通常将这种管理方式称为“管办分离”。但是，管理医院的方式仍然是以行政管理的原则为基础，而不是以企业经营管理的原则为基础。因此，我们将这种管理方式仍然划分为“管办合一”的模式（见下图）。

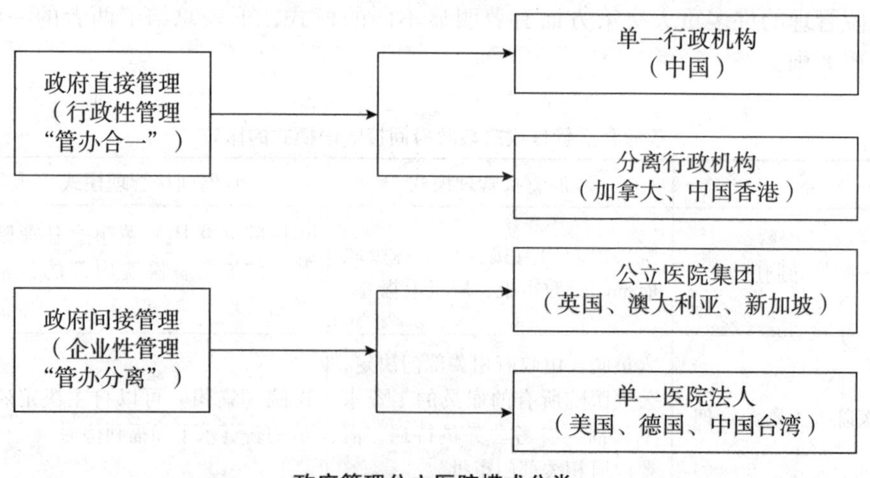

政府管理公立医院模式分类

 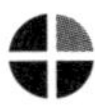

“管办分离”的模式根据公立医院的组织形式又可以划分为公立医院集团和单一医院法人两种具体的管理形式。这两种管理方式的共同点在于都是以企业化管理为基础，政府只是起到监督的作用，而并不直接干预医院的重要经营决策。因此，这才是真正意义上的管办分离。

从政府在同一个机构内直接办理和管理医院，到将办理和管理的职能划分在两个不同的政府机构内，再到政府通过公立医院集团董事会管理医院，最后到政府通过单一医院法人内的自主管理委员会管理，实际上是一个“管办分离”的逐步推进、由弱到强的过程。但是，最重要和实质性的分界点在于，以行政方式来管理医院，还是以企业化方式来管理医院。这对于政府职能的重心和作用，对于医院本身的经营效率，具有根本不同的影响。

（一）政府直接管理模式（管办合一）

政府直接管理模式是最为传统的公立医院管理方式，在这种模式下，政府将公立医院作为其行政部门进行运作，公立医院本身几乎没有任何自主权去决定关键的运营管理，如人员组成问题、提供医疗服务的种类、员工的薪水等。政府中不同层次的官员规定和控制了所有的医院战略问题。

1. 单一政府机构管理。单一政府机构的政府直接管理模式是非常典型的计划经济管理模式。它的典型代表是苏联的医院管理体制。我国目前绝大多数地方的公立医院管理模式基本上还属于这种类型。但不同之处在于，由于我国目前公立医院的收入主要靠自己创收，而不是来自政府预算，因此公立医院已享有相当程度的经济独立性。但是，我国的公立医院离一个独立经营的法人地位还有很大距离，不具备许多重要的经营管理权限，如人事权和定价权。而我们介绍的 8 个国家或地区，没有一个还在采用这样一种公立医院的管理方式。

2. 分离政府机构管理。相对于“单一政府机构”的政府直接管理模式，“分离政府机构”的管理方式代表了一种进步。对于脱离了直接管理医院的特定政府机构来说，它可以集中精力对医疗卫生事业和公立医院进行宏观监管。其地位和利益的相对超脱，也有利于政府对整个医院系统（包括公立和非公立医院）进行全行业的监管。加拿大和中国香港的公立医院管理方式便可以纳入这种类型。

加拿大政府对医院的管理是通过医疗保险计划管理机构实施的，而后者直属于各省卫生署。受到政府高度补贴的香港公立医疗体系组成了香港医院管理局（Hospital Authority），这一机构属于法定非政府部门的公营机构，由它来统管香港公立医院。尽管香港医院管理局本身不是政府机构，但它也不是一个企业化的管理集团，其功能在很大程度上类似于一个准政府机构。在这样一种管理体制下，公立医院仍然不具备充分的经营自主权，医院的运行效率仍然不高。

（二）政府间接管理模式（管办分离）

政府由最初掌管公立医院日常管理责任，过渡到将人事、财务等权力下放给医院自主管理，这一趋势是“新公共管理运动”浪潮的一个具体体现。这一运动将工商管理中的管理理念和技巧引入公共服务领域，用来克服以往行政管理固有的低效率、官僚主义和墨守成规的缺陷。依据公立医院的组织形式，可以将政府间接管理模式划分为公立医院集团管理和单一医院法人管理两种类型。

1. 公立医院集团管理。所谓公立医院集团管理，即政府通过整合的公立医院集团董事会对公立医院进行间接管理。公立医院集团的最大管理机构是董事会，董事会的主要职责是制定医院的总体经营策略，监督所有政策的执行。一般地，董事会主席和非执行董事由政府部门任命或者提名选拔，以便体现政府利益导向作用，然后再由董事会主席和非执行董事通过公开招聘等方式选拔任命医院院长，来负责医院的日常经营管理事务。因此，这种“政府间接管理”的模式可以说成是在董事会/监事会领导下的院长负责制。

医院集团作为独立的法人实体，通过完善法人治理结构，监管和运作集团内各医疗机构，实现资源共享、技术交流、成本控制等策略，从而达到提高医疗服务效率的目标。英国、澳大利亚、新加坡都组建了这样的公立医院集团。为了在提高公立医院效率的同时确保国家对卫生服务体系的控制，英国公立医院组建成具有独立法人地位的医院托拉斯（Hospital Trust）。澳大利亚公立医院典型的管理模式是，医院由董事会来管理，通常董事会负责管理的医院数在一家以上。新加坡把医院管理职能从政府卫生部转移到公司制的医院集团，以便医院实行更灵活的人事及运营管理，更好地满足病人的需求。

2. 单一医院法人管理。在有些国家（地区），公立医院并没有重组成为医院集团，而是单个公立医院作为一个公共实体，在保证自身公立地位的同

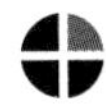

时，在法律上同政府脱钩，具有独立自主的管理委员会。政府通过管理委员会对医院的经营活动保持某种程度的控制权。美国和德国的公立医院中“独立的公共实体”，以及经过一定程度“民营化”改制后的中国台湾公立医院均属于这一类型。当然，在一个国家或地区内，公立医院集团管理和单一医院法人管理也会同时出现，我们的划分只是根据主要的情况来决定。更重要的划分在“管办合一”与“管办分离”这两个大类之间。

二、对中国的借鉴意义

世界各国医院管理体制为我国医院体制改革提供了很好的范例，为我们提供了很多经验教训。总的来说，可以从3个方面加以总结，即医院的管理结构、政府职能的转变和社会的作用。

（一）医院的管理结构

政府对于公立医院办理与管理两权的分离，体现了一个普遍的发展趋势。不同之处在于分离后的管理权流向哪里：是流入另一个政府机构（或准政府机构），还是流入企业化的医疗管理集团或医院本身。从各国的实践经验和教训来看，公立医院的管理权直接交给企业化的医院（或集团）来管理，更能够提高医院的经营效率，能更好地满足病人和社会的需要。

政府对公立医院的间接管理模式，体现了公立医院内部的高度自治。具体表现在两个方面。一方面，从整体看，各国不管是采取医院集团还是单个医院法人主体的形式，公立医院本身都实现了从隶属于政府行政部门到市场上独立、相对竞争主体的转变。公立医院在财务、人事和日常管理上拥有了更多的自主权，成为具有自我管理、自我发展的法人实体。另一方面，在医院管理的微观层面，公立医院实行了董事会/监事会管理下的院长负责制，这就避免了原来“全体公民—政府—医院院长—医务工作者”关系链上过多的委托代理层次，导致所有者的利益、职能、责任和约束管理等在医疗服务中的极度弱化。在公立医院内部建立起有效的监督约束和评价机制，保证公立医疗机构正确的经营方向和服务于社会的非营利性本质。

我们需要加强对公立医院的法人治理结构的认识，在这方面，英国公立医院的改革经验值得我们特别的关注。英国公立医院的改革实现了所有权和法人财产权的分离，并建立了相应的法人治理结构，完善了政府与医院的监督与被监督关系。需要指出的是，医院托拉斯并不是完整意义上的法人，而是不同于企业法人的公法人（医院所有权归国家所有），其治理结构与公司制企业的治理结构不同，董事会成员不是医院的所有者，也不存在股东大会对董事会的监督。公法人的特征决定了对医院管理层的监督约束机制不健全，为了弥补医院托拉斯治理结构的缺陷，除了对医院托拉斯董事会的组成做出特殊安排外（如至少包括两名执行董事来自地方社区，代表社区利益），还需要政府对改革后的公立医院实行外部监管，以保证社会功能目标的实现。

（二）政府职能的转变

政府都不直接经营医院，从一些繁重、琐碎的事务中解放出来，把工作的力度放在制定相关法律法规、宏观调控政策以及对公立医院服务质量和效率的监督上。

第一，政府强调“放权”与“监管”结合，利用多种新的间接监督管理手段，加强完善对公立医院的外部监督，这样对公立医院的内部和外部监督共同作用，以保证公共服务社会功能目标的实现。在政府外部监督的方法上，外国政府加强法制化约束对我国具有很好的借鉴意义。我国政府在卫生立法方面做了大量工作，但是以法律形式出现的不多，大部分是以法规的形式出现。不少法规缺少制约措施，有的法规未能及时修改，在很大程度上已不能适应当前的需要。

第二，明确划分各级政府对卫生服务承担的必要责任，注重中央与地方政府之间的合理分权，充分发挥地方政府的主观能动性。特别要加强省级行政部门在本区域卫生事业发展中的地位，给予更大的自主权，因地制宜地解决本地区主要的健康问题，促进当地卫生事业的发展。

第三，卫生服务的供给可以考虑打破政府独家办医院的格局，通过产权制度改革可以将现有的医院所有制格局转变为多元化。这样一来，政府逐步弱化“办医院”的角色，从医院所有者的角色部分地解脱出来，重点发展自己作为医疗服务筹资者的角色。

（三）社会的作用

各国都在积极地扩大非政府组织在卫生服务上的监管作用。一方面，非

 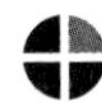

政府机构社团组织在医疗卫生服务体系中可以代表不同方的利益，发表不同群体的声音，加强对医疗卫生行业的监督力度。对于实行公立医院“管办分离”间接管理的政府而言，通过加强立法和对非政府组织行为的监控，可以有效地管理卫生体系。例如，在德国，政府和疾病基金会均要求医院采取管理措施保证医疗服务的质量，如果医院不合作，对医院的补偿就会相应减少。同时，它们还成立了质量监督委员会，对医院的临床诊断和治疗过程进行评价，要求这些服务必须经济而且有效。另一方面，非政府组织可以促进公立医院信息的公开化和透明化。公开和透明使医院和社会、病人沟通感情，增强理解，缩短距离，无形中可以消除很多误解，化解矛盾，形成合力。有效的非政府组织实际上架起了政府、公立医院、民众之间的桥梁。

（四）政策建议

总体而言，各国（地区）政府都倾向于将公立医院的所有权和经营权适度分离，从而政府避免直接干预公立医院的经营活动，而给予其相当的自主权。政府同时又运用对公立医院的所有权，对其进行严格的监督，以确保社会目标的实现。

根据本报告介绍的一些国家和地区政府对公立医院管理的经验和教训，我们认为我国公立医院的改革应当避免将“管办分离”局限在两个政府机构之间。这种形式上的“管办分离”，一方面建立了更多的政府管理层次，而医院本身并没有真正获得经营管理的自主权，从而公立医院现存的许多问题并不能够得到真正解决。因此，改革的正确方向应当是，一方面向公立医院的企业化管理方式迈进，使得公立医院享有经营管理的充分自主权；另一方面则需要大力加强政府和民间组织的监管力度，使公立医院能够满足病人和社会的需要。

基本药物制度建设的三条道路

新一轮医疗卫生体制改革（以下简称“新医改”）的战略目标是建立“基本医疗卫生制度”。基本药物供给保障体系将是基本医疗卫生制度的四大支柱之一，而建立基本药物制度则是这一支柱的实木部分，具有重要的地位。然而，问题在于，基本药物的基本制度架构是什么，尤其是关于基本药物的供应体系（即生产、采购和配送环节）如何建立，有关各方并没有取得共识。

2008 年 10 月 14 日，国务院深化医药卫生体制改革部际协调工作小组在国家发改委的网站上发布了《关于深化医药卫生体制改革的意见（征求意见稿）》（以下简称《征求意见稿》），其中的第 7 部分提出，“基本药物由国家实行招标定点生产或集中采购，直接配送”。然而，在卫生部门以及一些专家的表述中，基本药物应该实行“定点生产、统一采购、集中配送、合理使用”。最后一项“合理使用”，其实就是“强制使用”，用《征求意见稿》中的话说，就是“城市社区卫生服务中心（站）、乡镇卫生院、村卫生室等基层医疗卫生机构应全部使用基本药物，其他各类医疗机构也要将基本药物作为首选药物并确定使用比例”。

可以说，尽管《征求意见稿》中的表述含混，但基本上提出了一种政府集中采购＋统一配送的模式。但是，卫生部门青睐并且力推一种“准统购统销模式”。之所以使用了“准”，是因为国家不可能也不会禁止非定点企业生产或者配送基本药物，更不可能如几十年前粮食统购统销制度下把非统购统销的粮食购销行为都定罪为“投机倒把”。然而，在所谓“定点生产、统一采购、集中配送、合理使用”游戏规则下，未能获得定点资格的生产和配送企业自然也无法在基本药物的领域内生存了，根本无须国家来禁止，因此同粮食的统购统销没有多大差别。

其实，我国推行基本药物政策已近30年，2004年修订的第4版《国家基本药物目录》覆盖了治疗绝大多数疾病的药品。按照相关资料的说法，入选该目录的基本药物是按照“临床必需、安全有效、价格合理、使用方便、中西医并重”原则进行遴选的。世界卫生组织也把中国列为早已实施基本药物制度的国家。

然而，《国家基本药物目录》在医疗机构中基本上成为摆设，甚至只是放在资料室中，并没有在临床用药服务中发挥应有的作用。

基本药物制度形同虚设的表现有如下两个方面。

其一，未能有助于控制药品开支的增长。其实，不管是按照品种数量计算还是按照药品费用计算，各级医疗机构的大部分用药（最保守的估计是60%～70%）选择了《国家基本药物目录》所列的基本药物。这一点也不奇怪，因为城镇职工医保药品目录与《国家基本药物》具有高重叠性。但是，基本药物中相对廉价的品种却无法在医疗机构中得到广泛使用，从而造成基本药物中廉价产品大量退市的局面。

其二，未能有助于合理用药的推广。制定《国家基本药物目录》的目的之一是推进合理用药。尽管合理用药并非高精尖的医药学技术，医疗机构的广大医生们理应在一定的培训之下接受这一技术，但是中国有关药品滥用（尤其是抗生素滥用）的研究和报告可谓触目惊心。相当一部分患者们不仅用药过多，而且使用了过多价格昂贵但疗效不一定很高的药物。

这两种现象形成的原因可谓众所周知，这就是医疗机构普遍存在着“供方诱导的过度消费”问题。在药品消费上，这一问题具体体现为多开药、开贵药，从而导致药价虚高。药价虚高成为“看病贵”的一个因素。“看病贵”不仅成为一个严重的社会问题，而且对我国正在发展中的医疗保障体系造成了财务负担。

鉴于这种情况，重建基本药物制度无疑是必要的。如何让基本药物制度真正运作起来，便成为新医改的一项重要工作。于是，基本药物的供应保障自然成为关注的焦点。

通览国际经验，我们可以发现，基本药物制度中的供应体系共有4种模式。

1. 分散化采购：医疗机构根据目录自行组织基本药物的采购和配送，一般是委托公司来运作。

2. 市场化集中采购：使用基本药物的医疗机构基于市场竞争，自发选择各种集中采购配送模式，这其中不排除自主化、法人化的公立医药物流公司通过市场竞争争取到集中配送合同的情形。

3. 政府集中采购：政府定期进行基本药物的集中采购，然后将配送外包给公立或民营的机构。

4. 垄断性公共供应：或称准统购统销模式，即公共部门垄断基本药物的生产、采购和配送。

第 1 种模式交易成本高，效率比较低，一般会为第 2 种模式所替代。实际上，第 2 种模式即市场化集中采购模式，正是世界各国改革基本药物供应保障体系的主要选择。第 3 种模式在具有公共医疗保障体系的国家中得到部分实行，即由医保机构对于大宗基本药物进行集中采购。由于医保机构是公立机构，因此这种采购便成为一种政府集中采购的行为。第 4 种模式曾经在计划经济体制下盛行，在今天只在极少数实行计划体制的国家中依然残存，在众多英文国际文献中几乎根本不会被提及。

因此，重建基本药物的供应保障体系，我们有 3 条道路可以选择。

一、阳关大道：市场化集中采购模式

为了治理药价虚高，促进基本药物的生产、流通和使用，我们必须首先从使用环节入手推进改革，即逐步消除公立医疗机构的“以药养医”机制。唯有“以药养医”机制得以消除，医疗机构才会在药品采购环节中高度关注药品的性价比，相对物美价廉的基本药物才能有广泛的需求。

综合各方面的研究，我们发现，造成公立医疗机构“以药养医”机制的制度因素有三。

（一）医疗服务价格的不当管制

作为计划体制的遗产，我国至今对医疗服务依然实行严格的政府定价，而且多采取低价策略，最多是成本定价。在这样的情况下，中国的医生单靠医疗服务的提供完全不能养家糊口，因此卖药成为医疗机构及其医生们的主

 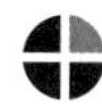

要收入来源。

（二）药品出售加价率的不当管制

政府允许医疗机构通过卖药获得相应的收入，但是却设定了加价率（或者利润率）的管制，目前合法的加价率定为15%。在这样的游戏规则下，医疗机构自然愿意采购并且推荐患者使用价格相对较贵的药品，无论药品是否属于“基本”的范围。

（三）医保付费机制的不当选择

现行城乡医保机构多采用按项目付费的方式同医疗机构进行结算。对于业已存在的“供方诱导的过度消费”，这种付费方式可谓推波助澜。

要根治“以药养医”，必须从这3个制度因素下手。从第3点下手，即改革医保的付费机制，最为根本，也最为有效。实际上，随着全民医保的推展，尤其是在医疗保险纳入门诊统筹之后，民众吃药的主要付账者将从病人自己转变为医保机构。医保机构转变付费模式，可以有效地影响甚至改变医疗机构的行为。事实上，在一些地方，医保机构已经开始了付费机制的改革，逐步以“总额预付制”（也就是医保经费包干制）代替“按项目付费”。在“总额预付制”下，医疗机构在一定时期从医保机构那里获得的收入是固定的，节省下来的钱全部归己，因此多开药、开贵药的问题得到了根治。但是，总额预付制具有某种垄断性，不利于鼓励竞争，会诱导医疗机构降低服务质量甚至减少服务，因此在很多国家被具有竞争性的“按人头付费”和“按病种付费”所取代。

尽管改革医保付费机制是可行的，但具有一定的难度，尤其是实行“按病种付费”，需要更多的探索。因此，比较快捷的改革思路是针对上述的第2点，即加成率管制。

实际上，我们完全可以取消药品固定加价率的管制。替代办法可以是政府对各种基本药物的最高零售价实施管制，对医疗机构和零售药店一视同仁。这样一来，医疗机构和零售药店的具体加价率差别化，其利润多寡取决于其药品采购的高效率。简言之，实行最高零售价格上限管制下的差别加价率。其实，《征求意见稿》第9部分已经提出要“逐步改革或取消药品加成政策”，并且将“实行药品购销差别加价”列为改革探索的一种，只不过没有说清楚。

取消药品固定加价率的管制，代之以最高零售价格上限管制，辅之以医保付费机制的改革，基本药物供应保障体系就可以走上市场化集中采购的阳关大道。

在这样的制度下，医疗机构依然是药品的主要采购者。由于医保药品付费机制的改变、固定加价率管制的取消、差别加价率的实施，医疗机构不再具有诱导患者过度消费药品的动力，因此会变成正常的市场主体，自行选择性价比高的药品。因此，医疗机构采购药品的方式可以是多元化的。

在很多情形下，面对提高药品采购效率的压力，同类医疗机构自然会自行组织起来（如通过协会）进行集团采购，以控制药品采购的成本。在这样的情况，政府（尤其是卫生行政部门）出面进行政化的集中招标采购是没有必要的；尤其是目前普遍流行的“只招标、不采购”的所谓“集中招标采购”，只不过是对众多普药设定了二次市场准入的烦琐程序，极大地增加不必要的交易成本（甚至包括寻租成本），应该彻底取消。

因此，基本药物制度能否正常实施，关键在于医保机构和医疗机构，而不在于其生产和流通环节。如果广大的参保人员能够从基本药物的使用上得到实质性的优惠，而医疗机构也能从基本药物的处方上到实质性的优惠，那么价廉基本药物的销售必将成为普药销售的重点，各类零售药店和医疗机构自然会采购大批物美价廉的基本药物。

在这样的情况下，竞争性的市场环境自然会孕育适宜的基本药物配送模式，这就是流通环节少、效率高、成本低的药品分销模式。实际上，在国内药品流通领域中，这样的模式已经产生。在这些模式下，医药批发企业同时从事批发、零售业务。一方面，这类企业和众多制药企业直接建立稳定的供货关系，建立全国性分销网络和区域性物流配送中心；另一方面，这类企业在各地区建立连锁药店，并同时和各地区药品经销商以及医疗机构建立稳定的供货关系。通过各地区的分销网络，医疗机构和零售药店关于医药需求的信息可以有效地传递到医药批发企业，医药批发企业向药厂发出订单，药厂按订单要求把药品发送到各地区物流配送中心，然后由此向当地的连锁药店、药品经销商和医疗机构供货。这一模式极大地加快了供求信息传递，大大减少了药品流通的中间环节，缩短了业务流程，明显加快了药品的配送速度，显著提高了资金周转率，极大地降低了销售成本。简言之，该模式的核心优势就是其高效的物流配送，具有“量大价低”的特征。

值得注意的是，这类企业或模式普遍在各类公立医院（尤其是用药量极大的三甲医院）遭遇有形和无形的障碍，因为在现有的医药卫生体制下，尤其是在“以药养医”的格局没有改变的情形下，公立医院并不需要“量大价低”的药品。

由此可见，制定国家基本药物目录，从而引导医疗机构科学合理地用药，有一定的必要性。但是，在医保体系、医药付费体制和医疗服务体系没有改革的情况下，基本药物制度无法实施。一旦各项医保和医疗服务的改革配套实施起来，基本药物制度便可以得到有效地实施，而市场化的配送体系足以保障基本药物的供给。这是重建基本药物制度的上策。

二、权宜之计：医保机构实行基本药物的集中采购

前文已述，随着全民医保的推展，医保机构将成为药品的主要付费者。而且，医疗保障体系完善的落脚点在于“保基本”，因此医保机构必然成为基本药物的主要付费者。毫无疑问，医保机构作为医药的付费者，出于费用控制的考虑，也可以自行联合起来对一些常用药品进行集中招标采购，然后对定点医疗机构进行配送。换言之，基本药物的供应保障体系理论上可以采取政府集中采购模式。

然而，在现实中，我们是否一定要采用这种模式，值得仔细加以考量。如果在某些地区，市场上存在提供药品集中采购和配送服务的公司，而且竞争相当激烈，那么公立医保机构完全没有必要另起炉灶，自行组织集中采购和配送。市场竞争，也就是采用上述的市场化集中采购模式，完全可以有效地推动价廉基本药物的使用。公立医保机构完全可以把精力节省下来，从其他方面入手，为参保者提供更好的医疗保障服务。

当然，如果在某些地区，如偏远地区，或者经济不发达的地区，市场化集中采购模式或许不可获得，亦即没有多少公司愿意在这些地区提供药品集中采购和配送服务，那么公立医保机构有责任弥补市场不足，开展政府集中采购，确保其参保者能获得相对物美价廉的基本药物。实际上，这样的模式特别适合于经济不发达地区的农村新型合作医疗。

究竟采取何种采购模式，完全可以由医保机构和医疗机构因地制宜地自行协商解决。关键是遵循公平、公开、公正的操作程序，体现公共筹资、民

主决策、依法管理的公共服务管理的理念。

实际上，根据世界卫生组织的建议以及国际的经验，不少国家在基本药物的供应保障上的确实行政府集中采购政策。尤其是公立医疗机构的基本药物采购，大多采用这种模式，至少对于公立医疗机构政府预算开支的部分如此。一些国家和地区实行全民公费医疗制度（如印度），公立医疗机构所开出的大宗药品由政府付账，因此由政府进行集中采购顺理成章。在另外一些国家（如澳大利亚），公立医疗保险机构出于费用控制的考量，也组织集中采购，为医保定点的医疗机构提供价格低廉的药品。由于这些国家的医疗机构并不存在“以药养医”的竞争，因此医疗机构对于政府集中采购并没有抵制。对于这些国家的医疗机构来说，无论谁来采购，只要药品质量可靠并且便宜，自然会吸引更多的患者上门。

政府集中采购模式可能的弊病就是容易导致不规范甚至腐败。相当一部分英文文献均把论述的重点放在总结这类实践的教训上，以期实现政府集中采购的制度化、规范化。无疑，政府集中采购要取得成功，无论采购的东西是什么，均必须满足如下几个要素：①政府（或者公共部门）本身是采购对象的消费者；②集中采购必须具有竞争性；③集中采购必须高度透明。

然而，在中国存在着一个奇怪的现象。民众看病吃药的付费者，一来是自己，二来是医保机构，而除了新农合之外，医保机构并不归卫生行政部门管辖。但是，公立医疗机构的药品采购却由卫生行政部门所控制，即实行医保部门并不参与的强制性政府集中招标。如此一来，便形成这样一种格局，即药品的采购者既不是付费者也不是实际消费者，但却能强制付费者和消费者使用其采购的药物。作为付费者的医保机构仅仅成为药费的支付者，而医疗机构对所采购药品的性价比不了解，也不关心。这样的格局是否能有效地控制基本药物的质量和价格，令人怀疑。在著名的“齐二药事件”中，涉案的医疗机构认为自己对于患者用药死亡不应该承担赔偿责任，因为肇事的药品是通过了政府集中招标的程序，医疗机构并不知道其质量有问题，而且也不能选择其他没有中标的同类药品。因此，在中国的制度背景下，哪怕是采用政府集中采购模式，也是必须慎重的。

在重建基本药物的供应保障体系之中，政府集中采购可以说是中策，只能作为权宜之计，在特定的地区针对特定的情况加以慎重地使用。

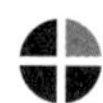

三、独木之桥：基本药物的准统购统销

然而，恰恰在中国，阳关大道不走，权宜之计也不采用，反而是独木桥受到青睐。卫生行政部门拥抱的，恰恰是以恢复统购统销模式为基础的思路。根据有关建议，这种思路的具体实施方案有可能如下：第一，基本药物目录由中央来制定，大约600种；第二，各省制订3～5年的生产、采购、配送和使用计划；第三，以省为单位实行定点生产、集中采购、统一配送、强制使用。这种统购统销的做法，不仅会有损药品生产和流通领域中的竞争，而且对医疗体制的改革也没有多大帮助。关键的一点是，医疗体制的改革最终主要不是靠药品回归计划体制就能实现的。

这种思路把改革的重点放在了基本药物的遴选、生产和销售环节，力图通过理顺这几个环节来重整中国的基本药物制度。表面上看，这一思路很有根据，而且也能从世界卫生组织和国际文献中找到不少根据，因为这些文献的确把关注的重点放在这几个环节上。国外有关政府集中采购的实践，往往被用来支持准统购统销模式的思路。但是，稍微了解一些国情的人都应该明白，基本药物制度在中国未能运作起来的根源，固然有很多因素，但主要在于医疗卫生体制中缺乏一种激励机制，促使占据大部分药品消费市场终端的公立医疗机构不愿意使用相对物美价廉的基本药物，而是大量使用相对较贵的基本药物。

很显然，生搬硬套甚至歪曲国外文献中的众多说法，实际上会把基本药物制度在中国遭到扭曲的原因错置。试图在药品生产和流通领域来寻找问题的解决思路是典型的“葫芦僧判断葫芦案”。道理很简单，包括某些基本药物在内的廉价药品得不到正常使用的根源在于医疗医药体制存在的制度性弊端，尤其是政府对公立医院的不当管制和治理。不从这个根源处着手来解决问题，非但不能治本，连标也治不了，甚至会越治越乱。基本药物制度在中国没有发挥应有的作用，根本的问题不在于其供销体系的市场化，而在于医疗服务体系的制度扭曲。冀望于采用准统购统销模式来解决中国基本药物制度中存在的问题，完全是缘木求鱼。况且，国际上流行的政府集中采购模式并不等于中国的准统购统销模式。

当然，准统购统销的思路并非没有注意到医疗卫生服务体制制度扭曲的问题，而是主张政府通过强制的手段，迫使公立医疗机构大幅度增大基本药物使用的比例。毫无疑问，之所以要采用强制的手段，还是因为在现有的体制下公立医疗机构没有足够的动力来促进相对物美价廉的基本药物的使用，也没有动力推进各种药物的合理使用。强制手段的实施必然伴随着自上而下、没完没了的考核、评比，而这类举措几乎在任何领域都从来没有产生过应有的效果，反而会带来无穷无尽的问题，尤其是会为掌握考核大权的相关人士开辟“寻租”的空间。这样的游戏规则害人不浅，终会造成“潜规则”的盛行。

根据准统购统销的思路，只要实施定点生产、定点招标、定点配送，一切可以按计划办事，政府可以制订生产计划、招标计划、配送计划，一切由政府负责就能办好。为执行这个计划，政府会在生产和流通领域分别授权或者委托一两家企业来实现垄断经营，并且对这些企业进行全程监督。

但实际上，这种模式根本不可行，政府对生产、招标、配送任何一个过程的监管永远都不可能到位，因为这种思路是假定政府有足够的人力、动力及监管手段，来对几百种乃至更多药品的生产和流通环节进行监管。在现实生活中，这些假定根本不成立。

首先，我们不可能找到足够的人员来监管药品生产和流通的每一个环节，我们要假定政府监管者 24 小时工作不睡觉，但实际上这是不可能的。其次，政府工作人员每天积极监管的动力何在？如果上级单位有“检查”，可能会有些动力，问题是平日的工作动力从哪里来？再次，政府用什么样的监管方式和手段来监督药品的质量同样是个问题。政府做不到花费巨大的人力、物力对药品质量和剂量天天检测、瓶瓶检测，也没有这个能力对企业的任何行为监管。最后，在价格定死、经营垄断的情况下，指望定点生产企业提高药品质量、改善服务水平，不啻为水中之月，而创新就更加谈不上了。在计划体制下，不要说药品生产和销售这种复杂的经营活动，即使是如铅笔、胶水等简单物品，“三十年一贯制”也是比比皆是。

更加可怕的是，就卫生行政管理部门而言，所谓“定点生产、统一配送”制度的实施将会大大增加其行政权力和寻租空间。确定定点生产和配送企业的权力，确定配送价格和配送费用的权力，强制基本药物在公立医疗机构使用的权力，等等，无疑都为卫生行政部门增加了大量的寻租空间，极有可能导致商业贿赂和行政腐败的盛行。其实，现行的药品集中招标采购制度由于强化了卫生行政部门的权力，已经暴露出了这样的问题。所谓的“准统购统销”制度将会显著增加卫生行政部门干预市场的权力，会使已有的问题恶化。这样的行政化体制，事实上是进一步增加行政腐败的发生概率和规模，很有可能会毁掉一批干部。

更有甚者，如果以省作为“统购统销”的单位，意味着各省卫生行政部门垄断全省的基本药物生产、采购、配送和零售，它们在定点时很有可能会向本地企业倾斜。这个做法极有可能导致全国药品市场的板块分割和严重的地方保护主义，国内医药工商企业的做大做强就会变得遥遥无期，建立全国统一药品市场的改革目标也会变得遥不可及。提出这种“准统购统销模式”的一些人认为这一举措会加强医药生产和物流企业的市场集中度，但是这种集中度的提高其实很有可能是行政寻租的结果，而不是市场竞争的结果。

基本药物供应保障体系的准统购统销模式绝对是下策。尽管它或许能在短期内解决一些问题，但却是一条独木桥，只能把我们引向一条又窄又危险的道路。

基本药物供给保障的制度建设：国际经验的启示

本文的目的，是澄清关于基本药物制度国际经验的一些误解。建立国家基本药物制度，是世界卫生组织大力推动的。在中国的卫生政策研究界，存在着一种相当模糊的认识，即世界卫生组织建议其会员国实施基本药物制度，就意味着该组织赞同基本药物的计划体制。或者说，很多人并不清楚，上述“定点生产、集中采购、统一配送”的建议，究竟是世界卫生组织的建议，还是出自其他的来源。这实际上涉及一个关键性的问题，即在基本药物制度中，国家与市场的角色究竟是什么。这实际上也是公共管理中一个最为基本的问题。

为了回答这一问题，我们主要基于世界卫生组织的文献，首先简要回顾一下“基本药物”的概念，同时考察一下基本药物制度的某些重要维度，尤其是其供应体系，从而为我国基本药物制度的建设提供一些借鉴。我们的基本发现是，世界卫生组织并不支持把基本药物制度建立在计划体制之上，更没有建议实施“准统购统销模式”，而是推动政府主导与市场机制的相结合，或者说多元化的公私合作伙伴关系。

一、基本药物概念的内涵和外延

基本药物（Essential Drugs or Medicines，ED，EM or EDM）是世界卫生组织（WHO）在1977年提出的一个概念。根据世界卫生组织较新的定义：“基本药物是那些满足人群优先卫生保健需要的药品。遴选基本药物的主要根据

包括与公共卫生的相干性、有效性与安全的保证、相对优越的成本—效益性。在一个正常运转的医疗卫生体系中，基本药物在任何时候都应有足够数量的可获得性，其质量是有保障的，其信息是充分的，其价格是个人和社区能够承受的。”（WHO，2002）。

基本药物制度的提出基于一些基本的事实：其一，在世界各国可以上市的药物很多很多；其二，不少药物可以用来治疗同一种疾病，其疗效有所不同，而价格差别也较大；其三，某些药物价格极为昂贵，而其所针对的疾病发病率较低，发病人群规模有限。

从人道主义的伦理来说，无论什么人患何种疾病，无论其发病率多么低，只要有一种药能够治愈或者缓解病症，无论这种药多么昂贵，那么对于这个人来说，这种药就是基本的。俗话讲，这是救命药。哪怕这种药再昂贵，在无价的生命面前，它也是基本的。因此，在这种意义上，药品本不应该有“基本”和“非基本”之分。

然而，另外一个众所周知的事实时，任何国家用于医疗卫生上的资源，其中包括用于药品的开支，都是有限的。发展中国家如此，发达国家也是如此。世界各国的医疗卫生体制都面临着一项艰巨的挑战，即控制医药卫生费用的上涨。在许多国家，公共医疗保障体系不可能为民众的所有药物开支付账；民营医疗保险也会对可报销药品的种类和金额加以限制，除非参保费足够高。在这样的背景下，各国根据本国的实际情况，在所有可以上市的药品当中进行适当的遴选，编制出基本药物目录，优先强化其供应保障体系，以满足大部分国民基本医疗卫生保健的优先需要，就成为 种必要而紧迫的公共政策。

根据世界卫生组织在1999年的统计，全国有156个国家制定了基本药物目录，其中29个国家建立这样的制度已经长达5年以上（WHO，2002：2）。在发达国家中，美国、英国及大多数西欧国家并没有建立基本药物制度，或者说没有使用“基本药物制度”这一说法，主要是因为这些国家医疗保障体系（无论是公立还是民营、无论是基于社会保险还是基于税收）不报销的药品品种比较少，绝大多数上市的药物对民众来说都是可获得的，因此也就是基本的药物。在这样的情况下，区分基本和非基本的药物似乎没有必要了。但是，在全球性医药费用不断高涨的背景下，这些发达国家自20世纪70年代起就采取了各种各样的药品开支控制措施（Mossialos，Mrazek 和 Walley，2004；Mrazek，2002），其中的一种措施（但不是主要的措施）是减少公共医疗保障体系（或公费医疗体系）可付账的药品种类，也就是说，把越来越多市场上可流通的药品剔除出医保体系。因此，这些被剔除的药品，可以被视为“非基本”的药物，尽管这样的说法在这些国家并不流行。事实上，被剔除的药品种类也不多。

可以说，基本药物概念的提出，对于发展中国家有其特殊的意义。其一，发展中国家与发达国家人口在药物支付能力上的确存在显著的差别，低收入国家的大多数国民没有能力承担高质量、显著疗效但价格高昂的药品，尤其是进口药品。其二，一些价格低廉而质量有保证的药物，尤其是一些国家的传统民族药品，也能够有效治愈疾病。限于经济条件，低收入国家的政府引导其医疗保障体系和民众将药品开支优先用于相对来说物美价廉的基本药物，是必要的。其三，一般而言，发展中国家的医疗保障体系不发达，筹资水平不高，保障能力不强，因此相当一部分可以上市的药品，尤其是进口药品，因为价格昂贵而无法列入医保可报销的药品范围之内。而且，即便相当一部分药品列入了医保可报销目录，但是医疗保障机构完全可以针对一些常用而又物美价廉的药品制定优惠的报销政策，从而在医保可报销药品中分出一个子集，提高基本药物的使用率。在这样的情况下，基本药物和非基本药物的区分才有实际的意义。其四，建立基本药物制度的另一个目的，是推进药品的合理使用。尽管这一问题在发达国家也存在，但是在发展中国家无疑更为严重。滥用药品导致医药费用开支更多的现象比比皆是，从而不仅给发展中国家的民众造成经济和健康上的负担，而且给这些国家尚不发达的医疗保障体系带来沉重的财务负担。事实上，有很多有关基本药物制度的文献花费很多篇幅讨论药品的合理使用或者描述药品的不合理使用状况。

基本药物仅仅作为一个概念是没有意义的。要将此概念转化为现实的药品，并且推动民众和医疗机构合理地使用这些药物，必须制定合适的基本药物政策。世界卫生组织在 1988 年出版的《怎样制定和实施国家药物政策》一书中确定了基本药物政策的要素，即基本药物概念的外延，共有 9 个方面：基本药物的遴选、可负担性、药物筹资、供应体系、药品管制、合理使用、研究、人力资源开发、监督评估。政策的优先目标只有一个：基本药物的可及性（accessibility）。

稍微简化一下：要实现基本药物的可及性，需要有 4 个关键因素的支撑（见下页图）。

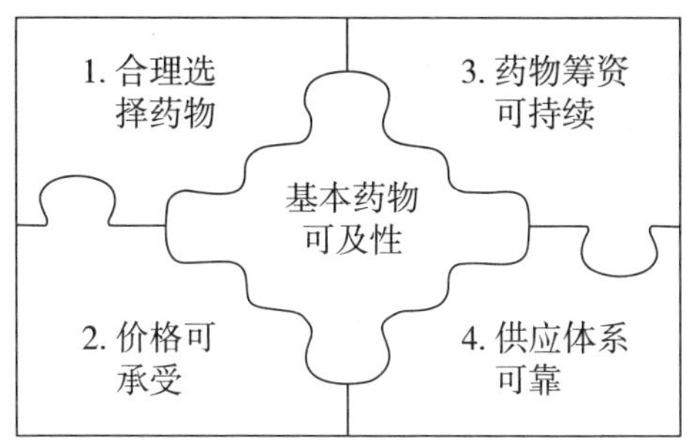

基本药物可及性的 4 个支撑因素

其中，基本药物的遴选是整个过程的开始，即谁来制定基本药物目录，以及如何制定。基本药物的价格可承受性在很大程度上取决于政府的价格管制措施，也在一定程度上受供应体系和供应方式的影响。基本药物筹资的可持续性基本上是医疗保险付账多少以及相应的自付比例多少的问题，这也在很大承担上影响了基本药物的可负担性。基本药物供应体系包括基本药物如何生产、如何采购、如何配送等环节。

二、基本药物的遴选

基本药物的遴选需要经过两步。第一步是前提，即药品的市场准入，即药品必须满足疗效、安全性、质量等标准才能进入市场。第二步是确定基本药物目录。新药存在着一个进入基本药物目录的申请问题。

在选择基本药物时，实施基本药物政策的多数发展中国家并非自己选择，而是根据世界卫生组织提供的基本药物样本目录（model list）进行。WHO 在 1977 年提出“基本药物”这一概念后，便制定出来一份样本目录推荐给成员国借鉴使用。它并非一成不变，而是由 WHO“基本药物使用专家委员会”每隔两年更新一次。最近 1 版是 2007 年 WHO 修订的第 15 版《基本药品目录》，包含了 27 个大类、326 种药品。这些药品是在研究全球疾病发病率以及经济负担的基础上遴选出来的。但是，这绝不意味着任何一个国家的基本药物目录都应该照抄 WHO 的指南。不同国家的规模、地理环境、经济发展水平、基本卫生保健的优先重点不同，基本药物的种类和数量也可以有所差异。例如，中国人口众多，哪怕是某种发病率较低的病患，其人口规模都可能很大，因此所需要的“基本药物”种类多一些并非怪事。

不可忽略的一点是，同医保可报销药品的目录一样，基本药物目录也使用国际非专有名称（International Nonproprietary Name，INN）或通用名称，与品牌名或具体生产厂家无关。药品一般有两种名称，即化学名（通用名）和商品名。化学名是根据药品的化学成分确定的化学学术名称，通用名是国家医药管理局核定的药品法定名称，一般与化学名一致。商品名则是药品生产厂商自己确定。在一个通用名下，由于生产厂家的不同，可有多个商品名称。例如，有一种解热镇痛药类药品的通用名为“对乙酰氨基酚”，但这种药品在中国的商品名有百服宁、必理通、泰诺、安佳热等。在制定各种目录时使用通用名，一则是为了保证目录中药品名称符合一个国家或国际上的行业规范；二则是为了促进生产企业在药品质量和价格上进行竞争。

基本药物目录的制定必须是科学的、透明的，这一点自不待言，而且目录必须定期更新。为了满足这些要求，一般的做法是设立一个常务委员会来提供技术性支持，该委员会要包括不同领域的人士，如医学、护理、临床药理、药学、公共卫生、消费者事务以及基层卫生工作者。同时，利益相关方，包括专业团体的代表、制药生产厂家、消费者组织、政府预算和财政机构人员，也必须透过适当的组织进行正式和非正式的协商。但是，最终的药品遴选必须由该委员会独立进行。目录的制定和修改应该公示（WHO，1988），接受各界专家们的审视。值得注意的是，在很多国家，基本药物目录实际上就是其面向大众的公共医疗保障体系的可报销药品目录。当然，面向公务员的医保体系在药品报销上有可能另有目录。

三、基本药物的定价

基本药物的价格必须是广大民众负担得起的。为了达成这一目标，中国人最为习惯的做法是政府通过行政手段定低价，一些学者则建议价格应完全由市场来决定。世界卫生组织（WHO，2004：3－4）所建议的定价机制介于这两个极端之间，包括如下内容。

（一）价格信息披露

实际上，目前在国际上存在着区域性或国际性的药品价格服务组织（多

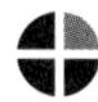

为非政府组织)，专门收集并且公布基本药物的价格信息。

(二) 价格竞争

具体推动机制有二：①药品生产的竞争，简单地说就是推动仿制药的使用；②在疗效或者用药服务上展开竞争。在一些制药产业规模较大的国家，如巴西和印度，这两个机制有效地促使普药的价格大幅度降低。

(三) 合理的仿制药政策

推动仿制药的生产和使用不能仅仅依赖于市场，而需要公共政策的支持。支持性的公共政策包括：①支持性管制条例；②可靠的质量保证体制；③专业和公众的支持，即医生愿意开仿制药，病人也愿意吃仿制药；④经济激励机制，即让开仿制药的医生和医疗机构以及使用仿制药的患者获得经济上的好处。

(四) 集团采购

大多数基本药物的使用量很大，因此通过各种形式的集团采购无疑能够起到降低药价的效果。

(五) 公平定价

这主要针对享有专利保护或者生产厂家独一无二的药品，即针对购买力不同的地区进行差别定价，但是要设法确保较低定价的药品不会流回到高收入的国家或地区（关于差别定价，另可参见 WHO - WTO，2002）。

(六) 关税和税收优惠

这主要针对进口的基本药物。

这些干预价格的措施，无一例外都是与市场机制相容的措施。从这些建议的定价机制来看，世界卫生组织绝非鼓励基本药物的计划定价体制，即所有基本药物均由政府定低价，然后在企业不愿生产的情况下由政府给予价格补贴。相反，世界卫生组织的建议大多着眼于改善并充分利用市场竞争，而政府扮演监管者和促进者的角色，本质上是在试图推动一种受到管制的市场机制（the regulated market）。或许，对于从未生活在计划体制中的大多数世界卫生组织专家来说，计划定价体制几乎是不可想象的。实际上，从上述建议可以看出，基本药物的价格在很大程度上取决于采购环节。换言之，价格主要是在购买行为中形成的，而不是行政行为的结果。

四、基本药物的供应

基本药物制度仅仅停留在目录制定和价格管制的阶段显然是不足够的。即使目录制定得再科学、再合理，其价格再合适，如果这些药物的供应体系不可靠，也是无济于事的。

无论是世界卫生组织的一些出版物，还是很多其他来源的相关文献，都用相当大的篇幅在描述和分析公共供应体系存在的问题。在公共部门主导的国家里，公共供应体系并不能有效率地提供基本药物，但它们通过“将一部分工作委托给私人部门”解决了低效率问题（WHO，1988：41）。还有一些国家采用不同的组织方式，即自治或半自治的民间非营利组织，它们不受政府直接管理，却能同国际药品制造和批发商建立制度化的业务关系，有效地提供基本药物（WHO，1988：41；Den Besten 和 Gonzi，2004）。

总之，基本药物的供应体系是多样化的，究竟如何选择或者如何组合，取决于许多因素。世界卫生组织认为，政府在制定国家基本药物制度的框架时应该对所有可能的选择进行充分的考虑，并且从长远考虑进行决策。就基本药物的供应体系来说，非常重要的一个事项是处理好公共部门和私人部门之间的平衡，鼓励药品生产和配送体系中的公私混合体制（public - private mix），在公共部门实施药品良好采购规范（good pharmaceutical procurement-practices），充分发挥私人部门从事公共卫生事业的效率作用，以及发挥集中化体制（centralized system）中的规模经济作用。① 同时，一个良好的供应体系，必须能够保证有效地使用政府购买药品的资金，并使国民获得最大限度的可及性，同时还要在避免浪费的前提下建立紧急状况下基本药物的供应保障体系（WHO，1988：41 - 46）。②

---

① 值得注意的是，这里提及的集中化体制并不一定意味着政府通过设立公立机构的方式进行集中购买、统一配送。实际上，集中化的市场模式或者说集中化的商业模式同样存在。这样的模式，用中国老百姓的俗话来说，就是团购。

② 这就是说，国家在一定条件下可以建立基本药物储备制度，对市场进行调节，并且在紧急情况下确保充足的供应。

 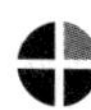

更进一步，世界卫生组织2004年在一份指南中明确指出“公共—私人—NGO混合的思路（Public - private - NGO mix approach）”是为越来越多的国家所采用的政策选择。为此，世界卫生组织的研究报告列举了5种基本药物供应的战略组合（WHO，2004），其中除了所谓的“中央药库模式”（Central Medical Stores，CMS）外，其余4种均强调公私伙伴关系的重要性（见下表）。

5种药物供应战略

配送模式	特征
中央药库	集中化和完全的公共采购、仓储和配送体系
自主性供应体系	集中化的采购但（半）民营性的管理和配送体系
直接供货体系	集中化的采购体系但配送体系是分散化的、民营的
主配送商体系	集中化的采购体系但通过招标确立单一的配送商
完全民营供应	分散化的采购，完全民营的批发和零售体系

中央药库模式其实是中国人最为熟悉的。这就是中国人所说的公立药品供销体系，即政府设立专门的公立机构（也就是事业单位），负责药品的采购和配送。当然，在很多发展中国家，也有类似的体制。人们普遍认为，这种体制是可靠的，但是越来越多的事实表明，这种体制相当僵化，对于日趋多样性的医药产业，缺乏足够的灵活反应，具体体现为药品的正常供应得不到保证，其根本在于公共部门对于其职工的激励机制普遍存在问题，常常会出现人浮于事的现象。因此，对所谓“中央药库模式”进行改革，是世界卫生组织的众多文献着力探讨的一个话题。①

改革的第一种思路就是引入自主化，建立自主性供应体系。这样的改革其实在中国已经开始了。具体的做法就是推动公共供应体系走向法人化，使之成为完全自主或半自主的机构，其具体组织形式大多是独立的公司，也有极少数成为非营利组织，由独立的董事会或理事会管理。用中国医疗卫生政策的术语来说，这就是管办分离。实行自主化的药品供应机构依然是由政府所办，但是其运作实现了自主化，其本身也是一个独立于政府行政部门的法人。政府依然影响着这些机构的人事：较为规范化的做法是政府委派董事或

① 有趣的是，中国的各行各业正在进行着事业单位体制的改革，其中药品供应体系也是如此。但是，令人遗憾的是，世界卫生组织的文献很少对这一重要现象进行描述和分析。

者理事，然后通过这些机构的法人治理结构来遴选专业化的管理层；不大规范化的做法是政府直接任命这些机构的管理人员。在中国，常见的做法恰恰是后一种不规范的做法。因此，进一步推进药品公共供销体系中的管办分离，依然是中国医药领域中一项未竟的改革事业。

另一种改革措施是直接供货制。在这种体制中，药品采购环节实行政府集中采购，但配送环节是分散化的，在多数情况下由民营或者自主化的公立医药物流公司在市场竞争的基础上进行。这样的做法在中国的语境中被称为“直接配送制”，也就是配送环节少的药品物流模式。

主配送商制是直接供货制的一个变种，即由政府实施集中采购之后，通过公开招标，与单一的配送商（主配送商，prime distributor）签订供货合同，进行药品配送。

最后一种做法是基于充分市场竞争的完全民营供应体系。

实际上，采取以上任何一种单一体制的国家并不多，实施计划经济体系的国家例外。在很多国家，一般药品也好，基本药物也好，其供应体系大多是混合型的。中国其实也不例外。总体来说，世界卫生组织推动公共部门与民营机构的合作伙伴关系，这也是世界银行、联合国和众多国际组织的共同目标。但是，如何实现公共部门与民营部门的良好组合，却是一个世界性的难题。世界卫生组织的指导文件特别指出，很多国家并没有实现公共部门与民营部门的良好组合，最为常见的糟糕组合是整个国家（尤其是农村地区）过多依赖于低效率的公共供应体系，而城市地区则受益于各种效率较高的民营供应体系（WHO，2004：5）。

下文专门就基本药物的生产、采购和配送环节的国际经验详细加以论述。

（一）基本药物的生产（manufacture）

综合多种文献资料看，基本药物的生产模式并不是讨论的重点，或者说，很少有学术文献和研究报告专门论述谁来生产基本药物的问题。或许在这些作者们看来，药物生产本不应该存在争议，交给市场就行了。

尽管如此，世界卫生组织在1988年的《如何制定和实施国家药物政策》一书中还是专辟一节来讨论是生产还是购买的选择问题。书中论及，许多国家的政府都对提高本地企业的生产能力有政治上的兴趣，因而“政府有可能希望通过自己办药厂，而不是通过本地采购或进口，来实现低成本药品供应

 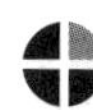

的常规化，从而保证其旨在控制疾病的公共卫生项目的用药需要”（WHO，1980：43）。针对这种考虑，世界卫生组织指出，这种设想很少能够证明是合理的，而且也低估了企业保持活力和竞争力的困难度；即使要那样做，那么也需要对政府举办药厂的行为进行全面的评估和分析，以确定其可行性。最后，世界卫生组织也给出了自己的观点和建议：“一般来说，药品和疫苗最好留给私人部门去做；政府的角色应当脱离拥有或管理药品生产厂，而面向私人部门的药品生产进行监督管理和检查。政府可以通过安排 GMP 培训，促进本地生产的药物质量，从而加强工业能力。”（WHO，1988：44）

由此可见，世界卫生组织并不鼓励政府兴办国有企业专门生产基本药物。换言之，在政府购买和政府直接生产这两种模式之间的选择，世界卫生组织倾向于前者。实际上，这也正是全球性公共管理变革的核心之一。政府从直接生产中退出，就可以把更多的精力放在购买和监管之上。从关于基本药物供给的文献看，一些国家的确接受了世界卫生组织的观点和建议，不自己举办药物生产企业，而是将政府的施政重心放在加强对药品企业的监管之上。

中国在重建基本药物制度的努力中，有一种建议是实施基本药物的定点生产制。尽管有关建议的提出者对于如何实施这样一种制度并没有详加阐述，或者说“定点”是什么意思并不清楚，但是大体的做法是政府定期（3～5 年内）通过一定的行政评审程序，在一定区域内（以省或者市为单位），就每一种遴选出来的基本药物，确立定点生产商，使之成为特许供货商。尽管有关各方似乎从来没有排斥民营制药企业成为基本药物的定点生产商，但是众所担心的是，定点生产或者特许供货的确立过程是基于政商关系而不是市场竞争。此外，政府如何能在某一天确切地知道 3～5 年后民众对几百种基本药物的需求，从而确定特许生产的数量呢？更何况，在这 3～5 年内，无论什么药品的生产，其成本因素一定会发生变化，政府又是如何知道 3～5 年后的价格呢？

（二）基本药物的采购（procurement）

从学术论文、研究报告等的数量和篇幅看，有关基本药物采购的文献众多，说明这是基本药物供应过程中的最主要环节。这也间接反映了一个事实，即政府自己办厂生产基本药物是很少见的现象。

关于基本药物的采购，世界卫生组织认为，为了保证在公共部门的采购效率，必须建立一种制度规范；当然，该制度规范同样适用于私人部门。为此，1999 年世界卫生组织发布了一个规范药品采购的联合文件——《良好药品采购的操作原则》。该文件共规定了药品采购的 12 项操作原则，分别对有效和透明管理、药品的选择和数量、资金筹措和竞争机制、供应商的选择和质量保障 4 个方面进行了规范。

就具体的采购模式而言，一般有 4 种：①公开投标，一切有兴趣的厂商均可参加投标；②限制性投标，有兴趣的厂商必须经过正式的资格预审，方可参加投标；③竞争性谈判，买方与数量有限的入选供应方进行竞争性谈判；④直接采购。无论采取何种模式，采购都必须建立在市场竞争的基础之上。

相当一部分发展中国家存在着公费医疗体制，或更准确地说，实行英国的国民健康服务模式（NHS）。即便不实行公费医疗体制，也可能实行基本药物公费供应体系，即全体百姓可以大体上免费（或有小额或小比例自付）获得基本药物。也有些国家针对一些弱势群体，如妇女、儿童、老人等，实施基本药物的免费提供制度。因此，在这些国家，存在着相当规模的公立医疗机构，其主要运作经费来源于政府，民众可以从那里免费获得基本药物。如此一来，其大宗基本药物的采购实行政府集中采购模式，非常顺理成章。

在各国的政府集中采购模式中，印度德里州模式是比较典型的，即集中化的药品批量购买（centralized pooled procurement of drugs）。德里州政府在其下属的健康服务理事会（Directorate of Health Services）中成立了一个集中化采购局（Centralized Procurement Agency，CPA），并设立一个高级别的特别采购委员会专门负责集中化药品采购和配送。该委员会由非政府官员任主任，包括 7 个政府官员和 3 个非政府成员。基本药物遴选委员会的主席也是特别采购委员会的成员，目的是协调药物的遴选和采购。特别采购委员会主要采取政府集中招标的形式，而且药物的采购、储存和批发由管理中心统一完成。为了采购到优质优价、供应有保障的药物，德里实施了“两个信封招标（Two - Envelope Selective Tender System，TESTS）”措施，即技术标和价格标分别装在两个信封，只有达到专门采购委员会制定的 9 个技术标准后价格标才被公开。这 9 个标准分别是关于制造商的合法性、生产设备、厂家职工的资格水平和每年资金周转率等（Chaudhury 等，2005）。

（三）基本药物的配送（distribution）

前文已述，在很多国家都存在基本药物的公共供应体系，其中配送由公立机构承担。但是世界卫生组织认为，最好的配送体系可能是“公共管理和私人管理的结合”（WHO，1988：44）。比如，药品的运输和供应可由私人运输企业负责，它们通常做得更好。药品配送环节相对来说更加适合充分的市场竞争，主要原因在于配送服务的数量和质量比较容易度量，因此便于契约化。因此，药品配送往往成为践行公私合作伙伴关系的突破口。

基于对国际经验和教训的分析，世界卫生组织十分肯定私人部门在基本药物配送中的积极作用。其报告指出，在大多数国家，大多数人口都依赖私人药品供应系统提供服务，包括私人总代理商、批发商、药师和非正式药品销售商，城市地区更是如此；在私人部门发挥作用较少的农村地区，政府可以通过补贴、特许等方式鼓励私人零售商在那些地区开展业务（WHO，1988：44－45）。总体来说，如果说公私混合体制是一种有益的探索，那么从药品配送领域入手进行，最为切合实际，也能取得良好的效果。很显然，这同我国统购统销思路中所青睐的区域垄断性公共配送体系（以省或市为单位建立集中化的公立配送机构），是南辕北辙的。

在现实中，很多发展中国家依赖公共基本药物配送体制。例如，在非洲一些国家如肯尼亚、乌干达和坦桑尼亚等国的农村地区居民非常依赖基本药物的公共配送体系，政府每月向农村地区定量供应基本药品。但是这种配送方式成本高、不灵活，还可能导致一些药品的过剩或短缺，或者缺乏灵活性和反应性（WHO，1988：44）。其实，这不仅体现在基本药物领域。如果缺乏同民营部门的竞争，公共部门在各种物品和服务的提供上呈现缺少灵活性、对需求的反应缓慢、浪费与短缺并存等特征，绝对是常态。

公共和民营配送体系究竟孰优孰劣，是一个争论不休的话题。但是，让这一争论有可能结束的前提是至少允许竞争。如果采用计划体制从而造成公共配送体系的垄断，那么从长期来看，一定会带来所配送物品的短缺。这不仅在理论上可以得到说明（科尔奈，2007），也已经为中国和多国长年的惨痛教训所证明。

特别值得强调的是，世界卫生组织对于国际经验的总结，并没有给基本药物准统购统销式的供应体系给予支持。世界卫生组织所不反对的，也是许多国家正在实行中的，是公共供应体制，其中包括政府集中采购和公立机构配送。但是，有关文献对这种公共供应体系的可靠性和效率持高度审视和分析的立场，并且高度关注其改革趋势，即走向各种各样的公私合作伙伴关系

(PPP)。总而言之，世界卫生组织的研究也好，国际经验的总结也好，均高度重视发挥市场机制的作用。

与此相反，由于我国的市场制度建设尚不完善，因此在很多专家的政策研究报告中常常出现的一个倾向，即无条件地拥抱公共体系。只要任何领域出现了问题，很多人就会主张政府接管。在药品领域也是如此。人们一厢情愿地认为，只要政府接管了，或者主导了，一切丑恶的事情就会消除。对于这样的思路，不必花费更多的力气去搜集证据来证明其不恰当。我们只需问一下，既然如此，何必当初？中国为什么在30多年前要排除千难万阻，抛弃计划体制，启动改革开放呢？

五、基本药物的使用

实现基本药物的可及性，目录的制定、价格的可负担性、供应体系的可靠固然都很重要，但是这些药物还必须为专业人士和民众所普遍接受，这样这一制度才具有可持续性。简言之，基本药物必须医生们愿意开，患者们愿意用。在某种意义上，多使用基本药物是合理使用药物的一种体现。很多有关的文献就合理用药的医学理论、临床实践、培训工作和公众教育展开了大量的论述（唐镜波、孙静，2005），但是这一问题的经济层面常常受到忽视。从医学（尤其是临床医学）、药学的角度来探讨合理用药问题固然是极其重要的，重视临床实践经验的总结以及培训工作和公共教育的开展也是绝对必要的，但是忽略经济激励因素可能会遮蔽很多重要的因素。道理很简单，合理用药并不是什么高技术，为什么经过多年的培训，合理用药在中国就是无法实现呢？

基本药物的可获得性在很多发展中国家实际上是医药筹资体制的问题，也就是医疗保障体系是否覆盖或支付药品消费，以及覆盖或支付的程度问题（WHO，2004：5）。在很多发展中国家，医疗保障体系不发达，民众吃药主要靠自费；如果某些国家民众的收入过低，那么哪怕是价廉的基本药物都不可获得。因此，一方面，增加医疗卫生的公共支出，并且把其中的重要一部分用于建立和健全医疗保障体系，也就是在中国新医改争论中所谓的“补需方”措施，自然会推进基本药物的可及性。另一方面，在发展中国家，由于收入水平低，如果民众吃药大多靠自费，那么他们自然愿意多使用相对来说物美价廉的药物。在这样的情况下，无论是由各国政府还是由世界卫生组织

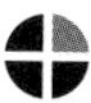

来编制，《基本药物目录》的指南意义均具有现实意义，面向低收入人群的医疗机构和医护人员也愿意遵循指南追求合理用药。即使在这些国家存在着一定水平的医疗保障体系，由于筹资水平有限，《基本药物目录》的指南作用对于这些国家医疗保障体系的发展也是不可或缺的，因此基本药物制度的发展具有现实的基础。

在这一方面，中国的情形可谓极其特殊。由于政府对医疗服务的价格实施严格的低价性管制，医疗专业人士难以通过医疗服务的提供获得体面的收入，更谈不上高收入，于是，出售药品成为其收入的主要来源。由此，中国出现了一个奇怪的现象，即医生从事医疗服务的收入很低，低到了极为可怜的地步，于是他们被迫从职业行医者转型为职业卖药者。值得一提的是，在很多国家，尤其是一些发展中国家，医生们在行医的过程中顺便卖药，从而从中获取更多的收入，这是常有的现象。但是，行医收入极低（与同地区平均收入相比）却是非常罕见的。像中国这样，众多医生们无法靠自己的医术谋生，变成了彻头彻尾的药品推销员（以及医疗器械使用推销员），并且为此而深感屈辱而无奈的情形，可以说是举世无双的。

更为严重的是，政府对于公立医疗机构的药品出售设置了利润率管制措施，规定了固定的合法加价率（目前为15%）。① 如此一来，在其他条件大体相同的情况下，公立医疗机构自然倾向于采购价格偏贵的药品。药品进价越高，医疗机构收入越多；医疗机构售药越多，医疗机构的收入越多。这就是众所周知的“以药养医”或“以药补医”现象。在这样的制度环境中，基本药物制度自然是名存实亡。试想，由于公立医疗机构占据75% ~80%的药品终端市场，而它们大多倾向于多卖药、卖贵药，那么物美价廉的基本药物如何能得到广泛的使用？如果拥有处方权的医生们没有兴趣合理用药，那么各种有关合理用药的指南和培训如何能有效果？在这个意义上，众多有关基本药物制度的文献，尤其是合理用药的各种探讨，固然在医学和药学上是重要的，也是人人都可接受的，经常性的培训也理应产生一定的效果，但是由于现有的医药卫生体制造就了相反（逆向）的激励机制，这些众人皆知的科学合理的措施大多被抛弃，长期的培训也毫无效果，也就再自然不过了。

① 目前流行的“药品零差价”政策并没有改变这一点，只是把差价的埋单者从老百姓变成了政府。众所周知，政府通过财政为此而埋单，最终还是由老百姓付账。

六、中国基本药物制度的战略选择

很多调查研究显示，中国存在着严重的用药不合理的问题。相当一部分患者们不仅用药过多，而且使用了过多价格昂贵但疗效不一定很高的药物。医疗机构也普遍存在着“供方诱导的过度消费”问题，在药品消费上具体体现为多开药、开贵药，导致药价虚高成为“看病贵”的一个贡献因素。“看病贵”不仅成为一个严重的社会问题，而且对我国正在发展中的医疗保障体系造成财务负担。因此，建立基本药物制度无疑是必要的，应该成为新医改的一个重要领域。

其实，中国实施基本药物制度已经多年了，世界卫生组织也把中国列为早已实施基本药物制度的国家。到2008年10月，中国的《基本药物目录》已经出了4版了。事实上，基本药物的可获得性并不差。根据有关的研究，不管是按照品种数量计算还是按照药品费用计算，各级医疗机构70%～80%的用药选择了基本药物。但是，《基本药物目录》所列药物当然是通用名，而各类基本药物中相对廉价的产品却无法在医疗机构中得到广泛使用，从而造成基本药物中廉价产品大量退市的局面。毫无疑问，这同医疗机构中广泛存在的“以药养医”以及“供方诱导的过度消费”问题有关。大量相对物美价廉的基本药物在医疗机构不被使用，因此也就没有制药企业愿意生产，更谈不上配送。实际上，医疗机构对基本药物本身并不排斥，但愿意使用相对价格较高的基本药物。

与此同时，同中国的许多制度一样，《基本药物目录》在合理用药的指南上也没有发挥充分的作用。尽管合理用药并非高精尖的医药学技术，医疗机构的广大医护人员理应在一定的培训之下接受这一技术，但是中国有关药品滥用（尤其是抗生素滥用）的研究和报告可谓触目惊心。除此之外，一部分基本药物由于政府定价过低，致使不可能形成合理的利润空间，导致没有企业愿意生产。还有一部分基本药物在任何一个地区内使用人群规模都不大，因此其生产无法形成规模经济效益，在缺乏有效集中采购模式以及政府行政定价过低的情况下，自然也没有企业愿意生产。

鉴于这种情况，如何让基本药物制度真正运作起来，便成为新医改的一项重要工作。于是，基本药物的供应保障自然成为关注的焦点。通览国际经

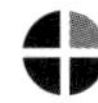

验，我们可以发现，基本药物制度中的供应体系共有4种：①垄断性的公共供应模式，或称准统购统销模式，即公共部门垄断基本药物的生产、采购和配送；②政府集中采购模式，政府定期进行基本药物的集中采购，然后将配送外包给公立或民营的机构；③市场化集中采购，使用基本药物的医疗机构基于市场竞争，自发选择各种集中采购配送模式，这其中不排除自主化、法人化的公立医药物流公司通过市场竞争争取到集中配送合同的情形；④分散采购模式，医疗机构根据目录自行采购基本药物，并组织配送。第一种模式曾经在计划经济体制下盛行，在今天只在极少数国家依然残存，在众多英文国际文献中几乎不会被提及。

然而，恰恰在中国，以恢复准统购统销模式为基础重建基本药物制度的思路受到了卫生行政部门的青睐。这种思路把改革的重点放在了基本药物的遴选、生产和销售环节，力图通过理顺这几个环节来重整中国的基本药物制度。表面上看，这一思路很有根据，而且也能从世界卫生组织和国际文献中找到不少根据，因为这些文献的确把关注的重点放在这几个环节上。国外有关政府集中采购的实践，也就是上述的第二种，往往被用来支持准统购统销模式的思路（上述第一种模式）。但是，稍微了解一些国情的人都应该明白，基本药物制度在中国未能运作起来的根源，固然有很多因素，但主要在于医疗卫生体制中缺乏一种激励机制，促使占据大部分药品消费市场终端的公立医疗机构不愿意使用相对物美价廉的基本药物，而是大量使用相对较贵的基本药物。如果我们稍微分析一下中国的国情就能明白，生搬硬套甚至歪曲国外文献中的众多说法，实际上会把基本药物制度在中国遭到扭曲的原因错置。基本药物制度在中国没有发挥应有的作用，根本的问题不在于其供销体系的市场化，而在于医疗服务体系的制度扭曲。冀望于采用准统购统销模式来解决中国基本药物制度中存在的问题，完全是缘木求鱼。况且，国际上流行的政府集中采购模式并不等于中国的准统购统销模式。

当然，准统购统销的思路并非没有注意到医疗卫生服务体制制度扭曲的问题，而是主张政府通过强制的手段，迫使公立医疗机构大幅度增大基本药物使用的比例。毫无疑问，之所以要采用强制的手段，还是因为在现有的体制下公立医疗机构没有足够的动力来促进相对物美价廉的基本药物的使用，也没有动力推进各种药物的合理使用。强制手段的实施必然伴随着自上而下、没完没了的考核、评比，而这类举措几乎在任何领域都从来没有产生过应有的效果，反而会带来无穷无尽的问题，尤其是会为掌握考核大权的相关人士开辟“寻租”的空间。这样的游戏规则害人不浅，终会造成“潜规则”盛行。

无论是世界卫生组织的建议还是国际的经验，都没有为准统购统销模式提供任何支持。当然，不少国家对基本药物的确实行政府集中采购政策；尤其是公立医疗机构的药品采购，大多采用这种模式，至少对于公立医疗机构政府预算开支的部分如此。相当一部分文献均把论述的重点放在总结这类实践的教训上，以期实现制度化、规范化。无疑，政府集中采购要取得成功，无论采购的东西是什么，均必须满足几个要素：①政府（或者公共部门）本身是采购对象的消费者；②集中采购必须具有竞争性；③集中采购必须高度透明。一些国家和地区实行公费医疗制度，公立医疗机构所开出的大宗基本药物由政府付账，因此由政府支持集中采购顺理成章。在另外一些国家，公立医疗保险机构，出于费用控制的考量，也组织集中采购，为医保定点的医疗机构提供价格低廉的药品。在中国，民众看病吃药的付费者，一来是自己，二来是医保机构，而除了新农合之外，医保机构并不归卫生行政部门管辖。一旦实行由卫生行政部门主导的基本药物准统购统销模式，便会形成这样一种格局，即药品的采购者既不是付费者，也不是实际消费者，但却能强制付费者和消费者使用其采购的药物。这样的格局是否能有效地控制基本药物的质量和价格，令人怀疑。① 因此，在中国的制度背景下，哪怕是采用政府集中采购模式，也是必须慎重的，更不必说准统购统销模式了。

前文已述，在很多发展中国家，公共医疗保障体系不发达，政府面向全体百姓或者弱势群体建立基本药物免费供应体系。中国是否有必要建立这一体系呢？实际上，中国现有的并且不断巩固和发展中的公立医疗保险制度，即城镇职工医保、城镇居民医保和农村新型合作医疗，其药品可报销目录中均包括了基本药物。中国的弱势人群，可以通过医疗救助体系参加这些公立医疗保险。因此，即使对于价格不特别昂贵的基本药物，大多数参加了医疗保险的民众是可以负担得起的。更何况，基本药物大多数是普药，哪怕再昂

① 也许有人会认为，卫生行政部门作为公立医疗机构的所有者，完全有权负责其大宗物品的采购。这种思路是公立医疗机构与政府行政部门管办不分的自然延伸。如果在所有权和管理权（或经营权）分离的情况下，也就是简称为“管办分离”的情况下，如果政府集中采购机构效率高、质量好、价格低，那么公立医疗机构是否需要政府部门代理采购业务，应该是自愿的行为，完全没有必要由政府来强制。

贵，也不会贵到普通人无法负担的地步。另外建立一个基本药物的免费供应体系，是叠床架屋之举。我们只要切切实实提高现有城乡公立医疗保险的筹资水平和保障水平，基本药物的可负担性问题便可迎刃而解。

实际上，无论是世界卫生组织的建议还是国际的经验都表明，充分利用市场机制和民营部门，鼓励医药生产和流通领域的竞争，对于实现基本药物的供应保障没有任何害处。在中国，鼓励市场竞争的条件并非不成熟；事实上，在这两个领域，现有的市场竞争极为激烈。毫无疑问，由于医疗卫生体制的扭曲，导致药品消费的最大终端公立医疗机构出现了极大的行为扭曲，从而导致医药生产和流通的各个环节均出现一些问题。这些事实的存在并不应该导致我们选择回归计划体制，以垄断来代替竞争。相反，正确的改革思路是理顺医疗卫生体制，走向有管理的市场竞争，医药生产和流通环节出现的问题自然会迎刃而解。具体的改革措施也很简单：政府只要取消对医疗机构药品（无论基本与否）加价率的管制，代之以对药品最高零售价的管制，同时辅之以医保机构付费机制的改革，那么医疗机构自然会关注所采购药品的性价比。如此一来，在疗效相近的情况下，为了获得较高的加价空间，医疗机构自然愿意采购价格相对低廉的基本药物。

一旦如此，各种多元化的、基于市场竞争的集中采购模式将会应运而生，基本药物的价格自然会下降（顾昕，2008）。与此同时，中国普药生产和流通的市场集中度将会在市场竞争的洗礼下自然提高，从而推进中国医药产业的健康发展。

参考文献

[1] 世界卫生组织. 如何制定和实施国家药物政策 [M]. 2 版. 北京：中国医药科技出版社，2007.

[2] 顾昕. 走向全民医保：中国新医改的战略与战术 [M]. 北京：中国劳动与社会保障出版社，2008.

[3] 雅诺什・科尔奈. 社会主义体制：共产主义政治经济学 [M]. 张安，译. 北京：中央编译出版社，2007.

[4] 唐镜波，孙静. WHO 国家药物政策及合理用药理论和实践 [M]. 北京：中国科学技术出版社，2005.

[5] CHAUDHURY, ROY R, PARAMESWSAR R, et al. Quality medicines for the poor: experience of the Delhi programme on rational use of drugs [J]. Health Policy and Planning, 2005, 20 (2): 124 - 136.

[6] DENBESTEN, HENK, GONZI J. Non - profit Drug Distribution: The Experience of the International Dispensary Association [M] // ATTARAN A, GRANVILLE B. Delivering Essential Medicines: The Way Forward. London: Chatham House, 2004: 152 - 160.

[7] MOSSIALOS, ELIAS, MRAZEK M. Regulating Pharmaceuticals in Europe: Striving for Efficiency, Equity and Quality [M]. Maidenhead: Open University Press, 2004.

[8] MRAZEK, MONIQUE F. Comparative Approaches to Pharmaceutical Price Regulation in the European Union [J]. Croatian Medical Journal, 2002, 43 (4): 453 - 461.

[9] RATANAWIJITRASINA S, SOUMERAIB S B, WEERASURIYA K. Do national medicinal drug policies and essential drug programs improve drug use: a review of experiences in developing countries [J]. Social Science & Medicine, 2001 (53): 831 - 844.

[10] WHO. Operational Principles for Good Pharmaceutical Procurement [M]. Geneva: World Health Organization, 1999.

[11] WHO. The selection of essential medicines [M]. Geneva: Policy Perspectives on Medicines, World Health Organization, 2002.

[12] WHO. Equitable access to essential medicines: a framework for collective action [M]. Geneva: Policy Perspectives on Medicines, World Health Organization, 2004.

[13] WHO Essential Drugs and Medicines Policy Department. Medicines Strategy: 2000—2003 [M]. Geneva: Policy Perspectives on Medicines, World Health Organization, 2000.

[14] WHO - WTO. Differential Pricing and the Financing of Essential Drugs [M] // GRANVILLE B. The Economics of Essential Medicines. London: The Royal Institute of International Affairs, 2002: 209 - 231.

全民医保的新探索——制度建设的若干问题

2009年4月6日，《中共中央国务院关于深化医药卫生体制改革意见》（以下简称“新医改方案”）公布。“新医改方案”提出了一些新的战略构想，为中国医疗卫生事业的改革与发展指出了新的方向。但同时，由于医疗卫生体制改革具有复杂性，在一些老问题尚未得到有效解决的同时还会产生一些新的问题，因此新医改必将面临一系列全新的挑战。如何应对这些挑战，有待中央和地方政府对新医改的各个环节给出更加具有操作性的配套实施方案。新医改究竟将如何落实，并且会产生哪些影响，在很大程度上取决于各省级政府在2009年下半年即将发布的地方新医改版实施方案。

中央版“新医改方案”以及未来3年的重点实施方案，明确了新医改的一大新方向，即“建立覆盖城乡居民的基本医疗保障体系”，亦即走向全民医保，这正是以往的医改方案未能突出的地方，具有历史性的进步意义。值得一提的是，“走向全民医保”这个提法并没有写进新医改方案，而且长期以来也很少出现在政府文件以及政府官员的讲话之中。但是，这样的情形最近发生了变化。2009年4月23日，全国医疗保险工作座谈会在长春召开，国家人力资源与社会保障部副部长胡晓义出席会议并发表了题为“走向全民医保”的讲话。

基本医疗保障体系覆盖全体城乡居民，这是以往的医保体系所不具备的特征。在2003年之前，中国原有的医保体系主要限于城镇地区，由公费医疗和城镇职工医保组成。前者的覆盖面越来越窄，而后者的覆盖面越来越广。这一变化趋势直至今天都尚未结束，例如，北京从2009年6月开始探索逐步将公费医疗体系并入城镇职工医保体系。值得注意的是，尽管现在成为基本医疗保障体系的主干之一，但城镇职工医保的建立，一开始是为国企改革服务，为经济体制改革服务。这是一种比较狭窄的思维。至少在2000年之前，社会发展在中国公共政策的谱系中并没有独立的地位，而是从属于、依附于经济发展的内在要求。

自2003年以来，这种经济主导型的发展观慢慢被打破了。“促民生”成为中国政府新的施政纲领；社会保障体系的建设，成为“促民生”的核心。由此，中国的发展有了双轨道，社会发展与经济发展并驾齐驱。有些人对此不以为然，认为“促民生”是纯粹的消费，是搞“福利国家”，是挤压市场，是忽视效率。其实，“促民生”与“保增长”完全是相辅相成的。发达国家的民众和政府并非总是财力雄厚，但其内需强劲，经济发展可持续性强，根本原因就在于其社会保障体系发达。市场体系与社会保障体系的二元发展是西方发达国家健康可持续发展的秘密，这正是20世纪最伟大的经济史学家卡尔·波兰尼（Karl Polanyi）《大转型：我们时代的政治与经济起源》一书带给我们的启示。

众所周知，医疗保障体系是社会保障体系的一个重要组成部分。因此，新医改方案明确的全民医保原则，不仅仅是促进新医改的新原则，而且是推进整个社会经济发展的新原则，具有伟大的战略意义。正是在这一点上，新医改方案具有超越医疗卫生体制改革的深远意涵，这是为很多评论者所忽略的。

事实上，全民医保已经不仅仅是纸上的方案，正在变成现实。通向全民医保的轨道已经铺就，接下来的挑战是把轨道保养好并且适时更新换代。同时，我们还要把全民医保列车的服务品质提高。具体而言，全民医保在如下6个领域需要进行积极的探索。

1. 医保覆盖面要拓展：在未来的3年实现覆盖90%以上的城乡民众，并且在有条件的地方推进城乡医疗保障体系的一体化。

2. 筹资水平要提高：只有筹来足够的钱，才能实现看病治病时医保机构付大头、参保者付小头的医疗保障目标。

3. 保障水平要提高：医保基金的钱要尽量花出去，因此其合理结余率的探索至关重要。

4. 医保定位要厘清：医保机构是参保者的经纪人，同服务提供者（包括

医疗机构和药店）展开谈判，代表参保者的利益，集团购买医药服务。

5. 付费机制要改善：作为团购者，医保机构可以在多元的付费方式中进行选择，从而引导服务提供者为参保者提供性价比高的服务。

6. 医保机构要发展：医保经办是一项专业化的服务。通过引入竞争和治理模式变革，推进医保经办事业的发展，任重道远。

令人鼓舞的是，所有这一切，都载入了“新医改方案”。本报告将就这些方面的若干制度建设问题进行探讨，旨在通过对现状的描述，多元改革思路的分析，为全民医保的制度建设提供一些参考意见。

一、基本医疗保障体系覆盖面的拓展

“新医改方案”已经明确，到 2011 年，基本医疗保障制度全面覆盖城乡居民，具体而言，就是在 3 年内使城镇职工医保、城镇居民医保和新农合的参保率都提高到 90% 以上。我国还有公费医疗体系，还有人参加了各种商业医疗保险。因此，只要基本医疗保障体系的人口覆盖率达到 90%，全民医疗保险的目标就可以实现了。

那么，现有三大公立医疗保险的覆盖率到底是多少？中国距离全民医保究竟还有多远？全民医保的目标在三年内能否实现呢？

到 2007 年，城镇职工医保已经经历了 15 年的发展历程。这一公立医疗保险以工作人群以及离退休者为目标覆盖人群。在其发展的初期，其目标覆盖人群是有单位的工作人群和离退休者，之后逐渐扩大到自雇人群。自 2000 年以来，城镇职工医保的覆盖率逐年稳步提高。到 2007 年年底，参保者人数达到 1.8 亿，覆盖率为 51.1%。来自人力资源与社会保障部的初步统计数字显示，到 2008 年，城镇职工医保的参保者人数已经达到 2.0 亿。由此可见，城镇职工医保的覆盖面有了很大的拓展。尽管如此，这项公立医疗保险的覆盖面拓展工作还有很大的空间，主要扩面对象应该是民营企业与外资企业的雇员以及城镇灵活就业人员。在未来的 3 年内，以其目标覆盖人群为基数，城镇职工医保的覆盖率达到 90%，是大可预期的，但也是一项艰巨的工作。

城镇居民医保是一项新的公立医疗保险项目，自 2007 年下半年开始启动试点。到 2008 年年底，城镇居民医保的参保者人数达到了 1.17 亿。

随着城镇职工医保的巩固和城镇居民医保的启动，城镇基本医疗保障体系的参保人数逐年增加，覆盖率逐年提高。到2008年年底，城镇基本医疗保障体系在城镇居民中的覆盖率已经达到了52.22%。值得注意的是，在城镇地区，还有大约4%的居民（包括行政部门职工和一些离退休者）依然享受公费医疗，另有大约6%的居民参加了各种各样的商业医疗保险，两者相加占城镇人口的10%左右。因此，城镇地区居民的医疗保障覆盖率，在2008年第一次突破了60%的大关。如果以非农业户籍人口（要比城镇居民人口数少）作为基数，那么城镇基本医疗保障的覆盖率在2007年已经超过了50%。

然而，城镇基本医疗保险在不同地区的发展很不平衡。根据2007年的数据，北京、上海、甘肃、吉林和江苏的城镇基本医疗保险覆盖率名列前5名，覆盖率都超过50%。覆盖率在30%以下的省份有广西、西藏、重庆、河北、福建、河南、湖南、山东。值得注意的是，覆盖率最低的这些省份并不都是经济发展水平最低的地区。对于这些地区来说，尽快推进城镇基本医疗保险覆盖率的提高，具有很大的空间。

到2007年年底，新农合参保者的人数已经达到了7.26亿，是农业户籍人口的82.73%，农村居民人口的99.79%。如果以农村居民人口为基数，那么中国可以宣布，农村的全民医保已经在2007年就实现了。另据2008年的全国统计公报，到2008年年底，全国参加新农合人口达到8.14亿，已经超过了农村居民人口总数，开始逼近农业户籍人口总数。

同样，新农合在不同地区的发展依然是不均衡的。依照2007年的数字，新农合在新疆和黑龙江两省的覆盖率比较低。如果以农村居民为基数，新农合覆盖率低于90%的省份还包括吉林和上海。上海的情形较特殊，其农村居民人数超过了农业户籍人口数，这说明有一部分拥有非农业户籍的人口也住在农村地区，他们也许已经参加了城镇基本医疗保险。因此，新农合要在未来3年实现覆盖90%以上农村居民的目标，难度不大。

综上所述，在3年内实现全民医保的新医改目标，在农村地区似乎并不困难。推进全民医保的难点和关键在于城镇地区。随着城市化的不断推进，城镇居民人口在未来的3年一定会突破6亿，有可能在2011年达到7亿。2007年，城镇地区的就业人口为2.93亿，未来有可能会在3.5亿~4.0亿。因此，分别面向就业人口和非工作人群的城镇职工医保和城镇居民医保，均面临着拓展覆盖面的严峻挑战。要在3年内实现城镇基本医疗保障体系90%的覆盖率，恐怕要各级政府付出极其艰苦的努力。

二、基本医疗保障体系筹资水平与保障水平的提高

除了拓展覆盖面之外，健全基本医疗保障体系的另一个重要方面是提高筹资水平与保障水平。因此，走向全民医保所面临的重要挑战之一就是提高各项公立医疗保险的筹资水平和保障水平。在这里，我们考察一下各项公立医疗保险现在的筹资水平和保障水平。

目前，我国基本医疗保障体系由 3 项公立医疗保险（城镇职工医保、城镇居民医保和农村新型合作医疗）加上城乡医疗救助组成。由于医疗救助基金支出总额较低，而且其中的一部分是用于帮助贫困人群缴纳参加城乡公立医疗保险的参保费，并没有直接参与到第三方购买的过程之中，因此我们仅以 3 项公立医疗保险基金的支出水平作为基本医疗保障体系支出水平的近似。

在过去的几年内，随着城镇职工医保基金和新农合基金支出水平的不断提高，以及城镇居民医保的起步，基本医疗保障体系基金支出总额逐年增加。尽管如此，基本医疗保障基金支付占公立医院业务收入的比重依然不高，到 2007 年也不足 40%。值得注意的是，基本医疗保障体系的参保人主要的就医点固然是各类医院，但是他们也会到其他类型的医保定点医疗机构（如乡镇卫生院、城镇社区卫生服务机构、妇幼保健院、各类诊所等）就诊求医。因此，仅就参保者到各类医院看病治病时的医药费用而言，基本医疗保障支付所占的比重，实际上应该在 40% 弱的数字上进一步下调。就全国的医院而言，参保者看病治病时仅有大约 35% 的医药费用由基本医疗保障体系支付。

换言之，对于城乡医疗保障体系的广大参保者来说，看病治病时医药费用的自付比重还是很高的。一般估计，城镇职工医保的保障水平相对较高，参保者的自付比大约在 70%；新农合最低，大约在 40%；城镇居民医保介于中间，大约在 50%。各类医疗保险保障水平的差异，归根结底还是由筹资水平的差异导致的。基本医疗保障体系中的 3 项公立医疗保险，发展时间不一，筹资模式不一，筹资水平不一，保障水平也不一。

城镇职工医保的筹资水平和支出水平相对都较高，在 2007 年分别达到人均 1230. 1 元和 862. 1 元。2007 年，城镇居民消费中人均医疗保健人均支出为 699. 1 元。如果以这一数据作为一个参考标杆，我们可以看出，城镇职工医保的人均支付水平高于城镇居民的人均医疗保健支出水平。相比之下，城镇居民医保的人均筹资水平仅为107.5元，人均支付水平就更加可怜了，仅仅为25.3元，远远低于城镇居民的人均医疗保健支出水平。由此可见，城镇居民医保的筹资水平和保障水平都是很低的。考虑到这一公立医疗保险在2007年只不过处于试点阶段，这样低的筹资水平和保障水平并不奇怪。随着新医改方案的落实，城镇居民医保的政府补贴水平和民众缴费水平都会提高，其筹资水平和保障水平也会相应提高。

2007年，农村新型合作医疗的筹资水平和保障水平分别为58.9元和47.5元。2007年，农村居民消费中的人均医疗保健支出为210.2元。由此看来，农村新型合作医疗的筹资水平和保障水平也是很低的。

总而言之，由于筹资水平比较低，无论是城镇居民医保还是新农合，其参保者在看病治病时依然要自付很高比例的医药费用。因此，这两项公立医疗保险都存在着医疗保障严重不足的情形，并没有真正实现医疗保险分散参保者医药费用风险的功能。与此同时，由于参保者的自付比重过高，这两项公立医疗保险对于医疗机构的购买力有限，无法有效地形成第三方购买机制，从而不能约束医疗机构为参保者提供合理的医疗和用药服务。

针对这些问题，新医改方案明确给出了新的措施，即通过提高政府补贴水平的公共财政手段，带动民众缴费水平的提高，从而从整体上提高城乡居民医疗保险的筹资水平。具体而言，针对城镇居民医保和农村新型合作医疗，政府补贴水平将自2010年起从2008年的每人最低80元提高到120元。目前，新农合的民众最低参保标准年每人20元，估计要提高到40元，因此未来每人最低筹资水平将达到160元。城镇居民医保的民众参保费在100~300元不等，如果政府最低补贴水平达到120元，那么每人最低筹资估计可达400元。

如此一来，城镇居民医保和新农合的筹资水平有望大幅度提高。自2010年起，在全民医保的情形下，基本医疗保障体系的最低筹资水平估计可达到5900亿元。此外，我国尚有一部分民众依然享受公费医疗。尽管公费医疗的改革已经起步，其方向是部分纳入城镇职工医保，但是其基金筹资水平只会提高，不会减少，估计在未来，每年400亿元恐怕是最为保守的估计。

因此，根据上述估算，基本医疗保障体系的筹资水平至少为5900亿元，而公费医疗体系的筹资水平至少为400亿元。这两笔医疗保障筹资，最为保守的估计，至少将达到6300亿元，其中的大部分最终将流向各类医疗机构，用于参保者的看病治病。

 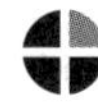

在2007年，中国所有医院的总收入为5657亿元，其中一小部分来自政府的补助，而其通过看病治病获得的所谓“业务收入”为5187亿元。在这些收入中，大约一半来自我们老百姓看病治病时的自费，一半来自医保基金、工伤生育保险基金和公费医疗基金。

新医改方案实施之后，从2010年开始，全国的城乡基本医疗保障机构有望每年筹资大约6300亿元。如果从宽来计，哪怕其中的80%用在参保者身上（另外20%用于风险防范），那么每年医保机构至少可为医院支付5040亿元，非常接近2007年所有医院的“业务收入”5187亿元。当然，在未来，医院的收入会有所提高。但尽管如此，这笔来自医疗保障体系的付账足以实现医保付大头、民众付小头的目标。也就是说，全民医保之后，老百姓看病治病时自费的比重将大幅度降低，估计可降到20%。

这就是新医改方案给老百姓带来的实实在在的好处。这些好处能否不折不扣地落实，当然有待于地方政府的有效施政，即合理控制医保基金的结余水平。

三、城乡公立医疗保险的基金结余率

公立医疗保险制度的根本目的，在于汇集所有民众的医疗费用，分摊生病参保者医药费用的风险。因此，医保基金当年筹集的大部分参保费应该用于支付参保者当年的防病、看病、治病。然而，目前普遍存在的一个问题是，很多地方城乡医保基金的结余额过高，参保者无法享受到适当的医疗保障。鉴于2008年的统计数据尚未公布，因此本报告根据2007年的统计数据对全国以及各省城乡医保基金的结余情况进行了分析。

2007年，全国新农合基金收入为427.96亿元，当年基金支出346.63亿元，由此可以计算出当年结余为81.33亿元，为当年收入的19.0%。由于《中国卫生统计年鉴》中公布的新农合统计数据具有选择性，我们无法考察各省新农合基金结余的情况。

2007年，城镇居民医保基金收入为43.0亿元，但支出仅仅为10.1亿元，不足1/4，当年结余占当年收入的比重高达76.5%，占累计结余的比重居然高达91.1%。有一半省份当年没有支出，唯有广东的当年结余率低于15%。值得注意的是，有若干省份的当年结余额居然超过了累计结余额，不知道这是统计工作出了问题，还是医保付费的实际工作出了问题。由于城镇居民医保自2007年下半年才开始试点，因此在基金结余控制上出现一些混乱在所难免。我们有理由期待这项保险基金的结余水平在2008年有所下降。

历史最为悠久的城镇职工医保基金结余率普遍较高。到2007年年底，全国城镇职工医保基金的累计结余额高达2476.9亿元。这是一笔巨款。当年，城镇职工医保基金的支出仅为1561.8亿元，也就是平均每月支出130.2亿元。依照这一支出水平，哪怕暂缓城镇职工医保的缴费，这一保险基金累计结余下来的2476.9亿元巨款也可以支出19个月。（有些医保基金结余过高的地方，在金融危机的形势，已经让企业暂行停止缴纳医保费一段时期。）

2007年，全国城镇职工医保基金的当年结余占当年收入的比重为29.9%，当年结余占累计结余的比重为27.2%。在2007年城镇职工医保当年结余率最高的省份中，江西、浙江和西藏名列三甲。这一比重超过40%的还有福建、广东和广西，而低于20%的仅有海南和上海，其中上海的结余率为11.5%。

城镇职工医保基金结余率较高，有很多原因。其中的一个原因属于合理因素，即离退休者无须缴费，因此随着老龄化的进展，城镇职工医保基金有必要保持稍高的结余，以应对日后越来越多老龄参保者的医疗保障需要。但是，我们发现，城镇职工医保的负担率，即离退休者参保者占参保者总数的比重，在过去的5年内稳定下来了。而且，基金结余率最高的省份，也不是负担率最高的省份。因此，不少地区城镇职工医保基金的结余较高，主要还是当地医保管理理念的问题。

公立医疗保险基金的钱，取之于民，应该用之于民。大量的医保基金沉淀下来，是极大的浪费。无论是从目前“扩内需、保增长、调结构、重民生”的短期需求来看，还是从健全医疗保障体系的长期目标来看，降低城乡医保基金的结余率都是当前医保改革的重要工作之一，刻不容缓。“新医改方案”提出了改革意见——积极探索合理的结余水平，并适当调整结余率。这是新医改的新亮点之一。“新医改近期实施方案”对新农合基金结余率的控制目标，给予了明确的规定，即一般不得超过当年收入15%，不得超过累计结余的25%。这是一项完全必要而且效果显著的措施，利国利民。这样的规定已经在农村地区推行两年了，效果是良好的。在农村，广大的参保者因此而获得了实惠，因此参加新型合作医疗的积极性大幅度提高。

城镇居民基本医疗保险也是自愿性的公立医疗保险。其参保率（或者说覆盖率）的高低，在很大程度上取决于这项制度是否能为参保者带来实惠。因此，为了增强其吸引力，也为了这项制度的可持续发展，建议财政部、人力资源与社会保障部和卫生部联合下发文件，仿照对新农合的措施，对城镇居民医保基金的结余率进行管制。

要解决医保基金结余过多的问题，难点在于城镇职工医保。城镇职工医保有 3 个客观的制度因素造成其结余过多。其一是破产、关闭与困难企业离退休人员的缴费问题；其二是个人账户的制度安排，造成很多年轻的、身体健康的参保者医保个人账户中的钱花不出去；其三是离退休参保者免于缴费的游戏规则，造成统筹基金必须保持较高的结余率，以应对离退休参保者老龄化在未来所带来的支付压力增加。

就第一个问题，新医改方案已经明确提出，要在 3 年内通过公共财政彻底解决破产、关闭、困难的国有企业离退休者参加城镇职工医保的历史遗留问题。2009 年 6 月，人力资源和社会保障部、财政部、国资委、监察部 4 部门联合下发了《关于妥善解决关闭破产国有企业退休人员等医疗保障有关问题的通知》（人社部发〔2009〕52 号），明确了有关政策。根据《中国财经报》2009 年 6 月 4 日的报道，中央财政 2009 年一次性安排 429 亿元，用于支持地方彻底解决关闭破产企业退休人员和困难企业职工等城镇人口的医保问题。这是新医改方案实施以来中央财政最大的一笔单项医改投入，也是我国医疗保障制度建立以来最大的一笔一次性投入，彰显了党和政府从根本上解决这一历史遗留问题的决心。

就上述第二个问题，即个人账户所带来的结余过多问题，可以通过多种方式来缓解。陕西西安、江苏盐城和广东的一些地方规定，城镇职工医保参加者可以使用个人账户中的钱为其直系亲属缴纳参加居民医保的保费。这是一项具有深远意义的积极措施，一方面可以减少个人账户中的资金闲置的现象，另一方面可以极大地推进城镇居民医保的拓展。此外，江苏泰州规定，个人账户中的钱可以用于参保者健康体检和住院医药费用的自付部分。这些都是有益的尝试，值得总结经验，加以推广。另外，如果有关部门允许参保者使用个人账户中资金参加各种补充性医疗保险（或健康保险），那么商业健康保险的发展将更加迅速。当然，个人账户制度是否有必要存在，是否有可能在若干年内逐步加以取消，这些都是值得积极探索的事情。

真正难以解决的问题在于上述第三点，即城镇职工医保离退休参保者免于缴费的游戏规则。从短期甚至中期来看，可行的解决办法就是设定一个合理的结余率，其水平比新农合和城镇居民医保的结余率要高。当然，长期来看，根本的解决之道是修改游戏规则，要求离退休者缴纳参保费，而离退休者的参保费可以通过养老保险基金支付。实际上，这是全世界常见的做法。此外，离退休者缴纳保费，还可以顺带缓解他们异地获取医疗保险待遇的问题。不论离退休者移居何处，均可在当地依照当地缴费水平参保，享受当地的职工基本医疗保险待遇。如果他们从平均医药费用较低的地区移居到医药费用较高的地区，例如，从贵州移居到北京，那么他们的参保费可由其养老保险金支付一部分，由他们或其亲属自付一部分。

为了实现新医改方案提出的改革目标，我们有必要专门组织力量对各地城乡医保基金适当结余率的问题展开深入的研究。

四、基本医疗保障体系与基本药物制度的衔接

基本医疗保障体系与基本药物制度的关系，是新医改面临的一项新挑战。作为药品供应保障体系的支柱，国家基本药物制度的重建已经成为新医改的一项重要工作。但是，基本药物制度的正常运作需要建立在其他制度的基石之上，其中的一个基础性制度就是基本医疗保障体系。“新医改方案”第7条明确：“基本药物全部纳入基本医疗保障药物报销目录，报销比例明显高于非基本药物。”这意味着，在全民医保的大背景下，医保机构将成为基本药物的主要付费者，而对于广大参保者来说，基本药物的自付比以及自付额将会很低。

因此，基本药物制度与基本医疗保障制度的衔接至关重要。然而，问题在于，无论是“新医改方案”本身，还是未来3年的实施方案，以及基本药物制度的配套实施方案，对于两大制度之间的关联，都没有给出清晰的描绘，在一系列重要的关节点上留下了广阔的模糊空间。譬如说，基本药物目录与基本医疗保障体系的药品目录究竟是什么关系？基本药物制度在城乡之间的运行是否有一定的差别？医保机构在基本药物的遴选以及基本药物目录的编订上究竟扮演什么角色？在购销环节（尤其是所谓“集中招标采购”）上，基本药物与医保用药有何区别？就医疗机构对基本药物和医保用药的合理使用上，卫生行政部门的行政性规范机制与医保机构的市场性付费机制究竟是

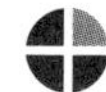

相互替代还是互为补充的关系？

第一，在公众眼里，在大众媒体上，甚至在不少决策者的心目中，都存在着一个错误的印象，即基本药物等于廉价药。值得关注的是，一味强调基本药物的廉价性，对于维护公众的健康是不利的。基本药物不是廉价药，但其价格具有可负担性，这实际上就是医疗保障体系是否覆盖或支付药品费用，以及覆盖或支付程度的问题。要确保基本药物的可及性以及合理利用，关键在于谁来埋单，而不在于其出厂价格或零售价格是否便宜。只要将药费开支的大部分纳入医保，哪怕某些基本药物的价格不那么低廉，对于老百姓来说也是可承受的。

因此，在我国，对于基本药物制度的健全，基本医疗保障体系是十分重要的。基本医疗保障体系的主要功能是为基本医疗服务付账，而基本医疗服务又离不开基本药物，因此参保者在基本药物上的大部分开支应该由基本医疗保障体系付账，这是非常顺理成章的事情。况且，医保机构还能运用多元的付费模式，扮演好用药服务的团购者角色，促使定点医疗机构合理使用基本药物。医保机构是基本药物的主要付费者，这一点恐怕是基本药物制度的基石。对这一点的重要性缺乏认识或认识不足，或者没有将这一认识渗透到基本药物制度建设的各项环节之中，将会极大地影响基本药物制度的建立和完善。

新医改的方向之一就是走向全民医保，即“建立覆盖城乡居民的基本医疗保障体系”，为基本医疗服务筹资。基本医疗服务自然应该广泛而大量地使用基本药物，因此“新医改方案”明确提出要将基本药物全部纳入基本医疗保障体系的药物报销目录。在推进全民医保的背景下，广大参保者对基本药物的可及性理应不成问题。撇开基本医疗保障体系，另搞一套“公费低价基本药物供应体系”，纯属叠床架屋。当然，由于种种原因，最后的新医改方案并没有完整地纳入关于“公费低价基本药物供应体系”的政策建议，但是其政策思路却妨碍了基本药物制度的正常建设。实际上，这是基本药物制度的具体实施方案迟迟没有出台的总根源。

第二，既然医保机构扮演基本药物付费者的角色，那么医保机构理应在基本药物的遴选以及基本药物目录的编定过程中扮演一定的角色。然而，城乡医保机构究竟如何扮演了这一角色，目前的制度安排并不清楚。基本药物目录中的药，必须是城乡医保机构有能力支付的药；否则，即便从临床医学和药学的角度来看再“基本”的药物，如果基本医疗保障体系无力支付，也不能成为“基本药物”。目前，基本药物遴选过程中的很多争论，集中在医学、药学的领域，表面上看起来很“科学”，但在很大程度上模糊了制度设计的焦点。

基本药物目录的制定必须是科学的、透明的，而且目录必须定期更新。基本药物遴选程序的科学、透明性，并不仅仅在于以公正的程序筛选合适的医学和药学专家进行面对面的讨论。在各种评选、遴选过程中，专家们的讨论常常变成冗长的扯皮，最终无法达成共识。专家之间存在分歧是再正常不过的事情，而科学的程序（例如，特尔斐法在很多情况下就比专家们的面对面讨论更加有效）应该有助于在分歧展现的过程凸显“重叠共识”，并且逐步缩小分歧的范围。在这一过程中，共识点和分歧点的公开透明会更加有助于共识的凝聚。

国家基本药物目录应该是一个最低水平的目录，其目的是确立基本药物的最低保障制度。基本药物的“低保”制度，对于基本医疗保障体系的所有参保者来说都是高度可及的。在这个意义上，即将公布的国家基本药物目录估计是也应该是一个“短目录”。但是，在相当一部分地区，具体执行中的基本药物制度应该是有弹性的，由地方政府在国家基本药物目录的基础上增加药品的种类。需要强调的是，这并不意味着各个地方政府有必要编定各自地方的基本药物目录。各地需要进行的，只不过是在各自程序基本医疗保障体系的用药目录中进行更新调整。说到底，基本药物目录要真正发挥作用，最终还是要转化为基本医疗保障体系的药品目录。对于全国的城镇地区来说，城镇基本医疗保险甲类用药目录，实际上就是基本药物目录。当然，这一目录是在2004年编定的，有必要尽快依照类似于上述的科学程序加以更新。医保用药目录的更新，也应该依照科学、客观、公正、透明的程序定期进行，其原则与上述基本药物目录的编定原则应该一致。

第三，基本药物的使用环节至关重要，医保同样可以在其中发挥重要作用。既然基本药物是治疗“常见病、多发病”的“安全有效”的药物，那么在临床上尽可能多地使用基本药物，必然是合理使用药物的一种体现。但一个不容忽视的话题是，即使医生们从医学、药学的专业角度认可了这一点，可他们却面临着不恰当的经济激励，基本药物的使用出现了严重扭曲现象。关键在于，中国公立医疗机构中“以药养医”的制度结构扭曲了医生们的处方行为。原有的基本药物制度在中国形同废纸，最为根本的原因在于医疗机

 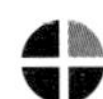

构普遍不愿意为患者推荐相对物美价廉的基本药物，而是推荐价格相对较高的药物。价格较高的药，有些是原基本药物目录中的药，有些不是。

“以药养医”是中国医疗体制中的一个毒瘤，它根源于政府的两项不当管制：其一，政府对医疗服务实施严格的低价管制，医生们被迫从职业行医者转型成为职业卖药者；其二，政府对于公立医疗机构的药品出售设置了利润率管制，即通称的“药品加成政策”，目前设定的最高加成率为15%。如此一来，在其他条件大体相同的情况下，公立医疗机构自然倾向于采购价格偏贵的药品。药品进价越高、售药越多，医疗机构收入越多。除此之外，按项目付费为主的医保支付模式，也对“以药养医”起到了推波助澜的作用。在这样的制度环境中，基本药物制度自然是名存实亡。

要解决这一问题，正确的思路是推动政府管制的改革，即解除某些不当管制，维持另一些适当的管制。这里需要澄清的是，本报告所主张的是“重新管制”（reregulation），而不是简单的“解除管制”（deregulation）。具体而言，根治“以药养医”的有效改革措施有三：①取消药品出售利润率（药品加成）管制，允许医疗机构自行设置加价率，但政府设置药品最高零售限价；②推动医保付费机制改革，以多元付费机制代替按项目付费；③解除对医疗服务的价格管制措施。基本药物主要是在普通门诊中使用，因此基本医疗保障体系向门诊统筹延伸，也就是基本医疗保障体系为基本药物埋单（但有一定自付），并且采用按人头付费等改革措施，就能促进医疗机构合理使用基本药物。

需要强调的是，在医治“以药养医”的顽症时，医保的作用是根本性的。目前普遍流行的医保付费方式（也就是医保结算方式）是按项目付费，而这一付费方式容易导致供方诱导过度消费，包括药品的不合理使用。医保的付费方式是影响医疗机构行为的有利杠杆，因此推动医保付费改革，是根除公立医疗机构“以药养医”的治本之道。

然而，“新医改方案”对根除“以药养医”的治标治本之道均没有加以明确，而是倾向于采用行政化的方式来“规范”（其实是“强制”）公立医疗机构对基本药物的使用，但是如何加以实施，并不明确。之所以要采用行政规范手段，还是因为在现有的体制下公立医疗机构没有足够的动力使用相对物美价廉的基本药物，也没有动力推进各种药物的合理使用。强制手段的实施必然伴随着自上而下、没完没了的考核、评比，而这类举措几乎在任何领域都从来没有产生过应有的效果，反而会带来无穷无尽的问题，尤其是会为掌握考核大权的相关人士开辟“寻租”空间。这样的游戏规则害人不浅，终会造成“潜规则”盛行。

第四，基本药物的供应保障如果纳入现行的药品集中招标体制，依然不能解决已有的问题。需要特别指出的是，药品集中招标并不是药品集中采购。各地组织或者指定招标中介机构，对市场上流通的药品进行二次筛选，为公立医疗机构的药品采购设立了“二次市场准入”。由于公立医疗机构在基本医疗服务的市场具有很大的垄断性，因此其在药品消费终端占据了大约70%的份额，大多数医药企业为了进入这一门槛，在各地的药品招标环节上投入大量人力、物力。而且，不少地方的药品招标并不公开透明，认为创造了大量“寻租空间”，医药企业的“公共费用”也扶摇直上。所有这些，都无形中增加药品的成本（经济学中所谓的“交易成本”），而这些成本最终都会转嫁到患者及其付费者医保机构。

在药品招标的程序完结后，具体的药品采购者依然是公立医疗机构。在中标的药品种类及其中标价之下，公立医疗机构才是具体采购量和采购价的真正决定者。由于“以药养医”，公立医疗机构大多倾向于大量采购高价中标的药品种类，而低价中标的药品种类采购量相对偏低。“低价标”最终大多会“流标”。

药品集中招标，无论具体的花样如何，绝对不可能改变医疗机构作为药品消费终端的“以药养医”行为。反而，药品集中招标本身的乱象，使得“以药养医”的局面雪上加霜。集中招标成为医药行业的二次市场准入门槛，而把守这一大门的垄断性机构、官员和专家无疑面对着很多寻租的机会和诱惑。集中招标造成的结果是医药生产企业不满意、医药流通企业不满意、医疗机构不满意、老百姓不满意，甚至政府机构也不满意，但是居然没有人宣布它“基本不成功”。

因此，要建立健全药品供应保障体系，其中非常重要的一项工作是对现行的药品集中招标采购制度进行深入的研究，并提出切实可行的改革思路。众所周知，在世界各国，集中招标采购都是降低药品价格的重要措施。但要使集中招标采购达到其应有的目的，必须改变现行制度中“只招标、不采购”的荒谬现象，让药品集中招标采购回归本性。

在药品集中招标采购的改革上，我们还有两条道路可以选择：其一是市

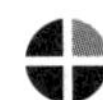

场化集中采购；其二是医保机构实行基本药物的集中采购。究竟采取何种采购模式，完全可以由医保机构和医疗机构因地制宜、自行协商解决。即便公共集中采购模式是必不可少的，也要遵循公平、公开、公正的操作程序，体现公共筹资、民主决策、依法管理的公共服务管理的理念。

总之，在中国，基本药物制度的重建是必要的。重建的重要思路，在于重新认识重新医保机构在基本药物制度中的重要角色。医保机构在基本药物制度中的重要角色，可以概括为如下几点。①公立医保机构是基本药物的主要付费者。②在基本药物的遴选上，各地城乡医保基金的预算约束是重要的限制因素。③国家基本药物目录的编定，只能基于筹资水平相对较低的新农合的预算约束，因此，全国性的基本药物目录只能扮演基本药物最低保障的功能。在城镇地区，现有城镇职工医保和城镇居民医保的甲类药品目录，在适当调整更新的情况下，本质上将行使各地基本药物目录的功能。④就医疗机构对基本药物的合理使用上，医保机构探索新的市场性付费机制，远比卫生行政部门采用行政性强制规范措施更具有根本性。与此同时，政府在药品价格管制上进行改革，即取消药品加成管制，维持药品最高零售限价管制，将有助于促使医疗机构关注药品的性价比。⑤在改变医疗机构采购、使用（或销售）药品的激励机制的前提下，推进市场化药品集中招标采购制度的形成，而医保机构可以在这一制度架构中扮演团购者的角色。

五、医疗保险经办机构的治理变革

随着基本医疗保障体系覆盖面的拓展，医保筹资水平的提高，医保基金结余水平的合理控制，城乡参保者看病治病时医药费用的大部分将由医保经办机构来支付。在这样的情形下，全民医保新制度建设的重要一环，是明确医保经办机构的角色定位，即扮演参保者的经纪人，代表参保者的利益，集团购买医疗服务和用药服务。

然而，在现行高度行政化的公立医疗保险体系中，医保经办机构是否具有足够的动力，以最具有成本—效益性的方式开展购买医药服务的业务，尚属疑问。医保经办机构购买医药服务的水平，在很大程度上制约着医疗机构的行为；换言之，参保者能否享受到合理的医药服务，在很大程度上取决于医保经办机构的付费。因此，推动医保经办机构的治理变革，从而促进医疗保障服务水平的提高，已经成为新医改的一项新改革原则。“新医改方案”第9条提出：“健全医疗保险经办机构运行机制。完善内部治理结构，建立合理的用人机制和分配制度，完善激励约束机制，提高医疗保险经办管理能力和管理效率。”可以说，医疗保险经办机构的治理变革是新医改中全新的内容。

首先需要说明的是，本报告所讨论的医保经办服务，主要是指医疗保险购买医药服务的部分，而不是医保筹资的部分。筹资工作的改善，对于全民医保的推进是非常重要的，但依然是不够的。本报告的焦点不在于此，而是放在医疗保障服务的付费环节。本报告所论及的医疗保障服务，是指医保经办机构如何运用专业化的手段，代表参保者的利益，为参保者购买合理的医药服务。在某种意义上，付费环节比筹资环节更加重要，因为付费环节的服务水平有所提高可以有效地推动筹资工作的开展。对于广大的参保者来说，参加医疗保险的最大期待是看病治病时能享受到合理的诊疗和用药服务；如果医保机构能够代表他们的利益，促使医疗机构合理诊疗、合理用药，民众自然愿意参见医疗保险。

付费方式的改革是医疗体制改革中最为根本、最为重要的一个环节。实际上，遍览世界各国的医疗体制改革，最为核心的内容就是促使医疗保障机构（无论是公费医疗付费者、社会医疗保险经办机构还是商业医疗保险公司）推进付费方式的改革，从而改善医药服务的成本—效益比（亦即性价比）。付费者可以引导收费者，因此医保机构作为团购者理应有办法让医疗机构成为正常的市场主体，即具有强烈的性价比意识，针对患者的具体病情，合理诊疗，合理用药。在全民医保的情形下，如果医疗机构不合理诊疗、不合理用药的情形依然故我，那么主要的问题出在医保机构的付费环节。从某种意义上说，医保付费方式的改革是决定着我国新医改是否成功的关键。

然而，医保付费不同于其他服务的付费，而是一个专业。对于医药服务，传统的付费方式包括工资制和按项目付费。两者的共同特点是服务提供者（医疗机构）对于费用控制缺乏积极性；换言之，医药费用的风险主要由付费者来承担。在我国，以多开药、开贵药、多检查为特征的“供方诱导过度消费”在医疗服务领域非常盛行，以致引发民怨。很多人把这种现象的产生归结为医护人员的道德意识薄弱或者医疗机构由于市场化而产生的逐利行为，其实这种诊断是有问题的。根本的原因在于付费方式，即按项目付费。在医疗保险覆盖面不广的情形下，民众看病治病时的自付只能是按项目付费。即便不少民众参加了医疗保险，但是很多医保经办机构采取按项目付费的方式与医疗机构进行费用结算。可以说，中国医疗体制的很多弊端，根源在于缺乏医疗服务的第三方购买，或者第三方购买的方式不当。

在世界各国，医疗体制的核心其实就是医保付费方式的改革。各国的医保机构，无论是公费医疗管理机构，还是社会医疗保险机构，或是商业医疗保险公司，基本上都在探寻其他各种付费方式的组合，部分替代原来盛行的工资制和按项目付费。除了“新医改方案”列举的几种付费方式（即按人头付费、按病种付费、总额预付制）之外，在世界各国普遍采用的其他付费方式包括按时间收费（主要用于住院，按照住院天数收费）、按次数收费（主要用于门诊，按门诊人次数收费）。不同的付费方式有不同的好处和坏处，适用于不同类型的医药服务。但在许多国家，对于普通门诊服务，一般采用按人头付费 + 按项目付费 + 工资制的组合方式，其中以按人头付费为主；对于住院服务，一般以按病种付费（DRGs）为主，辅之以总额预付制、按时间收费和按次数收费等。

医保付费方式不应该是单一的，而应该是多种付费方式的组合。具体如何组合，要取决于各地的医疗服务内容和价格，是由各地的医保经办机构和医疗机构进行谈判的结果，绝不可能由上级政府实施一刀切。在任何国家，付费方式的完善都是医保经办机构与医疗机构之间“重复博弈”的过程，至少需要经过两三年甚至更长的时间才能实现博弈的均衡，不可能在短期内一蹴而就。很显然，如此专业的博弈，需要专业人士的参与。除此之外，各种付费方式的运作也需要专业化。例如，如果采用按人头付费或总额预付制，需要医保经办机构对于医药费用的变化实施不间断的监控，这需要医保经办人员不仅具有统计学的知识和技能，也要对医疗服务有所了解，因为费用的监控有必要依照病种或者医疗服务的科目来实施。

医保经办（亦即医保付费）是一种专业化的公共服务。然而，在我国，医保经办服务的专业化显然处于发展不足的阶段。第一，医保经办本身并不是一项专门的职业，也没有职业等级的评定。第二，医保经办人员的专业培训并没有制度化，大学教育中缺乏有关的专业，有关医疗保险的教育散落在高等学校中的保险专业和社会保障专业，但教育培训内容五花八门、支离破碎。第三，医保经办机构具有垄断性。在各统筹地区，医保经办机构都是唯一的；大多数地区农村和城镇地区的医疗保障服务分别隶属于两个不同的政府部门。即便实现了城乡一体化，医保经办机构依然具有垄断性。由于缺乏竞争，医保经办机构是否具有足够的动力来推动服务的专业化，也成为一个大的问题。

为了解决这些问题，推进医保经办机构的专业化和法人化势在必行。具体的改革路径建议如下。①推进专业化。这是当务之急，应该尽快提上政府的议事日程。②提高医保统筹层次。如果医保统筹层次从县区提高到市一级，那么原本区县一级设立的医保经办机构可以继续保留，相互竞争。③医保经办机构法人化。医保经办机构没有必要成为政府行政机构的一部分，而应该转型为公共服务机构，走上独立法人的道路。

总而言之，医保经办如何走向专业化，医保经办机构如何同医疗机构进行谈判，医保经办机构自身如何实现良好的治理，这些都是中国新医改面临的新挑战，亟待各地积极探索。

从长远来看，医疗保障服务走向有管理的竞争，是发展的方向。但是，从医疗体制改革的国际经验来看，这一过程很可能是漫长的、艰巨的、困难的。在这一进程之中，各地的改革试点必将出现多样化的局面。有些地方很可能在相当一段时期内维持医疗保障服务垄断化的局面，也就是由一家医保经办机构承担付费者的角色；有些地方则会出现多个付费者同时存在并相互竞争的局面。在国际上，前一种模式就是所谓的“单一付费者体制”（the single－payer system)，而后一种模式就是所谓的“多元付费者体制”（the multiple－payer system)。

鉴于中国基本医疗保障体系的现状，欧洲实行社会医疗保险制国家的医保改革经验值得我们借鉴。改革的主要内容包括以下方面。

第一，参保费收集者（collector）与医保付费者（payer）分开。即医疗保险实行“收支两条线”，医保经办机构实际上主要扮演着医保付费者的角色。

第二，医保经办机构之间的合理竞争。医保收费者采取按人头付费的方式，并考虑到风险调整的因素（例如，老年人的风险因子高），在医保付费者（医保经办机构）当中进行资金配置。如此一来，医保经办机构之间就会出现竞争，它们的服务越好，吸引的参保者越多，其获得的医保经费就越多。

第三，医保经办机构与医药服务提供者建立谈判机制。尽管在社会医疗保险制度下，政府一般通过法律或行政命令的方式对参保者的最低给付结构和水平予以规定，但是在具体的医疗保障服务提供中，医保经办机构（也就是“付费者”）需要同医药服务提供者就服务的内容和质量水平进行谈判。针对某些医药服务（一般是非医院服务），有时要展开集体谈判。当然，谈判的组织机制以及谈判的结果是多种多样的。

第四，定点医疗机构制度。实行社会医疗保险制的国家大多不设立“守门人制度”，但是却都设立医保定点医疗机构制度。同医保经办机构签约的医疗机构就成为定点服务机构，参保者享有较为充分的选择权。为了控制参保者的道德风险，这些国家大多引入了各种自付机制，让参保者分摊一定的医药费用。参保者到非定点医疗机构寻求医药服务，医保的支付比会下降。

第五，强有力的政府监管和组织。政府在社会医疗保险的运作上发挥监管和组织的作用。社会医疗保险的游戏规则，尤其是缴费水平、给付结构和水平、强制性参保的范围、保费资金的配置规则，均由政府制定并且严格实施，政府同时参与医保经办机构理事会的组成，并且在医保经办机构与医疗服务机构之间的谈判中扮演组织者的角色。

但是，由于中国医疗保障体系的发展时间较短，因此在借鉴发达国家的改革经验时应该特别注意到我国的国情，有必要采取“两步走”的改革战略。

第一步是推动专业化。中国的医疗保障体系同德国的社会医疗保险制度具有平行性。同德国改革前的情形相类似，中国的城乡医保机构是多元的但具有垄断性。在很多地方，城乡医保经办机构分立，但在各自的管辖地域内独此一家。然而，与德国相比，中国医保经办机构的专业化水平较低，因此走向“有管理的竞争”的第 步应该是推进城乡医保经办人员的专业化。很显然，在专业化水平尚未提高的情形下，贸然采用德国的改革经验，首先推动医保经办机构的竞争以及民众参保的自由选择权，很有可能会导致竞争恶质化。

在推进专业化的过程中，中国的医保经办机构在很长一段时期内依然具有垄断性。也就是说，在一定地域范围之内（地域范围依据统筹层次而定），依然是“单一付费者体制”。即便是城乡分开，那么对于城乡居民来说，都有各自单一的付费者。在这样的体制下，借鉴英国和瑞典“内部市场制”一些具体做法，具有高度的可行性，同时也是我国医保经办机构走向专业化的必经之路。首先，各地医保经办机构可以根据筹资水平、卫生费用统计以及以往多年的发病率，确定出普通门诊统筹基金的额度。其次，医保经办机构会同卫生部门以及医疗机构协会，通过谈判，确立普通门诊的人头费（以及不同类别人群的加权因子）。再次，所有参保者都可以自由选择其门诊首诊机构（即“健康守门人”），而医保经办机构根据门诊机构吸引了多少参保者进行首诊注册，以按人头付费的方式支付普通门诊的费用。最后，对于非普通门诊型医疗服务，医保经办机构通过与医疗机构协会的谈判，确立多元付费方式的组合，向医疗机构支付参保者的大部分医药费用。

第二步是推动医保经办机构之间的竞争。随着专业化水平的提高，多元付费方式的组合将普遍取代了目前盛行的按项目付费。在此基础上，可以推动参保者自由选择医保经办机构。医保统筹层次的提高是参保者自由选择医保经办机构的前提。在现行区县级统筹的制度下，医保基金风险分摊的池子本来就很小了，如果贸然推进参保者自由选择医保经办机构，风险分摊的池子就更小了，这不仅是危险的，而且也是不可能的。

除了推进公立医疗保险走向“有管理的竞争”之外，医保经办机构治理变革的另一个方向，是在商业健康保险大发展的基础上推进医疗保险领域中的公私合作伙伴关系（public - private partnership）。在发达国家，医疗保障（或医疗筹资）体制改革的一个大趋势，就是在维持全民医保基本制度架构不变的前提下，政府通过直接补贴、税务优惠等多种方式推进民间医疗保险业的发展，一方面使之成为公共医疗保障体系的重要补充，另一方面以促进竞争的方式鼓励公共医疗保障机构改善绩效。“新医改方案”明确了走向全民医保的战略目标，即在2011—2012年左右建立覆盖城乡居民的基本医疗保障体系。基本医疗保障体系由4根支柱支撑：城镇职工医保、城镇居民医保、新农合和城乡医疗救助。这4根支柱都是公立的。但是，医疗保障体系不可能也不应该由公立医疗保险所垄断。为此，“新医改方案”第6条特别提出：“积极发展商业健康保险。鼓励商业保险机构开发适应不同需要的健康保险产品，简化理赔手续，方便群众，满足多样化的健康需求。鼓励企业和个人通过参加商业保险及多种形式的补充保险解决基本医疗保障之外的需求。”

我国的商业保险业务一般分为两大部分，即财产险和人身险。健康保险属于人身险的一部分，而人身险还包括寿险和人身意外伤害。无论是从保费收入还是从赔付支出来看，健康险在人身险这一大类中都属于最小的险种。在过去的10年内，我国商业健康保险还是取得了一定的发展。此外，商业保险公司还积极参与了基本医疗保障基金的第三方管理，并在一些地方推出了

城镇职工医保和新农合的补充保险。

由于我国基本医疗保障体系的保障水平还较低，绝对无法满足城乡民众对于多样化医药服务的需求，在某些情况下甚至无法满足对某些基本医药服务的需求，因此商业健康保险理应获得较大的发展，扮演对基本医疗保障制度的补充作用。世界各国通行的各种商业健康保险模式，都可以在中国找到发展的空间。

但是，不容忽视的是，目前我国商业健康保险经营管理的专业化程度还不高，商业健康保险这个行业整体上还处于发展的初级阶段。专业性商业健康保险公司不仅数量少得可怜（仅有 4 家），而且其规模和市场份额都不大。商业健康保险在中国整个医疗筹资体系中的地位很弱。在 1999 年，商业健康保险的赔付支出占卫生总费用的比重可谓微乎其微，仅为 0. 27% 。到 2006 年，这一比重上升到了 1. 27% ，但还是属于微不足道的范围。因此，尽管商业健康保险在过去的近 10 年内取得了一定的发展，但是依然处在发展不足的阶段，尚未在中国的医疗筹资体制扮演其应该扮演的补充性角色。总体来说，虽然商业健康保险的“潜在市场很广阔”，民众的潜在需求十分强劲，但这种“潜在的需求”并没有转化为“现实的需求”。

商业健康保险参与基本医疗保障基金的第三方管理，尽管已经起步，但是也处在相当初期的发展阶段。商业健康保险第三方管理在新农合和城镇居民医保中的人口覆盖率仅为 4. 0% 和 0. 7% ，基金覆盖率仅为 8. 3% 和 0. 1% 。针对这一点，“新医改方案”第 6 条特别提出：“在确保基金安全和有效监管的前提下，积极提倡以政府购买医疗保障服务的方式，探索委托具有资质的商业保险机构经办各类医疗保障管理服务。”

因此，“新医改方案”已经将医疗保险领域中的公私合作伙伴关系明确为推进医疗保障体系完善的重要方向。值得注意的是，2009 年 5 月 27 日，中国保险监督管理委员会发布了规范指导性文件《关于保险业深入贯彻医改意见积极参与多层次医疗保障体系建设的意见》（保监发〔2009〕71 号），希望各商业保险公司“进一步丰富健康保险产品体系”，“大力发展基本医疗保障补充保险”，“积极参与基本医疗保障经办管理服务”，“积极探索参与医疗服务体系建设”（包括“探索投资医疗机构”）。

可以预计，医疗保险领域中的公私合作伙伴关系，在未来的若干年内，将取得实质性的发展。在近期内具体的发展领域如下。

第一，公立医疗保险的第三方管理。目前，这项业务在新农合中已经有了很好的起步，但是在城镇地区基本上还没有迈开步伐，主要是城镇职工医保的第三方管理尚未开展起来。总体来说，商业保险公司对于这项业务具有很高的积极性，但是很多地方的公立医疗保险经办机构则缺乏这样的积极性，而是倾向于自己进行管理。随着新医改在各地的实施步伐加快，这种局面或许会有所改观。

第二，大病统筹的再保险。目前，很多地方的公立医疗保险设立了大病统筹或称大病医疗互助，用来为发病率较小但医药费用很高的参保者部分支付大额医药费用。在很多地方，公立医保经办机构直接开展大病理赔服务，结果不堪重负。其实，如果公立医疗保险向商业保险公司招标，进行大病再保险，亦即将大病统筹基金的全部或者部分当成保费，向商业保险公司再次投保，为参保者提供大病医疗保障。值得注意的是，大病再保险的公私合作伙伴关系已经在少数地区起步了。

第三，补充性医疗保险。由于我国基本医疗保障体系的保障水平不高，参保者的自付比重预计在相当长的一段时期内会居高不下，因此理论上商业健康保险发展各种补充性医疗保险的空间很大。

目前，补充性医疗保险的业务在中国相当不发达。造成这种格局的原因很多，其中的一个原因在于商业健康保险在普通医疗保险的付费服务方面同样处于专业化发展不足的阶段。中国商业健康保险的境况依然处在初期发展阶段，即商业健康保险公司把竞争的焦点放在参保者身上，要么想方设法规避风险大的参保者，要么殚精竭虑控制参保者的道德风险（moral hazard）。

实际上，在较高的发展阶段，商业健康保险的竞争重点应该放在控制医疗服务提供者的行为上，即采用多元付费方式的组合，促使医疗服务提供者为参保者提供合理的医药服务。毕竟，对于参保者来说，只有获得了合理的医药服务，医疗保险的吸引力才会提高，商业健康保险才会有源源不断的内在发展动力。

鉴于目前的发展阶段，补充性医疗保险开展公私合作伙伴关系的短期前景不容乐观。毕竟，无论是公立医疗保险经办机构还是商业保险公司，在控制医疗服务机构的专业水平上，都亟待大幅度提高。在此之后，一个良好的“有管理的竞争”局面有望形成。

 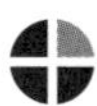

分报告一：中国何时实现全民医保

新医改方案中最为清楚的部分，当属有关医疗保障体系的论述。“建立覆盖城乡居民的基本医疗保障体系”，也就是我们俗称的“走向全民医保”，是新医改方案最大的亮点之一。实现这一目标的战略措施，就是基于现有的三大公立医疗保险，即城镇职工基本医疗保险、城镇居民基本医疗保险、新型农村合作医疗，加上城乡医疗救助制度，共同组成基本医疗保障体系，分别覆盖城镇就业人口、城镇非就业人口、农村人口和城乡困难人群。

在三大公立医疗保险中，城镇职工医保面向就业人群（或称“工作人群”），由雇主（工作单位）和雇员双方联合缴费；没有工作单位的就业者，如个体户和灵活就业人员，也可以自愿参加城镇职工医保，只不过是按照各地政府制定的固定费率单方缴费而已。

城镇居民医保和农村新型合作医疗均由参保者和政府联合缴费，而政府缴费部分一般被称为“政府补贴”。

医疗救助体系的运作方式是由民政部门确定受益群体（即社会政策中所谓的“目标定位”），一般是囊括城乡低保人员再加上一定数量的其他低收入人群（如优抚对象、低收入的伤残人员等），免除其参保者缴费义务，其参保者缴费由财政埋单。医疗救助受益者除了可以免费享受医疗保险之外，其看病治病时自付的部分费用，还可望从医疗救助基金中获得报销。

从理论上说，全民医保意味着每一个国人至少应该参加一种医疗保险。但借鉴世界各国的经验，只要公立医疗保障体系的覆盖率在95%以上，一般均可认定为全民医保的状态；少数没有为公立医疗保障体系覆盖的人，极有可能参加了商业性医疗保险。新医改方案已经明确，到2011年，基本医疗保障制度全面覆盖城乡居民，具体而言，就是在3年内使城镇职工医保、城镇居民医保和新农合的参保率都提高到90%以上。我国还有公费医疗体系，还有人参加了各种商业医疗保险。因此，只要基本医疗保障体系的人口覆盖率达到90%，全民医疗保险的目标就可以实现了。

那么，现有三大公立医疗保险的覆盖率到底是多少？中国距离全民医保究竟还有多远？全民医保的目标在3年内能否实现呢？让我们分别考察三大

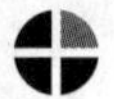

公立医疗保险的发展情况。

一、城镇基本医疗保险的覆盖面

到2007年，城镇职工医保已经经历了15年的发展历程。这一公立医疗保险以工作人群以及离退休者为目标覆盖人群。在其发展的初期，其目标覆盖人群是有单位的工作人群和离退休者，之后逐渐扩大到自雇人群。从图1可以看出，城镇职工医保的覆盖率自2000年以来逐年稳步提高。到2007年年底，参保者人数达到1.8亿，覆盖率为51.1%。来自人力资源与社会保障部的初步统计数字显示，到2008年，城镇职工医保的参保者人数已经达到2.0亿。由此可见，城镇职工医保的覆盖面有了很大的拓展。

尽管如此，这项公立医疗保险的覆盖面拓展工作还有很大的空间，主要扩面对象应该是民营企业与外资企业的雇员以及城镇灵活就业人员。在未来的3年内，以其目标覆盖人群为基数，城镇职工医保的覆盖率达到90%，是大可预期的，但也是一项艰巨的工作。

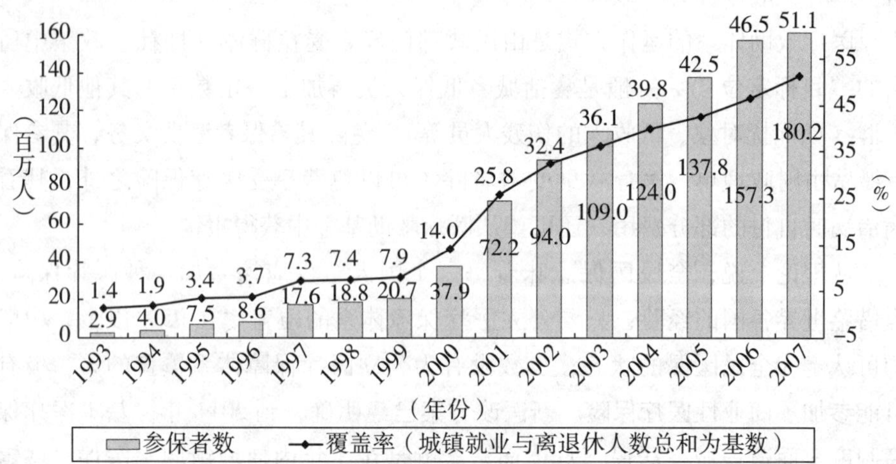

图1 中国城镇职工基本医疗保险参保人数和覆盖率（1993—2007年）

资料来源：《中国统计年鉴》，2008年，第109、第895、第896页；《中国劳动统计年鉴》，2008年，第511页。

城镇居民医保是一项新的公立医疗保险项目。自2007年下半年开始，城镇居民医保在大约89个城市试点，2008年试点城市增加到317个。从2009

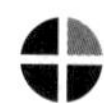

年开始，这一公立医疗保险在所有城市开始实施。据最新的统计数据，到2008年年底，城镇居民医保的参保者人数达到了1.17亿。

表1的数据显示，随着城镇职工医保的巩固和城镇居民医保的启动，城镇基本医疗保障体系的参保人数逐年增加，覆盖率逐年提高。到2008年年底，城镇基本医疗保障体系在城镇居民中的覆盖率已经达到了52.22%。值得注意的是，在城镇地区，还有大约4%的居民（包括行政部门职工和一些离退休者）依然享受公费医疗，另有大约6%的居民参加了各种各样的商业医疗保险，两者相加估计占城镇人口的10%。因此，城镇地区居民的医疗保障覆盖率，在2008年第一次突破了60%的大关。如果以非农业户籍人口（要比城镇居民人口数少）作为基数，那么城镇基本医疗保障的覆盖率在2007年已经超过了50%。

表1　城镇基本医疗保障体系的覆盖率（2004—2008年）

年份	城镇职工医保参保者人数（亿人）	城镇居民医保参保者人数（亿人）	城镇人口数（亿人）	非农业户籍人口数（亿人）	城镇居民中基本医疗保障覆盖面（%）	非农业户籍人口中基本医疗保障覆盖面（%）
2004	1.24		5.43	3.91	22.85	31.69
2005	1.38		5.62	4.11	24.52	33.51
2006	1.57		5.77	4.23	27.26	37.20
2007	1.80	0.43	5.94	4.31	37.57	51.79
2008	2.00	1.17	6.07	?	52.22	?

资料来源：《中国卫生统计年鉴》，2008年，第336、第341页；《中国统计年鉴》，2004年，第132页；《中国统计年鉴》，2005年，第130页；《中国统计年鉴》，2006年，第134页；《中国统计年鉴》，2007年，第132页；《中国统计年鉴》，2008年，第336页。2008年的数据参见中国统计局公布的2008年的全国统计公报。

接下来，我们以省为单位考察一下城镇基本医疗保险的覆盖面。表2展示了各省2007年年底基本医疗保险的覆盖率。其中，北京、上海、甘肃、吉林和江苏名列前5名，覆盖率都超过50%。覆盖率在30%以下的省份有广西、西藏、重庆、河北、福建、河南、湖南、山东。值得注意的是，覆盖率最低的这些省份并不都是我国经济发展水平最低的地区。对这些地区来说，尽快推进城镇基本医疗保险覆盖率的提高，具有很大的空间。

表2　城镇基本医疗保险的人口覆盖率（2007年）

	城镇人口数（万人）	城镇基本医疗保障参保者人数（万人）	城镇居民医保参保者人数（万人）	城镇职工医保参保者人数（万人）	城镇基本医疗保障覆盖率（%）
全国	59379	22311.4	4291.1	18020.3	37.6
北京	1380	929.4	146.4	783.0	67.3
天津	851	403.8	21.3	382.5	47.5
河北	2795	746.3	60.0	686.3	26.7
山西	1494	460.6	54.9	405.7	30.8
内蒙古	1206	451.6	98.9	352.7	37.4
辽宁	2544	1200.2	112.4	1087.8	47.2
吉林	1451	767.2	339.4	427.8	52.9
黑龙江	2061	826.7	74.5	752.2	40.1
上海	1648	1096.8	—	1096.8	66.6
江苏	4057	2136.6	700.8	1435.8	52.7
浙江	2894	946.2	91.2	855.0	32.7
安徽	2368	953.3	467.1	486.2	40.3
福建	1744	477.4	71.3	406.1	27.4
江西	1738	784.7	381.3	403.4	45.1
山东	4379	1292.3	176.4	1115.9	29.5
河南	3214	897.7	116.7	781.0	27.9
湖北	2525	870.5	226.0	644.5	34.5
湖南	2571	724.5	103.9	620.6	28.2
广东	5966	2281.6	259.4	2022.2	38.2
广西	1728	361.4	22.1	339.3	20.9
海南	399	155.4	47.9	107.5	38.9
重庆	1361	327.5	42.8	284.7	24.1
四川	2893	1020.0	205.0	815.0	35.3
贵州	1062	293.8	65.6	228.2	27.7
云南	1426	400.3	54.5	345.8	28.1

续 表

	城镇人口数（万人）	城镇基本医疗保障参保者人数（万人）	城镇居民医保参保者人数（万人）	城镇职工医保参保者人数（万人）	城镇基本医疗保障覆盖率（%）
西藏	80	19.2		19.2	24.0
陕西	1522	459.4	49.3	410.1	30.2
甘肃	827	449.5	228.0	221.5	54.4
青海	221	95.8	25.7	70.1	43.3
宁夏	269	114.0	35.7	78.3	42.4
新疆	820	367.8	12.7	355.1	44.9

资料来源：《中国统计年鉴》，2008年，第89页；《中国劳动统计年鉴》，2008年，第515、第516页。

二、农村新型合作医疗的覆盖面

农村的情形有所不同。表3显示，到2007年年底，新农合参保者的人数已经达到了7.26亿，是农业户籍人口的82.73%，农村居民人口的99.79%。如果以农村居民人口为基数，那么中国可以宣布，农村的全民医保在2007年就已经实现了。另据2008年的全国统计公报，到2008年年底，全国参加新农合人口达到8.14亿，已经超过了农村居民人口总数，开始逼近农业户籍人口总数。

表3　　农村基本医疗保障体系的覆盖率（2004—2008年）

年份	参合者人数（亿人）	农业户籍人口（亿人）	农村居民人数（亿人）	农业户籍人口中的覆盖率（%）	农村居民中的覆盖率（%）
2004	0.80	8.79	7.57	9.10	10.57
2005	1.79	8.96	7.45	19.97	24.01
2006	4.10	8.92	7.37	45.98	55.60
2007	7.26	8.78	7.28	82.73	99.79
2008	8.14	?	7.21	?	

资料来源：《中国卫生统计年鉴》，2008年，第335、第341页。2008年的数据参见中国统计局公布的2008年的全国统计公报。

新农合参保者的人数增加之快令人惊异。我们根据 2008 年《中国卫生统计年鉴》中的数据进行计算，结果发现：在 2007 年年底，新农合在农村居民中覆盖率超过 100% 的省份高达 16 个，其中 5 个省份居然超过了 120%；新农合在农业户籍人口中的覆盖率也有 5 个省份（或直辖市）超过 100%，即江苏、广东、西藏、上海、山东。这种局面是不正常的。造成这种反常局面的原因有多种：一是各地政府出于政绩考虑以及套取上级财政补助的因素而虚报新农合参保者人数：二是有些地方将部分城镇居民中纳入了新农合；三是将已经移居到城镇地区甚至外地的户籍人口（包括农民工）纳入新农合。但无论如何，新农合在农业户籍人口中的覆盖率超过 100%，令人匪夷所思。这意味着在这些省份（或直辖市）有一些非农业户籍人口也参加了新农合，尽管这不无可能，但比例如此之高，令人啧啧称奇。

同时，我们也可以看到，新农合在不同地区的发展依然是不均衡的，在新疆和黑龙江两省的覆盖率比较低。如果以农村居民为基数，新农合覆盖率低于 90% 的省份还包括吉林和上海。上海的情形较特殊，其农村居民人数超过了农业户籍人口数，这说明有一部分拥有非农业户籍的人口也住在农村地区，他们也许已经参加了城镇基本医疗保险。因此，新农合要在未来 3 年实现覆盖 90% 以上的农村居民，难度不大。依照 2007 年的数字，只有 3 个省，即新疆、黑龙江和吉林，其新农合在农村居民中的覆盖率真正低于 90%（见表 4）。

表 4　农村新型合作医疗的覆盖面（2007 年）

	农村居民人数（百万人）	农业户籍人口数（百万人）	新农合参合者人数（百万人）	在农村居民人口中的覆盖率（%）	在农业户籍人口中的覆盖率（%）
北京	253	284.91	268.46	106.11	94.23
天津	264	381.71	328.58	124.46	86.08
河北	4148	4851.93	4176.43	100.69	86.08
山西	1899	2313.69	1802.66	94.93	77.91
内蒙古	1199	1439.51	1126.78	93.98	78.28
辽宁	1754	2155.79	1887.16	107.59	87.54
吉林	1279	1480.17	1046.81	81.85	70.72
黑龙江	1763	1977.95	1244.59	70.60	62.92
上海	210	181.92	186.81	88.96	102.69

 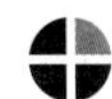

续 表

	农村居民人数（百万人）	农业户籍人口数（百万人）	新农合参合者人数（百万人）	在农村居民人口中的覆盖率（%）	在农业户籍人口中的覆盖率（%）
江苏	3569	3990.33	4344.66	121.73	108.88
浙江	2166	3308.21	3000.18	138.51	90.69
安徽	3750	5208.33	3548.66	94.63	68.13
福建	1837	2312.12	2180.81	118.72	94.32
江西	2630	3319.61	2493.31	94.80	75.11
山东	4988	5909.18	6002.61	120.34	101.58
河南	6146	8122.84	5938.66	96.63	73.11
湖北	3174	3714.30	3177.93	100.12	85.56
湖南	3784	5350.91	3935.04	103.99	73.54
广东	3483	3913.21	4137.18	118.78	105.72
广西	3040	4117.20	2801.84	92.17	68.05
海南	446	521.39	457.11	102.49	87.67
重庆	1455	2358.35	1807.17	124.20	76.63
四川	5234	6675.15	5140.56	98.21	77.01
贵州	2700	3346.09	2608.93	96.63	77.97
云南	3088	3644.88	3100.65	100.41	85.07
西藏	204	227.67	238.54	116.93	104.78
陕西	2226	2740.22	2434.95	109.39	88.86
甘肃	1790	1996.67	1739.84	97.20	87.14
青海	331	365.42	317.96	96.06	87.01
宁夏	341	388.13	319.44	93.68	82.30
新疆	1275	1157.63	829.39	65.05	71.65

资料来源：《中国统计年鉴》，2008 年，第 89 页。

因此，综上所述，在 3 年内实现全民医保的新医改目标，在农村地区似乎并不困难。推进全民医保的难点和关键在于城镇地区。随着城市化的不断推进，城镇居民人口在未来的 3 年一定会突破 6 亿，有可能在 2011 年达到 7 亿。2007 年，城镇地区的就业人口为 2.93 亿，未来有可能会在 3.5 亿 ~4.0 亿。

因此，面向就业人口和非工作人群的城镇职工医保和城镇居民医保，均面临着拓展覆盖面的严峻挑战。要在 3 年内实现城镇基本医疗保障体系 90% 的覆盖率，恐怕要各级政府付出极其艰苦的努力。

分报告二：基本医疗保障体系的筹资水平与保障水平

除了拓展覆盖面之外，健全基本医疗保障体系的另一个重要方面是提高筹资水平与保障水平。医疗保险的重要功能在于分散参保者医药费用的风险，同时还能形成团购能力，通过医疗和用药服务的购买行为来约束医疗机构的行为，促使医疗机构为参保者提供合理的诊疗服务和用药服务。简言之，医疗保险有两大功能，即风险分摊和第三方购买。但是，如果医疗保险的筹资水平不高，保障水平自然不高，参保者自付水平依然居高不下，那么无论是其风险分摊还是第三方购买的功能，都不能得到正常的履行。

因此，走向全民医保所面临的重要挑战之一就是提高各项公立医疗保险的筹资水平和保障水平。

目前，我国基本医疗保障体系由 3 项公立医疗保险（城镇职工医保、城镇居民医保和农村新型合作医疗）加上城乡医疗救助组成。由于医疗救助基金支出总额较低，而且其中的一部分是用于帮助贫困人群缴纳参加城乡公立医疗保险的参保费，并没有直接参与到第三方购买的过程之中，因此我们仅以 3 项公立医疗保险基金的支出水平作为基本医疗保障体系支出水平的近似。

从表 5 汇总出来的数据可以看出，在过去的几年内，随着城镇职工医保基金和新农合基金支出水平的不断提高，以及城镇居民医保的起步，基本医疗保障体系基金支出总额逐年增加。尽管如此，基本医疗保障基金支付占公立医院业务收入的比重依然不高，到 2007 年也不足 40%。值得注意的是，基本医疗保障体系的参保人主要的就医点固然是各类医院，但是他们也会到其他类型的医保定点医疗机构（例如，乡镇卫生院、城镇社区卫生服务机构、妇幼保健院、各类诊所，等等）就诊求医。因此，仅就参保者到各类医院看病治病时的医药费用而言，基本医疗保障支付所占的比重实际上要比表 5 中所列数字低不少。就全国的医院而言，参保者看病治病时仅有大约 35% 的医药费用由基本医疗保障体系支付。

换言之，对于城乡医疗保障体系的广大参保者来说，看病治病时医药费用的自付比重还是很高的。由于缺乏系统性的数据，因此具体的自付比究竟多高，尚难以确定。但是，一般的估计是，城镇职工医保的保障水平相对较高，参保者的自付比在70%；新农合最低，在30%～40%；城镇居民医保介于中间，大约在50%。

表5　　基本医疗保障体系的支付水平（2004—2007年）

年份	城镇职工医保基金支出（亿元）	城镇居民医保基金支出（亿元）	农村新型合作医疗基金支出（亿元）	基本医疗保障基金支出总额（亿元）	医院的业务收入（亿元）	医保支付所占的比重（%）
2004	862.2		26.37	888.6	3398.36	26.15
2005	1078.7		61.75	1140.5	3833.38	29.75
2006	1276.7		155.81	1432.5	4257.65	33.65
2007	1561.8	10.1	346.63	1918.5	5187.41	36.98

资料来源：《中国劳动统计年鉴》，2008年，第516页；《中国卫生统计年鉴》，2004年，第84页；《中国卫生统计年鉴》，2005年，第100页；《中国卫生统计年鉴》，2006年，第102页；《中国卫生统计年鉴》，2007年，第100页；《中国卫生统计年鉴》，2008年，第93、第335、第336页。

各类医疗保险保障水平的差异，归根结底还是由筹资水平的差异导致的。基本医疗保障体系中的3项公立医疗保险，发展时间不一，筹资模式不一，筹资水平也不一，保障水平也不　。让我们以数据比较齐全的2007年为准，考察一下三大公立医疗保险现有的筹资水平和支出水平（保障水平）。

从表6可以看出，城镇职工医保的筹资水平和支出水平相对都较高，在2007年分别达到人均1230.1元和862.1元。根据2008年的《中国卫生统计年鉴》（第84页），2007年城镇居民消费中人均医疗保健人均支出为699.1元。如果以这一数据作为一个参考标杆，我们可以看出，城镇职工医保的人均支付水平高于城镇居民的人均医疗保健支出水平。相比之下，城镇居民医保的人均筹资水平仅为107.5元，人均支付水平就更加可怜了，仅仅为25.3元，远远低于城镇居民的人均医疗保健支出水平。由此可见，城镇居民医保的筹资水平和保障水平都是很低的。考虑到这一公立医疗保险在2007年只不过处于试点阶段，这样低的筹资水平和保障水平并不奇怪。随着新医改方案的落实，城镇居民医保的政府补贴水平和民众缴费水平都会提高，其筹资水平和保障水平也会相应提高。

2007 年，农村新型合作医疗的筹资水平和保障水平分别为 58. 9 元和 47. 5 元。同样根据 2008 年的《中国卫生统计年鉴》（第 84 页），2007 年农村居民消费中的人均医疗保健支出为 210. 2 元。由此看来，农村新型合作医疗的筹资水平和保障水平也是很低的。

表 6　　三大公立医疗保险的筹资水平和保障水平（2007 年）

	参保者人数（亿人）	基金收入（亿元）	基金支出（亿元）	人均筹资水平（元）	人均支付水平（元）
城镇职工医保	1. 8	2214. 2	1551. 7	1230. 1	862. 1
城镇居民医保	0. 4	43. 0	10. 1	107. 5	25. 3
农村新型合作医疗	7. 3	430. 0	346. 6	58. 9	47. 5

资料来源：《中国劳动统计年鉴》，2008 年，第 511、第 513、第 516 页；《中国卫生统计年鉴》，2008 年，第 335 页。

让我们接下来考察各省的情形。表 7 展示了 2007 年各省城镇职工医保和城镇居民医保的筹资水平和支付水平。从表中人均支付水平的两栏可以看出，城镇地区两大基本医疗保险的支付水平有很大的差距。这当然并不奇怪。从 1994 年到 2007 年，城镇职工医保已经有了 13 年的发展历史，而城镇居民医保在 2007 年仅仅是在 98 个城市中进行试点。城镇居民医保的试点城市在 2008 年已经增加到 317 个，自 2009 年开始将在全国范围内普遍推开，其筹资水平和支付水平将显著提高。尽管如此，由于城镇居民医保与城镇职工医保的筹资机制和筹资标准有所不同，这两项公立医疗保险的人均筹资水平和保障水平在未来的较长一段时间内，依然会有较大的差距。

接下来我们考察新农合在各省的基金筹资水平和支付水平。新农合自 2003 年就已经全国开展起来了，但是由卫生部主编的《中国卫生统计年鉴》2008 年版才首次系统性地公布有关的统计数据。然而，令人遗憾的是，这次“系统性的公布”依然是“选择性的”。在有关历年的数据表中，公布了历年的新农合基金支出，但是却没有公布历年的基金收入，也没有公布累计收入。在 2007 年的数据表中，各省的筹资总额（也就是基金收入）公布了，但是却没有公布基金支出的数据。因此，我们这里只能考察 2007 年新农合的筹资水平。

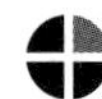

从表8可以看出，在大多数地区，新农合2007年的人均筹资水平在50元上下。这同多数地区有关新农合筹资的政策相吻合，即政府补贴每人40元，农村参保费为10元。北京、上海、天津这3个直辖市的筹资水平较高，这也是正常的，因为这3个地区农村居民寻求医药服务的机构，很多都在城市里，费用水平本身较高。此外，浙江、江苏、广东以及西藏和新疆的筹资水平也较高。然而，无论各地新农合的人均筹资水平高还是低，同当地农村居民人均医疗保健支出的水平相比，还是很低的。换言之，尽管有了新农合，而且新农合的覆盖率都不低了，但是各地农村居民用于医疗保健的现金消费支出水平，还是很高的。在这方面，唯一的例外是西藏：在这里，藏族农牧民实际上享受公费医疗，因此西藏农村居民用于医疗保健的现金消费支出水平并不高。

表7　　分省城镇基本医疗保险的筹资水平和支付水平（2007年）

	城镇职工基本医疗保险					城镇居民基本医疗保险				
	基金收入（亿元）	基金支出（亿元）	参保人数（万人）	人均筹资水平（元）	人均支付水平（元）	基金收入（亿元）	基金支出（亿元）	参保人数（万人）	人均筹资水平（元）	人均支付水平（元）
北京	155.1	112.8	783.0	1981.39	1440.36	4.4	0.3	146.4	300.55	20.49
天津	54.8	41.4	382.5	1432.09	1083.19	0.1		21.3	46.95	0.00
河北	75.1	57.1	686.3	1094.68	831.91	0.7	0.0	60.0	116.67	0.00
山西	44.6	29.2	405.7	1098.78	718.50	0.4	0.0	54.9	72.86	0.00
内蒙古	35.1	24.7	352.7	996.27	700.63	0.9	0.1	98.9	91.00	10.11
辽宁	114.9	84.2	1087.8	1056.46	774.20	1.1	0.1	112.4	97.86	8.90
吉林	30.7	21.5	427.8	717.67	501.73	2.9	1.0	339.4	85.44	29.46
黑龙江	69.9	46.5	752.2	929.34	617.67	0.6	0.0	74.5	80.54	0.00
上海	202.8	179.6	1096.8	1849.29	1637.33					
江苏	203.5	133.7	1435.8	1417.46	931.23	7.7	2.5	700.8	109.87	35.67
浙江	129.4	74.9	855.0	1513.69	876.11	1.7	0.5	91.2	186.40	54.82
安徽	51.2	36.8	486.2	1052.04	756.95	5.2	0.4	467.1	111.33	8.56
福建	61.2	35.9	406.1	1506.99	884.53	0.7	0.1	71.3	98.18	14.03
江西	26.8	15.2	403.4	664.81	376.49	1.8	0.6	381.3	47.21	15.74

续 表

	城镇职工基本医疗保险					城镇居民基本医疗保险				
	基金收入（亿元）	基金支出（亿元）	参保人数（万人）	人均筹资水平（元）	人均支付水平（元）	基金收入（亿元）	基金支出（亿元）	参保人数（万人）	人均筹资水平（元）	人均支付水平（元）
山东	135.8	101.9	1115.9	1217.42	912.76	1.9	0.2	176.4	107.71	11.34
河南	63.9	44.8	781.0	817.90	573.45	1.9	0.0	116.7	162.81	0.00
湖北	61.7	46.1	644.5	957.84	715.55	0.4	0.0	226.0	17.70	0.00
湖南	67.1	46.5	620.6	1081.68	749.17	0.8	0.1	103.9	77.00	9.62
广东	229.8	136.8	2022.2	1136.42	676.61	4.2	3.7	259.4	161.91	142.64
广西	39.2	23.0	339.3	1156.23	678.85	0.1	0.0	22.1	45.25	0.00
海南	9.4	7.6	107.5	870.18	703.32	0.3	0.0	47.9	62.63	0.00
重庆	37.7	24.8	284.7	1325.05	871.85	0.1		42.8	23.36	0.00
四川	95.0	62.5	815.0	1165.92	766.96	1.3	0.0	205.0	63.41	0.00
贵州	20.9	15.1	228.2	914.41	662.34	0.3	0.0	65.6	45.73	0.00
云南	58.4	44.4	345.8	1688.02	1283.99	0.6	0.0	54.5	110.09	0.00
西藏	4.5	2.6	19.2	2326.79	1364.43	0.0				
陕西	34.8	26.0	410.1	848.37	635.09	0.3	0.1	49.3	60.85	20.28
甘肃	22.5	17.6	221.5	1015.23	796.70	2.0	0.2	228.0	87.72	8.77
青海	15.0	10.2	70.1	2144.28	1456.51	0.6	0.0	25.7	233.46	0.00
宁夏	9.7	6.8	78.3	1235.25	871.32			35.7		
新疆	53.6	41.4	355.1	1509.23	1165.59	0.1		12.7	78.74	0.00

资料来源：《中国统计年鉴》，2008 年，第 89 页；《中国劳动统计年鉴》，2008 年，第 515、第 516 页。

表 8　　农村新型合作医疗的筹资水平（2007 年）

	新农合参合者人数（万人）	筹资总额（万元）	人均筹资总额（元）	农村居民人均医疗保健支出（元）
北京	268.46	63701.19	237.28	629.56
天津	328.58	39710.48	120.85	306.19
河北	4176.43	212709.09	50.93	188.06

续 表

	新农合参合者人数（万人）	筹资总额（万元）	人均筹资总额（元）	农村居民人均医疗保健支出（元）
山西	1802. 66	97489. 56	54. 08	170. 85
内蒙古	1126. 78	61706. 17	54. 76	281. 46
辽宁	1887. 16	103969. 02	55. 09	265. 01
吉林	1046. 81	53656. 46	51. 26	311. 37
黑龙江	1244. 59	65679. 59	52. 77	272. 49
上海	186. 81	79971. 69	428. 09	571. 06
江苏	4344. 66	336815. 44	77. 52	263. 85
浙江	3000. 18	275265. 80	91. 75	452. 44
安徽	3548. 66	184890. 70	52. 10	177. 04
福建	2180. 81	125486. 95	57. 54	174. 12
江西	2493. 31	129972. 12	52. 13	167. 71
山东	6002. 61	317737. 02	52. 93	230. 84
河南	5938. 66	305833. 48	51. 50	173. 19
湖北	3177. 93	179780. 38	56. 57	178. 77
湖南	3935. 04	199065. 18	50. 59	219. 95
广东	4137. 18	319720. 06	77. 28	199. 31
广西	2801. 84	127749. 97	45. 60	149. 01
海南	457. 11	21425. 58	46. 87	95. 55
重庆	1807. 17	90366. 83	50. 00	168. 57
四川	5140. 56	260715. 64	50. 72	174. 75
贵州	2608. 93	126296. 17	48. 41	79. 31
云南	3100. 65	164963. 95	53. 20	167. 92
西藏	238. 54	26907. 48	112. 80	50. 00
陕西	2434. 95	121450. 85	49. 88	222. 51
甘肃	1739. 84	91555. 56	52. 62	149. 82
青海	317. 96	17265. 29	54. 30	229. 28

续 表

	新农合参合者人数（万人）	筹资总额（万元）	人均筹资总额（元）	农村居民人均医疗保健支出（元）
宁夏	319.44	16893.13	52.88	239.40
新疆	829.39	60874.90	73.40	210.69

资料来源：《中国统计年鉴》，2008 年，第 344 页；《中国卫生统计年鉴》，2008 年，第 335、第 344 页。

总而言之，由于筹资水平比较低，无论是城镇居民医保还是新农合，其参保者在看病治病时依然要自付很高比例的医药费用。因此，这两项公立医疗保险都存在着医疗保障严重不足的情形，并没有真正实现医疗保险分散参保者医药费用风险的功能。与此同时，由于参保者的自付比重过高，这两项公立医疗保险对于医疗机构的购买力有限，无法有效地形成第三方购买机制，从而不能约束医疗机构为参保者提供合理的医疗和用药服务。

针对这些问题，新医改方案明确给出了新的措施，即通过提高政府补贴水平的公共财政手段，带动民众缴费水平的提高，从而从整体上提高城乡居民医疗保险的筹资水平。具体而言，针对城镇居民医保和农村新型合作医疗，政府补贴水平将自 2010 年起从 2008 年的每人最低 80 元提高到 120 元。目前，新农合的民众最低参保标准年每人 20 元，估计要提高到 40 元，因此未来每人最低筹资水平将达到 160 元。城镇居民医保的民众参保费在 100 ~ 300 元不等，如果政府最低补贴水平达到 120 元，那么每人最低筹资估计可达 400 元。

如此一来，城镇居民医保和新农合的筹资水平有望大幅度提高。与此同时，随着城镇职工医保的覆盖面拓展，以及公共财政为破产、关闭和困难国有企业的职工和离退休人员承担相当一部分参保经费，这项公立医疗保险的基金收入亦将大幅度提高。

自 2010 年起，在全民医保的情形下，基本医疗保障体系的最低筹资水平估算如下。

- 农村新农合：1360 亿元（160 元 ×8.5 亿农民）。
- 城镇职工医保：3240 亿元（2008 年为 2885 亿，覆盖率不到目标人群的 60%；随着覆盖面拓展，基金筹资水平自然会提高）。
- 城镇居民医保：1200 亿元（400 元 ×3.0 亿无医保城镇居民）。
- 城乡医疗救助：100 亿元（2008 年 50 亿元）。

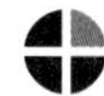

- 总计：5900 亿元。

此外，我国尚有一部分民众依然享受公费医疗。尽管公费医疗的改革已经起步，其方向是部分纳入城镇职工医保，但是其基金筹资水平只会提高，不会减少。根据最新的数据，2006 年全国公费医疗支出为 375 亿元，在未来，400 亿元恐怕是最为保守的估计。

因此，根据上述估算，基本医疗保障体系的筹资水平至少为 5900 亿元，而公费医疗体系的筹资水平至少为 400 亿元。这两笔医疗保障筹资，最为保守的估计将达到 6300 亿元，其中的大部分最终将流向各类医疗机构，用于参保者的看病治病。

6300 亿元这笔钱够不够支付参保者看病治病的医药费用呢？让我们继续考察 2007 年医院的收入情形。

根据 2008 年版《中国卫生统计年鉴》第 89 页上的数据，在 2007 年，中国所有医院的总收入为 5657 亿元，其中一小部分来自政府的补助，而其通过看病治病获得的所谓“业务收入”为 5187 亿元。在这些收入中，大约一半来自我们老百姓看病治病时的自费，一半来自医保基金、工伤生育保险基金和公费医疗基金。

新医改方案实施之后，从 2010 年开始，全国的城乡基本医疗保障机构有望每年筹资大约 6300 亿元。如果从宽来计，哪怕其中的 80% 用在参保者身上（另外 20% 用于风险防范），那么每年医保机构至少可为医院支付 5040 亿元，非常接近 2007 年所有医院的“业务收入”5187 亿元。当然，在未来，医院的收入会有所提高。尽管如此，这笔来自医疗保障体系的付账足以实现医保付大头、民众付小头的目标。也就是说，全民医保之后，老百姓看病治病时自费的比重将大幅度降低，估计可降到 20% 。

这就是新医改方案给老百姓带来的实实在在的好处。这些好处能否不折不扣地落实，当然有待于地方政府的有效施政，即合理控制医保基金的结余水平。关于这一问题，请参见分报告三的详细分析。

分报告三：城乡公立医疗保险的基金结余率

目前，我国城乡基本医疗保障体系主要实行社会医疗保险制度。在城镇地区，基本医保的主干为城镇职工基本医疗保险（以下简称“城镇职工医保”）和城镇居民基本医疗保险（以下简称“城镇居民医保”）。在农村地区实行的新型合作医疗制度（以下简称“新农合”），本质上是政府补贴下的公立自愿性医疗保险制度，也是一种社会医疗保险制度。这 3 项医疗保险，都纳入了《社会保险法》的规范范围。

社会医疗保险制度的根本目的，在于汇集所有民众的医疗费用，分摊生病参保者医药费用的风险。因此，医疗保险理应属于一种现收现付的制度，即大部分当年筹集的参保费应该用于支付参保者当年防病、看病、治病的费用。这与养老保险不同，后者的支付一般发生在参保者缴费数十年之后。养老保险无疑需要大量结余，而且还要考虑这些结余的保值增值问题。但是，社会医疗保险完全没有必要保持过高的结余额；当然，保持一定的结余，以防范参保者医药费用负担风险的突然提高是必要的。如果医疗保险参保者的人群规模足够大，其每年的发病率固然有一定波动，但也不会太大（除非瘟疫大流行），因此参保者每年医药费用负担的风险是可以估算的。更何况，如果发生瘟疫或其他公共卫生危机，那么政府必须通过财政拨款的方式进行危机管理，医保基金的支付压力不会因此而大增。依照世界各国的经验，医保基金保留 10% 的结余，足以应对来年突发的大风险。事实上，世界上很多国家和地区的医保基金并没有多少结余，有些地方还有赤字，需要国家财政予以填补或者提供贷款（一般是无息的）以应急。

如果医保基金的结余额过高，那么参保者就无法享受到适当的医疗保障。说白了，参保者医药费用的大部分还必须自付，医保卡变成了打折卡。这不仅对于医疗保障体系的完善是不利的，而且对于促进内需主导型经济发展模式的形成也是不利的。众所周知，中国民众的储蓄率很高，相当重要的原因之一就在于人们都要存钱治病。如果医疗保障体系健全了，那么民众为了治病而储蓄的钱就可以用来消费了。

总之，社会医疗保险基金的钱，取之于民，应该用之于民。

现在，城乡医疗保障体系并不是没有钱。大量的医保基金沉淀下来，是极大的浪费。无论是从目前“扩内需、保增长、调结构、重民生”的短期需求来看，还是从健全医疗保障体系的长期目标来看，降低城乡医保基金的结余率，都是当前医保改革的重要工作之一，刻不容缓。

这一问题在 2009 年的“两会”上受到关注。2009 年 3 月 9 日，全国政

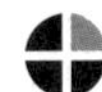

协委员、中共中央纪委常委、监察部副部长、国家预防腐败局副局长屈万祥在参加“两会”接受采访时表示，医保基金大量结余情况不正常，为地方和部门挪用制造了机会。屈万祥表示，近期监察局会同卫生部进行了调查，全国各地都存在基金大量结余的情况，但仍有地区将医保基金的结余作为工作成效的标准。“2007 年，城镇职工的医保、城镇居民的基本医保和农村人口住院费用的报销比例分别是 70% 、50% 和 30% 。”他认为，现在医保基金长期大量结余和低标准的医保待遇形成矛盾。“老百姓看病难看病贵，可那么多基金还放在那里，违规使用医保基金的行为还屡禁不止。”屈万祥表示，现在医保基金的监管体制还不健全，他们将尽快与有关部门会商解决办法。①

2009 年 4 月 6 日，新医改方案以及近期重点实施方案公布。针对医保基金的高结余率现状，《医药卫生体制改革近期重点实施方案》（国发〔2009〕12 号，2009 年 3 月 18 日）（该文件以下简称“新医改近期实施方案”）提出了如下具体的改革措施：“各类医保基金要坚持以收定支、收支平衡、略有结余的原则。合理控制城镇职工医保基金、城镇居民医保基金的年度结余和累计结余，结余过多的地方要采取提高保障水平等办法，把结余逐步降到合理水平。新农合统筹基金当年结余率原则上控制在 15% 以内，累计结余不超过当年统筹基金的 25% 。”

那么，目前城乡基本医疗保障体系的基金结余率究竟多高呢？让我们根据官方的统计数字，分省进行一番考察，具体看一看哪些地区的医保保障水平有大幅度提高的空间。

一、新农合基金的统计数据公布不全

首先，我们考察新农合。新农合自 2003 年就已经在全国开展起来了，但是由卫生部主编的《中国卫生统计年鉴》2008 年才首次系统性地公布有关的统计数据。然而，令人遗憾的是，这次“系统性的公布”依然是“选择性的”。在有关历年的数据表中，仅仅公布了历年的基金支出，却没有公布历年

① 参见源自华商报的报道，“监察部称医保金大量结余证明地方政府失职”，在新浪网、网易等互联网新闻频道上均可以找到。

的基金收入，也没有公布累计收入。在2007年的数据表中，各省的筹资总额（也就是基金收入）公布了，但是却没有基金支出，自然也没有当年结余和累计结余的数据。

信息公开是一个政府走向服务型政府的重要一环，也是促进公共管理变革的重要手段。新农合基金中的大部分来源于政府财政补贴，因此纳税人有权利要求有关部门公布统计数字。我们希望信息公开的情形在2009年的《中国卫生统计年鉴》中有所改善。

由于缺乏分省的详细数据，我们只好概述全国性的情形。根据2008年《中国卫生统计年鉴》第335页上的数据，2007年全国新农合基金收入为427.96亿元，当年基金支出346.63亿元，由此可以计算出当年结余为81.33亿元，为当年收入的19.0%。

实际上，卫生部与财政部已经在2007年发布文件，要求各地把新农合基金的结余率控制在15%以下，有些省（如江苏省）的政府也进一步要求各市县控制在10%以下。但是，从全国的统计数字来看，中央政府的宏观控制目标没有实现。由于缺乏分省的数据，我们无从得知哪些地方新农合基金的结余较高，哪些地方较低。

二、城镇居民医保：起步时期步点有些混乱

接下来我们讨论城镇居民医保的情形。尽管有个别地方早已推出了各种形式的城镇居民医保，但是城镇居民医保全国性试点工作是从2007年开始的。在起步阶段，各地的步点有些凌乱，这在基金结余率的控制方面也可体现出来。幸好的是，2008年的《中国劳动统计年鉴》公布了2007年城镇居民医保的详细统计数据（见表9），因此我们可以得知各省的工作开展情况。

从全国的情形来看，2007年城镇居民医保基金收入为43.0亿元，但支出仅仅10.1亿元，不足1/4，当年结余占当年收入的比重高达76.5%，占累计结余的比重居然高达91.1%。有一半的省份当年没有支出，唯有广东的当年结余率低于15%。值得注意的是，有若干省份的当年结余额居然超过了累计结余额，不知道这是统计工作出了问题，还是医保付费的实际工作出了问题。

 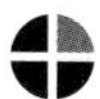

表 9　　城镇居民基本医保的基金收入、支出和结余（2007 年）

	城镇居民医保基金收入（亿元）	城镇居民医保基金支出（亿元）	当年结余（亿元）	累计结余（亿元）	当年结余占当年收入的比重（%）	当年结余占累计结余的比重（%）
全国	43.0	10.1	32.9	36.1	76.5	91.1
北京	4.4	0.3	4.1	4.2	93.2	97.6
天津	0.1		0.1	0.1	100.0	100.0
河北	0.7	0.0	0.7	0.7	100.0	100.0
山西	0.4	0.0	0.4	0.4	100.0	100.0
内蒙古	0.9	0.1	0.8	0.7	88.9	114.3
辽宁	1.1	0.1	1.0	1.1	90.9	90.9
吉林	2.9	1.0	1.9	2.0	65.5	95.0
黑龙江	0.6	0.0	0.6	0.6	100.0	100.0
上海						
江苏	7.7	2.5	5.2	7.1	67.5	73.2
浙江	1.7	0.5	1.2	1.1	70.6	109.1
安徽	5.2	0.4	4.8	4.7	92.3	102.1
福建	0.7	0.1	0.6	0.5	85.7	120.0
江西	1.8	0.6	1.2	1.3	66.7	92.3
山东	1.9	0.2	1.7	1.7	89.5	100.0
河南	1.9	0.0	1.9	1.8	100.0	105.6
湖北	0.4	0.0	0.4	0.4	100.0	100.0
湖南	0.8	0.1	0.7	0.7	87.5	100.0
广东	4.2	3.7	0.5	1.6	11.9	31.3
广西	0.1	0.0	0.1	0.1	100.0	100.0
海南	0.3	0.0	0.3	0.3	100.0	100.0
重庆	0.1		0.1	0.1	100.0	100.0
四川	1.3	0.0	1.3	1.3	100.0	100.0
贵州	0.3	0.0	0.3	0.3	100.0	100.0
云南	0.6	0.0	0.6	0.6	100.0	100.0

续 表

	城镇居民医保基金收入（亿元）	城镇居民医保基金支出（亿元）	当年结余（亿元）	累计结余（亿元）	当年结余占当年收入的比重（%）	当年结余占累计结余的比重（%）
西藏	0.0		0.0	0.0		
陕西	0.3	0.1	0.2	0.2	66.7	100.0
甘肃	2.0	0.2	1.8	1.8	90.0	100.0
青海	0.6	0.0	0.6	0.5	100.0	120.0
宁夏			0.0			
新疆	0.1		0.1	0.1	100.0	100.0

资料来源：《中国劳动统计年鉴》（2008 年）中国统计出版社，2008 年，第 513、第 516 页。

总体来说，就 2007 年的情况而言，城镇居民医保把钱筹上来了，但是没有把钱花出去，参保者肯定没有享受到适当的医疗保障。当然，由于 2007 年是城镇居民医保的试点起步年，不少试点城市是在 11 月刚刚开始实施这一制度，因此在年底之前还来不及为参保者付费，基金支出过少是情有可原的。

2008 年，城镇居民医保在更多的城市（大约 317 个）试点。其基金的结余是否能大幅度下降，是检验这一新兴的公立医疗保险运转是否良好的指标之一。这是一件非常值得观察的事情。根据初步的统计，截至 2008 年年底，试点城市居民医保基金收入 90.3 亿元，支出 54.3 亿元。由此可以计算，城镇居民医保基金 2008 年的当年结余为 36.0 亿元，占当年收入的 39.9%。与 2007 年 76.5% 的当年结余率相比，2008 年城镇居民医保基金结余水平得到了大幅度的下降。尽管如此，其结余率依然相当高，不仅高于新农合的基金结余率，也高于城镇职工医保的基金结余率。城镇职工医保基金维持相对较高的结余率是由很多客观而合理的因素导致的，而城镇居民医保基金结余率较高，唯一的原因是该项公立医疗保险依然处在起步的阶段，各地医保管理机构对于风险控制尚缺乏经验。总而言之，城镇居民医保基金结余的控制，还有很大的改善空间。

三、城镇职工医保的巨额结余足以支付一年半

无论是新农合还是城镇居民医保，其运行历史不长，因此在探索医疗保

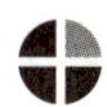

障的适度水平上缺乏经验是不奇怪的。与之相比，城镇职工医保的历史较长，但是其结余控制却存在很多问题。从图 2 可以看出，城镇职工基本的筹资水平自 2000 年以来有很大的增长，但是其支出增长幅度却低于其收入增长幅度，导致每年都有很多结余。

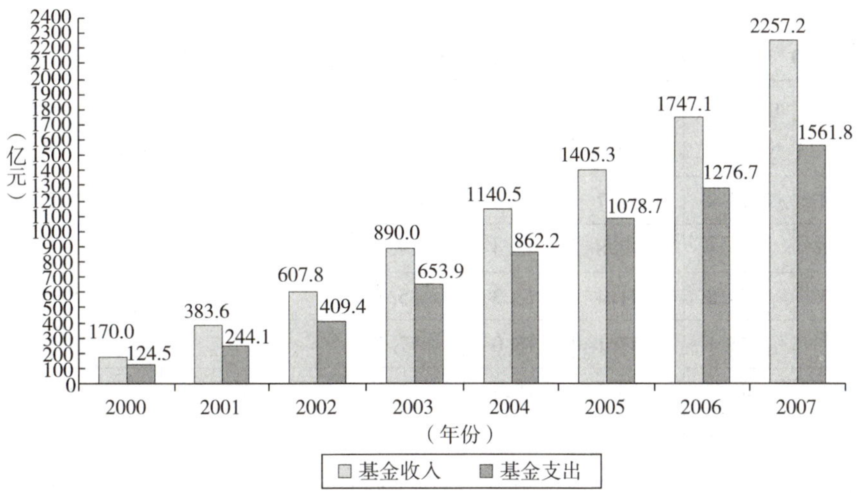

图 2　中国城镇职工基本医疗保险基金收支情况（1993—2007 年）

资料来源：《中国统计年鉴》，2008 年，第 895、第 896 页。

实际上，到 2007 年年底，全国城镇职工医保基金的累计结余额高达 2476.9 亿元。这可是一笔巨款。当年，城镇职工医保基金的支出仅为 1561.8 亿元，也就是平均每月支出 130.2 亿元。依照这一支出速度，哪怕暂缓城镇职工医保的缴费，这一保险基金累计结余下来的 2476.9 亿元巨款也可以支出 19 个月。（有些医保基金结余过高的地方，在金融危机的形势下，已经让企业暂行停止缴纳医保费一段时期。）

根据德国、法国等实行社会医疗保险制度国家的经验，公立医疗保险基金一般没有什么结余，各国政府（中央/联邦政府和地方政府）以各种方式给予一定的财政补贴。① 商业医疗保险的风险提留金，一般惯例也只在保费的 10% 左右。我国城镇职工医保基金的大量结余，显示了医疗保险经办管理上的缺陷。

---

① SALTMAN R B, BUSSE R, FIGUERAS J. Social Health Insurance System in Western Europe [M]. Buckingham: Open University Press, 2004: 47 - 50.

具体到各省，表10的统计数据显示，2007年，全国城镇职工医保基金的当年结余占当年收入的比重为29.9%，当年结余占累计结余的比重为27.2%。在2007年城镇职工医保当年结余率最高的省份中，江西、浙江和西藏名列三甲。这一比重超过40%的还有福建、广东和广西，而低于20%的仅有海南和上海，其中上海的结余率为11.5%。

表10　各省城镇职工基本医保的基金收入、支出和结余（2007年）

	基金收入（亿元）	基金支出（亿元）	当年结余（亿元）	累计结余（亿元）	当年结余占当年收入的比重（%）	当年结余占累计结余的比重（%）
全国	2214.2	1551.7	662.6	2440.8	29.9	27.2
北京	155.1	112.8	42.4	129.2	27.3	32.8
天津	54.8	41.4	13.3	35.1	24.4	38.0
河北	75.1	57.1	18.0	77.2	24.0	23.3
山西	44.6	29.2	15.4	55.1	34.6	28.0
内蒙古	35.1	24.7	10.4	35.8	29.7	29.1
辽宁	114.9	84.2	30.7	115.8	26.7	26.5
吉林	30.7	21.5	9.2	34.4	30.1	26.9
黑龙江	69.9	46.5	23.4	73.6	33.5	31.9
上海	202.8	179.6	23.2	111.9	11.5	20.8
江苏	203.5	133.7	69.8	224.6	34.3	31.1
浙江	129.4	74.9	54.5	193.9	42.1	28.1
安徽	51.2	36.8	14.3	52.9	28.1	27.1
福建	61.2	35.9	25.3	97.5	41.3	25.9
江西	26.8	15.2	11.6	26.8	43.4	43.5
山东	135.8	101.9	34.0	128.7	25.0	26.4
河南	63.9	44.8	19.1	77.9	29.9	24.5
湖北	61.7	46.1	15.6	78.4	25.3	19.9
湖南	67.1	46.5	20.6	73.8	30.8	28.0
广东	229.8	136.8	93.0	382.0	40.5	24.3
广西	39.2	23.0	16.2	56.2	41.3	28.8

 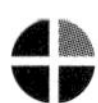

续 表

	基金收入（亿元）	基金支出（亿元）	当年结余（亿元）	累计结余（亿元）	当年结余占当年收入的比重（%）	当年结余占累计结余的比重（%）
海南	9.4	7.6	1.8	6.4	19.2	28.2
重庆	37.7	24.8	12.9	40.8	34.2	31.6
四川	95.0	62.5	32.5	126.3	34.2	25.8
贵州	20.9	15.1	5.8	21.8	27.6	26.4
云南	58.4	44.4	14.0	52.7	23.9	26.5
西藏	4.5	2.6	1.9	4.0	41.4	45.9
陕西	34.8	26.0	8.7	35.4	25.1	24.7
甘肃	22.5	17.6	4.8	17.0	21.5	28.4
青海	15.0	10.2	4.8	16.4	32.1	29.4
宁夏	9.7	6.8	2.8	11.5	29.5	24.7
新疆	53.6	41.4	12.2	47.7	22.8	25.6

资料来源：《中国劳动统计年鉴》，2008 年，第 516 页。

城镇职工医疗保险基金结余过多的原因是多方面的，主要可以概括成以下几个方面：一是医疗保险经办机构加强对医疗机构和参保者的支付管理，费用支出得到控制；二是近年来关闭破产企业的人员参保时采取一次性趸缴保费的形式，例如，一次性趸缴 10 年的保费，而以后不再缴纳，因此在一段时间内缴费较多，支出较少；三是城镇职工医保中的离退休者不缴纳保费，随着老龄化的进展，未来支出压力会越来越大，因此保留一定的结余是必要的；四是个人账户的制度因素，在个人账户中沉淀的资金较多，基本上占结余的一半弱；五是医疗保险经办机构担心将来医保制度向困难人群扩面后基金支出增加，基金收入增长的困难加大，因此要尽量提高当前的基金结余为未来做储备；六是目前医疗保险管理部门的风险管理技术落后，有关部门负责人认为，基金结余越多就越安全。

以上的因素有些是合理的，例如，为了应对参保者老龄化的需求，适当提高一定的结余率是必要的；有些是历史形成的客观因素所致，例如，一次性缴费的问题、个人账户的问题。有些是不合理的、需要加以克服的，例如，最后一项因素，即医保管理部门错误地认为医保基金结余越多越好。毋庸讳言，这样的认识在过去的很多年内在不少地区相当盛行，基金高结余率还成为地方评比医保工作先进与否的一项指标。

其中，城镇职工医保参保者老龄化的因素最值得加以重视，这对于我们分析探索医保基金的适当结余率至关重要。从表 11 可以看出，城镇职工医保的参保者总人数在增长，其中离退休参保者占总人数的比重也在增长，到 2005 年达到 27.3% 的峰值。离退休者如果至少连续 15 年缴费（其在城镇职工医保尚未引入之前的工龄计入缴费年限），那么自退休后就可以免除缴费义务，因此城镇职工医保必须由现在职工参保者缴费来支付离退休参保者的医药费用。目前来看，城镇职工医保的负担率大约为 3∶1，即 3 个缴费职工必须负担一位离退休者。由于离退休者的发病率和平均医药费用均比非离退休者高，因此城镇职工医保基金保留一定的结余是必要的。值得庆幸的是，城镇职工医保的负担率似乎从 2005 年开始稳定下来了，这当然主要要归功于这项社会医疗保险在职工中扩大覆盖面的成功。但是，随着城镇居民老龄化的进程，城镇职工医保负担率有朝一日还会继续攀升。

表 11　　中国城镇职工基本医疗保险的参保者构成（1993—2007 年）

年　份	参保职工数（万人）	离退休参保者数（万人）	参保者总人数（万人）	离退休参保者的比重（负担率）（%）
1993	267.6	22.5	290.1	7.8
1994	374.6	25.7	400.3	6.4
1995	702.6	43.3	745.9	5.8
1996	791.2	64.5	855.7	7.5
1997	1588.9	173.1	1762.0	9.8
1998	1508.7	369.0	1877.7	19.7
1999	1509.4	555.9	2065.3	26.9
2000	2862.8	924.2	3787.0	24.4
2001	5407.7	1815.2	7222.9	25.1
2002	6925.8	2475.4	9401.2	26.3
2003	7974.9	2926.8	10901.7	26.8
2004	9044.5	3359.2	12403.7	27.1

续 表

年 份	参保职工数（万人）	离退休参保者数（万人）	参保者总人数（万人）	离退休参保者的比重（负担率）（%）
2005	10021.7	3761.2	13782.9	27.3
2006	11580.3	4151.5	15731.8	26.4
2007	13420.3	4600.0	18020.3	25.5

资料来源：《中国统计年鉴》，2008 年，第 109、第 895、第 896 页；《中国劳动统计年鉴》，2008 年，第 511 页。

从各省的情况来看，城镇职工医保负担率最高的 3 个省市是重庆、天津和四川（见表 12）。值得注意的是，这 3 个地方并不是医保基金结余率最高的地方。

表 12　　　　各省城镇职工基本医保的负担率（2007 年）

	参保职工（万人）	参保离退休人员（万人）	参保人数（万人）	参保离退休者的比重（负担率）（%）
全国	13420.3	4600.0	18020.3	25.53
北京	610.1	172.9	783.0	22.08
天津	249.3	133.2	382.5	34.82
河北	502.4	183.9	686.3	26.79
山西	307.4	98.3	405.7	24.23
内蒙古	248.9	103.8	352.7	29.43
辽宁	741.3	346.5	1087.8	31.85
吉林	309.6	118.2	427.8	27.62
黑龙江	550.0	202.3	752.2	26.89
上海	790.4	306.4	1096.8	27.93
江苏	1070.3	365.4	1435.8	25.45
浙江	669.5	185.5	855.0	21.70
安徽	349.1	137.1	486.2	28.20
福建	315.1	91.0	406.1	22.42
江西	281.9	121.6	403.4	30.13
山东	888.1	227.8	1115.9	20.41

续 表

	参保职工（万人）	参保离退休人员（万人）	参保人数（万人）	参保离退休者的比重（负担率）（%）
河南	583. 5	197. 4	781. 0	25. 28
湖北	448. 2	196. 3	644. 5	30. 46
湖南	438. 6	181. 9	620. 6	29. 32
广东	1804. 2	218. 0	2022. 2	10. 78
广西	240. 1	99. 2	339. 3	29. 23
海南	77. 5	29. 9	107. 5	27. 84
重庆	180. 0	104. 7	284. 7	36. 76
四川	544. 4	270. 6	815. 0	33. 21
贵州	162. 1	66. 1	228. 2	28. 96
云南	244. 0	101. 8	345. 8	29. 45
西藏	13. 5	5. 8	19. 2	29. 97
陕西	286. 9	123. 2	410. 1	30. 03
甘肃	159. 9	61. 6	221. 5	27. 81
青海	47. 1	23. 0	70. 1	32. 81
宁夏	56. 9	21. 4	78. 3	27. 32
新疆	250. 0	105. 1	355. 1	29. 61

资料来源：《中国劳动统计年鉴》，2008 年，第 516 页。

科学的医保经办管理方式应该是理顺各种合理因素，并如实地在基金账面上反映出来，同时克服各种不合理因素，从而提高基金的使用效率。目前，最需要展开深入研究的是城镇职工医保的适当结余率问题。要研究这一问题，医保管理部门有必要把参保者年龄结构的统计数字公布出来，也希望卫生部门能把各地居民的平均医药费用依照年龄组公布出来，这样，有关部门可以发动大学和科研机构的人口学与社会保障专家对适当结余率问题展开深入、客观并且独立的研究。信息公开是促进公共管理水平提高的一大利器。实际上，在新医改方案制定的过程中，这一问题已经得到了重视。“新医改近期实

 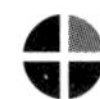

施方案”第5条明确指出：“基金收支情况要定期向社会公布。”明确需要做的，就是切切实实地落实“新医改方案”。

四、盘活医保沉淀基金的政策建议

前文已述，“新医改近期实施方案”对农村新型合作医疗基金结余率的控制目标给予了明确的规定，即一般不得超过当年收入的15%，不得超过累计结余的25%。这是一项完全必要而且效果显著的措施，利国利民。

实际上，这样的规定已经在农村地区推行两年了，效果是良好的。在农村，广大的参保者因此而获得了实惠，因此参加新型合作医疗的积极性大幅度提高。近年来，农村新型合作医疗参保率不断提高，已经覆盖了超过90%的广大农村人口，原因固然是多方面的，但是对新农合基金结余率的严格管制是重要的积极因素之一。

城镇居民基本医疗保险也是自愿性的公立医疗保险，其参保率（或者说覆盖率）的高低，在很大程度上取决于这项制度是否能为参保者带来实惠。因此，为了增强其吸引力，也为了这项制度的可持续发展，建议财政部、人力资源与社会保障部和卫生部联合下发文件，仿照对新农合的措施，对城镇居民医保基金的结余率进行管制。

要解决医保基金结余过多的问题，难点在于城镇职工医保。前文已述，城镇职工医保有3个客观的制度因素，造成其结余过多。其一是破产、关闭与困难企业离退休人员的缴费问题。其二是个人账户的制度安排，造成很多年轻的、身体健康的参保者医保个人账户中的钱花不出去。其三是离退休参保者免于缴费的游戏规则，造成统筹基金必须保持较高的结余率，以应对离退休参保者老龄化在未来所带来的支付压力增加。

就第一个问题，各地医疗保险经办机构普遍担心，城镇职工医保向困难人群扩面时，由于筹资困难，而待遇支出又是刚性的，这将增大医疗保险基金的风险。这种担心是可以理解的。消除这种担心的唯一办法是明确困难人群参保的公共筹资来源。支持国有企业困难职工和离退休者参加社会医疗保险是政府的责任，应该由财政预算来补贴这部分人的保费，而不应该靠对现在的参保人“多征少给”来为这类困难人群筹资。实际上，新医改方案已经明确提出，要在3年内通过公共财政彻底解决破产、关闭、困难的国有企业离退休者参加城镇职工医保的历史遗留问题。2009 年 6 月，人力资源和社会保障部、财政部、国资委、监察部 4 部门联合下发了《关于妥善解决关闭破产国有企业退休人员等医疗保障有关问题的通知》（人社部发〔2009〕52 号），明确了有关政策。根据《中国财经报》2009 年 6 月 4 日的报道，中央财政 2009 年一次性安排 429 亿元，用于支持地方彻底解决关闭破产企业退休人员和困难企业职工等城镇人口的医保问题。这是新医改方案实施以来中央财政最大的一笔单项医改投入，也是我国医疗保障制度建立以来最大的一笔一次性投入，彰显了党和政府从根本上解决这一历史遗留问题的决心。

就上述第二个问题，即个人账户所带来的结余过多问题，可以通过多种方式来缓解。陕西西安、江苏盐城和广东的一些地方规定，城镇职工医保参加者可以使用个人账户中的钱为其直系亲属缴纳参加居民医保的保费。这是一项具有深远意义的积极措施，一方面可以减少个人账户中的资金闲置现象，另一方面可以极大地推进城镇居民医保的拓展。此外，江苏泰州规定，个人账户中的钱可以用于参保者健康体检和住院医药费用的自付部分。这些都是有益的尝试，值得总结经验，加以推广。另外，如果有关部门允许参保者使用个人账户中的资金参加各种补充性医疗保险（或健康保险），那么商业健康保险的发展将更加迅速。当然，个人账户制度是否有必要存在，是否有可能在若干年内逐步加以取消，这些都是值得积极探索的事情。

真正难以解决的问题在于上述第三点，即城镇职工医保离退休参保者免于缴费的游戏规则。从短期甚至中期来看，可行的解决办法就是设定一个合理的结余率，其水平比新农合和城镇居民医保的结余率要高。当然，根本的解决之道是修改游戏规则，要求离退休者缴纳参保费，而离退休者的参保费可以通过养老保险基金支付。实际上，这是全世界常见的做法。

此外，离退休者缴纳保费，还可以顺带缓解他们异地获取医疗保险待遇的问题。不论离退休者移居何处，均可在当地依照当地缴费水平参保，享受当地的职工基本医疗保险待遇。如果他们从平均医药费用较低的地区移居到医药费用较高的地区，例如，从贵州移居到北京，那么他们的参保费可由其养老保险金支付一部分，由他们或其亲属自付一部分。

分报告四：基本医疗保障体系与基本药物制度的衔接

基本医疗保障体系与基本药物制度的关系是新医改面临的一项新挑战。作为药品供应保障体系的支柱，国家基本药物制度的重建已经成为新医改的一项重要工作。但是，基本药物制度的正常运作需要建立在其他制度的基石之上，其中的一个基础性制度就是基本医疗保障体系。“新医改方案”第7条明确：“基本药物全部纳入基本医疗保障药物报销目录，报销比例明显高于非基本药物。”这意味着，在全民医保的大背景下，医保机构将成为基本药物的主要付费者，而对于广大参保者来说，基本药物的自付比以及自付额将会很低。[①] 在这个意义上，基本药物制度的重建也有望改善基本医疗保障体系的给付（待遇）水平和结构，城乡医保参保者对基本药物的可及性有了切实的保障。

因此，基本药物制度与基本医疗保障制度的衔接至关重要。然而，问题在于，无论是“新医改方案”本身，还是未来3年的实施方案，以及基本药物制度的配套实施方案，对于两大制度之间的关联，并没有给出清晰的描绘，在一系列重要的关节点上留下了广阔的模糊空间。譬如说，基本药物目录与基本医疗保障体系的药品目录究竟是什么关系？基本药物制度在城乡之间的运行是否有一定的差别？医保机构在基本药物的遴选以及基本药物目录的编订上究竟扮演什么角色？在购销环节（尤其是所谓“集中招标采购”）上，基本药物与医保用药有何区别？就医疗机构对基本药物和医保用药的合理使用上，卫生行政部门的行政性规范机制与医保机构的市场性付费机制究竟是相互替代还是互为补充的关系？

所有这些问题，都有待于中央政府以及地方政府在新医改的推进中加以重视并予以解决。本报告的主要目的，在于厘清问题的实质，探寻多元的应

① 基本医疗保障体系对基本药物的支付比重达到100%并不是一个好的制度安排。在基本药物的使用上，保持参保者一定的自付，对于防止参保者的道德风险是必要的。实际上，在很多发达国家，包括在实行全民公费医疗体系的国家（如英国），门诊处方药对大多数患者（老人、孕妇、社会救助受益人等除外）还是收费的。

对之道，为新医改的实施提供参考借鉴。

首先需要澄清的是，基本药物究竟是什么样的药。基本药物是世界卫生组织在 1977 年提出的一个概念，其定义是不断更新的。较新的定义："基本药物是那些满足人群卫生保健优先需要的药品。遴选基本药物的主要根据包括与公共卫生的相关性、有效性与安全的保证、相对优越的成本—效益性。在一个正常运转的医疗卫生体系中，基本药物在任何时候都应有足够数量的可获得性，其质量是有保障的，其信息是充分的，其价格是个人和社会能够承受的。"①

通过这个定义，世界卫生组织希望扭转基本药物等于廉价药的印象，强调基本药物"满足人群卫生保健优先需要"的特征，强调其"相对优越的成本—效益性"（也就是性价比），但也强调了其价格的可负担性。通俗地说，基本药物就是相对来说物美价廉的常用药，针对的是"常见病和多发病"。在许多国家和地区，"常见病和多发病"还包括一些具有重大公共卫生影响的传染病，如艾滋病和结核病。这里所谓的"物美"，就是"安全有效"；所谓的"价廉"，就是"价格可负担"。

一、由医保机构为基本药物埋单

基本药物不是一成不变的。治疗"常见病、多发病"的药物，许多在一定的时期内是"安全有效"的，但过一段时间就会失效。有些药物在刚刚被批准上市时，虽然有临床试验数据证明其安全有效性，但毕竟上市许可要求的临床试验样本量有限，未经大量人群广泛使用，其潜在的安全有效性风险并不能在上市后短时间内显现。因此，基本药物不会是一成不变的。世界卫生组织 1977 年公布了第 1 版基本药物目录，到 2007 年更新到了第 15 版，其中维持不变的药品种类仅占第 1 版药品种类的四成左右。② 因此，基本药物与非基本药物的划分不是一成不变的，基本药物目录中不断纳入新药，从学理上来说是不可避免的，从公众利益的角度来看也是必需的。

---

① WHO. The Selection of Essential Medicines [M]. Geneva: Policy Perspectives on Medicines, World Health Organisation, 2002: 1.

② LAING R, WANING B, GRAY A, et al. 25 years of the WHO essential medicines lists: progress and challenges [J]. The Lancet, 2003, 361 (9370): 1723 - 1729.

在公众眼里，在大众媒体上，甚至在不少决策者的心目中，都存在着一个错误的印象，即基本药物等于廉价药。值得关注的是，一味强调基本药物的廉价性，对于维护公众的健康是不利的。基本药物目录要不断更新，基本药物制度就必须具备鼓励创新的机制，一味强调基本药物的廉价性无疑会打击医药产业的创新积极性。① 正是基于这样的考虑，世界卫生组织修改了其关于基本药物的定义，不再强调其廉价性。

基本药物不是廉价药，但其价格具有可负担性，这实际上就是医疗保障体系是否覆盖或支付药品费用，以及覆盖或支付的程度问题。② 道理很简单，要确保基本药物的可及性以及合理利用，关键在于谁来埋单，而不在于其出厂价格或零售价格是否便宜。只有将药费开支的大部分纳入医保，哪怕某些基本药物的价格不那么低廉，对于老百姓来说也是可承受的。在发达国家，美国、英国、大多数西欧国家并没有建立基本药物制度，或者说没有使用“基本药物制度”这一说法，主要是因为这些国家医疗保障体系（无论是公立还是民营、无论是基于社会保险还是基于税收）不报销的药品品种比较少，绝大多数上市的药物对民众来说都是可获得的，因此也就是基本的药物。在这样的情况下，区分基本和非基本的药物似乎就没有必要了。在全球性医药费用不断高涨的背景下，这些发达国家自 20 世纪 70 年代起就采取了各种各样的药品开支控制措施，其中的一种措施（但不是主要的措施）是减少公共医疗保障体系（或公费医疗体系）可付账的药品种类，也就是说，把越来越多市场上可流通的药品剔除出医保体系。③ 这些被剔除的药品，其实可以被视为“非基本”的药物，但这样的说法在这些国家并不流行。总而言之，无论药品是否昂贵，如果纳入公共医疗保障体系，民众吃药可以获得医保报销，这些药品的可及性就没有问题，它们也就成为民众“基本的”药物。

---

① International Federation of Pharmaceutical Manufacturers & Associations. The Pharmaceutical Innovation Platform: Meeting Essential Global Health Needs [M]. Geneva: International Federation of Pharmaceutical Manufacturers & Associations, 2007.

② WHO. Equitable access to essential medicines: a framework for collective action [M]. Geneva: Policy Perspectives on Medicines, World Health Organisation, 2004.

③ MOSSIALOS E, MRAZEK M, WALLEY T. Regulating Pharmaceuticals in Europe: Striving for Efficiency, Equity and Quality [M]. Maidenhead: Open University Press, 2004.

MRAZEK M. Comparative Approaches to Pharmaceutical Price Regulation in the European Union [J]. Croatian Medical Journal, 2002, 43 (4): 453 -461.

因此，在我国，对于基本药物制度的健全，基本医疗保障体系是十分重要的。在有一定的自付以防范患者的道德风险（moral hazard）前提下，基本医疗保障体系的主要功能是为基本医疗服务付账，而基本医疗服务又离不开基本药物，因此参保者在基本药物上的大部分开支应该由基本医疗保障体系付账，这是非常顺理成章的事情。况且，医保机构还能运用多元的付费模式，扮演好用药服务的团购者角色，促使定点医疗机构合理使用基本药物。医保机构是基本药物的主要付费者，这一点恐怕是基本药物制度的基石。对这一点的重要性缺乏认识或认识不足，或者没有将这一认识渗透到基本药物制度建设的各项环节之中，将会极大地影响基本药物制度的建立和完善。

明确了医保机构在基本药物制度中的角色之后，片面强调基本药物价格的低廉性，是没有必要的。政府极力压低基本药物的价格，并不一定是好事。基本药物大多是普药，本来价格就不算很贵；如果定价过低，致使制药企业没有了合理的利润空间，打击了它们生产的积极性，马上就会造成其短缺的局面。制药企业连生产的积极性都没有了，就更谈不上创新的积极性了。前文已述，正是在这一点上，世界卫生组织近年来在竭力扭转以往关于基本药物等于廉价药的旧印象。然而，我国政府有关部门在这一点上没有给出清晰的政策信号：一方面，医药产业界普遍认为所有纳入基本药物目录的药品将由政府通过行政手段降价，而对基本药物制度懵懵懂懂的普通民众（以及许多媒体）更是认为基本药物就是廉价药；另一方面，在有关药品价格体制的改革配套文件中，有关部门又明确要为基本药物的生产留出足够的利润空间，至于这一空间是通过价格上调本身还是通过价格补贴来扩大，并没有说明。

目前，有关基本药物制度的相当一部分政策建议是建立基本药物的行政化供应体系，即“定点生产、集中采购、统一配送、微利定价、合理使用”。这一思路似乎是要在“基本药物”的领域建立一套“准统购统销体系”①。实际上，这一主张的实质是要建立一整套“公费低价基本药物体系”，即由国家财政直接出钱补贴基本药物的（定点）生产，由卫生行政部门集中购买，由城乡社区卫生机构（通过零差价政策）向老百姓提供价格低廉的基本药物。问题在于，中国有必要建立这一体系吗？

---

① 参见中国经济体制改革研究会新医改项目组的研究报告《基本药物供给保障的制度建设：国际经验的启示》，中国经济体制改革研究会，2008年11月。

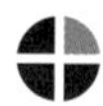

新医改的方向之一就是走向全民医保，即“建立覆盖城乡居民的基本医疗保障体系”，为基本医疗服务筹资。基本医疗服务自然应该广泛而大量地使用基本药物，因此“新医改方案”明确提出要将基本药物全部纳入基本医疗保障体系的药物报销目录。现行的三大公立医疗保险制度，即城镇职工医保、城镇居民医保和农村新型合作医疗，其药品可报销目录中均包括了基本药物。低收入人群可以通过医疗救助体系参加这些公立医疗保险。因此，价格本来就不特别昂贵的基本药物，所有参保者都是可以负担的。既然如此，在推进全民医保的背景下，广大参保者对基本药物的可及性理应不成问题。撇开基本医疗保障体系，另搞一套“公费低价基本药物供应体系”，纯属叠床架屋。当然，由于种种原因，最后的新医改方案并没有完整地纳入关于“公费低价基本药物供应体系”的政策建议，但是其政策思路却妨碍了基本药物制度的正常建设。实际上，这是基本药物制度的具体实施方案迟迟没有出台的总根源。

目前，各地城乡医疗保险的药品可报销目录差别很大。城镇职工医保和城镇居民医保的药品可报销目录在很多地方都是统一的，均分为甲、乙两类，甲类药物报销比例很高（在很多地方甚至不设自付），而乙类药物报销比例较低。假如基本药物的遴选过程是科学的、透明的、公正的，而且其种类不太多，那么将国家基本药物目录纳入城镇医保的甲类药品目录，或者将城镇医保的甲类药品目录调整更新，就可以解决基本药物的可负担性问题。

农村的情形有所不同。在不少地方，新农合药品目录与城镇医保药品目录统一起来了。但在另外一些地方，新农合药品目录单独编订，其中的药品种类比较少。政府与其大笔拨款，单独建立一个“公费低价基本药物供应体系”，不如将这笔钱用来增加对新农合的补助，切实提高新农合的筹资水平和保障水平，为参合农民使用基本药物埋单。可以预期，如果国家基本药物制度中药品种类多于新农合药品目录，那么国家基本药物目录就可以成为新农合用药目录，参合农民获得的经济实惠将会更多，新农合对于农民的吸引力会大幅度增大，这对于新农合的巩固和加强会有莫大的好处。

此外，如果就农村地区单独建立一套“公费低价基本药物供应体系”，那就必将在卫生行政部门另设机构、另组人马。与其这样，不如集中政府财力加强各地新农合管理机构的能力建设。在卫生行政部门一方面设立新农合机构，负责基本药物的付费，另一方面又设立基本药物管理机构，负责其流通，并不符合国家行政改革的大方向。

一句话，推进基本药物制度建设，基本医疗保障体系的角色至关重要。公共财政应该采取“补需方”的措施，将有限的公共资源更多地投入到城乡基本医疗保障体系，促使城乡医保机构扮演好基本药物付费者的角色。城乡医保机构代表参保者的利益购买好基本药物，是基本药物制度的核心。

二、基本药物的遴选：医保机构的角色

既然医保机构扮演基本药物付费者的角色，那么医保机构理应在基本药物的遴选以及基本药物目录的编定过程中扮演一定的角色。然而，城乡医保机构究竟如何扮演了这一角色，目前的制度安排并不清楚。一方面，城镇医保机构由人力资源与社会保障部管辖，而基本药物目录的编订由卫生部主管，两个部门之间对于基本药物目录的编订是否达成共识，外界几乎无从得知，两部委对此也讳莫如深；另一方面，农村医保机构（即新农合管理机构）由卫生部管辖，因此按道理它们应该在基本药物目录的编订扮演好其角色，但是基本药物的遴选过程是否充分考虑到各地新农合基金的可支付能力，尚不清楚。

众所周知，公开透明是公共管理有效性的有力保障，这一点对于基本药物制度同样适用。关于基本药物制度的基本制度框架，有关利益相关方一定存在着不同的意见。把分歧点公开化，更有利于制度共识的形成，也更有利于该项制度在未来的实施。很多人喜欢把“利益相关方”等同于政府的各个部委，不少媒体也对各部委的意见分歧颇有兴趣。但是，我们这里讨论的问题，并不仅仅是各部委的分歧问题，而是一般的制度建设问题。实际上，新农合制度和基本药物制度的建设，都属于卫生部的工作范围，但是即便在同一个政府部门之下，两者的关系也不清楚，至少在有关制度的政策文件上没有加以明确。

基本药物制度的重建以及最新版基本药物目录的编订工作，至少早在2008年就开始了。自2009年“两会”以来，有关部门的领导多次表示基本药物制度目录即将公布，但之后却多次延宕。延宕的具体原因不详，但表面来看在于目录内药物品种的多寡。事实上，我国早在1982年就建立了“基本药物制度”，迄今为止共颁布了6版《国家基本药物目录》，最新的2004年版共

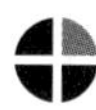

收载773种西药、1260种中药，共2033种①。一种非常流行（但不一定是普遍共识）的说法是，中国的基本药物种类太多了，因此正在编制的2009版《国家基本药物目录》的主要工作就是减少药品的种类。但是，到底应该减少多少才适合中国的国情，对此新的共识始终无法达成，这似乎就是2009年版《国家基本药物目录》延宕多时不能面世的症结之一。

在选择基本药物时，实施国家基本药物政策的多数发展中国家并非自己选择，而是根据世界卫生组织（下称WHO）提供的基本药物示范目录（model list）进行的。WHO在1977年提出“基本药物”这一概念后，便制定出来一份样本目录推荐给成员国借鉴使用。样本目录并非一成不变，而是由WHO“基本药物使用专家委员会”每隔两年更新一次。最近一版是2007年WHO修订的第15版《基本药品目录》，包含了27个大类、326种药品②。这些药品是在研究全球疾病发病率以及经济负担的基础上遴选出来的。与之相对比，中国2004年版的《国家基本药物目录》的确太长了。

但是，这绝不意味着任何一个国家的基本药物目录应该照抄WHO的示范目录。不同国家的规模、地理环境、经济发展水平、基本卫生保健的优先重点不同，基本药物的种类和数量也可以有所差异。简言之，何谓“常见病、多发病”，在不同的国家，评判标准肯定是不同的，因此治疗“常见病、多发病”的“基本药物”种类肯定是不一样的。例如，中国人口众多，哪怕是某种发病率较低（如1%）的疾病，其患者规模都可能很大，甚至会超过众多国家的总人口，因此中国的“基本药物”种类多一些并非怪事。可是，我国的基本药物目录超长是有问题的，但到底应该有多少种药物才合适呢？对这一问题的解答，从医学的角度确定何谓“常见病、多发病”以及从药学角度确定何种药物是治疗这些疾病“安全有效”的基本药物固然重要，但不是唯一重要的因素，在很多情况下甚至不是决定性的因素。决定性的约束条件在于城乡医保机构的支付能力。

说白了，基本药物目录中的药，必须是城乡医保机构有能力支付的药；否则，即便从临床医学和药学的角度来看再“基本”的药物，如果基本医疗

① 中国药学会“基本药物制度研究”课题组，《基本药物制度：理论与实践》，中国药学会，2008年10月。

② 这份目录可以在WHO的网站上下载，http：//www. who. int/medicines/publications/essentialmedicines/en/。

保障体系无力支付，也不能成为“基本药物”。目前，基本药物遴选过程中的很多争论，集中在医学、药学的领域，表面上看起来很“科学”，但在很大程度上模糊了制度设计的焦点。

依照 WHO 的规范，基本药物目录的制定必须是科学的、透明的，而且目录必须定期更新。为了满足这些要求，一般的做法是设立一个常务委员会来提供技术性支持，该委员会要包括不同领域的人士，如医学、护理、临床药理、药学、公共卫生、消费者事务以及基层卫生工作者。同时，利益相关方，包括医保机构的代表、药品生产厂家、消费者组织、政府预算和财政机构人员，也必须透过适当的组织进行正式和非正式的协商。但是，最终的药品遴选必须由该委员会独立进行。目录的制订和修改应该公示，接受各界专家的审视。①

迄今为止，我国基本药物目录编订的透明性，毫无疑问是不足的。② 由于透明性不足，其科学性也难免令人狐疑。我们可以从以下几个方面，就基本药物目录编订的一些程序性和实质性的问题进行探讨。

第一，基本药物目录中是否有必要包含计划生育用药和国家免疫规划疫苗。其实同样的问题也适用于治疗传染病（如艾滋病、结核病、SARS、甲流等）的药品。有意思的是，现有的基本药物目录（草案）中包括计划生育用药和国家免疫规划疫苗，但不包括治疗传染病的药品。这是令人费解，而且自相矛盾的。

众所周知，我国的计划生育体系和计划免疫体系有单独的筹资机制，其药品也有单独的生产、采购和配送机制。在很大程度上，这些药品的供应保障体系业已存在，而且基本上能够运转；当然，如果这其中尚有需要改进之处，只需采取具体措施加以改进就可以了。同样，治疗传染病的药品也是免费供应的。因此，这些药品的供应基本上是有保障的，把这些药品打上“基本药物”的标签，不仅不能带来任何改变，反而会造成混乱。

---

① 世界卫生组织. 如何制定和实施国家药物政策［M］. 2 版. 北京：中国医药科技出版社，2007.

② 有一种看法认为，基本药物目录的编定具有高度的专业性，因此没有必要向公众公开透明，因为老百姓也不懂。实际上，所谓“公开透明”并不是让所有老百姓都来评头品足，而是要求决策部门对这些评论加以重视。真正对专业性公共政策有兴趣的无疑是专家，让更多的专家参与公共政策的制定或者监督公共政策的制定，对于完善公共管理，是绝对必要的。

前文已述，基本药物是治疗“常见病、多发病”的药物，其费用由基本医疗保障体系来支付。计生药物和疫苗固然对人民的健康至关重要，但无论如何不是治疗“常见病、多发病”的药物，也无须由基本医疗保障体系来支付其费用。因此，把这些药物纳入基本药物目录，基本上是毫无意义的。或许这里还应该在“常见病、多发病”前面加上定语“非传染性”，这意味着治疗传染性的药品，至少在我国的制度框架中，不宜也没有必要纳入基本药物的范畴，而初步制定的目录的确如此。

当然，这类具有单独筹资机制的药品供应，常受卫生体系中负面激励机制等因素的影响，无法正常运转。此外，这样的药品也有一个科学遴选问题。国家不可能免费提供所有的计划生育用药和疫苗，也不一定免费提供所有治疗传染性疾病的药物。如果这类药物的付费机制有所改变，那么重新考虑是否将它们纳入基本药物目录是必要的。然而，这显然不是目前基本药物制度重建工作应该考虑的问题。

第二，基本药物遴选程序的科学、透明性，并不仅仅在于以公正的程序筛选合适的医学和药学专家进行面对面的讨论。在各种评选、遴选过程中，专家们的讨论常常变成冗长的扯皮，最终无法达成共识。专家之间存在分歧是再正常不过的事情，而科学的程序（如特尔斐法在很多情况下就比专家们的面对面讨论更加有效）应该有助于在分歧展现的过程凸显“重叠共识”，并且逐步缩小分歧的范围。在这一过程中，共识点和分歧点的公开透明会更加有助于共识的凝聚。

基于这样的考虑，我们对基本药物的遴选程序有如下参考意见。

（一）确立各类疾病的发病率排序

这是一个并不需要专家进行冗长讨论的过程。尽管中国幅员广阔，各地的“常见病、多发病”病谱并不会全然一致，但是从全国范围内，只要依照各地确诊病例进行统计，就可以给出近年来一定年份中各类疾病的发病率高低排序。实际上，疾病发病率的数据可以公开，载入《中国卫生统计年鉴》。但是，在目前的《中国卫生统计年鉴》中，只有致死疾病的发病率统计数据。

（二）确定治疗各类疾病“安全有效”的药物

这个步骤可以采用专家调查法（又称“特尔斐法”），并在少数必要的情形下采用专家面对面讨论的方法。首先，就各类疾病，向临床医生和药师发放专家调查表，让他们独立开列“安全有效”的药物，然后由调查组织者从调查表挑选最大程度重叠的“共识型”药物即可。如果就某类疾病碰到共识型药物很少甚至没有的情况，那么可以组织专门的讨论。这样的情形显然是不多见的。绝大多数共识型药物都可载入各类药物使用指南或者处方集；换言之，“安全有效”的药物可以是公开透明的信息。实际上，这些指南或处方集业已存在并已成为各种培训的教材①，只不过需要依照上述程序定期更新。

（三）确定“常见病、多发病”的范围

这是一个需要药物经济学家、医保机构、临床医师和药师共同参与的程序。首先，根据上列的疾病谱以及药物，药物经济学家们依照发病率从高到低分别给出有关药物的价格信息（包括高低价格范围、平均价、中间价等）；其次，医保机构依据筹资水平，给出城乡基本医疗保险用于基本药物的估算支付额（或者额度范围）；再次，由临床医师和药师给出药物的合理使用量（范围）；最后，由多方专家会同，在基本医疗保障体系支付限额的约束下，在疾病谱上确定“常见病、多发病”与“非常见病、多发病”的边界线。很显然，随着医保筹资水平和基本药物支付水平的变化以及药品价格水平的变化，这条边界线可以上移或下移。当然，下移是民众最希望看到的事情。

（四）编定国家基本药物目录

由于各地基本医疗保障体系的筹资水平以及药品价格水平存在差别，因此“常见病、多发病”与“非常见病、多发病”边界线可能存在一定的上下浮动幅度。要编订全国性的基本药物目录，恐怕只能根据最上线（即最低医保筹资水平和相对较高的药品价格水平）来确定“常见病、多发病”的范围，其中最为重要的参考依据是新农合的最低基本药物支付水平。由此来看，国家基本药物目录的确定，其实并不取决于城镇职工和居民基本医疗保险的筹资水平；国家基本药物目录中的药品种类，极有可能大大少于城镇基本医疗保险甲类用药目录的药品种类。这样一来，国家基本药物目录，顺理成章地

---

① 当然，在临床实践中这类指南是否得到广泛使用，或者换言之，培训的效果如何，是另外一个问题。实际上，有些“以药养医”的制度缺陷，这些指南或处方集常常被临床医生束之高阁。

可以成为城镇医保药品目录的一个子集。只是在具体执行过程中，各地政府可以根据当地的情形，主要是当地新农合筹资水平、当地药品价格水平以及当地特有的疾病发病率情形，在国家基本药物目录的基础上，适当增加基本药物的种类。

因此，国家基本药物目录应该是一个最低水平的目录，其目的是确立基本药物的最低保障制度。基本药物的“低保”制度，对于基本医疗保障体系的所有参保者来说，都是高度可及的。在这个意义上，即将公布的国家基本药物目录估计是也应该是一个“短目录”。但是，在相当一部分地区，具体执行中的基本药物制度应该是有弹性的，由地方政府在国家基本药物目录的基础上增加药品的种类。需要强调的是，这并不意味着各个地方政府有必要编订各自地方的基本药物目录。各地需要进行的，只不过是在各自程序基本医疗保障体系的用药目录中进行更新调整。说到底，基本药物目录要真正发挥作用，最终还是要转化为基本医疗保障体系的药品目录。

目前，城镇基本医疗保险采用2004年版的甲、乙两类药品目录。在这一版药品目录中，甲类药品包括403种西药、245种中药和民族药；乙类药品包括628种西药、625种中药和民族药。① 如果国家基本药物目录依照类似于上述的程序加以编订，那么其药品种类极有可能少于城镇基本医疗保险甲类用药目录。对于全国的城镇地区来说，城镇基本医疗保险甲类用药目录，实际上就是基本药物目录。当然，这一目录是在2004年编定的，有必要尽快依照类似于上述的科学程序加以更新。医保用药目录的更新，也应该依照科学、客观、公正、透明的程序定期进行，其原则与上述基本药物目录的编订原则应该一致。

三、根治“以药养医”：医保付费改革与基本药物的合理使用

基本药物的遴选和付费者的确立固然都很重要，但是基本药物必须医生们愿意开，患者愿意用，否则，基本药物的需求根本不存在，其生产和流通

① 中国药学会“基本药物制度研究”课题组，《基本药物制度：理论与实践》，中国药学会，2008年10月。

也就无从谈起。因此，本报告接下来先讨论基本药物的使用，然后再讨论其生产、采购和配送环节。

既然基本药物是治疗“常见病、多发病”的“安全有效”的药物，那么在临床上尽可能多地使用基本药物，必然是合理使用药物的一种体现。事实上，很多有关基本药物制度的文献花费很多篇幅讨论药品的合理使用或者描述药品的不合理使用状况。① 但一个不容忽视的话题是，即使医生们从医学、药学的专业角度认可了这一点，可他们却面临着不恰当的经济激励，基本药物的使用出现了严重扭曲现象。很多有关基本药物的中文文献就合理用药的医学理论、临床实践、培训工作和公众教育展开了大量的论述，但是这一问题的制度层面常常受到忽视。从医学（尤其是临床医学）、药学的角度来探讨合理用药问题固然是极其重要的，重视临床实践经验的总结以及培训工作和公共教育的开展也是绝对必要的，但是忽略经济激励可能会遮蔽很多重要的因素。道理很简单，合理用药并不是什么高技术。但为什么经过多年的培训，合理用药在中国就是无法实现呢？

关键在于，中国公立医疗机构中“以药养医”的制度结构扭曲了医生们的处方行为，这一点已经尽人皆知了。原有的基本药物制度在中国形同废纸，最为根本的原因在于医疗机构普遍不愿意为患者推荐相对物美价廉的基本药物，而是推荐价格相对较高的药物。价格较高的药，有些是原基本药物目录中的药，有些不是。与此同时，基本药物制度在推进合理用药上的规范性作用完全不起作用。从专业上讲，中国的医生们并非不懂合理用药的重要性以及滥用药物的危害，况且在规范用药和处方集的使用上一直都有大量的培训，相当一部分培训由政府直接出资。但是在现行“以药养医”的体制下，多开药、开贵药依然是普遍盛行的处方行为。这绝非培训的专业性不足，也并非中国的医生学不会合理用药，关键在于医疗体制中存在着一系列不当的制度安排，造成合理用药的经济负激励局面。

“以药养医”是中国医疗体制中的一个毒瘤，它根源于政府的两项不当管制：其一，政府对医疗服务实施严格的低价管制，医生们被迫从职业行医者转型成为职业卖药者；其二，政府对于公立医疗机构的药品出售设置了利润

---

① 唐镜波，孙静．WHO 国家药物政策及合理用药理论和实践［M］．北京：中国科学技术出版社，2005.

率管制，即通称的“药品加成政策”，目前设定的最高加成率为15%。如此一来，在其他条件大体相同的情况下，公立医疗机构自然倾向于采购价格偏贵的药品。药品进价越高、售药越多，医疗机构收入越多。除此之外，按项目付费为主的医保支付模式，也对“以药养医”起到了推波助澜的作用。在这样的制度环境中，基本药物制度自然是名存实亡。[①] 一方面，公立医疗机构倾向于多开药，而在很多情况下以减少用药量为特征的合理用药只能降低医疗机构的收入；另一方面，公立医疗机构倾向于开贵药，无论这些药是不是在基本药物目录之中。由复旦大学公共卫生学院胡善联、张崖冰和叶露完成的《国家基本药物制度研究》课题总报告给出了这样一组数据：2005年全国药品费用为4142亿元，占卫生总费用的44.19%；年人均药费316.78元；其中原国家基本药物目录（2004年版）中的药品费用约占总药品费用的84.4%。[②] 简言之，医疗机构正在大量使用“基本药物”，只不过是在使用“基本药物”中价格偏贵的产品而已。

公立医疗机构的“以药养医”还给医药产业的发展带来了负面影响。医疗机构在采购药品时不考虑药品的性价比，而是尽可能更多地采购价格偏高的药品。那些实力不强的医药生产企业可以通过花样百出的商业贿赂推销其质量一般但价格偏贵的药品，而那些实力不强的医药流通企业也能在医院登堂入室，反正医院不在乎流通渠道过多。公立医院高价进货、高价销售，导致公立医院药房中的药品价格远高于周围零售药店，出现所谓“药价虚高”的现象。[③] 毫无疑问，这种荒谬的情形引发了药品消费者的愤怒。老百姓并不了解医药费用的高低究竟是否合理；但是，同一种药，明明相对便宜的药品唾手可得，可公立医疗机构的药价却居高不下，这无论如何都是令人难以接受的。

面对这一问题，无论是公众、媒体还是政府，大多把责任归咎于医护人员的医德不佳，也有很多人归咎于医药产业的社会责任感薄弱，总之是诉诸道德大批判。

所有人都看到了“以药养医”的危害，但是对于如何根治这一疾病却众说纷纭。一种非常流行的思路，是把中国药品市场的种种乱象归咎于市场化本身，冀望于取消市场化、实施政府全方位的控制来解决问题。这种诊断与

---

① 顾昕．走向全民医保：中国新医改的战略与战术［M］．北京：中国劳动与社会保障出版社，2008.

② 该课题由卫生部中国卫生政策支持项目（HPSP）资助，项目编号是2006006。

③ 朱恒鹏．降低药费支出如何可能［J］．学海，2009（2）：47－53.

处方明显是误诊误医。前文已述，公立医疗机构以极其怪异的方式出现在药品消费市场上，归根结底，是政府管制不当。要解决这一问题，正确的思路是推动政府管制的改革，即解除某些不当管制、维持另一些适当的管制。这里需要澄清的是，本报告所主张的是“重新管制”（reregulation），而不是简单的“解除管制”（deregulation）。

具体而言，根治“以药养医”的有效改革措施有三：①取消药品出售利润率（即药品加成）管制，允许医疗机构自行设置加价率，但政府设置药品最高零售限价；②推动医保付费机制改革，以多元付费机制代替按项目付费；③解除对医疗服务的价格管制措施。基本药物主要是在普通门诊中使用，因此基本医疗保障体系向门诊统筹延伸，也就是基本医疗保障体系为基本药物埋单（但有一定自付），并且采用按人头付费等改革措施，就能促进医疗机构合理使用基本药物。

需要强调的是，在医治“以药养医”的顽症时，医保的作用是根本性的。目前普遍流行的医保付费方式（也就是医保结算方式）是按项目付费，而这一付费方式容易导致供方诱导过度消费，包括药品的不合理使用，已经为卫生经济学和卫生政策研究领域中大量国际性文献以及中国活生生的现实所证明。因此，新医改方案所确立的一项重要改革措施，是推动医保付费机制的改革。新医改方案第 12 条中写道：“强化医疗保障对医疗服务的监控作用，完善支付制度，积极探索实行按人头付费、按病种付费、总额预付等方式，建立激励与惩戒并重的有效约束机制。”显而易见，付费者可以引导收费者，医保机构作为医疗服务的付费者，理应有办法让作为收费者的医疗机构成为正常的市场主体，即具有强烈的性价比意识，针对患者的具体病情，合理诊疗，合理用药。在全民医保的情形下，如果医疗机构不合理诊疗、不合理用药的情形依然故我，那么主要的问题出在医保机构的付费环节。简言之，医保的付费方式是影响医疗机构行为的有利杠杆，因此推动医保付费改革，也就是上述 3 项措施中的第 2 项，是根除公立医疗机构“以药养医”的治本之道。

但是，这项改革需要时间。不同的医保付费方式有不同的好处和坏处，适用于不同类型的医药服务。因此，医保付费方式不应该是单一的，而应该是多种付费方式的组合。具体如何组合，要取决于各地的医疗服务内容和价格，是由各地的医保和医疗机构进行谈判的结果，绝不可能由上级政府实施一刀切。在任何国家，付费机制的完善都是医保机构与医疗机构之间“重复

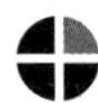

博弈”的过程，至少需要经过两三年甚至更长的时间才能实现博弈的均衡，不可能在短期内一蹴而就。[①] 实际上，医保机构与医疗机构合理谈判机制的形成，以及医保付费机制的改革，在我国刚刚起步，距离产生实质性效果还需要很长一段时间。

治本需要时间，因此治标之道就是上述的第 1 项措施，即取消药品加成管制，维持药品最高零售限价管制。上述的第 3 项措施也可以产生立竿见影的效果，本应同第 1 项措施同时采用，但是在短期内解除对医疗服务的价格管制会导致医疗服务价格大幅度攀升，引发民众的不满。因此，只能在全民医保得到实质性推展的前提下，也就是民众医药费用自付比大幅度降低的前提下，第 3 项措施的实施才不会引起社会的反弹。

简言之，如果不根除公立医疗机构“以药养医”的制度根源，基本药物目录就难免成为一纸空文。推进基本药物的合理使用，关键在于政府药品价格管制的改革以及医保付费机制的改革，前者治标，后者治本。

然而，“新医改方案”对根除“以药养医”的治标治本之道均没有加以明确，而是倾向于采用行政化的方式来“规范”（其实是“强制”）公立医疗机构对基本药物的使用。“新医改方案”第 7 条明确：“城乡基层医疗卫生机构应全部配备、使用基本药物，其他各类医疗机构也要将基本药物作为首选药物并确定使用比例。”

这其中，“全部配备、使用”究竟是什么意思？这样的措辞可有两种解释：其一是基层医疗卫生机构只能使用（销售）基本药物；其二是这些机构应全部备齐基本药物，不能缺货，但也可以使用（销售）其他药品。究竟哪一种解释能成为政策，目前尚不清楚。如果依照第一种解释来执行，如果基本药物目录中的药品种类不多，那么将会降低基层医疗卫生机构的用药选择权，不利于吸引患者就医拿药。

至于“其他各类医疗机构也要将基本药物作为首选药物并确定使用比例”这条规定，关键在于比例的高低如何制定。定高了，那将极大地限制医疗机构以及患者的用药选择权，会引起广泛的反弹；定低了，那就没有实质意义，因为公立医院实际上正在大量使用基本药物。基本药物是治疗

① GIGUERAS J, ROBINSON R, JAKUBOWSKI E. Purchasing to Improve Health Systems Performance［M］. Buckingham: Open University Press, 2005.

常见病、多发病的有效药物，而公立医院的患者应该也多是常见病、多发病的患者。难道中国的大多数患者经常得怪病？难道中国的医院面对常见病、多发病患者时，有意不开有效的药品？由于基本药物制度在使用环节上的政策原则非常不清楚，因此引起了公立医院管理者和医生们的普遍疑虑，人们担心关于“确定使用比例”的规定会限制医生们的处方权和患者的用药选择权。[①] 实际上，类似的担心在国际上也存在。[②]

之所以要采用强制性的行政规范手段，还是因为在现有的体制下公立医疗机构没有足够的动力使用相对物美价廉的基本药物，也没有动力推进各种药物的合理使用。强制手段的实施必然伴随着自上而下、没完没了的考核、评比，而这类举措几乎在任何领域都从来没有产生过应有的效果，反而会带来无穷无尽的问题，尤其是会为掌握考核大权的相关人士开辟“寻租”空间。这样的游戏规则害人不浅，终会造成“潜规则”盛行。

回归行政化，冀望于政府的全方位控制，不仅不会产生应有的效果，反而会带来更多的新问题。

四、基本药物的供应体系

正如前文所述，由于政府管制措施的不当，公立医疗机构出现了“以药养医”的制度结构，它们唯有靠“多开药”、“开贵药”才能维持其基本运行。在这样的制度结构中，公立医疗机构并不关注药品的性价比。如此一来，在公立医疗机构中出现了“药价虚高”的现象。

为了应对“药价虚高”，政府的诊断是“流通环节过多”，于是头痛医头、脚疼医脚，对药品流通环节进行干预，在各地推出了药品集中招标制度。需要特别指出的是，药品集中招标并不是药品集中采购。各地组织或者指定招标中介机构对市场上流通的药品进行二次筛选，为公立医疗机构的药品采购设立了“二次市场准入”。由于公立医疗机构在基本医疗服务的市场具有很大的垄断性，因此其在药品消费终端占据了大约70%的份额，大多数医药企业为了进入这一门槛，在各地的药品招标环节上投入大量人力、物力。而且，

① 在众多关于新医改尤其是药品政策的论坛上，医院管理者们每一次都抓住机会向有关政府官员以及专家询问有关“使用比例”的制定原则。

② KANJI N. Drugs Policy in Developing Countries [M]. London：Zed Books，1992.

不少地方的药品招标并不公开透明，认为创造了大量“寻租空间”，医药企业的“公共费用”也扶摇直上。所有这些都无形中增加了药品的成本（经济学中所谓的“交易成本”），而这些成本最终都会转嫁到患者及其付费者医保机构。

在药品招标的程序完结后，具体的药品采购者依然是公立医疗机构。在中标的药品种类及其中标价之下，公立医疗机构才是具体采购量和采购价的真正决定者。由于政府对医疗服务价格的管制和药品销售利润率的管制依然故我，公立医疗机构大多倾向于大量采购高价中标的药品种类，而低价中标的药品种类采购量相对偏低。对于低价中标药品的生产企业来说，价格已经很低了，而采购量又上不去，因此自然会降低甚至丧失其继续生产的积极性。因此，这类企业的理性选择只有两种：其一是暂时退出药品的高端市场（公立医疗机构），转而去开拓低端市场，即零售药店和农村；其二是来年转战其他地方的药品集中招标，争取以相对较高的价格中标。于是，用行内的话来说，“低价标”最终大多会“流标”。“高价标”企业在药品成功中了“高价标”后，也不能高枕无忧；为了扩大其中标药品的销售量，其销售人员以及医药代表们自然会在公立医疗机构中八仙过海，各施法术，以增加其医生的处方量。无论具体的法术是什么，这一过程的实质是药品流通环节的高额差价分配到医疗机构、医药代表和医药商业企业，其中医疗机构由于主宰着药品销售的终端，一般会获取差价的大部分。这就是说，尽管政府实施药品加成管制，但是这一管制在现实中是失灵的。政府为公立医院设定了15%的最高药品加成管制，但在现实中，很多公立医院从药品销售中获得的利润远不止15%。这是一个公开的秘密。与此同时，中国的制药企业在“药价虚高”的格局中并没有获益，反而深受其害。制药企业的药品出厂价实际上普遍都不高，其利润率也不高。更为重要的是，在这样的制度结构中，制药企业根本无法也没有必要把主要的人力、物力用于药品的创新，而是开动脑筋搞“假创新”，即更改药品包装、剂型，想方设法在招标环节公关以争取高价中标，然后再在销售环节加强力度。①

由此可见，药品集中招标，无论具体的花样如何，绝对不可能改变医疗机构作为药品消费终端的“以药养医”行为。反而，药品集中招标本身的乱

---

① 朱恒鹏. 医疗体制弊端与药品定价扭曲［J］. 中国社会科学，2007（4）：889－894.

象，使得“以药养医”的局面雪上加霜。集中招标成为医药行业的二次市场准入门槛，而把守这一大门的垄断性机构、官员和专家无疑面对着很多寻租的机会和诱惑。集中招标造成的结果是医药生产企业不满意、医药流通企业不满意、医疗机构不满意、老百姓不满意，甚至政府机构也不满意，但是居然没有人宣布它“基本不成功”。

因此，要建立健全药品供应保障体系，其中非常重要的一项工作是对现行的药品集中招标采购制度进行深入的研究，并提出切实可行的改革思路。众所周知，在世界各国，集中招标采购都是降低药品价格的重要措施。但要使集中招标采购达到其应有的目的，必须改变现行制度中“只招标、不采购”的荒谬现象，让药品集中招标采购回归本性。

在药品集中招标采购的改革上，我们还有两条道路可以选择。

第一条道路是市场化集中采购。只要取消药品加成管制，代之以最高零售价格上限管制，并辅之以医保付费机制改革，基本药物供应保障体系就可以走上这条阳关大道。

在这样的制度下，医疗机构依然是药品的主要采购者。由于医保药品付费机制的改变和药品加成管制的取消，医疗机构不再具有诱导患者过度消费药品的动力，因此会变成正常的市场主体，自行选择性价比高的药品。因此，医疗机构采购药品的方式可以是多元化的。面对提高药品采购效率的压力，同类医疗机构自然会自行组织起来进行集团采购，以控制药品采购的成本。在这样的情况，政府出面开展行政化的集中招标采购是没有必要的。市场中自然会涌现出大量的企业，为医疗机构提供团购药品的服务，如询价、集团采购、集中配送、处方管理等。

第二条道路是医保机构实行基本药物的集中采购。随着全民医保的推展，医保机构将成为大宗药品（尤其是基本药物）的主要付账者。出于费用控制的考虑，医保机构可以对一些使用量很大的常用药品（包括“基本药物”，也包括那些“非基本的”但医保可报销的药品）进行集中招标采购，然后对医保定点医疗机构进行配送。需要说明的是，这里所谓的“医保机构”不单指城镇地区的医保中心，也包括农村地区的新农合经办机构。

当然，在现实中，我们是否一定要采用这种模式，值得仔细加以考量。如果在某些地区，市场上存在提供药品集中采购和配送服务的公司，而且竞争相当激烈，那么医保机构完全没有必要另起炉灶，自行组织集中采购和配

送。市场竞争，也就是采用上述的市场化集中采购模式，完全可以有效地推动基本药物的使用。医保机构完全可以把精力节省下来，从其他方面（主要是对医疗机构的付费）入手，为参保者提供更好的医疗保障服务。

当然，如果在某些地区，例如，偏远地区、经济不发达的地区，市场化集中采购模式或许不可获得，亦即没有多少公司愿意在这些地区提供基本药物的集中采购和配送服务，那么医保机构就有责任弥补市场不足，开展公共集中采购，确保其参保者能获得相对物美价廉的基本药物。实际上，这样的模式特别适合于经济不发达地区的农村新型合作医疗。①

究竟采取何种采购模式，完全可以由医保机构和医疗机构因地制宜地自行协商解决。世界卫生组织特别强调在基本药物的供应上采用灵活多样的"公共—私人—NGO 混合的思路（Public - private - NGO mix approach）"，越来越多的国家都在对公共部门垄断药品供应的旧体制进行改革。② 即便公共集中采购模式是必不可少的，也要遵循公平、公开、公正的操作程序，体现公共筹资、民主决策、依法管理的公共服务管理理念。③

但是，新医改在完善药品供应保障体系的环节上，并没有就药品集中招标采购制度的改革提出新的方向。2009 年 1 月 17 日，中华人民共和国卫生部、国务院纠正行业不正之风办公室、中华人民共和国国家发展和改革委员会、中华人民共和国国家工商行政管理总局、国家食品药品监督管理局和国家中医药管理局联合颁布了《进一步规范医疗机构药品集中采购工作的意见》。值得注意的是，国务院纠风办成为该文件的联署者之一，这本身就说明药品集中招标工作中存在大量的"不正之风"，其实就是寻租行为，也说明政府开始把打击这一过程中的寻租行为列为一项重要的工作。与此同时，作为城镇基本医疗保险的主管者，人力资源与社会保障部没有成为这一文件的联署者，凸显了医保机构在药品集中招标采购环节中缺位的现实。付费者缺位，"药品集中招标采购"如何能成为真正的"采购"呢?

---

① 中国经济体制改革研究会新医改项目组研究报告《基本药物供给保障的制度建设：国际经验的启示》，中国经济体制改革研究会，2008 年 11 月。

② WHO. Equitable access to essential medicines: a framework for collective action [M]. Geneva: Policy Perspectives on Medicines, World Health Organisation, 2004.

③ WHO. Operational Principles for Good Pharmaceutical Procurement [M]. Geneva: World Health Organisation, 1999.

当然，这一新的文件也不无新意。最为重要的改革在于招标中介机构的公立化（由中介公司代理转变为专设的公立机构专营）、集中化（从市级上升到省级）和非营利化（免费提供招标中介服务）。药品集中采购由现行批发企业投标改为由药品生产企业直接投标；生产企业的药品中标后，可委托具有现代物流能力的医药商业企业向医疗机构直接配送，原则上只允许委托一次。如果采取固定配送费的制度，那么医药商业企业将变成“邮包递送商”，不得在所递送的药品上进行加价。同时，新文件提出要“全面推行网上集中采购，提高医疗机构药品采购透明度”。总体来说，新文件将为药品集中招标采购制度带来一定的改革，但也有一些老问题很难在新的游戏规则下得到解决，尤其是“低价标流标”的问题。对新的药品集中招标采购制度如何进行评价，尤其是如何从公共集中采购模式规范化的角度进行评价，一来有待于公共管理专家进行深入的研究，二来也有待于各地具体实践经验的总结。

本报告的关注焦点之一是基本药物的供应保障体系。“新医改方案”第7条提出：“基本药物实行公开招标采购，统一配送。”但是，现有药品集中招标制度并不限于基本药物，甚至也不限于医保可报销药品，而是适用于在公立医院中销售的大多数药品，其种类一般超过2000。在这样的情形下，基本药物的集中招标与非基本药物的集中招标究竟有什么制度上的差异呢？

在中国的语境下，“统一配送”这一政策用语很有可能导致公立配送体系或者特许地方性民营配送公司的垄断性。在很多国家都存在基本药物的公共供应体系，其中配送由公立机构承担。例如，在非洲一些国家如肯尼亚、乌干达和坦桑尼亚等国的农村地区居民非常依赖基本药物的公共配送体系，政府每月向农村地区定量供应基本药品。但是这种配送方式成本高、不灵活，还可能导致一些药品的过剩或短缺，或者缺乏灵活性和反应性。其实，这不仅体现在基本药物领域。如果缺乏同民营部门的竞争，公共部门在各种物品和服务的提供上呈现缺少灵活性、对需求的反应缓慢、浪费与短缺并存等特征，绝对是常态。因此，世界卫生组织认为，最好的配送体系可能是“公共管理和私人管理的结合”。比如，药品的运输和供应可由私人运输企业负责，它们通常做得更好。药品配送环节相对来说更加适合充分的市场竞争，主要原因在于配送服务的数量和质量比较容易度量，因此便于契约化。因此，药

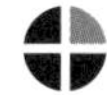

品配送往往成为践行公私合作伙伴关系的突破口。①

公共和民营配送体系究竟孰优孰劣，是一个争论不休的话题。但是，让这一争论有可能结束的前提是至少允许竞争。如果采用计划体制从而造成公共配送体系的垄断，那么从长期来看，一定会带来所配送物品的短缺。这不仅在理论上可以得到说明，② 也已经为中国和多国长年的惨痛教训所证明。

五、结论：重视医保机构在基本药物制度中的作用

在中国，基本药物制度的重建是必要的。重建的重要思路，在于重新认识医保机构在基本药物制度中的重要角色。如果撇开基本医疗保障体系，单独建立一套基本药物制度，最终的结局很有可能是“基本不成功”。

综合本报告上文的具体论述，医保机构在基本药物制度中的重要角色可以概括为如下几点。

第一，公立医保机构是基本药物的主要付费者，而公立医疗保险的参保者在基本药物使用上的自付费用将很低很低。

第二，在基本药物的遴选上，各地城乡医保基金的预算约束是重要的限制因素，因此，医保机构在遴选过程中的参与是不可或缺的。

第三，国家基本药物目录的编订，只能基于筹资水平相对较低的新农合的预算约束。因此，全国性的基本药物目录只能扮演基本药物最低保障的功能，而在各地城乡基本药物目录有可能是有差别的。在城镇地区，现有城镇职工医保和城镇居民医保的甲类药品目录，在适当调整更新的情况下，本质上将行使各地基本药物目录的功能。

第四，在医疗机构对基本药物的合理使用上，医保机构探索新的市场性付费机制，远比卫生行政部门采用行政性强制规范措施更具有根本性。与此同时，政府在药品价格管制上进行改革，即取消药品加成管制、维持药品最高零售限价管制，将有助于促使医疗机构关注药品的性价比。

第五，在改变医疗机构采购、使用（或销售）药品的激励机制的前提下，

---

① WHO. How to Develop and Implement a National Drug Policy: Guidelines for Developing National Drug Policies [M]. 2nd ed. Geneva: World Health Organization, 1988.

② 雅诺什·科尔奈. 社会主义体制：共产主义政治经济学 [M]. 张安，译. 北京：中央编译出版社，2007.

推进市场化药品集中招标采购制度的形成，医保机构可以在这一制度架构中扮演团购者的角色。

第六，在基本药物的采购和配送环节，无论是世界卫生组织的建议还是国际的经验都表明，充分利用市场机制和民营部门，鼓励医药生产和流通领域的竞争，对于实现基本药物的供应保障，没有任何害处。多样化的、基于市场机制的集中招标采购制度，不仅能治理公立医疗机构“药价虚高”的弊端，而且也将促进医药行业的发展。

“新医改方案”明确指出，基本药物制度重建的总体原则是“在政府宏观调控下充分发挥市场机制的作用”。问题的关键在于药品市场的重建。任何一个市场体系的建设，政府的作用都是不可或缺的，但是最为关键的问题在于，政府“宏观调控”的角色是以监管者和购买者的身份参与市场，而不是以行政管理者（上级领导）的身份来取代市场。这才是“充分发挥市场机制的作用”的要义。

分报告五：医疗保险经办机构的治理变革

“新医改方案”明确了中国走向全民医保的路线图。随着基本医疗保障体系覆盖面的拓展，医保筹资水平的提高，医保基金结余水平的合理控制，城乡参保者看病治病时医药费用的大部分将由医保经办机构来支付。在这样的情形下，全民医保新制度建设的重要一环，是明确医保经办机构的角色定位，即扮演参保者的经纪人，代表参保者的利益，集团购买医疗服务和用药服务。

然而，在现行高度行政化的公立医疗保险体系中，医保经办机构是否具有足够的动力，以最具有成本—效益性的方式开展购买医药服务的业务，尚有疑问。医保经办机构购买医药服务的水平，在很大程度上制约着医疗机构的行为；换言之，参保者能否享受到合理的医药服务，在很大程度上取决于医保经办机构的付费。因此，推动医保经办机构的治理变革，从而促进医疗保障服务水平的提高，已经成为新医改的一项新改革原则。“新医改方案”第 9 条提出：“健全医疗保险经办机构运行机制，完善内部治理结构，建立合理的用人机制和分配制度，完善激励约束机制，提高医疗保险经办管理能力和管理效率。”

医疗保险经办机构的治理变革是新医改中全新的内容。本报告将从制度建设的角度对我国现行医保经办体制进行初步的分析，对医疗保险购买医药服务的国际经验进行初步的梳理，并据此提出若干改革的建议，以推动中国医保经办机构的治理变革。

首先需要说明的是，本报告所讨论的医保经办服务，主要是指医疗保险购买医药服务的部分，而不是医保筹资的部分。

大体上分析，医疗保障服务可以分为两大部分：其一是筹资，即动员民众缴费参保；其二是付费，即代表参保者购买医药服务。在医疗保险尚未实现强制性的情况下，动员民众参加公立医疗保险，是非常重要的工作。为了完成这项工作，城镇地区的医保中心和社区社会保障所，均设立专门的工作人员为企业职工和社区居民提供参保服务；而在农村，县属的新农合经办机构会同乡镇政府有关机构和村委会，动员农村居民参加新农合。随着城镇居民医保的起步以及新农合的巩固，各地政府拨出专门的编制或者款项，为城乡医保机构新聘了不少人员，相当一部分新聘人员充实到社区基层，主要负责为民众参加医疗保险提供便捷的服务。

毫无疑问，这一部分工作的改善对于全民医保的推进是非常重要的，但依然是不够的。本报告的焦点不在于此，而是放在医疗保障服务的第二部分工作，即付费环节。本报告所论及的医疗保障服务，是指医保经办机构如何运用专业化的手段，代表参保者的利益，为参保者购买合理的医药服务。在某种意义上，付费环节比筹资环节更加重要，因为付费环节的服务水平有所提高可以有效地推动筹资工作的开展。对于广大的参保者来说，参加医疗保险的最大期待是看病治病时能享受到合理的诊疗和用药服务；如果医保机构能够代表他们的利益，促使医疗机构合理诊疗、合理用药，民众自然愿意参加医疗保险。简言之，医保付费的改革是全民医保的核心。

一、医疗保障服务专业化和法人化

医保经办机构如何当好参保者的经纪人？随着覆盖面的拓展，参保者更多的医药费用开支可望筹集到医保经办机构。这样，医保经办机构就拥有强大的团购能力，理论上有可能代表参保人的利益，以团购者的身份，为参保者购买医药服务。但是，医保经办机构如何购买更好的医药服务呢？说白了，就是怎么“花钱”的问题。这是未来全民医保改革工作的一项全新的挑战。

医保经办机构扮演医药服务购买者的角色，的确载入了“新医改方案”。可是，对于这一角色的演出剧本，“新医改方案”没有集中论述，而是分散在关于其他议题的论述之中，显得非常零散。要说明医保经办机构如何扮演好医药服务购买者的角色，必须要依次说明如下3件事情。

（一）购买内容

关于这一点，“新医改方案”第6条中写道：“从重点保障大病起步，逐步向门诊小病延伸。”这意味着，在未来的3年内，基本医疗保障体系的支付将覆盖各类医疗服务。探索门诊服务的覆盖，是基本医疗保障体系未来3年的发展重点之一。

（二）买卖双方的谈判机制

关于这一点，“新医改方案”第11条中写道：“积极探索建立医疗保险经办机构与医疗机构、药品供应商的谈判机制，发挥医疗保障对医疗服务和药品费用的制约作用。”其中，至关重要的是医保机构与医疗机构之间的谈判。可以预见，各类医疗机构的协会应该在谈判机制中扮演一定的角色。

（三）付费方式的选择

谈判的主要结果，就是付费方式的选择。关于这一点，“新医改方案”第12条中写道：“强化医疗保障对医疗服务的监控作用，完善支付制度，积极探索实行按人头付费、按病种付费、总额预付等方式，建立激励与惩戒并重的有效约束机制。”“新医改3年实施方案”第5条提出：“鼓励地方积极探索建立医保经办机构与医药服务提供方的谈判机制和付费方式改革，合理确定药品、医疗服务和医用材料支付标准，控制成本费用。”

由此可见，关于医保经办机构购买医药服务的重要环节，“新医改方案”都有所论及，但是其支离破碎的论述方式，有损于“新医改方案”指导意义的充分实现。

为了应对这一挑战，有关政府部门在未来新医改的实施过程中，必须关注医保机构购买医药服务的3个环节：其一，向谁购买；其二，购买谈判机制的形成；其三，付费方式的改革。第一个问题主要涉及医保定点服务机构的遴选，第二个问题涉及人保部门、卫生部门以及发改委物价部门之间的关

 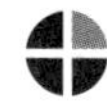

系，以及各地医疗机构协会在其中的作用。关于这两个问题，本报告限于篇幅，不予讨论。

本报告关注第3个问题。其实，付费方式的改革是医疗体制改革中最为根本、最为重要的一个环节。实际上，遍览世界各国的医疗体制改革，最为核心的内容就是促使医疗保障机构（无论是公费医疗付费者、社会医疗保险经办机构还是商业医疗保险公司）推进付费方式的改革，从而改善医药服务的成本—效益比（亦即性价比）。付费者可以引导收费者，因此医保机构作为团购者理应有办法让医疗机构成为正常的市场主体，即具有强烈的性价比意识，针对患者的具体病情，合理诊疗，合理用药。在全民医保的情形下，如果医疗机构不合理诊疗、不合理用药的情形依然故我，那么主要的问题便出在医保机构的付费环节。从某种意义上说，医保付费方式的改革是决定我国新医改能否成功的关键。

然而，医保付费不同于其他服务的付费，它是一门专门的学问。在世界各国，“按人头付费”、“按病种付费”、“总额预付”这些词，作为参保者的普通老百姓并不懂，也没有必要搞懂。在中国，不仅老百姓不懂这些名词，就是很多专业医保人士也不明白。

简言之，医保的付费方式是影响医疗机构行为的有力杠杆。对于医药服务，传统的付费方式包括工资制和按项目付费。两者的共同特点是服务提供者（医疗机构）对于费用控制缺乏积极性；换言之，医药费用的风险主要由付费者来承担。在我国，以多开药、开贵药、多检查为特征的“供方诱导过度消费”在医疗服务领域非常盛行，以致引发民怨。很多人把这种现象的产生归结为医护人员的道德意识薄弱或者医疗机构由于市场化而产生的逐利行为，其实这种诊断是有问题的。根本的原因在于付费方式，即按项目付费。在医疗保险覆盖面不广的情形下，民众看病治病时的自付只能是按项目付费。即便不少民众参加了医疗保险，但是很多医保经办机构仍采取按项目付费的方式与医疗机构进行费用结算。可以说，中国医疗体制的很多弊端，根源在于缺乏医疗服务的第三方购买，或者第三方购买的方式不当。

在世界各国，医疗体制的核心其实就是医保付费方式的改革。各国的医保机构，无论是公费医疗管理机构，还是社会医疗保险机构，或是商业医疗保险公司，基本上都在探寻其他各种付费方式的组合，部分替代原来盛行的工资制和按项目付费。除了“新医改方案”列举的几种付费方式之外，在世界各国普遍采用的其他付费方式包括按时间收费（主要用于住院，按照住院天数收费）、按次数收费（主要用于门诊，按门诊人次数收费）。不同的付费方式有不同的好处和坏处，适用于不同类型的医药服务（参见表13）。但在许多国家，对于普通门诊服务，一般采用按人头付费+按项目付费+工资制的组合方式，其中以按人头付费为主；对于住院服务，一般以按病种付费（DRGs）为主，辅之以总额预付制、按时间收费和按次数收费等。①

表13　不同付费方式的比较

付费方式	主要风险承担者	对服务质量的影响	费用控制的效果	管理简化程度
工资制	付费者	-	?	+ + +
按项目付费	付费者	?	-	+
按人头付费	提供者	+ +	+ + +	+ +
按病种付费	提供者	+ + +	+ +	+
总额预付制	提供者	+	+ + + +	+ +

注："-"代表负影响；"?"代表情况未知；"+"代表正向影响，"+"号越多表示正向影响越大。

资料来源：根据众多文献综合。

因此，医保付费方式不应该是单一的，而应该是多种付费方式的组合。具体如何组合，要取决于各地的医疗服务内容和价格，是由各地的医保经办机构和医疗机构进行谈判的结果，绝不可能由上级政府实施一刀切。在任何国家，付费方式的完善都是医保经办机构与医疗机构之间"重复博弈"的过程，需要经过两三年乃至更长的时间才能实现博弈的均衡，不可能在短期内一蹴而就。很显然，如此专业的博弈，需要专业人士的参与。

谈判如何组织，本报告限于篇幅，不予讨论。本报告关注的是整个医疗保障服务的专业化问题。除了谈判过程需要专业人士的参与之外，各种付费方式的运作也需要专业化。例如，如果采用按人头付费或总额预付制，需要医保经办机构对于医药费用的变化实施不间断的监控，这需要医保经办人员不仅具有统计学的知识和技能，而且还要对医疗服务有所了解，因为费用的

---

① LANGENBRUNNER J C，OROSZ E，KUTZIN J，et al. Purchasing and Paying Providers［M］// GIGUERAL J，ROBINSON R，JAKUBOWSKI J. Purchasing to Improve Health Systems Performance. Buckingham：Open University Press，2005：236－262.

监控有必要依照病种或者医疗服务的科目来实施。

总而言之，医保经办（亦即医保付费）是一种专业化的公共服务。然而，在我国，医保经办服务的专业化显然处于发展不足的阶段。首先，医保经办本身并不是一项专门的职业，也没有职业等级的评定。其次，医保经办人员的专业培训并没有制度化，大学教育中缺乏有关的专业，有关医疗保险的教育散落在高等学校中的保险专业和社会保障专业，但教育培训内容五花八门、支离破碎。最后，医保经办机构具有垄断性。在各统筹地区，医保经办机构都是唯一的；大多数地区农村和城镇地区的医疗保障服务分别隶属于两个不同的政府部门。即便实现了城乡一体化，医保经办机构依然具有垄断性。由于缺乏竞争，医保经办机构是否具有足够的动力来推动服务的专业化，也成为一个大问题。

为了解决这些问题，推进医保经办机构的专业化和法人化势在必行。具体的改革路径建议如下。

（一）推进专业化

这是当务之急，应该尽快提上政府的议事日程。短期的措施是对各地医保经办人员进行系统的培训。从长远来看，人力资源与社会保障部有必要设立医保经办师这一新的职业，同时会同教育部在各高校的公共管理学院推动有关专业教育的制度化。

（二）提高医保统筹层次

医保统筹层次的提高对于提高医疗保险的抗风险能力至关重要，因此这一点也载入了“新医改方案”，并且成为医疗保障未来3年的工作重点之一。这里需要指出的是，医保统筹层次的提高还有一个附加的好处，即有助于提升医保经办机构之间的竞争强度。目前，无论是在农村还是在城镇地区，医保统筹层次大多是在区县一级。如果统筹层次提高到市一级，那么原本区县一级设立的医保经办机构可以继续保留，相互竞争。

（三）医保经办机构法人化

随着医保经办机构日益走向专业化，垄断性逐渐被打破，医保经办机构的治理变革可以提上议事日程。医保经办机构没有必要成为政府行政机构的一部分，而应该转型为公共服务机构，走上独立法人的道路。

目前，不少地方均在积极探索基本医疗保障行政管理城乡一体化，以逐步整合基本医疗保障经办的管理资源。大体来看，有两种具体做法，其一是经办机构整合到人保部门，其二是整合到卫生部门。在有关的试点中，城市化程度较高的地区（如珠三角诸城市、杭州等）一般采用前一种做法，而城市化程度较低的地区有可能采用后一种做法。在一定程度上，城乡一体化成为两个政府部门之间的“博弈”。两个部门都希望由自己来整合基本医疗保障体系的行政管理。

更为根本的改革之道是医保经办机构实现管办分离，与政府部门的行政机构脱钩，转型成为非营利性的独立法人，从而形成医保筹资与支付的“收支两条线”格局。唯有如此，医保经办才能转型为一项独立的公共服务，各地人保部门与卫生部门在这个问题上的暗中较劲，也就没有必要了。

总而言之，医保经办如何走向专业化，医保经办机构如何同医疗机构进行谈判，医保经办机构自身如何实现良好的治理，这些都是中国新医改面临的新挑战，亟待各地积极探索。

二、走向有管理的竞争：国际经验的启示

从长远来看，医疗保障服务走向有管理的竞争是发展的方向。但是，从医疗体制改革的国际经验来看，这一过程很可能是漫长的、艰巨的、困难的。在这一进程之中，各地的改革试点必将出现多样化的局面。有些地方很可能在相当一段时期内维持医疗保障服务垄断化的局面，也就是由一家医保经办机构承担付费者的角色，有些地方则会出现多个付费者同时存在并相互竞争的局面。在国际上，前一种模式就是所谓的“单一付费者体制”（the single - payer system），而后一种模式就是所谓的“多元付费者体制”（the multiple - payer system）。

众所周知，医疗卫生体制改革是全球性的议题。无论是发达国家还是发展中国家，医疗服务提供和医疗保障服务两方面都面临改革的压力，而改革的大方向就是引入竞争、引入市场机制①。一句话，走向有管理的市场化，是

① MCPAKE B，KUMARANAYAKE L，NORMAND C. Health Economics：An International Perspective［M］. London：Routledge，2002：238 - 244.

全球性医疗体制改革的大趋势。

总体来看，尽管世界各国的医疗体制存在着各种各样不同的问题，但是全球性医疗体制改革的共同推动力在于提高医疗部门的效率，为民众提供质量有保障但费用增长相对较低的医药服务。事实上，除了美国，所有的发达国家和相当一部分发展中国家都实现了全民医疗保障，因此医药费用负担的社会公平性已经不成问题。但是，由于人口老龄化、医疗技术的改善以及疾病谱的变化等客观因素，所有国家的医药费用都在上涨。如何在确保医药服务质量的前提下尽量控制费用上涨（cost containment），是所有医疗体制所面临的共同难题。在中国，很多人宣称没有一个国家的医疗体制是十全十美的，医疗体制改革是全球性难题。这种说法固然不错，但过于笼统，而且有为中国医疗体制改革不顺利文过饰非的嫌疑。实际上，很多国家的医疗体制在促进社会公平上取得了很高的成就，全球性的真正难题是费用控制。面对费用控制的难题，中国有不少人喜欢采用政府行政命令的办法，冀望回归计划体制来实现医药服务的低价运行。但是，医药服务千差万别，政府的行政控制很难实施；即便强行实施，也会压抑医药服务提供者的积极性，难以确保医药服务的质量不下降。从世界各国的经验来看，要控制医药费用的过快上涨，唯一的办法是引入市场机制，促使医疗保障服务方和医药服务提供方两方面提高效率，以提高医药服务的成本—效益性。

当然，因为不同国家医疗体制原有的模式不同，所以走向有管理的市场化这一全球性的改革浪潮在各国的表现形式也大不相同。在美国，医疗保险和医药服务两方面本来就高度市场化，具有高度竞争性，因此美国医疗体制的改革主要表现为所谓“管理型医疗”（managed care）的兴起，其核心是在原本已经高度竞争性、高度市场化的体制中引入更多的管理和计划，而政府和大的保险机构在这些管理和计划中都发挥重要的作用。需要强调的是，这一趋势并不表明对原有市场化模式的否定；恰恰相反，管理型医疗模式的兴起正是众多民营医疗保险公司顺应市场竞争的结果。美国政府也从来不打算取代市场，而是在顺应市场竞争的各种制度创新中扮演推手（facilitator）的角色。

而在其他国家，尤其是在欧洲，现行医疗体制中计划和管理的因素本来就比较强，因此改革的重点放在推动市场竞争上，即走向所谓的“有管理的市场”（managed market）或者“有监管的市场”（regulated market）。在那些实行全民公费医疗体制的国家中，民众看病治病的费用由政府承担，因此“单一付费者体制”在短期内难以发生实质性的改变，因此推动市场竞争的主要领域是医药服务的提供者。公立医院纷纷引入商业组织的管理机制，甚至走向法人化和民营化，以提高效率。即使不是如此激进，各种引入所谓“内部市场”的改革也颇为盛行。在实行社会医疗保险制度的国家，市场竞争则从供方和需方两方面同时展开。

从大的背景来看，医疗体制日益走向有管理的市场化乃是全球性公共部门治理改革（或新公共管理运动）的一个组成部分，其核心就是采用商业管理的理论、方法和技术，引入市场竞争机制，提高公共管理水平和公共服务质量。[①] 在实践中，医疗领域有管理的市场化的兴起起源于美国。首先，由于商业医疗保险主导大多数美国人的医疗保障，而商业医疗保险公司之间的竞争推动各种医保付费新方法的发明。事实上，上述替代工资制和按项目付费的新付费方式，都是在美国诞生的。其次，由于商业医疗保险具有“双向逆向选择”的固有问题，美国没有实现全民医保，因此如何在高度竞争性的医疗保险领域引入适当的政府管制，从而推进全民医保的实现，是美国医疗卫生领域的一个大课题。

为了应对这一大问题，“有管理的竞争”（managed competition）这一理论应运而生。这一理论是由斯坦福大学医疗保险专家安霍恩（Alain C. Enthoven）教授在1977年提出的，其要旨是在医疗保险和医疗服务两方面，在加强竞争的基础上同时加强管理。这一理论的内容比较繁复，这里只概述其基本要义。

这一理论首先针对的是美国医疗保险模式。在安霍恩教授看来，美国医疗体制的根本问题之一在于众多商业医疗保险公司把竞争焦点放在风险规避（设法排除患病概率大的参保者）而不是降低成本、提高服务质量上。对此，他提出了一个引入管理者的思路，即民众除向管理者缴纳保费外还必须加入一个保险公司，管理者按照参保者人头向保险公司分配保费；在此过程中，保险公司必须满足管理者的监管条件，即不得拒绝任何人的参保申请，同时还必须对所有参保人提供一种价格划一的基本服务包。这样一来，由于排除了医疗风险评估上的竞争，那些原来因为容易患病而被保险公司排除在外的

---

① OECD. Governance in Transition: Public Management Reforms in OECD Countries [M]. Paris: Organisation of Economic Cooperation and Development, 1995.

人群也有机会获得保险。如果对低收入者实施医疗保险救助，那么这一模式有望在不改变美国自愿性医疗保险基本制度架构的前提下实现医疗保障的普遍覆盖。①

就在安霍恩教授提出“有管理的竞争”理论的同时，美国医疗体系内部已经开始发生重大的改变，这就是前述“管理型医疗”的兴起。实际上，安霍恩理论的初衷就是创造一种激励机制，以促使人们更多地选择加入各种管理型医疗组织，尤其是健康维护组织（Health Maintenance Organizations，HMOs）。② 管理型医疗的兴起是民营医疗保险机构出于利润最大化和加强竞争力而自发推进的一种组织和制度创新。虽然其组织和制度模式多种多样，但其共同点在于医疗保险公司与医疗服务提供者要么结盟要么干脆合并，以较为低廉的价格为参保者提供全方位的基本医疗服务。根据有关的研究，这种创新的出现可以追溯到20世纪30年代，但长期以来没有受到重视。1973年，美国国会通过了HMO法案，不仅提供启动资金以推动健康维护组织的发展，而且要求大公司在医疗保险的投保上必须为其员工提供HMO式的选择。自此之后，“管理型医疗”得到了迅速发展，到1993年，已经有70%的医疗保险投保者选择了“管理型医疗组织”。③ 管理型医疗模式的最大特色就是医疗保险者开始将其主要精力放在基本服务包的设计之上，并且高度重视在保证服务质量和降低服务价格两者之间保持平衡。安霍恩教授正是在HMO法案生效后不久提出了“有管理的竞争”理论，其目的就是通过加强管制促使参保者更多地选择加入管理型医疗组织，而不是继续在传统的医疗保险公司投保。

“有管理的竞争”理论不仅在美国受到重视，而且在欧洲的许多地方，尤其是在荷兰、英国、瑞典和德国开花结果。④ 由于欧洲国家全民医疗保障的体制不一样，因此在具体改革中，安霍恩理论中有关保险者竞争的内容仅仅在实

---

① ENTHOVEN A C., Health Plan: The Only Practical Solution to Soaring Cost of Medical Care. Reading, MA: Addison - Wesley, 1980; ENTHOVEN A C., Theory and Practice of Managed Competition in Health Care Finance. Amsterdam: North - Holland, 1988.

② HACKER J S. The Road to Nowhere: The Genesis of President Clinton's Plan for Health Security [M]. Princeton: Princeton University Press, 1997: 5.

③ CULYER A J, NEWHOUSE J P. Handbook of Health Economics [C]. Amsterdam: Elsevier, 2000.

④ FLOOD C M. International Health Care Reform: A Legal, Economic and Political Analysis [M]. London: Routledge, 2000.

RANADE W. Markets and Health Care: A Comparative Analysis [M]. London: Longman, 1998.

行社会医疗保险的国家（如荷兰、德国等）才相干，而在实行全民公费医疗的国家中（如英国和瑞典），改革的重点在于医疗服务体系，也就是推进所谓的“有计划的市场”（planned market）或“有监管的市场”（regulated market）。①

无论在哪一种体制，改革的焦点都放在医疗服务购买者与提供者的关系之上。在改革之前，欧洲医疗服务购买者与提供者的关系主要为两种模式所主导：①公共契约模式，即公立或准公立医疗保险机构同各种各样的医疗服务提供者订立契约，为投保者服务；②公共集成模式，即政府建立公立机构，负责医疗服务的购买和提供。很显然，前者主要在社会医疗保险制的国家（如德国、荷兰、法国等）实行，后者则是在全民公费医疗制的国家（如英国、瑞典、意大利等）实行（参见表14）。②

表14　医疗体制的类型学，以筹资与支付方式的不同划分

	自愿性筹资（民间筹资）	强制性筹资（公共筹资）
自付	自愿自付模式 （消费者自己直接支付医疗费用）	强制自付模式 （这一类型在现实世界不存在）
报销	自愿报销模式 （自愿性医疗保险机构为投保者的医疗费用报销）	公共报销模式 （公费医疗或者强制性医疗保险机构为参保者报销）
契约	自愿契约模式 （自愿性医疗保险机构同医疗服务提供者订立契约为投保者服务）	公共契约模式 （政府或者强制性医疗保险机构同医疗服务提供者订立契约为投保者服务）
集成	自愿集成模式 （自愿性医疗保险机构同医疗服务提供者建立联合体为投保者服务）	公共集成模式 （国家建立公立组织同时负责医疗筹资和医疗服务提供）

① SALTMAN R B，OTTER C. Implementing Planned Markets in Health Care：Balancing Social and Economic Responsibility ［C］. Buckingham：Open University Press，1995.

此书汇集了多篇论文，详细介绍了欧洲各国推进“计划型市场”的努力。计划型市场的另一种说法是“管理型市场”或“有管理的市场”。

② OECD. The Reform of Health Care：A Comparative Analysis of Seven OECD Countries ［M］. Paris：Organisation for Economic Cooperation and Development，1992：19 –27.

美国在管理型医疗兴起之前主要是所谓的“自愿契约模式”，也就是自愿性医疗保险机构同医疗服务提供者订立契约为投保者服务。从自愿契约模式向自愿集成模式转型，体现了节省契约成本（亦即交易成本）的努力。

在公共集成模式下，医疗服务购买者与提供者并没有分开；换言之，公费医疗体系实际上是一个庞大的等级化体系。在这样的体系中，交易成本固然没有，但却产生了大量官僚成本。所以，对公费医疗主导的国家来说，推进有管理的竞争，核心就是将医疗服务购买者与提供者分开，并在两者中引入契约化的安排。由于在这些国家中医疗服务购买者依然是公立组织，故其改革可以归结为从公共集成模式走向公共契约模式的转型过程。因此，在公费医疗盛行的国家中，共同的改革举措是创建“内部市场”：在不改变公有制的前提下，打破医疗服务提供者等级化的组织模式，赋予病人选择权，引入竞争。“内部市场制”由英国发明①，后来逐步在其他实行全民公费医疗的国家（如瑞典）推广②。

“内部市场制”的细节，本报告不拟加以讨论。其大致做法如下：①在全民公费医疗体系中将负责付费的公立机构与负责服务监管的公立机构分开；②付费者在初级卫生保健中主要实行按人头付费，即所有公费医疗享受者首先注册登记其“健康守门人”，然后付费者根据不同的“健康守门人”所吸引的登记者人头数向初级卫生保健者支付医疗费用，初级卫生保健者主要是家庭医生；③公立医院向“健康守门人”竞争转诊病人，而付费者根据病人人数、病种以及多种因素，运用多元付费方式，为公立医院支付医药费用。③

与实行全民公费医疗的国家不同，众多实施社会医疗保险的国家原本采纳一种公共契约模式，医疗服务的购买者与提供者原本已然分开，因此改革重点在于提高契约化过程中的竞争性。在荷兰和德国，医疗保险基金管理者，也就是所谓“疾病基金”，原来对医疗服务提供者的服务价格、质量并不热心监管，但现在情况发生了变化。一些疾病基金依然沿用公共契约模式，但通过多元付费方式的新组合，力图创造激励机制，使医疗服务提供者争取提供相对来说价廉物美的医疗服务。当然，这一过程是艰苦的，也是漫长的。一

---

① BLOOR K，MAYNARD A. Universal Coverage and Cost Control：The United Kingdom National Health Service［M］//THAI K V，WIMBERLEY E T，MCMANUS S M. Handbook of International Health Care Systems. New York：Marcel Dekker，Inc.，2002：261－286.

② GLENNGARD A H，HJALTE F，SVESSON M，et al. Health Care Systems in Transition：Sweden［M］. Copenhagen：WHO Regional Office for Europe on Behalf of the European Observatory on Health Systems and Policies，2005.

③ HARRISON M I. Implementing Change in Health Systems：Market Reforms in the United Kingdom，Sweden and the Netherlands［M］. London：Sage Publications，2004.

方面，改革前的体制，尽管荷兰和德国的医疗保险机构是多元的，但是在其各自的管辖范围，它们都具有垄断性，因此这些保险机构缺乏竞争的积极性；另一方面，医疗服务提供者也不愿意看到竞争的加剧。

这一点在德国非常明显。实际上，长期以来，德国的准公立医疗保险机构，也就是“疾病基金”（sickness funds），尽管数量众多（在 2004 年有 292 个），但在各自的“领地内”具有垄断性。有些疾病基金是依照地区设置，有些是依照行业（由行业协会）设置，有些是由大公司或者大的机构设置，有些是由工会设置。这种条块分割型的社会医疗保险制度缺乏竞争性，是德国医疗政策专家们批评的对象，有些批评甚至称这种垄断性体制“在很多方面与中世纪的行会制度相类似”。① 由于具有垄断性，这些准公立医疗保险机构对于探索多元的付费机制缺乏应有的积极性，而是长期采用按项目付费的方式向医疗机构支付医药费用，导致德国的参保者和医疗机构均缺乏费用控制意识，致使德国的医药费用的上涨幅度过快。毫无疑问，如果不改革，那么医药费用的快速上涨显然是不可持续的。正是在这样的宏观经济背景下，德国的医疗保险体系不得不推进改革，走向“有管理的竞争”。1993 年德国出台了《卫生保健改革法案》，打破了医疗保险机构的垄断性，民众可以自由选择任何医疗保险机构参保，并且在一定期限内（18 个月）可以更换保险机构；同时，医疗保险机构在住院服务中引入了 DRGs 支付方式，在普通门诊中引入了按人头支付的支付方式。尽管这些改革在德国的医疗服务领域曾经引起过小的震荡，甚至轻微的抵制，但是经过医保机构和医疗机构多年的“博弈”，改革取得了一定的效果。德国在医疗领域取得的成就是：医疗保险普遍覆盖，医疗服务水平优越（基本上没有排队就医的问题），政府干预恰到好处，患者和医疗保险方都有相当大的自主权。②

在过去的 20 年中，实行社会医疗保险制的国家都在推进渐进的改革，旨在完善社会保险制度。改革的主要内容如下。

---

① Deutsche Bank Research，Health Policy in Germany：Health Reforms Need a Dose of Market Medicine［M］. Frankfurt：Deutsche Bank Research，2006：23.

② BUSSE R. Germany［M］//WIENERS W W. Global Health Care Markets. San Francisco：Jossey－Bass，2001：139－152.

当然，同世界各国一样，德国也无法避免因客观因素导致的医药费用继续上涨的问题，为了解决医疗筹资的可持续性问题，德国酝酿进一步的医疗保险改革，一方面通过继续强化竞争来控制费用的上涨，另一方面可能会引入一定的医疗储蓄制度以应对未来医疗筹资的压力。

 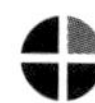

第一，参保费收集者（collector）与医保付费者（payer）分开。即医疗保险实行“收支两条线”，医保经办机构实际上主要扮演着医保付费者的角色。

第二，医保经办机构之间的合理竞争。医保收费者采取按人头付费的方式，并考虑到风险调整的因素（如老年人的风险因子高），在医保付费者（医保经办机构）当中进行资金配置，如此一来，医保经办机构之间就会出现竞争，它们的服务越好，吸引的参保者越多，其获得的医保经费就越多。

第三，医保经办机构与医药服务提供者建立谈判机制。尽管在社会医疗保险制度下，政府一般通过法律或行政命令的方式对参保者的最低给付结构和水平予以规定，但是在具体的医疗保障服务提供中，医保经办机构（也就是“付费者”）需要同医药服务提供者就服务的内容和质量水平进行谈判。针对某些医药服务（一般是非医院服务），有时要展开集体谈判。当然，谈判的组织机制以及谈判的结果是多种多样的。

第四，定点医疗机构制度。实行社会医疗保险制的国家大多不设立“守门人制度”，但是却都设立医保定点医疗机构制度。同医保经办机构签约的医疗机构就成为定点服务机构，参保者享有较为充分的选择权。为了控制参保者的道德风险，这些国家大多引入了各种自付机制，让参保者分摊一定的医药费用。参保者到非定点医疗机构寻求医药服务，医保的支付比会下降。荷兰是一个例外，其自付比很低，甚至对很多医药服务基本上不存在自付，但是却引入了“守门人”制度。德国也在2000年引入了“守门人”制度。

第五，强有力的政府监管和组织。政府在社会医疗保险的运作上发挥监管和组织的作用。社会医疗保险的游戏规则，尤其是缴费水平、给付结构和水平、强制性参保的范围、保费资金的配置规则，均由政府制定并且严格实施，政府同时参与医保经办机构理事会的组成，并且在医保经办机构与医疗服务机构之间的谈判中扮演组织者的角色。①

总体来说，世界各国的医疗体制经过不断改革出现了一些共同的发展趋势，我们可以用图3来展示。在改革之前，医疗服务主要呈现为一个双三角

① SALTMAN R B, BUSSE R, FIGUERAS J. Social Health Insurance System in Western Europe［M］. Buckingham: Open University Press, 2004: 47-60.

关系，即图中中间和左边的两个三角，医保机构同时扮演筹资者和付费者的角色，而政府同时对医疗服务和医保服务进行监管。通过改革，很多国家将医保筹资者与医保付费者分开，从而让医保付费走上专业化竞争之路。具体而言，在实行全民公费医疗体制的国家中，国家通过税收筹集医疗资金，但是设立专门的机构负责资金配置以及向医疗机构付费；在实行社会医疗保险制度的国家，原本筹资与付费职能一体化的医保机构一分为二，形成“有管理的竞争”格局。①

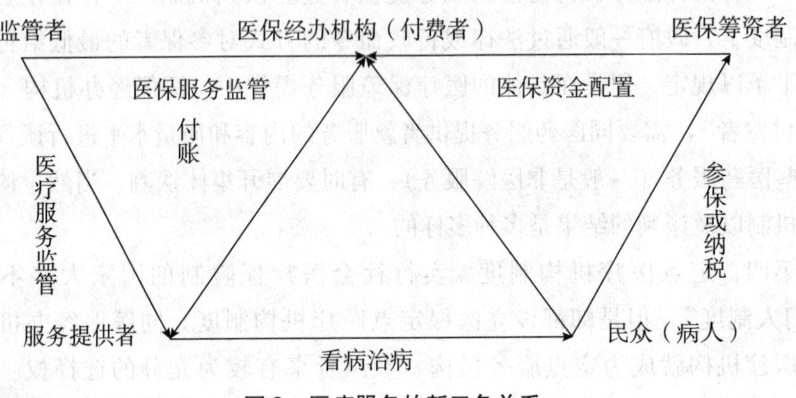

图 3　医疗服务的新三角关系

从长远来看，走向“有管理的竞争”同样是中国医疗保障体系改革的大方向。在此过程中，欧洲实行社会医疗保险制度国家的改革经验，很值得我们参考借鉴。但是，由于中国医疗保障体系的发展时间较短，因此在借鉴发达国家的改革经验时应该特别注意到我国的国情，有必要采取“两步走”的改革战略。

第一步是推动专业化。

中国的医疗保障体系同德国的社会医疗保险制度具有平行性。同德国改革前的情形相类似，中国的城乡医保机构是多元的，但具有垄断性。在很多地方，城乡医保经办机构分立，但在各自的管辖地域内独此一家。然而，与德国相比，中国医保经办机构的专业化水平较低，因此走向“有管理的竞争”，第一步应该是推进城乡医保经办人员的专业化。很显然，在专业化水平

① ØVRETVEIT J. Purchasing for Health［M］. Buckingham：Open University Press，1995：38－39.

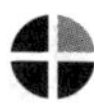

尚未提高的情形下，贸然采用德国的改革经验，首先推动医保经办机构的竞争以及民众参保的自由选择权，很有可能会导致竞争恶质化。

在推进专业化的过程中，中国的医保经办机构在很长一段时期内依然具有垄断性。也就是说，在一定地域范围之内（地域范围依据统筹层次而定），依然是“单一付费者体制”。即便是城乡分开，那么对于城乡居民来说，都有各自单一的付费者。在这样的体制下，借鉴英国和瑞典“内部市场制”一些具体做法，具有高度的可行性，同时也是我国医保经办机构走向专业化的必经之路。第一，各地医保经办机构可以根据筹资水平、卫生费用统计以及以往多年的发病率，确定普通门诊统筹基金的额度。第二，医保经办机构会同卫生部门以及医疗机构协会，通过谈判，确立普通门诊的人头费（以及不同类别人群的加权因子）。第三，所有参保者可以自由选择其门诊首诊机构（即“健康守门人”），而医保经办机构根据门诊机构吸引了多少参保者进行首诊注册，以按人头付费的方式支付普通门诊的费用。第四，对于非普通门诊型医疗服务，医保经办机构通过与医疗机构协会的谈判，确立多元付费方式的组合，向医疗机构支付参保者的大部分医药费用。

第二步是推动医保经办机构之间的竞争。

随着专业化水平的提高，多元付费方式的组合将普遍取代目前盛行的按项目付费。在此基础上，可以推动参保者自由选择医保经办机构。医保统筹层次的提高是参保者自由选择医保经办机构的前提。在现行区县级统筹的制度下，医保基金风险分摊的池子本来就很小了，如果贸然推进参保者自由选择医保经办机构，风险分摊的池子就更小了，这不仅是危险的，也是不可能的。

三、医疗保险领域中的公私合作伙伴关系

除了推进公立医疗保险走向“有管理的竞争”之外，医保经办机构治理变革的另一个方向，是在商业健康保险大发展的基础上推进医疗保险领域中的公私合作伙伴关系（public - private partnership）。在发达国家，医疗保障（或医疗筹资）体制改革的一个大趋势，就是在维持全民医保基本制度架构不变的前提下，政府通过直接补贴、税务优惠等多种方式推进民间医疗保险业的发展，一方面使之成为公共医疗保障体系的重要补充，另一方面以促进竞

争的方式鼓励公共医疗保障机构改善绩效。①

在许多发达国家和发展中国家，医疗筹资体制的主干是公共医疗保障体系，要么是全民公费医疗制，要么是社会医疗保险制。除了在美国，商业健康保险在发达国家的医疗保障体系中主要扮演补充性的角色。但是，在全球化医疗体制市场化改革的大浪潮中，很多国家的政府均开始更多地注重发挥商业健康保险的积极作用，试图使之成为实现某些政策目标的工具，例如，降低公共医疗保障体系的筹资压力，增进个人（患者）的选择权，改善医疗保险对参保人的服务，约束医疗机构的诊疗和用药行为，提高医疗体系的整体效率等。

公共医疗保障体系的特色是强制性，因此理论上可以保证普遍覆盖。如果采用社会保险制，而政府强制所有人均以某种方式参保的，那么人人均可享有医疗保险；弱势群体或许无力参加公立医疗保险，但一般来说，发达国家均通过社会救助体系或者通过减免保险费的方式，帮助弱势群体成员参加社会医疗保险，使他们同其他参保者一样享受同等待遇。② 即便出于某种考虑，在某一时期，公立医疗保险依然是自愿性的，但只要政府对于参保给予较高的补贴，还是可以吸引绝大多数民众参加。中国的新农合和城镇居民医保都是自愿性的。只要政府补贴水平适当，自愿性的公立医疗保险也可以提高吸引力，最终实现广覆盖甚至普遍覆盖。③

商业健康保险有所不同。一般来说，商业健康保险大多是由民营的、营利性的公司（包括国有企业）开办。更为重要的是，商业健康保险是自愿性的，参保者与保险者之间所建立的是纯粹的商业契约关系。在具体的运作上，参保者可以个人参保，也可以以团体的方式参保；在后一种情况下，一般来说，雇主常常发挥重要的作用。无论何种情形，商业健康保险所面对的主要挑战都是所谓的“双向逆向选择”。一方面，一般来说，投保者比保险者更清楚自己的健康状况，在完全自愿的情况下，某些身体健康者会因侥幸心理而

---

① SCOTT C. Public and Private Roles in Health Care Systems：Reform Experience in Seven OECD Countries［M］. Buckingham：Open University Press，2001：146.

② FREEMAN R. The Politics of Health in Europe［M］. Manchester：Manchester University Press，2000：51－65.

③ 方黎明，顾昕. 突破自愿性的困局：新型农村合作医疗中参合的激励机制与可持续性发展［J］. 中国农村观察，2006（4）：24－32.

 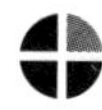

选择不投保，因此投保者可能会集中在身体不大健康的人群之中。另一方面，寻求利润最大化的保险者为了规避风险，会想方设法选择投保者，更需要医疗保障的人群（如老人、残疾人等）会被排除在外。

双向逆向选择的存在，造成医疗保险市场存在着“市场失灵”的问题。要想克服这一问题，引入公立医疗保险就成为必然的选择。世界上的大多数国家，无论是发达国家还是发展中国家，只要实现了全民医保，其医疗保障体系的主干就都是公立的。在发达国家中，唯一没有实现全民医保的国家是美国，而美国医疗保障体系的主干是商业性医疗保险，其公立医疗保险只面向老年人、穷人和退伍老兵。

然而，由于各国大的医疗体制环境不同，因此商业健康保险在整个医疗筹资体系中的定位也就不同，政府对于商业健康保险运作的干预方式不同，商业健康保险对于整个医疗体系绩效的影响也就不同。总体来说，公立医疗保障体系划定了商业健康保险的空间，两者的关系模式有如下 3 种。

1. 商业健康保险主导型（美国模式）：公立医疗保障覆盖面窄，因此商业健康保险成为主干。

2. 社会医疗保险主导型（德国模式）：社会医疗保险实现了广覆盖，但是一部分被排除在外，为商业健康保险留下市场空间。

3. 全民公费医疗主导型（英国模式）：公费医疗保证了全民医疗保障，商业健康保险则为民众提供额外或者附加的选择。

在不同的空间内，世界各国的商业健康保险发展出两大运行模式：其一，合作伙伴型，与公立医疗保障形成合作伙伴关系；其二，独立运作型，在公立医疗保障体系之外独立运作。

在合作伙伴型的模式中，商业健康保险与公立保险经办机构合作，形成各种各样的公共民间伙伴关系，一般的合作模式是公立医疗保险机构负责筹资，而商业健康保险负责支付和基金管理。这样的做法又被称为“医疗保险的第三方管理”，即把保险支付与基金管理视为一项专业性的服务，由商业健康保险公司通过竞争获取服务合约。

在独立运作型的模式中，商业健康保险并不承担为公立医疗保险支付并且管理基金的业务，而是自己独立进行筹资并且为自己的参保者提供医疗保障服务。具体而言，独立运作的商业健康保险又分为如下 3 种。

- 首要型，即参保者未加入任何公共医疗保障体系，商业健康保险成为其医疗保障的主渠道，甚至是唯一的渠道。

- 并立型，即商业健康保险同公共医疗保障体系处于平行地位，某些公共医疗保险的参保者为了享受更好的服务自愿选择加入商业健康保险。

- 补充型，即参保者已加入公共医疗保障体系，但公共医疗保障体系覆盖的服务有限，参保者为了支付公共医疗保障体系不覆盖的服务（亦即自付的部分），选择参加商业健康保险作为补充。①

在某些国家，公共医疗保障体系未能实现全民覆盖，因此有一部分民众依赖商业健康保险作为其医疗保障的主渠道。例如，美国医疗保障体系由商业保险主导，其商业健康保险覆盖多数人（大约55%的美国民众）。在德国和荷兰，医疗保障体系是由社会医疗保险主导，但是政府允许高收入人群自愿选择不参加公共医疗保险，转而参加商业健康保险，因此商业健康保险成为少数人（大约9%的德国民众、31%的荷兰民众）的医疗保障主渠道。②

并立型模式主要出现在实行全民公费医疗体制或全民健保体制的国家，例如，英国、瑞典、澳大利亚等。在这些国家，所有居民自动享有公共医疗保障，从理论上来说完全不需要商业健康保险。但是，由于国家的筹资（无论是来自税收还是专项保险费）总是有限的，因此公费医疗或全民健保体系总是存在问题，要么是服务水平不高（如排长队），要么是某些高水平的服务（如舒适安静的病房）无法提供。在这样的情况下，总有一部分民众尽管有权享受公费医疗但情愿自愿购买商业健康保险，以获得更为良好的医疗与健康服务。值得注意的是，为了避免商业健康保险对公共医疗保障体系的冲击，一些国家会全部或部分地禁止商业健康保险全盘复制公共医疗保障的服务范围和内容，例如，加拿大全面禁止，因此导致商业健康保险只能采取补充型的运作模式，而澳大利亚禁止商业健康保险覆盖公共医疗保障所覆盖的门诊服务。③

补充型商业健康保险是比较广泛的一种运行模式。在很多国家，公共医

---

① OECD. Private Health Insurance in OECD Countries ［M］. Paris：Organisation for Economic Cooperation and Development，2004.

② BUSSE R，RIESBERG A. Health Care Systems in Transition：Germany ［M］. Copenhagen：WHO Regional Office for Europe on Behalf of the European Observatory on Health Systems and Policies，2004：77.

③ COLOMBO F，TAPAY N. Private Health Insurance in Australia：A Case Study ［M］. Paris：Organisation for Economic Cooperation and Development，2003.

 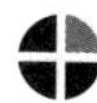

疗保障体系覆盖所有民众，但设定一定的自付率，而商业健康保险主要覆盖自费的部分。因此，这些国家的大多数民众都参加商业健康保险。例如，法国社会医疗保险覆盖全民，但只支付70%的门诊费和35%的药费，因此民众大多参加补充型商业健康保险以覆盖自付部分，政府则对低收入者参加商业健康保险进行补助，因此，法国商业健康保险的人口覆盖率较高，2002年达到92%。① 再例如，加拿大实行全民健康保险，由各省设立公立机构加以管理，覆盖民众的基本医疗服务（不包括门诊药费），商业健康保险被禁止提供同样的覆盖，但是可以覆盖全民健保并不覆盖的服务，有大约65%的加拿大民众参加各种各样的商业健康保险。②

几乎在所有国家，公共医疗保障体系一般都会定义许多并不覆盖的健康服务。例如，视力矫正（眼镜）、牙医、整形、理疗、长期看护、康复保健、豪华住院服务、替代型保健（如中医、瑜伽）等。因此，很多商业性健康保险提供所谓的“补充性覆盖”。

总而言之，商业健康保险在世界各国的医疗保障体系中占据一定的位置。在大多数发达国家，民营健康保险在医疗保障体系中的作用更加明显。表15展示了OECD部分国家2000年的数据。由此可以看出，在相当一部分发达国家，民营健康保险在卫生总费用中的占比已经超过了10%。表15中英国的有关数据并不清楚。英国实行全民公费医疗体制，理论上民营健康保险应该没有发展的空间，但实际情形并非如此。事实上，在20世纪60年代，英国医疗开支的97%来自全民公费医疗体系，但是到了20世纪末，这个数字就下降到了84%左右。民营健康保险在1997年就覆盖了11.5%的人口。③ 在发展中国家，民营健康保险的发展还面临着一系列市场和制度上的障碍，但是其发展对于这些国家医疗保障体系的完善都毫无疑问具有重要的意义。④ 值得注意的是，这里所展示的是关于“民营健康保险”的统计数据，其中也包括非营

---

① BUCHMUELLER T C, COUFFINHAL A. Private Health Insurance in France [M]. Paris: Organisation for Economic Cooperation and Development, 2004.

② Canadian Institute for Health Information. Exploring the 70/30 Split: How Canada's Health Care System Is Financed [M]. Ottawa: Canadian Institute for Health Information, 2005.

③ KEEN J, LIGHT D, MAYS N. Public - Private Relations in Health Care [M]. London: King's Fund, 2001: 25 - 32.

④ PREKER A S, SCHEFFLER R M, BASSETT M C. Private Voluntary Health Insurance in Development: Friend or Foe [M]. Washington, D. C.: The World Bank, 2007.

利性的民营健康保险。

表 15　OECD 部分成员国卫生费用的构成，依照来源来划分（2000 年）

	公共健康支出（%）	民营健康保险（%）	自付（%）	其他民营基金（%）
美国	44.2	35.1	15.2	5.6
荷兰	63.4	15.2	9.0	12.4
法国	75.8	12.7	10.4	1.0
德国	75.0	12.6	10.5	1.8
加拿大	70.9	11.4	15.8	1.9
瑞士	55.6	10.5	32.9	1.0
爱尔兰	73.3	7.6	13.5	5.6
澳大利亚	68.9	7.3	18.5	5.4
奥地利	69.4	7.2	18.8	4.6
新西兰	78.0	6.3	15.4	0.4
西班牙	71.7	3.9	23.5	0.9
英国	80.9	NA	NA	NA

资料来源：OECD. Private Health Insurance in OECD Countries［M］. Paris：Organisation for Economic Cooperation and Development，2004：41.

“新医改方案”明确了走向全民医保的战略目标，即在 2011—2012 年左右建立覆盖城乡居民的基本医疗保障体系。基本医疗保障体系由 4 根支柱支撑，即城镇职工医保、城镇居民医保、新农合和城乡医疗救助。这 4 根支柱都是公立的。但是，医疗保障体系不可能也不应该由公立医疗保险所垄断。为此，“新医改方案”第 6 条特别提出：“积极发展商业健康保险。鼓励商业保险机构开发适应不同需要的健康保险产品，简化理赔手续，方便群众，满足多样化的健康需求。鼓励企业和个人通过参加商业保险及多种形式的补充保险解决基本医疗保障之外的需求。”

我国的商业保险业务一般分为两大部分，即财产险和人身险。健康保险属于人身险的一部分，而人身险还包括寿险和人身意外伤害。无论是从保费收入来看还是从赔付支出来看，健康险在人身险这一大类中都属于最小的险种。从表 16 可以看到，1999 年，商业健康保险的保费收入为 36.54 亿元，仅占所有保险保费收入的 2.62%；赔付支出为 11.00 亿元，占总赔付支出的

2.16%。到 2008 年，商业健康保险的保费收入和赔付支出分别上升为 585.46 亿元和 175.28 亿元，其比重也分别上升为 5.98% 和 5.90%。

总体来看，在过去的 10 年内，我国商业健康保险还是取得了一定的发展。2006 年，国家保监委颁布了《健康保险管理办法》和《重大疾病保险的疾病定义使用规范》，对商业健康保险的经营进行了规制，为商业健康保险市场的发展奠定了良好基础。目前，有 100 多家保险公司开办了商业健康保险，此外，专业性健康保险公司有 4 家，即人保健康、平安健康、昆仑健康、瑞福德健康。从保费收入和赔付支出占总额的比重来看，商业健康保险在 2001—2006 年曾取得快速的发展，但近两三年来其发展势头有所减缓。

表 16　中国商业健康保险的保费收入与赔付支出及其占总额的比重（1999—2008 年）

年份	原保险保费收入（亿元）	健康险保费收入（亿元）	健康险的占比（%）	原保险赔付支出（亿元）	健康险赔付支出（亿元）	健康险的占比（%）	健康险净收益（%）	健康险的收益率（%）
1999	1393.22	36.54	2.62	510.24	11.00	2.16	25.54	69.89
2000	1595.86	65.48	4.10	527.36	12.92	2.45	52.56	80.27
2001	2109.35	61.55	2.92	598.25	33.52	5.60	28.03	45.54
2002	3053.14	122.45	4.01	706.73	49.94	7.07	72.51	59.22
2003	3880.40	241.92	6.23	841.01	69.90	8.31	172.02	71.11
2004	4318.13	259.88	6.02	1004.44	89.10	8.87	170.77	65.71
2005	4927.34	312.30	6.34	1129.67	107.92	9.55	204.39	65.44
2006	5641.44	376.90	6.68	1438.46	125.10	8.70	251.80	66.81
2007	7035.76	384.17	5.46	2265.21	116.86	5.16	267.30	69.58
2008	9784.10	585.46	5.98	2971.17	175.28	5.90	410.18	70.06

资料来源：中国保险监督管理委员会网站历年数据。

与社会医疗保险相比，商业健康保险的产品更加多样化，涵盖了疾病保险、医疗保险、护理保险和失能收入保险 4 种类型。2008 年，这 4 种类型保险产品的保费收入分别为 230.7 亿元、234.5 亿元、119.7 亿元和 0.5 亿元，占健康险保费收入的比重分别为 39.4%、40.1%、20.4% 和 0.1%。此外，商业保险公司还积极参与了基本医疗保障基金的第三方管理。2008 年，中国人寿、人保、太平洋人寿、平安人寿、新华人寿、中华联合、上海安信农业保险公司7家保险公司在全国14个省（市、自治区）的115个县（市）参与了新农合的基金管理，覆盖了3291.6万人，管理新农合资金65.0亿元。在江苏省，由1/4的新农合统筹县实行新农合基金的第三方管理。同年，商业保险公司还参与了26个县区的城镇居民医保经办管理，覆盖了77.6万人，管理资金1180.9万元。商业健康保险还在一些地方推出了城镇职工医保和新农合的补充保险。①

由于我国基本医疗保障体系的保障水平还较低，绝对无法满足城乡民众对于多样化医药服务的需求，在某些情况下甚至无法满足对某些基本医药服务的需求，因此商业健康保险理应获得较大的发展，扮演对基本医疗保障制度的补充作用。无论是上述在世界各国通行的首要型、并立型还是补充型的商业健康保险模式，都可以在中国找到发展的空间。

但是，不容忽视的是，目前我国商业健康保险经营管理的专业化程度还不高，商业健康保险这个行业整体上还处于发展的初级阶段。专业性商业健康保险公司不仅数量少得可怜（仅有4家），而且其规模和市场份额都不大。2008年，人保健康、平安健康、昆仑健康、瑞福德健康的保费收入分别为137.77亿元、0.33亿元、0.20亿元、2.43亿元，② 其中只有人保健康的规模可观，其他3家专业健康保险公司都属“小字号”。总体来说，虽然商业健康保险的“潜在市场很广阔”，民众的潜在需求十分强劲，但这种“潜在的需求”并没有转化为“现实的需求”。

让我们通过考察商业健康保险在中国整个医疗筹资体系中的地位来说明这一点。从表17可以看出，在1999年，商业健康保险的赔付支出占卫生总费用的比重可谓微乎其微，仅为0.27%。到2006年，这一比重上升到了1.27%，但还是属于微不足道的范围。因此，尽管商业健康保险在过去的近10年内取得了一定的发展，但是依然处在发展不足的阶段，尚未在中国的医疗筹资体制中扮演其应该扮演的补充性角色。我国的民营非营利健康保险，恐怕根本就未起步。因此，哪怕与OECD国家中民营健康保险最不发达的西班牙相比，距离其2000年3.9%的水平，我国的民营健康保险，包括商业健康保险，都还有很大的提升空间。

---

① 孙东雅．商业健康保险与医疗保障体系建设．中国医疗保险，2009（5）：54－55.

② 中国保险监督管理委员会的官方网站，http：//www.circ.gov.cn/web/site0/tab3060/i92060.htm。

表 17　健康险赔付支出占卫生总费用的比重（1999—2006 年）

年份	健康险赔付支出（亿元）	卫生总费用（亿元）	健康险赔付支出占卫生总费用的比重（%）
1999	11.00	4047.5	0.27
2000	12.92	4586.6	0.28
2001	33.52	5025.9	0.67
2002	49.94	5790.03	0.86
2003	69.90	6584.10	1.06
2004	89.10	7590.29	1.17
2005	107.92	8659.91	1.25
2006	125.10	9843.34	1.27

资料来源：《中国卫生统计年鉴》，2007 年，第 83 页；卫生部卫生经济研究所编，《中国卫生总费用研究报告 2007》，2007 年 12 月，第 14、第 24 页。

商业健康保险参与基本医疗保障基金的第三方管理尽管已经起步，但是却处在相当初期的发展阶段。前文已述，2008 年，商业健康保险参与管理的新农合和城镇居民医保基金分别覆盖了 3291.6 万和 77.6 万参保者，管理资金分别为 65.0 亿元和 1180.9 万元，而同年新农合和城镇居民医保的参保人总数分别达到 8.14 亿和 1.17 亿，基金收入分别达到 785.0 亿元和 90.3 亿元。因此，商业健康保险第三方管理在新农合和城镇居民医保中的人口覆盖率仅为 4.0% 和 0.7%，基金覆盖率仅为 8.3% 和 0.1%。

针对这一点，“新医改方案”第 6 条特别提出：“在确保基金安全和有效监管的前提下，积极提倡以政府购买医疗保障服务的方式，探索委托具有资质的商业保险机构经办各类医疗保障管理服务。”因此，“新医改方案”已经将医疗保险领域中的公私合作伙伴关系明确为推进医疗保障体系完善的重要方向。

值得注意的是，2009 年 5 月 27 日，中国保险监督管理委员会发布了规范指导性文件《关于保险业深入贯彻医改意见积极参与多层次医疗保障体系建设的意见》（保监发〔2009〕71 号），希望各商业保险公司“进一步丰富健康保险产品体系”，“大力发展基本医疗保障补充保险”，“积极参与基本医疗保障经办管理服务”，“积极探索参与医疗服务体系建设”（包括“探索投资医疗机构”）。

可以预计，医疗保险领域中的公私合作伙伴关系在未来的若干年内将取得实质性的发展，在近期内具体的发展领域如下。

第一，公立医疗保险的第三方管理。

目前，这项业务在新农合中已经有了很好的起步，但是在城镇地区基本上还没有迈开步伐，主要是城镇职工医保的第三方管理尚未开展起来。总体来说，商业保险公司对于这项业务具有很高的积极性，但是很多地方的公立医疗保险经办机构则缺乏这样的积极性，而是倾向于自己进行管理。

随着新医改在各地实施步伐的加快，这种局面或许会有所改观。据悉，上海市的新医改实施方案已经明确提出考虑把一部分公立医保基金委托给商业保险公司管理。

第二，大病统筹的再保险。

目前，很多地方的公立医疗保险设立了大病统筹或称大病医疗互助，用来为发病率较小但医药费用很高的参保者部分支付大额医药费用。大病统筹基金有些同基本医疗服务筹资捆绑在一起，有些则是参保者额外缴费。无论采取何种方式，运用公立医疗保险广覆盖的筹资机制为非基本医疗服务筹资，是非常有效的。在很多地方，公立医保经办机构直接开展大病理赔服务，结果不堪重负。其实，如果公立医疗保险向商业保险公司招标，进行大病再保险，亦即将大病统筹基金的全部或者部分当成保费，向商业保险公司再次投保，为参保者提供大病医疗保障。

在这项业务上开展公私合作伙伴关系，可以为公立医疗保险机构和商业保险公司带来双赢的局面。一方面，公立医疗保险的保障范围可以得到扩大，保障水平可以提升，从而增加公立医疗保险的吸引力；另一方面，商业健康保险可以迅速地拓展其大病保险业务，同时还可以利用参保人的数据开发其他业务。实际上，对于保险公司来说，在很多情况下，参保人数据的经济价值，远远高于其保费。

值得注意的是，大病再保险的公私合作伙伴关系已经在少数地区起步了。上海市的新医改实施方案提出把大病、慢性病的医疗费用互助业务转交给商业保险公司来经营，正是体现了这样一种思路。

第三，补充性医疗保险。

由于我国基本医疗保障体系的保障水平不高，参保者的自付比重预计在相当长的一段时期内会居高不下，因此理论上商业健康保险发展各种补充性

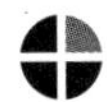

医疗保险的空间很大。实际上，从表16可以看出，健康险的收益率其实很高，因此理论上会有很多新的市场进入者。但是，这样的情形在我国没有发生，补充性医疗保险的业务相当不发达。造成这种格局的原因有很多，其中一个原因是商业健康保险在普通医疗保险的付费服务方面同样处于专业化发展不足的阶段。中国商业健康保险的境况，依然处在前文安霍恩教授对美国商业健康保险所批评的发展阶段，即把竞争焦点放在风险规避（设法排除患病概率大的参保者）而不是降低成本、提高服务质量上。简言之，商业健康保险公司把竞争的焦点放在参保者身上，要么想方设法规避风险大的参保者，要么殚精竭虑控制参保者的道德风险（moral hazard）。

实际上，在较高的发展阶段，商业健康保险的竞争重点应该放在控制医疗服务提供者的行为上，即采用多元付费方式的组合，促使医疗服务提供者为参保者提供合理的医药服务。毕竟，对于参保者来说，只有获得了合理的医药服务，医疗保险的吸引力才会提高，商业健康保险才会有源源不断的内在发展动力。

鉴于目前的发展阶段，补充性医疗保险开展公私合作伙伴关系的短期前景不容乐观。毕竟，无论是公立医疗保险经办机构还是商业保险公司，在控制医疗服务机构的专业水平上，都亟待大幅度提高。

关于深化医药卫生体制改革的意见（对比稿）[①]

按照党的十七大精神，为建立中国特色的医药卫生体制，逐步实现人人享有基本医疗卫生服务的目标，提高全民健康水平，现就深化医药卫生体制改革提出如下意见。

一、充分认识深化医药卫生体制改革的重要性、紧迫性和艰巨性

医药卫生事业关系亿万人民的健康，关系千家万户幸福（原为“健康是人全面发展的基础。医药卫生事业关系千家万户幸福”），是重大民生问题。深化医药卫生体制改革，加快医药卫生事业发展，适应人民群众日益增长的医药卫生需求，不断提高人民群众健康素质，是贯彻落实科学发展观、促进经济和社会全面协调可持续发展的必然要求，是维护社会公平正义、提高人民生活质量的重要举措，是全面建设小康社会和构建社会主义和谐社会的一项重大任务。

新中国成立以来，特别是改革开放以来，我国医药卫生事业取得了显著成就，覆盖城乡的医药卫生服务体系基本形成，疾病防治能力不断增强，医疗保障覆盖人口逐步扩大，卫生科技水平迅速提高，人民群众健康水平明显

① 本稿为2009年3月17日公布的《中共中央　国务院关于深化医药卫生体制改革的意见》与2008年10月14日公布的《关于深化医药卫生体制改革的意见（征求意见稿）》的对比稿。

改善，居民主要健康指标处于发展中国家前列。尤其是抗击“非典”取得重大胜利以来，各级政府投入加大，公共卫生、农村医疗卫生和城市社区卫生发展加快，新型农村合作医疗和城镇居民基本医疗保险取得突破性进展，为深化医药卫生体制改革打下了良好基础。同时，也应该看到，当前我国医药卫生事业发展水平与人民群众健康需求及经济社会协调发展要求不适应的矛盾还比较突出。城乡和区域医疗卫生事业发展不平衡，资源配置不合理，公共卫生和农村、社区医疗卫生工作比较薄弱，医疗保障制度不健全，药品生产流通秩序不规范，医院管理体制和运行机制不完善，政府卫生投入不足，医药费用上涨过快，个人负担过重，人民群众反映强烈。

从现在到2020年，是我国全面建设小康社会的关键时期，医药卫生工作任务繁重。随着经济的发展和人民生活水平的提高，群众对改善医药卫生服务将会有更高的要求。工业化、城镇化、人口老龄化、疾病谱变化和生态环境变化等，都给医药卫生工作带来一系列新的严峻挑战。深化医药卫生体制改革，是加快医药卫生事业发展的战略选择，是实现人民共享改革发展成果的重要途径，是广大人民群众的迫切愿望。

深化医药卫生体制改革是一项涉及面广、难度大的社会系统工程。我国人口多，人均收入水平低，城乡、区域差距大，长期处于社会主义初级阶段的基本国情，决定了深化医药卫生体制改革是一项十分复杂艰巨的任务，是一个渐进的过程，需要在明确方向和框架的基础上，经过长期艰苦努力和坚持不懈的探索，才能逐步建立符合我国国情的医药卫生体制。因此，对深化医药卫生体制改革，既要坚定决心抓紧推进，又要精心组织、稳步实施，确保改革顺利进行，达到预期目标。（新增内容）

二、深化医药卫生体制改革的指导思想、基本原则和总体目标

（一）深化医药卫生体制改革的指导思想（原为“指导思想”）。以邓小平理论和“三个代表”重要思想为指导，深入贯彻落实科学发展观，从我国国情出发，借鉴国际有益经验，着眼于实现人人享有基本医疗卫生服务的目标，着力解决人民群众最关心、最直接、最现实的利益问题。坚持公共医疗

卫生的公益性质，坚持预防为主、以农村为重点、中西医并重的方针，实行政事分开、管办分开、医药分开、营利性和非营利性分开，强化政府责任和投入，完善国民健康政策，健全制度体系，加强监督管理，创新体制机制，鼓励社会参与，建设覆盖城乡居民的基本医疗卫生制度，不断提高全民健康水平，促进社会和谐。

（二）深化医药卫生体制改革的基本原则（原为“基本原则”）。医药卫生体制改革必须立足国情，一切从实际出发，坚持正确的改革原则。（新增内容）

——坚持以人为本，把维护人民健康权益放在第一位。坚持医药卫生事业为人民健康服务的宗旨，以保障人民健康为中心，以人人享有基本医疗卫生服务为根本出发点和落脚点，从改革方案设计、卫生制度建立到服务体系建设都要遵循公益性的原则，把基本医疗卫生制度作为公共产品向全民提供（新增内容），着力解决群众反映强烈的突出问题，努力实现全体人民病有所医。

——坚持立足国情，建立中国特色的医药卫生体制。坚持从基本国情出发，实事求是地总结医药卫生事业改革发展的实践经验，准确把握医药卫生发展规律和主要矛盾；坚持基本医疗卫生服务水平与国民经济和社会发展（原为“经济社会发展”）相协调、与人民群众的承受能力相适应；充分发挥中医药（民族医药）（新增内容）作用；坚持因地制宜、分类指导，发挥地方积极性，探索建立符合国情的基本医疗卫生制度。

——坚持公平与效率统一，政府主导与发挥市场机制作用相结合。强化政府在基本医疗卫生制度中的责任，加强政府在制度、规划、筹资、服务、监管等方面的职责，维护公共医疗卫生的公益性，促进公平公正。同时，注重发挥市场机制作用，动员社会力量参与，促进有序竞争机制的形成，提高医疗卫生运行效率、服务水平和质量，满足人民群众多层次、多样化的医疗卫生需求。

——坚持统筹兼顾，把解决当前突出问题与完善制度体系结合起来（对调了一下）。从全局出发，统筹城乡、区域发展（新增内容），兼顾供给方和需求方等各方利益，注重预防、治疗、康复三者的结合，正确处理政府、卫生机构、医药企业、医务人员和人民群众之间的关系。既着眼长远，创新体制机制，又立足当前，着力解决医药卫生事业（新增内容）中存在的突出问题。既注重整体设计，明确总体改革方向目标和基本框架，又突出重点，分

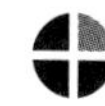

步实施，积极稳妥地推进改革。

（三）深化医药卫生体制改革的总体目标（原为“总体目标”）。建立健全（新增内容）覆盖城乡居民的基本医疗卫生制度，为群众提供安全、有效、方便、价廉的医疗卫生服务。

到2011年，基本医疗保障制度全面覆盖城乡居民，基本药物制度初步建立，城乡基层医疗卫生服务体系进一步健全，基本公共卫生服务得到普及，公立医院改革试点取得突破，明显提高基本医疗卫生可及性，有效减轻居民就医费用负担，切实缓解“看病难、看病贵”问题。(新增内容)

到2020年，覆盖城乡居民的基本医疗卫生制度基本建立。普遍建立比较完善的公共卫生服务体系和医疗服务体系，比较健全的医疗保障体系，比较规范的药品供应保障体系，比较科学的医疗卫生机构管理体制和运行机制，形成多元办医格局，人人享有基本医疗卫生服务，基本适应人民群众多层次的医疗卫生需求，人民群众健康水平进一步提高。

三、完善医药卫生四大体系，建立覆盖城乡居民的基本医疗卫生制度

建设覆盖城乡居民的公共卫生服务体系、医疗服务体系、医疗保障体系、药品供应保障体系，形成（新增内容）四位一体的基本医疗卫生制度。四大体系相辅相成，配套建设，协调发展。

（四）全面加强公共卫生服务体系建设。建立健全疾病预防控制、健康教育、妇幼保健、精神卫生、应急救治、采供血、卫生监督和计划生育等专业公共卫生服务网络，完善以基层医疗卫生服务网络为基础的医疗服务体系的公共卫生服务功能，建立分工明确、信息互通、资源共享、协调互动的公共卫生服务体系，提高公共卫生服务和突发公共卫生事件应急处置能力，促进城乡居民逐步享有均等化的基本公共卫生服务。

确定公共卫生服务范围。明确国家基本（新增内容）公共卫生服务项目，逐步增加服务内容（原“细化服务和考核标准”被删去）。鼓励地方政府根据当地经济发展（新增内容）水平和突出的公共卫生问题，在中央规定服务项目的基础上增加公共卫生服务内容。

完善公共卫生服务体系。进一步明确公共卫生服务体系的职能、目标和任务，优化人员和设备配置，探索整合公共卫生服务资源的有效形式。完善重大疾病防控体系和突发公共卫生事件应急机制，加强对严重威胁人民健康的传染病、慢性病、地方病、职业病和出生缺陷等疾病的监测与预防控制（对调了一下）。加强城乡急救体系建设。

加强健康促进与教育。医疗卫生机构及机关、学校、社区、企业等要大力开展健康教育，（原“倡导健康文明的生活方式，”被删去）充分（新增内容）利用（原“广播、电视、网络、报刊杂志等各种”被删去）各种媒体，加强健康、医药卫生知识的传播，倡导健康文明的生活方式（从前句调整至此），促进公众合理营养，提高群众的健康意识和自我保健能力。

深入开展爱国卫生运动。将农村环境卫生与环境污染治理纳入社会主义新农村建设规划，推动卫生城市和文明村镇建设，不断改善城乡居民的生活、工作等方面的卫生环境。

加强卫生监督服务。大力促进环境卫生、食品卫生、职业卫生、学校卫生，以及农民工等流动人口（新增内容）卫生工作。

（五）进一步完善医疗服务体系。坚持非营利性医疗机构为主体、营利性医疗机构为补充，公立医疗机构为主导、非公立医疗机构共同发展的办医原则，建设结构合理、（原“分工明确、防治结合、技术适宜、运转有序，包括”被删去）覆盖城乡（原“的基层医疗卫生服务网络和各类医院在内”被删去）的医疗服务体系。

大力发展农村医疗卫生服务体系。进一步健全（原为“加快建立健全”）以县级医院为龙头、乡镇卫生院和村卫生室为基础的农村（原“三级”被删去）医疗卫生服务网络。县级医院作为县域内的医疗卫生中心，主要负责（原“以住院为主的”被删去）基本医疗服务及危重急症病人的抢救，并承担对乡镇卫生院、村卫生室（原文为“乡村卫生机构”）的业务技术指导和（原“乡村”被删去）卫生人员的进修培训；乡镇卫生院负责提供公共卫生服务和常见病、多发病的诊疗等综合服务，并承担对村卫生室的业务管理和技术指导（原“等工作”被删去）；村卫生室承担行政村的公共卫生服务及一般疾病的诊治等工作。有条件的农村（原“可以”被删去）实行乡村一体化管理。（原“加快实施农村卫生服务体系建设与发展规划”被删去）积极推进农村医疗卫生基础设施和能力建设，政府重点办好县级医院，并在每个

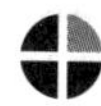

乡镇办好一所卫生院，采取多种形式支持村卫生室建设，使每个行政村都有一所村卫生室（新增内容），大力改善农村医疗卫生条件，提高服务质量。

完善以社区卫生服务为基础的新型城市医疗卫生服务体系。（原“大力发展社区卫生服务”被删去）加快建设以社区卫生服务中心为主体的城市社区卫生服务网络，完善（原“社区卫生”被删去）服务功能，以维护社区居民健康为中心，提供疾病预防控制等公共卫生服务、一般常见病及多发病（原“、慢性病”被删去）的初级诊疗服务、慢性病管理和康复服务（新增内容）。转变社区卫生服务模式，不断提高服务水平（新增内容），坚持主动服务、上门服务，逐步承担起居民健康“守门人”的职责。

健全各类医院的功能和职责。优化（原“医院”被删去）布局和结构，充分发挥城市医院在急危重症和疑难病症的诊疗、医学教育和科研、指导和培训基层卫生人员等方面的骨干作用。有条件的大医院按照区域卫生规划要求，可以通过托管、重组等方式促进医疗资源合理流动。

建立城市医院与社区卫生服务机构的分工协作机制。城市医院通过技术支持、人员培训等方式，带动社区卫生（原“健康”被删去）持续发展。同时，采取增强（原为“改善”）服务能力、降低收费标准、提高报销比例等综合措施，引导一般诊疗下沉到基层，逐步实现社区首诊、分级医疗和双向转诊。整合城市卫生资源，充分利用城市现有一、二级医院及国有企事业所属医疗机构（原“等基层医疗资源”被删去）和社会力量举办的医疗机构等资源（新增内容），发展和完善社区卫生服务网络。

充分发挥中医药（民族医药）（原为“充分发挥包括民族医药在内的中医药”）在疾病预防控制、应对突发公共卫生事件、医疗服务中的作用。加强中医临床研究基地和中医院建设，组织开展中医药防治疑难疾病的联合攻关。在基层医疗卫生服务（原为“在医疗卫生机构”）中，大力推广中医药适宜技术。采取扶持中医药发展政策（原为“创造良好的政策环境，扶持中医药发展”），促进中医药继承和创新。

建立城市医院对口支援农村医疗卫生工作的制度。发达地区要加强对口支援贫困地区和少数民族地区发展医疗卫生事业。城市大医院要与县级医院（原为“要与贫困地区和少数民族地区的县级医院”）建立长期稳定的对口支援和合作制度，采取临床服务、人员培训、技术指导、设备支援等方式，帮助其提高医疗水平和服务能力。

（六）加快建设医疗保障体系。加快建立和完善以基本医疗保障为主体，其他多种形式补充医疗保险和商业健康保险为补充，覆盖城乡居民的多层次医疗保障体系。

建立覆盖城乡居民的基本医疗保障体系。城镇职工基本医疗保险、城镇居民基本医疗保险、新型农村合作医疗和城乡医疗救助共同组成基本医疗保障体系，分别覆盖城镇就业人口、城镇非就业人口、农村人口和城乡困难人群。坚持广覆盖、保基本、可持续的原则，从重点保障大病起步，逐步向门诊小病延伸，不断（新增内容）提高保障水平。建立国家、单位、家庭和个人责任明确、分担合理的多渠道筹资机制，实现社会互助共济。随着经济社会发展，逐步提高筹资水平和统筹层次，缩小保障水平差距，最终实现制度框架的基本统一。进一步完善城镇职工基本医疗保险制度，加快覆盖就业人口，重点解决国有关闭破产企业、困难企业等职工和退休人员，以及（原“混合所有制、”被删去）非公有制经济组织从业人员和灵活就业人员的基本医疗保险问题；2009 年全面推开城镇居民基本医疗保险（原为“加快推进城镇居民基本医疗保险试点，到 2009 年全面推开”），重视解决老人、残疾人（新增内容）和儿童的基本医疗保险问题；全面实施新型农村合作医疗制度，逐步提高政府补助水平，适当增加农民缴费，提高保障能力；完善城乡医疗救助制度，对困难人群参保及其难以负担的医疗费用提供补助，筑牢医疗保障底线。（原“有条件的地区要采取多种方式积极”被删去）探索建立城乡一体化的基本医疗保障管理制度。

鼓励工会等社会团体开展多种形式的医疗互助活动。鼓励和引导各类（原“公益性”被删去）组织和个人（新增内容）发展社会慈善医疗救助。

做好城镇职工基本医疗保险制度、城镇居民基本医疗保险制度、新型农村合作医疗制度和城乡医疗救助制度之间的衔接。以城乡流动的农民工为重点积极做好基本医疗保险关系转移接续，以异地安置的退休人员为重点改进异地就医结算服务（新增内容），妥善解决农民工基本医疗保险问题。签订劳动合同并与企业建立稳定劳动关系的农民工，要按照国家规定明确用人单位缴费责任，将其纳入城镇职工基本医疗保险制度；其他农民工根据实际情况，参加户籍所在地新型农村合作医疗或务工所在地城镇居民基本医疗保险。（原“积极做好农民工医保关系接续、异地就医和费用结算服务等政策衔接。”被删去）

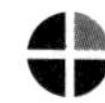

积极发展商业健康保险。鼓励商业保险机构开发适应不同需要的健康保险产品，简化理赔手续，方便群众，满足多样化的健康需求。鼓励企业和个人通过参加商业保险及多种形式的补充保险解决基本医疗保障之外的需求。在确保基金安全和有效监管的前提下，积极提倡以政府购买医疗保障服务的方式，探索委托具有资质的商业保险机构经办各类医疗保障管理服务（新增内容）。（原“继续探索商业保险机构参与新型农村合作医疗等经办管理的方式。”被删去）

（七）建立健全药品供应保障体系。加快建立以国家基本药物制度为基础的药品供应保障体系，保障人民群众安全用药。（新增内容）（原“以建立国家基本药物制度为基础，以培育具有国际竞争力的医药产业、提高药品生产流通企业集中度、规范药品生产流通秩序、完善药品价格形成机制、加强政府监管为主要内容，建设规范化、集约化的药品供应保障体系，不断完善执业药师制度”被删去）

建立国家基本药物制度。中央政府统一制定和发布国家基本药物目录，按照防治必需、安全有效、价格合理、使用方便、中西药并重的原则，结合我国用药特点，参照国际经验，合理确定品种和数量。建立基本药物的生产供应保障体系，在政府宏观调控下充分发挥市场机制的作用，基本药物实行公开招标采购，统一配送，减少中间环节，保障群众基本用药。国家制定基本药物零售指导价格，在指导价格内，由省级人民政府根据招标情况确定本地区的统一采购价格。（新增内容）（原为“基本药物由国家实行招标定点生产或集中采购，直接配送，减少中间环节，在合理确定生产环节利润水平的基础上统一制定零售价，确保基本药物的生产供应，”）规范基本药物使用，制定基本药物（原“使用规范和”被删去）临床应用指南和基本药物处方集（新增内容）。城乡基层医疗卫生机构（原为“城市社区卫生服务中心（站）、乡镇卫生院、村卫生室等基层医疗卫生机构”）应全部配备（新增内容）、使用基本药物，其他各类医疗机构也要将基本药物作为首选药物并确定使用比例。基本药物全部纳入基本医疗保障药物报销目录，报销比例明显高于非基本药物。

规范药品生产流通。完善医药产业发展政策和行业发展规划，严格市场准入和药品注册审批，大力规范和整顿生产流通秩序，推动医药企业提高自主创新能力和医药产业结构优化升级，发展药品现代物流和连锁经营，促进药品生产、流通企业的整合。建立（原“覆盖面广、体系健全、”被删去）便民惠农的农村药品供应网。完善药品储备制度。支持用量小的特殊用药、急救用药生产。（原文为“支持用量小的特殊用药、急救用药生产。完善药品储备制度。”）规范药品采购，坚决治理医药购销中的商业贿赂。加强药品不良反应监测，建立药品安全预警和应急处置机制。

四、完善体制机制，保障医药卫生体系有效规范运转

完善医药卫生的管理、运行、投入、价格、监管体制机制，加强科技与人才、信息、法制建设，保障医药卫生体系有效规范运转。

（八）建立协调统一的医药卫生管理体制。（原“按照政事分开、管办分开、属地化和全行业管理的原则，合理确定不同层级政府之间、政府与医药卫生机构之间的职责范围，形成职能明确、定位清晰、综合协调、权责统一的管理体制。”被删去）实施属地化和全行业管理。所有医疗卫生机构，不论所有制、投资主体、隶属关系和经营性质，均由所在地卫生行政部门实行统一规划、统一准入、统一监管。中央、省级可以设置少量承担医学科研、教学功能的医学中心或区域医疗中心，以及承担全国或区域性疑难病症诊治的专科医院等医疗机构；县（市）（原为“（市、区）”）主要负责举办县级医院、乡村卫生和社区卫生服务机构；其余公立医院由设区的市负责举办。

强化区域卫生规划。省级人民政府制定卫生资源配置标准，组织编制区域卫生规划和医疗机构设置规划，明确医疗机构的数量、规模、布局和功能。科学制定乡镇卫生院（村卫生室）、社区卫生服务中心（站）等基层卫生机构和各级医院建设与设备配置标准。充分利用和优化配置现有医疗卫生资源，对不符合规划要求的医疗机构要逐步进行整合，严格控制大型医疗设备配置，鼓励共建共享，提高医疗卫生资源利用效率。新增卫生资源必须符合区域卫生规划，重点投向农村和社区卫生等薄弱环节。加强区域卫生规划与城乡规划、土地利用总体规划等的衔接。建立区域卫生规划和资源配置监督评价机制。

推进公立医院管理体制改革。从有利于强化公立医院公益性和政府有效监管出发，积极探索政事分开、管办分开的多种实现形式。进一步转变政府职能，卫生行政部门主要承担卫生发展规划、资格准入、规范标准、服务监

管等行业管理职能，其他有关部门按照各自职能进行管理和提供服务。落实公立医院独立法人地位。

进一步完善基本医疗保险管理体制。中央统一制定基本医疗保险制度框架和政策，地方政府负责组织实施管理，创造条件逐步提高统筹层次。有效整合基本医疗保险经办资源，逐步实现城乡基本医疗保险行政管理的统一。

（九）建立高效规范的医药卫生机构运行机制。（原“以维护公立医疗卫生机构公益性质为核心，逐步建立规范、科学、高效、有序的医药卫生机构运行机制。”被删去）公共卫生机构收支全部纳入预算管理。按照承担的职责任务，由政府合理确定人员编制、工资水平和经费标准，明确各类人员岗位职责，严格人员准入，加强绩效考核，建立能进能出的用人制度，提高工作效率和服务质量。

转变基层医疗卫生机构运行机制。政府举办的城市社区卫生服务中心（站）和乡镇卫生院等基层医疗卫生机构，要严格界定服务功能，明确规定使用适宜技术、适宜设备和基本药物，为广大群众提供低成本服务，维护公益性质。要严格核定人员编制，实行人员聘用制，建立能进能出和激励有效的人力资源管理制度。要明确收支范围和标准，实行核定任务、核定收支、绩效考核补助的财务管理办法，并探索实行收支两条线、公共卫生和医疗保障经费的总额预付等多种行之有效的管理办法，严格收支预算管理，提高资金使用效益。要改革药品加成政策，实行药品零差率销售。加强和完善内部管理，建立以服务质量为核心、以岗位责任与绩效为基础的考核和激励制度，形成保障公平效率的长效机制。

建立规范的公立医院运行机制。公立医院要遵循公益性质和社会效益原则，坚持以病人为中心，优化服务流程，规范用药、检查和医疗行为。深化运行机制改革，建立和完善医院法人治理结构，明确所有者和管理者的责权，形成决策、执行、监督相互制衡，有责任、有激励、有约束、有竞争、有活力的机制。推进医药分开（原“实行医药收支分开管理”被删去），积极（新增内容）探索多种（新增内容）有效方式逐步改革以药补医机制。通过实行药品购销差别加价、设立药事服务费等多种方式逐步改革或取消药品加成政策，同时采取适当调整医疗服务价格、增加政府投入、改革支付方式等措施完善公立医院补偿机制。（原“探索公立医院门诊药房改制为零售药店等医药分开的有效途径。”被删去）进一步完善财务、会计管理制度，严格预算管理，加强财务监管和运行监督。地方可结合本地实际，对有条件的医院开展“核定收支、以收抵支、超收上缴、差额补助、奖惩分明”等多种管理办法的试点。改革人事制度，完善分配激励机制，推行聘用制度和岗位管理制度，严格工资总额管理，实行以服务质量及岗位工作量为主的综合绩效考核和岗位绩效工资制度，有效调动医务人员的积极性。

健全医疗保险经办机构运行机制。完善内部治理结构，建立合理的用人机制和分配制度，完善激励约束机制、提高医疗保险经办管理能力和管理效率。

（十）建立政府主导的多元卫生投入机制。明确政府、社会与个人的卫生投入责任。确立政府在提供公共卫生和基本医疗服务中的主导地位。公共卫生服务主要通过政府筹资，向城乡居民均等化提供。基本医疗服务由政府、社会和个人三方合理分担费用。特需医疗服务由个人直接付费或通过商业健康保险支付。

建立和完善政府卫生投入机制。中央政府和地方政府都要增加对卫生的投入，并兼顾供给方和需求方。逐步提高政府卫生投入占卫生总费用的比重，使居民个人基本医疗卫生费用负担有效（原为“明显”）减轻；政府卫生投入增长幅度要高于经常性财政支出的增长幅度，使政府卫生投入占经常性财政支出的比重逐步提高。新增政府卫生投入重点用于支持公共卫生、农村卫生、城市社区卫生和基本医疗保障。

按照分级负担的原则合理划分中央和地方各级政府卫生投入责任。地方政府承担主要责任，中央政府主要对国家免疫规划、跨地区的重大传染疾病预防控制等公共卫生、城乡居民的基本医疗保障以及有关公立医疗卫生机构建设等给予补助。加大中央、省级财政对困难地区的专项转移支付力度。

完善政府对公共卫生的投入机制。专业公共卫生服务机构的人员经费、发展建设和业务经费由政府全额安排，按照规定取得的服务收入上缴财政专户或纳入预算管理。逐步提高人均公共卫生经费，健全公共卫生服务经费保障机制。

完善政府对城乡基层医疗卫生机构的投入机制。政府负责其举办的乡镇卫生院、城市社区卫生服务中心（站）按国家规定核定的基本建设、设备购置、人员经费和其承担公共卫生服务的业务经费，使其正常运行。对包括社会力量举办的所有乡镇卫生院和城市社区卫生服务机构，各地都可采取购买

服务等方式核定政府补助。支持村卫生室建设，对乡村医生承担的公共卫生服务等任务给予合理补助。

落实公立医院政府补助政策。逐步加大政府投入，主要用于基本建设和设备购置，扶持重点学科发展，符合国家规定的离退休人员费用和补贴政策性亏损等，对承担的公共卫生服务等任务给予专项补助，形成规范合理的公立医院政府投入机制。对中医院、民族医院（新增内容）、传染病院、精神病院、职业病防治院（新增内容）、妇产医院（原为“妇幼保健院”）和儿童医院等在投入政策上予以倾斜。严格控制公立医院建设规模、标准和贷款行为。

完善政府对基本医疗保障的投入机制。政府提供必要的资金支持新型农村合作医疗、城镇居民基本医疗保险、城镇职工基本医疗保险和城乡医疗救助制度的建立和完善。保证相关经办机构正常经费。

鼓励和引导社会资本发展医疗卫生事业。积极促进非公医疗卫生机构发展，形成投资主体多元化、投资方式多样化的办医体制。抓紧制定和完善有关政策法规，规范社会资本包括境外资本办医疗机构的准入条件，完善公平公正的行业管理政策。鼓励社会资本依法兴办非营利性医疗机构。国家制定公立医院改制的指导性意见，积极引导社会资本以多种方式参与包括国有企业所办医院在内的部分公立医院改制重组。稳步推进公立医院改制的试点，适度降低公立医疗机构比重，形成公立医院与非公立医院相互促进、共同发展的格局。支持有资质人员依法开业，方便群众就医。完善医疗机构分类管理政策和税收优惠政策。依法加强对社会力量（新增内容）办医的监管。

大力发展医疗慈善事业。制定相关优惠政策，鼓励社会力量兴办慈善医疗机构，或向医疗救助、医疗机构等慈善捐赠。

（十一）建立科学合理的医药价格形成机制。（原“完善政府调控与市场调节相结合、客观反映市场供求情况和生产服务成本变化的医疗服务和药品价格形成机制。”被删去）规范医疗服务价格管理。对非营利性医疗机构提供的基本医疗服务，实行政府指导价，其余由医疗机构自主定价。中央政府负责制定医疗服务价格政策及项目、定价原则及方法；省或市级价格主管部门会同卫生、人力资源社会保障部门核定基本医疗服务指导价格。基本医疗服务价格按照扣除财政补助的服务成本制定，体现医疗服务合理成本和技术劳务价值。不同级别的医疗机构和医生提供的服务，实行分级定价。规范公立医疗机构收费项目和标准，研究探索按病种收费（新增内容）等收费方式改革。建立医用设备仪器价格监测、检查治疗服务成本监审及其价格定期调整制度。（原为“建立医用检查治疗设备仪器价格监测、服务成本监审和服务价格定期调整制度。”）

改革药品价格形成机制。合理调整政府定价范围，改进（原文有“药品”二字）定价方法，提高透明度（新增内容），利用价格杠杆鼓励企业自主创新，促进国家基本药物的生产和使用。对新药和专利药品逐步实行定价前药物经济性评价制度。对仿制药品实行后上市价格从低定价制度，抑制低水平重复建设。（原“推行药品外包装上标示价格制度”被删去）严格控制药品流通环节差价率。对医院销售药品开展差别加价、收取药事服务费等试点，引导医院合理用药。加强医用耗材及植（介）入类医疗器械流通和使用环节价格的控制和管理。健全医药价格监测体系，规范企业自主定价行为。

积极探索建立医疗保险经办机构与医疗机构、药品供应商的谈判机制，发挥医疗保障对医疗服务和药品费用的制约作用。

（十二）建立严格有效的医药卫生监管体制。（原“完善监管网络，强化监管职责，创新监管手段，提高依法监管能力，逐步建立政府为主体、社会多方参与的监管体制。”被删去）强化医疗卫生监管。健全卫生监督执法体系，加强城乡卫生监督机构能力建设。强化医疗卫生服务行为和质量监管，完善医疗卫生服务标准和质量评价体系，规范管理制度和工作流程，加快制定统一的疾病诊疗规范，健全医疗卫生服务质量监测网络。加强医疗卫生机构的准入和运行监管。加强对生活饮用水安全（新增内容）、职业危害防治（新增内容）、食品安全、医疗废弃物处置（新增内容）等社会公共卫生的监管。依法严厉打击各种危害人民群众身体健康和生命安全的违法行为。

完善医疗保障监管。加强对医疗保险经办、基金管理和使用等环节的监管，建立医疗保险基金有效使用和风险防范机制。强化医疗保障对医疗服务的监控作用，完善支付制度，积极探索实行按人头付费、按病种付费、总额预付等方式，建立激励与惩戒并重的有效约束机制。加强商业健康保险监管，促进规范发展。

加强药品监管。强化政府监管责任，完善监管体系建设，严格药品研究、生产、流通、使用、价格和广告的监管。落实药品生产质量管理规范，加强对高风险品种生产的监管。严格实施药品经营管理规范，探索建立药品经营许可分类、分级的管理模式，加大重点品种的监督抽验力度。建立农村药品

监督网（新增内容）。加强政府对药品价格的监管，有效抑制虚高定价。规范药品临床使用，发挥执业药师指导合理用药与药品质量管理方面的作用。

建立信息公开、社会多方参与（新增内容）的监管制度。鼓励行业协会等社会组织、个人对政府部门、医药机构和相关体系的运行绩效进行独立评价和监督。加强行业自律。

（十三）建立可持续发展的医药卫生科技创新机制和人才保障机制。（原“立足卫生事业发展，服务人民群众健康，逐步建立层次完整、结构合理、重点突出、可持续的科技创新机制和人才保障机制。”被删去）推进医药卫生科技进步。把医药卫生科技创新作为国家科技发展的重点，（原“以防病治病为中心”被删去）努力攻克医药科技难关，为人民群众健康提供技术保障。（原“遵循自主创新、重点跨越、协调发展、引领未来的方针，”被删去）加大医学科研投入（新增内容），深化医药卫生科技体制和机构改革，整合优势医学科研资源，加快实施医药科技重大专项，鼓励自主创新（新增内容），加强对重大疾病防治技术和新药研制关键技术等的研究，在医学基础和应用研究、高技术研究、中医和中西医结合研究等方面力求新的突破。（原“针对人民群众的医疗卫生需求，加强医学科研，”被删去）开发生产适合我国国情的医疗器械。广泛开展国际卫生科技合作交流。（原“大力推广适宜技术，全面推进医药卫生科技进步。”被删去）

加强医药卫生人才队伍建设。制定和实施人才队伍建设规划，重点加强公共卫生、农村卫生、城市社区卫生专业技术人员和护理人员的培养培训。制定优惠政策，鼓励优秀卫生人才到农村、城市社区和中西部地区服务。对长期在城乡基层工作的卫生技术人员在职称晋升、业务培训、待遇政策等方面给予适当倾斜。完善全科医师任职资格制度，健全农村和城市社区卫生人员在岗培训制度，鼓励参加学历教育，促进乡村医生执业规范化，尽快实现基层医疗卫生机构都有合格的全科医生。加强高层次科研、医疗、卫生管理等人才队伍建设。建立住院医师规范化培训制度，强化继续医学教育。加强护理队伍建设，逐步解决护理人员比例过低的问题。（新增内容）培育壮大中医药人才队伍。稳步推动医务人员的合理流动，促进不同医疗机构之间人才的纵向和横向交流，研究探索注册医师多点执业。规范医院管理者的任职条件，逐步形成一支职业化、专业化的医疗机构管理队伍。

调整高等医学教育结构和规模。加强全科医学教育，完善标准化、规范化的临床医学教育，提高医学教育质量。加大医学教育投入，大力发展面向农村、社区的高等医学本专科教育，采取定向免费培养等多种方式，为贫困地区农村培养实用的医疗卫生人才，造就大批扎根农村、服务农民的合格医生。

构建健康和谐的医患关系。加强医德医风建设，重视医务人员人文素养培养和职业素质教育，大力弘扬救死扶伤精神。优化医务人员执业环境和条件，保护医务人员的合法权益，调动医务人员改善服务和提高效率的积极性。完善医疗执业保险，开展医务社会工作，完善医疗纠纷处理机制，增进医患沟通。（新增内容）在全社会形成尊重医学科学、尊重医疗卫生工作者、尊重患者的良好风气。

（十四）建立实用共享的医药卫生信息系统。大力推进医药卫生信息化建设。（新增内容）以推进公共卫生、医疗、医保、药品、财务监管信息化建设为着力点，整合资源，加强信息标准化和公共服务信息平台建设，逐步实现统一高效、互联互通。（原“、信息共享、透明公开、使用便捷、实时监管的医药卫生信息系统。”被删去）

加快医疗卫生信息系统建设。完善以疾病控制网络为主体的公共卫生信息系统，提高预测预警和分析报告能力；以建立居民健康档案为重点，构建乡村和社区卫生信息网络平台；以医院管理和电子病历为重点，推进医院信息化建设；利用网络信息技术，促进城市医院与社区卫生服务机构的合作。积极发展面向农村及边远地区的远程医疗。

建立和完善医疗保障信息系统。加快基金管理、费用结算与控制、医疗行为管理与监督、参保单位和个人管理服务等具有复合功能的医疗保障信息系统建设。加强城镇职工基本医疗保险、城镇居民基本医疗保险、新型农村合作医疗和医疗救助信息系统建设，实现与医疗机构信息系统的对接，积极推广“一卡通”等办法，方便参保（合）人员就医，增加医疗服务的透明度。

建立和完善国家、省、市三级药品监管、药品检验检测、药品不良反应监测信息网络。（原“加强对药品研制、生产、流通、使用全过程关键环节的监控。”被删去）建立基本药物供求信息系统。（新增内容）

（十五）建立健全医药卫生法律制度。完善卫生法律法规。加快推进基本医疗卫生立法，明确政府、社会和居民在促进健康方面的权利和义务，保障

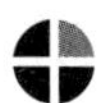

人人享有基本医疗卫生服务。建立健全卫生标准体系，做好相关法律法规的衔接与协调。加快中医药立法工作。完善药品监管法律法规。（新增内容）逐步建立健全与基本医疗卫生制度相适应、比较完整的卫生法律制度。

推进依法行政。严格、规范执法，切实提高各级政府运用法律手段发展和管理医药卫生事业的能力。加强医药卫生普法工作，（原“提高全社会法律意识和法制观念”被删去）努力创造有利于人民群众健康的法制环境。

五、着力抓好五项重点改革，力争近期取得明显成效

（原“深化医药卫生体制改革要立足当前，从着力解决人民群众反映强烈的‘看病难、看病贵’问题入手，”被删去）为使改革尽快取得成效，落实医疗卫生服务的公益性质，着力保障广大群众看病就医的基本需求，按照（新增内容）让群众得到实惠，让医务人员受到鼓舞，让监管人员易于掌握的要求，2009—2011 年着力抓好五项重点改革。（新增内容）（原“到 2010 年，在全国初步建立基本医疗卫生制度框架”被删去）

（十六）加快推进基本医疗保障制度建设。基本医疗保障制度全面覆盖城乡居民，3 年内城镇职工基本医疗保险、城镇居民基本医疗保险和新型农村合作医疗参保（合）率达到 90% 以上；城乡医疗救助制度覆盖到全国所有困难家庭。以提高住院和门诊大病保障为重点，逐步提高筹资和保障水平，2010 年各级财政对城镇居民基本医疗保险和新型农村合作医疗的补助标准提高到每人每年 120 元。做好关系转移接续和异地就医结算服务。（新增内容）（原“促进各项基本医疗保障制度协调和衔接。完善医疗保障管理体制机制，逐步提高筹资和保障水平。进一步健全城乡医疗救助制度，”被删去）完善医疗保障管理体制机制。有效（原为“明显”）减轻城乡居民个人医药费用负担。

（十七）初步建立国家基本药物制度。建立比较完整的基本药物遴选、生产供应、使用和医疗保险报销的体系。2009 年初，公布国家基本药物目录；（新增内容）规范基本药物采购（原为“生产”）和配送；（原“基层医疗卫生机构基本药物直接配送覆盖面力争达到 80%。”被删去）合理确定基本药物的价格。从 2009 年起，政府举办的基层医疗卫生机构全部配备和使用基本药物，其他各类医疗机构也都必须按规定使用基本药物，所有零售药店均应配备和销售基本药物；（新增内容）完善基本药物的医保报销政策。保证群众

基本用药的可及性、安全性和有效性，减轻群众基本用药费用负担。

（十八）健全基层医疗卫生服务体系。加快农村三级医疗卫生服务网络和城市社区卫生服务机构建设，（原“实现基层医疗卫生服务网络的全面覆盖”被删去）发挥县级医院的龙头作用，用3年时间建成比较完善的基层医疗卫生服务体系。（新增内容）加强基层医疗卫生人才队伍建设，特别是全科医生的培养培训，着力提高基层医疗卫生机构服务水平和质量。（原“农村居民小病不出乡，城市居民享有便捷有效的社区卫生服务”被删去）转变基层医疗卫生机构运行机制和服务模式，完善补偿机制。逐步建立分级诊疗和双向转诊制度，（原“城乡居民基本医疗卫生服务费用负担减轻，利用基层医疗卫生服务量明显增加。”被删去）为群众提供便捷、低成本的基本医疗卫生服务。（新增内容）

（十九）促进基本公共卫生服务逐步均等化。（原“健全城乡公共卫生服务体系，逐步扩大国家公共卫生服务项目范围，”被删去）国家制定基本公共卫生服务项目，从2009年起，（新增内容）逐步向城乡居民统一提供疾病预防控制、妇幼保健、健康教育等基本公共卫生服务。实施国家重大公共卫生服务项目，有效预防控制重大疾病及其危险因素，（新增内容）进一步提高突发重大公共卫生事件处置能力。健全城乡公共卫生服务体系，完善公共卫生服务经费保障机制，2009年人均基本公共卫生服务经费标准不低于15元，到2011年不低于20元。（新增内容）加强绩效考核，提高服务效率和质量。逐步缩小城乡居民基本公共卫生服务差距，力争让群众少生病。（新增内容）

（二十）推进公立医院改革试点。改革公立医院管理体制、运行机制和监管机制，积极探索政事分开、管办分开的有效形式。完善医院法人治理结构。（新增内容）推进公立医院补偿机制改革，加大政府投入，完善公立医院经济补偿政策，逐步解决“以药补医”问题。加快形成多元化办医格局，鼓励民营资本举办非营利医院。（新增内容）大力改进公立医院内部管理，优化服务流程，规范诊疗行为，调动医务人员的积极性，提高服务质量和效率，明显缩短病人等候时间，实现同级医疗机构检查结果互认，努力让群众看好病。（此段改动很大，原为“探索建立比较规范的公立医院管理体制和运行机制，采取有效方式改革以药补医机制，加大政府投入，规范收支管理，使药品、检查收入比重明显下降。改进内部管理，优化服务流程，规范诊疗行为，明显缩短病人等候时间，实现检查结果互认。”）

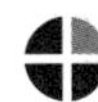

六、积极稳妥推进医药卫生体制改革

（二十一）提高认识，加强领导。（原为“切实加强领导”）各级党委和（新增内容）政府要充分认识深化医药卫生体制改革的重要性、紧迫性和艰巨性（此处原为“重大意义”），提高认识、坚定信心，（新增内容）切实加强组织领导，把解决群众看病就医问题作为改善民生、扩大内需的重点摆上重要议事日程，明确任务分工，（新增内容）落实政府的公共医疗卫生责任。成立国务院深化医药卫生体制改革领导小组，统筹组织实施深化医药卫生体制改革。国务院有关部门要认真履行职责，密切配合，形成合力，加强监督考核。（新增内容）地方政府要按照本意见和实施方案（新增内容）的要求，因地制宜地制定具体实施方案和有效措施，精心组织，有序推进改革进程，确保改革成果惠及全体人民群众。

（二十二）突出重点，分步实施。建立覆盖城乡居民的基本医疗卫生制度是一项长期任务，要坚持远近结合，从基础和基层起步，（新增内容）近期（原为“近几年”）重点抓好基本医疗保障制度、国家基本药物制度、基层医疗卫生服务体系、基本公共卫生服务均等化和公立医院改革试点5项改革。要抓紧制定操作性文件和具体方案，进一步深化、细化（原“和实化”被删去）政策措施，明确实施步骤，做好配套衔接，协调推进各项改革。

（二十三）先行试点，逐步推开。（原为“组织开展试点工作。”）医药卫生改革涉及面广、情况复杂、政策性强，（新增内容）一些重大改革（原为“难点问题”）要先行试点。（原“取得经验后逐步推广。近期要力争在探索公立医院管办分开、改革以药补医、规范运行机制和卫生投入机制等方面取得突破。”被删去）国务院深化医药卫生体制改革领导小组负责制定试点原则和政策框架，（新增内容）统筹协调、指导各地试点工作。（原“在全国选择部分地方或单位开展试点。”被删去）各省区市（原为“地方负责”）制定具体试点方案并组织实施。鼓励地方结合当地实际，开展多种形式的试点，积极探索有效的实现途径，并及时总结经验，逐步推开。

（二十四）加强宣传，正确引导。（原为“做好舆论宣传工作。”）深化医药卫生体制改革（此处原为“直接关系广大群众的切身利益，是一项重大的民生工程，”）需要社会各界和广大群众的理解、支持和参与。要坚持正确的舆论导向，（此处原为“加强对深化医药卫生体制改革的重大意义、指导思想、基本原则和主要政策的宣传，总结推广好的试点经验，”）广泛宣传改革的重大意义和主要政策措施，积极引导社会预期，增强群众信心，（新增内容）**使这项惠及广大人民群众的重大改革深入人心，为深化改革营造良好的舆论环境。**

附录一

关于深化医药卫生体制改革的意见（征求意见稿）[①]

按照党的十七大精神，为建立中国特色的医药卫生体制，逐步实现人人享有基本医疗卫生服务的目标，提高全民健康水平，现就深化医药卫生体制改革提出如下意见。

一、充分认识深化医药卫生体制改革的重要性、紧迫性和艰巨性

健康是人全面发展的基础。医药卫生事业关系千家万户幸福，是重大民生问题。深化医药卫生体制改革，加快医药卫生事业发展，适应人民群众日益增长的医药卫生需求，不断提高人民群众健康素质，是贯彻落实科学发展观、促进经济和社会全面协调可持续发展的必然要求，是维护社会公平正义的重要举措，是人民生活质量改善的重要标志，是全面建设小康社会和构建社会主义和谐社会的一项重大任务。

新中国成立以来，特别是改革开放以来，我国医药卫生事业取得了显著成就，覆盖城乡的医药卫生服务体系基本形成，疾病防治能力不断增强，医疗保障覆盖人口逐步扩大，卫生科技水平迅速提高，人民群众健康水平明显改善，居民主要健康指标处于发展中国家前列。尤其是抗击“非典”取得重

① 本稿为2008年10月14日公布的征求意见稿。

大胜利以来，各级政府加大投入，公共卫生、农村医疗卫生和城市社区卫生加快发展，新型农村合作医疗和城镇居民基本医疗保险取得突破性进展，为深化医药卫生体制改革打下了良好基础。同时，也应该看到，当前我国医药卫生事业发展水平与经济社会协调发展要求和人民群众健康需求不适应的矛盾还比较突出。城乡和区域医疗卫生事业发展不平衡，资源配置不合理，公共卫生和农村、社区医疗卫生工作比较薄弱，医疗保障制度不健全，药品生产流通秩序不规范，医院管理体制和运行机制不完善，政府卫生投入不足，医药费用上涨过快，人民群众反映比较强烈。

从现在到2020年，是我国全面建设小康社会的关键时期，医药卫生工作肩负着繁重的任务。随着经济的发展和人民生活水平的提高，群众对改善医药卫生服务将会有更高的要求。工业化、城镇化、人口老龄化、疾病谱变化和生态环境变化等，都给医药卫生工作带来一系列新的严峻挑战。深化医药卫生体制改革，是加快医药卫生事业发展的战略选择，是实现人民共享改革发展成果的重要途径，是广大人民群众的迫切愿望。

深化医药卫生体制改革是一项涉及面广、难度大的社会系统工程。我国人口多，人均收入水平低，城乡、区域差距大，长期处于社会主义初级阶段的基本国情，决定了深化医药卫生体制改革是一项十分复杂艰巨的任务，是一个渐进的过程，需要在明确方向和框架的基础上，经过长期艰苦努力和坚持不懈的探索，才能逐步建立符合我国国情的医药卫生体制。

二、深化医药卫生体制改革的指导思想、基本原则和总体目标

（一）指导思想。

深化医药卫生体制改革的指导思想是：以邓小平理论和“三个代表”重要思想为指导，深入贯彻落实科学发展观，从我国国情出发，借鉴国际有益经验，着眼于实现人人享有基本医疗卫生服务的目标，着力解决人民群众最关心、最直接、最现实的利益问题。坚持公共医疗卫生的公益性质，坚持预防为主、以农村为重点、中西医并重的方针，实行政事分开、管办分开、医药分开、营利性和非营利性分开，强化政府责任和投入，完善国民健康政策，

健全制度体系，加强监督管理，创新体制机制，鼓励社会参与，建设覆盖城乡居民的基本医疗卫生制度，不断提高全民健康水平，促进社会和谐。

（二）基本原则。

深化医药卫生体制改革应遵循以下基本原则：

坚持以人为本，把维护人民健康权益放在第一位。坚持医药卫生事业为人民健康服务的宗旨，以保障人民健康为中心，以人人享有基本医疗卫生服务为根本出发点和落脚点，从改革方案设计、卫生制度建立到服务体系建设都要遵循公益性的原则，着力解决群众反映强烈的突出问题，努力实现全体人民病有所医。

坚持立足国情，建立中国特色的医药卫生体制。坚持从我国的基本国情出发，实事求是地总结医药卫生事业改革发展的实践经验，准确把握医药卫生发展规律和主要矛盾；坚持基本医疗卫生服务水平与国民经济和社会发展相协调、与人民群众的承受能力相适应；充分发挥中医药作用；坚持因地制宜、分类指导，发挥地方积极性，探索建立符合国情的基本医疗卫生制度。

坚持公平效率统一，政府主导与发挥市场机制作用相结合。坚持政府主导，强化政府在基本医疗卫生制度中的责任，加强政府在制度、规划、筹资、服务、监管等方面的职责，维护公共医疗卫生的公益性，促进公平公正；同时，注重发挥市场机制作用，促进有序竞争机制的形成，提高医疗卫生运行效率和服务水平、质量，满足人民群众多层次、多样化的医疗卫生需求。

坚持统筹兼顾，把完善制度体系与解决当前突出问题结合起来。从全局出发，兼顾供给方和需求方等各方利益，注重预防、治疗、康复三者的结合，正确处理政府、卫生机构、医药企业、医务人员和人民群众之间的关系。既着眼长远，创新体制机制，又立足当前，着力解决医药卫生中存在的突出问题；既注重整体设计，明确总体改革方向目标和基本框架，又突出重点，分步实施，积极稳妥地推进改革。

（三）总体目标。

深化医药卫生体制改革的总体目标是：建立覆盖城乡居民的基本医疗卫生制度，为群众提供安全、有效、方便、价廉的医疗卫生服务。

到2020年，覆盖城乡居民的基本医疗卫生制度基本建立。普遍建立比较完善的公共卫生服务体系和医疗服务体系，比较健全的医疗保障体系，比较规范的药品供应保障体系，比较科学的医疗卫生机构管理体制和运行机制，形成多元办医格局，人人享有基本医疗卫生服务，基本适应人民群众多层次的医疗卫生需求，人民群众健康水平进一步提高。

三、完善医药卫生四大体系，建立覆盖城乡居民的基本医疗卫生制度

建立覆盖城乡居民的公共卫生服务体系、医疗服务体系、医疗保障体系、药品供应保障体系四位一体的基本医疗卫生制度，四大体系相辅相成，配套建设，协调发展。

（四）全面加强公共卫生服务体系建设。

建立健全疾病预防控制、健康教育、妇幼保健、精神卫生、应急救治、采供血、卫生监督和计划生育等专业公共卫生服务网络，并完善以基层医疗卫生服务网络为基础的医疗服务体系的公共卫生服务功能，建立分工明确、信息互通、资源共享、协调互动的公共卫生服务体系，提高公共卫生服务能力和突发公共卫生事件应急处置能力，促进城乡居民逐步享有均等化的基本公共卫生服务。

确定公共卫生服务范围。明确国家公共卫生服务项目，逐步增加服务内容，细化服务和考核标准。鼓励地方政府根据当地经济水平和突出的公共卫生问题，在中央规定服务项目的基础上增加公共卫生服务内容。

完善公共卫生服务体系。进一步明确公共卫生服务体系的职能、目标和任务，优化人员和设备配置，探索整合公共卫生服务资源的有效形式。完善重大疾病防控体系和突发公共卫生事件应急机制，加强对严重威胁人民健康的传染病、地方病、职业病和慢性病等疾病的预防控制和监测。加强城乡急救体系建设。

加强健康促进与教育。医疗卫生机构及机关、学校、社区、企业等要大力开展健康教育，倡导健康文明的生活方式，利用广播、电视、网络、报刊杂志等媒体，加强健康、医药卫生知识的传播，促进公众合理营养，提高广

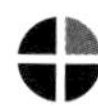

大人民群众的健康意识和自我保健能力。

深入开展爱国卫生运动。将农村环境卫生与环境污染治理纳入社会主义新农村建设规划，推动卫生城市和文明村镇建设，不断改善城乡居民的生活、工作等方面的卫生环境。

加强卫生监督服务。大力促进环境卫生、食品卫生、职业卫生、学校卫生和农民工卫生工作。

（五）进一步完善医疗服务体系。

坚持非营利性医疗机构为主体、营利性医疗机构为补充，公立医疗机构为主导、非公立医疗机构共同发展的办医原则，建设结构合理、分工明确、防治结合、技术适宜、运转有序，包括覆盖城乡的基层医疗卫生服务网络和各类医院在内的医疗服务体系。

大力发展农村医疗卫生服务体系。加快建立健全以县级医院为龙头、乡镇卫生院为骨干、村卫生室为基础的农村三级医疗卫生服务网络。县级医院作为县域内的医疗卫生中心，主要负责以住院为主的基本医疗服务及危重急症病人的抢救，并承担对乡村卫生机构的业务技术指导和乡村卫生人员的进修培训；乡镇卫生院负责提供公共卫生服务和常见病、多发病的诊疗等综合服务，并承担对村卫生室的业务管理和技术指导等工作；村卫生室承担行政村的公共卫生服务及一般疾病的诊治等工作。有条件的农村可以实行乡村一体化管理。加快实施农村卫生服务体系建设与发展规划，积极推进农村医疗卫生基础设施和能力建设，政府重点办好县级医院并在每个乡镇办好一所卫生院，采取多种形式支持村卫生室建设，大力改善农村医疗卫生条件，提高医疗卫生服务质量。

完善以社区卫生服务为基础的新型城市医疗卫生服务体系。大力发展社区卫生服务，加快建设以社区卫生服务中心为主体的城市社区卫生服务网络，完善社区卫生服务功能，以维护社区居民健康为中心，提供疾病预防控制等公共卫生服务和一般常见病、多发病、慢性病的初级诊疗服务。转变社区卫生服务模式，坚持主动服务、上门服务，逐步承担起居民健康“守门人”的职责。

健全各类医院的功能和职责。优化医院布局和结构，充分发挥城市医院在急危重症和疑难病症的诊疗、医学教育和科研、指导和培训基层卫生人员等方面的骨干作用。有条件的大医院按照区域卫生规划要求，可以通过托管、重组等方式促进医疗资源合理流动。

建立城市医院与社区卫生服务机构的分工协作机制。城市医院通过技术支持、人员培训等方式，带动社区卫生健康持续发展。同时，采取改善服务能力、降低收费标准、提高报销比例等综合措施，引导一般诊疗下沉到基层，逐步实现社区首诊、分级医疗和双向转诊。整合城市卫生资源，充分利用城市现有一、二级医院及国有企事业所属医疗机构等基层医疗资源，发展和完善社区卫生服务网络。

充分发挥包括民族医药在内的中医药在疾病预防控制、应对突发公共卫生事件、医疗服务中的作用。加强中医临床研究基地和中医院建设，组织开展中医药防治疑难疾病的联合攻关，在医疗卫生机构中大力推广中医药适宜技术。创造良好的政策环境，扶持中医药发展，促进中医药继承和创新。

建立城市医院对口支援农村医疗卫生工作的制度。发达地区要加强对口支援贫困地区和少数民族地区发展医疗卫生事业。城市大医院要与贫困地区和少数民族地区的县级医院建立长期稳定的对口支援和合作制度，采取临床服务、人员培训、技术指导、设备支援等方式，帮助其提高医疗水平和服务能力。

（六）加快建设医疗保障体系。

加快建立和完善以基本医疗保障为主体，其他多种形式补充医疗保险和商业健康保险为补充，覆盖城乡居民的多层次医疗保障体系。

建立覆盖城乡居民的基本医疗保障体系。城镇职工基本医疗保险、城镇居民基本医疗保险、新型农村合作医疗和城乡医疗救助共同组成基本医疗保障体系，分别覆盖城镇就业人口、城镇非就业人口、农村人口和城乡困难人群。坚持广覆盖、保基本、可持续的原则，从重点保障大病起步，逐步向门诊小病延伸，提高保障水平。建立国家、单位、家庭和个人责任明确、分担合理的多渠道筹资机制，实现社会互助共济。随着经济社会发展，逐步提高筹资水平和统筹层次，缩小保障水平差距，最终实现制度框架的基本统一。进一步完善城镇职工基本医疗保险制度，加快覆盖就业人口，重点解决国有关闭破产企业、困难企业等职工和退休人员以及混合所有制、非公有制经济组织从业人员和灵活就业人员的医疗保险问题；加快推进城镇居民基本医疗

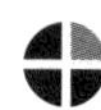

保险试点，到2009年全面推开，重视解决老人和儿童的基本医疗保险问题；全面实施新型农村合作医疗制度，逐步提高政府补助水平，适当增加农民缴费，提高保障能力。完善城乡医疗救助制度。对困难人群参保及其难以负担的医疗费用提供补助，筑牢医疗保障底线。有条件的地区要采取多种方式积极探索建立城乡一体化的基本医疗保障管理体系。

鼓励工会等社会团体开展多种形式的医疗互助活动。鼓励和引导各类公益性组织发展社会慈善医疗救助。

做好城镇职工基本医疗保险制度、城镇居民基本医疗保险制度、新型农村合作医疗制度和城乡医疗救助制度之间的衔接，妥善解决农民工基本医疗保险问题。签订劳动合同并与企业建立稳定劳动关系的农民工，要按照国家规定明确用人单位缴费责任，将其纳入城镇职工基本医疗保险制度；其他农民工根据实际情况，参加户籍所在地新型农村合作医疗或务工所在地城镇居民基本医疗保险。积极做好农民工医保关系接续、异地就医和费用结算服务等政策衔接。

积极发展商业健康保险。鼓励商业保险机构开发适应不同需要的健康保险产品，简化理赔手续，方便群众，满足多样化的健康需求。鼓励企业和个人通过参加商业保险及多种形式的补充保险解决基本医疗保障之外的需求。继续探索商业保险机构参与新型农村合作医疗等经办管理的方式。

（七）建立健全药品供应保障体系。

以建立国家基本药物制度为基础，以培育具有国际竞争力的医药产业、提高药品生产流通企业集中度、规范药品生产流通秩序、完善药品价格形成机制、加强政府监管为主要内容，建设规范化、集约化的药品供应保障体系，不断完善执业药师制度，保障人民群众安全用药。

建立国家基本药物制度。中央政府统一制定和发布国家基本药物目录，按照防治必需、安全有效、价格合理、使用方便、中西药并重的原则，结合我国用药特点，参照国际经验，合理确定我国基本药物品种和数量。建立基本药物的生产供应体系，在政府宏观调控下充分发挥市场机制的作用，基本药物由国家实行招标定点生产或集中采购，直接配送，减少中间环节，在合理确定生产环节利润水平的基础上统一制定零售价，确保基本药物的生产供应，保障群众基本用药。规范基本药物使用，制订基本药物使用规范和临床应用指南。城市社区卫生服务中心（站）、乡镇卫生院、村卫生室等基层医疗卫生机构应全部使用基本药物，其他各类医疗机构也要将基本药物作为首选药物并确定使用比例。基本药物全部纳入基本医疗保障体系药物报销目录，报销比例明显高于非基本药物。

规范药品生产流通。完善医药产业发展政策和行业发展规划，严格市场准入，严格药品注册审批，大力规范和整顿生产流通秩序，推动医药产业优化升级和技术进步，发展药品现代物流和连锁经营，促进药品生产、流通企业的整合。建立覆盖面广、体系健全、便民惠农的农村药品供应网和监督网。支持用量小的特殊用药、急救用药生产。完善药品储备制度。规范药品采购，坚决治理医药购销中的商业贿赂。加强药品不良反应监测，建立药品安全预警机制和应急处置机制。

四、完善体制机制，保障医药卫生体系有效规范运转

完善医药卫生的管理、运行、投入、价格、监管体制机制，加强科技与人才、信息、法制建设，保障医药卫生体系有效规范运转。

（八）建立协调统一的医药卫生管理体制。

按照政事分开、管办分开、属地化和全行业管理的原则，合理确定不同层级政府之间、政府与医药卫生机构之间的职责范围，形成职能明确、定位清晰、综合协调、权责统一的管理体制。

实施属地化和全行业管理。所有医疗卫生机构，不论所有制、投资主体、隶属关系和经营性质，均由所在地卫生行政部门实行统一规划、统一准入、统一监管。中央、省级可以设置少量承担医学科研、教学功能的医学中心或区域医疗中心、承担全国或区域性疑难病症诊治的专科医院等医疗机构；县（市、区）主要负责举办县级医院、乡村卫生和社区卫生机构；其余公立医院由设区的市负责举办。

强化区域卫生规划。省级人民政府制定卫生资源配置标准，组织编制区域卫生规划和医疗机构设置规划，明确医疗机构的数量、规模、布局和功能。科学制定乡镇卫生院（村卫生室）、社区卫生服务中心（站）等基层卫生机构和各级医院建设和设备配置标准。充分利用和优化配置现有医疗卫生资源，

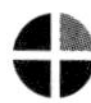

调整优化结构和布局，对不符合规划要求的医疗机构要逐步进行整合，严格控制大型医疗设备配置，鼓励共建共享，提高医疗卫生资源利用效率。新增卫生资源必须符合区域卫生规划，重点投向农村和社区卫生等薄弱环节。加强区域卫生规划与城市发展规划、土地利用规划等的衔接。建立区域卫生规划和资源配置监督评价机制。

推进公立医院管理体制改革。从有利于强化公立医院公益性和政府有效监管出发，积极探索政事分开、管办分开的多种实现形式。进一步转变政府职能，卫生行政部门主要承担卫生发展规划、资格准入、规范标准、服务监管等行业管理职能，其他有关部门按照各自职能进行管理和提供服务。落实公立医院独立法人地位。

进一步完善基本医疗保险管理体制。中央统一制定基本医疗保险制度框架和政策，地方政府负责组织实施管理，创造条件逐步提高统筹层次。有效整合基本医疗保险经办资源，逐步实现城乡基本医疗保险行政管理的统一。

（九）建立高效规范的医药卫生机构运行机制。

以维护公立医疗卫生机构公益性质为核心，逐步建立规范、科学、高效、有序的医药卫生机构运行机制。

公共卫生机构收支全部纳入预算管理。按照承担的职责任务，由政府合理确定人员编制、工资水平和经费标准，明确各类人员岗位职责，严格人员准入，加强绩效考核，建立能进能出的用人制度，提高工作效率和服务质量。

转变基层医疗卫生机构运行机制。政府举办的城市社区卫生服务中心（站）和乡镇卫生院等基层医疗卫生机构，要严格界定服务功能，明确规定使用适宜技术、适宜人才、适宜设备和基本药物，为广大群众提供低成本服务，维护公益性质。要严格核定人员编制，实行人员聘用制，建立能进能出和激励有效的人力资源管理制度。要明确收支范围和标准，实行核定任务、核定收支、绩效考核补助的财务管理办法，并探索实行收支两条线、公共卫生和医疗保障经费的总额预付等多种行之有效的管理办法，严格收支预算管理，提高资金使用效益。要改革药品加成政策，实行药品零差率销售。加强和完善内部管理，建立以服务质量为核心、以岗位责任与绩效为基础的考核和激励制度，形成保障公平效率的长效机制。

建立规范的公立医院运行机制。公立医院要遵循公益性质和社会效益原则，坚持以病人为中心，优化服务流程，规范用药检查和医疗行为，深化运行机制改革。建立和完善医院法人治理结构，明确所有者和管理者的责权，形成决策、执行、监督相互制衡，有责任、有激励、有约束、有竞争、有活力的机制。实行医药收支分开管理，探索有效方式逐步改革以药补医机制。通过实行药品购销差别加价、设立药事服务费等多种方式逐步改革或取消药品加成政策，同时采取适当调整医疗服务价格、增加政府投入、改革支付方式等措施完善公立医院补偿机制。进一步完善财务、会计管理制度，严格预算管理，加强财务监管和运行监督。地方可结合本地实际，对有条件的医院开展“核定收支、以收抵支、超收上缴、差额补助、奖惩分明”等多种管理办法的试点。改革人事制度，完善分配激励机制，推行聘用制度和岗位管理制度，严格工资总额管理，实行以服务质量及岗位工作量为主的综合绩效考核和岗位绩效工资制度，有效调动医务人员的积极性。

健全医疗保险经办机构运行机制。完善内部治理结构，建立合理的用人机制和分配制度，完善激励约束机制，提高医疗保险经办管理能力和管理效率。

（十）建立政府主导的多元卫生投入机制。

明确政府、社会与个人的投入责任，确立政府在提供公共卫生和基本医疗服务中的主导地位。公共卫生服务主要通过政府筹资，向城乡居民均等化提供。基本医疗服务由政府、社会和个人三方合理分担费用。特需医疗服务由个人直接付费或通过商业健康保险支付。

建立和完善政府卫生投入机制。中央政府和地方政府都要增加对卫生的投入，并兼顾供给方和需求方。逐步提高政府卫生投入占卫生总费用的比重，使居民个人基本医疗卫生费用负担明显减轻；政府卫生投入增长幅度要高于经常性财政支出的增长幅度，使政府卫生投入占经常性财政支出的比重逐步提高。新增政府卫生投入重点用于支持公共卫生、农村卫生、城市社区卫生和基本医疗保障。

按照分级负担的原则合理划分中央和地方各级政府卫生投入责任。地方政府承担主要责任，中央政府主要对国家免疫规划、跨地区的重大传染疾病预防控制等公共卫生、城乡居民的基本医疗保障以及有关公立医疗卫生机构建设等给予补助。加大中央、省级财政对困难地区的专项转移支付力度。

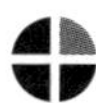

完善政府对公共卫生的投入机制。专业公共卫生服务机构的人员经费、发展建设和业务经费由政府全额安排，按照规定取得的服务收入上缴财政专户或纳入预算管理。逐步提高人均公共卫生经费，健全公共卫生服务经费保障机制。

完善政府对城乡基层医疗卫生机构的投入机制。政府负责其举办的乡镇卫生院、城市社区卫生服务中心（站）按国家规定核定的基本建设、设备购置、人员经费和其承担公共卫生服务的业务经费，使其正常运行。对包括社会力量举办的所有乡镇卫生院和城市社区卫生服务机构，各地都可采取购买服务等方式核定政府补助。支持村卫生室建设，对乡村医生承担的公共卫生服务等任务给予合理补助。

落实公立医院政府补助政策。逐步加大政府投入，主要用于基本建设和设备购置，扶持重点学科发展，符合国家规定的离退休人员费用和补贴政策性亏损等，对承担的公共卫生服务等任务给予专项补助，形成规范合理的公立医院政府投入机制。对中医院、传染病院、精神病院、妇幼保健院和儿童医院等在投入政策上予以倾斜。严格控制公立医院建设规模、标准和贷款行为。

完善政府对基本医疗保障的投入机制。政府提供必要的资金支持新型农村合作医疗、城镇居民基本医疗保险、城镇职工基本医疗保险和城乡医疗救助制度的建立和完善。保证相关经办机构正常经费。

鼓励和引导社会资本发展医疗卫生事业。积极促进非公医疗卫生机构发展，形成投资主体多元化、投资方式多样化的办医体制。抓紧制订和完善有关政策法规，规范社会办医疗机构包括外资办医疗机构的准入条件，完善公平公正的行业管理政策。鼓励社会资金依法兴办非营利性医疗机构。国家制定公立医院改制的指导性意见，积极引导社会资金以多种方式参与包括国有企业所办医院在内的部分公立医院改制重组。稳步推进公立医院改制的试点，适度降低公立医疗机构比重，形成公立医院与非公立医院相互促进、共同发展的格局。支持有资质人员依法开业，方便群众就医。完善医疗机构分类管理政策和税收优惠政策。依法加强对社会办医的监管。

大力发展慈善事业。制定相关优惠政策，鼓励社会力量兴办慈善医疗机构，或向医疗救助、医疗机构等慈善捐赠。

（十一）建立科学合理的医药价格形成机制。

完善政府调控与市场调节相结合、客观反映市场供求情况和生产服务成本变化的医疗服务和药品价格形成机制。

规范医疗服务价格管理。对非营利性医疗机构提供的基本医疗服务，实行政府指导价，其余由医疗机构自主定价。中央政府负责制定医疗服务价格政策及项目、定价原则及方法；省或市级价格主管部门会同卫生、劳动保障部门核定基本医疗服务指导价格。基本医疗服务价格按照扣除财政补助的服务成本制定，体现医疗服务成本和技术劳务价值。不同级别的医疗机构和医生提供的服务，实行分级定价。规范公立医疗机构收费项目和标准，研究探索按病种等收费方式改革。建立医用检查治疗设备仪器价格监测、服务成本监审和服务价格定期调整制度。

改革药品价格形成机制。合理调整政府定价范围，改进药品定价方法，利用价格杠杆鼓励企业自主创新，促进国家基本药物的生产和使用。对新药和专利药品逐步实行上市前药物经济性评价制度。对仿制药品实行后上市价格从低定价制度，抑制低水平重复建设。推行在药品外包装上标示价格制度。严格控制药品流通环节差价率。对医院销售药品开展差别加价、收取药事服务费等试点，引导医院合理用药。加强医用耗材及植（介）入类医疗器械流通和使用环节价格的控制和管理。健全医药价格监测体系，规范企业自主定价行为。

积极探索建立医疗保险经办机构与医疗机构、药品供应商的谈判机制，发挥医疗保障对医疗服务和药品费用的制约作用。

（十二）建立严格有效的医药卫生监管体制。

完善监管网络，强化监管职责，创新监管手段，提高依法监管能力，逐步建立政府为主体、社会多方参与的监管体制。

强化医疗卫生监管。健全卫生监督执法体系，加强卫生监督机构能力建设。加强医疗卫生服务行为和质量监管，完善医疗卫生服务标准和质量评价体系，规范管理制度和工作流程，加快制定统一的疾病诊疗规范，健全医疗卫生服务质量监测网络。加强医疗卫生机构的准入和运行监管。加强对生活饮用水、职业卫生、食品安全等社会公共卫生的监管。依法严厉打击各种危

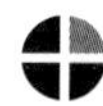

害人民群众身体健康和生命安全的违法行为。

完善医疗保障监管。加强对医疗保险经办、基金管理和使用等环节的监管，建立医疗保险基金有效使用和风险防范机制。强化医疗保障对医疗服务的监控作用，完善支付制度，积极探索实行按人头付费、按病种付费、总额预付等方式，建立激励与惩戒并重的有效约束机制。加强商业健康保险监管，促进规范发展。

加强药品监管。强化政府监管责任，完善体系建设，严格药品生产、流通、价格、广告和使用的监管。落实药品生产管理规范，加强对高风险品种生产的监管。严格实施药品经营管理规范，探索建立药品经营许可分类、分级的管理模式，加大重点品种的监督抽验力度。加强政府对药品价格的监管，有效抑制虚高定价。规范药品临床使用，发挥执业药师指导合理用药与药品质量管理方面的作用。

建立信息公开制度。鼓励行业协会等社会组织、个人对政府部门、医药机构和相关体系的运行绩效进行独立评价和监督。加强行业自律。

（十三）建立可持续发展的医药卫生科技创新机制和人才保障机制。

立足卫生事业发展，服务人民群众健康，逐步建立层次完整、结构合理、重点突出、可持续的科技创新机制和人才保障机制。

推进医药科技进步。把医药卫生科技创新作为国家科技发展的重点，以防病治病为中心，努力攻克医药科技难关，为人民群众健康提供技术保障。遵循自主创新、重点跨越、协调发展、引领未来的方针，深化医药卫生科技体制和机构改革，整合优势医学科研资源，加快实施医药科技重大专项，加强对重大疾病防治技术和新药研制关键技术等的研究，在医学基础和应用研究、高技术研究、中医和中西医结合研究等方面力求新的突破。针对人民群众的医疗卫生需求，加强医学科研，开发生产适合我国国情的医疗器械。广泛开展国际卫生科技合作交流。大力推广适宜技术，全面推进医药卫生科技进步。

加强医药卫生人才队伍建设。制订和实施人才队伍建设规划，重点加强公共卫生、农村卫生、城市社区卫生专业技术人员和护理人员的培养培训。制定优惠政策，鼓励优秀卫生人才到农村、城市社区和中西部地区服务。对长期在城乡基层工作的卫生技术人员在职称晋升、业务培训、待遇政策等方面给予适当倾斜。完善全科医师任职资格制度，健全农村和城市社区卫生人员在岗培训制度，鼓励参加学历教育，促进乡村医生执业规范化，尽快实现基层医疗卫生机构都有合格的全科医生。加强高层次科研、医疗、卫生管理等人才队伍建设。培育壮大中医药人才队伍。稳步推动医务人员的合理流动，促进不同医疗机构之间人才的纵向和横向交流，研究探索注册医师多点执业。逐步规范医院管理者的任职条件，逐步形成一支职业化、专业化的医疗机构管理队伍。

调整高等医学教育结构和规模。加强全科医学教育。完善标准化、规范化的临床医学教育，提高医学教育质量。加大医学教育投入，大力发展面向农村的高等医学本专科教育，采取定向免费培养等多种方式，为贫困地区农村培养实用的卫生人才，造就大批扎根农村、服务农民的合格医生。

加强医德医风建设。重视医务人员人文素养培养和职业素质教育，大力弘扬救死扶伤精神。优化医务人员执业环境。在全社会形成尊重医学科学、尊重医疗卫生工作者的良好风气，努力构建健康和谐的医患关系。

（十四）建立实用共享的医药卫生信息系统。

以推进公共卫生、医疗、医保、药品、财务监管信息化建设为着力点，加快信息标准化和公共服务信息平台建设，逐步建立统一高效、资源整合、互联互通、信息共享、透明公开、使用便捷、实时监管的医药卫生信息系统。

加快医疗卫生信息系统建设。完善以疾病控制网络为主体的公共卫生信息系统，提高预测预警和分析报告能力。以建立居民健康档案为重点，构建乡村和社区卫生信息网络平台。以医院管理和电子病历为重点，推进医院信息化建设。利用网络信息技术，促进城市医院与社区卫生服务机构的合作，积极发展面向农村及边远地区的远程医疗。

建立和完善医疗保障信息系统。加快基金管理、费用结算与控制、医疗行为管理与监督、参保单位和个人管理服务等具有复合功能的医疗保障信息系统建设。加强城镇职工、居民基本医疗保险和新型农村合作医疗信息系统建设，实现与医疗机构信息系统的对接，积极推广“一卡通”等办法，方便参保（合）人员就医，增加医疗服务的透明度。

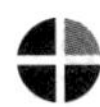

建立和完善国家、省、市三级药品监管、药品检验检测、药品不良反应监测信息网络，加强对药品研制、生产、流通、使用全过程关键环节的监控。

（十五）建立健全医药卫生法律制度。

进一步加强医药卫生立法工作，逐步建立健全与基本医疗卫生制度相适应、比较完整的卫生法律制度。

完善卫生法律法规。加快推进基本医疗卫生立法工作，明确政府、社会和居民在促进健康方面的权利和义务，保障人人享有基本医疗卫生服务。建立健全卫生标准体系，做好相关法律法规的衔接与协调。加快中医药立法工作。

推进依法行政。严格执法，规范执法，切实提高各级政府运用法律手段发展和管理医药卫生事业的能力。加强医药卫生普法工作，提高全社会法律意识和法制观念，努力创造有利于人民群众身体健康的法制环境。

五、着力抓好五方面重点工作，力争近期取得明显成效

深化医药卫生体制改革要立足当前，从着力解决人民群众反映强烈的“看病难、看病贵”问题入手，让老百姓得到实惠，让医务人员受到鼓舞，让监管人员易于掌握。到2010年，在全国初步建立基本医疗卫生制度框架。

（十六）加快推进基本医疗保障制度建设。

基本医疗保障制度全面覆盖城乡居民，城镇职工基本医疗保险、城镇居民基本医疗保险和新型农村合作医疗参保（合）率达到90%以上。促进各项基本医疗保障制度协调和衔接。完善医疗保障管理体制机制，逐步提高筹资和保障水平。进一步健全城乡医疗救助制度，明显减轻城乡居民个人医药费用负担。

（十七）初步建立国家基本药物制度。

建立比较完整的基本药物遴选、生产供应、使用和医疗保险报销制度等体系，保证群众基本用药的可及性、安全性和有效性。规范基本药物的生产和配送，基层医疗卫生机构基本药物直接配送覆盖面力争达到80%。合理确

定基本药物的价格，完善基本药物的医保报销政策，提高合理用药水平，减轻群众基本用药费用负担。

（十八）健全基层医疗卫生服务体系。

加快农村乡镇卫生院、村卫生室和城市社区卫生服务机构建设，实现基层医疗卫生服务网络的全面覆盖，加强基层医疗卫生人才队伍建设，特别是全科医生培养培训，着力提高基层医疗卫生机构服务水平和质量，农村居民小病不出乡，城市居民享有便捷有效的社区卫生服务。转变基层医疗卫生机构运行机制和服务模式，完善投入机制，逐步建立分级诊疗和双向转诊制度，城乡居民基本医疗卫生服务费用负担减轻，利用基层医疗卫生服务量明显增加。

（十九）促进基本公共卫生服务逐步均等化。

健全城乡公共卫生服务体系，逐步扩大国家公共卫生服务项目范围，向城乡居民提供疾病防控、计划免疫、妇幼保健、健康教育等基本公共卫生服务。实施国家重大公共卫生专项，有效预防控制重大疾病。进一步提高突发重大公共卫生事件处置能力。逐步缩小城乡居民基本公共卫生服务差距，提高全民健康水平。完善公共卫生服务经费保障机制，加强绩效考核，提高服务效率和质量。

（二十）推进公立医院改革试点。

探索建立比较规范的公立医院管理体制和运行机制，采取有效方式改革以药补医机制，加大政府投入，规范收支管理，使药品、检查收入比重明显下降。改进内部管理，优化服务流程，规范诊疗行为，明显缩短病人等候时间，实现检查结果互认。

六、积极稳妥推进医药卫生体制改革

（二十一）切实加强领导。

各级政府要充分认识深化医药卫生体制改革的重大意义，切实加强组织领导，把解决群众看病就医问题作为改善民生的重点摆上重要议事日程，落实政府的公共医疗卫生责任。国务院成立深化医药卫生体制改革领导小组，统筹组织实施深化医药卫生体制改革。国务院有关部门要认真履行职责，密切配合，形成合力。地方政府要按照本指导意见的要求，结合实际情况，因地制宜地制订具体实施方案和有效措施，精心组织，有序推进，确保改革成果惠及全体人民群众。

（二十二）突出重点，分步实施。

建立覆盖城乡居民的基本医疗卫生制度是一项长期任务。国务院有关部门要按照本指导意见确定的基本方向和框架体系，抓紧制订相关配套文件，进一步深化、细化和实化政策措施，并做好各项制度、政策之间的配套和衔接，协调推进各项改革。近几年要重点抓好推进基本医疗保障制度建设、建立国家基本药物制度、健全基层医疗卫生服务体系、促进基本公共卫生服务均等化和推进公立医院改革试点等工作。

（二十三）组织开展试点工作。

医药卫生改革涉及面广、情况复杂，对一些难点问题要先行试点，取得经验后逐步推广。近期要力争在探索公立医院管办分开、改革以药补医、规范运行机制和卫生投入机制等方面取得突破。国务院深化医药卫生体制改革领导小组负责统筹协调、指导各地试点工作，在全国选择部分地方或单位开展试点。中央负责制定试点原则和政策框架，地方负责制定具体试点实施方案并组织实施。鼓励地方继续探索创新，结合当地实际开展多种形式的试点。

（二十四）做好舆论宣传工作。

深化医药卫生体制改革直接关系广大群众的切身利益，是一项重大的民生工程，需要社会各界和广大群众的理解、支持和参与。要坚持正确的舆论导向，加强对深化医药卫生体制改革的重大意义、指导思想、基本原则和主要政策的宣传，总结推广好的试点经验，使这项惠及广大人民群众的重大改革深入人心，为深化改革营造良好的舆论环境。

附录二

中共中央　国务院
关于深化医药卫生体制改革的意见[①]

按照党的十七大精神，为建立中国特色医药卫生体制，逐步实现人人享有基本医疗卫生服务的目标，提高全民健康水平，现就深化医药卫生体制改革提出如下意见。

一、充分认识深化医药卫生体制改革的重要性、紧迫性和艰巨性

医药卫生事业关系亿万人民的健康，关系千家万户的幸福，是重大民生问题。深化医药卫生体制改革，加快医药卫生事业发展，适应人民群众日益增长的医药卫生需求，不断提高人民群众健康素质，是贯彻落实科学发展观、促进经济社会全面协调可持续发展的必然要求，是维护社会公平正义、提高人民生活质量的重要举措，是全面建设小康社会和构建社会主义和谐社会的一项重大任务。

新中国成立以来，特别是改革开放以来，我国医药卫生事业取得了显著成就，覆盖城乡的医药卫生服务体系基本形成，疾病防治能力不断增强，医疗保障覆盖人口逐步扩大，卫生科技水平迅速提高，人民群众健康水平明显改善，居民主要健康指标处于发展中国家前列。尤其是抗击非典取得重大胜

① 本稿为2009年3月17日公布的决定稿。

利以来，各级政府投入加大，公共卫生、农村医疗卫生和城市社区卫生发展加快，新型农村合作医疗和城镇居民基本医疗保险取得突破性进展，为深化医药卫生体制改革打下了良好基础。同时，也应该看到，当前我国医药卫生事业发展水平与人民群众健康需求及经济社会协调发展要求不适应的矛盾还比较突出。城乡和区域医疗卫生事业发展不平衡，资源配置不合理，公共卫生和农村、社区医疗卫生工作比较薄弱，医疗保障制度不健全，药品生产流通秩序不规范，医院管理体制和运行机制不完善，政府卫生投入不足，医药费用上涨过快，个人负担过重，对此，人民群众反映强烈。

从现在到2020年，是我国全面建设小康社会的关键时期，医药卫生工作任务繁重。随着经济的发展和人民生活水平的提高，群众对改善医药卫生服务将会有更高的要求。工业化、城镇化、人口老龄化、疾病谱变化和生态环境变化等，都给医药卫生工作带来一系列新的严峻挑战。深化医药卫生体制改革，是加快医药卫生事业发展的战略选择，是实现人民共享改革发展成果的重要途径，是广大人民群众的迫切愿望。

深化医药卫生体制改革是一项涉及面广、难度大的社会系统工程。我国人口多，人均收入水平低，城乡、区域差距大，长期处于社会主义初级阶段的基本国情，决定了深化医药卫生体制改革是一项十分复杂艰巨的任务，是一个渐进的过程，需要在明确方向和框架的基础上，经过长期艰苦努力和坚持不懈的探索，才能逐步建立符合我国国情的医药卫生体制。因此，对深化医药卫生体制改革，既要坚定决心、抓紧推进，又要精心组织、稳步实施，确保改革顺利进行，达到预期目标。

二、深化医药卫生体制改革的指导思想、基本原则和总体目标

（一）深化医药卫生体制改革的指导思想。以邓小平理论和“三个代表”重要思想为指导，深入贯彻落实科学发展观，从我国国情出发，借鉴国际有益经验，着眼于实现人人享有基本医疗卫生服务的目标，着力解决人民群众最关心、最直接、最现实的利益问题。坚持公共医疗卫生的公益性质，坚持预防为主、以农村为重点、中西医并重的方针，实行政事分开、管办分开、

医药分开、营利性和非营利性分开，强化政府责任和投入，完善国民健康政策，健全制度体系，加强监督管理，创新体制机制，鼓励社会参与，建设覆盖城乡居民的基本医疗卫生制度，不断提高全民健康水平，促进社会和谐。

（二）深化医药卫生体制改革的基本原则。医药卫生体制改革必须立足国情，一切从实际出发，坚持正确的改革原则。

——坚持以人为本，把维护人民健康权益放在第一位。坚持医药卫生事业为人民健康服务的宗旨，以保障人民健康为中心，以人人享有基本医疗卫生服务为根本出发点和落脚点，从改革方案设计、卫生制度建立到服务体系建设都要遵循公益性的原则，把基本医疗卫生制度作为公共产品向全民提供，着力解决群众反映强烈的突出问题，努力实现全体人民病有所医。

——坚持立足国情，建立中国特色医药卫生体制。坚持从基本国情出发，实事求是地总结医药卫生事业改革发展的实践经验，准确把握医药卫生发展规律和主要矛盾；坚持基本医疗卫生服务水平与经济社会发展相协调、与人民群众的承受能力相适应；充分发挥中医药（民族医药）作用；坚持因地制宜、分类指导，发挥地方积极性，探索建立符合国情的基本医疗卫生制度。

——坚持公平与效率统一，政府主导与发挥市场机制作用相结合。强化政府在基本医疗卫生制度中的责任，加强政府在制度、规划、筹资、服务、监管等方面的职责，维护公共医疗卫生的公益性，促进公平公正。同时，注重发挥市场机制作用，动员社会力量参与，促进有序竞争机制的形成，提高医疗卫生运行效率、服务水平和质量，满足人民群众多层次、多样化的医疗卫生需求。

——坚持统筹兼顾，把解决当前突出问题与完善制度体系结合起来。从全局出发，统筹城乡、区域发展，兼顾供给方和需求方等各方利益，注重预防、治疗、康复三者的结合，正确处理政府、卫生机构、医药企业、医务人员和人民群众之间的关系。既着眼长远，创新体制机制，又立足当前，着力解决医药卫生事业中存在的突出问题。既注重整体设计，明确总体改革方向目标和基本框架，又突出重点，分步实施，积极稳妥地推进改革。

（三）深化医药卫生体制改革的总体目标。建立健全覆盖城乡居民的基本医疗卫生制度，为群众提供安全、有效、方便、价廉的医疗卫生服务。

到2011年，基本医疗保障制度全面覆盖城乡居民，基本药物制度初步建立，城乡基层医疗卫生服务体系进一步健全，基本公共卫生服务得到普及，

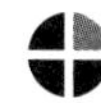

公立医院改革试点取得突破，明显提高基本医疗卫生服务可及性，有效减轻居民就医费用负担，切实缓解“看病难、看病贵”问题。

到2020年，覆盖城乡居民的基本医疗卫生制度基本建立。普遍建立比较完善的公共卫生服务体系和医疗服务体系，比较健全的医疗保障体系，比较规范的药品供应保障体系，比较科学的医疗卫生机构管理体制和运行机制，形成多元办医格局，人人享有基本医疗卫生服务，基本适应人民群众多层次的医疗卫生需求，人民群众健康水平进一步提高。

三、完善医药卫生四大体系，建立覆盖城乡居民的基本医疗卫生制度

建设覆盖城乡居民的公共卫生服务体系、医疗服务体系、医疗保障体系、药品供应保障体系，形成四位一体的基本医疗卫生制度。四大体系相辅相成，配套建设，协调发展。

（四）全面加强公共卫生服务体系建设。建立健全疾病预防控制、健康教育、妇幼保健、精神卫生、应急救治、采供血、卫生监督和计划生育等专业公共卫生服务网络，完善以基层医疗卫生服务网络为基础的医疗服务体系的公共卫生服务功能，建立分工明确、信息互通、资源共享、协调互动的公共卫生服务体系，提高公共卫生服务和突发公共卫生事件应急处置能力，促进城乡居民逐步享有均等化的基本公共卫生服务。

确定公共卫生服务范围。明确国家基本公共卫生服务项目，逐步增加服务内容。鼓励地方政府根据当地经济发展水平和突出的公共卫生问题，在中央规定服务项目的基础上增加公共卫生服务内容。

完善公共卫生服务体系。进一步明确公共卫生服务体系的职能、目标和任务，优化人员和设备配置，探索整合公共卫生服务资源的有效形式。完善重大疾病防控体系和突发公共卫生事件应急机制，加强对严重威胁人民健康的传染病、慢性病、地方病、职业病和出生缺陷等疾病的监测与预防控制。加强城乡急救体系建设。

加强健康促进与教育。医疗卫生机构及机关、学校、社区、企业等要大力开展健康教育，充分利用各种媒体，加强健康、医药卫生知识的传播，倡导健康文明的生活方式，促进公众合理营养，提高群众的健康意识和自我保

健能力。

深入开展爱国卫生运动。将农村环境卫生与环境污染治理纳入社会主义新农村建设规划，推动卫生城市和文明村镇建设，不断改善城乡居民生活、工作等方面的卫生环境。

加强卫生监督服务。大力促进环境卫生、食品卫生、职业卫生、学校卫生，以及农民工等流动人口卫生工作。

（五）进一步完善医疗服务体系。坚持非营利性医疗机构为主体、营利性医疗机构为补充，公立医疗机构为主导、非公立医疗机构共同发展的办医原则，建设结构合理、覆盖城乡的医疗服务体系。

大力发展农村医疗卫生服务体系。进一步健全以县级医院为龙头、乡镇卫生院和村卫生室为基础的农村医疗卫生服务网络。县级医院作为县域内的医疗卫生中心，主要负责基本医疗服务及危重急症病人的抢救，并承担对乡镇卫生院、村卫生室的业务技术指导和卫生人员的进修培训；乡镇卫生院负责提供公共卫生服务和常见病、多发病的诊疗等综合服务，并承担对村卫生室的业务管理和技术指导；村卫生室承担行政村的公共卫生服务及一般疾病的诊治等工作。有条件的农村实行乡村一体化管理。积极推进农村医疗卫生基础设施和能力建设，政府重点办好县级医院，并在每个乡镇办好一所卫生院，采取多种形式支持村卫生室建设，使每个行政村都有一所村卫生室，大力改善农村医疗卫生条件，提高服务质量。

完善以社区卫生服务为基础的新型城市医疗卫生服务体系。加快建设以社区卫生服务中心为主体的城市社区卫生服务网络，完善服务功能，以维护社区居民健康为中心，提供疾病预防控制等公共卫生服务、一般常见病及多发病的初级诊疗服务、慢性病管理和康复服务。转变社区卫生服务模式，不断提高服务水平，坚持主动服务、上门服务，逐步承担起居民健康“守门人”的职责。

健全各类医院的功能和职责。优化布局和结构，充分发挥城市医院在危重急症和疑难病症的诊疗、医学教育和科研、指导和培训基层卫生人员等方面的骨干作用。有条件的大医院按照区域卫生规划要求，可以通过托管、重组等方式促进医疗资源合理流动。

建立城市医院与社区卫生服务机构的分工协作机制。城市医院通过技术支持、人员培训等方式，带动社区卫生服务持续发展。同时，采取增强服务

 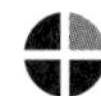

能力、降低收费标准、提高报销比例等综合措施，引导一般诊疗下沉到基层，逐步实现社区首诊、分级医疗和双向转诊。整合城市卫生资源，充分利用城市现有一、二级医院及国有企事业单位所属医疗机构和社会力量举办的医疗机构等资源，发展和完善社区卫生服务网络。

充分发挥中医药（民族医药）在疾病预防控制、应对突发公共卫生事件、医疗服务中的作用。加强中医临床研究基地和中医院建设，组织开展中医药防治疑难疾病的联合攻关。在基层医疗卫生服务中，大力推广中医药适宜技术。采取扶持中医药发展政策，促进中医药继承和创新。

建立城市医院对口支援农村医疗卫生工作的制度。发达地区要加强对口支援贫困地区和少数民族地区发展医疗卫生事业。城市大医院要与县级医院建立长期稳定的对口支援和合作制度，采取临床服务、人员培训、技术指导、设备支援等方式，帮助其提高医疗水平和服务能力。

（六）加快建设医疗保障体系。加快建立和完善以基本医疗保障为主体，其他多种形式补充医疗保险和商业健康保险为补充，覆盖城乡居民的多层次医疗保障体系。

建立覆盖城乡居民的基本医疗保障体系。城镇职工基本医疗保险、城镇居民基本医疗保险、新型农村合作医疗和城乡医疗救助共同组成基本医疗保障体系，分别覆盖城镇就业人口、城镇非就业人口、农村人口和城乡困难人群。坚持广覆盖、保基本、可持续的原则，从重点保障大病起步，逐步向门诊小病延伸，不断提高保障水平。建立国家、单位、家庭和个人责任明确、分担合理的多渠道筹资机制，实现社会互助共济。随着经济社会发展，逐步提高筹资水平和统筹层次，缩小保障水平差距，最终实现制度框架的基本统一。进一步完善城镇职工基本医疗保险制度，加快覆盖就业人口，重点解决国有关闭破产企业、困难企业等职工和退休人员，以及非公有制经济组织从业人员和灵活就业人员的基本医疗保险问题；2009 年全面推开城镇居民基本医疗保险，重视解决老人、残疾人和儿童的基本医疗保险问题；全面实施新型农村合作医疗制度，逐步提高政府补助水平，适当增加农民缴费，提高保障能力；完善城乡医疗救助制度，对困难人群参保及其难以负担的医疗费用提供补助，筑牢医疗保障底线。探索建立城乡一体化的基本医疗保障管理制度。

鼓励工会等社会团体开展多种形式的医疗互助活动。鼓励和引导各类组织和个人发展社会慈善医疗救助。

做好城镇职工基本医疗保险制度、城镇居民基本医疗保险制度、新型农村合作医疗制度和城乡医疗救助制度之间的衔接。以城乡流动的农民工为重点积极做好基本医疗保险关系转移接续，以异地安置的退休人员为重点改进异地就医结算服务。妥善解决农民工基本医疗保险问题。签订劳动合同并与企业建立稳定劳动关系的农民工，要按照国家规定明确用人单位缴费责任，将其纳入城镇职工基本医疗保险制度；其他农民工根据实际情况，参加户籍所在地新型农村合作医疗或务工所在地城镇居民基本医疗保险。

积极发展商业健康保险。鼓励商业保险机构开发适应不同需要的健康保险产品，简化理赔手续，方便群众，满足多样化的健康需求。鼓励企业和个人通过参加商业保险及多种形式的补充保险解决基本医疗保障之外的需求。在确保基金安全和有效监管的前提下，积极提倡以政府购买医疗保障服务的方式，探索委托具有资质的商业保险机构经办各类医疗保障管理服务。

（七）建立健全药品供应保障体系。加快建立以国家基本药物制度为基础的药品供应保障体系，保障人民群众安全用药。

建立国家基本药物制度。中央政府统一制定和发布国家基本药物目录，按照防治必需、安全有效、价格合理、使用方便、中西药并重的原则，结合我国用药特点，参照国际经验，合理确定品种和数量。建立基本药物的生产供应保障体系，在政府宏观调控下充分发挥市场机制的作用，基本药物实行公开招标采购，统一配送，减少中间环节，保障群众基本用药。国家制定基本药物零售指导价格，在指导价格内，由省级人民政府根据招标情况确定本地区的统一采购价格。规范基本药物使用，制定基本药物临床应用指南和基本药物处方集。城乡基层医疗卫生机构应全部配备、使用基本药物，其他各类医疗机构也要将基本药物作为首选药物并确定使用比例。基本药物全部纳入基本医疗保障药物报销目录，报销比例明显高于非基本药物。

规范药品生产流通。完善医药产业发展政策和行业发展规划，严格市场准入和药品注册审批，大力规范和整顿生产流通秩序，推动医药企业提高自主创新能力和医药产业结构优化升级，发展药品现代物流和连锁经营，促进药品生产、流通企业的整合。建立便民惠农的农村药品供应网。完善药品储备制度。支持用量小的特殊用药、急救用药生产。规范药品采购，坚决治理医药购销中的商业贿赂。加强药品不良反应监测，建立药品安全预警和应急处置机制。

四、完善体制机制，保障医药卫生体系有效规范运转

完善医药卫生的管理、运行、投入、价格、监管体制机制，加强科技与人才、信息、法制建设，保障医药卫生体系有效规范运转。

（八）建立协调统一的医药卫生管理体制。实施属地化和全行业管理。所有医疗卫生机构，不论所有制、投资主体、隶属关系和经营性质，均由所在地卫生行政部门实行统一规划、统一准入、统一监管。中央、省级可以设置少量承担医学科研、教学功能的医学中心或区域医疗中心，以及承担全国或区域性疑难病症诊治的专科医院等医疗机构；县（市）主要负责举办县级医院、乡村卫生和社区卫生服务机构；其余公立医院由市负责举办。

强化区域卫生规划。省级人民政府制定卫生资源配置标准，组织编制区域卫生规划和医疗机构设置规划，明确医疗机构的数量、规模、布局和功能。科学制定乡镇卫生院（村卫生室）、社区卫生服务中心（站）等基层医疗卫生机构和各级医院建设与设备配置标准。充分利用和优化配置现有医疗卫生资源，对不符合规划要求的医疗机构要逐步进行整合，严格控制大型医疗设备配置，鼓励共建共享，提高医疗卫生资源利用效率。新增卫生资源必须符合区域卫生规划，重点投向农村和社区卫生等薄弱环节。加强区域卫生规划与城乡规划、土地利用总体规划等的衔接。建立区域卫生规划和资源配置监督评价机制。

推进公立医院管理体制改革。从有利于强化公立医院公益性和政府有效监管出发，积极探索政事分开、管办分开的多种实现形式。进一步转变政府职能，卫生行政部门主要承担卫生发展规划、资格准入、规范标准、服务监管等行业管理职能，其他有关部门按照各自职能进行管理和提供服务。落实公立医院独立法人地位。

进一步完善基本医疗保险管理体制。中央统一制定基本医疗保险制度框架和政策，地方政府负责组织实施管理，创造条件逐步提高统筹层次。有效整合基本医疗保险经办资源，逐步实现城乡基本医疗保险行政管理的统一。

（九）建立高效规范的医药卫生机构运行机制。公共卫生机构收支全部纳入预算管理。按照承担的职责任务，由政府合理确定人员编制、工资水平和经费标准，明确各类人员岗位职责，严格人员准入，加强绩效考核，建立能进能出的用人制度，提高工作效率和服务质量。

转变基层医疗卫生机构运行机制。政府举办的城市社区卫生服务中心（站）和乡镇卫生院等基层医疗卫生机构，要严格界定服务功能，明确规定使用适宜技术、适宜设备和基本药物，为广大群众提供低成本服务，维护公益性质。要严格核定人员编制，实行人员聘用制，建立能进能出和激励有效的人力资源管理制度。要明确收支范围和标准，实行核定任务、核定收支、绩效考核补助的财务管理办法，并探索实行收支两条线、公共卫生和医疗保障经费的总额预付等多种行之有效的管理办法，严格收支预算管理，提高资金使用效益。要改革药品加成政策，实行药品零差率销售。加强和完善内部管理，建立以服务质量为核心、以岗位责任与绩效为基础的考核和激励制度，形成保障公平效率的长效机制。

建立规范的公立医院运行机制。公立医院要遵循公益性质和社会效益原则，坚持以病人为中心，优化服务流程，规范用药、检查和医疗行为。深化运行机制改革，建立和完善医院法人治理结构，明确所有者和管理者的责权，形成决策、执行、监督相互制衡，有责任、有激励、有约束、有竞争、有活力的机制。推进医药分开，积极探索多种有效方式逐步改革以药补医机制。通过实行药品购销差别加价、设立药事服务费等多种方式逐步改革或取消药品加成政策，同时采取适当调整医疗服务价格、增加政府投入、改革支付方式等措施完善公立医院补偿机制。进一步完善财务、会计管理制度，严格预算管理，加强财务监管和运行监督。地方可结合本地实际，对有条件的医院开展“核定收支、以收抵支、超收上缴、差额补助、奖惩分明”等多种管理办法的试点。改革人事制度，完善分配激励机制，推行聘用制度和岗位管理制度，严格工资总额管理，实行以服务质量及岗位工作量为主的综合绩效考核和岗位绩效工资制度，有效调动医务人员的积极性。

健全医疗保险经办机构运行机制。完善内部治理结构，建立合理的用人机制和分配制度，完善激励约束机制，提高医疗保险经办管理能力和管理效率。

（十）建立政府主导的多元卫生投入机制。明确政府、社会与个人的卫生投入责任。确立政府在提供公共卫生和基本医疗服务中的主导地位。公共卫生服务主要通过政府筹资，向城乡居民均等化提供。基本医疗服务由政府、社会和个人三方合理分担费用。特需医疗服务由个人直接付费或通过商业健

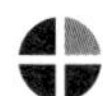

康保险支付。

建立和完善政府卫生投入机制。中央政府和地方政府都要增加对卫生的投入，并兼顾供给方和需求方。逐步提高政府卫生投入占卫生总费用的比重，使居民个人基本医疗卫生费用负担有效减轻；政府卫生投入增长幅度要高于经常性财政支出的增长幅度，使政府卫生投入占经常性财政支出的比重逐步提高。新增政府卫生投入重点用于支持公共卫生、农村卫生、城市社区卫生和基本医疗保障。

按照分级负担的原则合理划分中央和地方各级政府卫生投入责任。地方政府承担主要责任，中央政府主要对国家免疫规划、跨地区的重大传染疾病预防控制等公共卫生、城乡居民的基本医疗保障以及有关公立医疗卫生机构建设等给予补助。加大中央、省级财政对困难地区的专项转移支付力度。

完善政府对公共卫生的投入机制。专业公共卫生服务机构的人员经费、发展建设和业务经费由政府全额安排，按照规定取得的服务收入上缴财政专户或纳入预算管理。逐步提高人均公共卫生经费，健全公共卫生服务经费保障机制。

完善政府对城乡基层医疗卫生机构的投入机制。政府负责其举办的乡镇卫生院、城市社区卫生服务中心（站）按国家规定核定的基本建设经费、设备购置经费、人员经费和其承担公共卫生服务的业务经费，使其正常运行。对包括社会力量举办的所有乡镇卫生院和城市社区卫生服务机构，各地都可采取购买服务等方式核定政府补助。支持村卫生室建设，对乡村医生承担的公共卫生服务等任务给予合理补助。

落实公立医院政府补助政策。逐步加大政府投入，主要用于基本建设和设备购置、扶持重点学科发展、符合国家规定的离退休人员费用和补贴政策性亏损等，对承担的公共卫生服务等任务给予专项补助，形成规范合理的公立医院政府投入机制。对中医院（民族医院）、传染病院、精神病院、职业病防治院、妇产医院和儿童医院等在投入政策上予以倾斜。严格控制公立医院建设规模、标准和贷款行为。

完善政府对基本医疗保障的投入机制。政府提供必要的资金支持新型农村合作医疗、城镇居民基本医疗保险、城镇职工基本医疗保险和城乡医疗救助制度的建立和完善。保证相关经办机构正常经费。

鼓励和引导社会资本发展医疗卫生事业。积极促进非公立医疗卫生机构发展，形成投资主体多元化、投资方式多样化的办医体制。抓紧制定和完善有关政策法规，规范社会资本包括境外资本办医疗机构的准入条件，完善公平公正的行业管理政策。鼓励社会资本依法兴办非营利性医疗机构。国家制定公立医院改制的指导性意见，积极引导社会资本以多种方式参与包括国有企业所办医院在内的部分公立医院改制重组。稳步推进公立医院改制的试点，适度降低公立医疗机构比重，形成公立医院与非公立医院相互促进、共同发展的格局。支持有资质人员依法开业，方便群众就医。完善医疗机构分类管理政策和税收优惠政策。依法加强对社会力量办医的监管。

大力发展医疗慈善事业。制定相关优惠政策，鼓励社会力量兴办慈善医疗机构，或向医疗救助、医疗机构等慈善捐赠。

（十一）建立科学合理的医药价格形成机制。规范医疗服务价格管理。对非营利性医疗机构提供的基本医疗服务，实行政府指导价，其余由医疗机构自主定价。中央政府负责制定医疗服务价格政策及项目、定价原则及方法；省或市级价格主管部门会同卫生、人力资源社会保障部门核定基本医疗服务指导价格。基本医疗服务价格按照扣除财政补助的服务成本制定，体现医疗服务合理成本和技术劳务价值。不同级别的医疗机构和医生提供的服务，实行分级定价。规范公立医疗机构收费项目和标准，研究探索按病种收费等收费方式改革。建立医用设备仪器价格监测、检查治疗服务成本监审及其价格定期调整制度。

改革药品价格形成机制。合理调整政府定价范围，改进定价方法，提高透明度，利用价格杠杆鼓励企业自主创新，促进国家基本药物的生产和使用。对新药和专利药品逐步实行定价前药物经济性评价制度。对仿制药品实行后上市价格从低定价制度，抑制低水平重复建设。严格控制药品流通环节差价率。对医院销售药品开展差别加价、收取药事服务费等试点，引导医院合理用药。加强医用耗材及植（介）入类医疗器械流通和使用环节价格的控制和管理。健全医药价格监测体系，规范企业自主定价行为。

积极探索建立医疗保险经办机构与医疗机构、药品供应商的谈判机制，发挥医疗保障对医疗服务和药品费用的制约作用。

（十二）建立严格有效的医药卫生监管体制。强化医疗卫生监管。健全卫生监督执法体系，加强城乡卫生监督机构能力建设。强化医疗卫生服务行为和质量监管，完善医疗卫生服务标准和质量评价体系，规范管理制度和工作

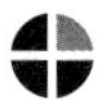

流程，加快制定统一的疾病诊疗规范，健全医疗卫生服务质量监测网络。加强医疗卫生机构的准入和运行监管。加强对生活饮用水安全、职业危害防治、食品安全、医疗废弃物处置等社会公共卫生的监管。依法严厉打击各种危害人民群众身体健康和生命安全的违法行为。

完善医疗保障监管。加强对医疗保险经办、基金管理和使用等环节的监管，建立医疗保险基金有效使用和风险防范机制。强化医疗保障对医疗服务的监控作用，完善支付制度，积极探索实行按人头付费、按病种付费、总额预付等方式，建立激励与惩戒并重的有效约束机制。加强商业健康保险监管，促进规范发展。

加强药品监管。强化政府监管责任，完善监管体系建设，严格药品研究、生产、流通、使用、价格和广告的监管。落实药品生产质量管理规范，加强对高风险品种生产的监管。严格实施药品经营管理规范，探索建立药品经营许可分类、分级的管理模式，加大重点品种的监督抽验力度。建立农村药品监督网。加强政府对药品价格的监管，有效抑制虚高定价。规范药品临床使用，发挥执业药师指导合理用药与药品质量管理方面的作用。

建立信息公开、社会多方参与的监管制度。鼓励行业协会等社会组织和个人对政府部门、医药机构和相关体系的运行绩效进行独立评价和监督。加强行业自律。

（十三）建立可持续发展的医药卫生科技创新机制和人才保障机制。推进医药卫生科技进步。把医药卫生科技创新作为国家科技发展的重点，努力攻克医药科技难关，为人民群众健康提供技术保障。加大医学科研投入，深化医药卫生科技体制和机构改革，整合优势医学科研资源，加快实施医药科技重大专项，鼓励自主创新，加强对重大疾病防治技术和新药研制关键技术等的研究，在医学基础和应用研究、高技术研究、中医和中西医结合研究等方面力求新的突破。开发生产适合我国国情的医疗器械。广泛开展国际卫生科技合作交流。

加强医药卫生人才队伍建设。制定和实施人才队伍建设规划，重点加强公共卫生、农村卫生、城市社区卫生专业技术人员和护理人员的培养培训。制定优惠政策，鼓励优秀卫生人才到农村、城市社区和中西部地区服务。对长期在城乡基层工作的卫生技术人员在职称晋升、业务培训、待遇政策等方面给予适当倾斜。完善全科医师任职资格制度，健全农村和城市社区卫生人员在岗培训制度，鼓励参加学历教育，促进乡村医生执业规范化，尽快实现基层医疗卫生机构都有合格的全科医生。加强高层次科研、医疗、卫生管理等人才队伍建设。建立住院医师规范化培训制度，强化继续医学教育。加强护理队伍建设，逐步解决护理人员比例过低的问题。培育壮大中医药人才队伍。稳步推动医务人员的合理流动，促进不同医疗机构之间人才的纵向和横向交流，研究探索注册医师多点执业。规范医院管理者的任职条件，逐步形成一支职业化、专业化的医疗机构管理队伍。

调整高等医学教育结构和规模。加强全科医学教育，完善标准化、规范化的临床医学教育，提高医学教育质量。加大医学教育投入，大力发展面向农村、社区的高等医学本专科教育，采取定向免费培养等多种方式，为贫困地区农村培养实用的医疗卫生人才，造就大批扎根农村、服务农民的合格医生。

构建健康和谐的医患关系。加强医德医风建设，重视医务人员人文素养培养和职业素质教育，大力弘扬救死扶伤精神。优化医务人员执业环境和条件，保护医务人员的合法权益，调动医务人员改善服务和提高效率的积极性。完善医疗执业保险，开展医务社会工作，完善医疗纠纷处理机制，增进医患沟通。在全社会形成尊重医学科学、尊重医疗卫生工作者、尊重患者的良好风气。

（十四）建立实用共享的医药卫生信息系统。大力推进医药卫生信息化建设。以推进公共卫生、医疗、医保、药品、财务监管信息化建设为着力点，整合资源，加强信息标准化和公共服务信息平台建设，逐步实现统一高效、互联互通。

加快医疗卫生信息系统建设。完善以疾病控制网络为主体的公共卫生信息系统，提高预测预警和分析报告能力；以建立居民健康档案为重点，构建乡村和社区卫生信息网络平台；以医院管理和电子病历为重点，推进医院信息化建设；利用网络信息技术，促进城市医院与社区卫生服务机构的合作。积极发展面向农村及边远地区的远程医疗。

建立和完善医疗保障信息系统。加快基金管理、费用结算与控制、医疗行为管理与监督、参保单位和个人管理服务等具有复合功能的医疗保障信息系统建设。加强城镇职工基本医疗保险、城镇居民基本医疗保险、新型农村合作医疗和医疗救助信息系统建设，实现与医疗机构信息系统的对接，积极

推广“一卡通”等办法，方便参保（合）人员就医，增加医疗服务的透明度。

建立和完善国家、省、市三级药品监管、药品检验检测、药品不良反应监测信息网络。建立基本药物供求信息系统。

（十五）建立健全医药卫生法律制度。完善卫生法律法规。加快推进基本医疗卫生立法，明确政府、社会和居民在促进健康方面的权利和义务，保障人人享有基本医疗卫生服务。建立健全卫生标准体系，做好相关法律法规的衔接与协调。加快中医药立法工作。完善药品监管法律法规。逐步建立健全与基本医疗卫生制度相适应、比较完整的卫生法律制度。

推进依法行政。严格、规范执法，切实提高各级政府运用法律手段发展和管理医药卫生事业的能力。加强医药卫生普法工作，努力创造有利于人民群众健康的法治环境。

五、着力抓好五项重点改革，力争近期取得明显成效

为使改革尽快取得成效，落实医疗卫生服务的公益性质，着力保障广大群众看病就医的基本需求，按照让群众得到实惠，让医务人员受到鼓舞，让监管人员易于掌握的要求，2009—2011 年着力抓好五项重点改革。

（十六）加快推进基本医疗保障制度建设。基本医疗保障制度全面覆盖城乡居民，3 年内城镇职工基本医疗保险、城镇居民基本医疗保险和新型农村合作医疗参保（合）率均达到 90% 以上；城乡医疗救助制度覆盖到全国所有困难家庭。以提高住院和门诊大病保障为重点，逐步提高筹资和保障水平，2010 年各级财政对城镇居民基本医疗保险和新型农村合作医疗的补助标准提高到每人每年 120 元。做好医疗保险关系转移接续和异地就医结算服务。完善医疗保障管理体制机制。有效减轻城乡居民个人医药费用负担。

（十七）初步建立国家基本药物制度。建立比较完整的基本药物遴选、生产供应、使用和医疗保险报销的体系。2009 年，公布国家基本药物目录；规范基本药物采购和配送；合理确定基本药物的价格。从 2009 年起，政府举办的基层医疗卫生机构全部配备和使用基本药物，其他各类医疗机构也都必须按规定使用基本药物，所有零售药店均应配备和销售基本药物；完善基本药物的医保报销政策。保证群众基本用药的可及性、安全性和有效性，减轻群

众基本用药费用负担。

（十八）健全基层医疗卫生服务体系。加快农村三级医疗卫生服务网络和城市社区卫生服务机构建设，发挥县级医院的龙头作用，用3年时间建成比较完善的基层医疗卫生服务体系。加强基层医疗卫生人才队伍建设，特别是全科医生的培养培训，着力提高基层医疗卫生机构服务水平和质量。转变基层医疗卫生机构运行机制和服务模式，完善补偿机制。逐步建立分级诊疗和双向转诊制度，为群众提供便捷、低成本的基本医疗卫生服务。

（十九）促进基本公共卫生服务逐步均等化。国家制定基本公共卫生服务项目，从2009年起，逐步向城乡居民统一提供疾病预防控制、妇幼保健、健康教育等基本公共卫生服务。实施国家重大公共卫生服务项目，有效预防控制重大疾病及其危险因素，进一步提高突发重大公共卫生事件处置能力。健全城乡公共卫生服务体系，完善公共卫生服务经费保障机制，2009年人均基本公共卫生服务经费标准不低于15元，到2011年不低于20元。加强绩效考核，提高服务效率和质量。逐步缩小城乡居民基本公共卫生服务差距，力争让群众少生病。

（二十）推进公立医院改革试点。改革公立医院管理体制、运行机制和监管机制，积极探索政事分开、管办分开的有效形式。完善医院法人治理结构。推进公立医院补偿机制改革，加大政府投入，完善公立医院经济补偿政策，逐步解决“以药补医”问题。加快形成多元化办医格局，鼓励民营资本举办非营利性医院。大力改进公立医院内部管理，优化服务流程，规范诊疗行为，调动医务人员的积极性，提高服务质量和效率，明显缩短病人等候时间，实现同级医疗机构检查结果互认，努力让群众看好病。

六、积极稳妥推进医药卫生体制改革

（二十一）提高认识，加强领导。各级党委和政府要充分认识深化医药卫生体制改革的重要性、紧迫性和艰巨性，提高认识、坚定信心，切实加强组织领导，把解决群众看病就医问题作为改善民生、扩大内需的重点摆上重要议事日程，明确任务分工，落实政府的公共医疗卫生责任。成立国务院深化医药卫生体制改革领导小组，统筹组织实施深化医药卫生体制改革。国务院有关部门要认真履行职责，密切配合，形成合力，加强监督考核。地方政府

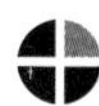

要按照本意见和实施方案的要求，因地制宜制定具体实施方案和有效措施，精心组织，有序推进改革进程，确保改革成果惠及全体人民群众。

（二十二）突出重点，分步实施。建立覆盖城乡居民的基本医疗卫生制度是一项长期任务，要坚持远近结合，从基础和基层起步，近期重点抓好基本医疗保障制度、国家基本药物制度、基层医疗卫生服务体系、基本公共卫生服务均等化和公立医院改革试点五项改革。要抓紧制定操作性文件和具体方案，进一步深化、细化政策措施，明确实施步骤，做好配套衔接，协调推进各项改革。

（二十三）先行试点，逐步推开。医药卫生体制改革涉及面广、情况复杂、政策性强，一些重大改革要先行试点。国务院深化医药卫生体制改革领导小组负责制定试点原则和政策框架，统筹协调、指导各地试点工作。各省区市制定具体试点方案并组织实施。鼓励地方结合当地实际，开展多种形式的试点，积极探索有效的实现途径，并及时总结经验，逐步推开。

（二十四）加强宣传，正确引导。深化医药卫生体制改革需要社会各界和广大群众的理解、支持和参与。要坚持正确的舆论导向，广泛宣传改革的重大意义和主要政策措施，积极引导社会预期，增强群众信心，使这项惠及广大人民群众的重大改革深入人心，为深化改革营造良好的舆论环境。

公共政策论丛·研究报告

一个独立智库笔下的新医改

（下册）

余　晖　主编

中国财富出版社

图书在版编目（CIP）数据

一个独立智库笔下的新医改：全2册／余晖主编．—北京：中国财富出版社，2014.9

（公共政策论丛·研究报告）

ISBN 978-7-5047-5244-4

Ⅰ.①一…　Ⅱ.①余…　Ⅲ.①医疗保健制度—体制改革—研究—中国
Ⅳ.①R199.2

中国版本图书馆CIP数据核字（2014）第130763号

策划编辑　寇俊玲　　**责任印制**　何崇杭

责任编辑　齐惠民　谷秀莉　　**责任校对**　梁　凡

出版发行　中国财富出版社（原中国物资出版社）

社　　址　北京市丰台区南四环西路188号5区20楼　　**邮政编码**　100070

电　　话　010-52227568（发行部）　　010-52227588转307（总编室）

010-68589540（读者服务部）　　010-52227588转305（质检部）

网　　址　http：//www.cfpress.com.cn

经　　销　新华书店

印　　刷　北京京都六环印刷厂

书　　号　ISBN 978-7-5047-5244-4/R·0079

开　　本　710mm×1000mm　1/16　　**版　　次**　2014年9月第1版

印　　张　50.75　　**印　　次**　2014年9月第1次印刷

字　　数　884千字　　**定　　价**　198.00元（全2册）

公共政策论丛总序

中国的改革开放政策已经实施了30多年，但基本是以经济领域效率导向的改革和开放为主线，社会、文化尤其是政治领域的改革明显落后。这不但导致了经济领域的深化改革和进一步开放步履维艰，而且阻碍了中国特色社会主义市场经济体制的建设进程。未来的中国应该是与世界先进文明高度接轨，而且更加开放、民主、平等和自由。显然，目前和未来的中国公共政策在制定的过程中，将面临更加复杂的选择。这是因为经济政策的边际创新动力已经枯竭，而上述其他领域公共政策的边际创新才刚刚起步。我们开始进入一个航向尚不完全明确的深海区域。全面配套的转轨改革将更加艰辛。

在此背景下，中国经济体制改革研究会几年前专门成立了公共政策研究部，陆续聘请了众多的具有国外工作学习经验的中国学者作为高级研究员，这些优秀的学者跨越经济、法律、政治、社会、文化等学科，并长期从事公共政策的理论研究和咨询工作。从2008年起，我们以"公共政策论丛·研究报告"、"公共政策论丛·专著"和"公共政策论丛·学者自选集"三个系列为组合，推出这套公共政策论丛，并将其作为一项连续出版的计划。其目的就是要在更加广泛的领域介绍他们的研究成果，从而使国内公共政策的研究和讨论在理论和实际操作层面能够更深入地展开，并推动公共政策研究的本土化。同时，着意培养政府和公众的公共政策意识，吸引公众更为理性地关注和参与公共政策的制定和执行，并为各级政府决策机构在制定和执行公共政策时提供可能的帮助。

其中，"公共政策论丛·研究报告"系列展示的是公共政策研究部分年度完成的公共政策研究和咨询报告，这些报告有些来自该部自立的课题，也有些来自有关政府和国内外民间机构委托的课题；“公共政策论丛·专著”展示的是该部高级研究员有关某一公共政策领域的理论研究成果；“公共政策论丛·学者自选集”展示的则是该部高级研究员已发表或未发表的有关公共政策的论文、评论和研究报告组成的个人成果。当然，文集也可能是针对某一公共政策话题所收集的该部高级研究员的特约文章。

在宪政制度比较发达的国家，公共政策的提出、制定、执行、监督和评价是一个由公共政府主导、高度开放、相关利益团体高度参与的制度过程，其中也不乏各类研究咨询机构的参与。这必然是中国公共政策过程的方向。希望本论丛的出版能够为这一过程的逐步完善作出贡献。

作为公共政策研究部的现职主任和本论丛的轮值执行主编，我衷心感谢公共政策研究部高级研究员团队慷慨而有力的支持，也衷心感谢中国财富出版社编辑室主任寇俊玲及其编辑团队的高度认同和优质高效的编辑工作。正是他们的辛勤工作，使得“公共政策论丛”得以面世。

余　晖

2013 年 5 月 1 日

序 言

自 2005 年有关上一轮医改失败与否的大讨论开始，本轮医改即拉开了大幕。时间如白驹过隙，一晃就是九年！即便从 2009 年春天正式公布《关于深化医药卫生体制改革的意见》以来，也整整五年过去了。一般而言，五年是一个政策周期，此时认真回顾一下其成败得失应该是合理的。

这场引起国内外广泛高度重视的医改，其实是有一个好的开头的。记得本人于 2009 年 7 月 24 日在"世界银行医改效果评估培训班"的闭幕式上代表学者类学员的发言中曾经说过：

"之所以说这次活动是重要的，是因为一项涉及广大群体的公共政策过程，理应包括'问题的提出、备选方案的设计、利益群体的广泛参与、政策的最终决定、政府预算的投入、政策的执行、政策效果的评估、政策的修正和调整'这些环节。这次医改到目前为止历经三年，可以说在前五个环节都前所未有地取得了重大的突破，为其他领域的改革和公共政策的制定提供了丰富的经验。但医改必然是一个长期的过程，现在开始进入政策的执行和试点阶段，尽管有些配套方案尚未出台。而在医改政策的执行过程中，政策效果的评估同样重要，因为缺乏科学、客观、中立的评估，我们就无法判断政策是否产生了其预期的效果，以及影响预期效果的诸多可能的因素，也就无法决定政策是否应继续执行或调整，甚至终止。这次世行和国务院医改办举办由各级政府官员和专家参与的效果评估培训，充分表明医改决策层高度意识到了效果评估的重要性。可以说这在国内也是前所未有的。作为一个高度关注公共政策过程的学者，我深知我国极大多数的公共政策不仅缺乏执行前的高度透明和公众参与，更缺乏执行中的持续效果评估。这与政府的执政理念有关，也与评估者缺乏科学的评估知识有关，尤其是在政策执行者自我评估的情况下，效果评估的客观性和中立性更为不足。通过这次活动，我相信医改决策层会将开了一个好头的医改公共政策过程坚定地进行下去，也一定会投入必要资源采取内部评估和外部评估的方式，对近三年甚至更长期的医改执行效果进行评估。”

后来的事实的确如此，各种政府自身的和非政府组织开展的医改效果评估可谓此起彼伏，结论也不一致，成功、失败或持中的都有。当然，评估归评估，尤其是与医改密切相关的政府部门自身或其委托第三方进行的评估，通常皆为该部门自己所用，自我表扬的多，几乎不公布于众。其实，在执行医改政策的过程中，很多老问题（如医护人员收入水平低、多点执业滞缓、大处方）尚未解决，而新的问题（如基本药物招标及零差率销售、医保基金大量结余和透支并存、基层医疗机构门诊量明显下降等）又层出不穷。医改到这个地步，普罗大众连看热闹的机会（除了医患冲突严重到医生被屡屡伤害时）都不复存在了。由于中国医改政策的制定不像别的国家必须由国会或议会通过甚至立法，因此某些政策执行的效果比较好或貌似比较好，其相关执行部门的负责人可能会得到提升，相反，很少有人会因此而被“弹劾”甚至被降职。改到目前这个地步，医改就基本停留在各相关政府部门（尤其是那些相关行业的主管或监管部门）为了自己的权利近乎肉搏的阶段了。这是中国公共政策过程的基本特征，百姓只能等待一个明智且敢于拍板的领导来快刀斩乱麻，急也没用。

尽管如此，在到目前为止的医改过程中，“智库”这一概念得到了很有效的普及，不少智库也的确深入到整个医改的政策过程中。如我所兼职并主持的中国经济体制改革研究会（以下简称“中国体改会”）公共政策研究部（中心）作为一个独立的智库，不但积极参与了医改方案公布前期的政策研究和讨论，甚至针对《关于深化医药卫生体制改革的意见（征求意见稿）》进行了非常细致的、有针对性的评论，并提出了具体而系统的政策建议。而且，在医改意见及其实施方案正式公布之后，我们还对各省（市、自治区）陆续出台的执行方案进行了收集、分析和评论。具体内容如本书上册所载。

在上述过程中，我们被媒体或“政府主导派”冠之于“市场派”。其实我们所谓的“市场派”的主要观点不过如此简单：第一，建立健全公共财政、企事业法人组织和私人共同筹资且逐步一体化统筹和管理的社会医疗保险体制，并由其“集体”或“打包”购买医药卫生服务的功能；第二，管办分开，即医药卫生行业的监管机构与提供医药卫生服务的机构（不论是公立的还是民营的）不应有资产方面的权属关系，两者之间应该是行业内的监管和被监管的关系；第三，政事分开，即将公立医疗卫生机构与政府部门分开，让公立医疗卫生机构成为独立的事业单位法人。政府相关部门或可派人加入该事业法人的理事会或董事会，参与决策。以上第一点已经成为现实，尽管各类医保（经办）机构在向以公立医疗服务机构为主体的医药服务提供主体购买服务时，其讨价还价的能力尚显不足。而后两点，却正好是十八届三中全会所强调的在文教卫生等事业单位去行政化改革的主要内容。

当然，在医改政策的执行阶段，作为一个独立的智库，必然会兼顾改革进程的跟踪、观察以及改革效果的评估。我们团队的这一部分工作即构成了本书下册的主要内容。除了对少数在本轮医改前即具有自我创新性改革行为的典型县（如沭阳、神木、子长、芜湖、昌图）开展较规范的效果评估（即亚行项目“政府卫生投入模式及医疗卫生机构补偿机制”）和深度调研（如高州、湛江）外，我们还对首批十七个城市公立医院改革试点开展了广泛而深入的调研，形成了较为翔实的研究报告。这些试点城市我们一共实地深入考察了十二个，有的城市我们甚至去调研了多次，如北京、镇江、深圳、上海、洛阳等。值得欣喜的是，通过这些广泛而深入的调研和评估，我们发现大多数案例是能够支持医改前期我们的研究成果及其结论的。这也是我们愿意坦然地将我们的研究成果公开出版，贡献给众多仍然关注中国医改的读者们的原因。

在此，我不得不将我的诚挚谢意奉献给如下同人、朋友以及长期支持我们的相关机构。

宋晓梧先生，在他担任中国体改会会长时，以其深厚的收入和社会分配领域的学养及上一轮医改办公室主任的资历，全力指导和支持了我们的医改研究活动。

顾昕教授，他是北京大学政府管理学院的教授，兼任中国体改会公共政策研究首席社会政策专家。国务院医改办征求机构意见时第七套方案（北师大方案）的执笔人。可以说这本书中的任何一章都有他的辛勤付出，几乎一半的文字都出自他的笔端。他的勤奋、博学和严谨的治学态度使我相信他已经成为国内社会政策领域的一位领先者。

在中心的长期合作伙伴中，还有中国社会科学院经济研究所的朱恒鹏研究员，他也参与和承担了中心不少有关公立医院和基本药物等方面的课题，是亚行项目的主要执笔人。此外，董朝晖研究员、张炜教授、杜创副研究员、汪德华副研究员、韩惠玲副研究员、张琼讲师、熊茂友高级研究员等也积极参与了中心的医改调研工作。

牛正乾先生，是他在任副总之时，代表九州通医药公司给了第一笔捐助，成立了中心新医改课题组，这笔捐助使我们游刃有余地开展了医改前期的研究活动。不仅如此，他还积极帮助中心策划和组织了多次有关药物政策尤其是基本药物政策的研讨会。

关志强先生，曾经作为政府官员参与了上一轮医疗改革。在这轮医改中，是他在担任辉瑞制药政府事务部总监时，给了中心第一笔资助，让我们完成了“医改八方案比较”的写作，之后他又代表辉瑞陆续资助了若干医改课题的研究。

在我曾经兼任长策智库总裁时，长策智库法人代表雒亚龙先生和前长策智库分管行政的副总裁刘立娜女士，承担了诸多策划、组织和协调的工作，使我主持的包括医改在内的各项调研任务都能顺利开展。此外，曾经在长策智库任职和兼职的那些年轻、可爱、好学的助理研究员们，如韩钰、朱凤梅、王龑、杨丽霞、何静、李丹等，也为读者面前的这些研究成果付出了艰辛的努力。

还有难以胜数的中央和地方政府涉及医改的各级官员朋友、国内外非政府机构的朋友们，以及各路媒体的优秀记者和编辑们，我也在此一并表示深深的谢意！正因为有你们的一路扶持和鼓励，我们这个民间的研究机构才敢于自称为一个独立的智库！

最后一点声明，本书文责一概由本人承担。

余　晖

2014 年 5 月 20 日

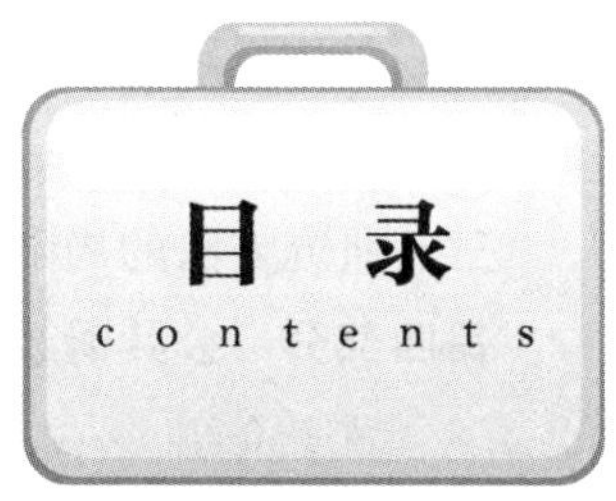
目 录
contents

地方医改方案综合评述[①]

摘要 随着医改工作在全国范围内的开展，各省、自治区、直辖市以及部分主要城市根据国家《医改方案》与《医改实施方案》的精神，结合自身实际情况，相继出台了地方版的医改方案。到2010年6月中旬，省级的《医改方案》或《医改实施方案》已经有30份，仅有上海市的医改方案尚未公布。由于经济发展水平和医药卫生发展状况不同，相当一部分省级医改方案的内容颇有地方特色。如此众多的医改方案为进一步研究我国医药卫生事业的发展状况、我国医药卫生体制的改革状况以及未来我国医药卫生事业的发展方向提供了丰富的素材。因此，将这些地方版医改方案整理汇编、分类对比、归纳总结的意义十分重大。它既是一份珍贵的历史资料，也可作为本轮医改政策和投入过程的中期效果评估工作的重要依据。本文按照国家《医改方案》中关于深化医药卫生体制改革的五项重点安排，即加快推进基本医疗保障制度建设、初步建立国家基本药物制度、健全基层医疗卫生服务体系、促进基本公共卫生服务逐步均等化、推进公立医院改革试点，对除上海市外已出台的30份省级医改方案进行综合评述。

通览30个省、自治区、直辖市的医改方案，我们发现两个鲜明的特征。其一，各省、自治区、直辖市医改方案在基本医疗保障体系的建设，大多给出了相对充分的阐述，而在其他方面的内容则相对简单、贫乏；其二，很多

① 本文执笔：顾昕，北京大学政府管理学院教授、中国经济体制改革研究会公共政策研究中心（CRCPP）首席社会政策专家；余晖，中国社会科学院工业经济研究所研究员、CRCPP主任；熊茂友，CRCPP高级研究员；王龑，中国社会科学院研究生院硕士研究生、CRCPP助理研究员。

省份的医改方案在很多方面同国家《医改方案》和《医改实施方案》完全保持一致，缺乏具有针对性的措施安排。

地方版医改方案中第一个特征的出现，同国家《医改方案》和《医改实施方案》具有的这一特征，有着密切的关系。可以说，在基本医疗保障体系的制度框架、推进基本医疗保障体系的建设进度以及基本医疗保障体系中重要的制度建设这些方面，国家《医改方案》和《医改实施方案》给出了相对充分、清晰而明确的阐述。在此指引下，地方版医改方案在这些方面的论述较为充分，也是可以预期的。

然而，即便在基本医疗保障体系的建设上，很多省、自治区、直辖市也仅仅是将国家设定的政策目标进一步细化，但是却没有就各自省份的情形给出确保政策目标得以实现的具体措施，这几乎成为所有省份医改方案的一个通病。例如，首先，关于医保覆盖面的扩大问题，各省均满足于给出等于或高于国家目标（90%）的参保率百分比，有些省、自治区、直辖市甚至在扩面难度很高的城镇职工医保和城镇居民医保上都提出了95%的参保率目标，而在新农合上则提出了近乎100%的参保率目标，但是却未针对各省份自身情况指出扩大医保覆盖面的难点及其应对措施。其次，就各项医保的筹资水平，很多省份不愿意把政府补贴水平和个人缴费水平明确化，仅仅满足照国家《医改方案》中给出的数字或者给出一些笼统的提法。再次，就各类医保的保障水平，或称医疗保障服务包，各省政府理应制定最低水平的标准，确保在全省各地市所有参保者最起码也能享受到医疗保障的最低保障，可是这一重要职责却在很多地方遭到忽视。最后，医保付费改革可谓医保改革乃至整个医疗卫生体制改革的核心，但是对此关键性问题，很多省份的医改方案仅仅一带而过，连起码的试点计划都未加制定。

地方版医改方案中第二个特征，在医保之外的各个部分表现得更加明显，尤其是就医疗卫生服务体系的改革与发展问题，无论是基本药物制度的实施、基层医疗卫生机构的健全、公共卫生服务的均等化、公立医院的改革，还是民营医疗机构的发展，各地要么照搬国家《医改方案》的原则，要么基本上在重复过去很多年实行的但效果并不明显的措施。

总体来说，在基本药物制度建设方面，各省、自治区、直辖市医改方案基本上是照抄国家医改方案中的原则性表述，在明确这一制度的具体落实措施上乏善可陈。在具体的实践中，各地普遍反映，基本药物制度的落实遭遇

 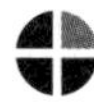

重重困难。在健全基层医疗卫生服务体系的问题上，无论涉及社区医疗卫生服务机构的国有化还是多元化，涉及其基本医疗服务的补偿机制，还是涉及首诊制与转诊制的建立，各省医改方案均未给出实质性的推进措施。在公共卫生方面，各省医改方案在以下两点上有所欠缺。其一，对于推进公共卫生服务均等化的理解有欠深入，简单地理解为在各自省份之内整齐划一地提供公共卫生服务。其实，公共卫生服务均等化的关键，在于通过不均等的方式，将公共资源向公共卫生服务薄弱的地方倾斜，最终实现公共卫生服务水平的均等化。很显然，在所有地区，现有公共卫生服务的提供并不均等；如果在现有水平上进一步均等地配置公共卫生的资源，那么就会固化现有的不均等格局。其二，各地对于公共卫生服务的体制改革未置一词。实际上，目前在不少地方计划免疫系统频频出现问题，恰恰说明公共卫生体系的强化，并不仅仅是增加投入的问题。在公立医院改革方面，各省的医改方案亦缺乏实质性的具体内容，有些省份在这一点上甚至不如其多年前的医改方案。同时，绝大多数省份并不忽视医疗服务体系多元化的问题，但是对如何加快引入社会资本兴办医疗机构，并没有给出符合地方实际的明确想法和思路，对于各地阻碍社会资本进入医疗服务领域的各种因素也没有特别加以指出。

不可讳言，在医疗卫生服务体系的改革与发展上，国家《医改方案》和《医改实施方案》中实际上包含着两种不同的思路：一种是以行政管理控制为核心的思路；另一种是以政府购买服务为核心的思路。由于中国幅员辽阔，各地经济社会发展水平差异巨大，尤其是公共服务市场发育和社会资本充沛程度差别巨大，因此在国家《医改方案》和《医改实施方案》中行政化思路和市场化思路并存，是正常的、必要的。正是由于这一点，中央政府才希望各地"积极探索"，基于各地的实际情况，提出深入的、细致的、切实可行的改革措施。具体到医疗卫生服务体系改革的两种思路，各地完全可以明确其各自的适用范围，例如，在经济发达地区积极探索市场化的改革，而在经济落后地区通过行政化手段确保民众也能享受基本的医疗卫生服务。可惜的是，在各省的医改方案中，我们没有看到积极探索的魄力、勇气、努力和空间。

2009年4月6日，《中共中央国务院关于深化医药卫生体制改革的意见》（以下简称《医改方案》）发布，阐述了新一轮医药卫生体制改革（以下简称"医改"）的方向和原则。次日，国务院发布了《医药卫生体制改革近期重点实施方案（2009—2011 年）》（以下简称《医改实施方案》）。就 2009—2011 年三年间落实《医改方案》中提出的原则，《医改实施方案》中提出了五项改革，即“四项基本和一项试点”——加快推进基本医疗保障制度建设，初步建立国家基本药物制度，健全基层医疗卫生服务体系，促进基本公共卫生服务逐步均等化和推进公立医院改革试点。为进一步落实《医改实施方案》中所列的各项内容，国务院于2009 年7 月与2010 年4 月又先后出台《医药卫生体制五项重点改革 2009 年工作安排》和《医药卫生体制五项重点改革 2010 年度主要工作安排》，分别提出了 2009 年与 2010 年推进医改的任务。

随着医改工作在全国范围内的开展，各省、自治区、直辖市以及部分主要城市根据《医改方案》与《医改实施方案》的精神，结合自身实际情况，相继出台了地方版的医改方案。到 2010 年 6 月中旬，单单是省级的医改方案就达 30 份，仅上海市的医改方案尚未公布；同时，部分主要城市，如成都、济南、郑州等，也都出台了结合各市实际的市级医改方案。

各地方在制定医改方案过程中均以国家《医改方案》为蓝本，充分遵照了《医改实施方案》的具体要求。在此基础上，安徽、广西、江苏、江西、浙江、重庆 6 省、自治区、直辖市出台了本地深化医药卫生体制改革的意见（以下简称“意见”）；北京、福建、甘肃、贵州、海南、河北、黑龙江、辽宁、湖北、湖南、宁夏、青海、山东、山西、陕西、天津、西藏、新疆 18 省、自治区、直辖市出台了本省、自治区、直辖市近期（主要是截至 2011 年）的深化医药卫生体制改革实施方案；广东、吉林、内蒙古、云南、四川、河南 6 省、自治区、直辖市，既出台了其“意见”，又出台了近期的医改实施方案。因为各省、自治区、直辖市“意见”与实施方案均是依照深化医药卫生体制改革的五项重点工作安排来编写，相互之间有很强的可对比性，所以下文将各省“意见”和实施方案统称为“各地（地方）医改方案”。同时，由于经济发展水平和医药卫生发展状况不同，相当一部分省级医改方案的内容颇有地方特色。如此众多的医改方案为进一步研究我国医药卫生事业的发展状况、我国医药卫生体制的改革状况，以及未来我国医药卫生事业的发展方向提供了丰富的素材。因此，将这些地方版医改方案整理汇编、分类对比、归纳总结的意义十分重大。它既是一份珍贵的历史资料，也可作为本轮医改政策和投入过程的中期效果评估工作的重要依据。

本文按照国家《医改方案》中关于深化医药卫生体制改革的五项重点安

排，对目前除上海市外已出台的30份省级医改方案进行综合评述。需要提及的是，河北省、西藏自治区医改方案虽已出台，但并未向社会公布，但从有关两省、自治区医改的新闻报道中，可以获取其医改方案的基本信息。河北省公布了《2009年河北省医药卫生体制五项重点改革工作》，具有很大的参考价值。此外，部分省份仅公布了2009年或2010年医改实施方案，下文在评述时将予以注明。

一、推进基本医疗保障的制度建设

就加快推进基本医疗保障的制度建设，国家《医改方案》分别从扩大医疗保障覆盖面、提高医疗保障水平、规范医疗保障基金管理、完善城乡医疗救助制度、提高医疗保障服务水平五个方面提出了要求。在这五个方面，各省、自治区和直辖市（以下为了简便，将自治区和直辖市亦称为省）医改方案基本上与国家要求保持一致，有些省份在不同的方面提出了进一步的政策目标和保障措施。

（一）扩大基本医疗保障覆盖面

国家《医改实施方案》中要求，在2009—2011年的三年时间内，城镇职工基本医疗保险（以下简称“城镇职工医保”）、城镇居民基本医疗保险（以下简称“城镇居民医保”）和新型农村合作医疗（以下简称“新农合”）必须覆盖城乡全体居民，参保率均提高到90%以上。各省按照其医疗保障体系的现状，考虑到自身发展状况，各自提出了计划实现的目标（见表1）。除专门用括号标识的省、自治区、直辖市之外，表1中所列均为2011年待完成的目标。

表1　　各省医改方案提出的医保参保率目标　　单位：%

行政单位	城镇职工医保	城镇居民医保	新农合
甘肃	90	90	90
河南	90	90	90
吉林	90	90	90
安徽	90	90	90

续 表

行政单位	城镇职工医保	城镇居民医保	新农合
河北	90	90	90
山西	90	90	90
四川	90	90	90
湖南	90	90	90
浙江	90	90	90
重庆	90	90	90
湖北	90	90	90
江苏	95	95	95
广东	95	95	98
福建	95	95	95
江西	92	92	92
辽宁	95	92	99.3
宁夏	95	95	95
云南	90	90	92
贵州	90	90	95
山东	90	90	95
新疆	90	90	97
内蒙古	90	90	95
广西	应保尽保	95	90
黑龙江	95（2009 年）	95（2009 年）	98（2009 年）
海南	90（2010 年）	93	93
北京	90（2010 年）	90（2010 年）	90（2010 年）
西藏	95	95	方案未提及
天津	95（2009 年）	85（2009 年）	方案未提及
陕西	96（2010 年）	85（2010 年）	92（2010 年）
青海	80	80	95

有 11 个省、自治区、直辖市与国家《医改实施方案》提出的目标要求完

 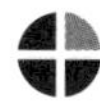

全保持一致，即规定三项医保的参保率在 2011 年均达到 90%。值得注意的是，与国家版医改方案完全一致的省份大多处在中西部，只有浙江省是东部地区省份。

有 6 个省份（江苏、广东、福建、江西、辽宁、宁夏）计划到 2011 年在三项医保上均超额达成国家目标，即三项保险的参保率均超过 90%。这 6 个省份中有 4 个属于东部地区，2 个（江西和宁夏）属于中西部地区。

有 5 个省、自治区（云南、贵州、山东、新疆、内蒙古）计划到 2011 年在新农合上超额达成国家目标，但在城镇职工医保和城镇居民医保上与国家目标保持一致，体现了对强化农村医疗保障体系的决心。

有 1 个自治区（广西）计划到 2011 年在新农合上与国家目标保持一致，但在城镇居民医保上要超额达成国家目标，达到 95% 的参保率，在城镇职工医保上则只提出要实现“应保尽保”。使用“应保尽保”这样的措辞，而不是给出具体的指标，有两种可能的理解：一是设定参保率 100% 为目标；二是尚不清楚能够达成的具体目标，也不清楚目标定位的人群基数，因此给未来参保率的统计留下空间。

有 3 个省、直辖市（黑龙江、海南和北京）的医改方案计划提前达成或超额达成国家目标。

另外，西藏计划 2011 年在城镇职工医保和城镇居民医保上超额达成国家目标，即实现 95% 的覆盖率，但未提及新农合，这是西藏在农牧民中实行全民免费医疗的特殊体制所造成的，不足为怪。

天津仅仅发布了 2009 年的医改计划，其中在城镇职工医保上将实现 95% 的覆盖率，在城镇居民医保上实现 85% 的覆盖率。这些目标究竟是否实现，应该在 2010 年秋季就能获得系统的数据加以检验了。值得注意的是，天津市未提及新农合覆盖率的目标。根据 2009 年 8 月 31 日《健康报》，天津市自 2004 年起实施新农合试点工作，截至 2009 年 8 月，新农合参合农民达到 368 万人，参合率达 99.02%。该市新农合制度已实现全覆盖，并且开始推进城乡一体化。因此，对于天津市来说，是否提及新农合的目标覆盖率已经无关紧要，更重要的是恐怕是如何走向城乡一体化的问题了。

陕西仅仅发布了 2010 年的医改计划，其中在城镇职工医保上将实现 96% 的覆盖率，在城镇居民医保上实现 85% 的覆盖率，在新农合上实现 92% 的覆盖率。

青海省的医改方案所列目标至2011年也不能完全达成国家目标，在城镇职工医保、城镇居民医保上仅可实现80%的覆盖率，但在新农合上设定的覆盖率目标为95%。

基本医疗保障体系扩大覆盖面的重点目标人群包括经济困难的职工、在校大学生、城镇居民、非公组织和灵活就业人员、农民工。国家《医改实施方案》要求：①两年内困难企业职工及破产企业退休职工纳入职工医保或居民医保，待遇与企业缴费脱钩，中央财政予以补助；②2009年在校大学生纳入居民医保；③推进城镇非公有制经济组织从业人员、灵活就业人员和农民工参加城镇职工医保；④政府对符合就业促进法规定的就业困难人员参加城镇职工医保的参保费用给予补贴；⑤灵活就业人员自愿选择参加城镇职工医保或城镇居民医保，参加城镇职工医保有困难的农民工，可以自愿选择参加城镇居民医保或户籍所在地的新农合。

在对待经济困难的职工参保上，各地医改方案的措辞基本上完全参照国家医改方案，其中有相当一部分经济发达地区的省份已经基本上解决了这一问题，因此在地方医改方案中未加详述。值得一提的是，贵州方案提出“2010年统筹解决关闭破产集体企业及其他各类关闭破产企业和困难企业退休人员参加城镇职工医保问题，参保资金筹集由地方各级政府负主要责任，企业所属同级财政补助大部分、中央补助资金调剂一部分、有部分缴费能力的企业缴纳一部分、基本医疗保险统筹基金结余调剂一部分。地方各级政府安排用于帮助解决关闭破产企业退休人员参保的补助资金可分年到位，到2011年年底前，资金到位率要达到30%”。可以说，贵州方案明确了经济困难职工参保的资金来源、实施步骤和具体要求。

北京方案则在国家方案的基础上进一步提出了推进公费医疗制度改革的措施，即“2010年，将所有区县公费医疗人员纳入职工基本医疗保险体系；2011年，启动市级公费医疗参加职工基本医疗保险的准备工作”。北京方案的这一特色，在很大程度上与北京市公费医疗体系改革相对滞后有关。实际上，在很多省、自治区、直辖市，事业单位中的公费医疗体系早已被打破并与企业职工医保接轨，因此公费医疗体制改革在现阶段并不是众多省、自治区、直辖市医改的主要问题。

实际上，在基本医疗保障体系扩大覆盖面的问题上，最为主要的难点有三：一是如何将非公组织和灵活就业人员纳入城镇职工医保？二是流动人员

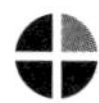

（尤其是农民工）究竟参加哪一个医疗保险（城镇职工医保、城镇居民医保抑或新农合）？三是在城镇居民医保上如何突破自愿性医疗保险所固有的“逆向选择”（具体表现为自我感觉身体健康的居民不愿意参加医保）从而实现普遍覆盖？各省医改方案中普遍存在的缺失是对这三大难点没有给出具体的、具有操作性的、符合地方实际的安排。这是非常令人遗憾的。

如何将城镇职工医保的覆盖面有效地向非公有部门拓展，以及如何解决农民工的参保问题，将成为各地确定的医保覆盖面目标能否实现的关键性因素。这一点对于那些在城镇职工医保上设定了高参保率目标的省份，例如，陕西（96%）、江苏（95%）、广东（95%）、福建（95%）、辽宁（95%）、宁夏（95%）和西藏（95%），尤其富有挑战性。如何突破城镇居民医保的“逆向选择”困局以实现普遍覆盖，也是一个难题，这对于那些在城镇居民医保参保率上提出高目标的省份，尤其是江苏（95%）、广东（95%）、福建（95%）、宁夏（95%）、广西（95%）、黑龙江（95%）和西藏（95%），都是巨大的挑战。

另一个值得注意的现象是，除了西藏和天津由于可以理解的原因未提及新农合之外，所有省份在新农合参保率的目标上都不低于国家要求的90%，更有14个省份提出了比国家目标更高的目标，有些省份的目标更是近乎100%，例如辽宁（99.3%）、广东（98%）和黑龙江（98%）。即便是在城镇职工医保和城镇居民医保参保率都比国家标准低的青海，新农合参保率的目标也高达95%。这一点并不令人感到惊讶。根据中华人民共和国卫生部编《中国卫生统计年鉴》（2009年）第347、第353页中的数据显示，早在2008年，全国新农合参保者人数就高达8.2亿，而当年农村居民人口和农业户籍人口分别达7.2亿和8.8亿。这就是说，如果以农村居民为基数，早在2008年，新农合全国的参保率就超过了100%；即便以农业户籍人口为基数，参保率也高达92.4%。在这样的情况下，许多省份的医改方案纷纷在新农合参保率上给出“高标准、严要求”，也再正常不过了。

（二）提高基本医疗保障体系的筹资水平和保障水平

除了扩大覆盖面之外，健全基本医疗保障体系的最重要环节就是提高筹资水平和保障水平。当然，无论是筹资水平还是保障水平的确定，最终依然是统筹地区政府的责任，但是省政府在各自管辖范围内明确最低水平，还是有必要的。在这一点上，各省医改方案的表现参差不齐。

1. 城镇居民医保和新农合的政府补助水平与个人缴费水平。国家《医改实施方案》中要求要逐步提高城镇居民医保和新农合筹资水平和保障水平。2010年，各级财政对城镇居民医保和新农合的最低补助标准提高到每人每年120元，并适当提高个人缴费标准，具体缴费标准由省级人民政府制定。

在各省的医改方案中，有26个省份（河北、安徽、宁夏、湖北、河南、黑龙江、吉林、四川、辽宁、青海、浙江、重庆、江苏、山西、陕西、甘肃、新疆、内蒙古、广东、福建、江西、贵州、湖南、海南、山东、广西）对城镇居民医保和新农合的政府补助水平与国家要求完全相同。2个省份明确政府补助水平略高于国家要求，即云南2009年城镇居民医保人均财政补助150~190元，西藏2010年各级财政对农牧区医疗制度每人补助标准达到180元，对城镇居民医保补助达到每人每年220元。此外，北京的医改方案未给出具体的政府补贴标准；而天津暂时仅制定了2009年的医改实施方案，其中也没有给出具体的政府补贴标准。

实际上，在经济发达地区的省份（例如广东、江苏、浙江、北京等），很多地方城镇居民医保和新农合的政府补贴水平已经超过了国家规定的最低标准，但令人感到意外的是，这些省份却不愿意在其省级医改方案中，将正在执行的政府补贴水平明确化。

在个人缴费标准的要求上，13个省、自治区、直辖市（安徽、宁夏、湖北、河南、黑龙江、吉林、四川、辽宁、青海、云南、浙江、重庆、北京）与国家《医改实施方案》一样，只笼统要求适当提高个人缴费标准，并未明确指出具体的缴费标准。实际上，这些省份的政府没有履行确定个人缴费水平的职责，未能满足国家医改方案提出的要求。

有13个省、自治区（河北、江苏、山西、陕西、甘肃、新疆、内蒙古、广东、福建、贵州、湖南、海南、山东）部分履行了省政府应该履行的职责，明确了新农合缴费标准为每人每年30元。但这些省份均没有提及城镇居民医保的个人缴费水平。或许，所有省份均把这一职责进一步下放给城市，但是省政府在全省范围内明确一个最低缴费水平，依然是必须履行的职责。

只有广西壮族自治区和江西省完整地履行了省政府应该履行的职责。广西要求城镇居民医保个人缴费年人均成年居民不少于50元，未成年居民

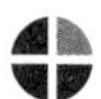

不少于30元；新农合的个人缴费标准定为每人每年20元。江西要求参保城镇居民个人缴费每人每年至少100元，新农合的个人缴费标准定为每人每年30元。

此外，由于西藏自治区在农牧民中实施免费医疗，因此对新农合的个人缴费标准未加提及实属正常，但西藏医改方案也未提及城镇居民医保个人缴费标准的水平。天津仅制定了2009年的医改实施方案，其中无论是对城镇居民医保还是对新农合，均未提及个人缴费标准问题。

2. 住院报销比例与门诊报销比例。国家《医改实施方案》中要求城镇职工医保、城镇居民医保和新农合对政策范围内的住院费用报销比例逐步提高，并逐步扩大和提高门诊费用报销范围和比例。各省根据自身的经济发展状况，结合现有的住院、门诊报销水平，给出了各自计划实现的目标（见表2）。

表2　各省、自治区、直辖市三项医保的住院报销比例　单位：%

行政单位	城镇职工医保	城镇居民医保	新农合
山东	与国家要求相同，无具体比例		
江西	与国家要求相同，无具体比例		
湖北	与国家要求相同，无具体比例		
广西	与国家要求相同，无具体比例		
河北	2009年，三项医保住院费用报销比例在2008年的基础上提高5%		
四川	2009年，三项医保住院费用报销比例在2008年的基础上提高5%		
山西	70	50	未具体说明
河南	75	60	未具体说明
新疆	75	60	50
江苏	80	60	45
安徽	75	60	50
福建	75	50	提高5%
甘肃	75	60	60
广东	80	65	70、60、45①
贵州	75	65	55和66②

续　表

行政单位	城镇职工医保	城镇居民医保	新农合
海南	未具体说明	60	55
黑龙江	75	60	65
湖南	80	55	50
吉林	80	65	50
内蒙古	75	60	比 2008 年提高 5%
宁夏	75	60	50
青海	70	提高 5%	未具体说明
陕西	未具体说明	60	60
天津	75	55	未提及
云南	75	60	55
浙江	75～80	50	未具体说明
重庆	70	55	50
辽宁	75	60	45
西藏	未具体说明	未具体说明	未具体说明
北京③	未具体说明	未具体说明	未具体说明

注：①广东方案要求新农合镇、县、县外住院报销比例分别不低于 70%、60%、45%。

②贵州方案要求县、乡医疗卫生机构住院的实际报销比例分别达到 55% 和 66% 以上。

③虽然北京方案未公布具体住院报销比例，但可从媒体报道获知，北京市城镇职工医保、居民医保、新农合三项医保住院报销比例分别为 85%～97%、60%、60%。

有 4 个省（江西、山东、广西、湖北）与国家《医改实施方案》要求一致，即只是笼统地要求逐步扩大住院报销比例。需要指出，湖北、广西方案中虽未具体公布报销比例，但在两省相关的医改新闻中，都提到 2009 年计划将住院报销比例在 2008 年的基础上提高 5%。有 2 个省（河北、四川）在其医改方案中提出，2009 年在 50% 的统筹地区将三项医保住院报销比例在 2008 年的基础上提高 5%，但具体的目标报销比例并不明确，也未把 2008 年的基数明确写出来。

住院报销比例是基本医疗保障服务包的最核心内容，即便各省将服务包内容确定的权力继续下放到各市，但由省级政府就全省服务包的最低水平给出明确的规定，也是应尽的职责。因此，以上这 6 个省份的医改方案在这一

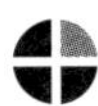

点上不能令人满意。

有22个省给出了具体的住院报销比例水平，在不考虑前述6个省份未公布具体报销比例的前提下，在这些已公布具体比例的省份中，城镇职工医保住院报销比例最高的为江苏、广东、湖南、吉林4省，报销比例达80%；报销比例最低的为山西省、青海市、重庆市，报销比例70%。城镇居民医保住院报销比例最高的为广东省、贵州省、吉林市，报销比例65%；报销比例最低的为山西、福建、浙江4省，报销比例50%。新农合住院报销比例最高的为黑龙江，报销比例65%；报销比例最低的为江苏、辽宁，均为45%。在这里，非常值得关注的是，无论在哪一类医保上，报销比例最低的一些省份，其在经济发展水平和地方财政收入水平上并非处在全国的下游之列。

此外，北京市未具体提出住院报销比例的相关要求，且未将国家《医改实施方案》要求的逐步提高住院费用报销比例写入其医改方案中。由于对农牧民实行特殊的医疗保障制度，西藏医改方案中没有关于新农合的内容是正常的。根据《西藏日报》2010年3月5日的报道："2009年西藏继续保持了农牧区医疗制度100%的覆盖面，各级政府对农牧区医疗制度的补助标准达到每人140元，农牧民发生的门诊费用均得到100%报销补偿，住院费用的72.54%得到报销补偿，农牧民医疗保障水平进一步提高。"但问题在于，西藏医改方案对当地城镇职工医保和城镇居民医保的住院报销比例均未加以明确规定。

在三项医保门诊费用报销比例的要求上，大部分省份的医改方案均未将门诊报销比例具体化。方案中较为常见的比较笼统的说法是探索常见病、多发病纳入城镇居民医保门诊统筹范围以及扩大新农合补偿范围。造成这种现象的主要原因有二：其一，各地对于是否以及何时将门诊统筹纳入城镇居民医保和新农合尚未形成共识；其二，城镇职工医保中个人账户制度对于门诊统筹的实施构成了一定的阻碍。

较为有特色的是内蒙古方案的做法，即"2009年新农合1/3的地区门诊费用统筹得到巩固完善；2010年全区要有50%以上的旗县（市、区）实行大病统筹和门诊统筹相结合的补偿模式；2011年全部取消家庭账户，实行大病统筹和门诊统筹相结合的补偿模式，并逐步提高大病统筹和门诊统筹的报销比例，门诊补偿比例和封顶线要与住院补偿起付线和补偿比例有效衔接，同时探索建立特殊病种和部分大额慢性病门诊费用补偿制度，扩大补偿病种范围”。可以说，内蒙古是明确将门诊统筹纳入新农合的极少数省份之一。

北京医改方案在门诊报销比例和住院报销比例上都未给出具体数字，但北京方案指出，2010年，参加城镇职工医保的人员到社区医疗机构就诊，报销比例达到90%，并希望通过提高报销比例，鼓励群众到基层医疗卫生机构看病就医。目前，北京市城镇职工医保将个人账户的年拨付额度设定为起付线，在起付线之上的门诊费用可以由医保基金来报销。因此，北京市在城镇职工医保中实际上已经实施了门诊统筹，但是在城镇居民医保和新农合上是否以及何时实施门诊统筹尚不明确。

3. 三项医保的最高支付限额（“封顶线”）。国家《医改实施方案》要求“城镇职工医保、城镇居民医保最高支付限额分别提高到当地职工年平均工资和居民可支配收入的6倍左右，新农合最高支付限额提高到当地农民人均纯收入的6倍以上”。

在这一点上，有22个省份（湖北、河北、陕西、安徽、山西、云南、宁夏、广西、新疆、内蒙古、贵州、河南、青海、西藏、四川、山东、浙江、重庆、天津、黑龙江、吉林、辽宁）与国家要求一致。

有4个省份（江苏、甘肃、福建、江西）在遵从了国家关于城镇职工医保、城镇居民医保最高支付限额的要求的同时，将新农合最高支付限额提高到了国家要求之上，达到当地农民人均纯收入的8倍。

有4个省份将最高支付限额进一步具体化。其中，广东省规定城镇职工医保、城镇居民医保、新农合最高支付限额分别为12万元、8万元、6万元；湖南省规定，2009年，城镇职工医保最高支付限额提高到6万元，大病互助最高支付限额提高到12万~20万元，城镇居民医保、新农合最高6万元；海南省规定新农合最高支付限额达到4万~5万元；北京方案公布数字为城镇职工医保、城镇居民医保最高限额分别为30万元、15万元，但对新农合的“封顶线”未加提及。

（三）规范基本医疗保障基金管理

国家《医改实施方案》中要求：①各类医保基金要坚持以收定支、收支平衡、略有结余的原则；②合理控制城镇职工医保基金、城镇居民医保基金的年度结余和累计结余，结余过多的地方要采取提高保障水平等办法，把结

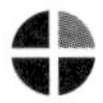

余逐步降到合理水平，新农合统筹基金当年结余率原则上控制在15%以内，累计结余不超过当年统筹基金的25%；③建立基本医疗保险基金风险调剂金制度，基金收支情况要定期向社会公布；④提高基金统筹层次，2011年城镇职工医保、城镇居民医保基本实现市（地）级统筹。

上述前两项要求可以合并为一点，即合理控制各项医保基金的当年结余率和累计结余率。在这一点上，各省、自治区、直辖市医改方案表现得参差不齐（见表3）。

表3　各省、自治区、直辖市三项医保基金当期、累计结余率　　单位：%

行政单位	城镇职工医保		城镇居民医保		新农合	
	当期	累计	当期	累计	当期	累计
河南	未具体说明	未具体说明	未具体说明	未具体说明	15	25
广西	未具体说明	未具体说明	未具体说明	15	25	
河北	未具体说明	未具体说明	未具体说明	15	25	
甘肃	未具体说明	未具体说明	未具体说明	15	25	
广东	未具体说明	未具体说明	未具体说明	15	25	
贵州	未具体说明	未具体说明	未具体说明	15	25	
安徽	未具体说明	未具体说明	未具体说明	15	25	
山西	未具体说明	未具体说明	未具体说明	15	25	
浙江	未具体说明	未具体说明	未具体说明	15	25	
江西	10	25	10	25	15	25
海南	15	6～9个月	15	6～9个月	15	25
吉林	10	20	15	20	15	25
宁夏	15	6～9个月	15	6～9个月	15	25
青海	15	6～9个月	15	25	15	25
新疆	15	20	15	20	15	25
山东	未具体说明	未具体说明	15	25	15	25
四川	未具体说明	6～9个月[1]	未具体说明	未具体说明	15	25
湖北	10	未具体说明	10	未具体说明	15	25
福建	未具体说明	未具体说明	15	25	15	25

续 表

行政单位	城镇职工医保		城镇居民医保		新农合	
	当期	累计	当期	累计	当期	累计
黑龙江	未具体说明	15 个月[②]	15	25	15	25
湖南	未具体说明	6～9 个月	15	25	15	25
重庆	未具体说明	未具体说明	15	25	15	25
内蒙古	15	未具体说明	15	未具体说明	10	20
云南	15	6～9 个月	未具体说明	未具体说明	15	25
辽宁	未具体说明	15、20[③]	未具体说明	10	15	25
江苏	未提及	未提及	未提及	未提及	未提及	未提及
陕西	未提及	未提及	未提及	未提及	未提及	未提及
天津	未提及	未提及	未提及	未提及	未提及	未提及
西藏	—	—	—	—	—	—
北京	未具体说明	未具体说明	未具体说明	未具体说明	未具体说明	未具体说明

注：①累计结余控制在当年统筹基金 6～9 个月的结余水平。

②基金累计结余原则控制在 15 个月以下平均支付水平。

③辽宁方案规定到 2011 年年底，城镇职工医保统筹基金累计结余率市级统筹地区控制在 15% 左右，县级统筹地区控制在 20% 左右。

首先，就合理控制医保基金结余率问题，9 个省份（河南、广西、河北、甘肃、广东、贵州、安徽、山西、浙江）医改方案与国家要求完全一致，未就本省的情形提出具体的要求。有 10 个省、自治区、直辖市（山东、四川、湖北、福建、辽宁、黑龙江、湖南、重庆、内蒙古、云南）在给出国家要求的新农合当期、累计结余率的同时，还部分给出了城镇职工医保或城镇居民医保的当期、累计结余率。只有 6 个省、自治区（江西、海南、吉林、宁夏、青海、新疆）的工作最为细致，给出了三项医保当期和累计结余率的所有计划要求。

还有 6 个省、自治区、直辖市未能收集到相关数据。其中，北京方案中仅提到“合理控制基金结余率”，而未给出具体目标；陕西、江苏方案为 2010 年计划，天津方案为 2009 年计划，也均未提及相关内容；西藏由于未能获取其医改方案文本，且有关新闻报道中也均未能找到相关内容，因此数据缺失。

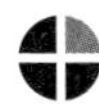

在合理控制医保基金结余率的问题上，主要的障碍之一是如何应对城镇职工医保基金中个人账户的高结余率。对此，一些省份的医改方案提出了一些新举措。例如，广东方案要求拓展城镇职工医保个人账户使用功能，允许将个人账户延伸为家庭账户，供全体家庭成员使用，并将个人账户资金的支付范围进一步扩大到疫苗接种、健康体检以及中医“治未病”等。

另外有个别省份以“补充补偿”或“二次补偿”的方式设法解决医保统筹基金结余率过高的问题。例如，福建方案要求全面开展新农合重大疾病住院大额医疗费用补充补偿工作，补充补偿基金从县级新农合统筹基金中按照年人均2～3元的标准筹集。在住院补偿额达到“封顶线”的情况下，参合农民符合新农合政策的未补偿医疗费用，按照一定比例进行“二次补偿”，最高支付限额20万元。这一举措实际上提高了参合农民的大病补偿“封顶线”，补偿基金的来源既不是国家补贴，也不是农民提高个人缴费水平，而是从新农合统筹基金中抽取，从而降低新农合基金结余率。

其次，就保证医保基金收支的公开透明性问题，有22个省、自治区、直辖市（安徽、山西、宁夏、甘肃、广西、内蒙古、福建、江西、云南、贵州、湖南、湖北、海南、河南、黑龙江、青海、山东、四川、浙江、重庆、辽宁、北京）的要求与国家完全一致，即基金收支情况要定期向社会公布，接受社会监督。江苏、陕西（2010年方案）、新疆、广东、吉林、天津（2009年方案）6个省、自治区的方案中未提及关于医保基金收支公开的内容。河北、西藏两省由于其医改方案未向社会公布，新闻报道中也未提及相关内容，因此两省信息缺失。

最后，就提高医保基金统筹层次问题，国家要求到2011年城镇职工医保、城镇居民医保基本实现市（地）级统筹，将任务目标具体化。各省医改方案中，计划达到国家要求的有19个省、自治区、直辖市（安徽、山西、云南、陕西、宁夏、广西、内蒙古、广东、江西、湖南、湖北、河南、吉林、青海、山东、四川、浙江、辽宁、北京）。其中，部分省、自治区、直辖市计划提前完成目标，云南2007年已实现城镇居民医保州（市）级统筹，2010年基本实现城镇职工医保州（市）级统筹；广东提出在2009年即可基本实现城镇职工医保和城镇居民医保的市级统筹；江西保证在2011年实现城镇职工医保市级统筹，同时从2009年开始全面推行城镇居民医保市级统筹。

此外，以上省、自治区、直辖市在完成国家目标的同时，也有部分省市提出了对新农合统筹层次的探索：安徽计划在有条件的市、县（区）积极探索城镇居民医保与新农合统筹一体化；山西计划2009年在太原市开展新农合以市为单位统筹试点；广西计划2011年实现新农合风险基金自治区级统筹；内蒙古计划2011年新农合开展盟市级统筹试点；广东计划2009年有条件的市实现新农合市级统筹；山东计划2011年基本实现新农合以市为单位补偿；浙江计划2011年有条件的地方要积极探索新型农村合作医疗市级统筹。

福建省、贵州省、重庆市、海南省部分未能满足国家要求，虽然它们均提出了2011年实现城镇职工医保市级统筹（海南提出实现省级统筹），但均未能提出对城镇居民医保统筹层次的计划。有5个省的方案中既未涉及城镇职工医保统筹层次计划，又未涉及城镇居民医保统筹层次计划，它们分别是江苏、甘肃、新疆、黑龙江、天津（2009年方案）。

河北、西藏两省信息缺失，原因前文已述及。

（四）完善城乡医疗救助制度

国家《医改实施方案》中要求“有效使用救助资金，简化救助资金审批发放程序，资助城乡低保家庭成员、五保户参加城镇居民医保或新农合，逐步提高对经济困难家庭成员自负医疗费用的补助标准”。

有19个省、自治区、直辖市的医改方案要求与国家一致，包括河北、安徽、山西、陕西、宁夏、甘肃、内蒙古、广东、湖南、云南、湖北、海南、吉林、辽宁、青海、山东、四川、天津、西藏。

有9个省、自治区、直辖市有一些特殊要求，按照要求的内容，大体可以划分为以下3种：①控制救助基金结余率，贵州、河南两省要求救助基金累计占当年筹集资金的结余率不超过15%；②取消救助起付线，提高救助比例，简化救助程序，广西、新疆、福建、浙江、重庆、北京6省市都有相关要求；③接受社会慈善捐助的医疗救助基金，完善社会救助机制，福建、江西、北京三省市给出了这样的提法。

在这里，控制医疗救助资金结余率的安排令人有些费解。在一般情况下，年度医疗救助资金是年度民政预算的一部分。如果预算与决算之间的差额为正数（也就是预算经费没有花完），结余不能结转下一年使用，那么就不存在控制结余率的问题，而是加强预算执行的力度问题。除非医疗救助基金化，年度政府预算中医疗救助资金全部投入一个固定的基金，不断累计使用，这

 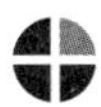

才存在结余问题。据初步调研，贵州、河南两省的医疗救助均实现了基金化，即通过多渠道筹集的医疗救助基金纳入社会保障基金财政专户，专款专用，当年基金结转下一年使用。在这一情形下，明确规定医疗救助基金的结余率，对于提高贫困人群的医疗保障水平，具有实质性的意义。

城乡医疗救助制度的探索早在2005—2007年期间就在全国启动，其基本做法是由各地政府财政通过民政部门资助城乡低保（包括五保户）家庭成员参加城镇居民医保或新农合。但是，这一制度的推进进度在全国各地有一定的差异。有些省份在医改方案中再次重申了医疗救助制度的落实，例如云南计划资助城乡所有五保户、低保家庭成员以及25个边境县（市、区）中边境一线以行政村为单位的农村居民，将其纳入城镇居民医保或新农合范围。《河北2009年五项重点实施方案》中也有类似提法，即加大救助力度，资助城乡所有低保对象、五保户参加城镇居民医保或新农合。黑龙江计划到2011年资助城市低保家庭成员参加城镇居民医保的比例达到90%以上，资助农村低保家庭成员和农村五保户参加新农合的比例达到100%。

此外，部分城市探索将医疗救助制度与城镇职工医保、新农合做有效衔接，如江苏计划全面实行医疗救助制度与城乡医保同步结算。

（五）提高基本医疗保障管理服务水平

1. 医保付费方式的变革。国家《医改实施方案》中要求“鼓励地方积极探索建立医保经办机构与医药服务提供方的谈判机制和付费方式改革，合理确定药品、医疗服务和医用材料支付标准，控制成本费用”。

有15个省、自治区的医改方案要求与国家方案要求内容基本一致，包括江苏、河北、山西、云南、甘肃、江西、山西、湖北、海南、河南、吉林、辽宁、贵州、内蒙古、四川。

有12个省、自治区、直辖市针对国家提出的谈判机制和付费改革的要求，提出了探索按病种付费、按人头付费、总额预付等多种基本医疗保险付费方式的具体举措，这些省市包括广东、广西、新疆、湖南、青海、山东、天津、陕西、宁夏、浙江、重庆、北京。例如，北京市除了重申国家医改方案的提法（即“积极探索按病种付费、按人头付费、总额预付等多种基本医疗保险付费方式，抑制医药费用不合理上涨”）之外，还给出了以下具体的安排：到2010年，在两家三级医院启动按疾病诊断相关分组付费制度改革试点；2011 年，在总结试点经验的基础上，逐步向全市三级医院推广。

安徽省、黑龙江省、辽宁省、西藏自治区根本未把医保付费改革和谈判方式变革当做医改的重要一环加以提及。

走向全民医保的根本目的在于医保机构发挥第三方购买者的角色，代表参保者的利益，向医疗机构集团购买医药服务。在此过程中，医保付费改革和谈判方式变革可谓第三方购买中最为重要的环节。无论是根本没有提及这一点的省份，还是完全照抄国家医改方案有关内容的省份，都没有把握住推进医改的这一最重要的抓手。

2. 医疗保障服务水平的提高。国家《医改实施方案》中要求如下。①改进医疗保障服务，推广参保人员就医“一卡通”，实现医保经办机构与定点医疗机构直接结算。②允许参加新农合的农民在统筹区域内自主选择定点医疗机构就医，简化到县域外就医的转诊手续。建立异地就医结算机制，探索异地安置的退休人员就地就医、就地结算办法。制定基本医疗保险关系转移接续办法，解决农民工等流动就业人员基本医疗保障关系跨制度、跨地区转移接续问题。③做好城镇职工医保、城镇居民医保、新农合、城乡医疗救助之间的衔接。探索建立城乡一体化的基本医疗保障管理制度，并逐步整合基本医疗保障经办管理资源。④在确保基金安全和有效监管的前提下，积极提倡以政府购买医疗保障服务的方式，探索委托具有资质的商业保险机构经办各类医疗保障管理服务。简言之，提高医疗保障服务水平包括四件事情：一是借助信息化（“一卡通”）的手段，实行医保付费的实时结算；二是完善异地结算和转移接续；三是实现医保经办城乡一体化；四是探索医保经办服务的多元竞争。

首先，就实行医保预付制问题，亦即关于医保经办机构与定点医疗机构直接结算问题，有 27 个省、自治区、直辖市（安徽、陕西、山西、云南、宁夏、河南、甘肃、广西、新疆、内蒙古、广东、福建、江西、贵州、湖南、湖北、海南、黑龙江、吉林、辽宁、青海、山东、四川、天津、浙江、重庆、北京）的要求与国家一致，均提出要探索医保经办机构与医疗机构直接结算的方式，但多数省份并未给出具体解决办法，只有一部分省份提出了相关的具体举措。实际上，这其中的绝大多数省份早已实行了医保预付制，实现了医保机构与医疗机构的实时结算，因此在其医改方案未加详细阐述实属正常。北京方案中提到推广使用“社保卡”，可以实时结算。事实上，北京市 2010

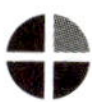

年开始在全市发放新的“社保卡”，这项工作到2010年6月中旬尚未全部完成。

内蒙古提出要加强城乡基本医疗保险信息系统建设，2009年，城镇基本医疗保险信息实现自治区与盟市、旗县（市、区）联网，参保人员信息实现电子化管理，并进一步向基层延伸，尽快实现与街道、社区联网；基本实现自治区、盟市、旗县（市、区）医保经办机构与医疗服务机构信息系统对接，直接结算费用。

湖南提出要“加快基本医疗保障信息化建设，2010年实现基本医疗保障经办机构与定点医疗机构直接结算。各级财政要落实基本医疗保障管理软件开发和网络联结经费，定点医疗机构、金融机构等信息系统末端费用列入使用单位的成本。统一职工医保、居民医保管理软件、数据标准，加快建立联结医保经办机构、医院、街道社区、金融机构的医疗保险信息网络，建立区域性结算中心。进一步加强新农合管理信息系统建设，实现省、市、县、乡四级新农合信息的互联互通。2009年建立新农合省级信息应用平台，2010年新农合管理信息系统与各级定点医院全面联结。建立新农合省、市级结算中心”。

湖北提出要“加快新农合信息管理系统与定点医疗机构管理系统对接，逐步将新农合信息网络覆盖到村卫生室，实现结算与管理信息化。到2011年，基本实现城镇居民医保、新农合、医疗救助信息管理系统之间的链接和信息共享，并基本实现网上同步结算。统筹基金支付部分由经办机构与定点医疗机构直接结算。推行住院救助在定点医疗机构直补，方便困难群众就医”。

江苏省、河北省未提及推广“一卡通”。西藏自治区、辽宁省由于未向社会公开方案，同时新闻报道也缺乏相关信息，因此无从统计。根据我们的进一步调查，这些省、自治区的确尚未实现“一卡通”，但省内各地正在逐步推进，即在医保统筹地区内实现医保机构与医疗机构的实时结算。例如，辽宁省还计划在几年内实现全省范围内的“一卡通”，但这一点与医保统筹层次的提高有关。所谓“一卡通”，并不仅仅是信息技术的问题，而是关系到卡本身包含的关于保障水平（或医保待遇）的制度设计问题，如何在后一个问题上开展深入细致的完善工作，各地似乎并没有加以重视。

其次，关于完善新农合参保人异地结算和转移接续问题，有26个省、自治区、直辖市（江苏、安徽、陕西、山西、云南、宁夏、甘肃、广西、新疆、内蒙古、广东、福建、江西、贵州、湖南、湖北、河南、海南、黑龙江、吉林、辽宁、青海、山东、四川、浙江、重庆）的要求与国家一致，基本上都是笼统地提出要实现新农合参保人的异地结算和转移接续，但并未给出具体举措。有3个省、直辖市（河北、天津、北京）未提及异地结算的相关问题。同样，西藏缺乏信息来源，未能统计。

再次，关于医保经办城乡一体化，有28个省、自治区、直辖市（安徽、山西、陕西、云南、宁夏、甘肃、广西、新疆、内蒙古、广东、福建、江苏、江西、贵州、湖南、湖北、海南、黑龙江、辽宁、青海、吉林、四川、山东、天津、浙江、重庆、北京、河南）的要求与国家一致。其中，甘肃提出了更具体的计划，即“做好城镇职工医保、城镇居民医保、新农合、城乡医疗救助制度之间的衔接。逐步建立城乡医疗救助与城镇居民医保、新农合统一的信息平台，实现资源共用、信息共享、结算同步、监管统一的‘一站式’服务”。河北、西藏缺乏信息来源，未能统计。

最后，关于探索医保经办服务的多元竞争，有22个省、自治区、直辖市（江苏、河北、安徽、山西、宁夏、广西、内蒙古、广东、福建、江西、甘肃、贵州、湖南、湖北、海南、河南、黑龙江、吉林、山东、四川、浙江、重庆）提出了以政府购买医疗保障服务的方式，探索委托具有资质的商业保险机构经办各类医疗保障管理服务，但均论述笼统，未能提出具体措施，对这一举措即将面对的挑战也未予以正视。有6个省、自治区、直辖市（陕西、云南、新疆、青海、天津、北京）未提及医保经办服务多元竞争的相关内容。西藏、辽宁缺乏有关信息，未能纳入统计。

二、关于初步建立国家基本药物制度

我国1979年已加入WHO基本药物行动计划，但直到1996年才首次发布国家基本药物中成药和化学药品目录。基本药物制度对于我国而言，在相当长的一段时间内仅仅是一个概念，并未作为一种公共政策得到推行。

此次新医改将基本药物制度的建立作为医药卫生体制五项重点改革之一，其重要性可见一斑。下文将从三个方面就各省的有关制度安排进行比较。

 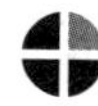

（一）建立基本药物目录遴选调整管理机制

国家《医改实施方案》要求“制订国家基本药物遴选和管理办法。基本药物目录定期调整和更新。2009 年年初，公布国家基本药物目录”。卫生部等九部委根据《医改实施方案》要求，于 2009 年 8 月 18 日才发布《关于建立国家基本药物制度的实施意见》，正式启动了国家基本药物制度建设工作。文件中进一步明确了我国基本药物的选用原则，即对基本药物要按照“防治必须、安全有效、使用方便、中西药并重、基本保障、临床首选”的原则，结合中国用药特点和基层医疗卫生机构配备的要求，参照国际经验，合理确定中国基本药物品种剂型和数量。九部委还同时发布了《国家基本药物目录管理办法（暂行）》和《国家基本药物目录（基层医疗卫生机构配备使用部分）》（2009 年版），在保持数量相对稳定的基础上，国家基本药物目录实行动态调整管理，原则上每三年调整一次，从而确立了遴选和管理办法。

各省、自治区、直辖市的医改方案在基本药物目录的遴选上做法较统一，均要求根据国家基本药物制度实施意见、基本药物目录管理办法和基本药物目录，结合疾病谱变化和基层临床用药需求，制定各省基本药物目录，并根据实际情况定期调整。稍有特色的是，青海、西藏分别计划在该省将符合国家标准的部分中蒙药、藏药纳入基本药物目录。实际上，很多省份也的确编订了其地方版的《国家基本药物目录（基层医疗卫生机构配备使用部分）》，一般是在国家版 307 种药物的基础上增加多种药物。

（二）初步建立基本药物供应保障体系

对于建立基本药物供应保障体系，国家《医改实施方案》分别从基本药物的供应和基本药物的定价两个方面做出了具体要求。

关于基本药物的供应，国家《医改实施方案》要求：①推动药品生产流通企业兼并重组，发展统一配送，实现规模经营；②鼓励零售药店发展连锁经营；③完善执业药师制度，零售药店必须按规定配备执业药师为患者提供购药咨询和指导；④政府举办的医疗卫生机构使用的基本药物，由省级人民政府指定的机构公开招标采购，并由招标选择的配送企业统一配送，参与投标的生产企业和配送企业应具备相应的资格条件；⑤招标采购药品和选择配送企业，要坚持全国统一市场，不同地区、不同所有制企业平等参与、公平竞争，药品购销双方要根据招标采购结果签订合同并严格履约；⑥用量较少的基本药物，可以采用招标方式定点生产；⑦完善基本药物国家储备制度；⑧加强药品质量监管，对药品定期进行质量抽检，并向社会公布抽检结果。

关于基本药物的定价，国家《医改实施方案》要求：国家制定基本药物零售指导价格。省级人民政府根据招标情况在国家指导价格规定的幅度内确定本地区基本药物统一采购价格，其中包含配送费用。政府举办的基层医疗卫生机构按购进价格实行零差率销售。鼓励各地探索进一步降低基本药物价格的采购方式。

有26个省、自治区、直辖市方案内容在基本药物供应、定价方面与国家要求大体一致，包括河北、安徽、山西、陕西、云南、宁夏、新疆、内蒙古、广东、福建、贵州、湖南、湖北、重庆、海南、甘肃、河南、黑龙江、吉林、辽宁、青海、山东、四川、天津、西藏、浙江。

有2个省、自治区的医改方案在加强农村药品监管、供应上提出了新目标。其中，广西方案要求“推进农村药品‘两网’（监督网、供应网）建设，巩固农村药品协管员和信息员队伍，提高农村地区特别是边远山区药品配送率，加强农村地区药品购进渠道的监管，加大打击农村流动药贩非法经营药品的力度，保障农村地区基本药物的及时供应和药品质量安全”；江西方案要求“继续加强农村药品供应网络建设，对农村医疗机构和零售药店基本药物的供应覆盖率达100%”。但是，两省医改方案对于如何实现农村基本药物全覆盖目标的具体措施，并没有给出应有的阐述。

有2个省、直辖市在基本药物的物流信息化管理和基本药物的生产、监管上有进一步的提法。其中，北京方案在加强基本药物物流信息化管理上进行了积极探索，要求“发展大型医药物流企业，促进药品零售连锁经营，推进物流中心的信息化建设，形成城乡一体、规范统一、集约高效的药品配送、零售网络”；江苏省在基本药物的生产、监管上进行了强调，要求“落实药品质量授权人制度，加强对生产现场的检查。逐步实行对基本药物生产、配送企业电子监管，年内将抗微生物药和注射剂品种纳入电子监管网”。

（三）建立基本药物优先选择和合理使用制度

国家《医改实施方案》要求：①所有零售药店和医疗机构均应配备和销售国家基本药物，不同层级医疗卫生机构基本药物使用率由卫生行政部门规定；②从 2009 年起，政府举办的基层医疗卫生机构全部配备和使用基本药物，其他各类医疗机构也都必须按规定使用基本药物；③卫生行政部门制订临床基本药物应用指南和基本药物处方集，加强用药指导和监管；④允许患者凭处方到零售药店购买药物；⑤基本药物全部纳入基本医疗保障药品报销目录，报销比例明显高于非基本药物。

在上述方面，所有省、自治区、直辖市医改方案均与国家一致。其中，江苏省、广西壮族自治区医改方案在基本药物的生产、经营资格认证上提出了要严格把关这一要求，实际上并没有什么新意。具体而言，江苏方案提出“指导和督促基本药物生产企业在规定期限内率先达到新修订的药品 GMP 要求，优先实行新的 GMP 认证”。广西方案要求“严格监督实施《药品生产质量管理规范》（GMP），推进质量可追溯体系建设和药品上市后的安全性监测，确保基本药物生产质量；严格监督实施《药品经营质量管理规范》（GSP），健全药品经营信用等级分类管理体系”。

总体来说，在基本药物制度建设方面，各省医改方案基本上是照抄国家医改方案中的原则性表述，在明确这一制度的具体落实措施上乏善可陈。在具体的实践中，各地普遍反映，基本药物制度的落实遭遇重重困难。

公正地说，无论是在各省的有关方案还是在各地的具体实践中，基本药物制度落实难的根源在于目前的制度设计本身存在着大量模糊和不切实际的内容，因此地方感到无所适从，从而导致其医改方案中在此问题上的表述简单、模糊和笼统。无论是国家有关方案还是各省的有关方案，有关基本药物制度的最主要模糊之处，表现在以下几个方面。

首先，基本药物目录与基本医疗保障体系的药品目录究竟是什么关系？医改的方向之一就是走向全民医保，即“建立覆盖城乡居民的基本医疗保障体系”，为基本医疗服务筹资。基本医疗服务自然应该广泛而大量地使用基本药物，因此国家《医改方案》明确提出要将基本药物全部纳入基本医疗保障体系的药物报销目录。

现行的三大公立医疗保险制度，即城镇职工医保、城镇居民医保和农村新型合作医疗，其药品可报销目录中均囊括了《国家基本药物目录》中所有的治疗性用药。既然如此，各地政府是否有必要编订各自地方的基本药物目录？各地需要进行的，只不过是在各自城乡基本医疗保障体系的用药目录中进行更新调整。说到底，基本药物目录要真正发挥作用，最终还是要转化为基本医疗保障体系的药品目录。对于城镇地区来说，城镇基本医疗保险甲类用药目录，报销水平很高，其实就是基本药物目录；对于农村地区来说，新农合用药目录，其实就是基本药物目录。既然各地城乡医保用药目录都在更新，还有必要单独编订基本药物目录或对基本药物目录进行更新吗？

在这里，为了避免误解，有必要强调，所谓“医保用药目录”，不单指由各地人保厅（局）管辖的城镇基本医疗保险用药目录，也包括由各省、自治区、直辖市卫生厅（局）管辖的新农合用药目录。当然，《国家基本药物目录》的作用应该是一个最低水平的目录，其目的是在全国范围内确立药品的最低保障制度。如果要在各地落实药品的“低保制度”，各省应该在其新农合用药目录中全部纳入《国家基本药物目录》中的划定一些“基本药物”，明确其报销比重比该目录中其他药物要高。换言之，新农合用药目录也可以分为甲类和乙类，甲类由基本药物组成，报销比重高，而乙类由其他药物组成，报销比重低。但是，在各省的医改方案中，对于基本药物目录与医保用药目录的关系，均未明确加以说明。

其次，有关基本药物使用的政策措施不明。基本药物的遴选和付费者的确立固然都很重要，但是基本药物必须是医生们愿意开的，患者们愿意用的；否则，基本药物的需求根本不存在，其生产和流通也就无从谈起。

基本药物是治疗常见病、多发病的安全有效的药物，那么在公立医疗机构的临床上不可能得不到大量的使用，除非到公立医疗机构看病拿药的患者大多患有奇症。事实上，公立医疗机构正在大量使用“基本药物”，只不过是更多地使用“基本药物”中价格偏贵的产品而已，而这种现象的产生正是由公立医疗机构“以药补医”和“药价虚高”的制度结构所致。

国家《医改方案》对根除“以药补医”的治标治本之道均没有加以明确，而是倾向于采用行政化的方式来“规范”（其实是“强制”）公立医疗机构对基本药物的使用。国家《医改方案》第七条明确写道：“城乡基层医疗卫生机构应全部配备、使用基本药物，其他各类医疗机构也要将基本药物作为首选药物并确定使用比例。”

这其中，“全部配备、使用”究竟是什么意思？这样的措辞可以有两种解释：一种是基层医疗卫生机构只能使用（销售）基本药物，不能使用（销售）其他药品；另一种是这些机构应全部备齐基本药物，不能缺货，但也可以使用（销售）其他药品。如果依照第一种解释来执行，而基本药物目录中的药品种类又不够多的话，那么基层医疗卫生机构的用药选择权就会降低，这不利于吸引患者“小病进社区”，也不利于调动基本医疗卫生机构的积极性。除非各地将基本药物目录扩大，让基本药物的品种足够多，同目前当地基层医疗卫生机构使用的药品范围大体一致，第一种解释方可具有操作性。但如此一来，一切都没有改变，何必“规范”（“强制”）呢？实际上，在如何“规范”（“强制”）上，各省有关方案都没有或者不可能给出详细的说明。

至于“其他各类医疗机构也要将基本药物作为首选药物并确定使用比例”这条规定，国家《医改实施方案》也没有给出明确的实施措施。这项原则规定的落实，恐怕要同公立医院的改革结合起来，关键在于比例的高低如何确定。比例定高了，将极大地限制公立医院以及患者的用药选择权，引起广泛的反弹；定低了，就没有实质意义，因为公立医院实际上正在大量使用基本药物。正如前文所述，基本药物是治疗常见病、多发病的安全有效药物，而公立医院的患者大多数也是常见病、多发病的患者。公立医院面对常见病、多发病患者时，不可能有意不开安全有效的药品，因此基本药物实际上正在得到广泛的使用。只不过由于“以药补医”的制度结构，公立医院在使用基本药物时，大多倾向于尽量挑选价格偏贵的产品。因此，问题的关键并不是公立医院是不是使用基本药物，而是公立医院究竟使用基本药物中哪些公司生产的品种。笼统盯住所谓的“使用比例”，并不会带来实质性的改变，因为即便是为了鼓励基本药物的使用而确定新的较高的“使用比例”，公立医院也完全可以尽可能多地使用价格偏贵的“基本药物”以达标。

事实上，绝大多数基本药物都会有多家公司生产，价格自然有高有低；即使是同一家公司生产的产品，其批发价也会因流通渠道不同而有高有低。在目前“以药补医”的制度结构中，公立医院一来倾向于使用价高的产品，二来情愿从价格较高的渠道进货，这就是公立医疗机构“药价虚高”的现象。造成这种现象的根本原因，在于政府对公立医院实施药品加成管制，即规定其药品加成率最高只能为15%。这项管制造成公立医院唯有采购并使用价高药品，方可获得一定的收益。如果不解除这项管制，公立医院“药价虚高”的现象就永远不能根除。如果公立医院药价虚高的制度性因素依然存在，那么无论如何规范使用，基本药物制度都无法落实。

再次，基本药物的集中招标采购如何进行，在各省、自治区、直辖市也是一笔糊涂账。既然所有的基本药物都纳入了各地城乡的医保用药目录，而针对所有公立医院（以及民办非营利性医院），医保用药的使用都必须经过集中招标，那么是否有必要单独针对基本药物实行特定的集中招标呢？如果一定要搞基本药物的单独集中招标，其制度框架与其他药品的集中招标有何区别呢？对此，无论是国家《医改方案》还是各省的医改方案，都没有给出清晰明确的阐述。实际上，在各地的实践中，各种药品的集中招标不仅五花八门，而且乱象丛生，从而在药品流通环节徒增高昂的交易成本。这些成本最终将体现在虚高不下的药价上，最终吃亏的是药品的消费者，即患者及其部分埋单者——医保机构。

最后，关于基本药物零差率销售政策的实施，各省在医改方案中没有明确的说法，在具体的实践中也是举步维艰。

其实，药品零差率政策本身就存在思路不清的问题。依照这一思路，既然药品加成政策有问题，那么索性不让公立医院药品加成，不就可以了吗？但是，医院进了药，哪怕只是拆了封，也付出了劳动，不让加成，明显不合理。更何况，由于政府对医疗服务的价格实行管制，对体现人力投入的医疗服务都从低定价，而药品收入（尤其是门诊药品）是维持公立医院正常运行（尤其是支付人力成本）的主要财源之一。在实施药品零加成之后，一旦丧失药品收入，公立医院根本无法运转，于是政府必须想办法从其他渠道补偿公立医院。既然又补回来了，而且补偿无论如何也不能少于其损失，药品加成还是没有取消，只不过加成的付账者从老百姓换成了财政或者医保基金。老百姓（和医保基金）表面上受益了，因为药价降低了15%，但在目前的制度架构中，这只是在虚高的价格水平上降低了15%。造成公立医院药价虚高的制度结构没有改变，仅仅实行药品零差率，是无济于事的。

在这样的情况下，各地政府（尤其是财政）自然会担心药品零差率政策的实施会给财政挖出一个无底洞。不要说财力不足的地方，即便是财力雄厚的省份，也不敢在其有关方案中明确基本药物零差率政策的实施步骤。因此，各省方案中未见基本药物制度的具体落实措施也就再正常不过了。

三、健全基层医疗卫生服务体系

国家《医改方案》就健全基层医疗卫生服务体系提出的要求如下：“加快农村三级医疗卫生服务网络和城市社区卫生服务机构建设，发挥县级医院的

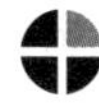

龙头作用，用3年时间建成比较完善的基层医疗卫生服务体系。加强基层医疗卫生人才队伍建设，特别是全科医生的培养培训，着力提高基层医疗卫生机构服务水平和质量。转变基层医疗卫生机构运行机制和服务模式，完善补偿机制。逐步建立分级诊疗和双向转诊制度，为群众提供便捷、低成本的基本医疗卫生服务。”在此基础上，国家《医改实施方案》从四个方面出发，对基层医疗卫生服务体系的健全提出了具体举措。

（一）加强基层医疗卫生机构建设

国家《医改实施方案》要求：①三年内建设2000所左右县级医院，使每个县至少有一所县级医院达到标准化水平；②完善乡镇卫生院、社区卫生服务中心建设标准；③2009年，全面完成中央规划支持的2.9万所乡镇卫生院建设任务，再支持改扩建5000所中心乡镇卫生院，每个县1~3所；④支持边远地区村卫生室建设，三年内实现全国每个行政村都有卫生室；⑤三年内新建、改造3700所城市社区卫生服务中心和1.1万个社区卫生服务站，中央支持困难地区2400所城市社区卫生服务中心建设；⑥鼓励社会资本兴办基层医疗机构。

有20个省、自治区、直辖市的医改方案将国家要求具体化，包括河北、山西、陕西、云南、宁夏、重庆、甘肃、新疆、福建、江西、湖北、海南、河南、内蒙古、吉林、辽宁、四川、西藏、浙江、天津。这些省、自治区、直辖市在建设县级医院、建设乡镇卫生院、扩建乡镇卫生院、建设边远地区乡村卫生室、新建城市社区卫生服务中心等方面提出了符合本省、自治区、直辖市实际的量化计划，其他举措则与国家基本保持一致。

有3个省、直辖市（江苏、北京、湖南）的方案在具体化国家要求的同时，在资金的来源、调配、使用上提出了新的思路。江苏方案明确资金来源，要求利用国债项目资金加强基层医疗卫生机构建设，同时继续加大政府投入。北京市要求规范公用经费项目与补助办法，进一步完善政府举办的社区卫生服务中心（站）“收支两条线”和绩效考核制度，有效运用财政手段，鼓励和引导优质医疗资源向基层流动，切实提高基层医疗卫生机构服务能力和医疗水平。湖南省计划通过政府集中采购配置基本医疗设备，并设立购置设备的资金标准，社区卫生服务中心每所10万元、社区卫生服务站每个5万元、乡镇卫生院每所10万元、村卫生室每个5000元。

有2个省（安徽、贵州）在具体化国家要求的同时，探索在基层医疗卫生机构实行一体化管理。安徽方案计划制定关于推进乡村卫生服务一体化管理的指导意见，大力推行乡村卫生服务一体化管理。贵州省计划在有条件的地方社区卫生服务中心和社区卫生服务站要实行一体化管理模式，原则上以3万居民为单位或以街道办事处（镇）所辖范围为单位规划设置一所社区卫生服务中心，推进医疗资源重组。

有3个省、自治区（广西、广东、山东）的方案除具体化国家的要求外，提出了加强中医的举措。广西计划在90%的乡镇卫生院、100%的社区卫生服务中心设置中医科；广东省计划加强基层中医药服务体系建设，充分发挥中医药在基层医疗卫生服务中的作用，实现所有乡镇卫生院、社区卫生服务中心都设有规范化的中医科和中药房，并积极开展中医预防保健服务和药品零售企业设置中医坐堂医诊所试点；山东省要求3年内90%的乡镇卫生院设置中医科和中药房，并配备必要的中医诊疗器具。

黑龙江省鼓励有资质的人员开办诊所或个体行医，并计划对社会力量举办基层医疗卫生机构提供的公共卫生服务采取政府购买服务等方式给予补偿。对其提供的基本医疗服务，通过签订医疗保险定点合同等方式，由基本医疗保障基金等渠道补偿。这是非常具有特色的。事实上，在全国各地，目前存在着一种将城乡社区卫生服务体系全盘国有化的倾向，或者至少各地政府财政“补供方”的资金向公立社区卫生服务机构倾斜，从而使所有面向社区的民营医疗机构遭遇到前所未有的不公平竞争环境。如何应对这一新的局面，唯有黑龙江省的医改方案给予了正视，并提出了值得肯定的探索之道，而其他各省对这一问题的严重性缺乏清醒的认识。

（二）加强基层医疗卫生队伍建设

国家《医改实施方案》要求：①制定并实施免费为农村定向培养全科医生和招聘执业医师计划，三年时间为乡镇卫生院、城市社区卫生服务机构和村卫生室培训医疗卫生人员36万人次、16万人次和137万人次；②完善城市医院对口支援农村制度，每所城市三级医院要与3所左右县级医院（包括有条件的乡镇卫生院）建立长期对口协作关系；③继续实施“万名医师支援农村卫生工程”，采取到城市大医院进修、参加住院医师规范化培训等方式，提高县级医院医生水平；④落实好城市医院和疾病预防控制机构医生晋升中高

 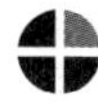

级职称前到农村服务一年以上的政策；⑤鼓励高校医学毕业生到基层医疗机构工作，从2009年起，对志愿去中西部地区乡镇卫生院工作三年以上的高校医学毕业生，由国家代偿学费和助学贷款。

有18个省、自治区与国家的要求基本一致，且均具体化了本省、自治区关于基层医疗机构医务人员培养数量，包括江苏、河北、山西、陕西、云南、新疆、广东、福建、湖南、湖北、海南、吉林、辽宁、青海、山东、西藏、四川、浙江。

有4个省、自治区、直辖市达到国家要求的同时，在设计培养基层医疗机构医务人员，鼓励现有医务人员开展基层医疗卫生服务工作的激励机制上有新探索。甘肃计划公开招聘毕业生到乡镇卫生院工作，按全额拨款的事业单位工作人员管理，与当地县、市、区卫生、人事部门签订事业单位聘用合同，并进行免费岗前培训，其工资待遇执行国家统一规定的当地事业单位人员工资政策标准，资金每年由省财政按年人均1.5万元（月人均1250元）标准补助市县，由市、县按有关政策落实，从2010年起纳入省对市、县一般性转移支付补助基数。天津计划让医学院校本科毕业生经全科医生规范化培训后到乡镇卫生机构工作，依照相关政策享受中级、副高级职称工资待遇。重庆计划2006年7月1日起聘用到国家规定的该市艰苦边远区县（自治县）基层医疗卫生事业单位工作的大中专及以上毕业生，可提前6个月转正定级，转正定级时薪级工资高定2级。宁夏则另外制定并实施了自治区“特岗见习医生”计划，招聘1000名特岗见习医生到基层提供医疗卫生服务。①

有4个省、自治区、直辖市除满足国家要求外，在对基层医疗机构医务人员培养机制上有新探索。黑龙江计划通过学历教育、在职培训、拜师学艺、脱产进修等多种方式，为全省村卫生室培养1万名以上具备中专学历的医务人员，为乡镇卫生院培养1万名以上技术骨干，为县级医疗卫生机构培养1万名以上学科带头人。北京计划实施“215工程”，大力培养领军人才和学科带头人。以全科医学人才为重点，加快基层医疗卫生人才的培养，免费定向培养农村适宜人才，探索建立大医院支持培养基层医疗机构

① 详情见宁夏回族自治区2009年特岗见习医生选派工作实施方案，http：//www. nxpta. gov. cn/news/html/ -744. html。

人才的有效模式。广西则计划继续实施卫生部的“中西部社区卫生人员培训项目”。[①] 河南则另行制定并计划实施全科医生培养规划和农村卫生人才培养“51111 工程”。[②]

有4个省、自治区也达到了国家要求，并在基层医疗卫生机构人员配置上有新探索。安徽规定60%的乡镇卫生院和社区卫生服务中心设1个标准化中医科，设1名以上中医执业医师或中医专业本科毕业生。内蒙古规定落实自治区关于城市社区卫生服务机构配备全科医生和公共卫生医师的有关要求，全科医生与护士按1∶1比例配置。江西规定在2011年，城市每万人口3名全科医生、农村每万人口2名全科医生。贵州规定力争80%的社区卫生服务中心至少有1名全科医生。

但是，无论是中央的医改方案还是地方的医改措施，在培训基层和社区医疗卫生机构人员方面，都几乎没有提到对现有民营诊所就业医卫人员的全科化培训。面对民营诊所数量占全国基层医卫机构总数近60%的事实，这是非常遗憾的事。与上述基层社区医疗卫生机构国有化趋势相呼应，这再次说明绝大部分地方政府也许对民营诊所抱有根深蒂固的政策歧视。

（三）改革基层医疗卫生机构补偿机制

国家《医改实施方案》要求：①基层医疗卫生机构运行成本通过服务收费和政府补助补偿；②政府按定额定项和购买服务等方式补助基层医疗卫生机构；③基层医疗卫生机构提供的医疗服务价格，按扣除政府补助后的成本制定，药品零差价后，取消以药补医，不得收受折扣；④探索对基层医疗卫生机构实行收支两条线等管理方式；⑤政府对乡村医生承担的公共卫生服务等任务给予合理补助，补助标准由地方人民政府规定。

各省、自治区、直辖市医改方案与国家方案无较大差异，在补偿机制上基本遵照国家要求，在对基层医疗机构公共卫生服务的补偿数额上给出了结合各省实际的量化标准。如在对乡村医生，特别是承担公共卫生服务的乡村医生补助标准上，广西要求每月不低于300元，新疆要求每月500

---

① 详情见卫生部科技教育司网站，http：//www. moh. gov. cn/publicfiles/business/htmlfiles/mohkjjys/s3594/201005/47279. htm。

② 详情见河南省卫生厅公布的相关文件，http：//www. hnwst. gov. cn/UploadFile/200972415474526. doc。

 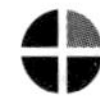

元，重庆到2011年达到每月不低于400元，贵州要求每月至少200元，海南要求每月不低于300元，内蒙古要求每年不低于2000元，福建要求每年总额不低于4000元，江西要求落实每人每年1300～1500元，黑龙江要求每年不低于1200元。

在这里，对于基层医疗卫生机构从事的基本医疗服务，各省普遍没有给出任何具体的补偿原则。在这一点上，国家《医改实施方案》实际上提出了两个思路：一是将基层医疗卫生机构提供的基本医疗服务纳入医保，由医保机构代表参保者购买服务；二是实施“收支两条线”、“药品零差价”，由卫生行政部门负责基层医疗卫生机构的财务管理。这两种思路是完全不同的思路。即便这两种思路在中国都有存在的可能性和合理性，但是其适用范围和情形应该是有所不同的。例如，前者应该适用于基本医疗保障体系业已发达、经济发展水平较高、人口较稠密、医疗服务机构较多并且容易展开竞争的地区，而后者较为适用于经济发展水平较低、人口不密集、交通较为不便、社会资本不愿意进入的地区。值得注意的是，无论是国家版还是地方版的医改方案，对这一重要问题都没有原则性的指导意见。

（四）转变基层医疗卫生机构运行机制

国家《医改实施方案》要求：①基层医疗卫生机构推广使用基本药物；②乡镇卫生院要转变服务方式，组织医务人员在乡村开展巡回医疗，城市社区卫生服务中心和服务站对行动不便的患者要实行上门服务、主动服务；③鼓励地方制定分级诊疗标准，开展社区首诊制试点，建立基层医疗机构与上级医院双向转诊制度；④全面实行人员聘用制，建立能进能出的人力资源管理制度；⑤完善收入分配制度，建立以服务质量和服务数量为核心、以岗位责任与绩效为基础的考核和激励制度。

各省、自治区、直辖市医改方案与国家要求一致，在各项制度建设的细节上没有给出进一步的说明。实际上，无论是社区首诊制还是双向转诊制，都不是新鲜事，各地的试点已经多年了，但都普遍存在着推进不利的情形。这些新制度的建立为什么会遭遇障碍？究竟是新制度的设计有问题，还是新制度与旧制度的冲突难以解决？如何在这些新制度的实施上取得突破？对这些问题，各省医改方案根本不予正视，更谈不上加以回答。这里有必要再次重申，依照国家《医改方案》的指导性原则落实各项制度的进一步安排，理应是各省、自治区、直辖市政府的职责，但是在各省医改方案很少能看到这一职责的履行。

海南省在乡镇医院土地使用上做出了特殊要求。海南方案提到，对乡镇卫生院利用单位自有土地建设职工住房的，在依法办理有关用地手续后，可按照“个人出资建安成本，单位资助公共部分，政府减免有关税费，银行提供按揭贷款，产权比例按其出资额所占住宅建筑安装成本比重确定”的办法，积极组织乡镇卫生院职工集资合作建房。这是值得鼓励的。

四、促进基本公共卫生服务逐步均等化

基本公共卫生服务逐步均等化，是指无论性别、年龄、种族、居住地、职业、收入如何，城乡居民都能平等地获得基本公共卫生服务。从保障国民健康权益的角度看，它意味着人人享有相同的权利。实现基本公共卫生服务均等化，目标是保障城乡居民获得最基本、最有效的公共卫生服务，缩小城乡居民基本公共卫生服务差距，最终使广大居民不得病、少得病、晚得病。国家《医改实施方案》从扩大公共服务覆盖面、增加公共服务项目、加强公共服务能力、保障公共服务经费四个角度出发，对促进基本公共卫生服务均等化做出了具体要求。

（一）基本公共卫生服务覆盖城乡居民

国家《医改实施方案》要求：①制定基本公共卫生服务项目，明确服务内容；②从2009年开始，逐步在全国统一建立居民健康档案，并实施规范管理；③定期为65岁以上的老年人做健康检查，为3岁以下的婴幼儿做生长发育检查，为孕产妇做产前检查和产后访视，为高血压、糖尿病、精神疾病、艾滋病、结核病等人群提供防治指导服务；④普及健康知识，2009年开设中央电视台健康频道，中央和地方媒体均应加强健康知识宣传教育。

各省方案与国家要求基本保持一致，只是在居民健康档案建档率上有数字差异，对此进行对比并无特别的意义。

（二）增加国家重大公共卫生服务项目

国家《医改实施方案》要求如下。①继续实施结核病、艾滋病等重大疾

 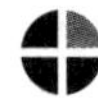

病防控和国家免疫规划、农村妇女住院分娩等重大公共卫生项目。②从2009年开始开展以下项目：为15岁以下人群补种乙肝疫苗，消除燃煤型氟中毒危害；农村妇女孕前和孕早期补服叶酸等，预防出生缺陷。③贫困白内障患者复明；农村改水改厕等。

各省医改方案在15岁以下人群乙肝疫苗接种数量、农村孕妇服叶酸数量、为白内障者进行免费康复手术的数量上制订了具体计划。其中，北京方案将服用叶酸的孕妇对象从农村妇女扩大到全市所有孕妇，并且在儿童保健、老年人保健等方面增加8项公共卫生服务项目；江西还计划对唇腭裂患者进行免费康复手术。

（三）加强公共卫生服务能力建设

国家《医改实施方案》要求：①重点改善精神卫生、妇幼卫生、卫生监督、计划生育等专业公共卫生机构的设施条件，加强重大疾病以及突发公共卫生事件预测预警和处置能力；②积极推广和应用中医药预防保健方法和技术；③落实传染病医院、鼠防机构、血防机构和其他疾病预防控制机构从事高风险岗位工作人员的待遇政策。

各省医改方案均与国家要求保持一致。天津方案还要求对承担应急救治任务的医院给予专项补助。

（四）保障公共卫生服务所需经费

国家《医改实施方案》要求：①专业公共卫生机构人员经费、发展建设经费、公用经费和业务经费由政府预算全额安排，服务性收入上缴财政专户或纳入预算管理；②按项目为城乡居民免费提供基本公共卫生服务，提高公共卫生服务经费标准；③2009年人均基本公共卫生服务经费标准不低于15元，2011年不低于20元。中央财政通过转移支付对困难地区给予补助。

各省、自治区、直辖市方案要求与国家基本一致，江苏、陕西、广东在经费安排上略高于国家要求，其中江苏方案要求每位农村孕产妇住院分娩的财政补助不低于400元；陕西方案要求将公共卫生服务经费提高到每人21.5元；广东方案要求2011年，对于人均基本公共卫生服务经费，经济欠发达地区要达到人均20元，珠江三角洲地区人均30元以上，全省人均24元以上。天津2009年的医改实施方案则未提及本项目要求。

总体来说，在公共卫生方面，各省、自治区、直辖市医改方案在以下两点上有所欠缺。其一，对于推进公共卫生服务均等化的理解有欠深入，简单地理解为在各自省、自治区、直辖市之内整齐划一地提供公共卫生服务。其实，公共卫生服务均等化的关键，在于通过不均等的方式，将公共资源向公共卫生服务薄弱的地方倾斜，最终实现公共卫生服务水平的均等化。很显然，在所有地区，现有公共卫生服务的提供并不均等；如果在现有水平上进一步均等地配置公共卫生资源，那么就会固化现有的不均等格局。其二，各地对于公共卫生服务的体制改革未置一词。实际上，目前在不少地方计划免疫系统频频出现问题，恰恰说明公共卫生体系的强化，并不仅仅是增加投入的问题。

五、推进公立医院改革试点

2010 年 2 月 21 日，《公立医院改革试点指导意见》发布，公立医院改革试点正式启动。公立医院改革试点按照“先行试点、逐步推开”的原则，由各省（区、市）分别选择 1 ~ 2 个城市或城区，以坚持公立医院的公益性质，为群众提供安全、有效、方便、价廉的医疗卫生服务为目标，重点围绕完善服务体系、创新体制机制、加强内部管理等方面进行探索。国家已经确定了上海、鞍山、镇江、厦门、潍坊、洛阳、鄂州、株洲、遵义、昆明、西宁等 16 个城市作为国家联系的公立医院改革试点城市。在推进公立医院改革试点上，《公立医院改革试点指导意见》具体从五个方面对公立医院改革提出了要求。①完善服务体系。优化公立医院布局，建立公立医院与城乡基层医疗卫生机构的分工协作机制。②改革公立医院管理体制和运行、监管机制。积极探索管办分开的有效形式，增强公立医院的生机和活力，进一步完善分配激励机制。③改革公立医院补偿机制，逐步取消药品加成政策，实现由服务收费和政府补助来补偿的机制。④加强公立医院内部管理，提高医疗服务质量。⑤加快推进多元化办医格局。鼓励社会资本进入医疗服务领域，鼓励社会力量举办非营利性医院。但国家《医改实施方案》仅从②、③、⑤三个方面提出了相应的指导意见，为便于同各省医改方案比较，本文继续从国家《医改实施方案》要求角度出发，对三个方面的意见要求做分类对比。

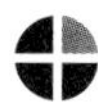

（一）改革公立医院管理体制、运行机制和监管机制

国家《医改实施方案》要求：①鼓励各地积极探索政事分开、管办分开的有效形式，界定公立医院所有者和管理者的责权；②完善医院法人治理结构，推进人事制度改革，明确院长选拔任用和岗位规范，完善医务人员职称评定制度，实行岗位绩效工资制度；③建立住院医师规范化培训制度，鼓励地方探索注册医师多点执业的办法和形式；④强化医疗服务质量管理，规范公立医院临床检查、诊断、治疗、使用药物和植（介）入类医疗器械行为，优先使用基本药物和适宜技术，实行同级医疗机构检查结果互认；⑤探索建立由卫生行政部门、医疗保险机构、社会评估机构、群众代表和专家参与的公立医院质量监管和评价制度；⑥严格医院预算和收支管理，加强成本核算与控制，全面推行医院信息公开制度，接受社会监督。

有 26 个省、自治区、直辖市医改方案要求与国家要求大体一致，包括江苏、河北、山西、陕西、广东、广西、新疆、内蒙古、重庆、贵州、湖南、湖北、宁夏、海南、河南、辽宁、江苏、安徽、甘肃、青海、山东、四川、天津、西藏、浙江、江西。

有 3 个省除达到国家要求外，在加强公立医院运行监管上做出了新的探索。其中，云南要求加强公立医院运行管理，建立以公益性为核心的公立医院监管制度，建立公立医院监管机制，重点改革公立医院管理体制、运行机制和监管机制，实现公立医院发展模式从规模建设型向质量效益型的转变、管理模式从粗放型向集约型的转变、运行方式从自我发展向有效监管的转变。福建要求各设区市和较大的县整合组建一个或多个由多家不同等级医院组成的医疗集团，或由上级医院与社区卫生服务中心建立医疗联合体，建立以合理分流病人为主要内容、以双向转诊为纽带的分工协作机制。黑龙江要求探索建立以医院管理委员会为核心的公立医院法人治理结构。

北京方案首提公立医院准公益性，要求按照公益性、准公益性和经营性三个方向，实行不同的人事制度、投入机制、运行模式和考核评价制度；推进注册医师多点执业，建立有效的激励约束机制，引导更多的医务人员到基层医疗机构服务。

值得注意的是，在不少省份中，推进医疗卫生体制改革并不是最近的事情。但是，将其最新的医改方案与其以前的医改文件进行比较，也能发现一些令人深思的现象。早在2003年11月2日，浙江省人民政府就颁发了《关于进一步深化医药卫生体制改革的若干意见》（浙政发〔2003〕39号），其中关于公立医院的改革，有很多值得肯定的新颖探索，全文如下。

（一）建立出资人制度，积极推进管办分离。

明晰公立医院产权关系，将其资产纳入国有资产管理范围，并按照管资产与管人、管事相结合的原则，建立出资人制度，落实医院的法人自主权。在国有出资人代表尚未明确之前，暂由原主管单位代行出资人职能，承担出资人责任。

有条件的地方，可试行组建国有独资的医疗投资发展公司，创新公立医院的产权管理模式。医疗投资发展公司经同级政府或国有资产管理部门授权，作为国有资产出资人代表，经营管理现有公立医院中的国有资产及财政对公立医院建设的新增投入，并承担相应的职责。

（二）完善院长负责制，落实院长经营自主权。

公立医院院长的选聘由出资人决定。院长的任职资格条件由省卫生行政部门制定，适用全省。院长的选聘可采取直接聘任、公开招聘、推选、委任等多种方式。医院行政副职的选聘由院长提名，出资人决定。院长在院内具有充分的人事、分配及经营自主权。院长对出资人负责，以社会效益为首要目标，不断提高医疗服务水平，努力提高国有资产的使用效率。

建立科学合理的院长任期目标考核制度。院长的报酬主要与社会效益以及国有资产的使用效率挂钩，由出资人确定。积极探索效益工资和年薪制等多种报酬实现形式。

（三）创新人事分配制度，完善社会保障机制。

改革公立医院人事制度，打破人员身份限制，由身份管理向岗位管理转变，建立全员合同聘用制。机构编制部门、卫生行政部门主要对医院人员编制和卫生技术人员从业资格实施管理，医院有权根据医疗业务的需要，自主聘用员工。

改革分配制度。现行工资作为档案工资进行管理。员工的工资福利由医院根据劳、责、绩、效综合考核，按照绩效优先、兼顾公平的原则，在核定的工资总额内，自主确定工资分配方案，合理拉开分配档次。

各级政府应加快建立事业单位的社会保障制度，促进公立医院员工由“单位人”向“社会人”转变。公立医院员工养老、医疗保险待遇按当地事业单位政策执行。解聘分流人员按当地事业单位的改制政策妥善处理。

（四）优化资源配置，充分发挥公立医院的综合服务能力。

打破部门和行政隶属关系的界限，鼓励各类医疗机构在业务、技术、人才、资金等方面开展多种形式的联合、重组。对部分中小型公立医院，可区别不同情况，整体进入综合性医院或转为专科医院、社区卫生服务机构，也可以通过联合重组进行资源整合，提高规模效益。鼓励城镇综合性医院向社区和农村延伸，与社区卫生服务机构或乡镇卫生院进行多种形式的合作，建立“双向转诊”制度，增强基层卫生服务能力。有条件的地方，可以综合性、高水平的大型医院为龙头，以资本和业务为纽带，组建医疗集团，整合医疗资源，提高资源利用效率。

（五）加大财政投入，扶持公立医院发展。

各级政府要加大对公立医疗机构基本建设、大型设备购置和维修、重点学科建设以及执行政府指令任务等方面的投入，确保公立医院稳定、健康发展。同时，要改革完善财政投入方式，切实提高财政资金的利用效率和社会效益。

允许公立医院在做好基本医疗服务的同时，开展部分特需医疗服务。公立医院发展、改造所需征用土地、置换土地，参照当地公办学校的有关政策执行。

乡镇卫生院也要合理调整和优化布局，原则上一个建制乡镇保留一所政府举办的卫生院。保留的乡镇卫生院，参照上述有关原则和具体做法深化内部运行机制改革。对其余的乡镇卫生院，可以因地制宜地选择不同形式，大力推进产权制度改革。乡镇卫生院深化改革的具体实施办法另行制订。

然而，在2009年9月下旬制定的《中共浙江省委、浙江省人民政府关于深化医药卫生体制改革的实施意见关于深化医疗卫生体制改革的实施意见》（浙委〔2009〕81号）中，却看不到这些具体而有力的措施，也未能看到对6年前医改措施实施情况及其效果的大致评估。

（二）推进公立医院补偿机制改革

国家《医改实施方案》要求：①逐步将公立医院补偿由服务收费、药品加成收入和财政补助三个渠道改为服务收费和财政补助两个渠道；②政府负责公立医院基本建设和大型设备购置、重点学科发展、符合国家规定的离退休人员费用和政策性亏损补偿等，对公立医院承担的公共卫生任务给予专项补助，保障政府指定的紧急救治、援外、支农、支边等公共服务经费，对中医院（民族医院）、传染病医院、职业病防治院、精神病医院、妇产医院和儿童医院等在投入政策上予以倾斜；③严格控制公立医院建设规模、标准和贷款行为；④推进医药分开，逐步取消药品加成，不得接受药品折扣，医院由此减少的收入或形成的亏损通过增设药事服务费、调整部分技术服务收费标准和增加政府投入等途径解决，药事服务费纳入基本医疗保险报销范围；⑤积极探索医药分开的多种有效途径；⑥适当提高医疗技术服务价格，降低药品、医用耗材和大型设备检查价格；⑦定期开展医疗服务成本测算，科学考评医疗服务效率；⑧公立医院提供特需服务的比例不超过全部医疗服务的10%；⑨鼓励各地探索建立医疗服务定价由利益相关方参与协商的机制。

除福建、北京、天津、宁夏4省、自治区、直辖市外，其余26省、自治区、直辖市方案的要求与国家要求基本一致。其中，福建医改方案在医疗服务价格形成机制上有特殊要求，即探索医疗机构销售药品在批零差率不突破15%的前提下实行差别差率的加价政策，分期分批理顺医疗服务比价关系，适当提高床位费以及其他体现医务人员技术劳务价值的医疗服务价格，降低大型医用设备检查和治疗价格。北京方案在医疗服务评价体系上做出了探索，要求建立以医疗质量、费用控制、就医秩序和患者满意度等为重要指标的评价体系，实施以公益性为核心的公立医院绩效考核制度，推进实施以服务质量和岗位工作量为主的综合绩效考核和岗位绩效工资制度。天津2009年的医改实施方案以及宁夏方案则未对公立医院补偿机制改革提出要求。

（三）加快形成多元办医格局

国家《医改实施方案》要求：①省级卫生行政部门会同有关部门，按照区域卫生规划，明确辖区内公立医院的设置数量、布局、床位规模、大型医

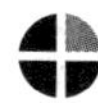

疗设备配置和主要功能；②积极稳妥地把部分公立医院转制为民营医疗机构，制定公立医院转制政策措施，确保国有资产保值和职工合法权益；③鼓励民营资本举办非营利性医院。民营医院在医保定点、科研立项、职称评定和继续教育等方面，与公立医院享受同等待遇；对其在服务准入、监督管理等方面一视同仁。落实非营利性医院税收优惠政策，完善营利性医院税收政策。

有24个省、自治区在形成多元化办医格局上，与国家《医改实施方案》保持基本一致的措辞，包括江苏、河北、安徽、山西、陕西、云南、甘肃、广西、新疆、内蒙古、江西、贵州、北京、湖北、海南、河南、黑龙江、吉林、辽宁、山东、四川、西藏、浙江、湖南。

有4个省在鼓励社会资本办医上提出了新的要求。其中，云南方案要求优先扶持到贫困地区和农村举办非营利性医疗机构；社会组织、企业或个人举办的医疗机构全部纳入区域卫生发展规划和医疗机构设置规划，实行卫生全行业管理，享有与政府所属公立医疗机构平等的法律地位和发展机会。广东方案要求鼓励社会资源投资办医，鼓励港澳台资和外资来粤举办医疗机构；满足社会多层次、多样化的医疗卫生服务需求；力争用3年左右的时间，使民营医疗机构实际床位数、门诊量分别达到全省总量的15%左右。福建方案要求在政府举办的公立医疗机构床位数没有达标的区域，可以优先发展社会资本举办的医疗机构；非营利性医疗卫生设施用地可以划拨方式提供土地使用权，营利性医疗卫生设施用地可以采取协议出让方式提供土地使用权；鼓励台商投资医疗服务业。青海方案要求鼓励和引导民营资本在卫生资源相对薄弱的地区举办非营利性医疗机构，作为公立医疗机构的有益补充。

在发展慈善事业上，重庆方案要求大力发展医疗慈善事业，鼓励社会力量兴办慈善医疗机构，或向医疗救助、医疗机构等慈善捐赠。

此外，天津2009年的医改实施方案以及宁夏的方案均未提及多元办医的相关要求。

总体来看，绝大多数省、自治区、直辖市并不忽视医疗服务体系多元化的问题，但是对如何加快引入社会资本兴办医疗机构，并没有给出符合地方实际的明确想法和思路，对于各地阻碍社会资本进入医疗服务领域的各种因素也没有特别加以指出。由此来看，各地医改方案在这一点上几乎都停留在表明态度，缺乏具有针对性的、能够操作的、有的放矢的改革措施，哪怕只是对这类措施的原则性陈述。

地方政府对多元化办医之所以缺乏创新勇气，恐怕也与中央负责公立医院改革的卫生主管部门对管办分开原则作“内分外不分”的理解有关，既然卫生主管部门既要对全行业进行监管，又要对卫生主管部门系统内的公立医院进行内部运营管理，这就意味着卫生主管部门既要当医疗全行业的裁判员，又要当公立医疗机构的教练员或领队。在这种相互矛盾的政策导向下，民营资本进入医疗卫生服务领域的命运可想而知。因此，即便地方政府在多元化办医方面本有创新的初衷，也只好暂且偃旗息鼓，等待观望。

同时，各地对于公共卫生资源配置与民营医疗机构发展之间的关系，也存在着模糊不清的认识，以致有些省、自治区、直辖市提出希望在贫困地区、农村、卫生资源相对薄弱的地区吸引社会资本进入。依据常识来判断，除非极其有限的慈善性社会资本，一般性社会资本进入这类地区医疗服务领域的可能性极低；相反，民间资本更愿意进入的地区，肯定是经济发达地区、人口稠密地区、现有卫生资源（尤其是人力资源）雄厚的地区。实际上，如果在这类地区进一步放开社会资本的进入，增加医疗卫生服务的供给，缓解供给与需求不平衡的矛盾，那么政府筹集的公共医疗资源，完全可以向贫困地区、农村和卫生资源相对薄弱的地区倾斜。在建设市场经济体系的过程中，政府最大、最主要、最不可或缺的责任就是弥补市场不足与矫正市场失灵。将贫困地区、农村和卫生资源相对薄弱的地区让给市场力量、让给社会资本、让给民间组织，在理念上体现了政府责任的缺失，在实践中也多属一厢情愿。

六、保障措施

为保障医药卫生体制改革工作的顺利进行，国家在《医改实施方案》的最后还公布了三条保障措施：一是要求加强组织领导，国务院深化医药卫生体制改革领导小组统筹组织和协调改革工作，国务院有关部门要抓紧研究制定相关配套文件，各级政府要切实加强领导，抓好组织落实，加快推进各项重点改革；二是要求加强财力保障，2009—2011 年各级政府需要投入 8500 亿元，其中中央政府投入 3318 亿元；三是要求鼓励各地试点，鼓励地方因地制宜制定具体实施方案，开展多种形式的试点，进行探索创新，国务院深化医药卫生体制改革领导小组负责统筹协调、指导各地试点工作，同时，要注意总结和积累经验，不断深入推进改革。

各省、自治区、直辖市医改方案在加强组织领导方面要求较为统一，与国家要求一致。在鼓励各地试点问题上，各省只是根据实际情况选取若干试点，无比较价值。截至 2011 年各省对医改的计划投入具有可比性，如表 4 所示。

表 4 **各地近期医改投入** 单位：亿元

行政单位	医改投入	行政单位	医改投入
江苏	418	北京	337
安徽	460	广西	108.9（2009 年计划投入）
陕西	368	河北	345
云南	420	山西	未具体
内蒙古	300	宁夏	未具体
广东	420	甘肃	未具体
福建	78.9（2009 年计划投入）	江西	未具体
湖南	425	新疆	未具体①
海南	72	湖北	未具体
河南	479	黑龙江	未具体
青海	104	吉林	未具体
山东	418	辽宁	199（三年）
四川	28（2009 年计划投入）	天津	未具体
浙江	356	西藏	未具体
重庆	245	贵州	未具体

注：①根据新闻媒体报道，新疆计划在 2011—2012 年为医改投入 100 亿元，但仍未给出具体数字。

七、综合评述

通览 30 个省、自治区、直辖市的医改方案，我们发现两个鲜明的特征。其一，各省医改方案针对基本医疗保障体系的建设，大多提供了相对充分的阐述，而在其他方面的内容则相对简单、贫乏；其二，很多省份的医改方案在很多方面同国家《医改方案》和《医改实施方案》完全保持一致，缺乏具有针对性的措施安排。

地方版医改方案中第一个特征的出现，和国家《医改方案》和《医改实施方案》同样具有这一特征有着密切的关系。可以说，在基本医疗保障体系的制度框架、推进基本医疗保障体系的建设进度以及基本医疗保障体系中重要的制度建设这些方面，国家《医改方案》和《医改实施方案》给出了相对充分、清晰而明确的阐述。在此指引下，地方版医改方案在这些方面的论述较为充分，也是可以预期的。

然而，即便在基本医疗保障体系的建设上，很多省、自治区、直辖市也仅仅是将国家设定的政策目标进一步细化，但是却没有就各自省份的情形给出确保政策目标得以实现的具体措施，这几乎成为所有省份医改方案的一个通病。例如，关于医保覆盖面的扩大问题，各省均满足于给出等于或高于国家目标（90%）的参保率百分比，但是却未针对各自省情指出扩大医保覆盖面的难点及其应对措施。再如，就各类医保的保障水平，或称医疗保障服务包，各省、自治区、直辖市政府理应制定最低水平的标准，确保在全省、自治区、直辖市各地市所有参保者最起码也能享受到医疗保障的最低保障，可是这一重要职责却在很多地方遭到忽视。又如，医保付费改革可谓医保改革乃至整个医疗卫生体制改革的核心，但是对这一个关键性问题，很多省、自治区、直辖市的医改方案仅仅一带而过，连起码的试点计划都未加制订。

地方版医改方案中第二个特征，在医保之外的各个部分表现得更加明显，尤其是就医疗卫生服务体系的改革与发展问题，无论是基本药物制度的实施、基层医疗卫生机构的健全、公共卫生服务的均等化、公立医院的改革，还是民营医疗机构的发展，各地要么照搬国家《医改方案》的原则，要么基本上在重复过去很多年实行的但效果并不明显的措施。

不可讳言，在医疗卫生服务体系的改革与发展上，国家《医改方案》和《医改实施方案》中实际上包含着两种不同的思路：一种是以行政管理控制为核心的思路；另一种是以政府购买服务为核心的思路。由于中国幅员辽阔，各地经济社会发展水平差异巨大，尤其是公共服务市场发育和社会资本充沛程度差别巨大，因此在国家《医改方案》和《医改实施方案》中行政化思路和市场化思路并存是正常的、必要的。正是由于这一点，中央政府才希望各

地“积极探索”，基于各地的实际情况，提出深入的、细致的、切实可行的改革措施。具体到医疗卫生服务体系改革的两种思路，各地完全可以明确其各自的适用范围，例如在经济发达地区积极探索市场化的改革，而在经济落后地区通过行政化手段确保民众也能享受基本的医疗卫生服务。可惜的是，在各省、自治区、直辖市的医改方案中，我们没有看到积极探索的魄力、勇气、努力和空间。

走向去行政化：公立医院改革的突破之路

——十七个城市公立医院改革试点调研报告[①]

摘要 根据2009年出台的医改意见及实施方案，公立医院改革试点被列为2009—2011年医改五项重点工作之一。公立医院改革的任务，主要是强化区域卫生规划，改革公立医院管理体制、补偿机制、运行机制，健全公立医院监管机制，形成多元化的办医格局。2010年2月21日，《关于公立医院改革试点的指导意见》（卫医管发〔2010〕20号，以下简称《指导意见》）的出台，标志着公立医院改革试点工作正式启动，北京、鞍山、七台河、上海、镇江、芜湖、马鞍山、厦门、潍坊、洛阳、鄂州、株洲、深圳、遵义、昆明、宝鸡、西宁17个城市先后被确定为改革试点城市。各试点城市先后出台了试点实施方案及相关改革配套政策措施，如公立医院规划布局、社保和新农合支付办法、住院医师规范化培训等。总体来看，公立医院改革试点工作正稳步有序推进。

相比其他四项医改重点工作，公立医院改革更加复杂，涉及管理体制、发展规划、治理结构、人事和分配制度、分工协作、补偿机制等诸多方面，需要内部综合改革和外部配套支持以及与其他四项重点改革紧密有效衔接。公立医院改革既要维护公益性，又要调动积极性，最为关键的是要通过改革建立科学合理的管理体制和运行机制。

---

① 本文作者：顾昕，北京大学政府管理学院教授；余晖，中国社会科学院工业经济研究所研究员，中国经济体制改革研究会公共政策研究中心主任；何静，中国社会科学院研究生院硕士研究生；朱凤梅，中国经济体制改革研究会公共政策研究中心助理研究员。本文写于2013年7月。

我国的公立医疗机构，尤其是公立医院，在全国各地的医疗服务市场上都占据着主导地位，公立医院的床位数、卫技人员数、业务收入都是民营医院无法比拟的。公立医院的运行效率直接影响着我国医疗服务体系的运行效率，公立医院改革的成败直接决定了中国新医改中“供方改革”（即医疗服务体系改革）的成败。全国各地，包括试点城市和非试点城市在公立医院改革上或多或少地均做出了一些积极的探索，各试点城市还专门制定了公立医院改革试点实施方案，将公立医院改革列为医改的重中之重。然而改革的进展也不乐观，系统性的、实质性的、有影响的制度变革基本上尚未开展，改革面临着过多的上级政府行政部门干预，被限制在过多的条条框框当中，阻力重重。

实际上，公立医院改革的艰难性，归根结底是改革的思路并不明确。无论是医药卫生体制的整体改革，还是公立医院的改革，都存在着两种改革思路：一是再行政化；二是去行政化。再行政化的思路，就是将目前公立医院所处的权力分散型的行政化体制，转变为权力集中型的行政化体制。去行政化的思路则是依据“管办分开”的原则，彻底打破公立医院所处的行政等级体制，赋予公立医院真正的独立法人地位。

再行政化与去行政化的路径选择差异集中表现在以下五个方面：①卫生行政部门职能定位；②公立医院组织关系；③政府对公立医院的财政投入模式；④公立医院人事制度安排；⑤政府对医疗服务的价格管制。在这五个方面，各试点城市在选择路径时均有所“摇摆”，有一些试点城市，在改革上因循守旧，或以政府输血（增加一些投入）简单应付，或以不断要求医院改善内部管理来充当改革。有的是一开始确定了去行政化的方案，而后受制于各方阻力，最终反映到公立医院改革方案上依然是再行政化的措施。当然，也有部分试点城市在改革中积极探索，站在去行政化的潮头。

自 2010 年下半年开始，中国经济体制改革研究会公共政策研究中心医改课题组对 17 个国家级公立医院改革试点城市展开了调研。目前，课题组已经基本收集了这 17 个城市有关公立医院改革的实施配套政策，并自 2010 年年末陆续在马鞍山、芜湖、镇江、潍坊、深圳、厦门、宝鸡、洛阳、昆明、上海、鄂州、北京 12 个试点城市进行实地调研，与相关部门以及公立医院进行了深入的访谈，并进一步收集了更广泛的政策和数据资料。在此基础上，这份调研报告初步形成。

本文首先对我国公立医院现有的制度和组织结构现状进行描述；其次对

公立医院改革究竟走向再行政化还是去行政化这两种改革思路进行分析；最后，我们根据实地调研和未调研城市提供的资料，对各地的试点进展状况进行初步的评估。在以上研究的基础上，我们提出并强调以下政策建议：中国绝大多数地方的公立医院改革应该走去行政化之路。具体来说，就是同时推进以下五个方面的改革：

第一，切实落实“管办分开”的原则，在卫生行政部门之外建立专门的公立医院管理机构，行使政府办医职能，同时明确卫生行政部门只作为医疗卫生事业全行业“监管者”职能。

第二，完善法人治理结构。建立并完善公立医院以理事会制度为核心的新型法人治理结构，切实赋予理事会管理职能。

第三，深化人事制度改革，在公立医院中推进全员劳动合同制。推行执业医师“多点执业”，改革公立医院编制管理，形成医疗人力资源市场化的全新格局。允许医院自主分配绩效工资，妥善解决离退休人员养老保障问题，赋予医院职称评定和岗位聘任自主权，推进管理人员职业化。

第四，推进医疗服务和药品的价格体制改革。在维持医疗服务和药品零售价格最高限价管制的前提下，解除其他各种类型的价格管制，尤其是药品加成管制，让医保经办机构与医疗机构建立谈判机制，通过医保付费改革控制医药费用的快速增长。

第五，建立购买服务的补偿机制。公共财政通过购买服务，促使公立医院行使社会职能，保持社会公益性。基本医疗服务（其中包括基本药物）可以通过医疗保险基金来购买，而其他特定的具有社会公益性的服务，可以通过各种特定的项目来购买。

一、行政型市场化：我国公立医院沿革及现状分析

我国公立医疗机构，尤其是公立医院，在各地的医疗服务市场上占据主导地位，甚至在不少地方特别是中小城市以及农村地区占据垄断地位。因此，我国新医改中的供方改革（即医疗服务体系改革）的重点在于公立医院改革。

（一）我国公立医院的发展改革历程及现状

我国公立医院医疗服务体系创建于新中国成立后的计划经济时期。作为

整个计划经济体系的一部分，其分为全民所有制医院和集体所有制医院，统称为公有制医院。

公立医院的建立与发展是一个渐进的、不断变革的过程。1949 年新中国成立初期，我国有医院 2600 所，医疗卫生人员 54.12 万人，平均每千人拥有卫生人员 0.93 人。全国病床位 8.46 万张，平均每千人拥有床位 0.15 张。新中国成立后，政府采取公私合营、改造洋人教会医院及旧医药院校附属医院、从解放军部队派骨干组建医院等多种措施，着手培养新中国自己的卫生技术人员，实现了新中国国有公立医院零的突破，而且从农村到城镇兴办了各级各类医疗卫生服务机构，我国的大中型国有公立医院也陆续诞生。

在新中国成立初期，与新民主主义制度相适应，政府依然允许私人诊所和民营医院的存在和发展。1950 年，全国卫生系统从业人员 61.3 万人，其中私人开业人员 48 万人（占 78.3%），集体所有制卫生机构 0.3 万人（占 0.5%），全民所有制卫生机构 13 万人（占 21.2%）。随着第一个五年计划的实施，我国政府陆续投资建立了大批公立医院，逐步构建了公立医院服务体系。按照国民经济发展计划，除政府卫生部门所属医院外，还有工业及其他部门所属医院，形成多部门办医格局。从 1956 年年初开始，随着社会主义改造高潮的到来，部分民营医疗机构也转而实行同样的政策。但是，即使如此，到 1965 年年底，全国城乡依然有个体开业人员 4.4 万人。在“文化大革命”中，公私合营企业全部转变为社会主义全民所有制企业，个体开业医生被迫停业（全国只剩下 1900 名个体人员能挂牌行医，且主要是中医），一些联合诊所转为集体所有，我国民营性质的医疗机构也不复存在，在医疗领域只有全民所有制或者集体所有制的医疗机构。

伴随 20 世纪 70 年代末的改革开放，公立医院也迎来了改革的新时期。20 世纪 70 年代末到 80 年代中期，卫生部门提出了按成本收费的设想，实行岗位责任制，进行初步的改革探索。在这个时期人们仍把卫生事业看做社会福利事业。20 世纪 80 年代中期至 90 年代初，医疗卫生体制改革得以推进，实行了中央、地方和部门办医并举的方针，并允许医疗机构承包经营，扩大卫生机构的自主权，对医院实行定额包干、改革收费制度等。20 世纪 90 年代，随着建设社会主义市场经济体制目标的确立，特别是随着国有企业改革的推进，公立医院也实行了进一步扩大自主权、改革人事制度和分配制度等。但是由于公立医院改革和外部改革不同步等各种原因，使得这段时期出现了医药费用上涨过快的现象。这段时期公立医院的某些情况可见表 1 及表 2，其反映了 1975—1998 年全国公立医院卫生机构、床位、人员数以及床位与人员数、医护之比的情况。

表 1　全国公立医院卫生机构、床位、人员数（1975—1998 年）

		1975 年	1985 年	1990 年	1995 年	1998 年
机构数（个）	县及县以上医院	4143	5639	6947	7559	7873
	卫生院	17843	17157	16955	21684	22560
床位总数（张）	县及县以上医院	639082	984639	1260455	1425193	1511145
	卫生院	327638	369043	363627	404223	437870
人员总数（人）		1250066	2242982	2692751	3189271	3429305
其中：卫生技术人员		933752	1685280	2057389	2452793	2687111
内：医生		392605	691040	878014	1035604	1165527
护师、护士		216138	399367	606525	730404	824046

注：1995 年及以前的卫生院机构、床位数系农村乡（镇）卫生院数字（无城市街道卫生院）。

资料来源：《1999 年卫生年鉴》，1999 年版，第 394 页。

表 2　全国县及县以上公立医院床位与人员、医护之比（1975—1998 年）

		1975 年	1978 年	1985 年	1990 年	1995 年	1998 年
每张床位与总人员之比	县以上综合医院	1.28	1.38	1.54	1.46	1.49	1.53
	县医院	0.91	0.97	1.20	1.23	1.32	1.38
	医学院校附属医院	1.41	1.58	1.77	1.80	1.70	1.66
每名医生与护理人员之比	县以上综合医院	1.28	1.10	1.12	1.12	1.10	1.11
	县医院	0.99	0.87	1.15	1.11	1.11	1.08
	医学院校附属医院	1.45	1.23	1.18	1.12	1.08	1.11

注：护理人员包括护师、护士和护理员。

资料来源：《1999 年卫生年鉴》，1999 年版，第 395 页。

进入 20 世纪 90 年代末期，伴随着国务院机构改革，医疗服务筹资管理和服务管理的职能分离，公立医院也进行了相应的改革，比如实行医疗机构分类管理、转变公立医院运行机制、进行公立医院管理体制改革、实行医药分开、建立新的补偿机制等。进入 2000 年之后，公立医院的数量经历了由升

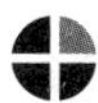

到降的过程，但是公立医院的实力并没有减弱，公立医院的床位数、总资产、总收入都一直在增长，具体数据见表3。①

表3　　　　公立医院基本情况（2002—2011年）

年份	医院数量（家）	床位数（张）	卫生人员数（人）	总资产（万元）	总收入（万元）	其中：业务收入（万元）
2002	9221	1598415	2287495		22313002	20044542
2003	9694	1718449	2407407		25492197	23249246
2004	9823	1802644	2484386		33397809	29123791
2005	9880	1863843	2521738		37006363	34276526
2006	9757	1945599	2610054		40295700	36915575
2007	9832	2052235	2791459	76955751	49022319	44854210
2008	9777	2234880	2934528	87743786	60902249	55799885
2009	9651	2415546	2528127	115255713	74569116	67982639
2010	9629	2635912	2733824	122937918	90114486	82210452
2011	9579	2879234	2943495	144918116	108855130	98734237

注：数据整理自2003—2012年《中国卫生统计年鉴》。《中国卫生统计年鉴》中缺乏2002—2006年公立医院的总资产数据。

总体上，长期以来我国的公立医院都被当做福利机构，以体现社会主义优越性，其在改革开放前缺医少药的年代确实发挥着不可替代的作用。然而，随着居民生活的改善、民众医疗需求及其多样性的增加，公立医院逐渐不能满足民众的需要，其效率低下、资源浪费、药价虚高、腐败滋生等问题更使公立医院饱受诟病。

虽然在改革开放之后，公立医院经历了多次改革。但这种计划经济时期遗留下来的医院所有制模式，已经不能适应现阶段医疗服务需求的快速增长，也

① 表1中的公立医院是指卫生部门举办的医院。表2中的公立医院是政府办的医院。因为统计资料的缺失以及统计口径的不断变化，导致目前公立医院的一些资料难以获得。比如，一、二、三级公立医院的数量只有2010年、2011年两年的数据，2003年以前的资产及收入没有统计数据。另外，由于2003年《中国卫生统计年鉴》才开始出版并拥有电子化的数据资料，此前的卫生统计资料较难获得。课题组曾前往卫生部卫生发展研究中心查阅相关统计资料，整理成表1，但没有找到2001年、2002年的统计资料，所以报告中都未列出此间数据。

不能适应医疗服务需求多样化的增加。公立医院产权模式是国有国营公有制模式，国家既是公立医院财产的所有者，又是公立医院的直接经营者，同时还是整个医疗服务市场的监管者，集“裁判员”、“运动员”、“教练员”于一身。

根据最新的《中国卫生统计年鉴2011》显示，截至2011年年底，我国的医疗机构总数已达18396所，医疗卫生人员535.36万人；平均每千人拥有执业（助理）医师1.5人、注册护士1.03人；病床236.43万张，平均每千人拥有床位2.4张。然而，伴随着医疗卫生事业的发展，近年来，我国的医疗卫生费用呈现出快速增长的趋势，并且上涨的幅度都远远超过民众收入的增长幅度。根据历年中国卫生统计年鉴的数据，1990—2010年，我国卫生部门所属综合医院的住院费用平均增长了12.8倍，门诊费用平均增长了14.9倍；而同期我国城镇居民人均可支配收入增长11.7倍，而农村居民人均纯收入仅增长了7.6倍。“看病贵”成了一般民众看病过程中的普遍感受。同时，由于医疗资源的配置不合理，越来越多的政府资源被投入到二级以上公立医院，特别是城市大型公立医院，而基层医疗卫生机构发展相对滞后，医疗服务能力非常有限，这也就直接导致了二级以上公立医院人满为患，给民众看病就医造成了诸多不便，“看病难”也逐渐成为了共识。

（二）我国公立医院改革的基本特点与存在的问题

1. 公立医院处于垄断地位。从机构数量来看，公立医院自2004年以来就不足医院总数的一半，且逐年持续下降①，但其床位和卫生技术人员的拥有率却一直保持在相当高的水平，多年来稳定在73%～80%。由于集中了大量医疗资源，尤其是在医疗服务中至关重要的人力资源，公立医院的服务能力同一般的民营医院相比自然要高出许多，因此公立医院在医疗服务市场上的占有率自然也就相当高。公立医院的业务收入占所有医院业务收入总额的比重，在2004年曾经高达98.5%，虽然在2007年这一比例大幅下降近10%，之后历年却仍然保持在86%左右（见表4）。

---

① 在《中国卫生统计年鉴》中，所有国有和集体所有制的医疗机构都被归于“公立”的范畴。此外，根据主办单位，所有医疗机构又被分为“政府办”、“社会办”和“个人办”三类，其中在“政府办”这一大类别下又有“卫生部门办”一小类。根据具有国际可比性的惯例，本报告将“政府办”的医疗机构视为“公立医疗机构”。因此，公立医院是指“政府办”的医院。参见：中华人民共和国卫生部：2011中国卫生统计年鉴［M］．北京：中国协和医科大学出版社，2011：6.

表 4　　公立医院的资源拥有率和市场占有率（2004—2011 年）　　单位：%

年份	机构数	床位数	卫生技术人员数	业务收入额
2004	49.7	73.6	79.4	98.5
2005	48.9	73.3	79.4	97.7
2006	46.4	72.8	78.8	96.3
2007	45.2	73.0	79.0	86.5
2008	45.4	74.6	79.6	86.7
2009	43.0	74.2	79.0	86.4
2010	41.5	74.4	79.5	87.6
2011	39.2	74.4	79.4	86.8

资料来源：《中国卫生统计年鉴》，2005 年，第 6、第 9、第 35、第 37、第 63－64、第 98 页；2006 年，第 6、第 9、第 37、第 62－63、第 100 页；2007 年，第 6、第 9、第 37、第 60－61、第 98 页；2008 年，第 10、第 35、第 66－67、第 92 页；2009 年，第 10、第 35、第 66－67、第 92 页；2010 年，第 10、第 36、第 68－69、第 94 页；2011 年，第 7、第 41、第 70－71、第 98－99、第 117、第 132 页；2012 年，第 6－7、第 68－69、第 40、第 94、第 97 页。

2. 民营医院数量不少，但规模、人才等方面竞争力弱。尽管新医改方案已经明确要大力推动办医多元化，积极鼓励社会资本进入医疗服务领域的配套实施文件也已经颁布，但是在很多地方还存在着各种阻碍民营医院设立并发展的种种“潜规则”，民营医院大多处于艰难的生存环境中，环绕其四周的道道“玻璃门”使它们举步维艰。① 只要这些“潜规则”没有被破除，公立医院在医疗服务领域占据主宰地位的格局在短期内不会有质的改变。②

3. 公立医院的组织和制度模式处于一种“行政型市场化”或“行政型商业化”的状态。说其具有“市场化”或“商业化”的特征，是因为公立医院日常运营的主要收入来源是收费，在官方统计上被称为“业务收入”，而政府投入占其总收入的比重不高。③ 说其具有“行政型”的特征，是因为公立医院的“市场化”运行，方方面面都受到行政性协调机制的制约，因此呈现“伪市场

① 顾昕. 拆掉民营医院的“玻璃门”［J］. 中国卫生人才，2011（4）：38－39.

② 朗秋红，陈先锋，朱旭东. 民营医院“玻璃门”［J］. 财经国家周刊，2011（10）：92－94.

③ 这一点可参见历年的《中国卫生统计年鉴》，例如，在 2010 年《中国卫生统计年鉴》的第 95 页载有 2009 年公立医疗机构总收入、财政补助、上级补助、业务收入和其他收入的数据，其中，业务收入分为两大部类，即医疗收入和药品收入，而医疗收入和药品收入又都被细分为门诊收入与住院收入两小类。

化”的特征。

长期以来，业务收入都占公立医院总收入的绝大部分；与此相对照，政府拨款或补贴在公立医院的收入构成中，从全国平均水平来看，基本上保持在不足一成的水平，可以说已经是无足轻重的了（见图1）。当然，在有些地方，也有一些公立医院中的政府投入水平较高，但其行为与那些政府投入水平不高的公立医院没有多大差别。

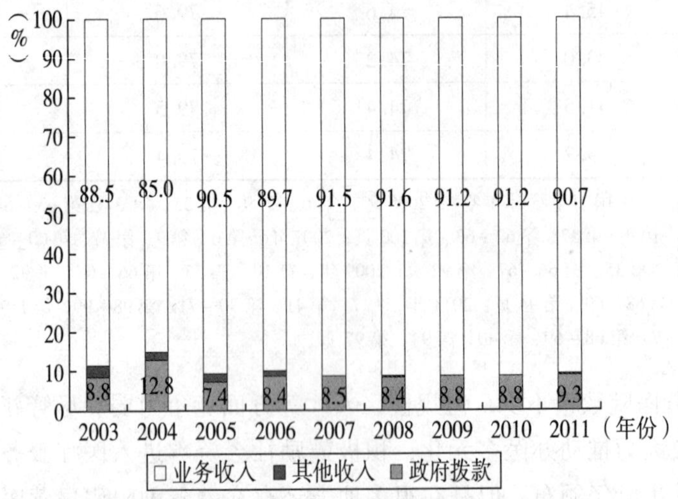

图1　公立医院的收入来源构成（2003—2011年）

资料来源：《中国卫生统计年鉴》，2004年，第85页；2005年，第100页；2006年，第102页；2007年，第100页；2008年，第93页；2009年，第93页；2010年，第94页；2011年，第99页；2011年，第97页。上述统计数据是公立医院日常运营的数据，一般不包括基础设施建设投资。

“行政型市场化”的核心特征之一，在于公立医疗机构中绝大多数医疗服务项目的价格由政府来确定，大部分常用药品的价格（最高零售限价、中标价和利润加成）也由政府来确定。尤其重要的是，政府对包括县级在内的所有公立医院实施药品加成管制，即规定其药品出售的最高加成率不得超过15%。① 这些政策的初衷自然是控制医药费用的增长幅度，从而保持公立医院的“公益性”。但是，这些管制却产生了“以药补医”的负面效果。在过去的若干年里，公立医院中“以药补医”的程度似乎有所降低，也就是药占比有所下降（见表5），但是其基本格局没有发生实质性的改变，公立医院中药

① 朱恒鹏. 医疗体制弊端与药品定价扭曲［J］. 中国社会科学，2007（4）：889－894.

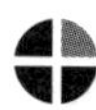

品出售一直保持盈余状态，但其盈余率也有所下降，从2003年13.3%的水平下滑到2011年6.2%的水平（见表6）。

表5　　药品费用占卫生总费用的比重及其流向（1992—2011年）

年份	卫生总费用（亿元）	药品费用		其中：门诊药费		其中：住院药费		其中：药店药费	
		金额（亿元）	占比（%）	金额（亿元）	占比（%）	金额（亿元）	占比（%）	金额（亿元）	占比（%）
1992	1201.6	597.5	49.7	400.1	67.0	164.7	27.6	32.7	5.5
1993	1501.0	689.7	45.9	410.5	59.5	221.5	32.1	57.5	8.3
1994	1940.3	922.8	47.6	557.1	60.4	283.3	30.7	82.3	8.9
1995	2395.5	1169.1	48.8	700.9	60.0	359.7	30.8	108.5	9.3
1996	2957.2	1418.7	48.0	831.9	58.6	428.3	30.2	158.5	11.2
1997	3411.0	1599.0	46.9	927.0	58.0	482.8	30.2	189.3	11.8
1998	3805.3	1783.5	46.9	1028.1	57.6	535.3	30.0	220.1	12.3
1999	4331.6	1988.7	45.9	1075.3	54.1	613.9	30.9	299.6	15.1
2000	4870.4	2211.2	45.4	1211.0	54.8	690.1	31.2	310.1	14.0
2001	5254.8	2303.0	43.8	1246.9	54.1	709.1	30.8	347.0	15.1
2002	5817.6	2676.7	46.0	1371.3	51.2	844.4	31.5	460.9	17.2
2003	6481.3	2903.9	44.8	1450.2	49.9	958.6	33.0	495.1	17.1
2004	7050.2	3621.3	51.4	1655.8	45.7	1155.6	31.9	809.9	22.4
2005	9204.1	4142.1	45.0	1909.9	46.1	1347.8	32.5	884.4	21.4
2006	10310.7	4486.1	43.5	2073.3	46.2	1445.5	32.2	967.2	21.6
2007	12035.2	4903.2	40.7	2118.9	43.2	1669.5	34.1	1114.7	22.7
2008	14981.2	6202.4	41.4	2534.5	40.9	2154.7	34.7	1513.2	24.4
2009	18482.9	7457.7	40.3	3047.4	40.9	2751.1	36.9	1659.3	22.2
2010	20801.2	8373.1	40.3	3270.3	39.1	3054.0	36.5	2048.9	24.5
2011	25232.9	9684.2	38.4	3730.1	38.5	3464.8	35.8	2489.4	25.7

注：卫生总费用采用机构支出法测算，其金额一般要比筹资来源法测算值要高。

资料来源：卫生部卫生经济研究所编，《2012年中国卫生总费用研究报告摘要》，北京：卫生部卫生经济研究所，第16页。

表 6　公立医院的收支（2003—2011 年）

年份	收入总额（亿元）	支出总额（亿元）	总收支结余率（%）	医疗收入（亿元）	医疗支出（亿元）	医疗收支结余率（%）	药品收入（亿元）	药品支出（亿元）	药品收支结余率（%）
2003	2549.2	2468.7	3.2	1149.0	1354.5	-17.9	1107.2	959.9	13.3
2004	3339.8	3223.3	3.5	1490.5	1700.2	-14.1	1347.3	1189.7	11.7
2005	3700.6	3556.2	3.9	1758.1	2008.7	-14.3	1591.8	1401.9	11.9
2006	4029.6	3992.8	0.9	1949.9	2229.8	-14.4	1664.2	1511.1	9.2
2007	4902.2	4785.8	2.4	2378.4	2711.8	-14.0	2023.5	1905.9	5.8
2008	6090.2	5895.4	3.2	2914.2	3278.5	-12.5	2564.0	2411.3	6.0
2009	7457.0	7114.5	3.2	3544.2	3911.3	-10.4	3136.1	2925.4	6.7
2010	9011.4	8602.5	4.5	4330.3	4723.9	-9.1	3760.1	3510.7	6.6
2011	10885.5	10474.7	3.8	5315.4	5861.9	-10.3	4399.1	4124.9	6.2

资料来源：《中国卫生统计年鉴》，2004 年，第 85 页；2005 年，第 100 页；2006 年，第 102 页；2007 年，第 100 页；2008 年，第 93 页；2009 年，第 93 页；2010 年，第 94 页；2011 年，第 99 页；2012 年，第 97 页。

4. 公立医院医药费用总额快速上涨。其上涨幅度在过去的 20 多年一直很高（见表 7），据统计，卫生部门所属综合医院的次均门诊费用和次均住院费

表 7　卫生部门所属各级医院人均门诊和人均住院费用增长指数（1990—2010 年）

年份	部级医院		省级医院		省辖市级医院		地辖市级医院		县级医院	
	门诊	住院	门诊	住院	门诊	住院	门诊	住院	门诊	住院
1990	1.0	1.0	1.0	1.0	1.0	1.0	1.0	1.0	1.0	1.0
1995	3.8	3.8	4.1	3.8	3.6	3.5	3.4	3.2	3.1	2.8
2000	6.5	6.5	8.4	6.4	7.7	6.0	6.8	5.7	6.8	5.1
2001	8.6	6.8	8.6	6.7	8.3	6.1	7.9	6.1	7.2	5.3
2002	10.2	8.7	9.6	7.8	8.7	6.8	8.3	6.7	7.9	5.7
2003	10.3	9.3	10.3	8.3	9.8	7.5	8.9	7.3	8.5	6.1
2004	10.9	9.0	11.0	8.7	10.4	8.2	9.7	7.7	9.5	6.7
2005	11.4	9.6	12.0	9.7	11.0	8.7	10.4	8.5	10.4	7.3
2006	11.6	9.4	11.9	9.5	11.1	8.6	10.5	8.5	10.5	7.2
2007	13.0	9.9	12.5	10.0	11.7	9.4	11.1	9.4	11.5	8.0
2008	13.0	10.6	13.7	10.9	12.8	10.5	11.7	10.3	12.2	8.8

续　表

年份	部级医院		省级医院		省辖市级医院		地辖市级医院		县级医院	
	门诊	住院	门诊	住院	门诊	住院	门诊	住院	门诊	住院
2009	14.1	11.5	14.9	11.9	13.8	11.6	12.6	11.0	13.6	9.6
2010	15.0	12.4	15.9	12.7	15.1	13.0	13.8	12.2	15.0	10.5

资料来源：《中国卫生统计年鉴》，2006 年，第 105 页；2007 年，第 103 页；2010 年，第 98 页；2011 年，第 101 页。

用，在 2010 年达到 173.8 元和 6525.6 元。① 如果将这些医院 1990 年的次均门诊费用和次均住院费用分别定为 1，然后对历年费用的增幅进行计算，并且与同期城乡民众收入的增长幅度进行比较，结果相当惊人。在卫生部门所属的综合医院中，2010 年人次均门诊费用和次均住院费用分别是 1990 年的 15.9 倍和 13.8 倍，而 2010 年城乡民众的收入仅为 1990 年的 12.7 倍和 8.6 倍。普通门诊费用上涨幅度最高（见图 2）。即便是在卫生部门所属的公立医院，医

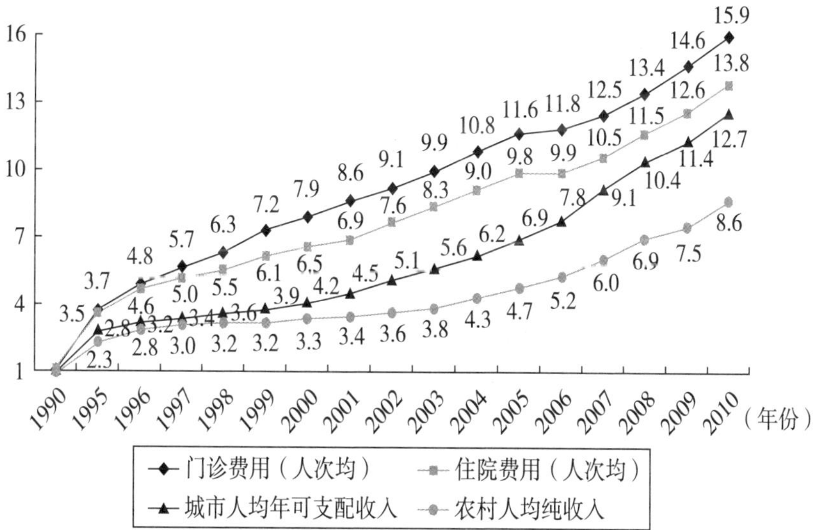

图 2　卫生部门所属综合医院医药费用的增长指数（1990—2010 年）

资料来源：《中国卫生统计年鉴》，2004 年，第 87 页；2006 年，第 105 页；2007 年，第 104 页；2010 年，第 98 页；2011 年，第 100 页；《中国统计年鉴》，2010 年，第 342 页。

① 原始数据请参见：中华人民共和国卫生部. 2011 中国卫生统计年鉴［M］. 北京：中国协和医科大学出版社，2011：100.

药费用上涨的幅度都远远超过民众收入的增长幅度。

（三）改革的必要性和紧迫性

尽管存在诸如技术进步、疾病谱系转变、社会人口老年化等推动医疗费用上涨的合理因素，但供方诱导过度消费（俗称“过度医疗”，尤其是“过度用药”）才是卫生总费用快速增长的重大因素之一。很显然，如果公立医院的改革不落实，所有公立医院依然陷入行政协调的泥潭而无力自拔，那么整个医药卫生体制的改革就不可能成功。即使医疗保险的覆盖面大幅度拓展，政府对老百姓参加医疗保险的财政补贴大幅度增加，医保基金的支出水平也大幅度提高，但是如果医疗机构的管理水平不提高、医疗服务不改善、医药费用上涨幅度不受控，全民医保的成效很快就会遭到侵蚀。因此，公立医院改革尽管艰难，但却刻不容缓。

二、试点城市公立医院改革的进展情况

17 个试点城市在管办分开、组织模式、政府投入、人事制度、价格制度五个方面进行了积极探索，主要情况如下。

（一）在推进管办分开方面

在探索管办分开的有效形式上，《指导意见》规定，“有条件的地区可以设立专门的机构，负责公立医院的资产管理、财务监管和医院主要负责人的聘任，建立协调、统一、高效的公立医院管理体制”。在各试点城市制定的公立医院改革试点实施方案中，80% 以上的试点城市准备建立公立医院管理机构（见表 8）。

表 8　各试点城市公立医院管理机构建立情况

序号	城市	是否成立公立医院管理机构	机构全称	机构归属
1	北京	是	北京市医院管理局	为市卫生局下二级局，但属正局级单位

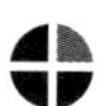

续 表

序号	城市	是否成立公立医院管理机构	机构全称	机构归属
2	鞍山	是	公立医院管理局	独立
3	七台河	是	公立医疗机构管理委员会	独立机构，但实际上由卫生局托管
4	上海	是	上海申康医院发展中心	直属市政府，是国有非营利性的事业法人
5	镇江	否	无	无
6	芜湖	是	芜湖市医疗集团管理委员会	直属市政府
7	马鞍山	是	马鞍山市市立医疗集团	独立事业单位，对市政府负责
8	厦门	是	厦门市公立医院发展管理中心	正在争取成为独立的副厅级机构，但卫生局领导可能会在医管中心担任领导
9	潍坊	是	潍坊市公立医院管理委员会	直属市政府，但办公室设在卫生局
10	洛阳	是	洛阳市医院管理局	直属卫生局
11	鄂州	是	鄂州市医院管理中心	直属卫生局
12	株洲	是	市公立医院工作委员会	独立机构，但办公室为卫生局下属的二级单位
13	深圳	是	计划成立“公立医院管理委员会”	计划直属于市政府，但该委员会的成立筹备由卫生局局长牵头负责
14	遵义	是	遵义市公立医院管理委员会	直属市政府，但办公室设在卫生局
15	昆明	是	昆明市医院发展中心	独立机构，对市政府负责
16	宝鸡	否	无	无
17	西宁	否	无	无

在未建立专门公立医院管理机构的试点城市，依然保持现有管办不分的格局。计划建立公立医院管理机构的试点城市有两种模式：“管办分开又分家”和“管办分开不分家”模式。其具体情况如下。

1. 保持“管办不分”模式。从表8中可以看到，镇江、宝鸡、西宁3个城市未建立专门的公立医院管理机构，维持原有管办不分的格局。镇江市自2009年开始建立康复集团与江滨集团两大医疗集团，其中康复集团旗下大部分是公立医院。

2. “管办分开不分家”模式。北京、七台河、潍坊、洛阳、鄂州、株洲、遵义、深圳8个试点城市建立了公立医院管理机构。但新建的公立医院管理机构与卫生行政部门都有着直接或间接的联系，卫生行政部门对公立医院管理机构的介入程度较深，可概括为“管办分开不分家”。

北京、洛阳、鄂州3个试点城市直接将公立医院管理机构作为卫生局下属的二级机构。七台河、潍坊、株洲、遵义4个试点城市分别设立了独立于卫生系统外的公立医院管理委员会，但办公室设在卫生局。深圳市公立医院改革试点实施方案中没有明确公立医院管理权的归属问题，只是提出要“深入研究和推进在市政府层级成立公立医院管理委员会的形式”。

3. “管办分开又分家”模式。鞍山、上海、芜湖、马鞍山、厦门、昆明6个城市建立了完全独立于卫生行政部门之外的公立医院管理机构，代表政府履行公立医院出资人职责。其中又有两种不同的实现方式。一是“管办分开又分家”，分家之后管理机构走向行政化。鞍山、芜湖、厦门所建立的均是由政府直接领导，与卫生行政部门平级或级别略低的公立医院管理行政机构。二是“管办分开又分家”，分家之后法人化。上海是最早实践这一做法的试点城市。2005年9月，上海市成立申康医院发展中心（以下简称“申康中心”），申康中心是市政府设立的独立事业单位法人，上海市卫生局从办医职能中脱离出来实现卫生全行业监管，申康中心也作为独立的事业法人履行办医职能。马鞍山在2008年整合市属的五家公立医院资源，组建“市立医疗集团”，代表市政府对旗下公立医院实行人、财、物的统一管理，目前已形成了市立医疗集团、所属医院和市卫生局三者“三权分置”下“管办分开”的局面。昆明市2010年组建了独立于卫生行政部门的医院发展中心，将所有市属公立医院组建成一个集团，中心全权负责集团内各公立医院人、财、物的配置，行使自主经营权。医院发展中心其实是昆明市医疗投资公司的又一称呼，因此具有企业化的特征。

（二）在公立医院的法人治理结构方面

《指导意见》明确提出各地建立公立医院法人治理结构的要求。对于公立医院这样的非营利机构来讲，相对完整的法人治理结构至少应包括三部分：理事会、医院执行层、监事会。各个试点城市公立医院的组织模式也主要有三种类型：一是建立相对完整的法人治理结构；二是法人治理结构不完整；三是法人治理结构未提及（见表9）。

表9　　各试点城市公立医院组织模式

序号	城市	取消公立医院行政级别	公立医院走法人化道路	公立医院管理执行层的任命	公立医院理事会组成	公立医院监事会组成
1	北京	方案未正式出台	无完整法人治理机构	医院管理局负责市属22家医院包括院长任命在内的人事管理	方案未出台	方案未出台
2	鞍山	未提及	无完整法人治理机构	院长的聘任由公立医院管理委员会决定。同时，医院要建立医院重大事项的议事规则，民主讨论包括人员聘用等事宜	未明确	未提及
3	七台河	未提及	无完整法人治理机构	院长由本人申请，公立医疗机构管理委员会提名，职工代表大会实行差额选举产生	未提及	未提及
4	上海	未提及	是	仅有部分医院院长由申康医院发展中心任命	未提及	未提及
5	镇江	是	是	理事会决定和任命医疗集团医院院长、财务总监、药品总监；医院行政管理层由医疗集团院长提名并提请理事会讨论通过后由集团院长任命	利益相关方	利益相关方

续 表

序号	城市	取消公立医院行政级别	公立医院走法人化道路	公立医院管理执行层的任命	公立医院理事会组成	公立医院监事会组成
6	芜湖	是	无完整法人治理机构	各医疗集团院长、党委书记、纪委书记、市医疗机构药品管理中心正职由市委任命，第一、第二医疗集团副职由院长提名，报市医疗集团管理委员会备案后聘任，第三医疗集团副职由集团院长提名，征求安徽中医药高等专科学校党委意见，报市医疗集团管理委员会备案后聘任	未提及	未提及
7	马鞍山	未提及	是	经营层管理者由董事长提名，董事会聘任，对董事会负责，下属医疗机构按独立法人设置	未明确	利益相关方
8	厦门	未提及	是	未明确	利益相关方	利益相关方
9	潍坊	未提及	无完整法人治理机构	院长由市公立医院管理委员会任命，医院人事聘用由院长负责	未提及	未提及
10	洛阳	未提及	是	医院领导班子任命统归洛阳市医院管理局管理	利益相关方	利益相关方
11	鄂州	未提及	是	公立医院院长通过竞聘、选派等方式产生，由理事会聘任。落实公立医院院长在人事聘用、分配奖惩及医院运营等方面的管理自主权	利益相关方	利益相关方
12	株洲	是	是	未明确院长如何任命，院长通过院务会行使经营管理权，在理事会授权范围内，负责医院经营、业务发展、机构设置、员工招聘、专技职务聘任、二次分配及非资产性的经费支出	利益相关方	利益相关方

续　表

序号	城市	取消公立医院行政级别	公立医院走法人化道路	公立医院管理执行层的任命	公立医院理事会组成	公立医院监事会组成
13	深圳	未提及	无完整法人治理机构	未明确	未提及	未提及
14	遵义	是	否	市、县（区、市）公立医院院长逐步由市、县（区、市）公立医院管理委员会任命；副院长由院长提名，公立医院管理委员会任命；中层干部由院长聘任；医院内部党群组织、社会团体按照组织规定章程要求依法产生，按照组织程序任命；纪检书记（组长）由市、县（区、市）党委纪检监察机关派驻	未明确	未提及
15	昆明	是	是	院长由具有干部管理权限的部门或卫生行政部门负责组织公选，由昆明市医院发展中心聘任；院长拥有医院的经营管理和人事管理权限	提及，但未明确	利益相关方
16	宝鸡	未提及	否	院长相对独立行使医院经营管理权责，医院人事管理、内设业务机构、员工招聘、专业技术岗位设置、薪酬分配办法、非资产性经费支出由医院自主决定	无理事会	无监事会
17	西宁	未提及	无完整法人治理机构	未明确	未提及	未提及

1. 建立相对完整的法人治理结构。上海、镇江、马鞍山、厦门、洛阳、

鄂州、株洲、昆明8个试点城市在制度安排上建立了相对完整的法人治理机构。按照是否实现管办分开，可分为以下两类：一是行政化管理的法人治理结构。洛阳、鄂州、株洲均是在卫生局领导下设立公立医院理事会、监事会、执行层，实行理事会领导下的院长负责制。镇江则是在卫生局领导下设立康复医疗集团理事会、监事会、执行层，集团内各公立医院不再重新建立法人治理结构，集团实行集团理事会领导下的集团院长负责制。二是去行政管理的法人治理结构。上海、马鞍山、厦门均是由独立于卫生行政部门之外的公立医院管理机构负责建构公立医院法人治理结构。这些城市或在每一家公立医院，或在公立医院集团层级上建立相对完整的法人治理结构。昆明市建立了企业化运作的医院管理中心，以投资人的身份对其下公立医院进行管理。

2. 法人治理结构不完整。鞍山、芜湖两市已经建立了独立于卫生系统外的公立医院管理机构，但在公立医院组织模式上未有新突破，并未建立起以理事会为核心的法人治理结构，也未能充分落实公立医院自主经营权。

3. 法人治理结构未提及。北京、七台河、潍坊、深圳、遵义、宝鸡、西宁7个城市在管办分开上均走向了再行政化，在公立医院组织模式上也均未明确如何建立法人治理结构。因此，这7个城市公立医院的组织模式与改革前并无变化。

另外，个别试点城市开展了公立医院民营化试点。2008年，昆明市政府确定了以促进多元化办医为核心的新医改思路，还以渐进的方式推动部分市级公立医院的股份制改造，以期提升其竞争力。2011年年初，洛阳市开始计划将除精神卫生等专科医院之外的全部11家市属公立医院均实施股份制改造。在改制模式上，洛阳选择了股份合作制，或员工持股制。

（三）在政府投入的方式方面

医改方案规定，“新增政府卫生投入重点用于支持公共卫生、农村卫生、城市社区卫生和基本医疗保障”。《指导意见》也明确提出要“加大政府投入”，用于“基本建设和设备购置、扶持重点学科发展、符合国家规定的离退休人员费用、政策性亏损补贴、承担的公共卫生服务任务补助等方面”。

各试点城市对公立医疗机构的投入主要有两种方式：一是依照卫生行政渠道给予公立医院补助的旧有模式，实质上就是通过行政化手段“补供方”；二是通过项目竞争进行购买服务的模式，实质是通过去行政化的手段实现

"补供方"。各试点城市在政府投入方式上的路径选择如下（见表10）。

表10　　各试点城市政府投入规模与方式的比较

序号	城市	政府投入规模	政府投入方式	政府是否直接投资新建公立医院
1	北京	方案未出台	方案未出台	方案未出台
2	鞍山	未明确	对具有公共卫生服务职能的公立医院，实行收支两条线管理。对医院历史上形成的债务，由政府负责逐步偿还。对其他市属公立医院，实行政府专项补贴	未提及
3	七台河	市级政府举办的公立医院，改革前财政核定补助经费总额予以保留，按2009年编制部门核定的编制数，医疗机构床位数，实有离退休人数各1/3进行分配，按每个医疗机构所占各项的比重进行重新核定，转作医疗机构离退休人员费用	基本公共卫生服务所需资金通过政府购买公共卫生服务的经费保障机制安排	未提及
4	上海	未出台	未出台	未出台
5	镇江	确保每年增长幅度高于经常性财政支出增长幅度	采取财政购买服务的方式，保证政府投资效率和效益的最大化	未提及
6	芜湖	未提及	建立"以奖代补"的新型财政补偿方式，提高财政补助的实际效果	政府不再直接投资新建医院
7	马鞍山	未提及	未提及	未提及
8	厦门	确保每年增长幅度高于经常性财政支出增长幅度	财政预算足额安排公立医院发展所必需的国家规定项目支出	未提及

续 表

序号	城市	政府投入规模	政府投入方式	政府是否直接投资新建公立医院
9	潍坊	未提及	①购买服务；②建立公立医院发展专项资金	未提及
10	洛阳	未提及	将公立医院补助列入财政预算，并建立公立医院改革补偿专项基金	未提及
11	鄂州	直接投资3.1亿元用于公立医院基础设施建设	建立政府专项补助资金项目库，由政府根据轻重缓急和承受能力逐年安排所需资金	未提及
12	株洲	确保每年增长幅度高于经常性财政支出增长幅度	未提及	未提及
13	深圳	未提及	积极探索建立通过医疗保险基金直接补需方的机制，鼓励非营利性医疗机构提供优质的基本医疗卫生服务	未提及
14	遵义	未提及	未提及	未提及
15	昆明	未提及	未提及	未提及
16	宝鸡	未提及	①经常性补偿；②鼓励性补偿；③专项补偿	政府不再直接投资新建医院
17	西宁	未提及	建立公立医院绩效考评与补偿机制挂钩的财政补助制度	未提及

1. 关于投入规模。镇江、厦门、株洲3个城市在其试点方案中均规定，“确保对公立医院的投入每年增长幅度高于经常性财政支出增长幅度”。

2. 关于财政投入方式。镇江、潍坊两市明确采取政府购买服务或建立公立医院发展专项基金的形式，按照公立医院实际提供的服务项目数量和质量给予补偿，提高财政投入效率。鞍山、芜湖、厦门、洛阳、鄂州、宝鸡、西宁7个城市沿袭了原有的财政投入方式，即按照传统的经常性投入、项目投入、其他投入或奖励投入等方式对公立医院进行补助。七台河、上海、马鞍山、株洲、遵义、昆明6个城市并未对公立医院的财政投入方式予以明确，它们或按照《指导意见》的表述规定财政投入使用范围，或只提出对公共卫生服务进行购买，而未提及如何对公立医院进行补助。深圳市未就政府对公立医院的财政投入方式进行明确，仅提出“各部门尽快制定和落实《完善政府卫生投入政策的实施方案》”，但其在方案中明确提出“积极探索建立通过医疗保险基金直接补需方的机制”。

此外，芜湖、宝鸡两市在方案中提出，“政府不再直接投资新建公立医院”，昆明市也有类似的倾向，这也反映出试点城市政府部门在提供公共服务（特别是医疗服务）观念上的转变，即从原有的政府直接提供模式，转向了新公共管理下的政府主导+社会提供模式。

（四）在人事制度的改革模式方面

目前，各试点城市的医院院长大多是由政府部门指派，还未充分落实公立医院法人治理结构下理事会的各项权责。在医院内部其他人事制度安排上，《指导意见》规定，“探索实行并规范注册医师多地点执业的方式，引导医务人员合理流动，科学合理核定公立医院人员编制，建立健全以聘用制度和岗位管理制度为主要内容的人事管理制度”。各试点城市采用两种不同的人事管理模式：一是全员劳动合同制，院长有权决定医院的人员任免，医院拥有充分的用人自主权，同时，注册医师可以多点执业、自由流动；二是旧有的行政化人事编制管理模式，医院人员聘任与解雇权掌握在卫生行政部门、人事和编制部门手中，医院无用人自主权（见表11）。

表11　各试点城市公立医院人事制度安排

序号	城市	注册医师多点执业	人员流动制度安排	人事制度安排
1	北京	方案未出台	方案未出台	方案未出台
2	鞍山	在市、区之间探索公立医疗机构纵向一体化的管理模式，在此基础上实现注册医师多地点执业	未提及	建立健全以人员聘用制度和岗位管理制度为主要内容的人事管理制度。适当放宽公立医院用人自主权，允许公立医院事业编制外合同制用工

续 表

序号	城市	注册医师多点执业	人员流动制度安排	人事制度安排
3	七台河	推行注册医师多点执业	未提及	实行全员聘用制
4	上海	未出台	未出台	未出台
5	镇江	建立注册医师多点执业制度	医疗集团内可自由流动	健全和完善全员聘用制和岗位管理制
6	芜湖	在医疗集团内推行注册医师多点执业试点	医疗集团内可自由流动	建立健全以聘用制度和岗位管理制度为主要内容的人事管理制度，实行全员聘用制
7	马鞍山	在市立医疗集团内开展执业医师多点执业试点	医疗集团内可自由流动	未提及
8	厦门	探索实行并规范注册医师多点执业的方式	公立医院工作人员的人事档案统一由市卫生人才服务中心管理	建立健全以聘用制度和岗位管理制度为主要内容的人事管理制度和分配管理制度
9	潍坊	稳步推进注册医师多地点执业	未提及	建立健全以聘用制度和岗位管理制度为主要内容的人事管理制度，实行全员聘用制
10	洛阳	未提及	未提及	建立健全以聘用制度和岗位设置管理为主要内容的人事管理制度
11	鄂州	探索实行执业医师多地点执业的方式	未提及	科学合理地核定公立医院人员编制岗位，实行总量控制、动态管理、全面推行合同聘用制度和岗位管理制度，实现由身份管理向岗位管理的转变
12	株洲	未提及	未提及	公立医院在科学设岗的基础上，实行全员劳动合同制

续 表

序号	城市	注册医师多点执业	人员流动制度安排	人事制度安排
13	深圳	完善医师多点执业规范，建立医师多点执业交流平台	将试点的条件放宽到主治医师，增加多点执业的地点数量	完善以岗位管理、综合绩效考核为核心的医院人事管理和工资分配制度
14	遵义	未提及	未提及	在公立医院床位、人员编制控制指标确定后，由编办、人力资源社会保障和卫生部门根据各级医院学科建设、学历结构、专业结构需要，决定医院录用、引进卫生技术人员数量、标准
15	昆明	建立注册医师多点执业制度	未提及	健全和完善全员聘用制，推行岗位管理
16	宝鸡	探索注册医师多地执业科学方式	建立卫生人才交流中心，新增医护人员档案由中心管理	竞争上岗，全员聘任，以岗定酬
17	西宁	未提及	未提及	在重新核定岗位的基础上，推行全员聘用制度和岗位绩效管理制度，构建名副其实的高、中、初级职称有序晋升机制

1. 关于多点执业。共有 11 个城市对多点执业有所提及，其中，鞍山、七台河、镇江、深圳明确要建立此项制度，而厦门、潍坊、鄂州、宝鸡仅模糊地提出要“探索”或“推进”医师多点执业。目前，全国各地普遍执行“双批准制度”，唯有昆明市的“多点执业试点”稍微宽松一点，建立了当地卫生行政部门单独批准的制度，即副主任及以上级别的医师只要向卫生局提出申请，便可获得三个地方的执业许可。

2. 关于人员流动。厦门、宝鸡两市均建立了市级卫生人才中心，规定全市新增医务人员档案将直接由中心托管；而对档案在医院的医务人员，宝鸡则规定可以在职称评至“副高”时将档案托管至人才中心。这样就方便了医务人员在不同级别、不同所有制医院之间的自由流动，有利于医疗资源的整合。在建立了医疗集团的镇江、芜湖、马鞍山 3 市，凡是以“紧密型”（即人、财、物统归集团管理）组织的医疗集团内部，基本能够实现医务人员的集团内自由流动，这也充分发挥了集团优势。

3. 关于人员聘任和岗位管理。七台河、镇江、芜湖、厦门、潍坊、洛阳、鄂州、株洲、深圳、昆明、宝鸡、西宁 12 个城市的方案中对此明确提出了相应要求，即同现有员工签订合同期 2 ~ 5 年不等的劳动合同，合同到期后视员工表现决定是否续签。同时，以岗位管理代替编制管理，弱化人员编制的概念，使编制仅仅成为政府财政投入的一个参照依据，从而增加医院的用人自主权。马鞍山方案中未提及是否实行全员聘用。而鞍山、遵义两市公立医院用人权力依然掌握在卫生局、编办等行政部门手中。

（五）在价格制度方面

《指导意见》规定，“逐步取消药品加成政策，对公立医院由此而减少的合理收入，采取增设药事服务费、调整部分技术服务收费标准等措施，通过医疗保障基金支付和增加政府投入等途径予以补偿。也可以对医院销售药品开展差别加价试点，引导医院合理用药”。

从表 12 可以看出，除北京、上海、株洲 3 市外，其他试点城市的公立医院改革试点方案中均提出要取消药品加成，但所有城市均未表示要执行差别加价或取消加价限制，而是通过财政或医保补偿来弥补公立医院取消药品加成后的损失。

表 12　　各试点城市公立医院价格制度对比

序号	城市	是否取消药品加成	是否执行差别加价	取消药品加成后的补偿政策
1	北京	未知	未知	方案未出台
2	鞍山	是	否	对所有公立医院试行药品零差率销售，补偿政策未提及
3	七台河	是（部分）	否	只对实行基本药物零差率的公立医院补偿，医保基金按照基本药物进价的 10% 进行补偿，再由各级财政按照进价 5% 补偿

续 表

序号	城市	是否取消药品加成	是否执行差别加价	取消药品加成后的补偿政策
4	上海	否	否	否
5	镇江	是	否	同《指导意见》要求
6	芜湖	是	否	采取增设药事服务费、调整部分技术服务收费标准等措施，通过增加政府投入等途径予以补偿
7	马鞍山	是	否	同《指导意见》要求
8	厦门	是	否	同《指导意见》要求
9	潍坊	是	否	根据医院药品加权平均价格下降幅度补偿
10	洛阳	是	否	同《指导意见》要求
11	鄂州	是	否	同《指导意见》要求
12	株洲	否	否	无
13	深圳	是	否	同《指导意见》要求
14	遵义	是（部分）	否	只对基本药物零加成，且规定公立医院配备比例，补偿政策同《指导意见》要求
15	昆明	是	否	增设约事服务费，调整技术服务收费标准，将药事服务费纳入医保报销范围，同时规定公立医院使用基本药物比例需达30%
16	宝鸡	是	否	同《指导意见》要求
17	西宁	是	否	同《指导意见》要求

通过以上对比分析，我们可以发现还未有哪个城市能在五个方面全部采取了去行政化方向的改革措施，当然也没有哪个城市完完全全地走再行政化之路。很多试点城市均在去行政化与再行政化之间摇摆，这与《指导意见》本身方向就不甚明确有直接关系。表13是再行政化与去行政化综合对比表，下一阶段我们准备将此表细化，设计一整套的行政化评分评估体系，来更加深入地评估各试点城市在去行政化路径选择上的表现。

表 13　　再行政化与去行政化综合对比表

序号	城市	管办分开		组织模式		政府投入模式		人事制度		价格制度	
		再行政化	去行政化	再行政化	去行政化	再行政化	去行政化	再行政化	去行政化	再行政化	去行政化
1	镇江	√			√		√		√	√	
2	昆明		√		√	?	?		√	√	
3	株洲	?	?		√	?	?		√	√	
4	宝鸡	?	?	√		√			√	√	
5	马鞍山		√		√	?	?	?	?	√	
6	七台河	？√			？√		？√		√	√	
7	西宁	？√			？√	√			√	√	
8	遵义	？√			√	?	?	√		√	
9	洛阳	√			√	√			√	√	
10	芜湖		√		√	√			√	√	
11	潍坊	√		√			√		√	√	
12	鄂州	√			√	√			√	√	
13	深圳	√		√			√		√	√	
14	厦门		？√		？√	√			√	√	
15	鞍山		？√		√	√		√		√	
16	上海		√		√	?	?	?	?	?	?
17	北京	√		?	?	?	?	√		?	?

注：“?”表示不明确，有待进一步调研；“？√”表示细节不大明确，但基本方向还是清楚的。

资料来源：各试点城市公立医院改革试点实施方案，各试点城市汇报材料。

（六）试点城市改革中存在的问题及原因分析

从 17 个城市目前公立医院改革的推进情况来看，目前我国公立医院改革存在着两种改革思路：一是再行政化；二是去行政化。再行政化的思路，就是将目前公立医院所处的权力分散型的行政化体制，转变为权力集中型的行政化体制。从理论上，这一改革思路的完整体现是将公立医院中所有资源配置的权力均集中在卫生行政部门，具体而言至少包括以下几个方面。

 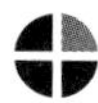

第一，在组织关系上，卫生行政部门成为全行业的（行政）管理者，而各类医疗机构（包括大学附属医院、企业医院，理论上甚至也包括军队医院）均同其原来的主办者脱离上下级隶属关系，转而纳入卫生行政部门的行政管理体系之中。① 例如，遵义、株洲、七台河、洛阳、潍坊、北京等地均成立直属卫生行政部门的医院管理机构，对各市公立医院进行行政化的集中管理。

第二，在法人治理结构上，卫生行政部门对公立医院实行“任命制”管理，公立医院无权决定自己的院长任命，医院无法建立起完善的现代法人治理结构。例如上文提到的昆明、芜湖、遵义、潍坊、鞍山等地公立医院院长均由政府相关行政部门任命。

第三，在人力资源的配置上，卫生行政部门不仅负责公立医院管理者的任命，还要掌管公立医院的所有人员编制。例如鄂州依然推行编制管理制。

第四，在硬件和物资的配置上，卫生行政部门负责公立医院基础设施建设项目的审批、医疗设备的添置和耗材与药品的集中采购。

第五，在医疗服务、耗材和药品的价格制定上，都由卫生行政部门全权负责。目前所有公立医院均采取此模式。

然而，由于涉及不同政府部门的权力再分配，完整的再行政化思路不折不扣地变为现实的可能性也不大。因此，上述再行政化的变革思路，实际上根本不可能变为现实。但是，再行政化思路的很多内容，例如财务上的“收支两条线管理”和药品与耗材上的集中招标采购等，却又体现在中央及各地医改的很多政策文件之中，以及各地的具体实践当中。

另一种改革思路则是依据“管办分开”的原则，推动去行政化，以彻底打破公立医院所处的行政等级体制，赋予公立医院真正的独立法人地位。因此，去行政化的另一种说法就是法人化。去行政化的改革思路，在制度选择中具体体现如下。

第一，推进管办分开。建立专门的公立医院管理机构，行使政府办医职能，同时厘清卫生行政部门作为医疗卫生事业全行业监管者的职能。例如昆明、马鞍山、芜湖、上海均采取此模式。

第二，完善法人治理结构。公立医院建立并完善以理事会制度为核心的

① 据了解，这是卫生行政部门中非常流行的对管办分开原则的解释，即公立医院不管由哪家公共部门来主办，都应该归属到卫生部门进行行政管理。

新型法人治理结构，赋予理事会行使战略管理的职能。例如株洲、洛阳、鄂州等地的试点方案均提到了建立相对完整的法人治理结构。

第三，建立政府购买服务的新机制。公共财政通过购买服务，促使公立医院行使社会职能（social functions），保持社会公益性。基本医疗服务（其中包括基本药物）可以通过公立医疗保险来购买，而其他特定的具有社会公益性的服务，可以通过各种特定的项目来购买。目前只有镇江、株洲、厦门在这一新机制上有所探索。

第四，推进人事制度改革。在公立医院中全面推进全员劳动合同制，最终形成医疗人力资源市场化的全新格局，即医师成为自由职业者、院长成为职业经理人。例如镇江、昆明、宝鸡等地均提出要实现全面劳动合同聘任制和岗位管理制。

第五，推进价格管制改革。在维持医疗服务和药品零售价格最高限价管制的前提下，解除其他各种类型的价格管制，尤其是药品加成管制，让医保机构与医疗机构建立新型的谈判机制，通过医保付费改革，以契约化的方式控制医药费用的快速增长。目前所有试点城市均提出要取消药品加成政策，但均未表示要执行差别加价或取消加价限制。

但有所缺憾的是，国家医改方案在去行政化以及重新界定政府各部门的职能上，着力不深、着墨不浓。尤其值得注意的是，对于“管办分开”原则的内涵，从来也没有明确的解释。由此，卫生行政部门究竟是医疗卫生事业全行业的“监管者”还是“管理者”，这一字之差却没有在任何正式的政府文件中加以澄清，导致在认识上和实践中的混乱迟迟无法得以纠正。如果政府部门的职能都无法厘清，各地的改革进程在再行政化和去行政化之间摇摆自然是可以预知的。

在某些其他重要环节上，再行政化和去行政化的两种思路也是并存的。例如，如上文所展示的，就政府与公立医院的财务关系，国家《医改实施方案》明确了财政补助范围和补助重点，但是却没有在政府购买服务的新机制建设上做足文章。实际上，同样是政府出资，依照行政渠道给予补助与通过项目竞争进行购买，在机制上完全不同，在中长期效果上也完全不同。

再如，就医疗服务、药品和耗材的价格制度上，国家《医改实施方案》一方面“要求适当提高医疗技术服务价格，降低药品、医用耗材和大型设备检查价格”（第6条）；另一方面又提出“鼓励各地探索建立医疗服务定价由

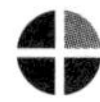

利益相关方参与协商的机制”（第 9 条）。前者似乎暗示了现行行政定价体制的不可动摇性，但并未考虑到这样的要求实际上已经提了十多年却根本不可能变为现实；而后者又为改革现行行政定价体制开辟了某种新的空间。

又如，就公立医院的药品收入而言，国家《医改实施方案》提出了所谓“药品零差率”的政策，即取消药品加成。这意味着，政府继续对公立医院的药品出售行为实施两大管制，即零售限价管制和药品加成管制，只不过是将现行管制下的药品加成率从 15% 改为 0。在药品零差率政策下，无论政府通过何种渠道（直接靠财政拨款还是间接靠医保基金）来为公立医院补助药品加成取消之后形成的亏空，公立医院多开药、开贵药的行为根本不会发生实质性的改变，因为药品加成名义上取消了，但实际上是以其他的名目又回来了。“药品零差率”政策，即“取消药品加成”，依然维持了政府对公立医院药品出售行为中加价率的管制，而这种管制是没有必要的，效果也是极为糟糕的。这一政策与去行政化思路中所蕴含的“取消药品加成管制”措施只有两字之差，但是其原理有着天地之差，其效果也必然是天壤之别。

三、典型国家公立医院管理模式借鉴

公立医院的管理体制与国家医疗卫生体制密切相关。目前，典型国家的医疗卫生体制主要有三种模式：一是以德国为典型的社会医疗保险体制模式。这类国家主要实行社会医疗保险体制，通过强制的社会保险筹集医疗卫生资金，并由独立的第三方与医疗卫生服务提供方（包括公立和私立）签订合同，购买医疗服务。除德国外，法国、瑞士、日本、韩国等国家也实行该模式。二是以英国为典型的税收筹资体制模式。这类国家主要通过税收体系筹集医疗卫生资金，由政府卫生主管部门组建和管理医疗卫生机构，提供医疗卫生服务，所需资金通过政府预算安排，也称“国民卫生体制”（NHS）。除英国外，还有澳大利亚、印度等实行该模式。三是以美国为典型的商业保险体制模式。这类国家以商业保险为主筹集医疗卫生资金，在医疗卫生服务提供方面主要通过市场自由竞争方式提供。政府负责举办部分特殊人群的医疗卫生服务机构（如美国政府只举办部分面向特定人群，如退伍军人、现役军人、印第安人等的公立医院以及部分面向低收入人群的县级公立医院），也称“混合体制”。此外，新加坡较为特殊，该国实行的是“储蓄医疗保障制度”，即医疗保障机制由个人保健储蓄、大病医疗保险和政府医疗津贴救助共同构成。上述模式中，对公立医院的管理模式有所不同，但共同点都是实行法人化治理，主要情况见表14。

表14　典型国家公立医院管理模式

国家	管办分开情况	法人化治理结构	政府投入情况
德国	实行管办分开，政府建立政府全资所有或控股的有限责任非营利性组织作为医院的直接管理者	实行法人化治理，公立医院进行独立运作	“运营靠服务，建设靠政府”。包括公立医院在内的医院运营收入绝大多数来源于社会医疗保险。资本投资主要靠政府财政
英国	实行管办分开，医院是独立的经营主体和法人机构	实行法人化治理。成立医院联合体（Trust），由政府代表、医院代表和相关社会利益代表组成董事会，负责医院管理者由董事会任命，制定医院工资和人事管理标准。医院在服务内容、人事管理、设备投入、资金筹措等方面拥有自主权	政府既是医疗服务的提供者，又是购买者。政府通过税收筹集医疗卫生资金，通过医院联合体按总额预算和按人头付费的方式购买医疗服务。公立医院符合区域卫生规划的房屋建筑和大型医用设备费用直接由财政预算安排
澳大利亚	实行管办分开，医院由董事会或地方医院网络进行管理	实行法人化治理。董事会成员通过公开报名选拔，由州或领地的卫生部部长任命。管理层由理事会自由聘任	政府通过税收筹集医疗卫生资金，包括公立医院在内的各类医院均通过服务收费从政府筹集的医疗卫生基金、商业医疗保险和个人付费获得补偿，公立医院按区域卫生规划要求的建设和设备购置，由财政安排

续 表

国家	管办分开情况	法人化治理结构	政府投入情况
美国	医疗机构以私立为主，政府办的公立医院面向退伍军人、低收入者、无医疗保险者等特殊人群提供医疗服务。除对退伍军人公立医院实行行政化管理外，政府对绝大多数公立医院实行管办分开	实行法人化治理，由董事会和监事会对医院进行决策，实行董事会领导下的院长负责制。有地方政府及公立公益性机构运营的公立医院，理事会成员由地方政府任命；若由大学、民办非营利性组织运营，则由其理事会任命；有些公立医院理事也通过开放性选举产生。理事会任命公立医院的管理层	大部分公立医院的运营收入主要来自医疗保险（其中近半数来自政府主导的医疗保险如老年人、残疾人医疗照顾和穷人医疗救助等）。各级政府根据公立医院向弱势群体提供医疗卫生服务的数量或免费医疗服务的质量对公立医院进行补助或资金补偿，并承担管理信息和计算费用的成本投入。退伍军人医院的收入全部来源政府预算投入
新加坡	公立医院占主体，实行管办分开。1999年将公立医院重组为两大医院集团，由卫生部控股，集团内部医院纵向一体化并按公司法运作和管理	实行法人化治理，经营权归集团董事会。董事会任命行政总监，决定发展规划、大型设备采购、基建项目招标、医疗收费标准核定。医院拥有自主的人事决定权	政府的各类医疗保障基金对公立医院按病床等级予以支付，等级越高、条件越好、补贴越少，体现政府只保障基本医疗卫生服务的原则。医院重组时，政府财政予以专项补助

鉴于德国社会医疗保险体制与我国医疗卫生体制相近，本课题重点就德国公立医院管理体制和改革情况进行研究分析。①

德国是世界上第一个建立医疗保险制度的国家，早在1883年就制定了疾病保险法，随后一系列法制不断完善，其医疗保险制度逐渐成熟。德国医疗保险制度实行的是议会立法、民间实施、政府监督三者相结合的办法，以法定的强制性社会医疗保险制度为主，同时兼顾自愿的私人医疗保险为辅，社

① 顾昕．全民医疗保险与公立医院中的政府投入：德国经验的启示［J］．东岳论丛，2013（2）：53－59．

会医疗保险覆盖了德国90%的公民。

德国的医院分为三种类型：公立医院、私立非营利性医院和营利性医院。目前德国2200家医院中，综合医院大约有1900家，其中公立医院占比不足40%，私立非营利性医院占40%，其余则是私立营利性医院。德国绝大多数公立医院已经完成法人化的改革，即政府与公立医院实现了管办分开，公立医院成为政府之外独立运作的法人实体。不少地方政府建立了政府全资所有或控股的有限责任非营利性组织作为医院的直接管理者。

德国的医院补偿机制是典型的"运营靠服务，建设靠政府"模式。无论是公立医院还是私立医院，其财务结构大体上一样，即运营收入的绝大部分来自医疗保险，其中来自社会医疗保险的支付又占绝大部分，而资本投资的主要来源之一是政府，特别是州政府。1972年，由当时德意志联邦共和国（简称"西德"）联邦议会通过的《医院筹资法》（*Hospital Financing Act*）正式确立这一体制，被称为"二元筹资原则"或"二元筹资模式"（dual financing principle or model）。德国公立医院运营收入的主要来源就是社会医疗保险。鉴于德国实现了全民医保，社会医疗保险的保障水平较高，参保者的自付水平较低，甚至可以忽略不计，如果加上商业医疗保险则保障水平更高，因此在各种类型的医院中都极少存在美国所谓"未获补偿的服务"（unreimbursed care，即我国的"欠费服务"）的问题。德国的民众在公立医院和私立医院能享有同样的医疗服务质量，所以，德国绝大多数人并不在乎医院究竟是公立的还是民营的。德国也没有专为低收入群体服务的"慈善医院"或"惠民医院"。

德国医院的住院费用均由社会医疗保险（以及私营医疗保险）支付。主要通过医疗保险协会（即所谓"疾病基金协会"）和医疗机构协会集体谈判订立契约执行，政府并不参与这一契约化的实施过程。换言之，这是一种医疗保险购买医疗服务的市场行为，而不是政府行为。为了遏制医药费用快速增长的势头，政府从1993年开始推动医保支付方式改革，即采用各种新医保付费方式的组合来替代原来按项目付费主宰的旧模式。在医保付费改革的初期阶段，采用按服务单元付费或按服务人次数付费。自2004年1月1日开始，均采用按病种付费的支付方式，称为"德国DRG"。作为一种全新的供方付费方式，DRGs首先由美国商业医疗保险公司发明，并在美国的公立医疗保险普遍采用，而后在世界各国的公共医疗保障体系中受到重视。医保付费改革

 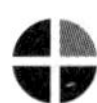

的全面落实使得公立医院具有了成本控制的积极性。很多医疗服务项目开始出现专业化外包的服务模式，如由专门的检查中心来承担不少检查项目，检查中心或完全独立于医院，或设置在公立医院之内但实行单独核算。医疗保险机构对检查费用大多按每人次固定费用标准的方式支付，费用标准要么由检查中心和医疗保险机构直接谈判而定，要么内含于医保支付价格之中，由医院同检查中心谈判。

德国医院的资本投入，主要的责任承担者是政府而不是医保机构。根据德国《医院筹资法》相关规定，对于所有医院，无论是公立医院还是民办非营利性医院，甚至是私立营利性医院，政府都有义务承担资本投资的责任，主要范围包括医院的大规模投资以及长期资产（使用期大于 3 年）的购置。德国是联邦制国家，医院资本投入的责任主要由州政府承担，联邦政府有时也会分担一些责任。医院资本投入的具体数额取决于州政府与每家医院一对一的谈判，医院能获得多少政府投入取决于很多因素，最根本的因素是州政府的财政能力，其次是医院所在地的社会人口结构和对医疗服务的需求，再次是医院所在地选民和议员的政治需求，最后医务人员的行业诉求对于政府投入也发挥一定的作用。值得一提的是，德国政府对医院投入并不按公立医院和民营医院区分，甚至也不对非营利性医院与营利性医院加以区分。任何类型的医院，只要提出明确的公益性理由，都可以申请政府投入。

综上所述，我们认为德国医院管理模式至少有两点可以借鉴：一是通过建立人人享有的医疗保障体系，以补需方而非直接补贴医疗机构的方式可以较好地解决看病就医问题；二是从政府的角度来看，政府应该对社会各界所进行的公益性行动给予投入，只要能满足自己设定的公益性目标，政府投入对象的组织模式是无关紧要的，唯一需要考虑的是投入效率的问题。

四、进一步推进公立医院改革的政策建议

我国自改革开放以来，公立医院开始拥有了一定的管理自主权，尤其是在医院运营结余的支配上，拥有了很大的自主权。与此同时，来自政府的财政拨款，已经不再是公立医院收入的主要来源，公立医院日益变成了以服务换取收费的组织。从运营高度依赖于收费或追求收入最大化这一点来看，公立医院走上了“市场化”甚至“商业化”的道路。

但是，公立医院的“市场化”是一种伪市场化，是一种行政型的市场化。公立医院并未变成真正的市场主体，也不是真正的独立法人。无论是在人、财、物各方面，公立医院都无法就资源配置做出独立的决策，其法人代表自然也就无法为其行为的后果独立承担民事和刑事责任。涉及重大资源配置的战略决策，以及诸多日常性的管理决策，都由诸多政府部门来承担。诸多政府部门对公立医院的干预，并不限于基于规则进行奖惩的监管行为，而是经常参与到公立医院的管理决策之中。

基于前述分析，本课题组认为，我国公立医院行政型市场化的变革之路有两条：一是伴随着去市场化的再行政化，即将涉及资源配置的各项权力由各政府部门转移到卫生行政部门手中，从而使现行的分散型行政化转变为新的集中型行政化的制度格局；二是伴随着进一步市场化的去行政化，让公立医院成为真正的独立法人，并在全民医保所导致的医疗服务购买行为大转型的市场环境下，自主地选择适宜自身情况的竞争策略。在某些地方以及在某些适宜的条件下，相当一部分公立医院可以走向民营化，而民营化的具体路径可以是多种多样的。

尽管国家医改方案基本上采纳了后一种改革思路，而且这一思路在关于公立医院改革的指导意见中也有一定的体现，但是国家的改革政策指向并不十分明确，具体表现在去行政化的改革思路中又夹杂着再行政化的措施。实际上，去行政化和再行政化是两种不同的但各自逻辑一贯的制度变革思路，各有各的适应条件。如果坚持一种思路，无论是走向去行政化还是再行政化，后果自然会大不一样，但至少不会发生左右互搏、自相矛盾、前后不一的问题。然而，中央政府和各地政府在公立医院整体改革思路选择上的不明确导致推进改革的努力支离破碎，而且在很多情形下各种改革措施的成效相互抵消。在很多地方，包括在中央政府确定的 17 个试点城市，公立医院改革的具体举措都是在再行政化和去行政化之间摇摆。

再行政化的改革思路，其实仅适用于市场高度不足的地区以及某些服务对象也不足的特定公立医院，如精神病院、传染病医院以及某些职业病防治医疗机构等。医疗服务市场不足的地区，主要是一些地广人稀的地区，包括山区、海岛、偏远地区和中西部农村地区，或者是经济发展水平很低的地区。这些地区迫切需要各级政府加大政府投入，兴办各类公立医疗机构，运用各种行政手段推动基本医疗服务提供的均等化。至于精神病等医院的设置，无

 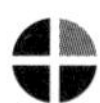

论在哪一个地区，都不可能不具有垄断性，也都不可能产生真正意义的市场竞争。因此，这类医院应该成为当地政府的直属医院，并纳入当地政府的行政管理体系。

在绝大多数地区以及在一般性的医疗服务领域，再行政化是根本行不通的；即便是某些行政化措施的强化，也会在貌似解决一些问题的同时带来更多的问题。实际上，在各地的实践中，也确实没有哪个地方不折不扣地、完整地、全面地推进再行政化的改革。然而，去行政化的改革之路也是异常坎坷的，其根源在于现行既有制度架构和现行改革路径的制约。熟悉诺贝尔经济学奖获得者诺斯（Douglass C. North）研究成果的人都知道，制度变革具有制度锁定和路径依赖的特性。原有的制度结构和现行的改革路径不可避免地造就了一些利益群体，对他们来说，维持现状是理性的选择，尽管现行的制度结构沉疴遍地。因此，无效的甚至糟糕的制度，常常是很难变革的。

就公立医院与政府的关系而言，在很多情况下，去行政化改革迟滞、受阻甚至根本未提上公共政策的议事日程，其根本原因在于一些政府部门对所有可能削弱其权力的改革举措采取消极甚至抵制的态度。在实践中，去行政化意味着剥夺相当一部分政府行政部门，尤其是卫生行政部门的某些权力，其难度无异于与虎谋皮。据说，在卫生行政系统内部有著名的一问：“卫生部不管公立医院管什么?”问题是，很少有人追问这里的“管”究竟是“行政管理”还是“监管”，抑或两者兼而有之?我们所有人都理应追问：“卫生部不监管所有的医疗机构管什么?”实际上，如果推行了管办分开，卫生行政部门的监管权力就会硬起来，整个医疗卫生的监管会大大加强，医疗服务、药品、疫苗的最低质量保障问题就会大大减少。但是，毋庸讳言，在卫生行政部门，很多人并不满足于仅仅扮演裁判员的角色，他们更习惯于或者热衷于总教练（和领队）的角色，而公立医疗机构的行政主管只不过是他们手下的分管教练而已。

对于去行政化，公立医院的管理者和知名医生们也时常态度暧昧。一方面，去行政化可以促使卫生技术人员和管理者成为真正的专业人士，这是确保其待遇提高的根本之路，但大家对这一前景的认识模糊，对其实现日期更是心存狐疑；另一方面，很多人，尤其是一些公立医院的管理者，对于现有行政化体系中所能带来的好处难以割舍。对他们来说，最好的情形或许就是维持现状，即公立医院一方面可以在医药服务市场上追逐收入，另一方面又可以尽可能向上级争取各种公共资源。简言之，就是维持行政型商业化的格局。在这样的情况下，很多公立医院院长们在谈及新医改时只关心所谓“政府补偿政策是否落实”，也就不奇怪了。

英国哲学家罗素（Bertrand Russell）说过：“世界是没有希望的，除非权力能被驯服。”① 权力能不能被驯服暂且不论，只要某些政府部门能把某些根本没有必要死抱着不放的行政权力下放给公立医院，我国的公立医院改革就会有一丝希望。改革必须触动既有的利益格局，这一点在十八大之后已经成为中国公共政策的指南，对于公立医院改革来说，也绝不能成为例外。

关于公立医院改革的未来方向，国务院医改“十二五”规划中有较明确的阐述，主要集中在以下两个段落。

> （四）推进政事分开、管办分开。强化卫生行政部门规划、准入、监管等全行业管理职能。研究探索采取设立专门管理机构等多种形式确定政府办医机构，由其履行政府举办公立医院的职能，负责公立医院的资产管理、财务监管、绩效考核和医院主要负责人的任用。各级卫生行政部门负责人不得兼任公立医院领导职务，逐步取消公立医院行政级别。
>
> （五）建立现代医院管理制度。探索建立理事会等多种形式的公立医院法人治理结构，明确理事会与院长职责，公立医院功能定位、发展规划、重大投资等权力由政府办医机构或理事会行使。建立院长负责制和任期目标责任考核制度，落实公立医院用人自主权，实行按需设岗、竞聘上岗、按岗聘用、合同管理，推进公立医院医务人员养老等社会保障服务社会化。院长及医院管理层薪酬由政府办医机构或授权理事会确定。完善公立医院财务核算制度，加强费用核算和控制。

我们认为，上述规划基本符合去行政化的思路。基于此，围绕去行政化的总体思路，重点就公立医院管理体制、法人治理结构、人事分配制度、医疗服务和医药价格、购买服务机制等方面提出进一步深化公立医院改革的建议，并通过上述的综合措施，一方面维护公立医院的公益性，另一方面加强对公立医院的管控，力求使患者、公立医院均能从公立医院改革中受益，充分调动各个方面的积极性。

---

① 罗素. 权力论［M］. 北京：东方出版社，1988：22.

（一）切实落实政事分开、管办分开

公立医院的改革应该也可以从国家医改政策的落实入手。国家医改政策的核心原则“政事分开、管办分开”，理应成为公立医院改革的指导原则。所谓“政事分开”，就是将行政与监管职能与服务提供职能分开；所谓“管办分开”，就是将服务的监管职能与承办职能分开。“政事分开、管办分开”是特有的公共政策语词，其适用范围并不限于医疗卫生领域，而是广泛地适用于所有公共服务，即事业单位所处的所有社会经济领域。正如“政企分开、管办分开”早已成为国有企业改革的总原则一样，“政事分开、管办分开”早已成为所有事业单位改革的总原则，因此也是公立医院改革应遵循的总原则。

“政企分开、管办分开”实际上就是政府代表公众将公立组织的运营委托给一些受托人的行为，即国际上通用的“公共信托”（public trusts）。本质上，“政企分开、管办分开”意味着公共信托制度的建立，其中的核心就是政府与公立医院理事会订立一整套精致的信托契约。

落实“政事分开、管办分开”的改革措施必须从机构改革入手，其路径如下。

（1）在各级政府的国有资产委员会中设立“非营利性国有资产部”，行使政府对所有事业单位国有资产的管辖权。

（2）如果某地公立医院数量较多、资产较为雄厚，可以考虑建立专门的公立医院管理机构，行使政府办医职能。公立医院管理机构的组织选择可以多样化，一种是当地国资委“非营利性国有资产部”内的分支机构，另一种是直接隶属于当地政府的事业单位，第三种是独立的公立法人。

（3）明确卫生行政部门行使医疗卫生事业全行业“监管者”的职能，合理解决政府在公立医院监管和发展上的错位、越位和不到位问题。

医疗领域中政府机构改革和职能调整是医改的核心，也是公立医院改革的核心，这已经是众所周知，也是众所承认的共识。但关键不在于怎么说，而在于做不做。实际上，上述三项措施并非新鲜事，在某些地区（例如上海、无锡、马鞍山、北京市海淀区等）已经实行多年，政府各部门之间的职能调整也已逐渐成型。但是，这些改革措施之所以在全国各地尚未推展开，甚至没有受到中央各部委的重视，与中央和地方对医改总原则的认识偏差有关，更同卫生行政部门在行政化制度架构下的认知和行为惯性有关。一方面，各级政府对于相关改革措施的落实缺乏扎扎实实的了解，各种以讹传讹的说法（例如宣称上海申康中心是一家公司）在信息流通高度顺畅的今天甚至依然会在某些政府部门中流传；另一方面，人们对改革措施普遍抱有不切实际的过高期望，如冀望“政事分开、管办分开”的落实能让所有问题迎刃而解，而这种过高期望显然无法在现实中落实的事实又成为他们反对这些改革措施的口实。

（二）完善公立医院法人治理结构

落实“政事分开、管办分开”的同时，各级政府必须着手建立现代医院法人治理结构的制度框架，积极探索以理事会为主要形式、责任清晰、分工明确的法人治理模式，真正落实公立医院法人地位，明确所有者和管理者的责、权、利，形成合理有效的决策、执行、监督相互制衡的机制。实际上，法人治理结构就是公共信托契约的制度化。

所有医院，无论是公立医院还是民营医院，均应建立规范的法人治理结构，即“理事会 + 监事会 + 院长负责制”。理事会制度是法人治理结构的核心；对规模较大的公立医院，还应该设立监事会。在理事会制度建设的进程中，首要的工作是订立医院章程，确立理事会的组成和职能、理事会与医院内部其他机构之间的关系以及涉及医院运行的各种规则。值得注意的是，医院章程中最重要的内容之一就是修订章程的规则。理事会制度建设的关键路径如下。

（1）政府主导医院章程的制定。各地新设置的公立医院管理机构，作为医院投资方或者举办方，应该在医院章程的制定上扮演主导性角色。公立医院章程的制定过程经过公开征求意见的程序保持公开透明，有利于最终法人治理结构的正常运行。

（2）理事会的构成：利益相关者治理。作为非营利性组织，理事会由多元的利益相关者组成。医院的重要利益相关者，包括投资方（即政府）、从业者、消费者或公众、供货商等。关于理事会成员构成及其更换的规则，应在医院章程中予以充分体现。

（3）政府理事的提名和聘用。公立医院理事会中自然会有若干名“政府理事”。“政府理事”的提名和聘用程序理应在医院章程中加以明确。各地新

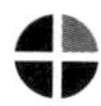

设的公立医院管理机构可以直接提名并派遣其工作人员兼任公立医院的理事，也可以公开招聘社会人士到公立医院理事会中担任“政府理事”。

（4）员工理事提名和聘用的民主机制。公立医院理事会中还应该有卫生技术人员的代表，即员工理事。员工理事的提名和产生程序应该在医院章程中载明。公立医院的工会和职工代表大会理应在这一程序中占据重要位置。

（5）管理层的公开聘用制。医院的管理人员，尤其是院长、财务总监和人力资源总监，由理事会选聘并向理事会负责。所有管理人员，从干部身份转型为职业经理人。无论是院长还是其他管理人员，其工资待遇由理事会确定，实行劳动合同制。

目前，公立医院理事会全部或主要由政府各部门一把手或二把手组成，这是最为糟糕的一种做法，将很快使公立医院法人化改革名存实亡。除此之外，公立医院的法人治理结构在理事会构成、理事会职能以及理事会与管理层之间的关系等方面呈现多样性，是非常正常的。在推进公立医院法人化的初期阶段，各级政府有必要鼓励相关机构积极进行探索。在总结经验的基础上，各地人大直至全国人大有必要考虑立项开展“非营利性组织法”的调研，从而为包括公立医院在内的各种非营利性组织的发展壮大提供法律制度基础。在此之前，国务院有必要就公立医院法人治理结构中的一些普遍性事项，制定相关的过渡性法规。

（三）深化人事制度改革，在公立医院中推进全员劳动合同制

所有事业单位改革所面临的一个共同的挑战，就是如何将现行的事业单位人事管理制度转变为现代组织的人力资源管理制度，其核心就是任何公共服务机构拥有完全的人事自主权，并实行全员劳动合同制。公立医院的改革自然也不例外。所有公立医院应该拥有用工自主权，自主确定员工数量和结构，并实施全员劳动合同制，最终形成医疗人力资源市场化的全新格局，即医师成为自由职业者，院长成为职业经理人。

实际上，事业单位人事制度改革的方向早在 1995 年就已经明确了，但是在公共政策上却始终没有加以落实。本质上，这一改革意味着所有公共组织的人力资源管理走上了契约化的道路，公共组织中的雇用不再是政府行政性“命令与控制”治理的产物，而是公共组织与劳动者个体或集体相互之间平等的劳动契约化治理的产物。公立医院人事制度改革的具体路径，可以从易到

难逐步实施。

(1) 推行“多点执业”，实现医务人员的自由流动。这一改革措施实际上已经成为国家医改方案的一项内容，而各地也出台了一些具体的实施文件。然而，目前的问题在于绝大多数地方文件中的限制性条款太多，尤其是普遍盛行的“双批准制”（即多点执业申请需要定点执业机构院长和当地卫生行政部门的双重批准）阻碍了医师多点执业政策的落实。

(2) 改革用人机制，以渐进增量型模式推进“去编制化”。现行编制制度所导致的不同员工之间利益差别以及绝大多数员工的编制情结，极大地阻碍了公立医院法人化的推进。公立医院人力资源管理“去行政化”，首先应在“去编制化”方面入手，并将其明确为公立医院改革的一项重要方针。在激励约束机制尚未完全建立的初期，可将编制管理改为用人计划管理，政府只设定聘用人数限额（封顶线），具体用人多少由医院自主确定。全面推行全员聘用制，切实做到能上能下、能进能出。今后逐步过渡到对于所有新招聘的员工，无论在何种岗位，无论何种级别，均完全采用劳动合同制。对于公立医院已有的员工，可以在保留编制和跳出编制这两条道路二选一。

(3) 允许医院自主分配绩效工资，提高医务人员收入。实施以综合绩效为核心的收入分配机制，收入水平既要尽可能充分体现医务人员的技术劳务价值，又要与社会平均收入水平、医保支付能力等因素相衔接。在改革之初，政府相关部门可按工效挂钩原则确定医院工资总额及总的分配原则，由医院在此范围内自主分配，避免医生收入增长过快。今后逐步过渡到医生收入水平和分配办法由医院自主确定，鼓励工资分配与岗位管理和绩效考核结果挂钩，合理拉开收入分配差距，让有能力的医务人员合理合法挣钱，激励医务人员努力提升服务质量和数量，充分调动医院和医务人员钻研医术和服务患者的积极性。

(4) 统筹推进养老保障，妥善解决公立医院离退休人员养老保障问题。公立医院养老保障的彻底社会化，是公立医院法人化改革的一个基本保障。

(5) 全面落实医院在技术人员职称评定和岗位聘任方面的自主权。医院的职工数量、结构（包括职称结构）和用工期限取决于其业务需要，取决于其开展的业务种类、结构和水平，还取决于患者的数量和结构。这是一个具有高度差异性的工作，没有统一的标准可言，它只能也只应该由医

 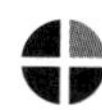

院的管理层来判断和确定。简言之，这是医院人力资源管理部门的工作。由政府行政主管部门按照某种僵化的规则来确定显然不可能符合医院的实际需要。

（6）推进管理人员的职业化。医院的各种管理者，不再是干部，而成为职业经理人。对于这一转型，也同样可以采取“老人老办法、新人新办法”，即对已有拥有事业编制的管理者，可以制订二选一的规则，让他们在保留事业编制和脱离事业编制方面拥有选择权。鉴于医疗领域中职业经理人极其缺乏的现实，在大多数情况下，公立医院现有的院长和其他管理人员均有极大的可能性从理事会那里获得更好的待遇，也就是实行年薪制，远比现行事业单位人事制度下获得的“政策内工资待遇”要好，从而也能解决医院管理者实际待遇与名义待遇极不相符的问题。

总而言之，“解放医生”的呼声已喊了多年，国家医改方案的出台无疑为“解放医生”开辟了一条新路。然而，在这条新路上前行，还有很多理念上和制度上的障碍有待扫除，其中首要的就是编制管理制度及其依附在这一制度上的“编制情结”。切实推进公立医院的人事制度改革，不仅能让公立医院内增活力，而且还能让整个医疗服务体系内增活力。众所周知，当前社会资本进入医疗服务或者说民营医院的发展处在“雷声大、雨点小”的尴尬局面，其重要根源之一在于人事制度改革滞后。

（四）推进医疗服务和药品的价格体制改革

无论医疗服务的付费者是谁，绝大多数医疗服务项目和药品的价格都受到政府的管制，而这些医疗服务项目和药品正是普通老百姓看病治病时所接触到的。无论是对于医疗服务项目的管制还是对于药品出售的管制，有两个共同的特点：一是重物不重人，即对人力服务的价格设置水平普遍偏低，而且低得离谱，但对耗材、检查和某些药品的价格设置水平则相对较高；二是“重新不重旧”，即对早已存在的医疗服务项目和药品设置低价，而对较新的项目和药品设置高价。对于药品出售，除了设置价格天花板之外，还设置了最高加价率，即15%。这些价格管制措施其实都是计划经济体制的遗产，每一种具体的管制措施都有很长、很复杂、很曲折的演变历史。很显然，在很久以前出台这些管制措施的历史条件与当今社会经济的环境已经大不相同了。实施价格管制的结果必然是扭曲医疗服务市场，例如导致定价偏低的服务和产品短缺、导致定价偏高的医疗服务项目和药品的使用量激增、导致公立医院和民办非营利性医院药价虚高等。

因此，公立医院去行政化改革的一个重要方面就是改革公立医院所处的市场环境，其中推进价格管制改革非常重要。本文主张“重新管制”，而不是简单的“解除管制”。从公共管理的角度来看，很多管制改革本质上是重新管制，即解除某些不当管制、维持或创新另一些适当的管制。[①] 在中国的体制背景下，这一改革还意味着公立医院与其他企业之间的供应链关系走上了契约化的道路。

具体而言，“重新管制”的措施有三：①取消药品出售利润率（即药品加成）管制，允许医疗机构自行设置加价率，但政府维持药品最高零售限价管制；②推动医保付费机制改革，以多元付费机制代替按项目付费；③在逐步按照扣除折旧后的成本确定医疗服务价格的基础上，择机解除对医疗服务项目的价格管制措施。取消药品加成管制意味着所有药品销售机构，包括公立医院，都可以自由采购、自主加价，当然最终的零售价格不能突破最高零售限价管制设定的“天花板”。在维持药品最高零售限价管制的前提下，即便政府解除了药品加成管制，公立医院的药品价格也根本不会扶摇直上。只要推出以下新的药品政策组合，让市场机制真正发挥作用，公立医院虚高的药价马上就能降下来：①要求公立医院以各省药品集中招标的中标价作为最高销售价；②允许公立医院在中标目录的范围内自主与医药企业展开谈判，自主采购；③允许公立医院在中标价之下自主确定药品加成率，药品加成收入由医院自主支配；④鼓励企业为医疗机构提供药品集中询价和采购服务。

上述这套政策组合至少有以下五点好处：①药品价格普降。纳入各省集中招标的所有药品，无论是什么品规，其最后的销售价格均能普降至少13%（现在，公立医院的药价是在中标价基础上加价15%；如果公立医院只能依照中标价销售，那么倒过来计算，则是在现有药价的水平上降低大约13%）。②提高医疗机构的积极性。所有医疗机构可以通过自主的努力，以合理合法、公开透明的方式从医药流通环节中获取更多收入，因为，众所周知，很多药

① 关于这一点，参见 Steven K. Vogel, Freer Market, More Rules: Regulatory Reform in Advanced Industrial Countries. Ithaca: Cornell University Press, 1998.

 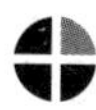

品的市场批发价与中标价之间存在很大的价差。③短期内易推行。这套政策不需要公共财政出一分钱，可以不受地区财力所限，因此可以在极短的时间内在全国各地推行。④提高医药流通产业集中度。配送效率低下导致药品市场批发价虚高的企业自然会遭到淘汰。药品流通环节过多的弊端将不治而愈，因为在新的规则之下，医疗机构没有利益驱动从环节过多的药品流通渠道中进货。⑤商业贿赂问题将有所缓解。由于药品购销差额是属于医疗机构所有员工的收入，如果负责药品采购的工作人员不认真“砍价”并企图暗中“吃回扣”，他们将遭到其同事和管理者的有力督察。当然，要实现这一点，公立医院法人治理结构是否完善是至关重要的。如果任何一家医疗机构的运行由少数管理层人员说了算，那么“肥了个人、损了机构”的商业贿赂依然难以遏制。

需要说明的是，这套新政策组合可以有效地缓解公立医院药价虚高的问题，但是不可能解决药费高昂的问题，因为这一套政策组合只能降低药价，但对医疗机构多开药的行为不会产生任何影响。对后一种行为的约束，有赖于公立医院与医保机构之间建立全新的医疗服务集团购买机制。

（五）走向公共契约模式，建立政府购买医疗服务的新机制

在社会医疗保险为主导的公共医疗保障体系中，最为核心的制度安排，就是要建立一种医保机构向医疗机构集团购买医疗服务的新市场机制。这一新市场机制得以正常运行的一整套制度安排，在国际上被称为“公共契约模式”。这一模式的重心在于医保机构通过所谓“供方支付方式”的新组合，建立一种全新的激励机制，致使医疗机构唯有向参保者提供成本效益比高的医疗服务，才能实现自身收入的最大化。

在医疗领域“公共契约模式”的出现及其成熟，是全球性公共管理变革的一个组成部分，也是公立医院法人化改革最为依赖的外部环境。这一变革的大趋势，是在诸多公共服务领域，将原来盛行的“命令与控制”体制转型为“选择与竞争”的体制。这一变革的最终目标，是在公平与效率之间达到平衡。在这一变革中，政府并没有放弃在公共服务领域的筹资和支出责任，但是政府财政支出的方式更多地从直接向供方拨款转型为政府购买服务，而服务提供者则走向多元竞争。简而言之，公益性的实现并非只能通过公立机构在命令与控制的行政化体制中才能实现，在公共服务中引入选择与竞争机

制，发挥市场机制所特有的“看不见的手”的作用，同样有可能保障公共服务的公益性。① 用中国人熟悉的话来说，公益性的实现也可以经由市场机制的正常运行来实现。

实际上，公共服务的这一变革理念，已经开始在中国的医改中成为具体的实践。自2011年起，主管社会医疗保险的中央政府有关部门，已经将医保付费改革纳入了新医改的政策议程，并且在全国各地大力推进。然而，正如所有的公共服务改革一样，公共契约模式的建立，在我国绝大多数地方依然是一个中长期的目标，绝不可能一蹴而就。无论是在改革实践中推进公共契约模式的形成，还是在学术研究中厘清公共契约模式形成的制度条件和制度化过程，都需要长时间的艰苦努力。②

医保付费改革在整个新医改中具有战略性的重要地位，绝非不少人所认为的仅仅是一项技术性的改革。然而，尽管已经在全国各地启动，但是医保付费改革进展得并不顺利。最为突出的问题在于新的供方付费模式的运用有欠专业性，导致在医保付费改革的新名目下按项目付费依然具有主导性这一新的格局；与此同时，医保机构与医疗机构之间的谈判机制尚未建立起来，公共契约模式的制度化依然任重道远。

为了推进公共契约模式的建立，各级政府有必要积极落实如下改革措施：①继续强化公共财政“补需方”的力度，提升医保筹资水平，增强医保机构对医药服务的购买力，为建立公立医院“运营靠服务，建设靠政府”的补偿机制（对包括公立医院在内的所有符合区域卫生规划的医院的基本建设、设备购置等资本性支出，由政府予以足额安排，减轻医院的资本性支出负担，增强其公益性；公立医院的人员和公用经费等经常性支出，由其通过提供服务，分别由医保基金、个人付费以及公共卫生经费等按照服务价格或成本给予补偿）提供可持续补偿渠道。同时为参保者提供适当水平的医疗保障。②推进城乡医保的一体化，提升医保的统筹层次，争取在五年内达致省级统筹的水平，这是让公共契约模式得以真正发挥有效作用的制度前提之一。③继续坚持推进医保付费改革（或称“医保支付制度改

① 朱利安·勒·格兰德．另一只无形的手：通过选择与竞争提升公共服务［M］．北京：新华出版社，2010.

② 顾昕．走向公共契约模式——中国新医改中的医保付费改革［J］．经济社会体制比较，2012(4)：21－31.

 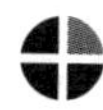

革”），并且积极推进医保支付服务的专业化，力争通过五年的重复博弈，逐渐消除医保支付中支付水平不合理、激励机制不对头、管理重心有偏差的问题。

与此同时，公共财政还可以通过购买服务新机制的建立，促使公立医院行使社会职能，保持社会公益性。基本医疗服务（其中包括基本药物）可以通过公立医疗保险来购买；而其他具有社会公益性的特定医疗卫生服务（例如紧急性医疗救助、面向个体的公共卫生服务、面向未来的医疗技术创新等）可以通过各种特定的项目来购买。社会公益性的实现，也完全可以走契约化的新路，而不必吊在行政化的老树之上。

根据新制度经济学、契约经济学、组织社会学和公共组织理论的最新发展，在一个成熟的市场经济体中，公立组织同企业组织和非营利性组织一样，都是由一束契约组成，只不过在不同组织类型之间契约束的构成不一而已。公立医院的契约束主要由四种契约构成：①医院与政府之间建立的社会公益契约，即政府与公立医院建立的“公共信托制度”以及各种公共服务的购买契约（项目协议）；②医院与员工之间建立的劳动雇佣契约，其中包括医院与所有卫生技术人员签订的劳动合同，也包括医院与管理者签订的劳动合同；③医院与企业之间建立的物品供应合同；④医院与付费者之间尤其是与医保机构之间建立的服务购买契约。

契约化是市场机制的具体体现。市场机制下治理机制的核心特征是“选择与竞争”，这同行政机制下“命令与控制”的治理机制有着本质上的不同。在市场机制的运行过程中固然会出现很多“契约失灵”的情形，但是这并不意味着市场机制应该被行政机制所取代。经济学和公共管理理论与实践的全球性发展启示我们，很多契约失灵（或更广泛地说，“市场失灵”）现象，可以通过契约制度的重构或市场机制的再设计加以缓解。“将激励机制搞对”已经成为当今契约经济学、产权经济学、机制设计理论和新制度主义的研究前沿。

当然，无论何种契约，也无论契约如何制度化，契约的订立和执行都离不开政府，也离不开行政机制的运作。政府对市场的干预固然是无所不在的，但是政府干预的方式也至关重要。政府如何在市场转型的时代运用亲和市场而不是取代市场的手段对市场进行干预，这正是中国公共治理变革所面临的最大挑战。著名经济学家曼瑟·奥尔森倾其一生的学术研究提出，国家兴衰的奥秘就在于政府权力的运用方式。唯有政府权力能以“强化市场”的方式参与到市场机制的运行之中，一个国家才能长盛不衰。[①] 毫无疑问，无论是中国的公立医院改革，还是更大范围内的医疗卫生体制改革，都需要一个市场强化型政府。

① 曼瑟·奥尔森. 国家的兴衰［M］. 上海：上海世纪出版集团，2007；曼瑟·奥尔森. 权力与繁荣［M］. 上海：上海世纪出版集团，2005.

政府卫生投入模式及医疗卫生机构补偿机制[①]

第一部分　摘要

历经三年多的大讨论之后，《中共中央国务院关于深化医药卫生体制改革的意见》于2009年4月6日正式公布，由此拉开了新一轮医药卫生体制改革（以下简称“新医改”）的序幕。新医改的根本目的是满足中国城乡居民日益增长的医疗卫生服务需求，从根本上解决“看病难，看病贵”的问题。为了实现这一目标，必须加强公共财政在卫生筹资中的作用。只有公共部门在卫生筹资上的功能强化，才能直接、显著地降低民众看病治病时的自付水平，从而有效地提高医药卫生费用负担的公平性。进入21世纪以来，在中国的卫生总费用中，公共筹资或广义政府卫生支出的比重大幅度上升，超过了中低收入国家的平均水平，并且正在接近一般发展中国家的平均水平。为支持新医改，中国政府更是决定在2009—2011年新增投入8500亿元的财政支出。

在加大政府卫生投入的同时，如何完善投入机制，转变投入方式是中国政府面临的又一难题。通过对新医改中发布的一系列文件的研究，我们基本可以看出解决这一难题的三条主要措施：一是建立一个覆盖全民的基本医疗保障体系；二是建立医保机构购买医疗服务的新机制；三是形成医疗服务体系内的多元竞争格局。但各部门、各地方尤其是县及县以下基层医疗卫生体系实施三年医改的具体效果如何，却是医改决策者，尤其是财政部门非常关

① 本文为亚行技援项目：深化医药卫生体制改革相关财政政策跟踪研究。执笔人为中国经济体制改革研究会公共政策研究中心（CRCPP），写于2012年9月1日。

心的问题。

为了帮助中国政府更好地解决这一难题，建立积极且可持续的政府卫生投入机制，制定出切实可行并符合中国国情的医疗卫生机构补偿机制，财政部与亚洲开发银行合作开展了“政府卫生投入模式及医疗卫生机构补偿机制”的项目研究。中国经济体制改革研究会公共政策研究中心（CRCPP）和清华大学经管学院联合承担了这个项目的国内调研部分，美国斯坦福大学沃尔特·舒思深亚太研究中心亚洲卫生政策项目主任 Karen Eggleston 教授承担了国外经验介绍部分。

本次国内调研选定了具有自主改革基础的四个县——辽宁省铁岭市昌图县、江苏省宿迁市沭阳县、陕西省延安市子长县和安徽省芜湖市芜湖县作为调研样本地（其中，昌图县为预调研地区）。除了项目规定的这四个县外，CRCPP 项目组又另行筹资增加了一个同样具有医改代表性的县，即陕西省神木县。调研活动从 2011 年 4 月开始，11 月结束，历时 8 个月。在每一个调研地，调研组都与当地财政、卫生、医保、民政等有关政府部门官员以及各级医疗卫生服务机构的管理层进行了深入访谈，访谈人次共计 159 人；收集了各地较为完整的 2006—2011 年卫生、医保、财政的统计数据和医疗机构数据。同时，我们还对当地参合农民和基层医护人员进行了问卷调查，收集参合农民问卷 536 份，医务人员问卷 173 份。

各地调研报告的写作直到 2012 年 4 月获得和补充了 2011 年的数据后才完成①。在此基础上的本最终报告初稿（征求意见稿）于 2012 年 6 月上旬完成。

本最终报告，正是我们根据这一系列调查研究所获得的信息资料撰写的调研报告。报告的写作框架得到亚行卫生专家 Claude Bodart 先生和亚行项目官员 Jörn Brömmelhörster 先生的指导，并吸收了财政部、人力资源和社会保障部、卫生部等部门及清华大学公管学院的修改建议。

报告共分为七个部分。

第一部分“摘要”（即本部分）。对整个报告的内容做出一个提纲挈领的总结，并对报告的框架进行简单的介绍。

第二部分“需要研究的主要问题”。对这次调研的背景进行了详细的阐

① 课题组（负责正式调研的 CRCPP）认为，三年医改实施方案从 2009 年春开始，如果我们只获取到 2010 年的数据，难以全面揭示三年医改的效果（包括财政投入的效果），而 2011 年的数据一般在 2012 年的春天（中国农历新年后）后陆续公布。

 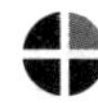

述，同时对这次调研的目的和任务做了着重的描述，便于读者了解调研的原因、研究对象和主要的研究内容。

第三部分“研究方法及其局限”。介绍了本次调研的总体研究思路、框架以及主要应用的研究方法。研究思路首先是确定由专人梳理政府卫生投入模式的国际经验以及基层医疗卫生机构补偿机制的国际经验。其次是由专人负责利用现有统计数据对我国政府卫生投入的现状进行宏观评估。再次是选取五个典型县，采取深度访谈和问卷调查相结合的方法获取数据和政策信息，并进行比较分析，这是项目研究的重点内容。最后是基于以上研究所提供的结论，采取专家讨论的方法提出完善政府卫生投入政策的建议。

第四部分到第七部分是本报告的主干。

第四部分“公共财政支持医疗卫生领域的宏观分析”。利用现有统计数据对我国政府卫生投入的现状进行了宏观分析和评估。具体从三个角度进行阐述，即公共财政在医疗卫生筹资功能上的强化、政府卫生投入的增加，以及政府卫生投入“补需方”的强化。近年来，公共财政在医疗卫生筹资中的功能不断强化，公共筹资占卫生总费用的比重逐年攀升，到 2010 年达到了 53.1%。公共卫生、农村卫生和基本医疗保障等政府卫生投入的重点领域，均属于市场不足的领域，体现了公共财政弥补市场不足、矫正市场失灵的职能。财政“补需方”的力度近年来大大加强，尤其是在农村，政府卫生投入“补需方”的比重已经从 2001 年的几乎为零提高到 2007 年的 48.3%。2008 年，“补需方”的比重更是达到 61.2%。从“补供方”到“补需方”的转化，充分体现出中国公共财政乃至整个政府转型的大思路，即从大包大揽社会事业的传统公共管理模式中走出来，动员社会资本进入社会事业，并且提高对需求方的补贴，从政府直接提供公共服务的传统体制中走出来，推动政府购买服务的新机制形成。

第五部分“医改中财政支持政策的效果评估及比较”。从财政政策支持等角度，系统、客观地总结、评估和比较了实地调研的五个典型地区（县）的医改以及政府卫生投入政策的绩效。这一部分首先基本介绍了五县的社会经济状况和医疗资源状况。其次介绍了五县医改的基本内容，着重强调了各县本次医改前后的一些具有显著特色的做法。神木县的医疗卫生体制具有两个鲜明特色：一是形成了以民营医疗机构为主体、市场化为主导、竞争较充分的医疗卫生服务供给格局；二是形成了保障水平较高的全民医疗保险制度。

沭阳县是宿迁市首先开始公立医疗机构民营化改革的地方，是当年人称“宿迁医改”的发源地，其在医药卫生体制改革方面的实施措施与整个宿迁市医改基本一致。芜湖县是本轮医改启动后，基层医疗卫生体制综合改革“安徽模式”的代表，其核心是不仅实行了基本药物零差率销售，而且还在基层医疗机构实行“收支两条线”、绩效考核管理等综合改革措施。子长县提出创建“平价医院”的目标，并出台了“院长负责制”、“取消药品加成”、“加大政府投入”等措施。昌图县则以政府购买公共卫生服务的政策而受到关注。

之后通过对医疗卫生、财政、医保等数据的分析，对五个县的政府卫生投入情况进行了对比。医保覆盖面和医保实际补偿水平是衡量解决看病贵问题的最重要的指标。我们通过对比发现，神木、沭阳和昌图是比较典型的“补需方”模式，投入医疗保障的资金远远大于投向医疗机构的资金。芜湖采取的是“供需同补”的模式。子长则是非常明显的“补供方”模式。补偿模式的不同，一定程度上决定了其医疗保障体系建设的情况。神木各方面情况最好，城乡居民参保率均超过99%，而且三类参保者住院实际补偿率均超过70%。沭阳和芜湖在医疗保障方面情况类似。子长农民参合率不足90%，且参合农民和参保城镇居民的住院实际补偿率均低于沭阳。

最后，我们设定了一系列的指标，从就诊率、住院率、县外就诊率、住院费用、补偿水平以及患者、医疗卫生服务人员满意度等角度对五个县的医改绩效进行评估。神木和沭阳建立了民营医疗机构为主体、竞争充分的市场化医疗服务供给格局，尽管财政在供方投入很少，但是由于民营医院的运行效率更高，其医疗服务质量也有长足进步，因此满足城乡居民医疗服务需求的能力更高，显著缓解了两县城乡居民的看病难问题。芜湖和子长医改的结果表明，政府加大对公立医疗机构的财政投入、对公立医疗机构定岗定编、财政保障医务人员工资等把公立医疗机构恢复为传统国有事业单位、维护甚至强化公立医疗机构主导地位的做法，却并未使其城乡居民“看病贵、看病难”的问题得到显著改善。

第六部分“国际经验”。通过对各种国际文献的总结，介绍了欧洲和美国的初级卫生保健服务体系（提供基本医疗、预防保健和部分公共卫生服务，对应我国的基层医疗卫生服务体系）以及政府对于初级卫生保健服务体系的补偿机制。欧洲大多数国家实行全民免费医疗或者社会医疗保险，或者这两者的混合形式。在“基层”，大部分的欧洲国家实行全科医师制度，全科医师行使作为二级医疗服务和专科医疗服务“守门人”的功能。全科医师大多个体经营，也有少数国家的全科医师领取政府发放的工资。对于全科医师的补偿方式主要包括按项目付费、按工资支付、按人头付费、按病种付费以及按绩效付费等。由于每种付费方式都有其自身的优缺点，大多数欧洲国家采取以某一种付费方式为主导的混合付费方式。

第七部分“走向公共契约模式：深化医改的财政政策建议”。基于上述各部分，尤其是第五、第六部分的成果，以及结合对新医改目前状况和趋势的分析，试图给出符合中国国情的可操作性政策建议。我们围绕以下三个目标给出了相关的政策建议。

一、继续加大补“需方”的财政投入，建立一个覆盖全民的更加公平和可持续发展的基本医疗保障体系

目前，中国的全民医保事业已开始进入了“提升质量”的新发展阶段。“升质”时代的中国医疗保障面临一系列挑战，需要公共财政进一步加大支持力度，有关部门及地方政府制定更加协调的公共政策加以应对。

要夯实城镇地区基本医疗保险的覆盖面，短期内可行的政策建议是尽快将城镇居民医保和新农合从自愿性转型为强制性社会医疗保险，并且同时提升城镇职工医保的强制性力度。在必要的情况下，还必须完善法律实施的各种细则，尤其是应完善各类单位组织中“临时工”、灵活就业人员等参加医疗保险的规定。

从中期（如“十二五”规划末期）看，还应大力推进基本医疗保险的城乡一体化，具体来说就是推进城镇居民医保与新农合的合并，建立城乡一体化的居民医疗保险；同时，在制度上明确以居民居住地为基准参保，不以户籍所在地为基准参保。

从长远看（如“十三五”期间），基本医疗保险体系是否应该进一步转型，尤其是城镇职工医保是否有必要并有可能与城镇居民医保和新农合整合为一个全新的全民健康保险体系，我们建议医改领导部门应该重视并尽快启动这方面的预调研，进行可行性论证。

随着“补需方”力度的强化，门诊统筹成为当务之急。

二、改革投入方式，建立医保机构购买医疗服务的新机制，即“公共契约模式”

医保机构成为医疗服务的主要支付者，公共财政主要通过“补需方”对医疗机构间接给予补助。那么新医改的第二件大事，顺理成章，就应该致力于建立一种医保机构购买医疗服务的契约化机制，即“公共契约模式”。这其中，最为重要的就是医保付费方式的改革。

（1）必须加强医保经办机构的能力，推进医保经办机构的专业化、竞争化和法人化势在必行。

（2）必须扫清走向公共契约模式道路上的诸多制度性障碍。首先，应从国家层面明确医保机构与医疗机构之间谈判机制的基本要件，即医保机构和医疗机构为谈判主体，它们可以一对一进行谈判，也可以组织起来开展集体谈判。各类医疗机构的协会应该参与谈判。其次，物价管理部门应在推进医保付费方式改革上发挥积极的作用，最为核心而紧迫的事情是接受医保机构与医疗机构的谈判结果，以打包定价取代原来的按项目定价。最后，物价管理部门可以推进医药领域中的价格管制改革，即将价格谈判权让渡给作为支付者的医保机构，而物价管理部门转而扮演价格谈判的组织者、中介者和裁判者的角色。

（3）要在门诊统筹中引入新的医保付费机制，这是公共财政对基层医疗机构和县医院补偿机制的核心环节。

三、转变投入流向，推进医疗服务体系走向多元竞争格局

为了使医保付费方式改革能够确实推行，医疗服务体系的改革也势在必行。推进医疗服务供给多元化格局的形成才能使医保经办机构通过付费方式改革实现对医疗机构的制约。因此，必须切实落实“管办分开”的原则、完善基层医疗机构和公立医院法人治理结构、建立政府购买服务的新机制、推进人事制度（尤其是推进医务工作者的独立执业化）和医药价格、大型设备采购管制等改革。同时，鉴于“补供方”的总体效果不尽如人意，各级政府

财政“补供方”的强度不宜提高，同时应该进行结构性调整，即“补供方”应该向人口稀少的地区（如山区、海岛、边疆等）倾斜，向服务人群稀少而又不确定的服务领域（如精神病防治、职业病防治、传染病防治等）倾斜。

第二部分　需要研究的主要问题

2009 年 4 月，中国政府发布了《中共中央国务院关于深化卫生体制改革的意见》以及《医药卫生体制改革近期重点实施方案（2009—2011 年）》。这两个标志着空前规模和力度的新一轮医改的重要文件指出，为解决“看病难，看病贵”的问题，在 2009—2011 年，应着力推进五项重点改革：一是加快推进医疗保障制度建设；二是初步建立国家基本药物制度；三是健全基层医疗卫生服务体系；四是促进基本公共卫生服务逐步均等化；五是推进公立医院改革试点。

上述五项中期改革任务，都程度不一地涉及公共财政的支持，要求各级政府认真落实各项卫生投入政策，调整支出结构，转变投入机制，改革补偿办法，切实保障改革所需资金，提高财政资金使用效益。其中第十条“建立政府主导的多元卫生投入机制”明确了增加政府卫生投入的三点要求：其一，强化政府的卫生筹资功能；其二，增加政府的卫生投入；其三，调整政府卫生投入的流向①。为了实现改革的目标，经初步测算，2009—2011 年各级政府需要投入 8500 亿元，其中中央政府投入 3318 亿元。事实上，根据最新公布的 2008—2011 年财政决算数据，2009—2011 年全国财政医疗卫生累计支出 15228 亿元，其中中央财政支出 4506 亿元，与 2008 年同口径支出基数相比，分别新增 12471 亿元、3679 亿元，超出预期投入目标。

虽然社会各界对于政府必须在此次医改中加大投入已经取得了共识，但对于政府应该把钱投入何方仍然众说纷纭。一部分学者提倡政府应该把钱主要投给“需方”，也就是社会医疗保险，在扩大医保覆盖面和提高医保报销水平的同时，完善公立医保机构第三方购买机制，来抑制医药费用快速增长的势头，缓解民众医疗负担过重、医疗费用飞涨的问题；另一部分学者则提倡

① 顾昕. 公共财政转型与政府卫生筹资责任的回归［J］. 中国社会科学，2010（2）.

政府应该将财政投入主要投向“供方”，即公立的医疗卫生机构，由其直接为民众提供免费的基本医疗服务，政府有关部门则通过绩效考核、“收支两条线”等机制来监督医疗机构的服务行为。

最终，就政府投入的投向问题，新医改方案中这样写道：“新增政府卫生投入重点用于支持公共卫生、农村卫生、城市社区卫生和基本医疗保障。”即国家医改方案确定了“供需同补”的道路，其中对需方的补助主要是投向基本医疗保险，对供方的补助则偏向于投向农村与基层卫生。而政府对公立医院的补助政策则为“逐步加大政府投入，主要用于基本建设和设备购置、扶持重点学科发展、符合国家规定的离退休人员费用和补贴政策性亏损等，对承担的公共卫生服务等任务给予专项补助”，“严格控制公立医院建设规模、标准和贷款行为”。

中国政府长期以来对于医疗卫生的投入以直接投入的方式为主，即“补供方”。直到2003年新型农村合作医疗（以下简称“新农合”）的建立，以及2007年全国试点建立城镇居民基本医疗保险（以下简称“城镇居民医保”），政府才开始关注在需方上的投入及其投入的效果。新医改方案的创新之处在于将重点“补需方”作为一种新的公共财政原则加以明确。随着城镇职工基本医疗保险（以下简称“城镇职工医保”）[①]，尤其是城镇居民医保、新农合以及医疗救助的快速推进和完善，政府对于需方的投入也在进一步加强，逐渐缓解了医药费用上涨对个人支付带来的负担。同时，政府也希望通过这种“补需方”（包括按人头、按项目向全体城乡居民提供公共卫生服务经费）的模式实现政府购买服务，以取代此前的政府直接提供模式（如公共财政只直接投入公立医疗机构），在服务中引入竞争，从而使之更有效率。

虽然财政支持医改的政策方向已经确定，但实践证明，在本项研究启动之时（2011年4月），各地的医改实践中这一政策的执行却并不一致：有按照上述政策即补需方为主的地方，也有更加侧重补供方的地方，甚至还有需方供方同补的地方。这种现象可能跟地方政府对医改政策的理解不同有关，与自身的可支配财力有关，也可能与本轮医改前各地已经形成的自我改革路径的依赖有关。

这就必然出现以下若干问题：究竟哪种模式的效果更好？选择哪些指标

① 中国在1997年建立由企业和职工共同筹资的城镇职工基本医疗保险制度。

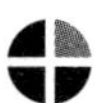

来衡量这些效果的优劣？选择哪些有代表性的地方进行评估？国外有何经验可资借鉴？我们将如何给出更适合未来改革的政策建议？

为此，为了帮助中国政府财政部门进一步完善政府卫生投入机制，发挥财政支持医改的作用，课题组受中国财政部与亚洲开发银行的委托，开展了“政府卫生投入模式及医疗机构补偿机制”的项目研究。其主要任务如下。

（一）政府卫生投入现状的宏观评估

利用近十年的现有统计数据，从继续强化公共财政的卫生筹资功能、增加政府财政预算中的医疗卫生支出、调整新增政府卫生投入的流向三个方面，站在全球和宏观角度，论证本轮医改财政政策的执行情况和结果。

（二）典型地区政府卫生投入模式以及医疗卫生机构补偿机制的比较分析

随着新医改工作的迅速推进和财政在医疗卫生领域投入的加大，地方政府也积极参与到推进医改的工作中，涌现出了许多各具特色的制度安排和政策措施。尽管当前的医改方案已经相对完善，但中国的医改仍然有许多问题需要研究和探索。地方政府的不同经验恰好为研究这些问题提供了很好的案例。基于这一考虑，课题组选取铁岭市昌图县、宿迁市沭阳县、延安市子长县、芜湖市芜湖县、榆林市神木县，着重考察这些各有改革特色的地区医疗卫生领域的财政投入情况、医疗机构的发展现状及其补偿模式，并对在当地特殊政策影响下的医疗服务水平进行评估。项目组选取的这五个地区，尤其是昌图、沭阳、子长、神木都是在本轮医改启动前就自主改革的地区。而新医改推行后，这些地区都按照国家要求加大了财政对于医疗卫生领域的投入力度，但具体的投入方式和对医疗机构的补偿模式又有所不同。

（三）政府卫生投入模式以及医疗卫生机构补偿机制的国际经验

课题组外方专家从研究需求部门（财政部等有关部委）的角度出发，梳理了政府卫生投入模式以及医疗卫生机构补偿机制的国际经验。其中，医疗卫生机构的补偿机制不仅涵盖基层医疗卫生机构，也包括所有类型医疗卫生服务机构。补偿机制重点关注一般财政的投入，同时也关注医保付费方式、医药服务价格管制等对于补偿医疗卫生服务机构产生影响的因素。除了描述现有各国采取的模式和机制之外，任务中也包括结合研究文献合理判断各种模式和机制的优缺点，并提出中国政府可供借鉴的经验。

（四）关于完善政府卫生投入政策的建议

在以上三项任务的研究基础上，项目组从总体角度向财政部等相关部委提出了完善政府卫生投入模式的政策建议，以期对未来的政策改进和调整提供理论上的准备。

第三部分　研究方法及其局限

一、总体思路

本项研究在借鉴国际经验及五个典型地区实地调研的基础上，分析中国新一轮医药卫生体制改革过程中公共财政对医药卫生投入的现状，并探讨各级政府财政对县及县级以下基层医疗卫生机构的合理补偿机制，提出相关政策建议。

基于以上研究目标，项目组按以下框架确立项目研究的总体思路。首先是确定由专人梳理政府卫生投入模式的国际经验以及医疗卫生机构补偿机制的国际经验。其次是由专人负责利用数据对政府卫生投入的全国现状进行宏观评估。再次是选取五个典型县①，采取深度访谈和问卷调查相结合的方法获取数据和政策信息，并进行比较分析，这是项目研究的重点内容。最后是基于以上研究所提供的结论，采取专家讨论的方法提出完善政府卫生投入政策的建议。图 1 为本研究基本思路。

---

① 项目原定是 4 个典型的调研县，因为增加了榆林市的神木县，才变成了 5 个。对神木县的调研资料，来自中国经济体制改革研究会公共政策研究中心（CRCPP）课题组的另外一个课题，由于该县医改及其财政投入模式具有独一无二的代表性，CRCPP 课题组在负责撰写本最终报告时决定把神木县纳入该课题典型调研地区，并在 2011 年 12 月进行了补充调研。

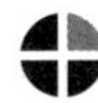

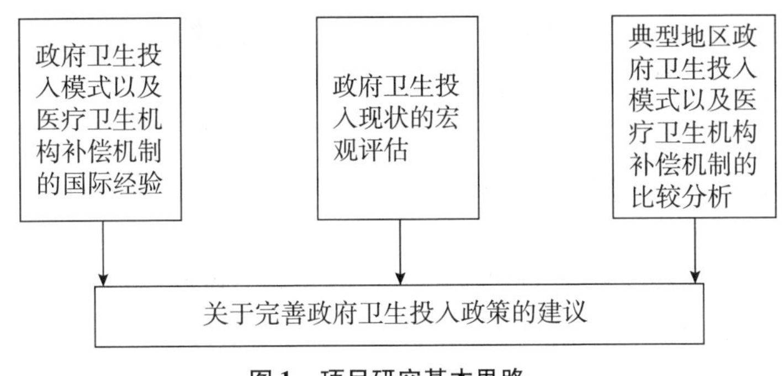

图1　项目研究基本思路

二、典型地区比较研究方法

典型地区的比较研究，是本项目的重点。以下将其基本方法分为三个方面加以概述。

（一）典型地区选取方法

项目组在中国选取辽宁省铁岭市昌图县、江苏省宿迁市沭阳县、陕西省延安市子长县、安徽省芜湖市芜湖县和陕西省榆林市神木县五个地区，分别进行为期近10天的深度调研。其目的是通过数据分析和细节了解，比较各地财政卫生投入的差异、医改政策执行的差异，并考察不同政策对于需方和供方的影响等问题。

典型地区的选取采取政府部门推荐和专家讨论相结合的方法。选取以上五个地区的基本标准是，其在本轮医改前后医改政策的执行上有无特色，尤其是在基层医疗卫生机构的改革政策和具体管理上的差异。

其中，铁岭市及其下属的昌图县是以政府购买公共卫生服务而全国知名，其乡镇卫生院集体管理和委托经营并存的局面也极具特色。委托经营单位既有公立医院，又有私人业主。宿迁市沭阳县的公立医疗机构（包括乡镇卫生院）在10年前已全部实现民营化，其财政投入重点是“补需方”，供方基本没有财政投入，因此该地区具有很强的代表性。延安市子长县自2008年5月推行医改以来，政府强化了对公立医疗机构的管理，提出创建“平价医院”的目标，并出台了“院长负责制”、“取消药品加成”、“加大政府投入”等措施，是“补供方”的典型代表。芜湖市芜湖县是最近两年备受关注的“安徽模式”的典型代表。“安徽模式”的基本特点是通过推进药品尤其是基本药物集中招标采购，启动基层医药卫生体制综合改革，包括基层医疗卫生机构的管理体制、人事制度、收入分配等多项内容。而榆林神木县早在 2000 年就基本形成了民营医疗机构为主体、竞争充分的医疗服务供给格局，2009 年又率先在中国建立了所有户籍人口完全统一的全民医疗保障体制，其医疗服务体系、医疗保障体系以及财政投入模式，具有很强的典型意义。

从基层医疗卫生机构的视角出发进行比较，宿迁市沭阳县以近乎全部民营化为特点，铁岭市昌图县以部分民营化、部分维持旧体制为特点，延安市子长县以在旧体制下强化行政管理为特点，芜湖市芜湖县以强化政府干预为导向的综合体制改革为特点，而神木县则以供方民营化为主体、需方建立统一的全民医保体制为特点。可以说，这五个地区是中国基层医疗卫生机构复杂光谱之中的典型代表。通过对它们的比较分析，有助于项目组更透彻地理解中国基层医疗卫生机构的现状与问题，分析不同资金投入模式和管理模式的优缺点。同时也有利于公共政策需求方据此判断现有政策的优劣，并对未来的政策进行可能的调整。

必须说明的是，铁岭昌图县被项目组选定作为预调研县，是第一个开展调研的典型县。设置预调研县的目的是通过初次调研，及时发现调研设计方案及其执行过程中可能存在的缺陷，从而加以修正，以利于其他几个典型县的调研活动更加有效。

（二）数据获取方法

在每一个调研地区，项目组均按照提前制定好的统一的调研方案，采取深度访谈和问卷调查相结合的方法，获取医药卫生需方、供方的数据以及政府方政策制定和执行的细节信息。

1. 深度访谈的对象及获取的信息。

（1）市级医改相关政府部门，包括市财政局、市卫生局、市人保局及其社保中心，以及其他涉及医改的政府部门。调研组以召开座谈会的形式，与这些部门的负责人直接交流，获取受调研市经济、社会发展基本情况，医疗卫生事业发展情况，医药卫生体制改革进展与主要政策措施，医疗保障事业发展概况，各类医疗保险基金收支情况，基层医疗机构综合改革、基本药物制度实施进展情况，公立医院改革基本情况等方面的细节信息，并相互讨论

以上方面存在的若干问题。

与此同时，调研组要求以上部门提供 2006—2010 年全市及其下属各区县的统计公报、医疗保险基金结算报表及基层医疗卫生机构运营报表等，供后续数据分析。①

（2）调研县县级医改相关政府部门，包括县财政局、县卫生局及新农合办公室、县人保局及社保中心、县民政局等。调研组以召开座谈会的形式，与这些部门的负责同志直接交流，获取受调研县经济、社会发展基本情况，医疗卫生事业发展情况，医药卫生体制改革进展与主要政策措施，医疗保障事业发展概况，各类医疗保险基金收支情况，基层医疗机构综合改革及基本药物制度实施进展情况，医疗救助发展情况，公立医院改革基本情况等方面的细节信息，并相互讨论以上方面存在的若干问题。

与此同时，调研组要求以上部门提供 2006—2010 年受调研县的统计公报，以及城镇职工医保、新农合、城镇居民医保的基金结算报表，全县所有基层医疗卫生机构的运营报表等，供后续数据分析。

（3）1～3 家县级医院、5 家乡镇卫生院以及 1 家社区卫生服务中心负责人。调研组对以上医疗卫生机构的院长（主任）进行深度访谈，获取该医疗卫生机构的演变历史、业务开展与财务状况、竞争对手基本情况、内部管理制度（尤其是薪酬制度）、院长（主任）的职业发展、对于医改的意见等方面的信息。同时要求该机构提供 2006—2010 年业务及财务统计报表。

2. 问卷调查的对象及主要指标。问卷调查仅在 4 个受调查县展开，包括机构问卷调查、医务人员问卷调查、患者问卷调查三大类，其中机构问卷调查又包括政府机构问卷调查和医疗机构问卷调查，患者问卷调查包括大病就医人员问卷调查和门诊就医人员调查。由于神木县的主要调研工作在 2010 年 7 月已经完成，因此我们没有再前往神木进行问卷调查。

（1）政府机构问卷调查表，由县财政局负责牵头填写。其包括调查县的“人口及社会经济状况基本情况调查表”、“医疗卫生服务机构基本状况调查表”、“三大医疗保障制度开展状况调查表”、“财政医疗卫生支出总体状况调

---

① 由于全部调研活动在 2011 年开展并结束，按中国政府统计数据发布的习惯，当年只能获得 2010 年的各类统计信息。但读者在本最终报告的第四部分中能够读到 2011 年的数据，是由执行正式调研任务的 CRCPP 课题组在 2012 年第一季度撰写调研地区比较报告时，要求调研地区提供各类统计公报的基础上补充而成的。如此，能够更加完整地反映医改头三年的执行及其效果情况。

查表”、“医疗保障财政支出（补需方）明细调查表”、“医疗卫生服务机构财政支出（补供方）明细调查表”6份调查表。主要调查该县经济社会发展一般性指标，医疗卫生机构一般性指标，医疗保障制度开展状况，医疗卫生领域财政投入的资金来源、总量和结构等方面的情况。

（2）医疗卫生机构调查表，分别由接受调研县1家县级医院、4家乡镇卫生院以及1家社区卫生服务中心填写。主要调查该机构的人员、规模、业务开展、财务指标、贵重设备等方面的情况。

（3）医护人员调查表，由县医院12位，每家乡镇卫生院（社区卫生服务中心）各6位医护人员填写。主要调查该人员的一般性指标、情绪状态和工作压力、激励机制等方面的情况。

（4）大病就医人员问卷调查，由每县选取约100名在过去3年内享受过新农合大病医疗费用报销的人员填写。主要调查该人员所在家庭接受医疗服务与医疗支出指标，对医疗机构满意度调查指标，家庭经济（收入支出）与社会关系状况指标，家庭生活环境状况、人员健康状况及健康行为指标等方面的信息。

（5）门诊就医人员调查表，每县在医疗机构所在地随机选取50位门诊患者进行调查。主要调查该人员门诊就医一般性信息，对医疗机构的满意度等方面的信息。

（三）比较分析方法

在深度访谈获取政策细节、统计报表以及问卷调查获取基础数据的基础上，项目组针对五个地区分别撰写了专题调研报告。以专题调研报告为基础，项目组还对五个地区的政策执行情况及其优劣进行了比较分析。比较分析的基本内容具体如下。

1. 五个地区医疗卫生体制改革各项政策的执行效果比较。这主要从6个方面展开比较分析，包括：财政医疗卫生投入总量和结构、基本医疗保障制度的发展状况、基层医疗卫生机构的改革与发展、基本药物制度实施状况、基本公共卫生服务均等化、公立医院的改革与发展。

对五地医改政策重点及其执行之效果的分析，由于所用的指标体系复杂而庞大，此处无法一一列举，读者可通过阅读本报告第五部分获得了解。

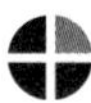

2. 改革对于供方（医疗卫生机构和医务人员）的影响。这主要是基于医疗卫生机构填写的调查表，以及卫生部门提供的各个基层医疗卫生机构运营报表展开分析，考察不同地区不同政策对于供方的影响是否有所不同。比较分析主要从医疗机构的效率、效益及装备水平，偿债能力，医药费用收入结构，医药收费水平，支出结构，以及医务人员的工作态度、压力和激励机制等角度展开。同时，调研组也对县乡两级医疗卫生机构医务人员进行了满意度问卷调查。

3. 改革对于需方的影响。这主要是基于县新农合办公室提供的该县历年新农合运营报表、大病就医人员问卷调查、门诊就医人员问卷调查等数据资料展开分析，考察不同地区的不同政策对于患者是否有不同的影响。比较分析主要从患者大病就医行为，大病支出对家庭的财务压力，就诊患者对医疗机构的评价及认知等角度展开，就此了解需方对本地医改的满意度。

三、研究方法的局限性

尽管项目委托方投入了不少的资金和行政资源，国内外专家及其团队投入了大量的时间和精力从事项目的设计、调研、写作，接受调研的典型地区政府更给予了大力的支持和协助，项目最终成果也大致能够满足当时设计的目标。但回顾整个调研过程，我们发现，在研究方法方面尚存在一些缺陷。①患者满意度和医务人员满意度问卷设计存在一定缺陷，样本数量和选取方法事先考虑不周，在一定程度上降低了两份问卷的有效性。②事先对财政统计口径和决算报表指标口径的了解不足，对财政、社保和卫生等政府部门相关指标统计口径的不一致性了解不足，导致实际调研过程中数据收集的部分遗漏和数据处理加工的较大困难。③本报告所得出的结论，是基于五个典型地区县相关数据信息的分析结果。采取的分析方法是 DID（Difference in Difference）。但从严格的计量经济学分析方法来说，我们的样本量，包括地区数量（截面样本量）和年份（时间序列数据量），特别是地区数量，都还偏少，而且各地区指标口径上并不完全一致，不能做严格的计量经济学模型以论证财政投入和医疗服务可及性及可得性之间的实证关系。④对城镇职工医保数据收集的困难性事先估计不足。

第四部分　公共财政支持医疗卫生领域的宏观分析

一、背景介绍

自20世纪90年代到21世纪初期，中国医疗卫生领域的一个突出问题是政府的公共筹资责任虚化和弱化，从而引发了一系列弊端，尤其是导致了严重的医疗卫生不公平现象①。有学者甚至将此现象称为“国家退出”（state retreat）②。然而，自2003年“SARS事件”的爆发凸显了中国医疗卫生体制的脆弱性之后③，公共财政在中国医疗卫生领域中所扮演的角色开始发生新的转变。

自2003年以来，中国政府确立了经济社会和谐发展的全新发展战略，公共财政的运行在结构上发生了一定的转型，其突出表现就是公共财政在民生或国际上通称的“社会领域”（social sectors）中发挥积极而有效的作用④。具体到医疗卫生领域，公共财政转型的具体体现有三：一是公共财政的卫生筹资功能强化，从而体现了公共服务型政府在社会领域（而不是经济领域）承担主要筹资责任的核心职能；二是政府在增加卫生投入的同时，充分意识到责任的有限性，放弃大包大揽（即独揽卫生筹资和服务提供）的传统模式，更加注重动员“社会资本”进入医疗卫生服务提供领域⑤；三是新增政府卫

---

① 王绍光. 政策导向、汲取能力与卫生公平［J］. 中国社会科学，2005，6：101－120.

② Jane Duckett，The Chinese State's Retreat from Health：Policy and the Politics of Retrenchment. London and New York：Routledge，2011.

③ 关于中国医疗卫生体制的弊端与SARS事件的关联，详见Gu Xin，Healthcare Regime Change and the SARS Outbreak in China，in John Wong and Zheng Yongnian（eds.），The SARS Epidemic：Challenges to China's Crisis Management（Singapore：World Scientific，2004），pp. 123－155.

④ 详细分析我国政府预算财政支出的结构并不是本文的目的。政府财政预算支出结构的基本情况是，在过去的十多年间，用于经济事务的支出占比大幅度下降，用于社会与公共服务的支出有所增加，用于行政管理和其他事务的支出增加较多。总体来说，中国的政府财政正在发生转型，但是与一个以支持社会与公共服务为主的公共财政还有一定的距离。参见吕炜，《我们离公共财政有多远》，北京：经济科学出版社，2005年。

⑤ 在中国的政府文件中，“社会资本”一词的含义实际上等同于学术文献中的“民间资本”。在学术文献中，“社会资本”（social capital）是一个专有术语，特指社会关系、社会信任和社会组织网络等。本文沿用政府文件中的术语，特此说明。

生支出更多地投入到医疗保障体系之中，从而推动医疗领域形成一种新的市场机制，即公立医疗保险机构代表参保者的利益团购医药服务①。

二、公共财政在医疗卫生筹资功能上的强化

要考察公共财政的卫生筹资功能，关键在于分析卫生总费用的构成，尤其是其中来自公共部门的筹资份额。卫生总费用以货币量的形式反映了一个国家用于医疗卫生健康领域的资源总量，其中既包括公共部门动员的资源，也包括民营部门（或私人）在医疗卫生健康领域的支出，其总水平在一定程度上反映了一个国家的政府、社会和民众对卫生、健康和医疗的关注程度。

自 1980 年以来，中国的卫生总费用节节攀升，但卫生总费用占 GDP 的比重，则有起有落。其在 2002—2003 年达到顶点的 4.8%，之后就逐步回落，到 2007 年曾下降到 4.4%，2008 年开始回升，到 2009 年回升到 5.1% 的水平，2010 年又回落到 5.0% 的水平，2011 年又再次回升到 5.1% 的水平（见图 2）。

从国际比较的角度来看，中国卫生总费用占 GDP 的比重不高但也不低。2007 年，全球卫生总费用占 GDP 的比重平均为 9.7%，这主要是高收入国家卫生总费用在 GDP 中的比重居高不下所产生的结果。就目前 5% 的水平而言，中国已经达到一般发展中国家的水平。

卫生总费用的水平及其占 GDP 的比重可以帮助我们了解一个国家动员起来的用于医疗卫生事业的资源总金额。实际上，关注资源配置的结构比考察资源的总量更加重要，其中卫生筹资的来源是一个相当重要的结构性因素，从中我们可以考察公共部门在医疗卫生筹资中所扮演的角色。

依照中国的统计口径，卫生总费用的筹资来源构成分为三类：一是政府卫生支出，即各级政府用于医疗卫生服务、医疗保障补助、卫生与医保行政管理事务、人口与计划生育等事业的财政预算拨款；二是社会卫生支出，即政府预算外以及各类机构对于医疗卫生事业的支出，其中包括社会医疗保险

① 公立医保机构成为参保者的代理人，扮演医药服务付费者的角色，行使为参保者集团购买医药服务的职责，正是医疗体制改革中所谓“市场派”的核心思想。参见顾昕. 走向全民医保：中国新医改的战略与战术［M］. 北京：中国劳动社会保障出版社，2008；顾昕，高梦滔，姚洋. 诊断与处方：直面中国医疗体制改革［M］. 北京：社会科学文献出版社，2006.

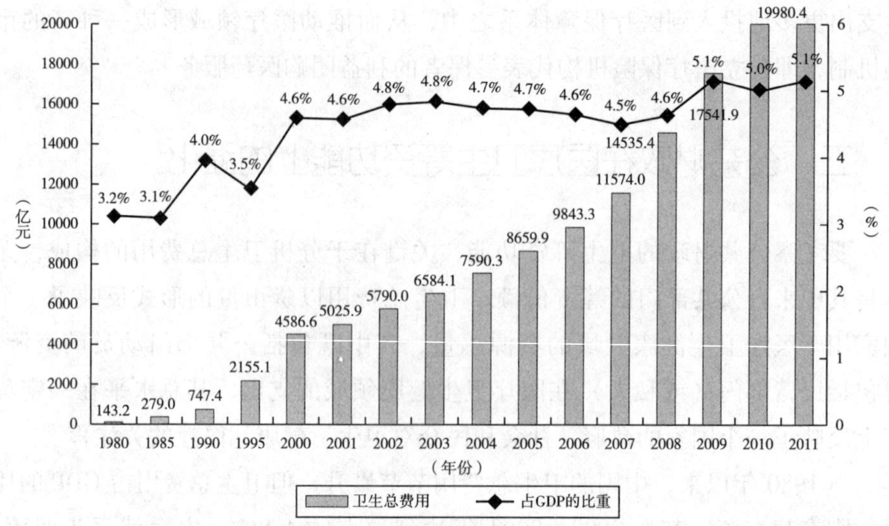

图 2　中国卫生总费用及其占国民生产总值（GDP）的比重（1980—2011 年）

注：由于 GDP 的数据在当年统计年鉴出版之后经常有些小的调整，因此本图所展示的占 GDP 的比重，系笔者根据后来经过调整后的数据重新进行计算，其中某些年份（例如 2007 年）的占比数据与所征引统计年鉴中展示的计算结果有微小的出入。但无论如何，这些微小的统计上的出入，并不影响我们做出宏观的定性判断。

资料来源：中华人民共和国卫生部编，《中国卫生统计年鉴 2011》，北京：中国协和医科大学出版社，2011 年，第 87、第 383 页；卫生部卫生发展研究中心，《2012 中国卫生总费用摘要》，北京：卫生部卫生发展研究中心，2012。

的筹资、商业健康保险保费、社会办医支出、社会医疗慈善、行政事业性收费等；三是个人卫生支出，即城乡居民自付的各种医疗费用①。鉴于中国商业健康保险的筹资水平比较低②，最后一项基本上反映了城乡居民医药费用现金支出（out - of - pocket payment）的实际负担。

在国际上，“公共财政”包括公共部门的所有支出，既包括政府财政预算支出，也包括社会保险支出。为了进行国际比较，我们把上述三个公立医疗保险的基金收入、公费医疗费用和政府预算卫生支出三项相加，再减去城镇居民医保和新农合（合称“城乡居民医保”）中的政府补贴部分（为避免重复计算），就可以得出卫生总费用中公共筹资（或称“广义政府卫生支出”）的总量。然后，从卫生总费用减去公共筹资总量，就可得出私

① 有关统计口径的解释，参见中华人民共和国卫生部编，《中国卫生统计年鉴 2009》，第 79 页。

② 顾昕．全民医保的新探索［M］．北京：社会科学文献出版社，2010：160.

人筹资总量。

图 3 给出了中国卫生总费用中公共筹资（公共支出）与私人筹资（私人支出）之比的历年数据变化。从中可以看出，公共筹资占卫生总费用的比重在 1997—1999 年处于谷底，仅在 18% 左右的水平，与印度同期的情形类似①。在这里，自 2000 年以来，主要由于三大公立医疗保险（即城镇职工医保、城镇居民医保和新农合）覆盖面的扩大和缴费水平的提高，公共筹资占卫生总费用的比重开始逐年攀升，到 2011 年，这一比重达到 55. 7% 。

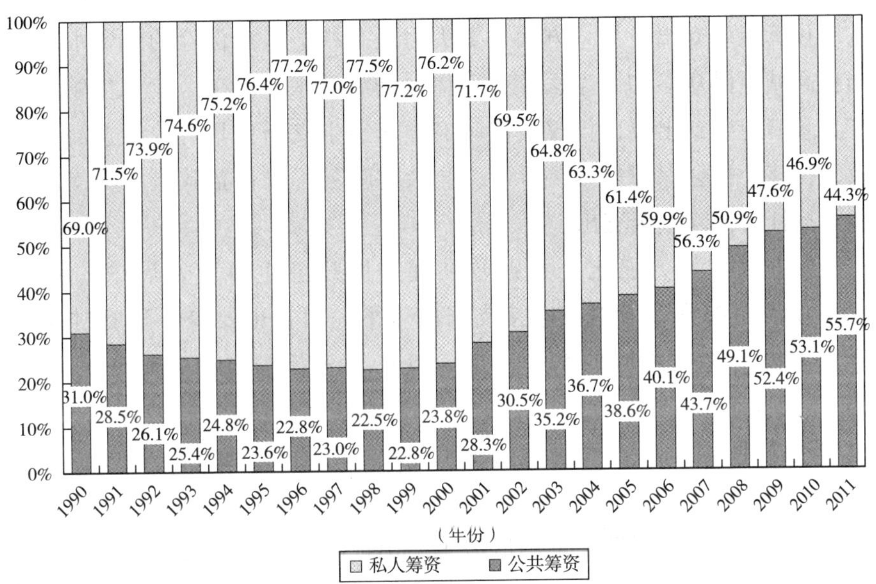

图 3　卫生总费用中公共筹资与私人筹资之比（1990—2010 年）

资料来源：《中国卫生统计年鉴》，2010 年，第 87、第 347 - 350 页；2011 年，第 87、第 363 页；《中国统计年鉴》，2011 年，第 870 页；卫生部卫生经济研究所编，《中国卫生总费用研究报告 2010》，北京：卫生部卫生经济研究所，2010 年 12 月，第 14、第 26 页；卫生部卫生发展研究中心，《2012 中国卫生总费用摘要》，北京：卫生部卫生发展研究中心，2012。

三、政府卫生投入的增加

中国医疗卫生领域中公共财政转型的第二个重大体现，在于政府财政预

---

① 在 2000 年，印度公共筹资（支出）占其卫生总费用的比重为 18. 4% 。参见世界银行编著，《2004 年世界发展报告：让服务惠及穷人》，北京：中国财政经济出版社，2003 年，第 256 - 257 页。

算对医疗卫生的投入有所增加，并有继续增加之势。针对这一点，我们有必要考察一下政府卫生投入的现状。

从1990年到2000年，广义政府卫生支出的增长幅度总体上稍低于政府财政支出总额的增长幅度。自2000年之后，情况发生了极大的改变，卫生公共筹资的增长开始提速。到2010年，卫生公共筹资的水平是1990年的45.7倍。毫无疑问，这种情形的出现要归功于公共医疗保障体系的发展。

因此，更加重要而且切实可行的政策是保持广义政府卫生支出的增长幅度继续高于政府财政支出总额的增长幅度。这意味着，我们一方面要直接增加政府预算卫生支出，另一方面也要大力提高社会医疗保险的筹资水平，即适当提高城乡民众参加基本医疗保障体系的缴费水平。在医疗卫生领域，关注广义政府卫生支出要比仅仅关注政府预算卫生支出更具有政策意涵。前已述及，在整个社会保障领域，所谓“公共财政”不仅包括政府预算支出，而且也包括社会保险基金支出。

由此看来，大力强化公共财政在促进医疗卫生事业发展中的积极作用，不仅需要提升政府财政直接支出的水平，而且也要提升政府财政动员社会资源投入这一领域的水平。这一点在未来新医改的实施中是至关重要的。

与此同时，中国政府预算卫生支出在城乡之间的差距，已经发生了实质性的改观。长期以来，中国公共卫生资源的流向，偏向大中城市和沿海地区，从而造成了医疗卫生资源配置的区域不平衡性。近年来，在医疗卫生领域公共财政的转型已经开始扭转这一局面。公共卫生资源流向农村地区的比重已大大提高，而政府投入占农村卫生筹资的比重也在过去的7年也有了大幅度的增长。这种转变极大地促进了基本医疗保障和基本医疗卫生服务的均等化进程，体现了公共财政弥补市场不足、矫正市场失灵的基本功能，提高了公共服务的整体横向公平水平。

这种公共财政转型的格局，随着新医改的推进而进一步强化。前文已述，“新医改方案”进一步明确了新增政府卫生支出的流向，即公共卫生、农村卫生、城市社区卫生和基本医疗保障。相对来说，这四个新增政府卫生投入的重点领域，除了城市社区卫生（因而颇有争议）之外，均属于市场不足的领域。公共财政的一个基本职能就是弥补市场不足、矫正市场失灵。“新医改方案”对于新增政府卫生投入方向的表述，集中体现了公共财政的最基本原理。

 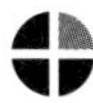

“新医改方案”确立的新增政府卫生预算支出的流向，主要是农村地区和基层医疗卫生机构。在这里，公共卫生新增投入主要是投向中西部的农村地区，而基本医疗保障体系中的新农合则是政府投入的重点。

四、政府卫生支出“补需方”的强化

进入21世纪以来，在中国的卫生总费用中，公共筹资或广义政府卫生支出的比重大幅度上升，超过了中低收入国家的平均水平，并且接近一般发展中国家的平均水平。公共部门在卫生筹资上的功能强化，最直接、最显著的效果就是大大降低了民众看病治病时的自付（out－of－pocket payment）水平，从而有效地提高了医药卫生费用负担的公平性。

中国公共财政在卫生筹资上的功能强化，主要通过两个途径：一是政府财政预算直接支出，支持医疗服务机构的建设和能力改善，即所谓“补供方”；二是政府通过财政预算补贴城乡民众参加公立的基本医疗保障体系，即所谓“补需方”，从而推动了医疗保险的全民覆盖①。政府财政“补需方”的力度近年来大大加强，尤其是在农村，政府预算卫生投入“补需方”的比重已经从2001年的几乎为0提高到2007年的48.3%。2008年，“补需方”的比重达到61.2%；2009年，主要由于政府对乡镇卫生院的直接补贴有所增加，“补需方”的比重有所回落，但依然维持在54.8%的高位。“公共财政补需方”这一新机制的建立，不仅有效地推进了全民医疗保障的进程，并且动员了社会资源投入医疗领域。从“补供方”独大到“补需方”的强化，充分体现出中国公共财政乃至整个政府转型的大思路，即从大包大揽社会事业的传统公共管理模式中走出来，国家发挥能促型的角色，动员社会资本进入社会事业，并且提高对需求方的补贴，从政府一味地提供公共服务的传统体制中走出来，推动政府购买服务新体制的形成。这一转变，正是我国整个事业单位体制改革大思路的缩影。

在过去若干年的实践基础上，国家“新医改方案”进一步明确了公共财政在医疗卫生领域的改革原则，为整个新医改指出了新的方向。首先，国家

① 顾昕．全民医疗保险走上正轨［M］//汝信，陆学艺，李培林．2008年：中国社会形势分析与预测．北京：社会科学文献出版社，2008：88－102．

将继续强化公共财政的卫生筹资功能，使城乡居民个人与家庭的医疗卫生费用负担进一步明显减轻；其次，国家将增加政府财政预算中的卫生支出，并且动员社会资本进入医疗卫生领域①；最后，国家将调整新增政府卫生投入的流向，将公共资源更多地投入到市场不足或者容易发生市场失灵的领域，即农村地区的医疗服务体系建设和城乡基本医疗保障体系建设。简言之，“补需方”新原则的确立和“补供方”重点的调整，是“新医改方案”的新特色。这些新的探索，均同全球性公共管理变革以及随之而来的公共财政转型的大趋势相吻合。

第五部分　医改中财政支持政策的效果评估及比较

——来自神木、沭阳、芜湖、子长和昌图五县的调研

尽管不是国务院确定的医改试点地区，陕西省榆林市的神木县、延安市的子长县和江苏宿迁市的沭阳县②却对当地医药卫生体制进行了一些实质性的改革；而芜湖县是国务院确定的公立医院改革试点城市芜湖市下属的一个县，在基层医疗体制改革方面，该县也采取了一些实质性的改革措施。昌图县是辽宁省铁岭市下辖的一个县，该县在政府购买医疗卫生服务方面有一些创新。从财政政策支持等角度，系统、客观、公允地总结、评估和比较这五个典型地区的医改绩效，可以丰富我们对中国医改的认识，为中国下一步的医改工作提供扎实的本土经验，为国家制定或调整未来的医改方针和政策提供参考。

根据亚行项目的任务书，CRCPP 承担的是对子长、沭阳和芜湖三县的实际调研，而对昌图县的预调研由清华大学经济管理学院负责。这一部分“调研的主要发现和绩效比较”报告，则由 CRCPP 统一完成。我们之所以

---

① “新医改方案”第十条中，有一个自然段专门论述了鼓励社会资本进入医疗服务领域的原则性规范。

② 直到 2011 年年底我们的调研结束，神木、子长和沭阳都还不属于国家级医改试点县。神木、子长两县和沭阳县的医改有个显著的差异：前者分别隶属于陕西省的榆林市和延安市，这两个县都是由县级政府启动、独立进行医改的县，但榆林和延安的其他县并没有同步进行医改；而沭阳县隶属江苏省宿迁市，宿迁医改发端于沭阳，随后宿迁其他县区进行了相同的医改。因此本文所述沭阳医改的内容和绩效，也基本适用于整个宿迁市。

在亚行评估任务确定的四县之外增加了神木县，一是因为同在陕西省，神木和子长的医改政策方向迥异，但都全国闻名，而且两地其他社会经济条件（即社会科学中所谓“控制变量”）大体相近，因此是极具可比性的案例。二是CRCPP利用另外一个项目研究的机会早在本项目开始之前就对子长和神木进行了调研，CRCPP在2011年9月对子长进行正式调研之后，同年年底又对神木做了深入的补充调研①。三是神木与沭阳的医改政策比较接近，而芜湖与子长的医改政策比较接近。我们相信，将这五个县互相对比能够更充分地展示县级层面的医改成果，同时调研报告也是非常珍贵的一份历史记录。

一、五县基本社会经济和医疗资源状况

（一）神木

神木县隶属陕西省榆林市，位于陕西省北端，是晋、陕、蒙三省交界地带的中心。该县面积7600平方千米，是陕西省面积最大的县，下辖19个（乡）镇，但是人口较少。按照相关政府部门提供的数据，该县2010年常住人口为45.6万人②，户籍人口41.1万人，户籍人口中非农业人口占99.8%，城镇人口占82.7%。全县2010年地区生产总值604.9亿元，神木第二产业比重远远超过全国平均水平，经济显著依赖于煤炭及其相关产业。地方财政收入28.4亿元，财政支出39.2亿元。其中医疗卫生投入2.89亿元，占财政支出的7.4%。2010年城镇居民人均可支配收入和农民人均纯收入分别是22301元和8672元。

2010年神木县有县级医院15家，其中唯一的一家公立医院县人民医院有病床400张；14家民营二级医院病床数超过1300张。有21家乡镇卫生院，病床数不足150张。卫生技术人员1600人左右，若按常住人口计算，每千人口拥有卫技人员数约为3.5人，低于全国平均水平，千人病床数4张，超过全国平均水平。

---

① 但因预算的原因没有对神木做满意度调查，因此在第六部分只有其他四地的满意度对比。

② 访谈中当地官员告诉我们，该县户籍人口大约是41万人，但外来人口应该超过10万人，常住人口应该超过50万人。

2011年，神木县县级医疗机构已经达到20家，公立医院还是只有县人民医院1家，该医院新盖的病房大楼已经封顶，投入使用后该医院病床数达到800张，而另外19家全部是民营医院，其中最大的一家病床数也达到了500家。

（二）沭阳

沭阳县位于江苏省北部，隶属宿迁市。宿迁市于1996年获准设立，是江苏经济最为落后的地区之一。沭阳县下辖38个乡镇，183.1万人，常住人口154.1万人，是江苏省人口最多、陆域面积最大的县。2010年，沭阳县地区生产总值实现288.5亿元；城镇居民人均可支配收入12874元，农民人均纯收入7021元，高于宿迁市平均水平的12757元和6975元；财政收入44.4亿元；财政总支出57.6亿元，其中一般预算支出47.68亿元，包括医疗卫生支出1.27亿元，占财政总支出的2.2%。

2010年，沭阳县共有县级医院17家（包括1家中医院），全部是民营医院，有2430张病床；49个民营乡镇医院，1300张病床。每千人口拥有卫生技术人员数1.8人，病床数2.1张。均低于江苏省及全国平均水平。

（三）芜湖

芜湖县位于安徽省东南部、芜湖市境东部，全县设5个镇、19个社区。2010年户籍人口34.6万人，其中农村人口占89.9%。地区生产总值103亿元，人均GDP为26761元，两者均高于安徽省平均水平，略低于全国平均水平。农村居民人均纯收入达8239元，高于安徽省和全国平均水平。财政收入13.7亿元，人均财政收入3551元；财政支出16.4亿元，医疗卫生支出1.18亿元，占财政支出的7.2%。

2010年芜湖县全县共有4家县级医院，其中2家公立医院，县人民医院有病床200张，县中医院有病床150张。此外有两家县级民营医院，共有病床110张；5家乡镇卫生院共有病床177张。每千人口拥有卫生技术人员数2.4人，病床数1.9张，均低于全国及安徽省平均水平。

（四）子长

子长县隶属延安市，位于陕北黄土高原中部、延安市北部，下辖13个乡

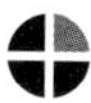

镇（其中8个镇）。2010年总人口27.1万人，实现地区生产总值59.4亿元，财政收入11亿元，地方财政支出13.6亿元，农民人均纯收入5050元，高于陕西省平均水平，城镇居民人均可支配收入18988元，高于延安市和陕西省平均水平；但城乡居民收入均略低于同期全国平均水平。

2010年子长县共有县级医院4家，其中2家公立医院，县人民医院有病床210张，县中医院有病床60张。民营医院2家，共有病床115张。乡镇卫生院15家，总病床数182张。每千人口卫生技术人员4.2人，病床数1.9张，低于全国平均水平。

（五）昌图

昌图县位于铁岭市西北部，总人口104.2万人，占铁岭市的1/3，下辖39个乡镇（含农场）、425个行政村。2010年国民生产总值约为196.6亿元，高于铁岭市其他各区县，城镇居民的人均可支配收入为12360元，低于全市12918元的平均水平，农村人均纯收入为7319元，低于全市8330元的平均水平。2010年昌图县地方财政一般预算收入5.6亿元，一般预算支出19.8亿元，其中医疗卫生支出1.5亿元，约占7%。

昌图县现有2家县级医院，均为公立医院，病床数666张；乡镇卫生院37家，床位数658张。农林场卫生院6所，乡级妇幼医院、民营医院各1家。每千人口卫生技术人员2.1人，病床数1.6张，均低于全国平均水平。

表1和表2为全国及五县相应的数据。

表1　　全国及五县社会经济状况

	全国[1]	神木[2]	沭阳[3]	芜湖[4]	子长[5]	昌图[6]
户籍人口（万人）		41.1	183.1	34.6	27.1	103.2
常住人口（万人）		45.6	154.1	—	21.7	—
地区生产总值（亿元）		604.9	288.5	103.0	59.4	196.6
财政支出（亿元）		39.2	57.6	16.4	13.6	19.8①
农民人均纯收入（元）	5919	8672	7021	8239	5050	7319

① 此处为一般预算支出。

续 表

	全国[1]	神木[2]	沭阳[3]	芜湖[4]	子长[5]	昌图[6]
城镇居民人均可支配收入（元）	19109	22301	12874	—	18988	12360

注：1. 全国数据来源于《中国统计年鉴2011》和《中国卫生统计年鉴2011》。

2. 神木人口、地区生产总值、城乡居民收入数据来源于《陕西统计年鉴2011》。

3. 芜湖人口、地区生产总值、农民人均纯收入数据来源于《安徽统计年鉴2011》。

4. 子长人口、地区生产总值、城乡居民收入数据来源于《陕西统计年鉴2011》；财政支出数据来源于《延安统计年鉴2010》。

5. 沭阳户籍人口、财政支出数据来源于《江苏统计年鉴2011》；常住人口数据来源于《宿迁统计年鉴2011》；地区生产总值、城乡居民收入数据来源于《无锡统计年鉴2011》。

6. 昌图户籍人口数据来源于第五次人口普查分县数据；地区生产总值数据来源于《辽宁统计年鉴2011》；财政支出数据来源于昌图县提供的2010年决算表；农民人均纯收入数据来源于《辽宁统计调查年鉴2011》。

表2　　全国及五县2010年医疗资源状况

	全国	神木	沭阳	芜湖	子长	昌图
公立县级医院数（个）		1	0	2	3	2
公立县级医院病床数（张）		400	0	350	274	666
公立县级医院执业医师数（人）		—	0	150	—	213
公立县级医院卫技人员数（人）		465	0	404	306	720
公立县级医院病床所占比重（%）		21.6	0	54.9	48.0	41.5
公立县级医院执业医师所占比重（%）		—	0	—	—	36.0
公立县级医院卫技人员所占比重（%）		—	0	—	51.0	33.9
民营县级医院数（个）		14	17	2	2	0
民营县级医院病床数（张）		>1300	2430	110	115	0
民营县级医院执业医师数（人）		—	—	29	22	0
民营县级医院卫技人员数（人）		—	2407	71	97	0
民营县级医院病床所占比重（%）		70.3	65.1	17.3	20.1	0
民营县级医院执业医师所占比重（%）		—	—	—	—	0

续 表

	全国	神木	沭阳	芜湖	子长	昌图
民营县级医院卫技人员所占比重（%）		—	73.3	—	16.2	0
卫生院数量（个）		21	49	5	15	37
卫生院病床数（张）		<150	1300	177	182	658
卫生院卫技人员数（人）		—	878	—	197	881
每千人医院卫生院床位数（张）	3.3	4.0	2.1	1.9	1.9	2.1
每千人卫技人员数（人）	4.4	3.5	1.8	2.4	4.2	1.6

二、五县医改内容

本节介绍神木、沭阳、芜湖、子长和昌图五县在本轮医药卫生体制改革前后有显著特色的一些做法。对于某些政策措施，若属于对已有制度的延续或改进，本节不再提及。关于医疗保险制度建设将在下一节中阐述。

（一）神木

神木的医疗卫生保障体制具有两个鲜明特色：一是形成了民营医疗机构为主体、市场化为主导、竞争较充分的医疗服务供给格局；二是形成保障水平较高的全民医疗保险制度。

1. 民营化的医疗服务供给格局。1998 年以前，神木县拥有 3 家公立医院：县人民医院、妇幼保健医院和中医院。1998 年，在神木县国企改制的同时，妇幼保健医院改制成民营医院，并更名为第二人民医院。接着县人民医院将中医院合并，成为神木县唯一一家公立医院。由于巨大的市场需求，民营资本开始进入神木县医疗服务领域。截至 2010 年，神木县已有 14 家民营二级（县级）医院。由此，神木已经形成以民营医院为主体、竞争较充分的医疗服务市场。在这样一种市场格局下，公立医保经办机构作为医疗服务的第三方购买者，可以放手行使团购职能，在确保质量水平大体相近的情况下挑选费用最低的医院，或费用大体相近的情况下挑选质量最好的医院。供方多元化竞争格局的形成，显然为该县全民医保制度的建立和完善奠定了良好的基础。

民营资本大量投资办医院，使得神木县政府不需要在医疗服务供给方面投入巨额财政资金，就拥有了较为充裕的医疗资源，为其名为“全民免费医疗”实为“全民医疗保险”的制度出台创造了良好的医疗服务供给条件，同时也使得神木县政府可以集中财力建立高水平的全民医保制度。

2. 较完善的全民医保体制。2009 年 3 月 1 日起，神木县开始实施“全民免费医疗”，轰动一时。《神木县全民免费医疗实施办法（试行）》中规定：免费医疗的对象是“全县干部职工和城乡居民”，而“未参加城乡居民合作医疗和职工基本医疗保险的人员不予享受免费医疗”。因此，所谓“全民免费医疗”其实是全民医疗保险制度。神木县建立的医疗制度本质上仍是社会医疗保险制度，参保者须缴费。它的特殊性在于，住院阶段的偿付比率远远高于国内其他地区。因此，这是一种保障水平较高的全民医疗保险制度。

关于神木的全民医保制度，我们在第四节将会给出较详细的描述。

（二）沭阳

沭阳县是宿迁市首先开始公立医疗机构民营化改革的县，是当年人称“宿迁医改”的发源地，其在医药卫生体制改革方面的实施措施与整个宿迁市医改基本一致。

为了解决医疗卫生需求的日益增长及政府包办、投入不足、发展缓慢的供需矛盾，1999 年宿迁市即开始推行改变乡镇“医防合一”体制，建立“一乡两院”新格局，在每个乡镇建立乡镇卫生院和乡镇医院。其中，乡镇卫生院由政府主办，主要承担疾病控制、预防保健、健康教育、卫生监督等公共卫生职能，并负责新农合的行政管理。

2000 年，宿迁市人民政府文件《关于积极鼓励社会力量兴办卫生事业的意见》出台，标志着“宿迁医改”的正式启动。文件中要求政府支持民营资本和外商资本办医，打破政府包办、投资渠道单一的发展模型。医疗机构产权改制的主要方式以净资产转让（无形资产竞拍）和股份合作制（包括兼并托管）为主。“宿迁医改”由沭阳县率先开始，全县 38 个乡镇卫生院中，拍卖 23 家，协议转让 13 家，兼并托管 2 家；之后，沭阳县公立医疗机构的改制模式迅速在全市 3 个区 4 个县推广。

2003 年 5 月，宿迁市出台了《关于加强公共医疗卫生保障体系建设的决

 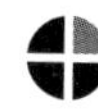

定》，文件中要求各级政府转变职能，把有竞争性的医疗服务坚决推向市场，同时把非竞争性的公共卫生服务提供和医疗保障体系建设作为政府义不容辞的责任，在年内建成市级五大中心和市、县、乡、村配套网络，并完善两大执法监督体系和一个医疗保障体系。

在人事制度上，市政府制定了《宿迁市医疗机构卫技人员管理办法》和《关于医疗机构全员人事代理的实施意见》。市、县卫生行政部门成立卫生人才服务中心，定期开展各类卫技人才招聘活动，医疗机构卫技人员实行聘用合同制度并在市、县人才服务中心鉴证，进行人事代理，促进了医卫人才的合法有序流动。

截至2004年，宿迁市基本完成辖区内的公立医院产权改革，全市133家公立医院（共134家）完成改制。改制后所得3.2亿元主要用于公共卫生投入，政府不再办医院而只负责对医疗行业进行监管。

当形成完全民营化的医疗服务市场格局后，政府对医疗机构的投入大大减少。近年来，政府财政对供方的投入力度有所加强，但财政投入方式也由原来的直接投入转变为间接投入，即通过对医疗机构的考核与评比，实行“以奖代投”，对考评合格的医院进行奖励。一般来说，奖励资金都规定了使用方向，如用于基础设施建设、人才培养和引进、购置医疗设备等。2009年沭阳县政府办公室印发了《关于印发沭阳县医疗事业发展“以奖代投”实施办法的通知》，对引进人才的奖励进行了进一步明确，鼓励、支持卫生技术人才到农村医院工作，建立农村医院临床医生奖励制度。

（三）芜湖

1. 实施基本药物制度。实施药物制度是“安徽模式”的主要标志，其核心是实行基本药品零差率销售。作为安徽省2010年32个基层医药卫生体制综合改革的试点县之一，芜湖县从2010年1月1日起在全县基层医疗机构实施基本药物制度。截至2011年年底，基本药物制度已覆盖全县5个卫生院及1个分院、112个村卫生室和1家社区卫生服务中心。

根据省政府相关安排，芜湖县政府先后印发了《芜湖县人民政府关于基层医药卫生体制综合改革的实施意见》、《芜湖县人民政府关于基层医药卫生体制综合改革的实施意见的补充意见》等文件，对基本药物的使用、采购与配送做出了规定。

按照这些规定，基层医疗机构在使用药品时应优先使用国家基本药物；如需使用其他药品，则必须在省定补充药品范围内选择。在一般乡镇卫生院和社区卫生服务中心，允许采购使用省补充药品的品种数量和销售额，占每月药品总数和总销售额比例必须不超过20%。在中心乡镇卫生院，允许采购使用省补充药品的品种数量和销售额，占每月药品总数和总销售额比例不超过30%。

国家基本药物和省补充基本药物都由省统一网上招标采购、统一定价、统一配送。

在试点期间，芜湖县基层医疗卫生机构所采购的基本药物由县招标采购中心招标确定的3家药品配送企业进行配送；与此同时，县政府还规定进货价格要以省指导价为基准下降10%。2010年9月1日后，安徽省的基本药物执行了全省统一网上采购、统一配送和统一定价，芜湖县政府也不再执行压价10%的措施。

2. 建立基层卫生服务体系。按照《芜湖县人民政府关于基层医药卫生体制综合改革的实施意见》的要求，芜湖县在每个乡镇设置1所政府举办的卫生院，负责区域内的医疗卫生服务工作。芜湖县将原来的16所乡镇卫生院（含分院）整合为5所乡镇卫生院和1个社区卫生服务中心。全县原有的乡镇卫生院分院不再是独立法人机构，其资产、人员、经费、业务均由乡镇卫生院统一管理。该文件中也对乡镇卫生院的工作职能做出了明确规定，包括提供公共卫生服务、提供基本医疗服务、对村卫生室进行管理指导和培训等内容。

除了对乡镇卫生院进行规划布局，芜湖县也按照省里要求，推进了镇村卫生服务一体化管理。按每个村建1所标准化卫生室的要求，全县建成了112个标准化村卫生室并全部实行了镇村卫生一体化管理。针对村医数量过多、年龄老化、实际补助水平低等情况，芜湖县采取了下列四项措施：一是分流60岁以上老村医，对自愿注销注册的村医，财政给予一次性补助并帮助其办理城乡居民养老保险；二是重新核定一体化管理村卫生室岗位数，对村医开展竞聘上岗，分镇统一调配；三是允许符合条件的下岗村医申办个体诊所或个体卫生室，作为对一体化管理村卫生室的补充；四是建立村医养老保险，把竞聘上岗后留在一体化管理村卫生室的村医纳入新农保，县财政按个人缴费额的50%给予补助。

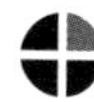

芜湖县注册的428名村医中，自愿放弃继续行医者的72人（其中60周岁以上的58人），262名村医竞争上岗，21名下岗后申办个体诊所和个体卫生室，还剩余73人。就养老保险而言，当地村医普遍反映新农保的养老待遇太低，没有热情参与。因此，芜湖县村医新农保的参保率很低。

3. 进行人事及分配制度改革。在这次基层医疗卫生体制综合改革中，芜湖县根据省编制核定标准，对基层医疗卫生机构重新核定了编制。目前，乡镇卫生院和社区卫生服务中心共有编制268个，比改革之前增加了53个。同时，对原来乡镇卫生院的在编和临时聘用人员，采取考试与考核相结合的方式开展竞聘上岗，并安置了分流人员。乡镇卫生院的院长也采取公开竞聘的方式，从36名参加竞聘的原卫生院（分院）院长、副院长及专业技术骨干中，公开选聘了16名院长和副院长，与卫生局签订聘用合同。在整个基层医疗的人员聘用和竞聘过程中，芜湖县卫生局和编办起到主导作用。

为了提高基层医疗机构工作人员的积极性，芜湖县先后出台了多个关于绩效考核和分配制度的文件，实行两级考核，即县卫生局等相关部门对基层医疗机构的考核和基层医疗机构对其职工的考核。机构的考核结果直接与其管理人员和职工的收入挂钩。

所有人员的工资分为基本工资和绩效工作两部分。基本工资由岗位工资和薪级工资构成，护士津贴的10%也纳入基本工资。绩效工资由津补贴、年终一次性奖金、新增绩效工资构成。实行绩效考核后，绩效工资又分为基础性绩效工资和奖励性绩效工资两部分。基础性绩效工资和个人基本工资根据每月考勤等情况按月发放，而奖励性绩效工资的发放主要依据完成任务的实绩和贡献。县卫生局在提取基层医疗机构管理人员的奖励性绩效工资后，剩余部分每半年根据对各医疗机构的考核结果拨付。考核80分以上且重点的四项指标（医疗服务任务指标、镇村一体化管理指标、公共卫生服务指标及医疗服务收入指标）完成得分高于相应分值90%的机构，予以全额拨付；考核达不到80分或四项重点指标完成得分低于90%的机构，按比例拨付；被扣除的不合格单位的奖励性绩效工资，按1∶0.8∶0.6的比例用于奖励绩效考核合格且排在前三名的基层医疗机构。对于超额完成核定任务的机构，其总收入的70%将被返还用于人员奖励和事业发展。

在2009年开始试点改革时，芜湖县曾将基础性绩效工资和奖励性绩效工资比例定位在30%和70%。后来在全省统一的情况下，改为60%和40%。经过一段时间的实际操作和效果反馈，2010 年 7 月，又按照安徽省的统一要求改回到 30% 和 70% 的比例，试图增强绩效工资制的激励性。

尽管有关分配方式和绩效考核制度的文件不停地出台和调整，芜湖县基层医疗机构工作人员的收入状况和工作积极性仍存在不尽如人意的地方。基础性绩效工资和奖励性绩效工资的比例调整为 30% 和 70% 之后，医务工作者之间的收入差距仍然不明显，并不能避免“大锅饭”现象的滋生。在实行药品零差率销售后，一些原来经营状况较好的乡镇卫生院收入锐减，财政发放的工资并不能达到其原来的收入水平，导致医护人员工作积极性降低，产生了激励不足的现象。

4. 确定财政补偿方式。在基层医疗机构实施基本药物零差率销售之后，如何补偿基层医疗机构的这部分收入损失，成为财政部门的一大难题，各地也都采用不同的方式对医疗机构进行补偿。

“安徽模式”最初确定的补偿模式是将基层医疗卫生机构的收支全部纳入国库支付中心进行集中管理，财政按照“核定任务、核定收支、绩效考核补助”的方式进行补助。这种方式被称为“收支两条线”。这里所谓“核定任务”，是按照芜湖县卫生局规定的基层医疗卫生机构所承担的任务进行核定并加以考核。基层医疗卫生机构所承担的任务主要包括基本医疗服务和公共卫生服务两大部分。“核定收支”的目的是在基层医疗卫生机构核定的经常性收入不足以弥补其核定的经常性支出时，差额由政府通过预算予以足额安排，并在对其任务完成情况、患者满意程度、居民健康改善状况等进行综合绩效考核的基础上，由县财政根据考核结果予以拨付。

同时，县财政根据核定的年度收支预算额度，采取按月预拨的方式拨付资金，年终时结合绩效考核结果予以结算。县财政也设置了一定数量的新医改奖励基金，实行以奖代补，试图建立激励机制。

对于纳入镇村一体化管理的村医，补偿标准是每服务 1200 人补助 8000 元；对于一体化管理村卫生室信息系统建设和维护的费用，按照每村每年 3000 元的补助标准加以补偿。

然而，完整意义上的“收支两条线”由于不切合实际而根本无法在实践中落实。如果乡镇卫生院的所有收支全部纳入国库管理，那么基层医疗机构管理层的管理权必然受到限制，会使他们丧失大幅度的工作积极性。与此同时，政府部门对于基层医疗机构的绩效考核也存在较大的困难，尤其是对于

 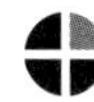

乡镇卫生院的任务核定和收支核定，并不如原来想象般容易。

针对这种情况，安徽省2011年9月出台的《安徽省人民政府办公厅关于巩固完善基层医药卫生体制综合改革的意见》中，将对基层医疗机构的“收支两条线”补偿机制改为只核定支出，纳入基本的预算管理，财政足额予以保障。核定的基本支出包括编制内竞聘上岗人员基本工资、绩效工资、社会保障缴费、住房公积金以及离退休人员的离退休费等。对于基层医疗机构的收入，这份新出台的文件不再规定必须核定，但仍然规定要求全部上缴财政。基层医疗卫生机构业务收支结余，由县级财政、卫生部门统筹用于基层医疗卫生机构职工福利、奖励和业务发展以及化解改革前除长期债务以外的各类流动负债等，具体比例由县级财政、卫生部门确定。

除了上述的问题，我们在调研中也发现，财政补偿并不能完全补贴乡镇卫生院和村医药品收入的损失。对于一些原来经营情况较差乃至人员工资发放都存在困难的乡镇卫生院，这种“收支两条线”的管理方式的确有起死回生之效。但对于之前经营状况良好，病人较多的乡镇卫生院，财政补偿并不能弥补其锐减的收入，按照事业单位标准发放的人员工资也远达不到之前的实际收入水平，从而使这类乡镇卫生院中工作人员的积极性受挫。但这恰恰就是“收支两条线”政策所导致的平均主义之效。

2010年开始，芜湖县对县人民医院和中医院也实施了药品零差价制度和“收支两条线”制度。

（四）子长

1. 药品集中采购统一配送。2008年6月，子长县出台了《关于创建平价医院的安排意见》，文件中提出要在“平价医院”的创建过程中提出“零差率”这一概念，逐步实现药品“零差价进入、零利润销售”①。2009年4月，在《关于推行医疗机构药品集中采购统一配送工作的意见》中，子长县明确提出了实施基本药物集中采购统一配送的要求，并出台了相关政策的具体实施方案。

子长县于2009年6月11日启动了药品配送制度改革——竞价招商（招药品商业企业）。子长县成立了由县内医疗机构的医生、药剂师、院长、药剂

---

① 事实上，由于药品储存销售过程中存在约为4%的耗损，零差价销售其实带来的是“负利润”。

科主任等组成的基本用药目录专家组。调查了药品批发市场价格，同时掌握了宁夏“三统一”目录以及陕西省挂网招标价格，与县医院常用药价格信息结合在一起，形成了初步药品目录，包括1942个品规、720种药品，请统计人员计算出加权平均值，由专家组进行筛选和论证，最终确定了《子长县医疗机构集中采购统一配送药品目录》。该目录会根据子长县医疗机构实际用药情况和陕西省的目录进行调整，截至2011年，调整后的县级目录中包括932个品种、1507个品规的药品，乡级目录中包括636个品种、1536个品规的药品。县级医疗机构可适当纳入1%（品种比例）的单独定价药品及优质优价中成药，但必须上报配送中心实行备案采购。

按照《关于印发子长县医疗机构药品集中采购统一配送实施方案的通知》中的要求，子长县卫生局将预备采购药品的品种、剂型、规格、数量及议价时间、地点、途径、议价办法向社会公告，并组织议价评审委员会相关人员对陕西省医疗机构药品挂网招标中标的药品经营企业进行实地考察。之后发放预约函，药品经营企业按照预约的时间进行申报，并提供企业各类证件和采购药品的价格，经议价评审委员的逐一审查后，选择几家药品经营企业为候选供货企业。最终从10家医药经销企业中确定了1家实力比较雄厚的国有医药企业，负责全县三级医疗卫生机构的药品配送工作。在确定供货企业后，子长县配送中心提供购销配送合同，并组织医疗机构和供货企业在确定供货价格之日起3日内签订。按照合同要求，配送企业应在24小时内把药品配送到医疗单位。药品集中采购、统一配送所需的周转资金由子长县财政局负责划转到药品配送中心。医疗机构每天将药品收入统一上缴到药品配送中心的专用账户上实行统一管理，乡镇卫生院根据情况3～7天上缴一次。每次采购药品完成后，药品配送中心按照合同约定的比例，将采购药品金额打入供货企业账户。

子长县的药品集中采购制度与“安徽模式”基本一致。按照子长县提供的数据，该县公立医院的药品销售价格较实行集中采购前下降了40%左右。

2. 基层卫生服务体系建设。子长县在医改相关文件中也加强了对基层卫生服务体系的重视，提出进一步健全以县级医院为龙头，乡镇卫生院和村卫生室为基础的农村医疗卫生服务网络的目标。为完成这个目标，县财政也加大了对各级医疗机构基建和设备方面的投入。县医院门诊住院综合大楼和妇幼保健综合大楼正在建设中。对乡镇卫生院的投入也持续增加，目标是把其中6家建设成为甲级卫生院，其余9家建成乙级卫生院。

乡镇卫生院内部推行名义上的全员聘用制，通过考试人员可以被乡镇卫生院聘用并纳入编制，由财政统一发放工资，其实质仍然是传统的按照编制进行管理的人事制度。

为加强乡村一体化管理，乡镇卫生院对村卫生室实行行政、业务、财务、药品购销、绩效考核统一管理。县卫生局负责对村卫生室人员进行招聘，实行定额补助，村医补助由乡镇卫生院代为发放。除去对村医补助，县财政也出钱扩建和新建了全县所有村卫生室，并按照要求配备基本的医疗设备。

在实地调研过程中，我们发现乡镇卫生院的基本建设，尤其是房屋和设备基本满足了地方需要，但是乡镇卫生院存在人员相对不足的问题。绝大部分乡镇卫生院拥有20个左右的编制，而实际上只有10个左右在编人员。乡镇卫生院“招人难，留人难”的问题非常明显。

3. 公立医院改革。公立医院改革是子长县医改的一大特色，而创建“平价医院”则是其公立医院改革的最重要目的。2008年6月，以创建“平价医院”为主要内容的公立医院改革在县医院正式启动。“平价医院”主要指医院提供3种平价服务，即平价门诊、平价病房和平价药房。

子长县在公立医院管理体制方面沿袭了由卫生部门主导的管理模式。在用人上，县级公立医院院长由县卫生局按照干部管理权限提出初步意见，经县医改小组或县委同意后，由卫生局聘任。副院长名义上由院长聘任，但必须经卫生局审核通过，而一般的医务人员则由县卫生局、人社局采取考试与考核相结合的方式聘用。子长县的人事制度本质上仍然是传统的事业单位体制，进行编制管理。在财务上，子长县在公立医院改革方案中提出公立医院药品收入、财政补助及项目资金全部纳入财政专户，实行“收支两条线”管理，卫生局根据目标责任制管理和项目管理的要求及时考核，财政局根据卫生局的考核意见进行拨付。但在实际操作中，出于多种考虑，尤其是现实可行性不强的考虑，公立医院并未实行真正意义上的“收支两条线”管理。财政局仅负责全额发放公立医院在编人员的档案工资。在公立医院设备购置与处置上，子长县医改方案中也写明卫生部门根据区域卫生规划制定具体实施方案，严格控制大型医疗设备配置，并且设备购置费用由政府财政投入承担，报废设备停用也必须经过卫生部门的审核，医院无权自行处置。

从整体来看，子长县的公立医院管理仍然是以政府卫生部门为主的行政化管理模式，在“管办分开”和法人治理结构方面没有进行实质性探索。

子长县政府认为体现公立医院公益性的关键是加大政府对公立医院的财政投入，“看病难，看病贵”的根本原因是政府投入不足。因此，在创建“平价医院”的初始，县政府就承诺将对公立医院的补助经费纳入财政预算，保障医院的正常运转。从2008年起，县财政设立平价医疗服务专项补助经费，补助范围为医院药品让利部分，门诊、检查费用的让利部分，医院采取其他惠民措施的减免费用部分。县医院人员的工资也由定额补贴改为全额财政预算。把过去财政对公立医院只核发70%的档案工资改为100%核发。并且把基础设施建设的所需经费和设备更新、人才培养所需经费也全额列入财政预算。

子长县在《子长县卫生事业单位人事分配制度改革实施方案（试行）》中强调，要实行岗位分类管理和全员聘用制度。在聘用过程中，县卫生局拥有主要决定权。卫生局要对全县医疗卫生机构的人力资源管理实行统一调配，卫生系统内部人员的调整和新进卫生系统人员的分配要经卫生局的同意；各级医疗机构的领导岗位采用公开招聘制和选拔任命制相结合的办法，最终由卫生局决定；各级医疗机构的中层管理岗位的设置由单位内部提出意见，报经卫生局批准。从以上的安排中可以看出，公立医院尽管名义上实行了全员聘用制度，卫生局仍然掌控着人事任免调配的主要权限。

在分配制度方面，子长县在公立医院推行了以绩效工资为核心的分配制度改革。具体分配方法：①财政拨付基本工资，由档案工资和津补贴两部分组成，其中60%作为岗位工资按考勤发放，剩余40%纳入所谓的“绩效工资”；②绩效工资除了基本工资的40%之外，还加上医院财务收支相抵后盈余的30%以及其他财政补贴收益。

虽然子长县在分配制度上想了一些办法，以刺激医护人员的工作积极性，但通过实地调研我们发现，子长县医院仍然存在着明显的“大锅饭”现象，医护人员的收入并没有由于工作强度和效率的不同拉开档次，因此导致了医院内部人员积极性不足，并且出现了在编人员工作效率低、工资高，而医院雇用的大量临时人员工作强度大却工资低的现象。

（五）昌图

1. 基层医疗机构的改革与发展。2000年左右，昌图县乡镇卫生院纷纷倒

闭。为防止乡镇卫生院倒闭冲击农村防疫等公共卫生工作，昌图县当时将所有乡镇的防保站从乡镇卫生院里独立出来。防保站财务相对独立，但不是法人单位，这一体制保留至今。防保站由卫生局统一管理，领导村医为农村地区提供基本公共卫生服务并监督管理其工作。由于防保站独立出来时，需要接收、安排部分乡镇卫生院人员，目前乡镇防保站人员严重超编。

2006 年昌图启动新农合。按照政策要求，应确保每个乡镇有 1 家乡镇卫生院。为此，自 2007 年开始，昌图县通过利用国债资金、上级专项转移支付等多种渠道筹集资金，新建、改扩建 29 所乡镇卫生院房屋，业务用房建设总投入 2983 万元，其中地方自筹 786 万元，建设面积 43327 平方米。同步实施了乡镇卫生院经营体制改革：24 所乡镇卫生院的经营管理权面向社会委托经营，吸纳社会资金，解决了卫生院启动、恢复经营所需的医疗设备和资金等问题。未实行委托经营的卫生院，继续执行旧的集体管理方式，卫生院院长由卫生局任命，享有国家医疗设备投资。与沭阳县乡镇卫生院的彻底民营化相比，昌图县乡镇卫生院的组织转型只是管理权的民营化，即运营承包制。

实行委托经营的卫生院，与卫生局签订期限为 8 年的委托经营合同，按规定上缴费用（最高的为 22 万）或承担其他义务，医疗设备基本上自主投资添置。最终选出的委托经营方，既有县医院这样的国有性质单位，还有卫生院原来的职工、外来老板等私人性质的投资方。按照昌图县相关规定，经营方享有完全人事权，自主决定上岗人员和薪酬。委托经营乡镇卫生院同等享受新农合、基本药物补助等各项政策。

铁岭市目前已出台基层医疗机构综合改革文件，昌图县也正在参照执行。昌图县的基层医疗卫生机构综合改革的特殊性在于，其乡镇卫生院目前实行的委托经营与集体管理共存的模式，导致目前在岗工作并不一定有事业编制，而很多有事业编制的乡镇卫生院在编人员却不在岗。根据介绍，目前在编的 1822 人中，仅有 700 余人在岗，且其中一部分是在委托经营的乡镇卫生院上班，属于彻底的聘用制。未能在岗的 1100 多人，平均年龄已超过 45 岁，且部分长期脱离医疗卫生岗位，多数不能适应未来乡镇卫生院的医疗卫生工作的需要。由于这些人有事业编制，多次上访，以国家规定的要在“每个乡镇要办好一所乡镇卫生院”为由，要求到公立的乡镇卫生院上班，全额开资。目前，昌图县每年拿出 200 万元，给这些下岗人员每人每月发放生活费 160

元。同时，昌图县乡镇卫生院职工均未参加职工养老保险，如按事业单位参加职工养老保险需补交保费8500万元。目前对于乡镇卫生院680名退休职工，县财政每年拿出1200万元发放80%的退休费。退休职工多次上访要求100%发放退休费。

从基层医疗卫生机构综合改革转变机制的政策目标来看，昌图县由私人委托经营的乡镇卫生院已经实现以下几点：人员结构合理且精干，不存在冗员；所有人员实行彻底的聘任制，能进能出；职工工资按其资历、能力和绩效支付。昌图县是通过私人委托经营的方式实现这一政策目标的，而不是在以往的公立管理模式下实现。从昌图县基层医疗卫生机构综合改革的社会压力来看，解决那些拥有事业编制身份但是并不适应乡镇卫生院医疗卫生工作需要的人员的出路，是改革需要面对的难题。

2. 实施基本药物制度。昌图县自2010年12月18日开始，在全县范围内政府拥有所有权的乡镇卫生院、社区卫生服务中心实行基本药物零差率政策。基本药物的种类、剂型、生产厂家、价格等，统一由辽宁省集中招标采购，配送企业由铁岭市统一确定。昌图县39家实施基本药物制度的医疗单位，与基本药物配送企业签订配送合同，通过微机直接在网上选择所需品种，由配送企业送到医疗单位。按照文件规定，所有实施基本药物制度的医疗单位，全年基本药物销售额必须占总药物销售额的80%以上，否则无法按规定获得全部基本药物补助。调研的集体管理卫生院普遍反映年终肯定不能达到80%的规定，而私人委托经营的老城镇卫生院则表示必须执行这一规定。

针对实施基本药物制度造成的基层医疗机构收入下降的问题，昌图县采取按16项主要服务项目补助的补偿模式，其资金由新农合和城镇医保基金支付。补助标准见表3，采取按人头补贴的方式，乡镇卫生院按照其所在乡镇的新农合参合人数计算人头，社区卫生服务中心按其辖区内非农人数计算人头，预拨资金按照每人每年20元的标准，以维持这些机构的日常运转；医疗机构每月末向卫生局申报表3中所列16项主要医疗服务项目的业务量；期末由县卫生局按照表3所列标准，根据各家业务量计算其加总应得补助，多退少补结算医疗机构的补助额①。县卫生局也制定了专门方案，监管医疗机构的医疗服务量，防止其多报。从4家乡镇卫生院调研的情况来看，院领导普遍认为

---

① 昌图县基层医疗机构没有脑电图设备。

按照新规定获得的补助，会超过其原来从药品销售中获得的毛利，因此对乡镇卫生院的经营是有利的。

表 3　　　　　　昌图县乡镇卫生院主要医疗服务项目补助标准

序号	项目	补助标准（元）	内容
1	挂号费	2	
2	诊查费	10	
3	缝合	30	大、中、小清创缝合
4	换药	15	特大、大、中、小换药
5	抢救费	80	大、中、小抢救费
6	输液注射	15	肌肉、静脉注射、皮下静脉输液等
7	X 线透视及摄影	30	各种 X 线透视及 X 线摄影
8	心电图	10	
9	B 超	20	各种 B 超检查
10	脑电图	40	
11	护理	12	一级护理、二级护理、三级护理
12	检验	20	各种检验
13	理疗费	10	
14	取暖费	20	
15	手术	150	各种手术
16	床位费	15	

资料来源：《铁岭市基层医疗卫生机构经费补偿实施细则（实行）》。

3. 政府购买公共卫生服务。2010 年，铁岭市卫生局、财政局、人口计生委联合下发《转发省卫生厅、财政厅等部门辽宁省关于促进基本公共卫生服务逐步均等化的指导意见》（铁市卫发〔2010〕17 号），在全市范围内实施农村基本公共卫生服务逐步均等化工作。昌图县正是在这样的大背景下开始了政府购买基本公共卫生服务的探索。2010 年昌图县制定了相应的专项实施方案和考核标准。从方案中看，昌图县对公共卫生服务的财政补助执行辽宁省统一标准，服务项目包括建立居民健康档案，开展健康教育，预防接种，传染病防治，儿童、孕产妇和老年人保健，慢性病（高血压、糖尿病等）与老年人动态健康管理，重性精神疾病管理九大类21项基本公共卫生服务。由于该方案在2010年下半年开始实施，财政补助按辖区非农人口人均8.75元，农业人口7.5元拨付。2011年年初按人均15元标准拨付，人均25元标准在调研时还未执行。

与铁岭市市区不同，昌图县是以农业人口为主的大县。农村地区的公共卫生服务提供有其自身的要求，这也决定了昌图县的一些具体做法与铁岭市区有所差异。

首先，农业人口的公共卫生服务主要由乡镇防保站与村卫生所提供，非农人口主要由社区卫生服务中心（站）提供。乡镇防保站专职从事各项公共卫生服务工作，但主要的职责是管理职能，具体的建立健康档案、体检等实质性的公共卫生服务由村卫生所承担。人均公共卫生服务经费乡镇防保站与村卫生所平分。乡镇卫生院主要作为医疗机构，仅在突发公共卫生事件中担负责任。县城里的社区卫生服务中心兼有医疗和公共卫生服务功能。

其次，由于县域尤其是乡镇公共卫生服务机构难以形成竞争的环境，因此昌图县的公共卫生服务考核标准中，仅规定考核分小于90分的，按照得分比率拨付经费补助；得分小于60的单位，给予通报批评并追究责任，并没有如铁岭市区的退出机制。

（六）五县医改情况对比

表4简明扼要地显示了神木、沭阳、芜湖、子长和昌图五县的医改内容。概括说来，神木的医改内容可以概括为供方建立以民营医疗机构为主体、竞争充分的医疗服务供给格局，需方则建立全部户籍人口统一标准和统一待遇的全民医疗保险制度。而沭阳在供方则是形成了完全由民营医疗机构组成的竞争充分的医疗服务供给格局，需方则完全执行国家政策，分别建立了针对不同人群的城镇职工医保、新农合和城镇居民医保制度。芜湖和子长医改内容基本一样，供方回归公立主导的传统国有事业单位体制，需方执行国家政策建立三大医疗保险体制。昌图有新意的医改内容一是建立并坚持了乡镇卫生院社会委托经营的体制，二是与此对应，采取了政府从民办医疗机构购买公共卫生服务的做法。事实上，沭阳采取的也是政府从民营医疗机构购买公共卫生服务的做法。

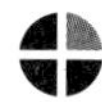

表 4 五县医改情况对比

	神木	沭阳	芜湖	子长	昌图
起始	2000 年[1]/2009 年	2000 年	2009 年 11 月	2008 年 6 月	2006 年
供方	形成以民营为主体的医疗服务市场格局	1. 全部公立医院民营化；2. 公共卫生机构从普通医疗服务机构分离出来，政府举办	1. 全县公立医疗机构实施药品零差价；2. 镇村一体化；3. 定岗定编、行政定绩效工资；4. 公立医疗机构实施“收支两条线”制度	1. 县级政府对药品实施集中招标采购；2. 所有公立医疗机构均实施药品零差价制度；3. 财政大幅度增加对公立医疗机构的财政补贴；4. 定岗定编、行政定绩效工资；5. 公立医疗机构实施“收支两条线”制度	1. 部分乡镇卫生院面向社会委托经营；2. 在基层医疗机构实行药品零差价，由新农合基金和城镇医保基金支付；3. 政府购买公共卫生服务
需方	建立全民医保，包括城镇职工在内的神木户籍城乡居民享受完全相同的医疗保障待遇。人均筹资水平约 450 元	执行全国统一的政策。分为新农合、城镇居民医保和城镇职工医保。新农合按照全国最低标准筹资	执行全国统一的政策。分为新农合、城镇居民医保和城镇职工医保。新农合按照全国最低标准筹资	执行全国统一的政策。分为新农合、城镇居民医保和城镇职工医保。新农合按照全国最低标准筹资	执行全国统一的政策。分为新农合、城镇居民医保和城镇职工医保。新农合按照全国最低标准筹资

注：1. 尽管目前所讲的神木医改指的是 2009 年神木建立全民“免费医疗”制度，但事实上神木供方体制改革起步于 2000 年。

需要指出的是，尽管芜湖和子长的政策文本中提出实施“收支两条线”制度并配套以绩效工资制度，而事实上，两地绩效工资的实施效果并未达到国家制定绩效工资政策的目的。两地按照传统国有事业单位体制定岗定编定工资标准的做法，使得绩效工资更多体现论资排辈、平均主义和“大锅饭”现象，难以有效激励医务人员积极性。

三、五县政府卫生投入情况

政府对医疗卫生事业的财政投入主要分为以下几个方面：医疗卫生管理、医疗服务机构（县级医院）、基层医疗卫生机构（乡镇卫生院、社区卫生服务中心、服务站及村卫生室）、医疗保障以及公共卫生。本节中所说的“补供方”是指政府将资金直接投向医疗服务的提供方——即医疗服务机构和基层医疗卫生机构，并没有包括政府对公共卫生的投入。“补需方”是指将资金投向医疗服务的需求方——医疗保障体系。

（一）神木

2009 年，神木建立了全民医保制度，政府医疗卫生投入较 2008 年增加了一倍多，占全县一般预算支出的 11.08%。神木县财政对医疗卫生的投入主要集中在医疗保障方面。2009 年、2010 年和 2011 年，财政对医疗保障的投入资金占比分别为 47.92%、78.48% 和 71.88%。

表 5　　神木县政府卫生事业财政投入流向（2007—2011 年）

	2007 年	2008 年	2009 年	2010 年	2011 年
全县一般预算支出（亿元）	15.61	23.64	27.70	39.23	—
医疗卫生（亿元）	1.07	1.38	3.07	2.89	3.20
医疗卫生投入占财政支出之比（%）	6.83	5.82	11.08	7.38	—
其中：医疗机构投入（亿元）	0.68	0.97	1.39	0.40	0.50
占医疗卫生投入之比（%）	63.33	70.22	45.41	13.79	12.66
医疗保障投入（亿元）	0.25	0.28	1.47	2.27	2.30
占医疗卫生投入之比（%）	23.74	20.56	47.92	78.48	71.88

注：表中项目在几年间有所变动，对一些年份的数据进行了调整。2011 年为估算数据。

（二）沭阳

沭阳县的政府卫生投入主要投向医疗保障，约占整个政府卫生投入的 2/3；其次是公共卫生，占 10% ~20%，并呈逐年递增的趋势，具体见表 6。相反，

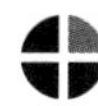

政府对于医疗机构的投入相对较少，主要是因为沭阳县内医疗机构民营化后，政府不再对县内民营医疗机构进行直接补偿，而是采用了“以奖代投”的补偿模式，但奖励金额较小，占医疗卫生总投入的比例不足1%，对医疗机构来说也微不足道。由此可见，沭阳县政府医疗卫生投入主要流向是需方，即医疗保障，而对供方的投入相对较少。而且从对供方的补偿结构来看，沭阳县政府对公共卫生的投入力度逐年增加，这其中既包括政府为推进公共卫生服务均等化而投入的公共卫生人头经费，也包括政府对公共卫生机构的基础建设投入。

表6　沭阳县政府卫生事业财政投入流向（2007—2011年）

	2007年	2008年	2009年	2010年	2011年
全县一般预算支出（亿元）	19.40	25.00	34.60	47.70	64.11
医疗卫生支出（亿元）	1.10	1.80	2.20	2.80	5.01
医疗卫生投入占比（%）	5.50	7.10	6.30	5.90	7.81
医疗机构投入（亿元）	0.23	0.34	0.44	0.27	0.45
占医疗卫生投入之比（%）	20.56	19.14	19.93	9.58	9.07
公共卫生（亿元）	0.10	0.20	0.22	0.56	0.05
占医疗卫生投入之比（%）	9.10	11.20	10.30	19.90	10.94
医疗保障（亿元）	0.66	1.19	1.49	1.89	3.89
占医疗卫生投入之比（%）	62.30	67.00	68.40	67.00	77.58

注：①表中所列项目是根据2010年决算表项目开列，其他各年根据2010年报表项目进行调整，所列数字均为财政决算数据。

②表中医疗机构财政投入90%以上是对村卫生室的投入。

资料来源：沭阳县财政局财政决算报表（2007—2011年）。

从对医疗保险的补需方性质的投入来看，新医改启动后该县逐年加大对城镇居民医保和新农合的投入，并且能够保障配套资金足额安排。表7是沭阳县近年来对社会基本医疗保险的投入情况。

其中，对城镇职工医保的投入主要用于解决关闭破产国有企业退休人员的参保问题，而对该项医保的一般参保者则无额外补贴，这同全国的情况保持一致。对城镇居民医保和新农合的投入则主要用来对参保者的筹资缴费进行补助，补助政策上完全与国家两项医保政策一致，即只完成“规定动作”，并无对两项医保参保者额外增加补助。

表 7　　沭阳县社会基本医疗保险政府投入情况（2007—2010 年）　　单位：万元

	城镇职工[1]	新农合	城镇居民	合计[2]
2007 年	326. 0	5437. 1	722. 0	6485. 1
2008 年	949. 0	10911. 5	598. 0	11509. 5
2009 年	941. 8	11723. 0	713. 7	12436. 7
2010 年	1081. 0	16642. 2	1944. 0	18586. 2

注：1. 城镇职工医保政府补助主要包括对关闭破产国有、集体企业退休人员和困难企业职工的中央和地方配套财政补助资金。

2. 此处并未包含沭阳县医疗救助投入，因此合计数字与前表略有出入。

资料来源：沭阳县社会保险基金年报（2007—2010 年），2007—2010 年沭阳县新农合报表。

（三）芜湖

芜湖县医疗卫生支出占财政总支出的比例基本达到了全国的平均水平，2009 年之后，甚至高于全国平均水平。值得注意的是，芜湖县对于医疗卫生机构的某些固定资产投入，由于财政支出的渠道多样化，并未纳入财政卫生支出的统计口径范围之内，因此并没有反映在表 4 中。换言之，该县政府财政补供方的支出存在着低估的可能。

芜湖县医疗卫生财政支出首先投向的是医疗保障，约占整个医疗卫生财政支出的一半以上；其次是公共卫生，占 10% ~20% ；之后是对基层医疗机构和公立医院的补贴，两者占比加总达到 20% ~30% 。这就是政府财政对于供方的直接投入，20% ~30% 的比例小于财政对于需方（即医疗保险）的补贴。由此可见，芜湖县财政采取了供需同补的模式。具体见表 8。

表 8　　芜湖县卫生事业政府财政投入流向（2007—2011 年）

	2007 年	2008 年	2009 年	2010 年	2011 年
一般财政支出（亿元）	6. 39	9. 26	12. 76	16. 43	22. 45
医疗卫生支出（亿元）	0. 32	0. 51	1. 05	1. 18	1. 83
医疗卫生支出占比（%）	4. 97	5. 46	8. 23	7. 20	8. 15
其中：医疗机构投入（亿元）	0. 11	0. 10	0. 39	0. 23	0. 72

续 表

	2007 年	2008 年	2009 年	2010 年	2011 年
占医疗卫生投入之比（%）	35.83	20.34	36.81	19.61	39.34
医疗保障投入	0.13	0.32	0.55	0.67	0.82
占医疗卫生投入之比（%）	42.22	62.54	52.06	56.80	44.81

资料来源：芜湖县一般预算收支决算总表（2007—2010 年）。2011 年数据由芜湖县财政局单独填表提供。

医疗保险投入是芜湖县财政卫生投入的重点，并且随着国家补助标准的提升，投入的绝对金额和比例也都随之增长。表 9 列明了芜湖县医疗保险投入的具体情况，其中新农合补助是医疗保险补助的最主要部分。城镇居民医保由于参保人数较少，相对的补贴数额也较少，但仍然处于逐年增长的趋势。城镇职工医保补助主要指财政对于行政事业单位职工和公务员的医疗补助。

表 9　　芜湖县社会医疗保险政府投入情况（2007—2010 年）　　单位：万元

	城镇职工[1]	城镇居民	新农合	合计[2]
2007 年	186	0	1009	1195
2008 年	898	142	1813	2853
2009 年	913	392	3124	2724
2010 年	1460	473	4383	6616

注：1. 城镇职工投入包括行政单位，事业单位和公务员医疗补助。

2. 此表中合计数不包含医疗救助投入，因此与表 3 中医疗保障投入数值不同。

芜湖县在本轮医改中一直强调财政投入的重要性，并且树立了供需同补的补偿模式。2007 年和 2008 年，芜湖县对于新农合和城镇居民医保的补助金额均未达到国家标准，尤其是城镇居民医保与国家标准相差较大。但在此之后，芜湖县加大了财政投入力度，2009 年新农合的补助标准已经超过了国家要求的人均最低 80 元的标准，达到了人均 99.5 元的水平。尽管城镇居民医保财政补贴水平仍未达到国家要求，但也远高于 2008 年的补助水平，距离国家标准仅差 1.2 元。2010 年，随着财政投入力度的进一步加大，芜湖县新农合和城镇居民医保报销均超过国家标准要求，分别达到人均 137.4 元和 143.3 元。

由于芜湖县采取供需同补的补偿模式，尤其在实行药品零差率销售之后，基层医疗卫生机构实行所谓“收支两条线”管理，政府对医疗机构的财政补助必然有所增加。2009 年之前，芜湖县财政对于医疗机构补助约占其卫生总投入的 20%。2009 年财政对于县级公立医院和基层医疗机构的投入都大幅增长，主要是包含了国家的专项投入。2010 年，由于基本药物零差率制度的推行，财政对于基层医疗机构的补助达到了 1634 万元。除了补偿由于药品“零差率”减少的 500 多万元药品收入外，还包括了基层医疗卫生机构的人员经费。在芜湖县出台的医改指导意见中，明确写明基层医疗机构的经常性收支补助和离退休人员经费原则上由县财政按规定予以补助。基层医疗卫生机构实施绩效工资所需经费、人员培训和人才招聘的相关经费也由县财政保障，并由省级财政统筹加以补贴。

在基层医疗机构的运营经费和人员经费之外，芜湖县财政按照基层医疗卫生事业单位年业务收入的 3% 计提医疗风险基金，列入年度预算，专门用于支付各单位购买医疗风险保险发生的支出或实际发生的医疗事故赔偿的资金。

除去列入财政预决算报表中的卫生投入，国家、省级和县财政对于基层医疗卫生机构的基本建设和设备购置还给予了专项补助。从表 10 可以看出，在 2009 年之后，芜湖县对于固定资产的投入大幅增长。2010 年芜湖县财政对于县级医院的投入，主要用于对县医院住院大楼的建设。2011 年芜湖县还启动了县公共卫生大楼的建设，财政全额投入 2500 万元（含设备配套 760 万元）。

表 10　　芜湖县财政对医疗卫生事业固定资产投入情况统计（2006—2011 年）　　单位：万元

	2006 年	2007 年	2008 年	2009 年	2010 年	2011 年
县以上单位	35.4	98.9	1102	4300	6701	2790
基层卫生院、社区中心	138	278	356	390	436	520
其中：设备	15	26	43	1228	1650	200
合计	173.4	376.9	1458	4690	7137	3310

资料来源：芜湖县财政局。

对于医疗机构的发展和奖励，芜湖县财政也单列资金予以支持。自 2010 年起，财政每年安排不少于 100 万元建立基层医疗卫生事业发展基金，列入

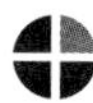

财政预算，并根据经济发展水平每年不少于20%递增，主要用于基层医疗卫生机构基础设施建设、设备购置和人员培训，促进镇卫生院和社区卫生服务中心全面达到规范化建设标准。同时每年拿出30万元建立基层医疗卫生机构奖励基金，由县级财政每年列入预算。奖励基金30万元中，12万元用于奖励镇卫生院，18万元用于奖励村卫生室。

（四）子长

2007—2010年，子长县对于医疗卫生的投入逐年递增，在2010年这一数字达到1.1亿元。该县的医疗卫生投入占财政支出的比例呈现波动态势。同芜湖县的情形相类似，表11中的数据并不包括子长县财政对于公立医疗机构固定资产投资的投入。

表11　　子长县政府卫生支出情况（2007—2011年）

	2007年	2008年	2009年	2010年	2011年
全县一般预算支出（亿元）	5.64	9.14	12.73	13.65	15.37
医疗卫生支出（亿元）	0.46	0.54	0.76	1.07	1.20
医疗卫生投入占比（%）	8.14	5.90	6.00	7.85	7.81
公立医院投入（亿元）	0.12	0.11	0.25	0.35	0.40
占医疗卫生投入之比（%）	11.11	10.52	22.89	33.13	33.45
基层医疗卫生机构投入（亿元）	0.05	0.07	0.11	0.19	0.23
占医疗卫生投入之比（%）	11.72	12.50	14.54	17.30	18.80
公共卫生（亿元）	0.04	0.07	0.06	0.14	0.18
占医疗卫生投入之比（%）	8.52	13.43	7.74	12.63	15.09
医疗保障（亿元）	0.23	0.26	0.29	0.29	0.30
占医疗卫生投入之比（%）	49.86	47.77	38.39	26.86	24.72

资料来源：子长县一般预算收支决算总表（2007—2011年）。

2010年，子长县财政投入的最主要流向是公立医院，占其总投入的33.1%；其次是医疗保障，占比为26.9%；基层医疗机构和公共卫生紧随其后，占比分别为17.3%和12.6%。由此可见，子长县财政对于公立医疗机构（包括公立医院和基层医疗机构）的投入占其医疗卫生总投入的一半。从数据上可以确切证明该县的财政补偿方式以“补供方”为主。尽管其财政决算支出逐年递增，但其递增幅度逐年缩小，2010年与2009年相比仅增长了7.2%。尽管财政对于医疗卫生的投入增长迅速，但对于各方投入都很紧张的子长县来说，这种高增长的大幅投入很难持续。

2007—2010年，子长县对于“需方”即医疗保障的投入占其总投入的比例呈下降趋势，虽然绝对数额在这几年中维持在一个稳定的水平，但随着医改以来财政对于医疗卫生投入的大幅增加，医疗保障政府投入并未随之增加。简言之，医疗保障体系没有成为该县财政投入的重点。

表12详细列明了子长县财政对于医疗保险投入的具体金额。县财政对于城镇职工医保的投入，主要用于缴纳行政事业单位人员的医疗保险，同时也包括对于关闭破产企业、国有困难企业和集体企业退休人员和职工的缴纳。城镇居民医保在2008年后实行市级统筹，县财政投入呈逐年下降趋势。该县财政对于新农合的投入随着国家标准的提高而逐年增加，2010年，新农合财政补贴成为财政在医疗保险投入方面的最主要部分。

表12　　子长县社会医疗保险政府投入情况　　单位：万元

	城镇职工	城镇居民	新农合	合计
2007年	1466	150	672	2288
2008年	1354	90	1100	2544
2009年	1437	60	1227	2724
2010年	790	10	1835	2635
2011年	980	65	631	1676

资料来源：子长县一般预算收支决算总表（2007—2011年）。

值得注意的是，除2007年外，子长县财政对于新农合的补助均未达到国家规定的标准。2010年，该县新农合人均参保补助额度较国家规定标准少10元，财政投入总额上缺少约170万元。城镇居民医保于2008年实行（延安市）市级统筹，县级财政的补助支出相对较少。子长县医疗救助也存在同样的情况。按照《关于深化医药卫生体制改革2010—2011年工作的实施计划》的要求，子长县财政预算每年要安排不少于500万元的医疗救助资金。但2008—2010年子长县实际用于医疗救助的金额均少于500万元。

“补供方”是子长县医疗卫生投入的重点，其财政补助资金的一半都用于对公立医疗机构的补助，这还不包括固定资产投入。医改后，该县各级公立医疗机构严格执行“收支两条线”的管理模式，公立医院机构的人员工资由差额补贴改为全额预算。医院正常运转、基础设施建设所需经费、设备更新和人才培养等各项费用也列入全额预算。

子长县实施药品零差率后，2008—2009 年两年政府为县医院累计投入了药品差价补贴 976 万元。2007 年未实行零差率时，县医院药品销售结余为 48.4 万元。而实行药品零差率后，2009 年，县医院自身的药品销售结余为负值。与此同时，政府财政按照药品销售金额的 15% 给予的药品差价补贴高达 569 万元，即便我们考虑到药品损耗这一因素，这一补贴金额也远高于实行药品零差率之前的药品销售结余。由此可推断，在实施“药品零差率”政策之后的头两年，即 2008—2009 年，县人民医院药品销售收入不降反增。药品零差率政策的实施并不能如政策设计者所愿，降低医疗机构通过出售药品来谋取利润最大化的激励，而医疗机构“以药养医”的格局也不会随之而改变。子长县政府也认识到按照药品销售金额的 15% 给予财政补贴，一定程度上诱导了公立医院的过度用药，2012 年开始，将补贴方式改为定额补贴，财政每年定额补贴 300 万元给县人民医院作为药品零差价补助。

在人员补贴方面，根据子长县财政局 2010 年 10 月提供的数字，自 2008 年医改以来，截至 2010 年 10 月，县财政共为县医院人员工资提供补贴累计大约 2588 万元，其中津补贴 966 万元，奖励资金 350 万元。

另外，子长县财政还对县医院的固定资产提供了大量投入，而该项投入并未反映在子长县的财政预决算报表的医疗卫生投入一栏中。2008—2010 年县财政对于县医院的固定资产投入逐年增加，至 2010 年，达到 1184.8 万元。2006 年至 2010 年 6 月，子长县财政对于县医院的固定资产投入总计 2774.9 万元。

最后，为了减轻公立医院的负担，子长县财政还承担了公立医院 1941 万元的债务，由财政分 3 年还清。

（五）昌图

2006—2010 年，昌图县医疗卫生领域的财政投入分别为 4050 万元、6912 万元、9316 万元、17491 万元、14732 万元。其中，2009 年医疗卫生投入特别高，主要是当地困难企业职工参加医保补助和县医院住院大楼建设两大项目，获得了上级一次性专项转移支付7000多万元。按照增长率来看，2007—2009年分别为70.7%、34.8%、87.8%，由于2009年基数过高，2010年的增长率是下滑的。按照医疗卫生投入占财政总支出的比重来看，2006年为6.37%，其后四年均接近或超过7.5%（见表13），高于全国医疗卫生投入占财政支出的比例（5%~6%）。

表13　　昌图县卫生事业政府财政投入流向（2006—2011年）

年份	2006	2007	2008	2009	2010	2011
全县财政支出（亿元）	6.36	8.91	11.84	16.39	19.77	21.93
医疗卫生支出（亿元）	0.41	0.69	0.93	1.75	1.47	2.41
医疗卫生投入占比（%）	6.37	7.75	7.87	10.67	7.45	10.98
其中：医疗机构投入（亿元）	0.07	0.20	0.21	0.43	0.31	0.32
占医疗卫生投入之比（%）	16.9	29.5	22.1	24.7	21.1	13.4
医疗保障投入（亿元）	0.29	0.42	0.63	1.16	0.92	1.56
占医疗卫生投入之比（%）	72.4	60.9	67.3	66.5	62.3	64.9

资料来源：根据昌图县调研中获取资料整理所得。

2006—2010年，昌图县职工基本医疗保险、新农合、城镇居民医保的个人和企业缴费的统筹部分，分别达到1171万元、2727万元、3015万元、5919万元、6420万元。按照国际通行的概念，这部分资金也可视作医疗卫生领域的广义政府性投入。从其增速看，这部分资金在2006—2009年成倍增长，2010年开始趋于稳定。

对政府卫生投入结构进行分析也可以获得很多信息。首先，昌图县近几年来医疗卫生支出大幅增加是因为来自上级转移支付的大幅增加①。2006—2010年，上级专项转移支付占医疗卫生总投入的比重分别达到48.9%、44.3%、50.2%、73.0%、60.9%。可以看出，如按照2009年、2010年的情况，上级专项转移支付是昌图县医疗卫生投入资金的主要来源。

其次，如果我们将医疗卫生投入分为“补需方”（医疗保障）、“补供方”

① 调研中得知，县级政府无法区分资金是来自中央、省还是市，因此一般只能认为转移支付是来自上级。从实际情况来看，上级转移支付的资金主要是来自于中央政府。

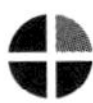

（县、乡、村三级医疗机构）、公共卫生服务和其他四个部分，则可以看到“补需方”的占比最大，2006—2010 年分别达到 72.4%、60.9%、67.3%、66.5%、62.3%；“补供方”和公共卫生服务的占比不相上下，2006—2010 年“补供方”占比分别达到 16.9%、29.5%、22.1%、24.7%、21.1%，公共卫生服务占比分别达到 24.8%、14.5%、11.5%、10.1%、20.2%。不同年份两者排序不同，主要是一些年份存在一次性的、金额较大的基建或购买医疗设备项目。

（六）五县政府卫生投入情况对比

表 14 是神木、沭阳、芜湖、子长和昌图五县 2011 年政府卫生投入的方向及金额。从表 14 中可以看出，就财政投入方向而言，神木、沭阳和昌图是比较典型的“补需方”模式，投入医疗保障的资金远远大于投向医疗机构的资金。神木和沭阳的医疗服务市场均以民营医院为主，昌图大部分乡镇卫生院交由社会委托经营，从而无须政府承担公立医疗机构的基建、设备、人员经费。尽管这种医疗服务供给格局减少了对财政资金的需求，但政府在履行医疗保障筹资责任上并没有缺位，将大量资金投向了医疗保险。芜湖是“供需同补”的模式。基本药物制度实施后，全县所有医疗机构均实施药品零差率销售，财政对医疗机构的药品补差占了很大比重。由于在基层医疗机构中实施“收支两条线”的政策，财政还承担了基层医疗机构的日常运转支出和人员支出。这都使得财政投入中流向供方的资金所占比重较高。子长是非常明显的“补供方”模式。自 2008 年 6 月开始医改以来，与芜湖县的做法类似，子长对县级公立医院和基层医疗机构都实行了“收支两条线”，公立医疗机构的人员经费、固定资产更新、基础设施建设等都要由财政兜底。除此之外，该县自 2009 年开始实施的药品零差率政策，使医疗机构严重收不抵支，为弥补其运营成本，包括补足其因为实行药品零差率而损失的药品收入，成为财政投入的一个主要方向。

表 14　　2011 年五县政府卫生投入情况对比

	神木	沭阳	芜湖	子长	昌图
政府医疗卫生投入占财政支出比重（%）	7.1	5.9	7.3	7.8	11.0
投入总量（亿元）	3.20	5.01	1.83	1.20	2.41

续 表

	神木	沭阳	芜湖	子长	昌图
其中：投入需方（亿元）	2.30	3.89	0.82	0.30	1.56
投入供方（亿元）	0.50	0.45	0.72	0.63	0.32
“补需方”所占比重（%）	71.9	77.6	44.8	24.7	64.9
“补供方”所占比重（%）	12.7	9.1	39.3	52.3	13.4
投入量占 GDP 比重（%）	0.4	1.0	1.2	1.8	1.0

四、五县医疗保障制度

（一）神木

2009 年 3 月 1 日起，神木县开始实施所谓的“全民免费医疗”。如前所述，神木县建立的本质上仍是社会医疗保险制度，参保者须缴费。它的特殊性在于，住院阶段的补偿比率远远高于国内其他地区。但本节依照当地的习惯，仍称之为“全民免费医疗”。

2008 年 1 月，神木县成立了康复工作委员会，统筹全县的“全民免费医疗”工作，委员会办公室（简称“康复办”）设在县卫生局，在职能界定上属于卫生局内设机构①，主要负责全民免费医疗工作的政策制定、工作指导与协调、全民免费医疗基金的管理使用以及全民免费医疗经办机构和医疗机构的考核等工作。县医保办（负责城镇职工医保）和合疗办（负责城镇和农村居民医保）为“全民免费医疗”的具体实施单位。其中最主要的工作是扮演“付费者”的角色。

“全民免费医疗”资金主要由县医保办收缴的城镇职工医保基金、县合疗办收缴的城乡合作医疗基金、县财政拨付的资金以及社会募捐的资金组成。需要指出的是，自“全民免费医疗”实施以来，城镇职工住院补偿资金几乎完全由财政拨付资金支付，城镇职工医保基金绝大部分结余②，成为沉淀

① 需要指出的是，康复办作为卫生局内设机构，而不是归属于社保局，存在一定的制度设计缺陷。

② 城镇职工县外住院费用，神木县康复办按照其“全民免费医疗”县外住院补偿政策报销之后（平均补偿率在 54% 左右），社保中心会按照城镇职工住院补偿政策再进行二次报销。因此，实施“全民免费医疗”制度以来，神木城镇职工医保统筹基金绝大部分结余。

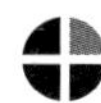

资金。

公务员和城镇职工依然按照城镇职工医保制度缴费，而参加城乡合作医疗的农村居民和城镇居民个人缴费为10元。

需要指出的是，神木“全民免费医疗”目前还仅覆盖住院、门诊和慢性病的费用。对于普通门诊，凡在定点医疗机构及定点药店就诊和买药的，农民和城镇居民每人每年可获得限额100元的门诊补贴。而参加城镇职工医保的城镇职工（含公务员）则继续执行城镇职工医保个人账户制度。

神木“全民免费医疗”制度覆盖范围共分为三部分，分别为门诊、慢性病和住院治疗。关于门诊费用，办法明确规定：“凡缴纳合作医疗基金的城乡居民均可享受每人每年100元门诊医疗卡待遇；干部职工医疗卡资金按《神木县城镇职工基本医疗保险制度实施办法》规定从收缴的基金中直接划入；老红军、离休人员、二等6级以上伤残军人门诊医疗费用（定点医院）全额报销。”

慢性病则实施全年限额报销制度，共规定了23个种类的慢性病。慢性病资格需符合相关规定，并由慢性病专家评审组定期组织评审。对确定为慢性病的患者，由医保办、合疗办发给慢性病门诊专用处方或治疗相关证书。

住院治疗补偿制度是神木“全民免费医疗”制度的核心，也是其中最为复杂的部分。首先其实行住院报销起付线制度，在神木县境内定点医疗机构住院，规定报销起付线为乡镇医院每人次200元，县级医院每人次400元。起付线以下住院医疗费用患者自付，起付线以上费用在规定范围内的予以全额报销，每人每年累计报销医药费封顶线为30万元。其中住院全额报销范围包括：①一般检查费、治疗费、药费、手术费、普通床位费、护理费；②安装人工器官、器官移植等特殊检查、治疗费和材料费。其中的药品费用，除单病种付费情况下对药品不作规定以外，其他付费模式下，只有纳入《陕西省基本医疗保险和工伤保险药品目录》中的药品才给予全额报销。

患者在神木县境外医院住院治疗的，就诊前需按程序报县医保办或合疗办备案；属于急诊的，规定应在就诊3日内及时报告。到县境外定点医院治疗的，自付起付线为3000元，各种检查费由患者自付，符合上述范围的医药费按70%比例给予报销。这一规定意在鼓励患者在县域内医疗机构治疗，以防止医疗费用失控。

2009年全民免费医疗实施之初，神木县政府对县城内的10家医院按照人员情况、设备设施、科室设置、房屋情况等6项指标，对各医院打分排名，得分排名前7位的医院成为定点医院，其中除县人民医院是公立医院外，其余6家定点医院皆为民营医院。当时7家医院的床位为1243张。21家乡镇卫生院也同时被确定为定点医疗机构。此外，还选择了县内5家县级药店作为定点药店。

县域外选择了6家北京的医院、5家陕西省省级医院和5家市级医院作为定点医院。神木县康复办并没有和这些县外定点医院签署定点协议，只是自己规定患者只有在这几家医院发生的住院费用才能报销。

2010年和2011年，在考评的基础上分别确定了县内8家和13家医院作为县内县级定点医院。对于定点医疗机构，制定了相应的考核管理办法，明确规定违反相关规定情节严重者，将取消其定点资格。

（二）沭阳

1. 城镇职工医保。沭阳县城镇职工医保制度始于2000年1月1日。在沭阳县城镇职工医保的缴费方面，《关于调整城镇职工基本医疗保险有关政策的意见》中规定：对一般参保者而言，参保者个人按本人工资的2%缴纳，用人单位按照职工工资总额的7%缴纳，个人缴费全部计入个人账户，单位缴费的30%计入员工个人账户，剩下70%计入统筹账户。政府部门各单位还将为在职公务员额外缴纳个人工资总额的3%作为补充医疗保险，计入个人账户；对于灵活就业人员，则按照该县上一年在职职工平均工资的9%由个人缴纳。除以上缴费之外，个人与用人单位还要每年各出60元，作为员工的大病补充医疗保险，灵活就业人员全部自筹。自2007年以来，沭阳县城镇职工医保参保率呈逐年稳步增长趋势，2010年全县城镇职工参保率为89.7%。

表15反映出近年来城镇职工医保住院报销水平。沭阳县城镇职工医保的实际住院报销补偿比例略高于全国平均水平①，达到67%左右，这说明该项医保基本能够发挥分摊民众医疗卫生费用风险的职能，住院起付线近年来稳中有降，2010年住院报销封顶线15万元，也明显超过了医改方案所要求的

① 2008年年末，由卫生部组织的“第四次国家卫生服务调查”报告了三项医疗保险在住院服务上的支付报销比例，其中城镇职工为63.2%，城镇居民为49.3%，新农合为33.7%。

“达到当地居民年平均收入的 6 倍左右”（当年该县在岗职工年平均工资 23454 元①）。

表 15　　沭阳县城镇职工医保住院费用报销情况（2007—2011 年）

	2007 年	2008 年	2009 年	2010 年	2011 年
住院费用起付线[1]（元）	300/600/900	300/600/900	300/600/900	200/400/600	200/400/600
住院费用封顶线（万元）	7	10	10	15	15
实际住院报销比例（%）	66.9	67.4	67.1	67.3	69.4

注：1. 所列标准从低到高依次为一级医院、二级医院、三级医院的起付线。
资料来源：沭阳县社保局提供数据。

在住院报销比上，沭阳县县内二级医院、乡镇医院以及县外医院的实际住院报销比均为 65% 左右，差异并不明显，而我们也看到在沭阳县《关于印发调整沭阳县城镇职工基本医疗保险有关政策意见》的文件中，并未就县内就医和县外就医的医保目录内的报销比例做出差异化规定。

2. 新农合。沭阳县新农合启动于 2003 年 10 月，是宿迁市最早开始新农合的试点县。自新农合制度实施以来，沭阳县新农合参保率逐年提高，截至 2010 年，全县户籍人口参保率已达到 99.75%，基本实现了应保尽保。

沭阳县新农合人均筹资水平逐年提高，国家对参保者的缴费补助也呈现跨越式提高，2009 年为每人每年补助 80 元，2010 年为 120 元，2011 年这一标准提高到 200 元，即目前沭阳县新农合人均筹资水平已经达到了每人每年 230 元的水平，紧跟国家新农合的政策调整。此外，对于由政府核准的农村低保户、困难户和五保户，确实存在缴费困难的，可以向民政部门申请由医疗救助资金中拨付代缴。

沭阳新农合的住院费用报销情况，如表 16 所示。沭阳县新农合住院病人的实际住院报销比在 2008 年已经超过了 40%，而同期全国新农合平均住院实

① 参见《2010 年沭阳县国民经济与社会发展统计公报》，沭阳县统计局，2011 年 3 月 24 日：http：//www.jssb.gov.cn/jstj/djgb/sxndtjgb/201104/t20110428_ 115181.htm。

际报销水平只有33.7%①。

表16　　沭阳县新农合住院费用报销情况（2007—2011年）

	2007年	2008年	2009年	2010年	2011年
住院费用起付线[1]（元）	300/500/1000/1500	300/500/1000/1500	300/500/1000/2000	300/500/1000/1500	200/400/800
住院费用封顶线（万元）	5	8	8	12	12
实际住院报销比例（%）	32.6	44.8	55.4	45.3	52.5

注：1. 起付线标准由低到高依次为定点一级医院、二级医院、县外市内三级医院、市外三级医院；2011年由低到高依次为定点一级医院、二级医院和三级医院。

资料来源：沭阳县新农合年度报表（2007—2011年）。

3. 城镇居民医保。2007年7月，沭阳县将未纳入城镇职工医保和新农合的其他非从业城镇居民全部纳入了城镇居民医保。自2008年这一制度正式实施以来，沭阳县城镇居民医保参保率基本稳定，截至2010年年末，该县共有11.4万名居民办理了参保手续，参保率达98.4%。

沭阳县城镇居民医保的筹资包括两部分，一部分是个人缴费部分，另一部分是国家对参保人的财政补贴。近年来国家对城镇居民医保参保者的保费补助逐年增加，沭阳县2010年为城镇职工医保参保者每人每年补120元，2011年提高到200元。同样，对于由政府核准的城市低保户、困难户，确实存在缴费困难的，可以向民政部门申请由医疗救助资金中拨付代缴。

表17反映了城镇居民医保的保障水平。2010—2011年实际住院报销比例达到了50%以上。

表17　　沭阳县城镇居民医保住院费用报销情况（2007—2011年）

	2007年	2008年	2009年	2010年	2011年
住院费用起付线[1]（元）	300/500/1000	300/500/1000	300/500/1000、2000	200/400/600	200/400/600

① 卫生部卫生统计信息中心编，《2008中国卫生服务调查研究：第四次家庭健康询问调查分析报告》，中国协和医科大学出版社，2009年，第10页。

续 表

	2007年	2008年	2009年	2010年	2011年
住院费用封顶线（万元）	6	6	10	10	12
实际住院报销比例（%）	37.4	35.9	46.5	52.3	50.3

注：1. 由低到高依次为定点一级医院、二级医院、三级医院。2009年县外市内起付线为1000元、市外医院起付线为2000元。

资料来源：沭阳县社保局提供数据。

（三）芜湖

1. 城镇职工医保。2001年11月，芜湖县政府通过出台《芜湖县城镇职工医疗保险改革实施细则（暂行）》，将县、乡（镇）两级享受公费医疗的单位及其职工全部纳入城镇职工医保，标志着芜湖县城镇职工医保的正式启动。2006年以来，芜湖城镇职工参保率逐年上升，到2010年已经达到99%。

芜湖县城镇职工医保基金主要由统筹基金和个人账户两部分组成。对于一般参保人员来说，医疗保险费由用人单位按照在职职工上年度工作总额的8.5%缴纳，退休人员不缴纳基本医疗保险费。在职职工个人缴纳的基本医疗报销费全部计入个人账户，用人单位为职工缴纳的基本医疗保险费按年龄分段计入个人账户：在职职工以个人缴费工资为基数，30岁以下的计入2.4%；31～45岁的计入3%；45岁以上的计入3.3%；退休（职）人员按本人养老金的3.5%计入个人账户。城镇灵活就业人员以个人身份参保，基本医疗保险费缴费比例以全市上年度职工月平均工资为基数，设立三档缴费标准，由参保人员进行选择，其中，按10.5%（用人单位缴纳8.5%、个人缴纳2%）比例缴纳的，建立个人账户；按7.5%比例缴纳的，不建立个人账户，享受住院医疗待遇；按4.5%比例缴纳的，享受大病医疗待遇。

表18反映了近年来芜湖县城镇职工医保的保障水平。从表18中可以看出，芜湖县城镇职工参保者住院实际报销比例始终维持在65%以上。2007—2010年，芜湖县城镇职工住院报销封顶线并无变化，均为15万元。起付线在不同级别医疗机构首次住院标准不同，二次住院报销起付线标准线相同。

表 18　　芜湖县城镇职工门诊慢病、住院医保报销标准（2007—2011 年）

			2007 年	2008 年	2009 年	2010 年	2011 年
门诊慢病报销封顶线（万元）			15		15	按病种限额结算	
住院费用封顶线（万元）			15	15	15	15	15
住院报销起付线（元）	首次[1]	1 级	400/300	400/300	400/300	400/300	400/300
		2 级	500/400	500/400	500/400	500/400	500/400
	二次		200	200	200	200	200
住院实际补偿比例（%）			66. 9	75. 1	69. 6	71. 4	70. 2

注：1. 首次住院起付线：斜杠前面的是在职职工的起付线，斜杠后面的是退休职工的起付线。

2011 年住院实际补偿比例为截至 2011 年 11 月 16 日的数据。

2. 新农合。芜湖县新农合制度启动于 2007 年。2010 年芜湖县新农合基金人均筹资 150 元。农民以户为单位，每人每年缴费 30 元，中央、省、县财政按当年实际参合人数每人 120 元的标准予以补助。这一筹资水平将于 2012 年达到 300 元，其中，每人缴费标准为 50 元，中央和省、县财政补助 250 元（县财政增加补助 10 元）。芜湖县新农合参合率自 2007 的 86. 7% 已迅速提高至 2010 年的 98. 4%。

表 19 反映了芜湖县新农合的保障水平。从 2007 年起，住院费用封顶线已经由 3 万元上升至 8 万元。2007—2010 年，芜湖县新农合参保者住院实际报销比例和门诊实际报销比例均呈稳步提高趋势，但两者均低于 50%。

表 19　　芜湖县新农合门诊、住院医保报销水平（2007—2011 年）

	2007 年	2008 年	2009 年	2010 年	2011 年
门诊报销封顶线（元）	3000	3000	3000	3000	3000
住院费用封顶线（万元）	3	5	5	8	10
住院报销起付线（元）	100	100	100	140	140
住院实际补偿比例（%）	29. 2	41. 3	43. 4	40. 3	48. 8

资料来源：新农合开展状况调查表（2007—2011 年）。

3. 城镇居民医保。2007 年 7 月，芜湖县人民政府通过出台《关于印发芜湖县城镇居民医疗保险暂行办法的通知》，标志着芜湖县城镇居民医保的正式启动。

目前，芜湖县城镇居民医保的覆盖人群主要包括：本县境内未纳入城镇

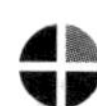

职工医保制度覆盖范围内的在校学生、18 岁以下非在校居民和其他非从业城镇居民，以及被征地农民。城镇居民医保参保筹资标准为每人每年 280 元，其中城镇居民个人缴纳 160 元，财政补助 120 元（中央财政补助 60 元 + 省财政补助 45 元 + 县财政补助 15 元）。对城镇居民最低生活保障的“三无人员”、重症残疾人员、重点优抚对象，其个人缴费部分由县财政全额承担。2007 年以来参保率逐年上升，2010 年达到 99.5%。关于参保者近年来门诊慢病和住院费用的报销标准详见表 20。

表 20　芜湖县城镇居民门诊慢病、住院医保报销标准（2007—2011 年）

		2007 年	2008 年	2009 年	2010 年	2011 年
门诊慢病报销封顶线[1]（元）	Ⅰ类	1000/2000	2000/3000	2000/3000	2000/3000	2000/3000
	Ⅱ类	所有费用报销所得，不超过当年封顶线				
住院报销封顶线[2]（万元）		8/4	5	9	9	9
住院报销起付线（元）	1 级	300	300	100	100	100
	2 级	400	400	200	200	200
	3 级	500	500	400	400	400
住院实际补偿比例（%）		36.3	38.5	51.5	51.2	NA[3]

注：①2007 年度Ⅰ类慢性病患单个疾病基金支付限额为每年 1000 元，患多个疾病的，每增加一种疾病，基金支付限额每年增加 200 元，最多不超过 2000 元；2008 年度及以后，Ⅰ类慢性病患单个疾病基金支付限额为每年 2000 元，患多个疾病的，每增加一种疾病，基金支付限额每年增加 200 元，最多不超过 3000 元。

②2007 年度，全日制学校在校学生和 18 周岁以下非在校居民，一个结算年度内发生符合报销规定的医疗费用，累计不超过 8 万元，其他城镇居民累计不超过 4 万元；其他年度封顶线不再区分。

③由于芜湖县城镇居民医保以每年 10 月 1 日至次年 9 月 30 日为一个参保年度，因此 2011 年住院实际补偿比例尚不可得。

（四）子长

1. 城镇职工医保。2001 年，子长县出台了《子长县城镇职工基本医疗保险实施（试行）办法》，开始开展城镇职工医保工作。2010 年，根据《延安市城镇职工医疗保险市级统筹实施方案》，延安市走向市级统筹。

经过十余年的发展，子长县已形成了以基本医疗保险为主体，以公务员医疗补助、大额医疗补助、企业补充医疗保险及离休人员医疗保障为补充的城镇职工医保制度。其中，基本医疗保险由统筹基金和个人账户两部分组成。

对于一般参保人员来说，医疗保险费由用人单位按照在职职工上年度工资总额的6%缴纳，对退休职工按上年度退休金总额的8%缴纳（其中，财政供养全额单位参保人员的医疗费用由医疗保险办公室根据各单位参保人员基本医疗保险费的标准基数一并汇总上报至财政局，并于年初由财政局按预算一次性将医疗保险费划拨至医疗保险办公室；对于企业、差额、自收自支事业单位的参保人员，其城镇职工医保统筹基金的费用则由单位缴纳）；职工个人按本人上年度年工资总额的2%缴纳，并全部计入个人账户。单位缴纳部分的27%划入个人账户。具体划分比例为：退休人员按本人上年度退休金的4.5%划入个人账户；45岁（含）以上在职人员按本人上年度工资总额的3.5%划入个人账户；45岁以下在职人员按上年度工资总额的3%划入个人账户。对于灵活就业人员和非正规就业人员参加基本医疗保险办法，采取由个人缴费将其纳入基本医疗保险或通过职业介绍中心统一代办的方式进行。对于困难企业退休人员，子长县已于2007年将其纳入城镇职工医保。

子长县城镇职工在不同级别的医院住院的报销标准和住院实际补偿率具体见表21。

表21　子长县城镇职工门诊、住院医保报销标准（2006—2011年）

		2006年	2007年	2008年	2009年	2010年	2011年
门诊报销封顶线（万元）		5.0	5.0	10.0	10.0	10.0	NA
住院费用封顶线（万元）[1]		4.0	4.0	7.4	7.4	33.6	37.7
住院报销起付线（元）[2]	1级	471	400	400	400	400	400/200/100
	2级	659	500	500	500	500	500/300/200
	3级	848	700	700	700	700	700/500/300
住院报销比例（%）[3]	1级	92	92	92	92	92	92~96
	2级	90	90	90	90	90	90~94
	3级	87	87	87	87	87	88~92
住院实际补偿比例（%）		54.3	56.0	76.0	75.3	75.7	77.9

注：1级、2级、3级指代一、二、三级医疗机构。

1. 2010年住院费用封顶线33.62万元，包括住院统筹报销封顶线23.62万元和大病保险封顶线10万元；2010年12月市级统筹后，2011年住院报销封顶线执行延安市标准37.72万元，其中基本医疗报销封顶线17.71万元、大病保险报销封顶线10万元、特大病保险报销封顶线10万元。

2. 2011年1级、2级、3级住院报销起付线由高到低分别为首次、第二次、第三次住院报销起付线标准。

3. 2011年1级、2级、3级住院报销比例根据参保者缴费年限报销比例不同。

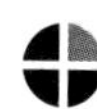

2. 新农合。子长县新农合工作启动于2005年，并以县为单位统筹。起初，新农合医疗基金管理实行大病统筹资金与健康储蓄相结合的办法，至2009年取消健康储蓄金后，新农合基金改由住院补偿金、门诊补偿金、风险基金三部分组成。其中，住院补偿金占全年基金总量的77% ~80%，主要用于大病统筹和规定的特殊慢性病补助；门诊补偿金占全年基金总量的20%，用于门诊统筹补助；风险金占3%左右。2010年子长县农民参合比重为87.7%。

子长县新农合门诊报销封顶线在2010年为30元，住院费用封顶线由2006年的5000元提高到2010年的3万元；住院报销比例范围由30% ~80%提高到40% ~85%，包括住院实际补偿率，详见表22。

表22　子长县新农合门诊、住院报销标准（2006—2011年）

		2006年	2007年	2008年	2009年	2010年	2011年
门诊报销封顶线（元）					20	30	30
住院费用封顶线（万元）		0.5	1.0	1.0	1.5	3.0	5.0
住院报销起付线（元）[1]	省级	600	1000	1000	3500/5000	3500/5000	4000/5500
	市级	600	600	600	300/600/800/1000	400/500/800	400/650
	县内	100/200	100/200	100/200	80/150/300	80/300	100/300
住院报销比例（%）	最低报销比例	40	30	30	40	40	40
	最高报销比例	80	70	75	80	85	85
住院实际补偿比例（%）		36.4	41.1	30.9	34.3	41.0	45.4

注：1. 2006—2008年县内住院报销起付线的标准为：乡级100元、县级200元。2009年住院报销起付线：省二级医院3500元、省三级医院5000元；市中医院300元、市医院800元、延大附属医院1000元、其他市医院600元；县中医院以及各乡镇卫生院80元、妇幼保健所150元、县医院300元。2010年住院起付线：省二级医院3500元、省三级医院5000元；市人民医院500元、延大附院800元、其他市医院400元；县妇幼保健所、县中医院及其各乡镇卫生院80元、县医院及县康复医院300元。2011年省级定点三级、二级医院住院分别设为5500元、4000元，一律不设起付线；市级定点医院三级、二级医院起付线分别不低于650元、400元；县级定点医院起付线不低于300元；乡级医疗机构住院补助执行分段报销办法，合规费用在300元以下的，取消起付线，按乡级门诊统筹报销比例报销，纳入住院统筹基金统计。合规费用300元以上，设置不低于100元起付线。

资料来源：子长县新农合农村合作医疗实施办法（2006—2011年）。

3. 城镇居民医保。2007年，子长县在全市率先启动实施城镇居民医保工作，根据新农合的参保标准①，初步建立了以大病统筹为主的城镇居民医保制度，2008 年延安市对城镇居民医保实行了市级统筹。

经过 4 年的发展，子长县城镇居民医保逐步形成了“社区 + 村委 + 学校”的参保经办模式，同时将未就业大学生和下岗职工也纳入了居民医保。其基金征缴标准为每人每年 260 元，其中城镇居民个人缴纳 120 元，财政补助 140 元（中央财政补助 40 元 + 省财政补助 20 元 + 市、县区财政补助 80 元）。对于城镇居民中享受低保的人员和低收入家庭 60 周岁以上的老人个人缴纳 60 元，其余由各级财政按比例提高补助金额。

表 23 分别列示了近年来子长县城镇居民医保的报销标准和保障水平。城镇居民医保参保者住院实际报销比例由 2007 年的 30.9% 上升到 2010 年的 47.2%。城镇居民医保门诊实际报销比例 2010 年达到 69.8%。

表 23　　子长县城镇居民门诊、住院报销标准（2007—2011 年）

		2007 年	2008 年	2009 年	2010 年	2011 年
门诊报销封顶线（万元）		0	4	4	4	4
住院报销封顶线（万元）		1	成人：4 学生/儿童：7	成人：4 学生/儿童：7	成人：4 学生/儿童：7	成人：4 学生/儿童：7
住院报销起付线[1]（元）	乡镇卫生院	0	200	200	200/200/200	200/200/200
	1 级	100	400	400	400/200/100	400/200/100
	2 级	200	500	500	500/300/200	500/300/200
	3 级	600	700	700	700/500/300	700/500/300
住院报销比例（%）	乡镇卫生院	0	85	85	85	85
	1 级	80	80	80	80	80
	2 级	60	70	70	70	70
	3 级	40	60	60	60	60
住院实际补偿比例（%）		30.9	45.6	45.4	47.2	47.9

注：1. 2010—2011 年住院报销起付线由高到低依次为第一次、第二次、第三次住院报销起付线水平。

① 《子长县农村合作医疗暂行办法》。

（五）昌图

1. 城镇职工医保。铁岭市城镇职工医保自2001年开始启动，为市级统筹。目前，昌图县职工医保缴费水平为职工个人缴纳工资收入的2%，用人单位缴纳在职职工工资总额的7%。与全国一样，昌图县职工医保实行统账结合的模式，但其个人账户的设置比例有其特点：45周岁以下（含45周岁）按本人缴费工资的3%（含个人缴费）划入个人医疗账户，46周岁至退休前按本人缴费工资的3.5%（含个人缴费）划入个人医疗账户，退休人员按本人退休金4%划入个人医疗账户。

自启动开始，铁岭市即要求行政事业单位都要统一参加职工医保。目前，昌图县的行政事业单位均已按要求不享受公费医疗，参加职工医保。不过，由于事业单位的复杂性，部分事业单位工作人员在较长时期内未能参加职工医保，也未能享受到其他类型医疗保障，典型的有此次调研的乡镇卫生院工作人员。2007—2009年，昌图县加大财政投入力度，突击解决了一批事业单位职工参加职工医保问题。

针对一些特殊群体，昌图县职工医保还建立了单建统筹制度，此制度下的基金单独立账，不与其他类资金混用。昌图县参加单建统筹制度的人员主要是灵活就业人员、失业人员、农民工、困难企业退休人员。2010年此类人员共计2.5万人，其中退休人员为1.3万人。按2005年出台的《铁岭市城镇灵活就业人员医疗保险暂行办法》规定，灵活就业人员可以选择按社会平均工资9%缴费，实行统账结合制度，也可选择按社会平均工资5%缴费，仅享受统筹基金报销待遇。调研中了解到，灵活就业人员参保的基本上都选择了单建统筹制度。按2006年出台的《铁岭市关于农民工参加基本医疗保险有关问题的通知》规定，用人单位以铁岭市上一年社会月平均工资为缴费基数，按3%的比例逐月缴纳医疗保险费。其中2.5%为医疗保险统筹基金，用于支付住院医疗费用；0.5%作为大额医疗保险互助资金，用于支付超过医疗保险统筹基金最高支付限额部分费用，农民工本人不再另行缴费。不过，与正常的职工医保不同，农民工参保待遇仅在缴费当年享有，不缴费则不能报销医疗费用。2008年出台的《关于做好全市困难企业退休人员参加基本医疗保险工作的通知》规定，应多方筹集资金，确保在当年完成国有、集体困难企业退休人员参加单建统筹职工医保的工作。每位退休人员须补缴10年费用参保，按2008年社会平均工资为7743元（政府40%，企业60%）。昌图县在2009年、2010年分别获得中央财政5064万元、1009万元专项转移支付，完成了国有退休人员8655人，集体退休人员5000余人的参加职工医保工作。

昌图县近年来在提高职工医保报销比例、方便异地就医人员报销程序、职工医保的异地转移接续等方面做了大量工作。统筹基金部分承担住院治疗、部分慢性病的医疗费用，对于不同年龄的病人要求的自付比例略有差异。目前住院费用目录内最高报销比例为82%，最低为52%，如按住院总费用计算，在职人员平均报销比例为60%，退休人员为65%。

医保中心与医疗机构的结算主要采取人均次费用、单病种、项目结算等方式。所谓人均次费用结算，即是对符合人均次结算规定的参保就医人员，病人按照文件规定的比例承担自付部分，剩余部分由医保中心按每人次三级医院3500元、二级医院2500元、一级医院1900元的标准，与医疗机构直接结算。在特定情况下，这些标准可由医疗机构与医保机构谈判得以放宽。对于一些特殊疾病，采取单病种定额结算办法，即根据病情和不同的医疗需求，确定不同的住院医疗费用统筹基金的支付标准，如急性脑出血6500元、病毒性肝炎7000元、再生障碍性贫血和白血病9000元。对于各种肿瘤的手术治疗、重度烧烫伤、各种介入治疗、应用立体定向放射治疗等重大疾病的治疗措施，统筹基金按实际发生额和政策规定比例与医院结算，个人相应支付自负部分。据昌图县社保中心介绍，目前人均次结算方式已占到80%的比例。

表24　　昌图县城镇职工医保住院补偿情况（2006—2011年）[1]

		2006年	2007年	2008年	2009年	2010年	2011年
住院费用起付线（元）	首次	500/400/300[2]	500/400/300	500/400/300	500/400/300	500/400/300	500/400/300
	二次	300/200/100	300/200/100	300/200/100	300/200/100	300/200/100	300/200/100
实际住院报销比例（%）		65.0	70.0	66.1	63.5	64.5	62.7

注：1. 起付标准来源于《铁岭市城镇职工基本医疗保险暂行办法》。实际住院报销比例根据医保中心2006—2010年报表计算。

2. 为年内首次在三级以上，二级、一级以下医疗机构住院治疗的起付标准；三次以后（含）住院治疗直接由统筹基金和个人按比例支付。

2. 新农合。昌图县新农合目前是县级统筹，但执行的是铁岭市的统一政策。昌图县新农合自 2005 年 12 月 1 日起开始启动，截至 2010 年年末按照农村户籍人口计算，参合率达到 89. 72%，按照常住农村人口计算，参合率为 99. 35%。2010 年的筹资标准为：参合农民个人缴费 30 元，政府对每个参保人补助 120 元。昌图县新农合的保障范围包括住院治疗费用、部分慢性病门诊。为吸引农民参保，昌图县还对普通门诊实施统筹制度，但报销比例仅为 10% ~15%。

为控制医疗费用过快上涨，近年来昌图县在制度上和管理上采取了一些措施。制度上，2009 年开始针对阑尾炎和疝气手术、剖宫产、精神病三个单病种设定不同级别医疗机构的最高限价，同时开展总额预付制探索。2010 年开始针对全市不同类型、不同级别的医疗机构分别设定人次均住院费用和次均门诊费用限额控制，即超过限额部分新农合中心不予报销，低于限额部分按实际报销额拨付。有趣的是，2010 年新农合县级医院人次均费用限额为 3000 元，高于职工医保和城镇居民医保的 2500 元，也远高于当年实际人均次住院报销费用 1493 元。表 25 为昌图县新农合住院补偿情况。

表 25　　昌图县新农合住院补偿情况（2006—2011 年）

年份	2006	2007	2008	2009	2010	2011
住院起付线（元）	50/200/500	50/150/500	50/150/300/350/500	50/150/300/350/500	无起付线	无起付线
封顶线（元）	10000	20000	30000	30000	40000	40000
住院实际报销比例（%）	23. 8	30. 4	34. 2	43. 0	40. 1	43. 2

注：由于资金拨付时间以及统计上的因素，新农合中心统计的政府补助资金与财政局的数字有出入。住院起付线三档的分别代表：乡镇卫生院/县级医院/县级以上医院，住院起付线五档的分别代表：乡镇卫生院/县级医院/市内定点县级以上医院/市外定点县级以上医院/市外非定点县级以上医院。

资料来源：昌图县新农合管理中心提供表格和历年工作总结。

从新农合资金的支出流向来看，约 80% 用于住院补偿，约 20% 用于门诊统筹与慢性病。自 2010 年开始，乡镇医疗机构实施基本药物制度，其相应的药品零差价补助由新农合基金支付。从住院补偿人次来看，近几年波动较大，这主要是由于新农合制度尚没有稳定下来，每年的补偿政策不断变动。

2008—2010 年，昌图县住院人均次数为 40000 ~ 55000，住院人均次补偿费用近几年稳定在 1500 元左右；而门诊统筹的补偿人次数 2009 年因政策调整仅为 18.6 万，2010 年又回到 63 万，门诊人均次报销费用 2010 年为 32.4 元。铁岭市在 2010 年提出要求，新农合参保农民住院实际报销比例应超过 45%；昌图县目前还未达到这一标准，仅在 2009 年、2010 年超过 40%。

3. 城镇居民医保。昌图县城镇居民医保基金也为市级统筹。根据《铁岭市城镇居民医疗保险试行办法》（铁政发〔2008〕70 号）规定，铁岭市自 2008 年 8 月开始施行居民医保，2010 年的缴费标准为：一般城镇居民参保个人缴纳 280 元（240 元用来购买基本医疗保险，40 元用来购买大病补充医疗保险），政府对每个参保人补助 120 元；城镇低保及残障人士参保个人缴纳 100 元（60 元购买基本医疗保险，40 元购买大病补充医疗保险），政府补助 220 元；学生儿童参保个人缴纳 60 元（40 元购买基本医疗保险，20 元购买大病补充医疗保险），政府补助 120 元。2011 年政府对居民医保每个参保人的补助金额提高至 200 元。居民医保同样承担住院治疗与部分慢性病门诊治疗的费用，按医疗机构的类型实行不同的报销比例，基层医疗机构最高。2010 年住院费用目录内最高报销比例 68%，最低 36%，如按住院总费用计算则平均报销比例为 39%。

昌图县实际上从 2009 年才开始全面推行开展城镇居民医保。表 26 反映了昌图县城镇居民医保的参保、筹资总额及政府补助的情况。需要注意的是，由于昌图县部分符合参保条件的城镇居民已参加了新农合，而上级又对居民医保的参保率有要求，因此表中参保人数为已参加各类医保的城镇居民人数（4 万余人参加了新农合），而非实际参加居民医保的人数。实际参加居民医保的人数，昌图县未提供。

表 26　昌图县城镇居民医保参保及筹资情况（2008—2010 年）

年份	参保人数（万人）	筹资总额（万元）	其中：政府补助（万元）
2008	4.47	13	0
2009	9.80	433	269
2010	11.02	1606	1549
2011	4.2	1686	1368

注：2008—2010 年数据来自铁岭市社保中心年报（2008—2010 年），2011 年数据来自《昌图城镇居民基本医疗保险缴费和财政补助情况表》，参保人数为实际缴费人数，筹资总额为个人及政府应缴资金总和。

表 27　　昌图县城镇居民医保住院补偿情况（2009—2011 年）

	2009 年	2010 年	2011 年
住院费用起付线（元）	500/300/100	500/300/100	500/300/100
住院费用封顶线（万元）	3	3	3
实际住院报销比例（%）	40. 3	40. 6	41. 3

注：起付标准和封顶线来源于《铁岭市城镇居民基本医疗保险试行办法实施细则》。三档起付标准分别是一级定点医疗机构（含定点的社区卫生服务中心）/二级定点医疗机构（含专科医疗机构）/三级定点医疗机构。年度内第二次及以后住院起付标准下调 20%。实际住院报销比例根据医保中心提供的年报表计算。

（六）五县医疗保障情况对比

表 28 简要地给出了五县三类医疗保险的情况。很显然，在五个县中，神木各方面情况最好，城乡居民参保率均超过 99%，而且三类参保者住院实际补偿率均超过 70%。沭阳和芜湖在医疗保障方面情况类似。子长和昌图农民参合率均不足 90%，而参合农民和参保城镇居民的住院实际补偿率均低于沭阳。当然，不能仅就住院实际补偿率评价医疗保障水平的高低，还要考虑住院率等因素，下一节我们会详细讨论这一问题。

表 28　　2010 年五县医疗保障情况对比　　单位：%

		神木	沭阳	芜湖	子长	昌图
城镇职工医保	参保率	—	—	—	—	—
	住院实际补偿率	72. 7	67. 3	71. 4	75. 7	64. 5
新农合	参合率	99. 0	99. 8	98. 4	87. 7	89. 7
	住院实际补偿率	72. 4	45. 3	40. 3	41. 0	40. 1
城镇居民医保	参保率	99. 0	98. 4	99. 5	—	—
	住院实际补偿率	70. 3	52. 3	51. 2	47. 2	40. 6

注：因 2011 年数据缺失更加严重，这里使用了 2010 年的数据进行比较。

五、五县医改绩效评估

下文将从包括城镇职工在内的城乡居民角度来比较五县的医改绩效，主要的评估标准是当地医改缓解城乡居民“看病难、看病贵”的程度。

（一）神木

表29反映了2009年实施全民医保制度以来，神木城乡居民的住院率、住院费用和补偿水平情况。

表29　　神木住院率、住院费用及补偿水平（2009—2011年）

年份	百人住院率（%）	县内住院率（%）	县内人均住院费用（元）	实际补偿率（%）	县内住院实际补偿率（%）
2009	8.2	92.9	3776	72.4	82.1
2010	10.7	91.6	3619	72.1	86.4
2011	10.9	90.8	3512	70.8	85.7

资料来源：根据神木县康复办所提供数据计算。

从表29可以看出，神木县这三年百人住院率在11%左右，与表30给出的全国城镇职工参保者百人住院率平均水平基本持平。这说明神木县城乡居民住院需求能够得到较好的满足，该住院却未住院的现象较少。而高达90%以上的县内住院率①说明神木县内的医疗服务供给能够较好地满足城乡居民的医疗需求，当地“看病难”问题不明显。县内住院的实际补偿率在85%左右，医保偿付水平高，表明神木城乡居民在县内住院的负担很轻，考虑到低收入群体还享有困难补助和医疗救助，这表明神木各个收入层次的城乡居民基本已经摆脱了因为经济原因而看不起病的困境，“看病贵”的问题也基本上得到解决。

表30　　全国和部分省市城镇职工参保者百人总住院率　　单位：%

	2006年	2007年	2008年	2009年	2010年
全国	8.6	9.3	9.5	10.5	11.1
北京	5.9	5.7	5.7	5.7	5.7
天津	9.5	9.5	10.6	10.3	10.7

① 2010年和2011年全国参合农民平均县内住院率分别为81%和80%。

续 表

	2006年	2007年	2008年	2009年	2010年
河北	8.5	16.7	10.2	10.9	12.1
江苏	9.3	9.4	9.6	10.9	11.2
辽宁	10.6	13.6	10.9	11.8	13.8
安徽	10.1	10.2	10.7	11.7	12.4
湖北	10.4	9.9	11.1	11.9	14.5
湖南	9.3	10.1	11.9	14.2	15.7
四川	10.1	11.9	11.7	14.2	15.6
云南	14.8	16.0	17.2	18.9	19.4
陕西	9.8	11.2	12.2	11.9	12.5

资料来源：根据人社部医保司数据计算。

我们可以更深入地了解一下神木不同层次居民的住院情况。神木全民医保的参保人员分为三类：农民、居民和城镇职工，其中城镇职工由公务员、国有事业单位职工和企业职工组成。表31是这三类人群住院费用及补偿情况。城乡居民和城镇职工的实际补偿率基本一致，县内外住院的综合补偿率在70%以上，县内住院实际补偿率在85%以上，基本满足了大病治疗的需求。

表31　神木三类参保人群住院率、住院费用及补偿水平（2010—2011年）

年份	参保人群	百人总住院率（%）	县内住院率（%）	均次住院费用（元）	县内均次住院费用（元）	实际补偿率（%）	县内住院实际补偿率（%）
2010	农民	10.9	92.2	5636	3561	72.4	86.5
	居民	10.8	90.9	6040	3581	70.3	86.0
	城镇职工	7.9	84.7	8328	4613	72.7	86.6
2011	农民	11.1	91.7	5685	3451	70.5	85.6
	居民	10.9	91.9	5363	3365	71.2	85.5
	城镇职工	9.0	78.3	7813	4699	72.3	86.8

资料来源：根据神木县康复办所提供数据计算。

可以看出，农村居民的百人住院率约为11%，和全国城镇职工医保参保者的平均水平基本持平，比全国参合农民平均住院率①高2个多百分点。与此同时，实际补偿率显著超过城镇职工参保者全国平均水平，同时农民和城镇居民县内住院率在92%左右，比全国参合农民80%②的平均水平高10多个百分点。这进一步支持了我们上面的结论，神木城乡居民已经基本解决了“看病难、看病贵”问题，并且县内的医疗机构满足了他们绝大部分住院需求。

表32　神木城乡居民县外住院费用和补偿资金比重（2009—2011年）

年份	县外住院率（%）	县外住院费用占比（%）	县外报销费用占比（%）
2009	7.09	37.16	23.00
2010	8.43	43.41	32.14
2011	9.23	44.85	33.24

资料来源：根据神木县康复办所提供数据计算。

表32中的数据表明，2009—2011年，神木县县外住院率逐年提高。表31表明，这种提高主要来源于城镇职工。表32中的数据同时表明，尽管县外住院率只有9%左右，但是县外的住院费用却占总住院费用的40%以上，而报销费用占总报销费用的比重也在1/3左右。而且，随着县外住院率的提高，县外住院费用也在提高，支付给县外医院的医保资金占比也在增加。换一种说法就是，尽管县外住院率不足总住院率的1/10，但耗费的住院费用却超过44%，外流的医保资金超过总医保资金的1/3。之所以导致这种结果，除了神木县内医院医疗服务技术和质量较低，还不能治疗一些危重病人这个一般性原因之外，神木医保及其付费方式所存在的两个缺陷也是重要的原因：一是神木没有把城镇职工医保资金纳入其全民医保统筹资金，上述三个表格所反映的城镇职工补偿率事实上仅仅是神木全民医保基金的补偿率。实际上，神木的城镇职工在得到这个补偿之外，还能在神木县社保中心进行二次补偿，后者使用城镇职工医保统筹基金进行这个二

① 具体数据见本文表43全国参合农民百人住院率（2007—2011年）。

② 同①。

次补偿。二次补偿主要针对城镇职工医保参保者在县外住院，因此神木城镇职工医保参保者县外住院实际补偿率很高，超过80%①，这显然鼓励了城镇职工选择到县外的三甲医院住院，表31中的数据表明，城镇职工县外住院率明显高于农民和城镇居民，并且住院费用趋高。二是神木全民医保的付费方式中一个核心控费指标是人均住院费用，以2011年为例，神木康复办规定，县人民医院人均住院费用不能超过5400元，民营医院人均住院费用不能超过3700元，而且该指标按月核查，这一控费措施尽管有力地迫使医院控制住院费用，但也导致县内医院推诿一些尽管住院费用较高但其有能力治疗的危重病人，比如一些癌症患者。这种结果一方面导致这些危重病人不得不出县住院治疗，面临住院难且住院贵的不利境况；另一方面也抑制了县内医院医疗技术和医疗服务水平的提高。

（二）沭阳

表33是沭阳2006—2010年三类参保者的住院情况。可以看出，沭阳城镇职工，其中主要是公务员和国有事业单位，县内住院率在85%左右，对于城镇职工这个群体来说，这个数据高于全国平均水平，这意味着作为高端就医群体的公务员和国有事业单位职工，认可沭阳县内医院的医疗服务供给能力、医疗技术以及医疗服务质量。

与此同时，由于城镇职工收入水平较高，加之城镇职工医保住院实际补偿率较高，而且在县级城市，城镇职工医保参保者相当比例是政府公务员和国有事业单位职工，所以，城镇职工因为经济原因该住院未住院现象很少，因此可以利用城镇职工医保参保者的住院率来判断医院诱导需求的严重程度。表33中的数据显示，沭阳城镇职工的百人住院率为9%～10%。利用表30中的全国数据，我们假设6%～11%的百人住院率算是国内较合理的城镇职工住院率水平，可以看出沭阳的城镇职工住院率处于这个范围之内。由于城镇职工参保者该住院未住院现象较少，因此，基于表30和表33中的数据，我们能够得出的结论是：即使宿迁的医院存在诱导需求的现象，存在过度医疗问题，其程度并不高于其他地区的公立医院，没有理由断言宿迁医疗机构民营化后诱导需求的现象更为严重。

---

① 农民和城镇居民县外住院实际补偿率只有54%左右。

表 33　沭阳三类参保者住院率、住院费用及补偿水平（2006—2011 年）

参保类型	项目	2006 年	2007 年	2008 年	2009 年	2010 年	2011 年
城镇职工	百人住院率（%）	9.0	9.1	9.2	9.2	9.5	11.5
	县内住院率（%）	86.8	87.5	87.4	84.8	84.7	83.7
	均次县内住院费用（元）	5625	5071	5257	6091	5754	6490
	县内住院实际补偿率（%）	69.2	68.1	67.3	66.8	65.4	70.2
新农合	百人住院率（%）	5.0	2.8	3.8	3.0	3.7	5.9
	县内住院率（%）	81.8	82.0	77.6	78.6	80.7	86.7
	均次县内住院费用（元）	2277	2783	3114	4534	4748	4913
	县内住院实际补偿率（%）	27.0	35.6	51.0	57.3	49.6	51.7
城镇居民	百人住院率（%）	—	—	2.8	4.1	2.6	4.3
	县内住院率（%）	—	—	88.8	84.9	87.5	87.4
	均次县内住院费用（元）	—	—	4078	4637	4072	4567
	县内住院实际补偿率（%）	—	—	34.1	47.7	46.2	52.3

而表 34 给出的苏北四市部分县（区）城镇职工参保者百人总住院率进一步证实了这一点。表 34 表明，在苏北四市（缺淮安）中，宿迁城镇职工参保者住院率处于中游偏下水平。也就是说，表 30、表 33 和表 34 这 3 个表中的数据表明，宿迁城镇职工百人住院率低于全国及江苏省的平均水平，与其他省份相比，也没有明显偏高的情况。这说明宿迁的民营医院行为较为规范，并不存在明显的套取医保资金或诱导住院的情况。

表 34　苏北四市部分县（区）城镇职工参保者百人总住院率　单位：%

县（市、区）	2006 年	2007 年	2008 年	2009 年	2010 年
宿迁沭阳县	3.2	9.1	9.2	9.2	9.5
宿迁宿城区	2.8	4.7	5.5	5.5	6.2
盐城大丰市	14.9	15.4	21.4	13.3	15.4
盐城阜宁县	11.9	12.7	15.4	18.1	17.9
徐州睢宁县	6.3	6.3	6.6	8.3	14.9
徐州丰县	7.3	9.3	9.5	8.6	9.5

续 表

县（市、区）	2006 年	2007 年	2008 年	2009 年	2010 年
连云港灌云县	5.7	8.4	10.3	15.3	15.1
连云港灌南县	5.1	6.7	7.4	8.0	7.1

注：①根据人社部门提供的数据计算。

②宿豫区数据和宿城区基本一致，所以表中没有纳入宿豫区数据。

更进一步的结论是，即使我们按照保守的说法，就盐城、徐州、连云港三地而言，城镇职工 12% 以上的住院率偏高，而 15% ~17% 的住院率就明显偏高了。如此高的住院率，意味着医院有可能存在着虚挂病床等套取医保资金现象。这一方面意味着对于支付能力较高的城镇职工，医院存在着诱导住院现象；另一方面表明当地的社保部门医保管理水平较差。相比之下，宿迁的民营医院要比其他地区公立医院的行为规范得多。之所以如此，或许有两个原因：一是宿迁（沭阳）社保部门的医保管理水平更高；二是宿迁（沭阳）的民营医院数量众多，需要竞争社保部门的医保定点资格，竞争手段之一就是诊疗行为规范，遵守社保部门的政策要求。与此对应的是，由于全部是民营医疗机构且数量众多，社保部门可以竞争性地选择医保定点机构。这一解释和我们调研获得的信息相吻合，例如，2009 年和 2010 年均因挂床和其他骗保行为，沭阳县各取消过 1 家县内县级医院的定点资格。

表 33 显示，沭阳县参合农民 2010 年县内住院率在 80% 左右，低于全国 82% 的平均水平，也低于沭阳县城镇职工 85% 的水平。这一结果并不意味着沭阳参合农民比该县公务员和国有事业单位职工更为挑剔，对本县医院的医疗服务供给能力、医疗技术和医疗服务质量更为不满意，而是由沭阳的两个特殊性所导致的：一是沭阳县面积很大，是江苏省陆地面积最大的县，因此其相当一部分乡镇离邻县县城比离沭阳县城还近，这些乡镇的农民就近住院选择邻县县级医院；二是沭阳县是 1996 年由淮阴市划归新成立的宿迁市，相当一部分沭阳农民，尤其是年长者依然认为自己是淮阴人，保留了生病到淮阴住院的传统。

需要指出的是，沭阳参合农民的住院率明显偏低，不仅明显低于全国平均水平，也明显低于宿迁市其他区县，见表 35。

表35　　宿迁各区县参合农民住院率（2006—2011年）　　单位：%

	2006年	2007年	2008年	2009年	2010年	2011年
宿城区	2.8	3.5	5.5	6.1	7.3	7.0
宿豫区	2.8	4.1	5.4	6.4	8.4	7.8
沭阳县	5.0	2.8	3.8	3.0	3.7	5.6
泗阳县	12.5	5.1	3.1	5.7	7.1	8.2
泗洪县	3.6	7.0	6.3	6.4	7.0	7.9

我们和沭阳县合管办求证了发生这种情况的原因，它们给出了两个解释①：一是沭阳县新农合对在同一年度内多次住院的患者，只设置一次起付线，存在多次住院一次申报的现象，尤其是肿瘤患者多次住院放化疗更是如此，对于这类住院统计时计算为一个人次，而其他区县按申报住院次数统计；二是沭阳县外出打工人数较多，这些外出务工人员全部在沭阳县参加了新农合，但这部分人很少发生住院报销现象。

我们如果把视野放宽到整个宿迁市，把宿迁市放在整个苏北五市中进行比较，就会看到宿迁参合农民的县内住院处于较高水平，见表36和表37显示的比较。

表36　　苏北五市参合农民百人总住院率　　单位：%

	2006年	2007年	2008年	2009年	2010年
宿迁	5.6	4.2	4.6	5.0	5.9
徐州	3.6	3.9	4.3	4.9	6.2
连云港	2.7	4.1	5.4	5.1	6.1
淮安	4.1	4.4	5.2	6.9	6.9
盐城	4.7	4.5	5.0	5.1	6.0

可以看出，宿迁参合农民住院率并不高，在苏北五市处于中下游水平。根据参合农民住院率并不高这一事实，可以初步判断，相比其他地区，在诱导参合农民过度医疗方面，宿迁的民营医疗机构即便有，也并不比其他地区

① 对于第一个解释，我们和宿迁市卫生局进行了核实。第二个解释我们查询了宿迁的相关统计数据，发现宿迁另外四个县区外出务工人员比重也很高。该解释是否成立，还有待于进一步核实。

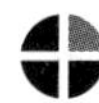

的公立医疗机构更为严重。

表 37　　苏北五市参合农民县内住院率　　单位：%

	2006 年	2007 年	2008 年	2009 年	2010 年
宿迁	81.0	83.9	76.9	89.9	90.3
徐州	83.2	83.9	81.5	80.9	81.2
连云港	79.7	84.8	86.4	87.1	88.8
淮安	76.6	77.9	77.0	82.2	81.1
盐城	85.6	85.4	85.9	85.9	85.7

我们再来看看参合农民县内住院率，由表 37 可以看出，在苏北五市中，宿迁市参合农民县内住院率在 2006—2008 年处于中游水平，2009 年后处于最高水平。县内住院率较高，说明县内医院满足本县农民住院需求的能力较强，意味着相比较而言，本县农民的住院服务可及性较高。

我们再来看一看住院费用，主要看参保城镇职工的均次住院费用变化情况。

表 38　　苏北四市（无淮安）城镇职工医保参保者均次住院费用　　单位：元

	2006 年	2007 年	2008 年	2009 年	2010 年
宿迁沭阳县	6594.4	6077.3	6593.6	7821.5	7701.7
宿迁宿城区	6582.6	6589.7	8276.0	9937.0	10948.1
盐城大丰市	2735.0	2938.8	3004.9	4540.0	4145.7
盐城阜宁县	3889.1	3983.8	4142.1	4632.1	5177.9
徐州睢宁县	3961.5	7314.6	9656.0	8952.8	6637.8
徐州丰县	5421.1	4442.9	5597.8	6864.0	7229.3
连云港灌云县	3253.1	3356.3	3571.8	3138.8	3189.6
连云港灌南县	8892.3	6329.5	8057.0	7838.1	8678.4

表 39　　苏北四市部分县（区）城镇职工参保者百人总住院率　　单位：%

	2006 年	2007 年	2008 年	2009 年	2010 年
宿迁沭阳县	3.2	9.1	9.2	9.2	9.5

续　表

	2006 年	2007 年	2008 年	2009 年	2010 年
宿迁宿城区	2.8	4.7	5.5	5.5	6.2
盐城大丰市	14.9	15.4	21.4	13.3	15.4
盐城阜宁县	11.9	12.7	15.4	18.1	17.9
徐州睢宁县	6.3	6.3	6.6	8.3	14.9
徐州丰县	7.3	9.3	9.5	8.6	9.5
连云港灌云县	5.7	8.4	10.3	15.3	15.1
连云港灌南县	5.1	6.7	7.4	8.0	7.1

注：①根据社保部门提供的数据计算。

②宿豫区数据和宿城区基本一致，所以表中没有纳入宿豫区数据。

结合表 38 和表 39 可以看出，城镇职工参保者均次住院费用和其住院率呈现明显的负相关关系，这是一个很直观的规律：其他因素相同的情况下，住院率越高，患者的平均病情严重程度越低，因此平均住院费用也越低。宿迁市的沭阳和宿城区在这 8 个县区中住院率处于较低水平，而均次住院费用则处于较高水平。而由表 40 和表 41 可以看出，沭阳参保城镇职工的均次住院费用和全国平均水平基本持平。

表 40　　沭阳与其他省市、全国城镇职工参保者百人总住院率　　单位：%

	2006 年	2007 年	2008 年	2009 年	2010 年
沭阳	3.2	9.1	9.2	9.2	9.5
江苏	9.3	9.4	9.6	10.9	11.2
北京	5.9	5.7	5.6	5.7	5.7
辽宁	10.6	13.6	10.9	11.8	13.8
浙江	7.6	7.4	7.9	8.0	8.0
安徽	10.1	10.2	10.7	11.7	12.4
山东	7.5	8.1	9.1	9.8	10.0
河南	8.0	7.3	8.5	10.4	11.9
湖南	9.3	10.1	11.9	14.2	15.7
全国	8.6	9.3	9.5	10.5	11.1

表 41　　沭阳和其他省市、全国城镇职工参保者均次住院费用比较　　单位：元

	2006 年	2007 年	2008 年	2009 年	2010 年
沭阳	6594.4	6077.3	6593.6	7821.5	7704.7
北京	14110.9	13731.5	14521.4	15283.3	16160.1
辽宁	4623.1	4367.5	6238.6	6875.2	7234.6
江苏	6338.7	6920.1	7644.1	8153.8	8845.0
浙江	10644.5	11391.2	10995.2	12202.2	12545.5
安徽	4682.1	5377.1	5579.6	5892.4	7118.0
山东	6839.4	6830.9	6720.8	7813.3	8445.4
河南	4822.6	6190.7	6266.2	6553.5	7158.8
湖南	5881.2	5918.1	6217.8	6306.7	6756.6
全国	6328.2	6460.0	7147.4	7629.8	8412.7

资料来源：根据社保部门提供的数据计算。

（三）芜湖

表 42 反映了芜湖 2008—2011 年三类参保者的住院费用和补偿水平。其中城镇居民医保的补偿水平最低。

表 42　　芜湖三类参保者住院费用和补偿水平（2008—2011 年）

类型	项目	2008 年	2009 年	2010 年	2011 年
城镇职工	百人住院率（%）	10.9	12.5	15.3	12.9
	县内住院率（%）	22.4	27.8	21.7	23.1
	县内均次住院费用（元）	4680	4783	4886	4804
	县内实际补偿率（%）	69.3	73.7	78.5	78.2
新农合	百人住院率（%）	4.3	4.8	5.8	5.5
	县内住院率（%）	62.7	49.8	39.3	33.3
	县内均次住院费用（元）	2088	2174	2461	2740
	县内实际补偿率（%）	55.5	55.3	50.0	61.5

续 表

类型	项目	2008 年	2009 年	2010 年	2011 年
城镇居民	百人住院率（%）	3.9	5.5	6.2	
	县内住院率（%）	63.5	53.1	44.9	
	县内均次住院费用（元）	2905	3063	3730	
	县内实际补偿率（%）	38.5	51.5	51.2	

资料来源：根据芜湖县社保部门和合管办提供的数据计算。

首先需要指出的是，和其他地区不同，芜湖县（乃至整个芜湖市）有一个特殊情况。芜湖市有 1 家省属三甲医院——皖南医学院弋矶山医院，由于该医院医疗服务供给能力和医疗技术水平显著高于芜湖市市属和下属各县属医院，因此吸引了芜湖市 50% 的住院量。芜湖县各乡镇离弋矶山医院距离，乘车时间为 30 ~ 60 分钟。表 42 的数据显示，芜湖县城镇职工参保者 75% 以上的住院是在县外，其中大部分就是到弋矶山医院。这一点对芜湖市属和芜湖县内医院构成了很大的压力。评估芜湖医改绩效，这是必须特别注意的一个特征。

由表 42 可以看出，芜湖县的农民和城镇居民百人住院率均为 5% ~ 6%，明显低于神木。如果以表 43 中全国参合农民的平均住院率作为参照指标，那么芜湖县参合农民住院率明显偏低，出现这样一个结果可能有以下几个原因：①由于新农合实际补偿水平偏低，住院自付费用偏高，芜湖县参合农民尚存在该住院却未住院的现象；②实际住院人次大于报销人次。地方卫生部门官员介绍了一种情况，一些肿瘤化疗病人，化疗数次但报销一次，目的是降低每次住院起付线下自付部分；③一部分农民尽管参加了新农合，但在外打工，很少有住院报销发生，从而摊薄了当地参合农民的住院率。就目前的资料，我们还无法判断芜湖属于上述哪种情况。

表 43　　全国参合农民百人住院率（2007—2011 年）

	2007 年	2008 年	2009 年	2010 年	2011 年
参合人数（亿）	7.26	8.15	8.33	8.36	8.32
住院补偿人次（亿人次）	—	0.51	0.6	0.66	0.7
百人住院率（%）	—	6.3	7.2	7.9	8.4

注：以上数据来源于历年我国卫生事业发展统计公报。

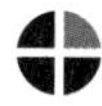

图4是芜湖2008—2011年三类参保者的县内住院率变化情况。由于城镇职工的县内住院率很低，因此下降并不明显，县内住院率大致保持在21%，而参合农民和城镇居民参保者的县内住院率下降幅度较大，由63%下降到不足40%，城镇居民参保者县内住院率2008—2010年每年以10%左右的速度下降，由64%下降到45%。

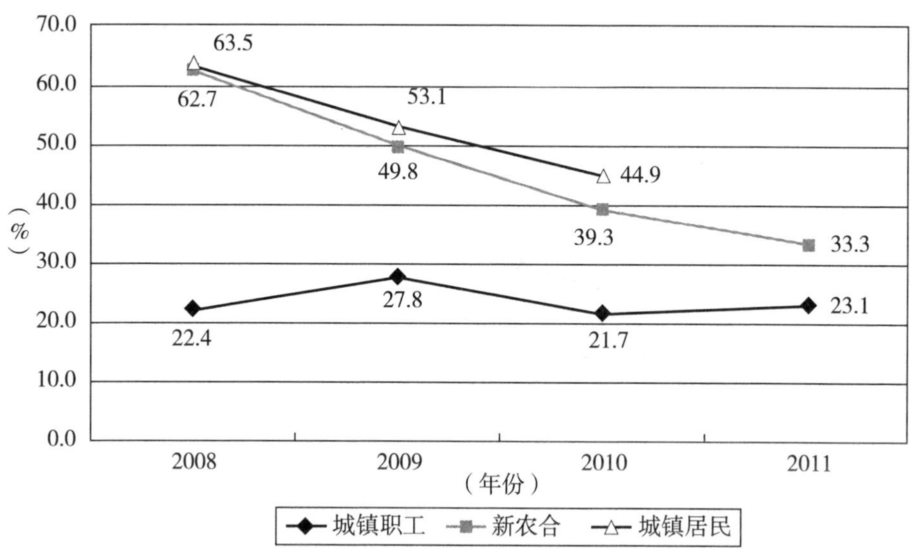

图4　芜湖县三类参保者县内住院率（2006—2011年）

结合表44、图4及图5可以看出，芜湖县参合农民最近四年来县内住院比重越来越低，其中卫生院不管是住院人次所占比重，还是住院费用和补偿资金所占比重都有显著下降，表明卫生院在提供住院服务方面变得越来越弱化。

表44　芜湖县参合农民不同层级医院住院分流比例　单位：%

		2008年	2009年	2010年	2011年
人次分流比例	卫生院	16.9	17.6	6	3.0
	县级医院	29.7	32.2	33.2	30.3
	县外医院	37.3	50.2	60.7	66.7
费用分流比例	卫生院	4.8	4.6	1.4	0.6
	县级医院	20.3	20.3	17.2	15.0
	县外医院	74.9	75.1	81.4	84.4

续 表

		2008 年	2009 年	2010 年	2011 年
补偿资金分流比例	卫生院	6.4	5.9	1.9	0.8
	县级医院	25.4	24.4	20.2	18.8
	县外医院	68.2	69.7	77.9	80.3

资料来源：根据芜湖县社保部门和合管办提供的数据计算。

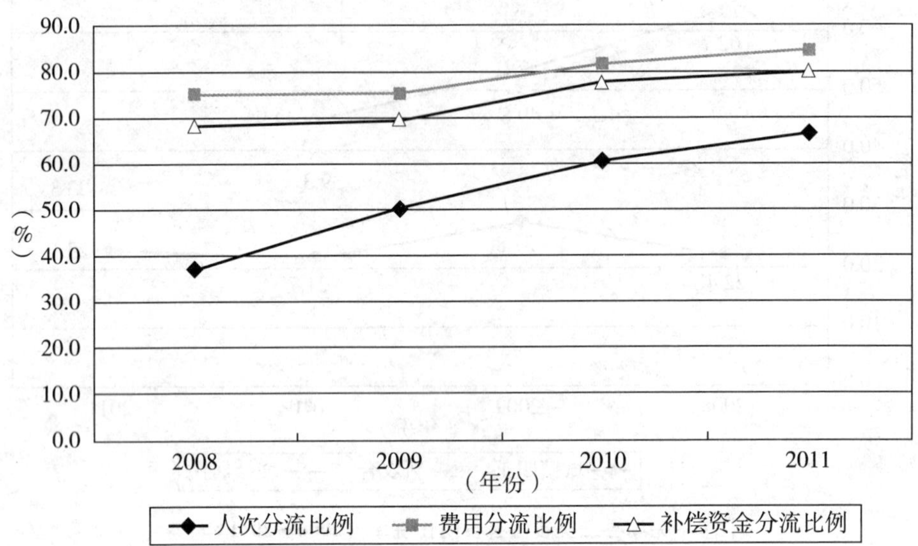

图 5　芜湖县参合农民县外医院情况（2008—2011 年）

县医院住院人次比重变化不大，但是住院费用比重和住院补偿资金比重有较明显的下降，这意味着县医院接诊越来越多的是轻病人，危重患者到县外住院的比重越来越高。同时，这说明县医院接诊危重病人的能力相对下降，或者接诊危重病人的积极性在下降，导致这种情况出现的主要原因是县级医院及其医生缺乏积极性以提高住院服务能力和技术水平，同时存在推诿危重病人的现象。很明显，2011 年这种情况依然存在。事实上，安徽在卫生院实施“收支两条线”制度导致卫生院医生工作积极性明显下降，推诿病人尤其是病情较重的病人的现象严重，而芜湖县先于整个芜湖市在县医院推行“收支两条线”制度，把这一弊端蔓延到了县医院，而弋矶山医院的存在会进一步加剧这种现象。

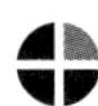

参合农民县内住院率逐年下降，另外一个原因是农民收入水平、新农合全覆盖和补偿水平的提高导致农民的住院支付能力提高，从而农民更加注重医疗服务质量，因此更多地选择到高等级医院住院。这个原因适用于芜湖和子长，当然也适用于神木和沭阳。显然，数据表明，芜湖和子长的参合农民县内住院率下降最快，因此，考虑这个因素以后，一个相当谨慎的结论是：近三年，芜湖和子长县内医院医疗服务能力和医疗质量的提高幅度明显落后于神木和沭阳两县。

（四）子长

表45是2007—2010年子长县三类参保者县内住院均次费用的变化情况。表45中数据似乎表明，子长城乡居民以及城镇职工县内住院费用逐年下降，而医保补偿率则逐步提高，“看病贵”问题逐年得以缓解。但实际情况并不如此简单。进一步的分析证实结果绝非如此。

表45　　2007—2011年子长三类参保者县内住院费用及补偿水平

类型	项目	2007年	2008年	2009年	2010年	2011年
城镇职工	均次县内住院费用（元）	5561	5891	4912	3835	4085
	县内住院实际补偿率（%）	69.0	76.1	73.0	78.5	74.8
新农合	均次县内住院费用（元）	2811	2875	2104	1966	1897
	县内住院实际补偿率（%）	52.9	51.6	51.6	55.3	61.6
城镇居民	均次县内住院费用（元）	3649	3764	3341	2961	3380
	县内住院实际补偿率（%）	46.9	46.1	52.1	53.8	52.1

资料来源：根据子长县社保部门和合管办提供的数据计算。

图6是2006—2010年子长县三类参保者县内住院率的变化情况。从图中可以看出2006—2010年子长县三类参保者县内住院率都呈现下降趋势。城镇职工参保者县内住院率下降幅度较小，但2008—2010年还是逐年有所下降。参合农民的县内住院率下降速度较快，每年下降4～5个百分点。城镇居民参保者住院人数很少，县内住院率波动较大。

图6很清楚地表明，不管是以公务员和国有事业单位职工为主体的城镇职工，还是农民，子长县的城乡居民越来越多地选择到县外住院，县内住院

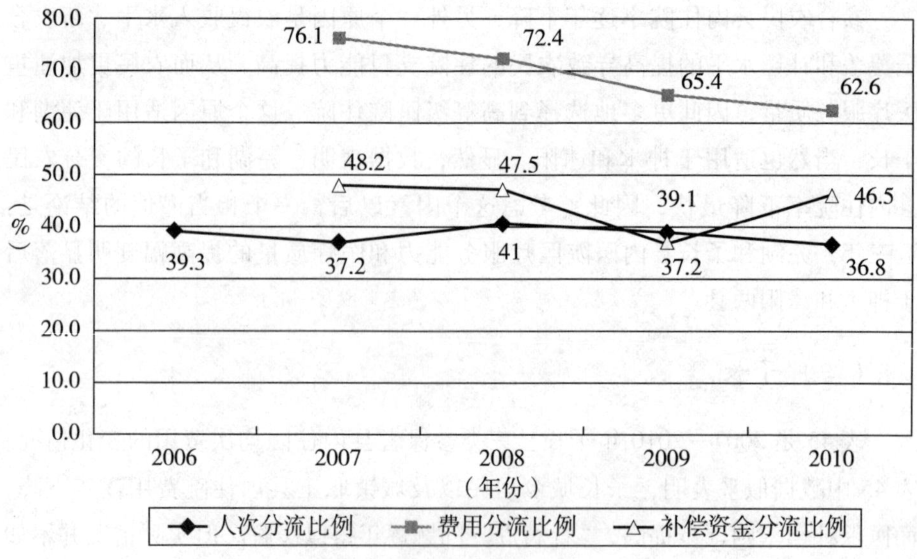

图 6　子长县三类参保者县内住院率（2006—2010 年）

率逐年下降。显然，县外住院费用高且很不方便。我们可以通过这几年子长城乡居民住院费用的变化情况来进一步说明这一点。

子长的"收支两条线"改革以及药品零差价改革降低了县医院医生的工作积极性。事实上，自子长医改以来，子长县医院管理层和医生的工作积极性明显下降，推诿病情较严重的病人到县外住院现象较为严重，甚至其院长明确要求医生尽可能少接诊病情较重病人，并且明确提出接诊病人而带来医疗纠纷由接诊医生个人负责。与此同时，该院还通过诱导轻病病人住院的方式完成住院工作量考核指标。

结合图 6 和表 46 的数据，我们可以看到一个清楚的事实：自子长医改以来，无论是农民、城镇居民，还是城镇职工，均越来越多地到县外住院，县外

表 46　三类参保者县内住院费用及报销费用占比（2006—2011 年）　单位：%

		2006 年	2007 年	2008 年	2009 年	2010 年	2011 年
城镇职工	县内住院费用占比	20.8	19.0	23.6	17.2	10.2	11.9
	县内报销费用占比	24.8	23.3	23.7	16.6	10.6	11.4
新农合	县内住院费用占比	39.2	55.5	25.6	16.3	16.1	21.9
	县内报销费用占比	56.1	55.6	45.4	28.0	23.3	29.6

续 表

		2006年	2007年	2008年	2009年	2010年	2011年
城镇居民	县内住院费用占比	—	24.2	24.6	14.0	14.3	21.0
	县内报销费用占比	—	36.7	24.9	16.0	16.3	22.4

住院比重越来越高。而且表46中的数据很清楚地表明，外流患者显然是子长城乡居民中病情相对较重的患者，或者说是子长县那些真正需要住院的患者。而且，尽管流到县外住院的子长患者是那些真正需要住院的患者，但是流到县外住院者平均疾病严重程度其实是在逐年下降的。

换句话说，真正需要住院的患者越来越多地到县外住院，而留在县内住院的则越来越多地是一些可住院可不住院的甚至根本不需要住院的患者。从表45中的数据也可以看出，留在子长住院的患者病情较轻，事实上相当一部分是并不需要住院或者实质并没有住院的患者。换句话说，为了完成绩效考核指标，子长县医院采取了一些人为扩大住院人次的做法。我们详细了解了该医院2010年住院人次暴增同时均次住院费用显著下降的原因，其中一个重要手段就是诱导轻病病人如感冒和轻度肺炎病人将门诊治疗计作住院治疗。这样一来，一方面增加了住院人次，满足了绩效考核对工作量的要求（主要是门诊人次和住院人次）；另一方面由于这些轻病病人医疗费用很低，摊薄了人均住院费用，从而满足了绩效考核对降低患者医疗负担的要求（主要是均次门诊费用和人均住院费用）。

以上事实和数据表明，重新恢复公立医院定岗定编定工资标准，实行“收支两条线”，使公立医院回归传统计划经济下国有事业单位体制的子长医改，降低了医院和医生的工作积极性，未能缓解城乡居民“看病难、看病贵”的困境。

此外，当地医疗技术和医疗服务供给能力的提高也受到抑制。财政负责医院固定资产的投入和医务人员全额工资的“补供方”政策，一方面抑制了医院和医生的工作积极性，另一方面使当地财政不堪重负。事实上，在中央财政补贴了1600万元基础上，当地财政投入近3000万元资金修建的子长县医院病房大楼，由于后续的装修和设备经费没有着落，2011年1月医院病房大楼封顶后基本处于停工状态。出现的悖论是，一方面，“补供方”导致地方财政不堪重负；另一方面，大量病人到县外住院导致当地住院费用85%流往县外。以2010年为例，流往县外的住院费用大约有5770万元，其中医保资金大约有2650万元。如果子长县外流到县外医院的住院患者降到全国20%左右的平均水平，外流住院费用降低到40%左右的水平，县内医院每年可以获得3000万元左右的住院业务收入，这显然是远远超过财政补贴的一笔资金。因此，对于子长来说，如何吸引更多的患者留在县内住院应该是其改革的关键目标。这既以其县内医院医疗服务供给能力和医疗技术水平显著提高为前提，同时也是促进县内医院服务能力和医疗技术水平提高的必要条件。其中，医疗服务供给能力和医疗技术水平的提高，以县内医院及其医生具有提高供给能力和技术水平的积极性为前提。目前子长县采取的以"收支两条线"、行政定编和财政负责医生工资的传统国有事业单位体制既抑制了公立医院服务能力和技术水平的提高，也抑制了社会资本办医积极性的提高。子长县政府已经认识到了这一点。

此外，必须指出的是，事实上，由于实施"收支两条线"制度，子长县医院难以自主支配收支结余，医院管理层缺乏通过奖金差异激励医务人员努力工作的手段，也缺乏主动应对医疗风险的资金。因此，如上所述，医院管理层不鼓励医生接诊病情较重、有一定医疗风险的病人住院。通过分析该院2010—2011年的用药数据，我们得出的判断是，目前子长县医院及其医生的工作积极性很大程度上还是通过药品返利和回扣来维持。尽管子长县政府号称通过二次遴选供应商和重新议价，其药品价格平均下降了42%，子长县医院和卫生院的实际用药情况却并非如此，不仅没有证据表明实际药价下降了42%，倒是由表47、表48给出的数据显示，尽管实施了零差价制度，事实上医院及医生还是有卖药收益，隐性的药品返利和回扣依然存在。

表47　　子长县三类参保者县医院住院费用药占比（2008—2010年）

		2008年	2009年	2010年
城镇职工	均次住院费用（元）	5890.6	4911.7	3835.2
	药占比（%）	60.0	40.0	65.9
城镇居民	均次住院费用（元）	3813.9	3263.5	2859.9
	药占比（%）	66.0	52.0	45.0
新农合	均次住院费用（元）	2874.7	2104.2	1965.8
	药占比（%）	57.5	40.2	26.3

表 48　　　　子长县医院 2011 年用药情况

序号	商品名称	医院单价（元）	市场价（元）	医院单价/市场价（元）	采购额/医院总采购额（%）
1	施普善（脑蛋白水解物注射液）	173.5	9.2	18.9	9
2	注射用头孢曲松钠（罗氏芬）	57.8	4.6	12.5	9
3	注射用替卡西林钠克拉维酸钾	22.0	7.5	2.9	6
4	注射用头孢曲松钠	4.5	1.3	3.5	4
5	人血白蛋白	225.0	95.5	2.4	3
6	注射用小牛血去蛋白提取物	45.0	34.8	1.3	3
7	凯塞欣注射用头孢曲松钠（菌必）	2.0	1.3	1.5	2
8	申捷（单唾液酸四己糖神经节苷酯）	68.0	28.2	2.4	2
9	丹参酮ⅡA 磺酸钠注射液（诺新康）	9.2	3.4	2.7	2
10	通心络胶囊	24.8	25.4	1.0	2
	总计			4.9	42

表 47 中的数据显示，即使在实施药品零差价和“收支两条线”制度的 2010 年，该院还是根据患者的支付能力收取医疗费用①。表 47 数据清楚地表明，城镇职工医保患者的均次住院费用是新农合患者的 2 倍，城镇居民医保患者的均次住院费用是新农合患者的 1.5 倍。由于子长县城镇职工医保患者县外住院率高达 62%，城镇居民医保患者是 56.2%，远高于新农合患者 37.4% 的县外住院水平，因此上述三者费用的显著差异不应该归因于三类患者疾病严重程度的差异。平均说来，留在子长县内住院的城镇职工医保患者疾病的平均严重程度还应该低于新农合患者。这意味着，表面上看子长县实施了“收支两条线”制度，医生个人收入已经和患者的医疗费用脱钩，医生和医院依然是根据患者的支付能力而不是诊疗需要收取医疗费用。当然这其中也有患者方面的原因，支付能力强、医保补偿水平高的城镇职工显然也倾

① 当然，这并没有特殊性，可以说古今中外医疗机构（医生）均是如此收费。

向于选择更好的病房、药品和更多的检查。此外，2010年新农合住院患者医疗费用中的药占比为26.3%，这是很低的水平，可以认为基本没有过度用药和滥用药的现象。可是城镇职工医保患者的药占比高达65%，城镇居民医保患者的药占比也高达45%，远远超过新农合患者。如果药品价格下降了40%以上，并且实施了药品零差价制度，县医院卖药已经没有经济收益，为什么城镇职工和城镇居民医保患者的过度用药现象还是如此严重？多用药并不能带来经济收益，还伤害患者身体，子长县人民医院的医生为何给城镇职工医保和城镇居民医保患者如此过度用药？是因为短期内无法改变用药习惯？那为什么新农合患者药占比迅速下降？合理的解释是尽管实施了药品零差价制度，实际上子长县医院卖药依然有返利和回扣等隐性收益。表48的数据进一步证实了这种情况。

表48给出的数据表明，①子长县医院采购金额排名前10位的药品采购金额占了该院药品总采购金额的42%，如此高的用药集中度在县医院中也很少见。②子长县医院这10种药品的采购价，是子长县政府在陕西省招标价基础上再次议价后的价格，平均算来依然是市场实际采购价的4.9倍，这说明这些药品存在巨大的返利和回扣空间。事实上，排名第十位的通心络胶囊医院采购价甚至略低于市场价并不意味着该药没有返利和回扣，该药目前是独家品种药，价格维持做得很好，保证了药店采购价和医院采购价的基本持平，但是这种药品依然给医院及医生留出了很大的返利回扣空间。

（五）昌图

表49反映了昌图2006—2011年三类参保者的住院率、住院费用和补偿水平。和芜湖一样，其中城镇居民医保的补偿水平最低。

表49　昌图三类参保者住院率、住院费用及补偿水平（2006—2011年）

参保类型	项目	2006年	2007年	2008年	2009年	2010年	2011年
城镇职工	百人住院率（%）	5.1	7.2	8.0	8.0	6.6	10.7
	县内住院率（%）	66.5	35.7	66.5	66.5	66.5	61.4
	均次县内住院费用（元）	4963	4078	6001	6001	6501	5029
	县内住院实际补偿率（%）	65.0	72.7	68.7	63.5	64.5	65.6

续 表

参保类型	项目	2006 年	2007 年	2008 年	2009 年	2010 年	2011 年
新农合	百人住院率（%）	2.2	4.4	5.0	5.1	7.0	6.8
	县内住院率（%）	75.9	77.5	66.2	69.6	70.1	68.3
	均次县内住院费用（元）	1207	1013	1809	2396	2313	2890
	县内住院实际补偿率（%）	29.3	42.9	52.5	60.3	54.7	58.2
城镇居民	百人住院率（%）	—	—	—	—	0.7	0.9
	县内住院率（%）	—	—	—	55.6	60.7	61.8
	均次县内住院费用（元）	—	—	—	3514	3203	3597
	县内住院实际补偿率（%）	—	—	—	46.2	46.7	49.7

注：①数据来源于昌图县《医疗保险费用支出情况表》。

②城镇职工和居民没有区分县内住院和县外住院，而是分为一、二、三级医疗机构，此处将一、二级医疗机构计入县内医院。而三级医院算为县外住院。对于 2006 年、2009 年、2010 年三个年份城镇职工只有二级医院住院，没有三级医院住院，我们猜测是数据统计的问题。

③昌图城镇居民的参保人数按照实际缴费人数算。

由表 49 可以看出，随着筹资水平的提高，昌图县参合农民和城镇居民百人住院率逐年上升，2010 年和 2011 年两个年度已经达到 7% 左右，明显低于神木。对比表 43 中的数据，可以看出昌图参合农民住院率低于全国平均水平，出现这一结果有以下几个原因。①新农合筹资水平低于全国平均水平，2010 年和 2011 年昌图新农合人均筹资水平是 150 元和 200 元，而全国平均水平则分别是 156.57 元和 246.21 元，筹资水平低，导致实际补偿水平偏低，住院自付费用偏高。昌图 2010—2011 年参合农民住院实际补偿率为 40.1% 和 43.2%，而全国平均水平分别为 43.1% 和 48.4%，芜湖县参合农民尚存在较明显的该住院却未住院的现象。②一部分农民尽管参加了新农合，但在外打工，很少有住院报销发生，从而摊薄了当地参合农民的住院率。

我们再来看一看昌图县参合农民在不同层级医院住院人次、费用和补偿资金的比例，见表 50。

图 7 显示了昌图县参合农民县外住院人次、费用和补偿资金的分流比例。

结合表 50 和图 7 可以看出，昌图县参合农民自 2008 年以来县外住院比重不管是从人次上，还是从总费用和补偿资金上，都相当稳定。这和表 49 中给出的信息一样。表 49 表明，2008 年以来，参合农民县内住院率稳定在 70% 左

表 50　　昌图县参合农民不同层级医院住院分流比例　　单位：%

		2006 年	2007 年	2008 年	2009 年	2010 年	2011 年
人次分流比例	卫生院	29.0	49.7	36.4	47.1	20.4	15.3
	县级医院	46.9	27.8	29.8	22.5	49.8	53.1
	县外医院	24.1	22.5	33.8	30.4	29.9	31.7
费用分流比例	卫生院	10.7	17.7	17.8	23.9	6.2	3.7
	县级医院	25.2	11.4	17.5	18.3	36.2	39.3
	县外医院	64.1	71.0	64.7	57.8	57.6	57.0
补偿资金分流比例	卫生院	15.0	24.6	31.3	35.6	9.5	5.5
	县级医院	29.0	16.3	22.9	23.5	48.3	52.3
	县外医院	56.0	59.0	45.8	40.8	42.1	42.1

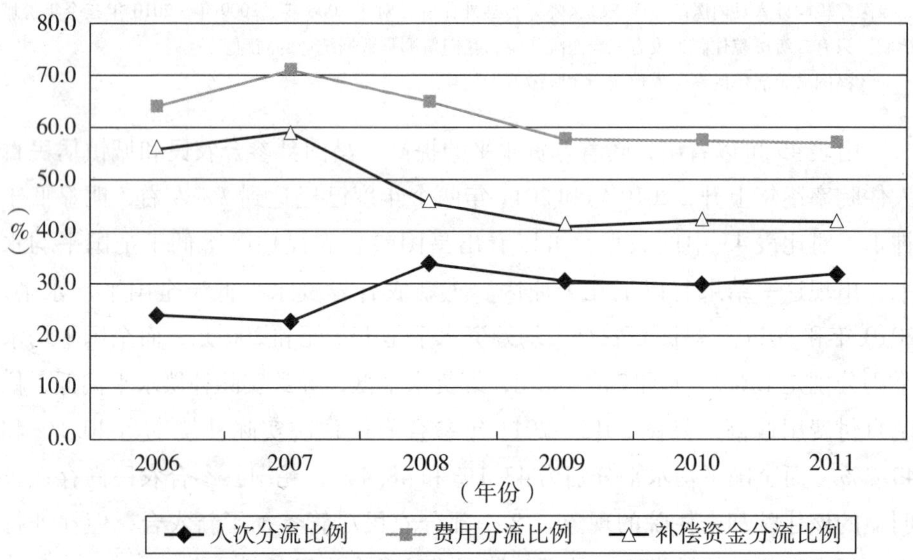

图 7　昌图县参合农民县外住院情况（2006—2011 年）

右。县内住院中，卫生院人次、费用和补偿资金比重都在下降，而县级医院的比重均在上升。尽管县外住院费用占到总费用的 55% 以上，但是新农合补偿资金超过 55% 落到县内医疗机构，其中 50% 左右支付给县级医院。仅就这些数据而言，可以判断最近 4 年昌图县级医院接诊参合农民住院情况相对稳定，既没有出现明显的推诿危重病人情况，也没有明显的诱导轻病病人住院现象，同时医疗技术也基本稳定。

和芜湖及子长相比，昌图的卫生院经办体制似乎比较独特。如前文所述，昌图卫生院直到2011年还是保持了以社会经办为主的体制，并没有像子长县和芜湖县恢复到定岗定编财政保障工资的传统国有事业单位体制。而沭阳县乡镇医院（卫生院）完全是民营医院。我们可以看看这三类不同的体制对参合农民住院是否有系统性影响。表51显示了沭阳、芜湖、子长和昌图四县①参合农民2007—2011年在卫生院住院的情况。需要指出的是，子长和芜湖两县的卫生院回归传统事业单位体制都是在2010年。此前两年卫生院的经办体制和昌图并无很大差异，都是自谋生路自负盈亏的体制。

表51　　　　沭阳、芜湖、子长和昌图参合农民卫生院住院情况

	2007年	2008年	2009年	2010年	2011年
沭阳	19.5	19.0	25.8	29.7	35.0
芜湖		16.9	17.6	6.0	3.0
子长	46.3	44.3	31.1	20.5	26.3
昌图	49.7	36.4	47.1	20.4	15.3

表51中的数据表明，2007年和2009年昌图参合农民接近一半的住院人次是在卫生院住院，2008年也就超过1/3的住院量是在卫生院，2010—2011年参合农民卫生院的住院比重急剧下降。2007—2010年昌图的变化趋势和子长较为类似，有所不同的是子长县2011年卫生院住院比重不降反升，从而超出了昌图县11个百分点。子长2011年卫生院住院比重提高，一方面，有其卫生院软硬件有所提高的缘故；另一方面，一个更重要的原因是其新农合付费方式和药品零差价财政补贴方式，子长县新农合对卫生院的支付方式以及药品零差价财政补贴方式事实上是激励卫生院做大住院量的，因此该县卫生院出现了明显的诱导门诊病人成为住院病人的现象。

表51中的数据还表明，芜湖参合农民2011年在卫生院的住院比重已经下降到3%，这意味着卫生院住院服务功能已经十分弱化。而与之截然相反的是沭阳县。和大部分地区不同，沭阳县参合农民在沭阳县乡镇医院住院的比

① 神木县城乡居民和城镇职工是统一的医疗保险，没有单独的参合农民住院数据。

重逐年提高，这与该县乡镇医院2006年以来软硬件水平快速上升有关。芜湖和沭阳乡镇医院住院服务功能不同的变化趋势，一定程度上预示了卫生院未来的演变趋势。

（六）五县医改绩效比较

如上所述，三类参保者中城镇职工对医疗服务的需求比较“高端”，因此县内住院率最低。城镇职工的县内住院率高则说明本县的医疗资源基本能够满足各个层次的医疗需求。图8是神木、芜湖、子长、沭阳和昌图五县2006—2011年城镇职工的县内住院率。

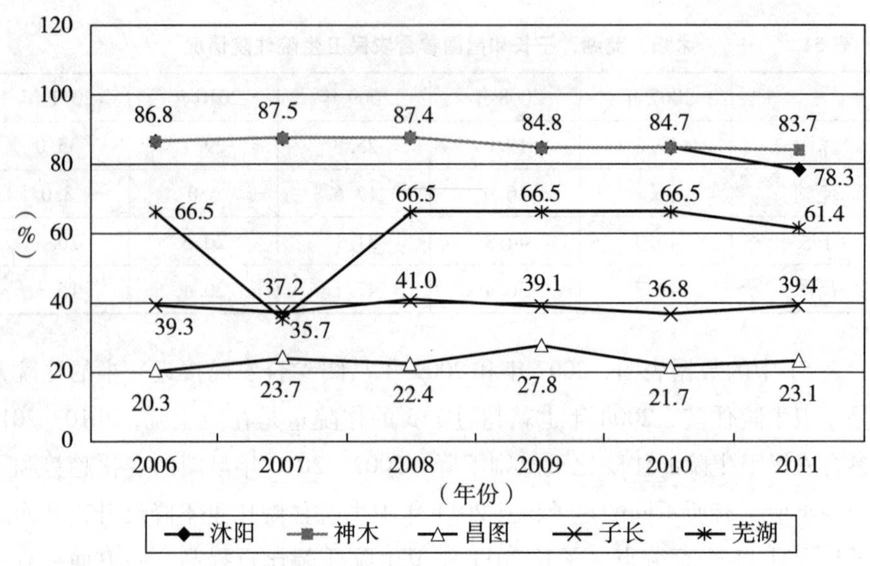

图8　五县城镇职工参保者县内住院率比较

图8清楚地显示，神木①和沭阳城镇职工的县内住院率显著高于芜湖县和子长县。意味着神木和沭阳两县的医疗服务供给能力和技术水平很大程度上满足了城镇职工这一医疗高端消费群体的住院需要。自然，能够满足城镇职工参保者的住院需求，则更能够满足农民和城镇居民的住院需求。而芜湖和子长两县医疗服务供给能力和技术水平远逊色于神木和沭阳。需要注意的是，就经济发展水平和地方政府财力而言，芜湖县要高于沭阳县，甚至就人均财

① 如图8所示，神木只有2010年和2011年两年的数据。

政支出水平和城镇居民人均可支配收入而言，子长县也略高于沭阳县。但芜湖县、子长县的医疗服务供给能力却远逊色于沭阳。这表明，在更有效地满足各层次城乡居民医疗需求方面，政府主导加公立垄断的医疗服务供给格局远不如市场主导、民营为主体、竞争充分的医疗服务供给格局。上文有关五县参合农民住院情况的数据也清楚地证实了这一点。

六、医改满意度比较

本次医改调研中的新农合参保者问卷调查和医疗机构医务人员调查均采用简单随机抽样的方式进行。其中，样本量的确定结合了当地的实际情况（当年新农合参保者住院总人次、人口流动因素导致的可获得的样本量范围），并通过设定一定的容许误差计算得来（见表52）。

神木不在最初选定的调研城市范围，所以未能对其进行满意度问卷调查。

表52　　四地医改问卷抽样调查样本量及标准

	昌图县	沭阳县	子长县	芜湖县
新农合问卷调查样本量（n）	102	154	152	128
有效率（R）	90%	90%	95%	95%
容许误差（ε）	0.15	0.12	0.08	0.08
样本的代表性	弱	弱	强	强
医务人员问卷调查样本量（n）	37	52	39	45

（一）四地新农合参保者就诊满意度比较

1. 四地新农合参保者住院满意度情况。四县新农合参保者住院医院类型构成（见表53）显示，昌图县和沭阳县新农合参保者选择住院的医院类型主要为县市区医院，分别占所有医院类型的50.8%和55.0%；子长县新农合参保者住院医院类型主要为县市区医院（32.7%）和本乡镇卫生院（29.2%）；芜湖县新农合参保者住院医院类型主要为本乡镇卫生院，占35.0%。

表 53　　　　四地新农合参保者住院医院类型构成　　　　单位：%

类型	昌图县	沭阳县	子长县	芜湖县	类型
村诊所	1.7	5.3	29.2	35.0	本乡镇卫生院或卫生服务中心
本乡镇卫生院或卫生服务中心	16.9	7.3	32.7	19.5	县市区医院
县市区医院	50.8	55.0	1.2	5.7	县及县以上中医院
市/地医院及以上	22.0	31.1	22.0	13.8	市/地级医院
其他	8.5	1.3	6.5	18.7	省级医院
			7.7	0.8	部队医院
			0.6	6.5	其他

注：子长县、芜湖县的新农合调查问卷是依据昌图县、沭阳县实际调研过程中不断完善的结果，因此在医院分类上有所不同。

从四个地区新农合参保者住院满意度情况（见表54）来看，各地被调查新农合住院病人对医生和护士的服务态度满意度均在85.0%以上。其中，子长县和芜湖县医生、护士服务态度的满意度高于昌图县和沭阳县。芜湖县新农合被调查的住院病人认为，其所在的医疗机构医生技术水平为好或很好的比例最高，为92.4%，医院医疗质量认可度为86.6%；昌图县次之，医生技术水平和医院医疗质量的认可度分别为84.9%和90.3%。

表 54　　　　四地新农合参保者住院总体满意度情况

		昌图县	沭阳县	子长县	芜湖县
满意度	医生服务态度	87（93.5%）	130（86.1%）	148（92.0%）	114（95.8%）
	护士服务态度	84（90.3%）	129（85.4%）	150（93.2%）	111（93.3%）
认可度	医生技术水平	79（84.9%）	129（85.4%）	141（87.6%）	110（92.4%）
	医院医疗质量	84（90.3%）	113（74.8%）	138（85.7%）	103（86.6%）

对上述结果，需要说明的是，尽管四地新农合参保者就诊满意度比较结果显示，芜湖和子长两县新农合参保者医疗机构就诊总体满意度高于沭阳和昌图地区，但这个结果并不具有很强的说服力。这主要是因为昌图县和沭阳县有过住院经历的新农合参保者样本最近一次住院的医院类型多为县/市区医院，比例分别高达50.8%和55.0%；而芜湖县和子长县新农合

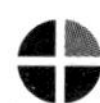

参保者样本最近一次住院所在的医院类型主要为本乡镇卫生院或社区卫生服务中心，分别为29.2%和35.0%（见表53）。在实际调研中我们也发现，子长县和芜湖县乡镇卫生院主要承担公共卫生服务的职能，且在乡镇卫生院就医的多为患有发烧、感冒等小病的本乡镇居民。不难看出，新农合参保者所选择的住院医疗机构类型、病情的严重程度以及父老乡亲的熟人关系是影响其主观满意度评价的主要因素。因此，新农合参保者住院总体满意度在一定程度上也只能反映所占比例较大的医疗机构的住院满意度情况。

一般而言，就寻求治疗小病、常见病和公共卫生服务而言，一个新农合患者在家门口的乡镇卫生院所感觉到的满意度应该比他在人满为患的县级医院要高。

除此之外，昌图县为此次医改项目的预调研地区，而沭阳县是医改调研的第二站，前后相差不到一个月。如本报告第三部分讨论调研方法的缺陷时所言，两者在调查问卷的设计上存在不够完善的问题。这在一定程度上导致了昌图和沭阳县样本代表性较弱（较低的问卷有效率以及较大的样本容许误差），从而降低了就诊满意度评价的可比性。

2. 四地新农合参保者乡镇卫生院就诊满意度情况。四个地区被调查新农合参保者选择本地乡镇卫生院就诊的主要原因多为方便，分别占所有就诊原因的25.0%（昌图县）、55.9%（沭阳县）、46.1%（子长县）和30.3%（芜湖县）。选择新农合能报销的比例分别为30.0%（昌图县）、15.3%（沭阳县）、27.0%（子长县）和19.7%（芜湖县）（见表55）。

表55　　四地新农合参保者乡镇卫生院就诊原因构成　　单位：%

	昌图县	沭阳县	子长县	芜湖县
医生能治好我的病	10.0	10.2	11.2	21.3
医护人员服务态度好	12.5	6.8	12.5	17.2
新农合能报销	30.0	15.3	27.0	19.7
方便	25.0	55.9	46.1	30.3
卫生院能检查且设备不错	22.5	11.9	3.3	10.7

各地被调查新农合参保者中，有过本地乡镇卫生院就诊经历的人数分别

为22人（昌图县）、49人（沭阳县）、88人（子长县）和51人（芜湖县）。在检验水准α=0.05的水平下，对四个地区在各个指标上（就医环境、医务人员服务态度、护士服务态度、设备设施、医务人员解释交流情况和服务价格）的新农合参保者满意度情况做多个独立样本的*H*检验。结果显示，*P*值均小于0.05。可以认为，四地被调查新农合参保者在各项指标上对乡镇卫生院就诊满意度总体分布位置不全相同，即至少有两个地区之间的满意度水平存在差异。

表56　　四地新农合参保者乡镇卫生院就诊满意度比较　　单位：%

指标	昌图县（$n=22$）	沭阳县（$n=49$）	子长县（$n=88$）	芜湖县（$n=51$）	x^2 卡方值	*P*值
就医环境	72.7	77.6	95.5	92.1	37.975	0.000
医务人员服务态度	95.5	81.6	95.5	90.2	31.127	0.000
护士服务态度	95.5	83.7	84.0	92.1	24.878	0.000
设备设施	54.6	61.2	86.4	90.2	27.458	0.000
医务人员解释交流情况	86.3	79.6	93.2	88.2	22.444	0.000
服务价格	54.6	55.1	97.8	78.4	67.135	0.000

注：满意度比较采用多个独立样本的Kruskal－Wallis H检验。其中满意度的等级分组为：1＝非常不满意；2＝不满意；3＝一般；4＝满意；5＝非常满意。

对四个地区各项指标满意度进行排序后，利用方差分析中的均数间两两比较进行SNK（Student－Newman－Keulsa）检验，结果显示，沭阳县与子长县新农合参保者乡镇卫生院就诊满意度之间存在显著性差异，具有统计学意义（$P=0.000$），其他各地区间均无显著性差异。

（二）四地医疗机构医务人员满意度比较

1. 医务人员工作现状满意度。相比其他指标，四个被调查地区医务人员对其所在医疗机构的薪酬水平满意度均较低，分别为37.8%（昌图县）、57.2%（沭阳县）、46.2%（子长县）和37.8%（芜湖县）。其次为对单位内的提升机会，满意度分别为59.5%（昌图县）、57.2%（沭阳县）、35.9%（子长县）和62.2%（芜湖县）（见表57）。

表 57　四地医疗机构医务人员工作现状满意度比较　单位：%

指标	昌图县（n＝37）	沭阳县（n＝52）	子长县（n＝39）	芜湖县（n＝45）
对单位同事	97.3	—	97.4	97.8
对所从事的工作本身	91.9	65.3	92.3	86.7
对单位内的提升机会	59.5	57.2	35.9	62.2
对单位的报酬	37.8	57.2	46.2	37.8
对直接上级	97.3	75.5	89.7	97.8

2. 医务人员工作压力主要来源。四个地区医疗机构医务人员前五种主要工作压力来源有医疗风险，回家后放不下工作，工作时间过长，要跟上新方法、观念、科技、改革或挑战以及个人发展机会少。其中，医疗风险是被调查地区医务人员认同度较高的主要工作压力来源；其次为回家后放不下工作和工作时间过长等（见表 58）。

表 58　四地医疗机构医务人员工作压力主要来源

排序	昌图县	沭阳县	子长县	芜湖县
第一	(59.5%) 医疗风险	(51.0%) 医疗风险	(25.6%) 工作时间过长	(62.2%) 医疗风险
第二	(51.4%) 回家后放不下工作	(27.5%) 回家仍放不下工作	(20.5%) 医疗风险	(29.4%) 个人发展机会少
第三	(48.6%) 工作时间过长	(27.5%) 要跟上新方法、观念、科技、改革或挑战	(15.4%) 回家后仍放不下工作	(29.0%) 回家后放不下工作
第四	(48.6%) 为追求事业发展牺牲家庭生活	(13.7%) 工作需要影响私人生活	(12.8%) 个人发展机会少	(23.8%) 要跟上新方法、观念、科技、改革或挑战
第五	(37.8%) 要跟上新方法、观念、科技、改革或挑战	(11.8%) 个人发展机会	(15.4%) 要跟上新方法、观念、科技、改革或挑战	(15.4%) 工作时间过长

3. 医务人员认同的主要激励方式。四个被调查地区中，昌图县29.7%的医务人员认为单位提供培训和学习机会是最重要的激励方式；其他三个地区的医务人员把提高福利待遇排在了首位，认同一致性分别为77.5%（沭阳县）、28.9%（子长县）和44.4%（芜湖县）（见表59）。

表59　四地被调查医务人员认为激励较大的五种激励方式
（激励程度由大到小排列）

排序	昌图县	沭阳县	子长县	芜湖县
第一	（29.7%）单位提供培训和学习机会	（77.5%）提高福利待遇	（28.9%）提高福利待遇	（44.4%）提高福利待遇
第二	（48.6%）设立岗位津贴、奖金等以提高收入水平	（75.5%）设立岗位津贴、奖金等以提高收入水平	（23.7%）单位提供培训和学习机会	（35.6%）设立岗位津贴
第三	（43.2%）提高福利待遇	（73.5%）医疗设施等硬件环境	（23.7%）团队合作、人际关系和谐	（28.9%）单位提供培训和学习机会
第四	（48.6%）团队合作与人际关系和谐	（71.4%）单位提供培训和学习机会	（15.8%）设立岗位津贴、奖金等以提高收入水平	（20.0%）医疗设施等硬件环境的改善
第五	（37.8%）病人的认可	（65.3%）病人的认可	（31.6%）病人的认可	（20.0%）团队合作与人际关系和谐

七、结论

由以上各节给出的数据和分析，我们可以得出以下非常清晰的结论。

首先，由于神木和沭阳建立了民营医疗机构为主体、竞争充分的市场化医疗服务供给格局，尽管财政在供方的直接投入很少，但是由于民营医院的运行效率较高，加之基本的医疗服务品质也可以得到保障，因此满足城乡居民医疗服务的能力更高。所以，这种民营医疗机构占主导的医疗服务供给格局，显著地缓解了两县城乡居民的“看病难”问题。

这表明，在一个完全民营化的医疗服务供给格局下，在政府财政“补供方”投入很少①，甚至几乎没有财政投入的情况下，也可以有效地解决城乡居民的“看病难”问题。这意味着，通过财政投入举办公立医疗机构并不是解决城乡居民看病难问题的必要条件，更不是充分条件。由于神木和沭阳的经济发展水平、地理区位、人口密度等在全国算是很常见的一类地区，全国许多地区与其基本情况类似，因此，上述结论并不仅仅适用于神木和宿迁两县。

其次，没有证据表明，神木和沭阳的民营医院相比其他地区的公立医院存在着更加明显的诱导需求行为，从而导致更多的过度医疗现象。恰恰相反，各种证据表明这两个县的民营医院在医药费用的平均水平和诊疗行为的规范性上，至少不亚于周边地区的公立医疗机构。其根本原因在于，数量众多的民营医院需要竞争医保部门的医保定点资格，竞争手段之一就是保持医药费用水平增长不太快并规范诊疗行为，遵守医保部门的政策要求。事实表明，民营医院对政府政策反应更为敏锐，也更加小心谨慎。相应地，在民营医院占多数、竞争充分的医疗服务格局下，医保部门的选择权就大得多，地位也超然得多，医保资格的给予和取消的约束力也就有效得多。没有国有资产流失的担心，也没有国有职工需要供养的顾虑，作为付费者的医保机构就拥有了规范医疗机构行为、控制医疗费用的有效权力。这一点和公立医院占据主导地位的地区相比，情况是完全不同的。此外，作为医疗服务品质的监管者，这两个地方的卫生行政部门并不是民营医疗机构的行政上级，因此在对医疗服务质量的监管行为上也更具有力度。

当然，无论是在神木还是在沭阳，医疗服务体系中当然还存在不少问题，例如也存在着“以药补医”的现象。但是，必须强调的是，这类问题并不是医疗机构的所有制所带来的，而是普遍存在于各类公立或民营的非营利性医疗机构之中。具体来说，“以药补医”现象的存在与所有制无关，而是政府价格管制政策的不当所致。医药价格管制制度导致医疗服务市场的价格扭曲，而价格扭曲则进一步传导到医疗机构的组织行为和医生的诊疗行为之中。由此，如果借口民营医疗机构“以药补医”等问题，断言医疗服务体系民营化行不通，那就会在认识上陷入因果不分的陷阱而不能自拔。

再次，芜湖和子长医改实践的结果表明，把公立医疗机构恢复为传统国有事业单位的种种做法，诸如对公立医疗机构的人力资源管理采取定岗定编

① 按照人均财政收入和支出水平看，神木“补供方”投入并没有超过芜湖县，也低于子长县。

的措施、保障医务人员的工资等，事实上维护甚至强化了公立医疗机构的主导地位，即便在很短的一个时期内或许能降低一些医疗服务的人均次费用水平，从而造成一种看病不贵的假象，但不具有可持续性。一方面，当地平均医药费用统计数字的下降掩盖了很多其他现象，尤为突出的是医疗机构和医务人员的工作积极性降低，调动积极性成为当地政府的新挑战；另一方面，在财政“补供方”以及相应绩效考核措施的主导下，医疗机构的工作重心围绕着行政考核的指挥棒转，而对于指挥棒顾及不到的方面，例如推诿看起来病情较为复杂或严重的病人，则听之任之。

实际上，以财政“补供方”为主导的地方，一般来说，当地政府会在改革的试点期间，对当地最具有影响力的公立医院出台高额投入的新政。在短期大手笔财政直接投入的境况下，当地公立医院自然会在硬件设施或财务状况（尤其是在财政全额支付债务的情况下）上有显著的改观。但是，一旦财政不再保持持续的大手笔直接投入，这些公立医院的运营将遭遇“大锅饭”式的困境。

最后，在降低城乡居民的医疗负担方面，政府财政“补供方”的效果，远不及“补需方”。从全国的情况来看，城乡居民在过去若干年内医疗负担如果有所降低，其贡献也压倒性地来自基本医疗保障体系的建设，尤其是城镇居民医保和新农合筹资水平和保障水平的不断提高。就本项目的案例研究，在具有较高可比性的神木和子长两县，政府财政对于医疗事业的人均支出水平相差无几，但是神木县的“补需方”模式让当地民众看病治病时的自付比大幅度下降，而子长县的“补供方”模式却没有做到这一点。

因此，降低城乡居民医疗负担需要靠建立全民医疗保险制度，需要政府集中财力逐步提高城乡居民医保的筹资水平，进而提高保障水平。与此相关联，医疗保险还必须有效地推进医保付费改革，才能控制医药费用持续不断高增长的态势。然而，医疗保险有效发挥控费作用的一个前提条件，就是要建立一个民营医疗机构为主体、竞争充分的医疗服务供给体系。神木甚至沭阳医改的成功经验充分证明了这一点。

第六部分　国际经验

世界上大部分的经济发达国家已经建立了相对完整的初级卫生保健体系，

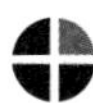

并在最近的20多年里通过一系列的改革加以完善。初级卫生保健（primary care）是指包括基本医疗（即普通门诊以及一些小型手术）、预防保健和某些公共卫生服务在内的一揽子服务。近年来，在中文里，“初级卫生保健”这一专业术语也常常被“基本卫生保健”所取代。让人人享有初级卫生保健，这是世界卫生组织早在20世纪70年代就开始致力于向世界各国推广的一个目标。在中国，卫生行政部门赋予社区卫生服务体系（或基层医疗机构）的服务职能，实际上就是初级卫生保健，称为“六位一体”的服务。并且，在过去的十多年间，政府采取了一系列措施，试图通过发展城乡社区卫生服务来建立一个功能良好的初级卫生保健服务体系。然而，这一目标直到今天依然未能完全实现。

本部分通过对大量国际文献的收集和整理，对欧洲和北美的初级卫生保健服务体系以及对初级卫生保健服务的补偿机制进行了简单的梳理。补偿机制不只重点关注一般财政的投入，也同时关注医保支付和价格管制的作用。国际经验总结除了描述现有各国采取的模式和机制之外，还结合了研究文献合理判断各种模式和机制的优缺点。我们希望其能对中国的初级卫生保健体系和补偿机制的建立提供有益的借鉴作用。①

一、欧洲的初级卫生保健

（一）背景

初级卫生保健首先是以社区为基础的首诊型医疗服务，同时也包括各种非医疗型保健服务。在大多数的欧洲国家，全科医师（或者家庭医生）履行这种功能。初级卫生保健的筹资与支付，是医疗体制的一个组成部分。目前在欧洲，有两种医疗体制被广泛应用。

一种是通过税收筹资并由（地方）政府负责组织的全民免费医疗制度。在这个制度中，大部分医疗费用，包括初级卫生保健的费用，是由国家来支付的。至于初级卫生保健服务的提供者，即全科医师，可以个体方式经营，而政府通过按人头付费（按每个病人每段时期支付固定金额）的方式向其购买服务，也

① 美国斯坦福大学的Karen Eggleston教授承担了本项目的国外（主要是欧美国家）经验（“政府对医疗卫生的公共筹资”和“供方支付方式”）介绍。本部分在其研究报告的基础上进行了扩充，并补充了国际经验对中国的可借鉴意义。

可以受雇方式领取政府发出的薪资。在这种体系中，全科医师主要行使守门人的职能，即为民众提供健康服务的各种咨询，尤其是向二级医疗服务和专科医疗服务的转诊。在这种“守门人”的体系中，病人必须通过全科医师的转诊才能获得住院和专科医疗服务。病人通常在一家全科医师诊所进行注册。

第二种被广泛应用的体系是社会医疗保险体系，这种体系的筹资主要通过向雇员的工资征取指定金额的保险费。医疗服务，包括初级卫生保健，由医疗保险基金或者公司来购买。政府在这种体系中并不扮演直接的角色，但是要负责监管来确保这个体系的公平性。这种体系下的全科医师通常是个体经营，并且通过按项目付费或按人头付费的形式获得收入。

当然，在欧洲，也存在这两种体制混合的形式。但值得注意的是，无论医疗保障体系的具体制度细节如何，由付费者通过按人头付费或其他新支付模式向全科医师组成的面向社区的医疗机构（即中国所谓的“基层医疗机构”）购买初级卫生保健，是一个共同的实践和发展趋势。

（二）全科医师付费方式

欧洲现存的付费方式包括按项目付费、按工资支付、按人头付费以及按绩效付费。按绩效付费的目的是为了促进或达到某种特定的质量标准，因此一般只是一种辅助性的支付方式。

按人头付费必须经过风险调整，即人头费不能一刀切。风险调整的方式分为几种，有比较简单的方式，即按年龄结构进行分组（例如捷克、拉脱维亚和斯洛文尼亚），也有更加精确的体系，考虑的因子包括年龄、性别、死亡率以及人口统计学的特点（例如西班牙和英国）。

欧洲的大部分国家目前采用混合了以上几种方式的付费体系，但是通常以其中一种作为主导存在。在欧洲的 23 个国家中，其中 19 个国家采用了混合付费方式（参见表 60 和表 61）。在应用混合付费体系的国家中，政策制定者试图结合每种付费方式的优点。

关于全科医师的薪酬待遇的国际比较数据较少。一个关于 8 个西欧国家的纵向研究揭示了在这些国家间全科医师的薪酬存在较大差异，英国近年来引入了一种新的按人头付费体系，促使初级卫生保健成为其整个全民公费医疗体制的引领者（即英文中所谓 primary - care - led NHS），从而强化了全科医生“守门人”的职责，并导致全科医师的收入大大提高。

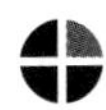

表 60　　欧洲初级卫生保健体系

国家	医疗体制		所有权	病人费用负担（需求方成本分担）	
	社会医疗保险制	全民免费医疗制			付费特点
奥地利	y		个体经营	y	特殊群体免费
比利时	y		个体经营	y	特殊群体减少
保加利亚	y	y	个体经营	y	特殊群体免费
捷克	y		个体经营	y	特殊群体免费，其他每年设置天花板
丹麦		y	个体经营		
爱沙尼亚	y		个体经营	y	只针对上门看诊
芬兰	y	y	自治政府	y	设定每年天花板
法国	y		个体经营	y	
德国	y		个体经营	NA	
希腊	y	y	混合制	y	医生红包很常见，私人全科医生仅部分获得补偿
爱尔兰		y	个体经营	y	30%的人口全科医师免费，其余人自付
意大利		y	个体经营		
拉脱维亚		y	个体经营	y	
荷兰	y		个体经营		
挪威		y	自治政府	y	
波兰		y	政府	y	医生红包存在
葡萄牙		y	政府	y	
罗马尼亚	y		混合制	y	医生红包存在
斯洛伐克	y		个体经营		优先预约直接付费
斯洛文尼亚	y		自治政府	y	个人自付部分通常由自愿的医疗保险所覆盖
西班牙		y	政府		

续 表

国家	医疗体制		所有权	病人费用负担（需求方成本分担）	
	社会医疗保险制	全民免费医疗制			付费特点
瑞典		y	政府	y	在某些县，政府设定天花板
英国		y	个体经营		

注：y = 是。

表 61　欧洲全科医生补偿体系

国家	付费方式				特点
	按人头付费（风险调整）	按项目付费	工资	奖励绩效和补贴	
奥地利	y	y			
奥地利（私人）		y			57% 的全科医师私人作业
比利时		y		y	
保加利亚	y			y	对保持药品记录和提供预防服务给予奖励
捷克	r. a.	y			年龄调整后的按人头付费
丹麦	y	y			按项目付费：2/3，按人头付费：1/3
爱沙尼亚	r. a.	y		y	年龄调整后的按人头付费（73%），按项目付费：15%，基本补贴：10%
芬兰（一类）			y	y	对加班服务进行奖励
芬兰（二类）	y	y	y	y	对加班服务进行奖励
法国		y		y	按绩效付费：自愿
德国		y			预算限额
希腊		y			医生红包普遍
爱尔兰（公立）	r. a.	y			年龄和距离调整后的按人头付费
爱尔兰（私立）		y			

续 表

国家	付费方式				特点
	按人头付费（风险调整）	按项目付费	工资	奖励绩效和补贴	
意大利	y	y		y	对于有效的成本控制进行奖励
拉脱维亚	r. a.	y		y	年龄调整后的按人头付费，基于绩效指标和低转诊率进行奖励
荷兰	r. a.	y			年龄和贫困地区调整后的按人头付费，加班按小时付费
挪威	y	y			按人头付费占收入的30%
波兰			y		
葡萄牙			y		
罗马尼亚	r. a.	y		y	
斯洛伐克	r. a.	y			年龄调整后的按人头付费占收入的85%
斯洛文尼亚	y	y			按人头付费：50%，按项目付费：50%，对于低转诊率进行奖励
西班牙	y			y	年龄、人口密度和死亡率调整后的按人头付费占收入的15%
瑞典				y	每个县有所不同
英国	r. a.			y	多因子调整后的按人头付费，按绩效付费（满足特定的质量指标）

注：①r. a. = 风险调整，y = 是。

②在奥地利、芬兰和爱尔兰，全科医生存在两套补偿体系。

（三）全科医师的雇用和合同

欧洲的全科医师大部分实行个体诊所经营，少部分以合伙制形式设立诊所。诊所所需的器材和运营费用也由自筹获得，即通过他们提供服务获取的收入来补偿，而这些收入的很大一部分来自政府购买（在全民公费医疗体制中）或来自医保支付（在社会医疗保险体制中）。在实行全科医师工资制的国家，医疗设施的所有权归属地方政府。全科医师与医疗服务购买者签订合同。合同及费用的框架首先在全国或地区层面进行商议，细节由具体的医疗服务提供者和购买者商议决定。换言之，无论是政府购买还是医保支付，关于初级卫生保健的定点服务和支付模式，均经过支付方与提供方的集体谈判建立契约化的市场关系。

在欧洲，大部分全科医师付费体系由多种筹资方式构成。例如，对于综合性初级卫生保健服务，使用按人头付费的方式，但通过按项目付费来促使提供某种特定的服务。对于按人头付费进行风险调整，可以防止全科医师进行风险选择（即推诿患病概率高的病人，例如老人、慢性病患者、妇女等），促使整个人群获得平等的初级卫生保健机会。在某些国家，按绩效付费同样也是促进某种特定服务的方式，其本质是对于达到某种事先约定的目标给予奖励。个体经营的全科医师通过这样的补偿机制，自行筹资以获得日常经营所需成本（例如支付人工、购买耗材等）以及固定成本（例如添置设备、改善硬件等）。

医疗服务作为一个整体，可以通过全科医师进行引领并加以监管。全科医师作为“守门人”在病人需要的情况下将其转诊至正确的二级医疗机构（包括专科医疗机构）；如果病人无须到二级医疗机构接受服务，则可以在全科医师诊所获得治疗，而这种医疗服务的价格比在二级医疗机构（例如医院）低廉很多。但是，在欧洲国家，也存在这样一种现象，可以直接获得二级医疗服务的病人比必须通过“守门人”体系的病人，对全科医师的评价更为正面。

（四）相关讨论

欧洲的初级卫生保健存在多种不同的付费方式和组织形式。每种体系有其自身的优缺点。在借鉴执行某个国家的医疗体系之前，必须确定本国与该国具有可比性或者对激励方法进行评估以确保其符合本国的医疗环境。

另外一个问题是与控制费用相关的病人自付问题。病人自付一部分费用，一方面，是控制医疗服务费用的一种手段，在医疗资源不足的国家，共同负担医疗费用是保证体系可承受的一种方法；另一方面，以低自付甚至免费的方式获得全科医师的服务可以减少住院，由于人们不能毫无屏障地获得医疗

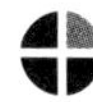

服务，因此使得整个医疗体系所产生的费用可以承担。

医疗服务的质量是另一个重要的问题，并不能只通过财务手段刺激来监管。为了保证全科医师可以跟得上新的医学发展，一种再次获取执照的体系被引入，它要求全科医师继续学习并获得相应凭证来再次获取执照。这个体系的执行可以减少全科医师水平的差异，并且提高医疗服务质量。

更为重要的是，无论在何种医疗体制中，付费者与提供者所建立的契约关系，最为核心的部分是履约的品质保障。因此，付费者的职能并非简单地与提供者确定付费的方式和付费的金额，而是要持续不断地关注后者是否为付费者的服务对象（即民众或参保人）提供了达到一定品质标准的服务。因此，质量监管指标的发展以及公布基于这种指标的结果，可以促使全科医师提高他们的服务水平。但是在今天的欧洲，只有英国在支付中将财务激励体系与质量指标考核结果结合起来。患者调查问卷在评估医疗服务的可及性以及全科医师的组织结构中也起到了很大的作用。目前，除了在英国，患者调查与执业医师的财务激励相联系的做法，也没有被广泛使用。

基于目前的研究，并没有信息表明全科医师和专业医生诊疗中心这两种制度在医疗结果、费用水平和满意度上存在着差异。这意味着，初级卫生保健服务的提供者，并不一定限于全科医生，也可以拓宽到某些小型医院或其他类型的医疗机构。就中国国情而言，CRCPP 的专家长期以来推荐一种“竞争性守门人”制度，即初级卫生保健服务提供的职能可以从城乡社区卫生服务机构推广到各类中小医院，尤其是服务量不饱和的一级和二级公立医院。总而言之，在全科医生并不发达的中国，有必要让更多的医疗机构和医务人员加入到初级卫生保健服务提供者的队伍中来，然后通过医保付费方式的改革，让他们从现在专注于门诊服务的服务模式逐渐转型为真正的初级卫生保健服务模式。

二、初级卫生保健服务的支付方式及其有效性

（一）按项目付费

如前文所述，按项目付费使医疗服务提供者有强烈的动机提供更多的服务项目以获利，其获利水平取决于服务价格与成本之间的差额。因此，这种

方式会导致过度医疗。世界各国以往的经验都表明了无论在全国或地方层面，按项目付费会引发更多的医疗服务和更高的医疗成本。在个人诊所层面，与按人头付费和发放工资相比，按项目付费导致医生提供更多的医疗服务。这一现象在中国被称为“过度医疗”。

CRCPP 的专家发现，中国舆论倾向于把过度医疗的泛滥归咎于卫生行政部门的监管不力。这是一种无效的思路。实际上，过度医疗现象是一个全球性现象，在国际文献被称为“供方诱导过度消费”（provider - induced over - consumption）。要遏制这种现象，唯一有效的办法是推进医保付费改革，而不是致力于各种各样行政化的“检查”和“规范”。

（二）红包支付

在许多发展中国家和转型国家中，特别是后社会主义的中东欧国家，红包支付的方式在其卫生保健市场中根深蒂固。这种支付方式尽管起着重要的作用，但也可能正在扭曲医疗筹资在转型经济体的贡献。红包支付主要分为 3 类：医疗成本的补偿（包括原材料和工资）、市场地位的滥用、额外服务的支付。鉴于红包支付的历史传统，政府监管的效果有限。除非政府干预整个社会内的红包文化，否则在医疗领域内的政策干预很难消除这种支付方式。

（三）按病种付费

按病种付费已被证明非常有效，并被政策制定者广泛使用来抑制医疗服务费用的快速增长，尤其是大医院服务。所谓按病种付费，就是将一个病种不同类型的疾病进行标准化调整后进行单一定价按量付费。按疾病诊断相关组（DRGs）分类付费是目前国际上最广泛采用的一种预付制（Prospective Payment System，PPS）支付方法。自从 1983 年美国医保机构开始引入 DRG 付费方式以来，按病种付费机制已逐渐成为大多数发达国家用于补偿医院的主要手段。

实行按病种付费制之后，医疗服务提供者的反应与经济学理论所预想的一致。例如，在美国，在医院实行按病种付费制后，就诊量普遍下滑，平均等待时间缩短，一些病人被推诿到其他非预付制的医疗机构，这些都与按病种付费的激励机制相符。当然，解决这种推诿现象的办法之一就是普遍实行按病种付费制，而不是长期停留在个别医疗机构的试点。在这项制度实行的前两年，病人住院天数下降了25%，这在表面看来是减少了服务量，但是并没有证据显示医疗服务的质量和居民健康水平因此有所下降。这一事例表明，如果新医保支付制度的游戏规则设计良好，那么对于医疗服务提供者付费方式的调整，可以影响医疗服务的成本和效率，同时并不降低医疗服务的质量。

（四）按治疗事件付费

按治疗事件付费（预付制），以临床上定义的治疗事件的预估费用进行补偿。治疗事件以一段时间内治疗的选择性条件和主要程序以及临床相关的各种医疗服务为基础来定义。按治疗事件付费也同样可以根据病情的严重情况和治疗服务的质量进行调整。通俗地说，就是"一口价"，即在诊断确定以及临床治疗路径确定之后，病人以及背后的医保机构（无论是公立的医疗机构还是私立的医保机构）依照一个事先确定的金额支付费用，无论之后的医疗服务路径发生何种变化。

按治疗事件付费的基本目的，是为了抑制治疗事件中医疗服务的成本，鼓励提供推荐的高质量的医疗服务，并且协调在医疗服务过程中所包括的各个提供者。这个付费方式的附加好处，是让医疗费用具有可预见性，从而让患者安心。按治疗事件付费体制设计的主要问题在于如何界定治疗事件过程中各个部分的责任分工。如果某个治疗事件分散在许多个独立的诊所，尤其当某些慢性病人习惯看大量不同的医生时，很难界定各部分的具体分工。因此，这种付费方式比较适用于供方一体化或集团化的情形。此外，建立公平的付费方式要求把病情的严重情况以及病人的自身状况等因素考虑进去。

（五）按天付费

按天付费是一种基于工作天数的付费方式。这种付费方式多用于家庭护理和医院护理。由于服务提供者每天收入固定，时间越长收入越多，因此这种付费方式某种程度上鼓励延长住院时间。

（六）按人头付费

在20世纪八九十年代，按人头付费是一种流行的付费方式，在很多环境下尤其适用于初级卫生保健（尤其是其中的普通门诊）。在按人头付费的情况下，医师从每个病人和医保机构那里获得固定的支付，而不管该病人接受多少医疗服务。这种付费方式曾经被宣传成是可以抑制医疗成本并鼓励有效服务的付费方式。

按人头付费有两种：一种是没有竞争性的，即病人或参保者没有选择权，只能在事先确定的医疗机构接受首诊型门诊服务；另一种是具有竞争性的，即病人或参保者可以自行选择首诊门诊机构，并进行注册，但可以在一定时期内更换注册。中国很多城市中现行的所谓“社区首诊制”，基本上是没有竞争性；而在国际上，基本是有竞争性的。

在使用按人头付费的初级卫生保健服务中，病人更换诊所和医师的概率增大。在年龄、性别等其他因素相同的情况下，按人头付费下更换诊所和医师的病人比按项目付费下高出 36%。在忽略这些因素的情况下，这一差异并不显著。并且，在按人头付费的情况下，经常使用医疗服务的病人更换诊所和医生的频率显著高于按项目付费。这些发现引发了对于相对脆弱的病人在改变支付方式和激励方式的情况下接受医疗服务的可持续性以及服务质量的担忧。在这样的情况下，按人头付费中的“风险调整”就变得至关重要。如果付费者没有进行风险调整，或者风险调整的技术不高明，那么风险高的，也就是相对脆弱的人群自然有可能受到全科医生的推诿，于是他们更换诊所和医生的概率就会增大。一般来说，如果设计合理并在实践中不断完善，按人头付费所导致的患者更换诊所和医生的现象，会在多年博弈之后趋向平衡。

（七）按人头付费以及管控型医疗

在美国，医疗领域出现了付费与服务提供一体化的趋势，即所谓管控型医疗（managed care）。在这种体系中，初级卫生保健和普通门诊的支付，基本上是按人头付费。

在美国，管控型医疗服务机构兴起的根本目的，是约束医疗服务提供方不要推诿更有风险的病人。证据显示，在管控型医疗体系下的病人支出比在非管控型医疗体系下的病人减少大约 10%。同时也有研究表明，按人头付费与减少病人医疗成本存在正关联。当把按项目付费混合进来后，这种减少随之变小，这说明这两种支付方式不可互换。

（八）混合付费制中的按工资付费（加拿大）

加拿大是实行用其他付费方式替代按项目付费改革中的领头羊之一。加拿大实行以省为单位的全民健康保险体系。其在每一个辖区内都实行了工资制以及混合了按项目付费、总额预付制或者按人头付费等因素的支付模型。通过对加拿大医疗体系支付方式的研究，发现其实施这种付费方式的主要原因是需要雇用并维持在偏远地区提供服务的医生来增加医疗合作、持续提供医疗服务和健康预防服务。这种支付方式通常被认为取得了一定的效果，但仍有问题未解决。混合付费制促进了医疗合作，持续提供医疗服务和健康服务。发放工资为个人医生提供了稳定的、可预期的高收入，因此提高了雇佣率和医生的稳定性。但是，工资制引起了关于降低医生工作效率的担忧，并且阻碍了对于改善医疗技术和监管体系的需求。

（九）按绩效付费

按绩效付费是医疗保险中一种新兴的付费方式，这种方式基于医疗服务的质量支付给医疗服务的提供者以额外的奖励。按绩效支付已经被引入初级卫生保健和医院体系并逐渐受到欢迎。按绩效付费被用于直接促使初级卫生保健的提供者增加诸如注射疫苗、健康教育、母婴护理、上门看诊、传染病防控以及慢性病管理的服务。

一些学者通过对西班牙、英国、美国以及澳大利亚的研究发现，按绩效付费对于医疗服务质量的提高具有一定的促进作用。按绩效付费同样也被应用于一些发展中国家和中等收入国家的一系列公共卫生服务项目，包括传染病的控制和治疗。简言之，如果要让初级卫生保健提供者做一些对他们自己来说费力不讨好，但对整个社会来说非常有益的事情，就可以针对这些事情采取按绩效付费。

（十）讨论：不同付费方式的比较

付费方式影响着医疗服务的价格、数量、质量以及效率。普遍的付费方式包括按项目付费、按天付费、按病种付费、按人头付费、发放工资以及预算制。付费方式的选择和病人自付部分的增减都是控制医疗成本的方法。根据研究表明，现存的付费方式改革以及引进新的付费方式，诸如按绩效付费、最优实践定价①、价格折扣等的创新可以为美国医疗服务省去每年不少于100

---

① 最优实践定价（best practice pricing），是一种在某些特定条件下基于最优实践路径的标准化定价方法。

亿美元，并使这种趋势得以持续。

通过对经济合作与发展组织的国家进行比较，按项目付费、按人头付费以及发放工资都对医生的服务水平和效率产生一定的影响。但是，这些简单的付费方式的影响是复杂的，并且这种影响可能被临床、人口统计学、伦理等其他因素所稀释。试图通过控制费用水平来抑制医疗花费的政策有时可能被医生所提供的更多数量或高质量的服务削弱。灵活的混合多种付费方式的付费机制可以产生所需的激励效果，比如设定固定的成分，如按人头付费或者发放工资，再加上可变成分，如按项目付费。整合这种混合制的付费方式来监管医生的行为也许可以取得成功。

不同的支付政策可以对控制医疗成本产生不同的影响。通过对高收入国家的研究发现，按项目付费、病人自付以及按天收费对成本控制的作用很小，按病种付费、参考价格体系以及按人头付费对控制成本具有一定的影响。但有两点需要注意：一是发放工资制度或许可以对一部分医疗成本的控制产生重要的作用，但对其他部分则没有明确的影响；二是预算制的作用较小，即预算制通常都会允许一定的医疗费用增长。

另外，按病种付费和按人头付费确实可以对控制医疗服务成本产生一定的作用，但是它们存在某种将成本转嫁给其他领域的风险。按项目付费和按天付费对控制医疗服务成本并不产生作用，相反，它们甚至促进了费用的增长。但值得注意的是，一旦执行严格的预算制，这两种付费方式对于控制成本的反作用将被扭转。同样有研究表明，病人自付并不是成功控制医疗成本的方式，因为病人对于医疗成本的敏感度并不高。另外，病人自付对平等地获得医疗服务会产生不利影响，尤其对于低收入家庭。制定参考价格体系或许可以对控制医疗成本产生一定的影响，但是这种影响在一定程度上取决于参考体系外的药品是否占有重要地位。

第七部分　走向公共契约模式：深化医改的财政政策建议

自2009年春该项目启动以来，推动新医改成为中国公共服务领域最引人注目的社会政策之一。尽管部分问题的表述为原则性表述，但是我们依然可

 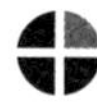

以从有关政策文件中看出新医改的以下三大目标：①走向全民医疗保障，即建立一个覆盖全民的基本医疗保障体系；②建立医保机构购买医疗服务的新机制；③医疗服务体系走向多元竞争的格局。

这三大目标，对于基层医疗机构来说同样适用。基层医疗机构的基本职能是提供初级卫生保健（primary care）服务，其中包括基本医疗服务，尤其是大部分普通门诊和一部分住院、康复服务。

到2011年年底，第一阶段的新医改已经结束，但各个目标的实现进程不十分均衡，即第一个目标可以说基本上达成（虽还有巩固与完善的工作要做），但后两个目标的实现进度还较为缓慢。这一判断，是基于整个医疗事业的宏观判断，适用于各种类型的医疗机构，同样也适用于本研究项目所重点关注的“基层医疗卫生机构”。

第一，达成第一个目标，是新医改能否顺利前行的前提。基本医疗保障体系的建设，在拓展覆盖面和提高支付水平这两个方面，已经有了实质性的进展。迄今为止，95%以上的中国人口已经至少参加了一种医疗保险，而剩余的人群基本上也能享受其他类型的医疗保障。为此，中国政府宣布“全民医保”的时代已经到来，而国际组织也对此给予了充分肯定。但是，值得注意的是，即便是就医保覆盖面而言，依然存在着一些问题，致使部分民众实际上未能享有医疗保障。至于说提高基本医疗保障体系的支付水平，依然是未来的重点之一。

随着医疗保障体系的完善，基层医疗机构补偿机制的核心就在于医保支付的规模及其支付方式。

第二，达成第二个目标，即建立医保机构购买医疗服务的新机制，其实是中国新医改能否取得成功的核心环节之一。但其重要意义在医改之初没有得到足够的重视，对于新医改究竟应该建立什么样的新机制，并没有清晰的认识。

实际上，所谓“建机制”，最为关键性的举措是大力推进“医保付费方式改革”或“医保支付制度改革”。这一改革在国际文献中通称“供方付费改革”（provider－payment reforms），即作为付费者的医保机构采用复合型的供方支付模式取代现行的按项目付费主导的支付模式。推进这一改革，实质上是要在公立医保机构与多元化医疗服务提供者之间建立一种基于集团购买契约的“新市场机制”，在国际文献中通称“公共契约模式”（public contract model）[①]。这一新机制的适用范围当然包括基层医疗机构。

从2011年起，财政部、人社部、卫生部等多部门开始推进医保付费方式改革，出台了《关于进一步推进医疗保险付费方式改革的意见》（人社部发〔2011〕63号）、《关于推进新型农村合作医疗支付改革工作的指导意见》（卫农卫发〔2012〕28号）等文件，许多地方也开展了付费方式改革的探索实践。其中，针对基层医疗机构的医保付费制度改革，是与医疗保险门诊统筹工作的开展相伴的，但总体来说，无论是门诊统筹还是与之相伴的门诊支付制度，都有极大的完善空间。就全国来看，医保付费方式改革的进展还较为缓慢。造成这一格局的原因固然是复杂而又多重的，但是部分地方政府对这一"新市场机制"或"公共契约模式"的重视不足、医保经办机构的专业性不足以及政府对医疗服务市场的过度行政干预，是十分重要的因素。

第三，达成第三个目标，即促进医疗服务体系形成一种多元化竞争的格局，不仅是供方健康发展所必需的，也是建立上述"新市场机制"的重要保证。目前，中国的医疗服务体系为公立医疗机构所主导；在很多地方，一两家公立医院甚至在当地的医疗服务市场中享有某种垄断地位。因此，医保机构很难与医疗机构建立有关服务购买的谈判机制。进而，公立医院还处于一种"行政性市场化"的格局，即一方面公立医院的日常运营依赖于收费，其中相当一部分由医保机构支付；另一方面，公立医院日常运营的方方面面均受到多部门行政力量的左右，导致其市场行为出现部分扭曲。[②] 在这样的格局中，公立医院的运营效率难以提高，而民营医院的发展也受到局限，医疗保险机构更难以开展购买医疗服务的业务。

与此同时，中国医疗服务体系一直存在着结构性问题，即初级卫生保健提供者（即基层医疗机构）不发达，也难以赢得百姓的信任。同时，基层医疗机构以公立机构为主导，多元竞争的格局远非形成，尤其是民营诊所十分孱弱。实际上，如何发展一个健全的初级卫生保健服务体系，可以一方面让公共卫生、预防性保健和健康管理兴旺发达，另一方面让老百姓在社区周围就能接受普通门诊和医疗咨询（例如，适宜的转诊）服务，是

① OECD, The Reform of Health Care: A Comparative Analysis of Seven OECD Countries. Paris: Organisation for Economic Cooperation and Development, 1992: 19-27.

② 顾昕. 行政型市场化与中国公立医院的改革［J］. 公共行政评论，2011，4（3）：15-31.

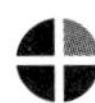

一个全球性的问题。这一问题，在中国新医改公共政策议程中，被转化为“基层医疗机构”的发展问题。初级卫生保健服务体系的健全发展，需要在医疗体制的需方和供方改革上双管齐下，即一方面在医疗保障体系（需方）中发展门诊统筹、引入守门人制度、采用与守门人制度相关的按人头付费，并且在付费方式改革中将普通门诊和公共卫生的政府购买整合在全新的按人头付费机制之中；另一方面在医疗服务体系（供方）中强化有管理的竞争，针对中国现有的国情，开放多种多样的医疗机构进入初级卫生保健市场。换言之，让公共契约模式在基层医疗机构的补偿机制占据主导作用。

第四，在推进新医改的进程中，公共财政的转型是一个重要的推动力。具体来说，在医疗领域，公共财政的转型体现在两个方面：一是增加政府投入，尤其是在近期内提高政府财政卫生支出在财政总支出中的比重，这是中国政府走向公共服务型政府的一个重要标志；二是改革政府投入的方式，尤其是通过政府财政支出流向的改变，促进新市场机制的形成，推动中国医疗体制走向公共契约模式。具体到基层医疗机构，这就需要公共财政通过“补需方”的进一步强化，大力推动门诊统筹覆盖面的拓展，同时推动针对普通门诊服务的供方付费模式的改革，尤其是大力推进按人头付费。

在任何一个国家，医疗体制的改革都不可能一蹴而就。过去三年来的改革实践，仅仅是新医改的起步。在未来，中国政府的各部门以及各级地方政府必须推进持续不断的改革努力，以协调一致的方式不断地推进实现新医改的三个目标，最终在中国的医疗体系中形成一种医疗保险购买医疗服务的新市场机制，即“公共契约模式”。

为此，本部分基于前五部分的调研成果形成了一些结论，并依据上述三大目标，拟就下一阶段的新医改措施，分别就达成每一个目标所需要的公共财政支持，提出政策建议。需要说明的是，这里所提出的政策建议，尤其是一些原则性的建议，适用于所有层级的医疗机构。实际上，基层医疗机构及县医院所面临的问题，以及解决这些问题的应对之策，同更高层级的公立医院相比，并没有多大的实质性差别。而基层医疗机构中的城镇社区卫生服务机构和乡镇卫生院，则有待转型为新型的初级卫生保健服务提供者，与此相关的政策建议，下文会专门论及。

一、加大“补需方”力度，支持全民医保“提升质量”

中国全民医疗保障体系的主干是基本医疗保障体系，由三大社会医疗保险项目所组成，即城镇职工医保、城镇居民医保和新农合。2011 年，这三个医疗保险项目均纳入了《社会保险法》，标志着以社会医疗保险为主干的基本医疗保障体系已经实现了法制化。

基本医疗保障体系在推进全民医保方面发挥了重要作用。到 2011 年年底，城镇职工医保和城镇居民医保的参保人数分别达到 2.5 亿人和 2.2 亿人，新农合参保人数达到 8.3 亿人，因此基本医疗保障体系的参保者总计 13.0 亿人，占当年中国总人口（13.5 亿人）的 96.3%①。事实上，中国还有一少部分公共部门雇员享有公费医疗，另有少部分高收入人群购买了商业医疗保险。因此，从人口覆盖面的角度来看，中国的确开启了全民医保的新时代。这的确是新医改最令人称道的一个成就。

然而，医疗保障覆盖面的扩大仅仅是新医改万里长征的第一步。目前，中国的全民医保事业开始进入了“提升质量”的新发展阶段②。“升质”时代的中国医疗保障面临一系列挑战，需要公共财政进一步加大支持力度，有关部门及地方政府制定协调的公共政策加以应对。

（一）实现真正的“全民医保”

第一个挑战还是与医疗保障的普遍覆盖有关。尽管基本医疗保障体系的覆盖面看起来很广，但其内部实际上存在着城乡不平衡的问题。当务之急应进行以下两项工作：一是要尽快夯实城镇地区基本医疗保险的覆盖面；二是切实落实新农合参保者的医疗保障。

尽管中国已经进入了全民医保的时代，但是依然还有部分人没有医疗保障。这一问题在城镇地区较为明显。城镇职工医保和城镇居民医保的参保者总计为 4.7 亿人，仅占城镇居民人口（6.9 亿）的 68.1%；与此相对照，新农合参保人总计高达 8.3 亿人，超过农村居民总人口（6.6 亿）多达 1.7 亿人

---

① 参见中华人民共和国国家统计局，《中华人民共和国 2011 年国民经济和社会发展统计公报》（2012 年 2 月 22 日），http://www.stats.gov.cn/tjgb/ndtjgb/qgndtjgb/t20120222_402786440.htm。

② 张苗. 全民医保进入“升质”时代 [J]. 中国社会保障，2012，5：20－21.

（可能存在的原因：进城农民工一般以家庭为单位参加了新农合，部分城乡结合部居民也参加了新农合）。

很显然，如果依照其目标人群的规模来计算，城镇职工医保和城镇居民医保距离普遍覆盖的目标还有一定的距离，这主要是由以下三大原因造成的：①城镇职工医保尽管是一种基于强制性参保的社会医疗保险制度，而且其强制性参保的原则已经纳入了《社会保险法》和《劳动合同法》，但在部分地方，法律的实施（law enforcement）还存在着问题，造成这一医疗保险在工作人群中涉及非正式就业（informal employment）的人员（即临时工、中小民营企业和自雇者等）中覆盖率不高[①]；②城镇居民医保依然是基于自愿性参保的社会医疗保险，在经历了若干年的快速发展之后，进一步扩展覆盖面的努力将遭遇到参保者逆向选择的阻力，即健康状况相对良好的目标参保人群不愿意参加医疗保险；③户籍问题依然困扰着这两个社会医疗保险制度的发展，因为参保者资格究竟是基于户籍所在地还是基于居住所在地，依然缺乏明确的法律或政策规定。

要拓展城镇地区基本医疗保障体系的覆盖面，短期内可行的政策建议是在适当时间（例如，“十二五”末期）将城镇居民医保从自愿性转型为强制性社会医疗保险，并且同时提升城镇职工医保的强制性力度。在必要的情况下，还必须完善法律实施的各种规则细节，尤其是应该完善各类工作单位中“临时工”参加医疗保险的规定。

在农村地区，新农合的参保者大大多于农村居民人口，这在很多人（尤其是国际学术界）看来，似乎是一个统计不准确的问题，其实不然。这个问题的出现，是各地的新农合管理者将相当一部分移居到城镇地区居住的“农业户籍人口”纳入了新农合的保障范围，这并不违规。但在现实中，许多新农合参保者的户籍所在地和居住所在地相隔甚远，因此一般来说，他们在接受医疗服务时必须自行垫付所有医药费用，然后长途跋涉回到户籍所在地寻

---

① 2012 年的“最美女教师”事件凸显了这一问题。5 月 18 日晚，黑龙江省佳木斯市青年女教师张丽莉，在失控的汽车冲向学生时，一把推开了两个学生，自己却被车轮碾轧，造成全身多处骨折，双腿高位截肢。在住院治疗期间，张丽莉被中华全国总工会授予全国“五一劳动奖章”，被全国妇联授予全国“三八红旗手”荣誉称号，被教育部授予“全国优秀教师”称号，被网民称为“最美女教师”。可是，据《城市快报》（2012 年 5 月 20 日）报道，在意外成为“最美女教师”之前，张丽莉已经在佳木斯市第十九中学执教五年多，却一直都没有正式的教师编制，也没有医疗保险，每月的薪水仅为 1000 元。

求新农合报销。由于种种理由，相当一部分新农合参保者在接受医疗服务之后放弃了新农合的报销，因此他们在统计的名义上参加了新农合，但却没有享受到基本医疗保障体系所提供的医疗保障。实际上，对于他们来说，在其居住地参加当地的城镇居民医保，应该是更为合理的选择。

要解决这一问题，以下两大公共政策亟待推出：其一，大力推进医疗保障的城乡一体化，具体来说就是推进城镇居民医保与新农合的合并，建立城乡一体化的居民医疗保险，这一转变需要在人力资源与社会保障部和卫生部之间落实医疗保险行政管理的职能；其二，在制度上明确以居民居住地为基准参保，不以户籍所在地为基准。

当然，基本医疗保障体系是否需要进一步转型，尤其是城镇职工医保是否有必要并有可能与城镇居民医保和新农合整合为一个全新的全民健康保险体制，需要进一步的调研。鉴于这一点已经超出了本项目的研究范围，暂且存而不论。

（二）提高医疗保障水平

第二项挑战是提高医疗保障水平。实现基本医疗保险的全覆盖，仅仅是全民医保“升质”的一个基础，更为重要的是提高基本医疗保障体系的支付水平，降低参保者的自付水平。其中，提高支付水平的一项内容，就是扩医保支付的范围，尤其是改变医保重点保大病的既有政策，大力推展门诊统筹。实际上，推展门诊统筹已经成为医疗保险事业发展的既定政策，但是其进展在全国各地都比较迟缓，这其中的关键制约因素在于公共财政“补需方”的力度，尤其是在门诊统筹方面“补需方”的力度，还有待加强。

2011 年 2 月 27 日，温家宝总理提出，要在近期内将基本医疗保障体系的报销水平（或支付水平）“在政策范围内”达到 70%。2012 年 2 月 23 日，国务院公布，在“十二五”期间，即到 2015 年，医保报销水平“在政策范围内”至少要达到 75%。所谓“政策范围内”，指医保药品、诊疗项目和医疗服务设施三大目录所包含的费用，而在目录之外的费用，须由参保者完全自付或者由商业医疗保险支付。用国际通用的术语来说，中国的基本医疗保障体系实施正面列表（positive lists）制度，凡在目录规定范围内所涉及的费用，才是基本医疗保障体系可报销的费用。特别值得注意的是，提高门诊统筹的

支付水平，使之也能在“政策范围内”达到70%的报销水平，对于基层医疗机构补偿机制的完善是至关重要的。

要提高基本医疗保障体系的支付水平，就必须提高其筹资水平，这是毋庸置疑的。城镇职工医保的筹资来源于雇主与雇员的缴费；城镇居民医保和新农合的筹资来源于参保者缴费和政府补贴。

在过去的若干年，基本医疗保障体系得到快速发展，在很大程度上源于政府投入的增加。中国政府财政预算对医疗卫生事业的支出，不仅在绝对值和相对值上都大幅度提高，而且更为重要的是改变了支出的流向，即越来越高比重的政府卫生支出投入到医疗保障体系之中。在2003年以前，“补需方”在财政卫生支出中几乎是没有的。自2005年以来，“补需方”的比重不断增加，而且这项改革措施的重要意义在2009年的国家新医改方案中得到了认可。基本医疗保障体系中的政府投入的增加，是中国公共财政转型的一个组成部分。

具体而言，公共财政补需方的政策操作模式有三：一是城镇居民医保和新农合的政府补贴水平逐年大幅度提高，即2007年每人每年最低80元，2010年为120元，2011年为200元，2012年为240元，计划在2015年提高到360元以上；二是各级政府对城镇职工医保给予了一次性补助，以解决关闭破产企业退休人员和困难企业职工的缴费不足问题；三是政府在城乡医疗救助体系中的投入也逐年增加，这一体系首先帮助贫困者参加城镇居民医保或新农合，其次为贫困患者寻求医疗服务提供进一步的帮助。

我们的研究显示，政府财政医疗支出中“补需方”的占比尽管自2004年以来有所提高，但这一趋势到2008年戛然而止。2009—2010年，“补需方”的占比开始下滑，估计2011年的情形也类似，这应该归因于各级政府为应对“收支两条线、药品零差率”的措施而大幅增加了对基层医疗机构的财政补贴。这些对基层医疗机构运营的行政化干预措施以及相应的政府财政“补供方”措施，带来了一些新问题，特别是基层医疗机构工作积极性下降的问题。本项目的案例研究以大量鲜活的证据表明了这一点。因此，针对这一新情况，公共财政急需重新回到“补需方”为主导的道路上来，通过拓展门诊统筹并且强化与深化“建机制”的努力，将基层医疗机构的发展引导到推进“公共契约模式”形成的总体方向上来。

至于说公共政策“补需方”的力度到底应该多强以及现有的力度是否足

够强，以保证提高医疗保障水平的政策目标可以实现，这需要更进一步的观察和分析。这其中，最具有不确定性但又是最为重要的因素，就是医疗费用的高速增长态势能否得到遏制。因此，在应对第二项挑战方面，未来公共政策议程上的优先点不宜始终放在政府不断强化“补需方”的力度，而应该放在持续不断地推进制度变革。这其中，下文所论及的医保付费改革是关键中的关键。

（三）推进医保机构的专业化、竞争化和法人化

全民医保“升质”的核心，在于推进医保付费改革。这是全民医保所面临的第三项挑战，也是最为严峻的挑战。关于医保付费改革所涉及的一些技术性公共政策，前文已有详述。这里，我们关注医保付费改革的组织保证，即医保机构组织模式的变革。

国际经验表明，医保机构对医疗机构的付费方式不大可能是单一的，而是复合型的，即多种供方付费方式的组合。具体如何组合，取决于各地医疗机构的规模和类型、医疗服务内容和价格水平以及医保基金的筹资水平和支出预算。因此，付费模式的选择是由各地的医保机构和医疗机构进行谈判的结果，不可能由上级政府通过行政手段一刀切。医保机构与医疗机构建立谈判机制，是公共契约模式制度化的核心。实际上，在任何国家，付费方式的完善都是医保机构与医疗机构之间“重复博弈”的过程，至少需要经过两三年甚至更长的时间才能实现博弈的均衡，不可能在短期内一蹴而就。很显然，如此专业的博弈，需要专业人士的参与。

除了谈判过程需要专业人士的参与之外，各种付费方式的运用也需要专业化。例如，如果采用按人头付费或总额预付制，需要医保机构对于各类医疗机构医药费用的变化情况实施不间断的监控，这需要医保经办人员不仅具有统计学的知识和技能，而且还要对医疗服务有所了解，因为医药费用的监控有必要依照病种或者医疗服务的科目来实施。

此外，基层医疗机构的转型与发展，也就是初级卫生保健服务体系的建立与健全，不仅仅是卫生行政部门的任务，而且也涉及医疗保险和公共财政。这一点在相关公共政策议程上一直未受重视。长期以来，各级政府对基层医疗机构或初级卫生保健服务的发展，基本上是围绕着供方推出大量的改革措施，将公共政策的重心放在医疗设施的改善和医务人员的培训上。就基层医

疗机构的补偿机制而言，有一种极为流行的但却极具有误导性的政策思路主导着公共政策，即将政府财政投入视为基层医疗机构补偿的主要来源，完全忽视医保支付在补偿机制中的核心作用。近来，在中央和地方层级引起广泛关注的“家庭医生”制度建设，也同样聚焦于供方改革措施。但是，初级卫生保健服务体系的建立与健全，最为重要的是需方措施的得当，其中尤为重要的是医保筹资与支付模式。在这一方面，医保机构实际上理应承担更大的责任。如果不实现理念上的转型，即将补偿的主渠道从政府财政直接投入转移到医保支付，那么公共契约模式就无从建立，基层医疗机构补偿机制和运行机制改革就会变得遥遥无期。

总而言之，医保付费是一种专业化的公共服务。尤其是针对基层医疗机构的按人头付费以及其他新付费机制（例如上文没有提及的点数法按项目付费制度），其设计和实施都具有专业性。然而，在我国，医保服务的专业化处于发展不足的阶段。首先，医保付费本身并不是一个专门职业，也没有职业等级的评定；其次，医保经办人员的专业培训并没有制度化，大学教育中缺乏有关的专业，有关医疗保险的教育散落在高等学校中的保险专业和社会保障专业，但教育培训内容五花八门、支离破碎，导致相当一部分医保工作者对新付费机制的原理和制度设计极不熟悉，而这样的局面在人社部和卫生部都存在；最后，医保经办机构在很多地区具有垄断性，在各统筹地区，医保经办机构都是唯一的，大多数地区农村和城镇地区的医疗保障服务分别隶属于两个不同的政府部门，由于缺乏竞争，医保经办机构是否具有足够的动力来推动服务的专业化，也成为一个大的问题。

为了解决这些问题，推进医保经办机构的专业化、竞争化和法人化势在必行。具体的政策建议如下。

第一，推进专业化。这是当务之急，应该尽快提上政府的议事日程。短期的措施是对各地医保经办人员进行系统的培训。从长远来看，人力资源社会保障部有必要设立医保经办师这一新的职业，同时会同教育部在各高校的公共管理学院推动有关专业教育的制度化。这一公共政策举措，不仅对于社会医疗保险，而且对于商业医疗保险的发展，都是至关重要的，但却是长期受到忽视的。短期来看，对现有医保工作者开展大规模的培训是必要的，其中涉及基层医疗机构补偿机制的重要培训内容，就是门诊统筹的医保预算编制和按人头付费的制度设计。

第二，提升竞争化。其主要措施是在提高医保统筹层次之后，保留现有区县一级设立的医保经办机构，允许它们打破跨区县行政区划限制，为参保者提供医疗保障服务。

医保统筹层次从区县级向省市级的提高，已经成为医疗保障体系改革的一项内容。在提高医保统筹层次的同时，还可以顺便提升医保经办机构之间的竞争强度。目前，无论是在农村还是在城镇地区，当医保统筹层次从区县一级提高到地级市一级之时，原本在区县一级设立的医保经办机构可以继续保留，相互开展竞争。

具体办法是，民众参保缴费集中在市级医保中心，而参保者可以选择全市任何一家公立医保经办机构作为其代理人，为其团购医药服务。市医保中心可以根据各家经办机构所吸引的参保者人头数，向这些公立医保经办机构支付医保费用和管理费用。医保经办机构吸引的参保者越多，其负责运营的医保费用越多，其所获得的管理费越多。①

当然，在此过程中，公立医保机构可以同商业医疗保险公司或民办非营利性健康保险组织，建立多种多样的公私合作伙伴关系（public - private partnership），例如医保机构完全可以将付费服务中的费用审核、品质监测、投诉管理等外包给第三方，即发展国际上通称的“第三方行政管理”（Third - Party Administration，TPA）业务。在国际上，这样的做法通称“有管理的竞争”（managed competition）。

第三，探索医保经办机构法人化。随着医保经办机构日益走向专业化，区域垄断性逐渐被打破，医保经办机构本身的治理变革也可以提上议事日程。医保经办机构没有必要成为政府行政机构的一部分，而应该转型为独立的公共服务机构，走上独立公法人的道路。

目前，全国各地的医保机构都是事业单位，隶属于某些行政部门。这种组织模式不但在运行上存在着诸多不顺畅之处，而且还阻碍了医保经办事业的进一步发展，例如上述的专业化和竞争化以及医保城乡一体化。一旦医保机构走向法人化，建立以理事会为核心的新法人治理结构，其中明确政府理事的提名规则，那么城镇居民医保与新农合合并过程中行政管理权究竟应该

---

① 以社会医疗保险主导医疗保障体系的欧洲国家、以色列、瑞士以及美国，均以符合各自国家国情的方式，在医疗保险领域推进“有管理的竞争”。本项目推荐的新模式，非常类似于目前在德国运行的社会医疗保险模式。

划归人保部还是卫生部的争论，也自然就不存在了。

二、改革投入方式，走向公共契约模式

医保机构成为医疗服务的主要支付者，公共财政主要通过“补需方”对医疗机构间接给予补助。那么新医改的第二件大事，顺理成章，就应该致力于建立一种医保机构购买医疗服务的契约化机制，即“公共契约模式”。这其中，最为重要的就是医保付费方式的改革。

但是，医保付费改革在相当一段时期内并没有受到政府和媒体的重视，原因有以下三点。

第一，2007—2010 年，政府医保改革的工作重点在于拓宽医保覆盖面，全力推进全民医保，而医保机构如何付费的事情，暂时提不上公共政策的议事日程。

第二，2010 年及以前，基本医疗保障体系的支付水平较低，尤其是门诊服务的支付主要是患者自付或者个人账户的支付。医疗机构业务收入的主要来源并非医保机构的支付，医保付费改革与否以及如何改革，对于医疗机构来说影响不大。

第三，在医疗界内外，人们普遍的思维习惯还是依赖行政检查或价格管制来控制医疗费用或医疗机构的行为，即便是媒体批评的焦点也放在政府部门的“监管不力”上，而媒体对于“监管”的理解也多停留在持续不断的行政检查上。行政化思维的根深蒂固，自然不利于契约化市场新机制的催生。

其实，在过去的三四年中，为了控制医疗费用的上涨，政府有关部门想方设法推出各种行政措施，尤其是药品降价、药品零差率和药品集中招标等，依然未能遏制医药费用的上涨幅度。大众媒体自然也不会放过各种药价虚高的案例，而且也拉开媒体监督政府的架势，但其行政化思维却导致监督的焦点在于所谓的“监管不力”。无论是芦笋片事件还是克林霉素磷酸酯事件，都是如此。

然而，到了 2011 年，情况发生了变化。无论是人力资源和社会保障部还是卫生部，都出台了新的文件，将医保付费改革当成了重中之重。实际上，将医保付费改革视为医疗机构补偿机制改革的核心，并持之以恒，才能真正产生改革的效果。如果不在这方面下功夫，不认认真真地建立医疗保险购买

医疗服务的新机制，而是在行政化措施的小修小补上做文章，补偿机制的改革将遥遥无期。

2011 年 5 月 31 日，人社部发布了《关于进一步推进医疗保险付费方式改革的意见》（人社部发〔2011〕63 号），明确了推进医保付费改革的具体路线图：①加强总额控制，探索总额预付；②结合门诊统筹的开展探索按人头付费；③结合住院门诊大病的保障探索按病种付费；④建立和完善医疗保险经办机构与医疗机构的谈判协商机制与风险分担机制。[①] 同年 6 月 10 日，卫生部发布了《关于进一步加强新型农村合作医疗基金管理的意见》（卫农卫发〔2011〕52 号），明确提出两大医保付费改革措施：①将门诊统筹与门诊总额预付制度相结合；②将住院统筹与按病种付费、按床日付费等支付方式改革相结合。[②] 2012 年 4 月 12 日，卫生部又发布了《关于推进新型农村合作医疗支付方式改革的指导意见》（卫农卫发〔2012〕28 号），对推进新农合支付方式改革工作进行了具体部署。

2012 年 4 月 14 日，国务院办公厅发布了《关于印发深化医药卫生体制改革 2012 年主要工作安排的通知》（国办发〔2012〕20 号），要求人力资源和社会保障部与卫生部负责，大力“改革医保支付制度”。具体的要求是“积极推行按人头付费、按病种付费、按床日付费、总额预付等支付方式改革，逐步覆盖统筹区域内医保定点医疗机构。加强付费总额控制，建立医疗保险对统筹区域内医疗费用增长的制约机制，制定医疗保险基金支出总体控制目标并分解到定点医疗机构，与付费标准相挂钩。积极推动建立医保经办机构与医疗机构的谈判机制和购买服务的付费机制，通过谈判确定服务范围、支付方式、支付标准和服务质量要求。结合支付方式改革，探索对个人负担的控制办法。逐步将医疗机构总费用和次均（病种）医疗费用增长控制和个人负担控制情况，以及医疗服务质量列入医保评价体系”[③]。毫无疑问，这些改革思路和方向都适用于基层医疗机构。

---

① 本政策文本可从国家人力资源和社会保障部的官方网站上下载：http：//www. mohrss. gov. cn/page. do？ pa = 402880202405002801240882b84702d7&guid = 1065ac97d83b4356a25548d775844f5b&og = 4028802023db8cc00123dfaeb60b0354。

② 本政策文本可从国家卫生部的官方网站上下载：http：//www. moh. gov. cn/publicfiles/business/htmlfiles/mohncwsgls/s3581/201106/52110. htm。

③ 本政策文本可从中国政府网上下载：http：//www. gov. cn/zwgk/2012 – 04/18/content _ 2115928. htm。

 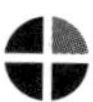

目前在全国各地，无论是在城镇还是在农村，医保付费改革也如火如荼地进行着。但是，医保付费改革的艰巨性不可低估。事实上，在全国各地，医保付费改革基本上到位的还不多，很多地方的医保付费改革甚至都没有上路。针对基层医疗机构，门诊统筹以及与之相伴的医保付费改革均进展缓慢。之所以出现这样的情形，从大的方面讲，主要原因在于各地均没有将医保付费改革视为公立医疗机构（包括基层医疗机构）补偿机制改革的核心，在认识上存在极大的偏差。从小的（但并非不重要）方面讲，还有两类问题值得关注。

第一类问题是医保机构本身的问题，即各地的医保工作者对新医保付费机制的专业知识有限，导致新付费机制在制度设计的细节上出现了很多问题，使新机制出现了变形，最终导致旧机制的回归。第二类问题超越了医保机构自身的职能范围，是其他方面的制度架构阻碍了医保付费改革的正常前行，我们一般称为“政策不配套”。

新医保付费方式的共同特点是就所有参保者的医疗服务，制定各种各样的集团性支付方式，俗称“打包付费”，又俗称“一口价”。打包付费的核心运行原则在于超支自理、结余归己，其要害在于建立一种新的激励机制，令医疗机构自发地产生控制医药费用上涨的强大动力。然而，在许多地区的实践中，核心原则没有落实，全新机制没有形成，其症结在于具体的规则中普遍含有“超支不完全自理、结余不完全归己”的条款，因而使新医保付费机制出现了变异。医疗机构由于无法从控制成本中获得更大的收益，自然也就缺乏控制医药费用上涨的内在动力。这些变异版新付费机制的共同特征，是在原有的按项目付费制度中加上了各种各样控制费用的天花板，也就是各种各样的“帽子”。最终医保支付依然用按项目付费的老方式来结算，具体的体现就是医保机构始终忙于核查“实际费用”，这在实践中被称为“一边一口价、一边查明细”。这些变形版的新医保付费机制，效果自然也大打折扣，有时根本不会产生这些新机制在国外产生过的效果，不仅参保者体会不到医保付费改革带来的好处，即便是医保机构的工作人员也感到费力不讨好。

至于基层医疗机构，医保机构在付费改革方面的努力并不充分。在德国和日本等国普遍实施的点数法按项目付费，中国各地依然对其闻所未闻。即便有少数地方引入了按人头付费，但大多出现了变形，滑向了按人头限价。总而言之，新的付费机制没有建立起来，对基层医疗机构的补偿机制的完善也就无从下手。

更何况，在推进医保付费改革的进程中，还有一些超越医保管理部门的体制障碍。这类问题的产生，主要是由于不同政府机构在新医改中的定位和职能不清，制约了医保付费改革的进程，其中最为紧迫的两个问题如下。

第一，市场化的医药购买机制与医药价格的行政管制相冲突。

目前，政府对绝大多数医疗服务项目和药品实行国家定价制度。针对不同的医疗服务项目和药品，定价由不同层级政府的物价管理部门负责，同作为支付者的医保机构没有关系。现行的行政定价制度，可以概括为“按项目定价”，亦即对医疗服务、器械、耗材和药品一个个制定价格。

“按项目定价”与“按项目付费”是相适应的。所有的公立医疗机构和民营非营利性医疗机构在项目选择上固然有自主权，但是绝大多数项目（每一个药品也视为一个项目）的价格都必须执行政府确定的标准。民办营利性医疗机构固然可以自主定价，但是如果它们不执行政府定价，就不能成为医保定点机构。

但是，如果医保机构实行新的付费机制，即打包付费，就意味着只要在一定时期（一般是1年）医疗机构所服务的众多患者的平均费用没有超过打包付费的标准，就是合规的。但是，依照物价、卫生和医保部门的联合规定，医疗机构必须给每一个患者打印出账单，而且必须“按项目打印账单”（俗称“明细”）。这样一来，有些患者账单上的金额会超过付费金额，有些则没有超过。前一类患者自然欢天喜地地回家了，但后一类患者或许会大为不满。在这样的情况下，即便医保机构实行了全新的付费机制，医疗机构也没有动力在成本控制上下足功夫了。

实际上，在一些国家和地区，医保机构都对供方实行各种新的付费机制，但同时也要求供方为患者打印出各个项目及其费用的清单，因此按项目定价也是得以保留的。但值得注意的是，在这些地方，按项目定价也好，按项目付费也好，打包付费也罢，定价与付费的主体都是医保机构，而且定价与付费都基于医保机构与医疗机构之间的谈判。

第二，谈判机制的非制度化，导致医保机构与医疗机构相互扯皮。

既然新医保付费机制就是“打包付费”，其付费标准（即俗称“打包价”）制定得合理与否也就至关重要了。由于经济发展水平与消费水平不一，全国各地的医疗服务平均费用也不一，因此新医保付费方式中的付费标准不

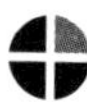

可能全国一刀切。这意味着医保付费方式改革必定要经历一个地方化的过程。况且，医保机构与医疗机构之间是一种契约化的市场关系，而市场关系的建立离不开谈判机制的制度化，这是显而易见的道理。实际上，在任何国家和地区，医保付费方式的完善都是医保机构与医疗机构之间“重复博弈”的过程，至少需要经过两三年甚至更长的时间才能实现博弈的均衡，不可能在短期内一蹴而就。

因此，医保付费改革并不是人力资源和社会保障部和卫生部这两个部门的事情，也是众多政府部门共同的职责。为了大力推动医保付费改革，必须扫清走向公共契约模式道路上的诸多制度障碍。具体的政策建议如下。

首先，必须在国家层面明确医保机构与医疗机构之间谈判机制的基本要件，即医保机构和医疗机构为谈判主体，它们可以一对一进行谈判，也可以组织起来开展集体谈判。各类医疗机构的协会应该参与谈判。基层医疗机构可以也应该组成专门的专业协会，参与有关医保付费改革的谈判。

其次，物价管理部门应在推进医保付费改革上发挥积极的作用，最为核心而紧迫的事情是接受医保机构与医疗机构的谈判结果，以打包定价取代原来的按项目定价。针对基层医疗机构，最为紧迫的是确立按人头付费的新机制。如果实施点数法按项目付费，那么需要医保部门、卫生部门和物价管理部门三方就各种医疗服务项目的点数确立建立全新的机制。

最后，物价管理部门可以推进医药领域中的价格管制改革，即将价格谈判权让渡给作为支付者的医保机构，而物价管理部门则扮演价格谈判的组织者、中介者和裁判者的角色。

一旦这些制度障碍被打破，再加上统筹层次的提高，医保机构就可以针对基层医疗机构推出一系列新付费政策，从而推进基层医疗机构的发展与转型。首先，针对社区卫生服务中心、乡镇卫生院和其他小型医院，医保机构可以推出专门的门诊统筹支付制度，其支付模式以按人头付费为主导，兼及按病种付费和按项目付费，从而将健康管理的要素纳入初级卫生保健服务体系之中；其次，医保机构可以按各地的实际情况，推出多种多样的竞争性守门人制度，将初级卫生保健和其他类型的医疗服务有效地整合在一起；再次，医保机构可以对基层医疗机构、区县级医院，推出优惠性支付措施，在支付比上拉开与更高级别医院的差距，从而引导参保者在基层医疗机构和区县级医院解决常见病、多发病的诊断和治疗。

三、转变投入流向，推进供方多元化格局的形成

医保改革固然有困难，但起码方向明确了。可是，医疗服务体系改革却依然处在方向未明的状态。医疗服务体系改革可分为两部分：一是民营医疗机构的发展；二是公立医院的改革。

尽管政府制定了诸多鼓励“社会资本”进入医疗服务领域的文件，但是除了极个别地区，民营医院在全国范围内的发展并不顺畅。民营医院尽管数量不少，但总体来说，其规模小、人才弱、收入少，在医疗服务市场中的地位自然也就无足轻重。尽管新医改方案已经明确要大力推动办医多元化，积极鼓励社会资本进入医疗服务领域的配套实施文件也已经颁布，但是在很多地方，还存在着各种阻碍民营诊所和民营医院设立和发展的种种“潜规则”，民营诊所和民营医院大多处于艰难的生存环境，环绕其四周的道道“玻璃门”使它们举步维艰。只要这些“潜规则”没有被破除，公立医院在医疗服务领域占据主宰地位的格局在短期内不会有质的改变。①

从另一个角度来看，公立医院在各地的医疗服务市场上占据着主导甚至垄断地位。因此，医疗服务体系改革的重点，在于公立医院的改革。如果公立医院的改革不顺利，那么整个医疗服务体系的健全也就成了空话。在初级卫生保健服务体系，强力推动国有化也并非好的出路。

众所周知，中国是一个大国，各地的情况千差万别，公立医院所面临的问题、挑战和机遇不尽相同。这固然是一个事实，但是，我们也应该承认，所有地方的公立医院均处于相似的组织和制度架构之中，这就是孕育于计划经济时代的事业单位体制。这种体制的特征就是行政化，即公立医院运营的诸多方面受制于诸多政府部门的行政干预。而中国各地公立医院改革所面临的挑战，也具有一个突出的共同点，就是如何打破原有事业单位体制的羁绊，让公立医院走向去行政化。在这个意义上，公立医院改革实际上是事业单位体制的一部分。去行政化的改革原则和方向，对于目前以公立机构为主导的基层医疗机构来说，也同样适用。

中国自改革开放以来，大多数事业单位都走上自主化的道路，公立医院

① 顾昕. 拆掉民营医院的“玻璃门”[J]. 中国卫生人才，2011，4：38 –39.

 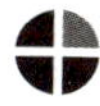

也不例外。公立医院开始拥有了一定的管理自主权，尤其是在医院运营结余的支配上，拥有了很大的自主权。与此同时，来自政府的财政拨款，已经不再是公立医院收入的主要来源，公立医院日益变成了以服务换取收费的组织。从运营高度依赖于收费或追求收入最大化这一点来看，公立医院走上了“市场化”甚至“商业化”的道路。基层医疗机构也类似。

但是，公立医院的“市场化”是一种“伪市场化”。通过提供服务换取收费，这样的行为在中国乃至人类社会几千年来就绵延不绝，单单有这样的特征，并不能说是“市场化”。具体而言，公立医院的“伪市场化”，其实是一种“行政型的市场化”。公立医院并未变成真正的市场主体，也不是真正的独立法人。无论是在人、财、物各方面，公立医院都无法就资源配置做出独立的决策，其法人代表自然也就无法为其行为的后果独立承担民事和刑事责任。涉及重大资源配置的战略决策，以及诸多日常性的管理决策，都由诸多政府部门来承担。诸多政府部门对公立医院的干预，并不限于根据规则进行奖惩的监管行为，而是经常参与公立医院的管理决策。对公立医院日常管理行为及其后果的关注和参与，甚至都体现在中国政府关于公立医院改革的指导意见之中。

中国公立医院行政型市场化的变革之路有两条：一是伴随着去市场化的再行政化，即涉及资源配置的各项权力由各政府部门统统转移到卫生行政部门手中，从而使现行的分散型行政化制度格局转变为新的集中型行政化的制度格局；二是伴随着进一步市场化的去行政化，让公立医院成为真正的独立法人，并在全民医保所引致的医疗服务购买行为大转型的市场环境下，自主地选择适宜自身情况的竞争策略。在某些地方以及在某些适宜的条件下，相当一部分公立医院还可以走向民营化，而民营化的具体路径可以是多种多样的。

尽管国家的新医改方案基本上认可了后一种改革思路，而且这一思路在国家关于公立医院改革的指导意见中也有一定的体现，但是这一点并不十分明确。在去行政化的改革思路中又夹杂着再行政化的种种措施。实际上，去行政化和再行政化各自都是逻辑一贯的制度变革思路。首先，无论是走向去行政化还是走向再行政化，如果方向明确，结果自然会大不一样，但至少不会发生左右互搏、自相矛盾、前后不一的问题。其次，在市场不足的地方，例如，人口稀少的地区（海岛、山区、边疆地区等）以及服务对象较为特殊的医疗服务领域（例如精神病防治），去行政化的模式是不大适用的。无论如何，明确哪一种改革模式适用于哪些地区和哪些医疗服务领域是非常重要的。

然而，各级政府在公立医院整体改革思路的选择上，呈现出十分不明确的特征，这导致各地推进改革的方向较为分散，而且在很多情形下各种措施在效果上是相互抵消的。在很多地方，包括在中央政府确定的 17 个试点城市，公立医院改革的具体举措在再行政化和去行政化之间摇摆。公立县医院的改革，恐怕也不会例外。

因此，我们提出以下政策建议，供中央和地方所有政府部门以及社会各界参考。这些政策建议对任何层级的公立医院都适用，自然也包括县级公立医院。绝大多数县级公立医院的改革，都必须纳入公立医院改革的整体轨道上来。

第一，切实落实“管办分开”的原则。在卫生行政部门之外建立专门的公立医院管理机构（即“医院管理局”），行使政府办医职能，同时厘清卫生行政部门作为医疗卫生事业全行业“监管者”的职能，让监管者与医院的主办者分开。

第二，公立医院完善法人治理结构。公立医院建立并完善以理事会制度为核心的新型法人治理结构，切实赋予理事会行使战略管理的职能，建立问责机制。

第三，建立政府购买服务的新机制。公共财政通过购买服务，促使公立医院行使社会职能，保持社会公益性。基本医疗服务（其中包括基本药物）可以通过公立医疗保险来购买，而其他特定的具有社会公益性的服务（尤其是公共卫生服务），可以通过各种特定的项目来购买。具有行政化特征的“收支两条线”措施，只适用于医疗服务市场不足的地区和领域。

第四，推进人事制度改革。在公立医院中全面推进全员劳动合同制，最终形成医疗人力资源市场化的全新格局，即医师成为自由职业者、院长成为职业经理人。

第五，推进价格管制改革。各种类型的价格管制，尤其是药品加成管制，应该解除。让医保机构与医疗机构建立新型的谈判机制，通过医保付费改革，以契约化的方式控制医药费用的快速增长。

第六，公共财政“补供方”的举措，值得加以仔细研究。鉴于“补供

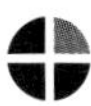

方”的总体效果不尽如人意，各级政府财政“补供方”的强度不宜提高，同时应该进行结构性调整，即“补供方”应该向人口稀少的地区（如山区、海岛、边疆等）倾斜，向服务人群稀少而又不确定的服务领域（如精神病防治、职业病防治、传染病防治等）倾斜。

值得一提的是，公立医院的改革其实也是民营医院发展的前提。如果公立医院改革不顺利，那么行政型市场化就不会打破，公立医院在许多地方主宰甚至垄断医疗服务市场的格局也难以发生改变。在这样的情况下，无论政府推出多少鼓励民营医疗机构发展的文件，都难以取得预期的效果。

最后，就基层医疗卫生服务体系的建立与健全，在绝大多数地区，尤其是在城镇地区以及城镇化程度较高的农村地区，或者说是在人口众多、交通条件良好的地区，上述公立医院改革的原则是同样适用的。换言之，在大多数地区，基层医疗卫生服务体系也应该呈现多元竞争的格局。其实，国际经验表明，初级卫生保健服务提供者的主体是家庭医生，而家庭医生的组织形式大多是个体诊所或联合诊所。只要将初级卫生保健纳入全民健康保险体系和医疗保障体系，那么市场化甚至民营化的基层医疗机构完全可以扮演好相关服务提供者的角色。

因此，我国对于基层医疗卫生服务的发展政策，的确到了改弦更张的关口。政策转型的核心就在于重构基层医疗卫生服务的筹资和支付模式改革，以医保付费改革作为基层医疗机构补偿机制改革的核心，而公共财政则通过“补需方”的手段来推动整个基层医疗卫生服务体系的重建。目前，亟须将门诊统筹政策的改革推向深入，其方向是提高门诊统筹的筹资水平和保障水平，推行以按人头付费为主导的门诊付费模式改革，逐步建立起竞争性守门人制度，并最终将门诊统筹和健康管理整合起来。

致 谢

这个历时一年半的大型公共政策调研活动，今天终于可以告一个段落了。作为这个项目的全程参与者，我在此最想表达的是诚挚的谢意。

我要感谢国家财政部社会保障司的同人们，没有他们的充分信任、全面而及时的支持和协调、细致的建议和指导，本项目以及本报告不会达到目前的水平。

我要感谢亚洲开发银行的高级项目官员 Jörn Brömmelhörster 先生和卫生专家 Claude Bodart 先生，以及项目官员 Mlpanlilio 女士，没有他们的督导、宽容、耐心和细致的协调，本项目和本报告也不可能达到目前的水平；我同时希望他们看到这份拥有了最新数据并成倍扩展了篇幅的最终报告后，会认为项目延期半年是值得的。

我要感谢本次调研样本地区的众多政府官员（尤其是负责协调调研工作的财政系统官员）、医务人员和新农合参合农民。他们不仅积极配合本次调研，而且还贡献出了那么多的改革智慧，使调研过程也成为我们学习的过程。可以说，没有他们的坦诚、细致而辛勤的工作配合（有许多数据和资料是在我们离开后陆续提供的），本次调研不可能成功（他们的名单见附录二）。

我要感谢清华大学经济管理学院白重恩教授及其团队，没有他们设计的调研方法和提供的参与预调研的机会，我及我的团队的工作将缺乏扎实的基础，也许会走更多的弯路。当然我还要感谢他们对本报告的直接参与、写作过程的资料补充（昌图部分），以及对本报告初稿的修改建议。应该说这个报告是我们两个团队的共同成果。

我要感谢美国斯坦福大学沃尔特·舒思深亚太研究中心亚洲卫生政策项目主任 Karen Eggleston 教授，她承担并完成的有关欧洲初级医疗保健制度国际经验的报告，非常全面和细致，对我的团队撰写本报告提供了非常有力的帮助。

我要感谢中国经济体制改革研究会公共政策研究中心（CRCPP）对我和

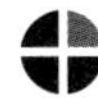

我的团队所提供的强大的后勤支持。

我要把最后的，然而是最隆重的感谢献给我的多达 16 人的正式调研团队。尤其感谢顾昕教授和朱恒鹏教授，在积极参与中国医改的六年中，我们之间的持续合作所形成的默契在这个项目中上升到了一个新的高度。他们俩既是益友，更是良师。没有他们严谨而扎实的学术功底，本报告的文字及其内容不会那么精彩。我的团队中大部分是年轻的后起之秀，伴随着整个项目的过程，他们在不断地快速地成长，同时他们的青春活力使本来烦琐而枯燥的调研过程变得轻松了许多（他们的名单见附录一）。

至于我自己，我会终生铭记这一段难忘的时光，并期盼着再次有缘与大家合作。但是，本报告中可能存在的问题和不足，都应该由我个人承担。

余　晖

2012 年 9 月 1 日

附录一 “亚行医改财政政策”项目五地调研团队人员名单

姓名	单位名称
顾昕	北京大学政府管理学院教授，中国经济体制改革研究会公共政策研究中心首席社会政策专家
朱恒鹏	中国社会科学院经济研究所研究员，中国经济体制改革研究会公共政策研究中心高级研究员
余晖	中国社会科学院工业经济研究所研究员，中国经济体制改革研究会公共政策研究中心主任（神木以及沭阳、子长、芜湖三县正式调研团队负责人）
白重恩	清华大学经济管理学院副院长、经济系主任（昌图县预调研团队负责人）
汪德华	中国社会科学院财贸所财政研究室副研究员（预调研团队）
张炜	北大光华管理学院教授
董朝晖	中国人力资源和社会保障部社会保险研究所研究员，中国经济体制改革研究会公共政策研究中心高级研究员
韩玲慧	财政部财政科学研究所副研究员（预调研团队）
张琼	清华大学博士，中央财经大学讲师（预调研团队）
杜创	中国社会科学院经济所副研究员
李颖	首都医科大学副教授
韩钰	中国经济体制改革研究会公共政策研究中心助理研究员
朱凤梅	中国经济体制改革研究会公共政策研究中心助理研究员
王龑	中国社会科学院工业经济研究所研究生
周晓竺	中国经济体制改革研究会公共政策研究中心助理研究员
潘佳丽	中国经济体制改革研究会公共政策研究中心助理研究员
杨丽霞	中国社会科学院经济研究所硕士研究生
何静	中国社会科学院工业经济研究所硕士研究生
李丹	财政部财政科学研究所硕士研究生

续 表

姓名	单位名称
严舒	中国经济体制改革研究会公共政策研究中心助理研究员
刘悦	清华大学经济管理学院博士研究生
曹远氚	清华大学经济管理学院硕士研究生
欧春谷	清华大学经济管理学院硕士研究生
徐晶鑫	清华大学软件学院硕士研究生

注：上述名单中，除了标注预调研团队的同人外，皆参与过正式调研，且其中的余晖、韩钰、朱凤梅、王龑全程参与预调研。

附录二　“亚行医改财政政策”项目五地调研地区访谈人员名单

医改项目调研主要政府官员、医院负责人及村医访谈人员名单

（按调研地区的先后顺序排列）

	序号	单位名称	姓名
神木站	1	神木县财政局	刘新民
	2	榆林市人大常委会，原神木县县委书记	郭宝成
	3	神木县卫生局、康复办	张波
	4	神木县医院	王强
	5	神木县医院	王胜严
昌图站	1	铁岭市财政局预算科	宿铁荐
	2	铁岭市财政局社保科	吴春波
	3	铁岭市医疗保险管理中心	吴立忱
	4	铁岭市人社局	魏琼
	5	铁岭市人社局	袁浩博
	6	铁岭市人社局	王朝霞
	7	铁岭市合管办	汪洋
	8	铁岭市合管办	陈冬梅
	9	昌图县财政局	高铁强
	10	昌图县财政局	王帅
	11	昌图县政府	王文林
	12	昌图县卫生局	侯君明
	13	昌图县卫生局	刘雪
	14	昌图县卫生局	吴晶莹
	15	昌图县卫生局	毕云艳
	16	昌图县合管中心	王莹
	17	昌图县合管中心	王玉军

续 表

	序号	单位名称	姓名
昌图站	18	昌图县合管中心	刘峰
沭阳站	1	宿迁市财政局	陈太东
	2	宿迁市财政局社保处	袁轲
	3	宿迁市财政局社保处	刘敏
	4	宿迁市政府	葛翔宇
	5	宿迁市卫生局	葛志健
	6	宿迁市卫生局	赵泽钧
	7	宿迁市卫生局	孙玉东
	8	宿迁市卫生局	陈新颖
	9	宿迁市卫生局	张波
	10	宿迁市卫生局	周东浩
	11	宿迁市卫生局	颜红
	12	宿迁市合管办	吴五明
	13	宿迁市发改委	林青
	14	宿迁市人社局	胡卫新
	15	沭阳县财政局	徐永涛
	16	沭阳县财政局	张相
	17	沭阳县财政局	郭林
	18	沭阳县卫生局	董晓雪
	19	沭阳县合管办	王甫军
	20	沭阳县人社局	李薇
	21	沭阳县人社局	刘彦龙
	22	沭阳县社保处	陆向前
	23	沭阳县社保处	王家安
	24	沭阳县民政局	吴锦芳
	25	沭阳县民政局	孙四有
	26	沭阳县发改局	徐效良

续　表

	序号	单位名称	姓名
沭阳站	27	沭阳县疾控中心	王兆成
	28	沭阳县疾控中心	王小城
	29	沭阳县疾控中心	魏良辉
	30	沭阳县保健所	庞丽玲
	31	宿迁市人民医院	王勤
	32	宿迁市中医院	张升建
	33	宿迁市钟吾医院	龚媛
	34	宿迁市东方医院	王建
	35	宿城区人民医院	王宜田
	36	沭阳县仁慈医院	丁海波
	37	沭阳县人民医院	周业庭
	38	沭阳县人民医院	乙军
	39	沭阳县中医院	陈树年
	40	沭阳县潼阳镇卫生院	仲志军
	41	沭阳县潼阳镇医院	臧大成
	42	沭阳县胡集镇卫生院	洪敏
	43	沭阳县胡集镇医院	刘青
	44	沭阳县扎下镇卫生院	徐晓旭
	45	沭阳县扎下镇医院	胡军双
	46	沭阳县马厂镇卫生院	于向阳
	47	沭阳县马厂镇医院	章留生
	48	沭阳脑科医院	钱韵秋
	49	沭城镇卫生院	仲伟业
	50	沭阳县吴滩社区卫生服务站	张一兵
	51	沭阳县草北社区卫生服务站	姜会荣
	52	沭阳县大徐社区卫生服务站	徐维成
	53	沭阳县胡东社区卫生服务站	魏孝利
	54	沭阳县冯徐村卫生室	徐志威

续　表

	序号	单位名称	姓名
沭阳站	55	沭阳县朱家庄村卫生室	仲召飞
	56	沭阳县丁庄社区卫生服务站	王树东
	57	沭阳县杨桥社区卫生服务站	杨军
	58	沭城镇前巷社区卫生服务站	姜若军
	59	沭城镇关顶社区服务站	秦礼进
子长站	1	子长县财政局	郭超贤
	2	子长县财政局社保处	薛彩霞
	3	子长县医改办	靳晓宏
	4	子长县卫生局、医改办	拓乃章
	5	子长县卫生局	董乾
	6	子长县合管办	李云杰
	7	子长县人社局	冯戈军
	8	子长县人社局	强江红
	9	子长县医疗保险办公室	郭世英
	10	子长县医疗保险办公室	张丽
	11	子长县民政局	路媛
	12	子长县妇保所	南胜利
	13	子长县疾控中心	贺奇征
	14	子长县就业管理局	姬宏鸿
	15	子长县宣传部	张海岩
	16	子长县电视台	路长安
	17	子长县人民医院	吴建军
	18	子长县人民医院	郭进
	19	子长县人民医院	谢杰
	20	子长县人民医院	井冬琴
	21	子长县人民医院	高翠芳
	22	子长县人民医院	强音
	23	子长县人民医院	吴军峰

续 表

	序号	单位名称	姓名
子长站	24	子长县涧峪岔镇政府	李永琦
	25	子长县涧峪岔镇政府	闫戈斌
	26	子长县南沟岔镇政府	白学军
	27	子长县南沟岔镇政府	曹亚玲
	28	子长县李家岔镇政府	康保红
	29	子长县涧峪岔镇卫生院	何卫江
	30	子长县南沟岔镇卫生院	栾泰平
	31	子长县李家岔镇卫生院	薛晓华
	32	子长县栾家坪镇卫生院	郝岳飞
	33	子长县杨家园则卫生院	刘金平
	34	子长县魏家岔村卫生院	延琳琳
	35	子长县南家峁村卫生室	刘增明
	36	子长县白家岔村卫生室	胡风成
	37	子长县路坪村卫生室	薛智成
	38	子长县应则沟卫生室	路天胜
	39	子长县徐家边村卫生室	李青元
	40	子长县刘家屹崂卫生室	靳晓岚
	41	子长县南家湾村卫生室	李必如
	42	子长县强家湾村卫生室	白张琴
	43	子长县郭家坪村卫生室	史建设
	44	子长县柳家坪村卫生室	王晓娅
芜湖站	1	芜湖市财政局	徐茂环
	2	芜湖市财政局	王东祥
	3	芜湖市卫生局	杜荣昶
	4	芜湖市药管中心	王海燕
	5	芜湖市人社局医保科	胡荣兵
	6	芜湖市人社局	吕跃华
	7	芜湖市医保中心	翟东木

续 表

	序号	单位名称	姓名
芜湖站	8	芜湖市医保中心	李志刚
	9	芜湖市医保中心	朱密根
	10	芜湖县财政局	范家仁
	11	芜湖县财政局	万小慧
	12	芜湖县卫生局	王七金
	13	芜湖县卫生局	戴留根
	14	芜湖县卫生局	王世菁
	15	芜湖县卫生局防保科	朱宏
	16	芜湖县药管中心	童加谭
	17	芜湖县合管中心	陶勖骋
	18	芜湖县人社局	陶显松
	19	芜湖县人社局	汤正翠
	20	芜湖县医保中心	曹邦良
	21	芜湖县民政局	陶鹏飞
	22	芜湖县民政局	强玲
	23	芜湖县医院	赵林宝
	24	芜湖县医院财务科	鲁忠华
	25	芜湖县医院医务科	李山事
	26	芜湖县医院护理部	郑小扣
	27	芜湖县医院药剂科	周自管
	28	芜湖县湾沚镇卫生院	卫晓冬
	29	芜湖县六郎镇卫生院	陈军
	30	芜湖县陶辛镇卫生院	崔精敏
	31	芜湖县花桥镇卫生院	董南喧
	32	芜湖县红杨镇卫生院	奚文杰
	33	芜湖县湾沚镇社区服务中心	董明保
合计	199 人①		

注：①另有沭阳县 10 名村医和芜湖县 30 名村医未记名。

澳大利亚和新西兰的医疗卫生体制[①]

澳大利亚和新西兰是大洋洲两个最主要的国家，两国的经济制度和经济结构比较相近。在医疗卫生体制方面，与世界上很多发达国家尤其是英联邦国家一样，澳大利亚和新西兰都实行了全民医疗保障，且医疗体系呈现多样化的特点，两国的卫生医疗体制在某种程度上具有相似之处。

财政部社保司考察团一行6人于2012年12月中旬前往这两个国家进行考察调研。短短10天中，考察团访问了两个国家的财政、卫生部门，与其负责官员进行了座谈，获取了大量有关资料；考察团还参观了两国的一些公立医院、全科医疗诊所及专科医院，对两国的医疗卫生体制留下了深刻的直观印象。

下文将先分别介绍两国的医疗卫生体制的沿革和现状，然后对其优势和存在的问题做一个简要评价，最后将提出可借鉴的地方，供深化我国医药卫生体制改革参考。由于新西兰方面的资料和文献较少，本报告更加侧重澳大利亚方面的经验介绍。

一、澳大利亚的医疗卫生体制

澳大利亚联邦位于大洋洲，国土面积760多万平方千米。2011年人口

① 本文为财政部社保司考察团所做的成果，该考察团由财政部社保司宋其超副司长带队，团员有该司魏高明、王蕾、李岱昕副处长，厦门财政局的王南榕副处长以及中国社会科学院工业经济研究所研究员余晖。本文由余晖、何静执笔，写于2013年。

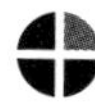

2262 万，GDP 达到了 1.372 万亿美元，2010 年的人均国民收入为 4.62 万美元，属于 OECD 国家，同时也是英联邦成员。澳大利亚是联邦体制，由 6 个州和 2 个领地组成，分别为新南威尔士州、昆士兰州、南澳大利亚州、塔斯马尼亚州、维多利亚州和西澳大利亚州以及首都直辖区和北领地。澳大利亚的民族构成比较复杂，70% 是英国及爱尔兰人后裔，18% 为欧洲其他国家后裔；亚裔占 6%，其中华裔约 67 万人，占 3.4%；土著居民约 45.5 万人，占 2.3%。

澳大利亚的卫生医疗体制运行状况较好，医疗卫生水平较高，人口健康状况较好。2010 年，澳大利亚的人均期望寿命男性为 79.5 岁，女性为 84 岁，列居世界第三，其他各项卫生指标在 OECD 国家中均居于中上水平。2008 年 1 月，英联邦基金会发布国家医疗状况评比与分析报告，对 19 个发达国家的医疗体系进行评比，澳大利亚排第三，优于同是全民医疗保险国家的瑞典和英国。

澳大利亚的医疗体制较为复杂，呈现出混合、多元化的特点：在医疗保险方面，既有强制实施的国民医疗津贴计划（Medical Benefits Scheme，MBS）和药品津贴计划（Pharmaceutical Benefits Scheme，PBS）①，也有覆盖面比较广的私人健康保险（Private Health Insurance，PHI）；在卫生服务的提供方面，按照医疗服务性质划分，主要有初级（全科）医疗服务、专科医疗服务和住院服务 3 个等级；在卫生服务提供者方面，按照医疗机构所有者性质分类，既有公立的社区卫生服务机构、医院，也存在营利的和非营利的私人诊所、医院、老年/伤残照顾机构和社区服务机构；在行政管理体制方面，联邦政府、州/领地政府以及市（镇）政府都参与医疗卫生系统，各司其职。

澳大利亚医疗保障制度管理架构见图 1。

（一）医疗卫生保障制度

澳大利亚的医疗保障体系以政府为主导，被称为国民医疗照顾制度（Medicare），涵盖医疗（MBS）、药品（PBS）、医院（急诊、门诊、住院）等多种类型的服务。针对领取收入支持的人（比如失业者或残疾人士）、偏远

① 通常，在澳大利亚谈 Medicare 时，主要包括 MBS 和 PBS，分别补贴医疗和药品服务。

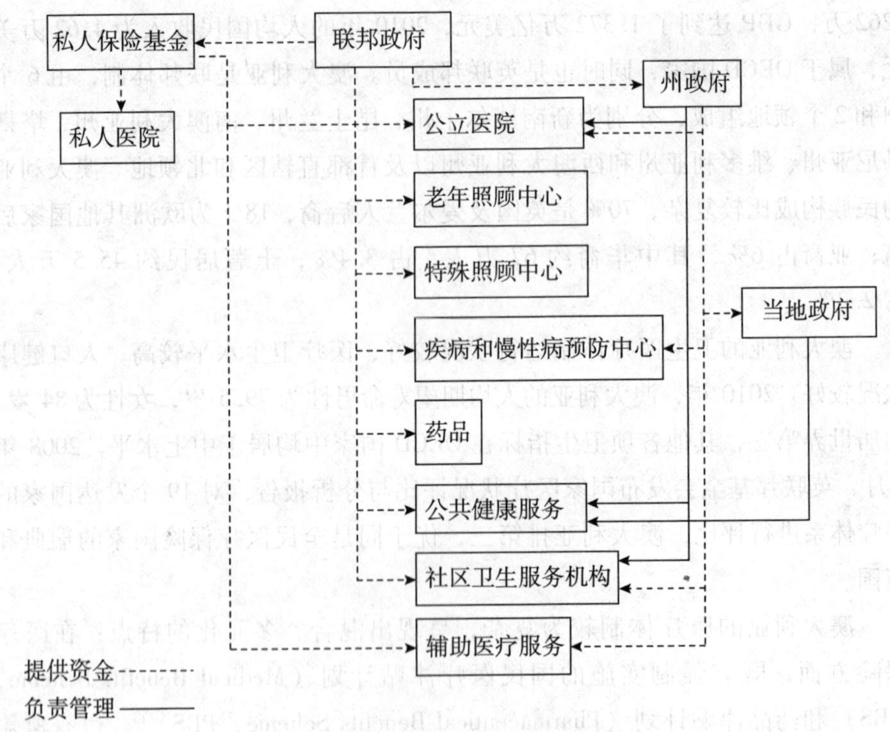

图1 澳大利亚医疗保障管理架构

地区居民、患有慢性病或者健康复杂状况的人（如精神病人、糖尿病患者等）以及退伍军人及其家属等特殊人群，澳大利亚政府还给予比普通公民更高的保障。另外，澳大利亚的私人健康保险业也很发达，作为对 Medicare 的重要补充。

1. 国民医疗照顾制度（Medicare）。

（1）Medicare 的覆盖人群以及提供的主要服务。1984 年澳大利亚通过了《全民医疗保障法》，建立了 Medicare 制度，实现了全民医疗保障。所有澳大利亚公民、永久居留者以及一些与澳大利亚签订了医疗互惠协议的国家的公民都可以享受到 Medicare 所提供的福利。

Medicare 享有者可以享受的服务项目包括院外服务（out – of – hospital service）和院内服务（in – hospital service）两种。Medicare 享有者可以获得私人机构或者行医者，如全科医生、专科医生、参加 Medicare 的验光师和牙医（仅限少量指定服务）的免费或补贴治疗，还可以以公费病人身份在公立医院免费就诊治疗。Medicare 覆盖的服务主要包括：①全免费的公立医

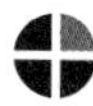

院（公立患者）的急诊、门诊和住院医疗服务；②免费或部分补贴的私人全科医疗和私人专科医疗服务；③补贴的社区私人药品服务；④全免费的病理检验和影像检查及治疗服务；⑤免费或部分补贴的由眼保健师提供的验光和相关保健服务；⑥少量指定的牙医服务（如青少年龋齿的检查与补牙）。

院外服务可以自由选择医生，但如果需要问诊专科医生，需要取得全科医生（通常称为 GP）的转诊，否则可能无法获得 Medicare 的补贴。医生收取的费用没有受到限制，可以超过 MBS 设定的服务项目价格。但是，MBS 是按照设定的服务项目价格支付医生的诊疗费的，最初仅支付 85% 的全科医生诊疗费和专科医生 75% 诊疗费。2004 年，政府引入了一个新的激励计划，为那些低收入者、老人和 16 岁以下的儿童发放医疗报销优惠卡，提供额外的支付。2005 年，Medicare 对全科医疗的支付比例上涨到了 100%。在 2009 年，74.3% 的医疗服务和 80% 的全科诊疗服务是全额报销的。

院内服务是指以公费病人（public patient）身份在公立医院，由医院指定的医生进行治疗，则无须为医疗、护理、检查等服务付费。如果以自费病人（private patient）身份在任何医院，有权选择医生，但 Medicare 只根据 MBS 和 PBS 的规定支付医生的诊疗费和药店的药品费用。

Medicare 的目的是保障基本医疗服务可及性和均等性，因而其保障对象非常广泛。Medicare 的保障范围虽然有严格规定，但是覆盖范围非常广泛，随着经济社会的发展，Medicare 涵盖了越来越多的卫生服务，其数量已经从 2000 年的 2.14 亿项增长到了 2010 年 3.19 亿项（平均每人 14.2 项），人均增长了 28%。

（2）Medicare 的管理和运作。Medicare 由澳大利亚卫生与老年保健部（Department of Health and Aging，DHA）主管，其主要负责制定有关政策以及 Medicare 的报销标准。但 Medicare 的具体管理和运作则由澳大利亚国民医疗保障局（Medicare Australia）负责。澳大利亚国民医疗保障局属于政府机构，其前身为联邦政府健康保险署（Health Insurance Commission，HIC）。其主要职责：确保 Medicare 所覆盖的人群和服务的准确性，即保证所有（只有）有权享受 Medicare 的人群和服务能够（或才能够）得到报销；根据澳大利亚卫生部制定的报销标准审核和支付医疗服务；审核和防止医疗服务提供者可能出现的违反 Medicare 有关规定的行为。

国民医疗保障局的总部设在堪培拉，每个州和领地的首府各设有一个分部，全国共有 9 个费用处理中心和 238 个 Medicare 办事处。这些办事处负责具体业务，包括医疗费用的报销、为新加入 Medicare 的人员办理有关手续等。所有办事处与各分部，以及总部之间都建立了先进和完善的信息网络和联系，使总部能够较为全面地掌握全国 Medicare 的使用和运作情况。每个工作日，国民医疗保障局总部都将前一个工作日中通过 Medicare 报销的服务利用和费用支出的详细情况汇总后报告给国家卫生与老年保健部。这为联邦政府制定和评价有关的卫生政策提供了详细、全面、可靠和及时的数据和信息。

（3）Medicare 的支付机制和费用情况。公立患者接受公立医院的急诊、门诊和住院服务个人无须支付任何费用，所有费用均出自由 Medicare 和州/领地政府之间达成的卫生服务协议预算（Medicare 投入额不足预算总额的 50%）。对于公立医院的私立患者和私立医院的患者，Medicare 只按照 MBS 规定的收费标准的 75% 支付医疗服务费用以及 PBS 规定的药品补贴费用，其差额和其他费用，如床位费、护理费等则由私人保险或者个人支付。

Medicare 对于全科医疗服务和医院外的专科医疗服务的支付由联邦政府直接负责。联邦政府根据医疗服务的成本制定了相应的收费标准和报销标准。对于全科医生提供的全科医疗服务，Medicare 给予收费标准的 100% 的报销，而超出收费标准的部分由患者自付；但是对于专科医生提供的门诊专科医疗服务，无论医生收取多少费用，Medicare 只给予政府规定的收费标准的 85% 的报销，超出报销金额部分也由患者自付。

在这样的运作方式下，全科医生或者专科医生都可以自行决定其收费标准，患者也可以自己选择医生。不过，政府规定医生收取的超过 Medicare 收费标准以上的费用与报销标准之间的差价不能超过一定的限额，如 2006 年，两者之间的最大差额为 63.9 澳元。在澳大利亚，实行按政府定价标准收费（bulk billing）的医生正在逐渐减少，大约有 70% 的全科医生和不到 30% 的专科医生对患者进行 bulk billing。大多数情况下，医生给予一些退休和低收入享受政府社会福利的人 bulk billing。而对于许多患者来说，都需要自付 Medicare 报销标准与医生实际收取费用之间的差额。

Medicare 报销非常方便。Medicare 享有者在就诊后，一般以全额报销或开具账单的方式和就诊医生结算医疗费用。医生一般对领恤金者或 Medicare 卡

 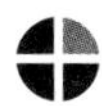

持有者采取全额报销（bulk billing）方式，持有者直接刷卡。就诊医生不对病人收费，直接向 Medicare 办事处开单，并以申领到的 Medicare 福利金作为全额付款。开具账单（accounts）就是病人先全额付款，再从 Medicare 办事处领取福利金。

2006—2007 财政年度，Medicare 共支付了 2.58 亿项医疗服务，人均服务量为 12.3 项。按照政府制定的收费标准计算，共为 129.85 亿澳元，人均费用为 618.29 澳元。由于医生可以自行确定其收费标准，所以部分医生的收费高于政府的定价。该年度医生实际收取的费用共为 147.82 亿澳元，人均费用为 703.88 澳元。由于 Medicare 对专科门诊服务的报销额只是政府收费标准的 85%，所以 Medicare 报销的实际总费用为 117.39 亿澳元，人均报销 558.81 澳元，其中 1/3 是支付给全科医生医疗服务的。从患者付费的情况来看，人均每项医疗服务患者共付费用是 29.22 澳元，按医生 bulk billing 的医疗服务共为 1.88 亿项，占总服务量的 72.9%，人均 bulk billing 的服务量是 8.9 项。

（4）医疗照顾安全网。在现代社会，慢性病和重大疾病患者往往需要定期接受治疗，产生了高昂的费用，逐渐成为许多人沉重的医疗负担。由此澳大利亚政府为 Medicare 制度设立了“安全网”（Medicare Safety Net）。病人在接受院外服务时，一旦当年的差额（是指医疗机构实际收取的费用与 Medicare 规定的可报销医疗费用之间的差额）达到了某一个临界值，Medicare 便会在当年剩余时间内将病人所接受的 Medicare 所涵盖的服务项目的报销比例从原来的 85% 提高到 100%。2004 年，澳大利亚政府对这一做法进行了调整：一旦达到了自付费用的临界值，病人将会收到占其自付费用 80% 的额外补贴，原来 Medicare 的补贴照常。在 2009 年，对于拥有医疗优惠卡的人或者是低收入家庭，其达到安全网的临界值是 555.7 澳元（511 美元），对于其他的病人则是 1111.6 澳元（1022 美元）。

2. 药品津贴计划。

（1）覆盖人群及药品涵盖范围。在澳大利亚，医疗服务和药品销售通常都是严格分离的。政府通过依靠药品津贴计划（PBS）保障重要药品可及性。PBS 的覆盖人群与 MBS 相同，但澳大利亚政府还建立一个针对符合条件的退伍军人及其家属的药品津贴计划（the Repatriation Pharmaceutical Benefits Scheme，RPBS），这个计划同 PBS 相似，但其涵盖的药品更为广泛。澳大利亚政府早在1948年起就实行了PBS，起初只是为了免费提供数量有限的拯救生命的药品，之后逐渐演变成提供广泛的、受补贴的药品。大多数处方药物都属于PBS的补助范围。PBS药品目录每年更新约600多类，占总处方的75%，到2008年，PBS共覆盖了大约2500类药品，基本上能够满足病人的临床诊断和治疗需要。联邦政府每年公布一次PBS的药品目录，并经过谈判确定进入PBS目录的药品价格。购买列入PBS目录内的药品费用主要由联邦政府支付，个人仅需自付较小的费用。2005—2010年，PBS目录内药品费用的详细支付情况见表1。2010年，PBS（包括RPBS）补贴了2.01亿项药房申请的处方，并支付了83亿澳元，大约有6800万处方没有得到补贴。1996—2010年，社区处方贴数的情况见表2。

表1　2005—2010年药品津贴计划中联邦政府和病人自付的情况

单位：百万澳元（当期价格）

资金来源	2005年	2006年	2007年	2008年	2009年	2010年
病人自付						
普通病人	634	619	630	691	727	735
持优惠卡的病人	489	533	560	617	657	689
病人自付合计	1123	1151	1189	1309	1384	1424
占总费用的比重	17.3	17.4	16.7	16.6	16.5	16.3
联邦政府补贴						
未享受安全网的普通病人	850	890	1039	1220	1339	1413
享受安全网的普通病人	216	174	173	217	200	212
一般病人合计	1066	1064	1213	1438	1539	1625
持优惠卡但未享受安全网的病人	3145	3334	3561	3910	4220	4368
持优惠卡并享受安全网的病人	1173	1067	1138	1216	1260	1331
持优惠卡病人合计	4318	4401	4699	5126	5480	5698
联邦政府补贴合计	5384	5466	5912	6563	7019	7323
占总费用的比重	82.7	82.6	83.3	83.4	83.5	83.7
PBS费用总计	6508	6617	7102	7872	8403	8747

注：①表中数据没有包括RPBS的费用。

②数据表里面未计入第100节（section 100）中包含的促进人类生长的荷尔蒙、体外受精、原住民医疗服务提供者提供的药品和其他费PBS补贴目录药品的费用支付。

资料来源：DoHA未出版的数据。

表 2　　　　1996—2010 年社区处方药贴数

药品支付类型	1996年	1998年	2000年	2002年	2004年	2006年	2008年	2010年	1996—2010 年增长（%）
PBS（优惠卡）	105. 8	107. 3	120. 5	132. 3	141. 4	141. 9	152. 6	163. 4	54. 4
普通 PBS	18. 5	18. 8	21. 8	25. 2	29. 5	25. 8	26. 4	26. 8	45
RPBS	8. 7	10. 2	12. 5	15	15. 7	14. 7	14. 1	13. 1	50. 4
PBS 和 RPBS 总计	133	136. 4	154. 8	172. 5	186. 6	182. 3	193. 1	203. 3	149. 8
自费	11. 7	15. 1	14. 3	16	18. 1	19. 3	18	19	64. 5
低于补贴起付线	34. 1	35. 4	30. 7	27. 6	28. 2	34. 6	50. 2	48. 4	41. 8
其他	0. 7	0. 6	0. 5	0. 5	0. 4	0. 4	0. 4	0. 4	-40. 6
合计	179. 5	187. 5	200. 3	216. 6	233. 3	236. 7	261. 7	271. 1	51. 1

资料来源：药品利用分委员会药品利用数据库（Drug Utilisation Sub Committee drug utilisation database（DoHA，unpublished））。

此外，与 Medicare 设立安全网相类似，PBS 也建立了安全网（PBS Safety Net）。在某一年份，病人购买 PBS 目录内的药品支出超过了临界值的就有资格获得额外补贴。2012 年，对于一般病人，只要药品支出超过了 1363. 3 澳元，病人每项处方的共付费用与优惠卡持有者一样，为 5. 8 澳元。对于优惠卡持有者，一旦他们在 PBS 所补贴药品上花费的费用超过了 348 澳元，那么他们就不再需要付费。PBS 安全网起用额则在每年 1 月 1 日根据澳大利亚消费者价格指数（CPI）调整。

（2）管理和运作。澳大利亚卫生与老年保健部是 PBS 的主管部门，负责有关政策的制定和综合行政管理工作，而具体的运作则是由“澳大利亚国民医疗保障局”负责。对列入 PBS 的药品的审核和管理是十分严格的。首先，一种药品能够在澳大利亚市场上销售，必须经过国家治疗物品管理局（Therapeutic Goods Administration，TGA）就药品的安全性、质量和疗效进行严格审批。对于通过审批的药品，哪些应该被列入 PBS 目录则必须还要得到国家药品补贴顾问委员会的提议。对是否将某一药品列入 PBS 目录，药品补贴顾问委员会重点从两个方面进行考虑：一是药品的有效性，即药品的治疗效果；二是药品的成本，即药品的经济效益。该委员会在药品评审时始终围绕这两个方面对同一种类的药品进行全面的比较和分析（包括人们使用这些药品的情况的比较和分析），然后再向联邦卫生与老年保健部提出具体建议。

由药品补贴顾问委员会提议的药品将进一步受到药品补贴定价局（Pharmaceutical Benefits Pricing Authority，PBPA）的审核。与药品补贴顾问委员会一样，药品补贴定价局是一个完全独立于政府的专门机构，其职责是对将被列入 PBS 目录的药品价格进行论证，然后向联邦卫生与老年保健部提出药品定价建议。同时药品补贴定价局还负责每年对已经列入 PBS 目录的药品价格进行评估，及时向政府部门提出价格调整建议，最后由政府部门做出决定。

政府采取了一些具体的措施鼓励医生、药剂师和患者都尽量使用疗效相似但是便宜的非专利通用名药品，避免选择较为昂贵的商品名药品。另外，无论列入药品目录的药品商标是什么，政府对同一种类（同化学名）药品的补贴额度都是一样的，而补贴的额度则按照其中成本最低的一个药品来确定。如果在同一种类药品中患者选择了某个价格高的商品名药品，患者就必须自己支付超过政府定价以上的那一部分差额。

3. 私人健康保险。

（1）私人健康保险涵盖的服务和资金使用情况。私人健康保险是全民医疗保险的重要补充。在 2009 年，私人健康保险所支付的资金占到了卫生总费用的 8%。2011 年，1040 万人购买了私人健康保险，约占总人口的 46%。私人健康保险为愿意以私立病人身份在公立医院或者私立医院看病的投保人提供支付服务，包括住院费用、急救（救护车）服务等。同时也为投保人补贴一些非医院医疗服务，比如牙科服务、康复服务、家庭护理、配眼镜服务、推拿治疗和足病诊疗服务等。私人健康保险公司提供的补贴一般只支付投保人享受的医疗服务的部分费用。

一般地，私人医疗保险有两种形式：一种是单人保险；另一种是家庭保险。其保费按照社会人群的平均概率来制定，无论健康状况如何费用都是一样的。但是，为了鼓励人们尽早参保，年青人的保险费下调。私人医疗保险参保者既可以去私立医院看病，也可到公立医院以自费病人身份就医，但可选择医生和优先住院，政府负责支付专科医生 75% 的费用和社区药店的药品补贴，其余费用由私人健康保险负责。值得说明的是，私人医疗保险除了包含救护车、脊椎治疗、足病治疗和家庭护理等 Medicare 未包括的医疗服务之外，也偿付投保人接受的一系列医疗服务的费用，如进行

理疗、看牙科以及购买眼镜的费用等。凡是联邦政府覆盖的项目，私人医疗保险均不补偿。

2009 年，私人健康保险共筹集了 135 亿澳元资金，约占卫生总费用的 12%，其中 92 亿澳元来自投保人的保费，其余的来自政府对私人健康保险购买者的退税补贴。私人健康保险公司的 92 亿澳元保费收入的支付情况如下①：支付私立医院费用 45 亿澳元，支付牙科服务费用 11 亿澳元，支付医疗服务费用（包括为私立病人提供的一些住院医疗服务）10 亿澳元，支付管理费用 9 亿澳元（AIHW 2011）。具体情况见图 2。

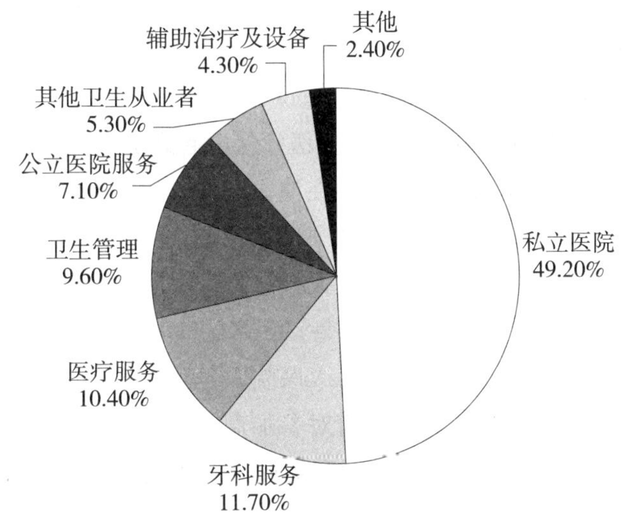

图 2　2009 年私人健康保险公司经常性卫生支出构成

注：其他包括病人的交通服务、医疗、辅助治疗和设备、社区和公共卫生。

资料来源：AIHW 2011。

（2）商业医疗保险激励计划。商业健康保险的发展受到了政府的大力推动。联邦政府在 1997 年开始实施“商业医疗保险激励计划”，主要内容是：政府通过减税（个人所得税）的方式，无论其个人或家庭收入的高低，对所有购买商业医疗保险的个人或家庭给予所交保费的 30% 的补贴。2005 年，联邦政府对 65 岁及以上的人群又放宽了补贴金额。对于 65 ~ 69 岁人群，政府对其商业医疗保险保费给予 35% 的补贴，70 岁及以上的人可得到 40% 的补

① 在本报告中，43 亿澳元的政府退税补贴算作政府的卫生支出。

贴。2003 年，“商业医疗保险激励计划”补贴的费用为 25.3 亿澳元，占同年澳大利亚商业医疗保险总费用的 31.1%。

尽管实施了“商业医疗保险激励计划”，但是澳大利亚购买商业保险的人数仍然呈下降趋势，特别是年轻人群购买商业医疗保险在所有购买者中的比例越来越少。1999 年，联邦政府推出了“终身保险医疗”方案，旨在寻求公、私立卫生系统的协调发展，让人们拥有选择特需和个性化医疗服务的机会。“终身医疗保险”规定：凡是在 30 岁后才购买商业医疗保险的人，其保费每年递增 2%。不过投保期超过 10 年的就不适用这一规定。

“商业医疗保险激励计划”和“终身医疗保险”这两项策略推动了商业健康保险的发展。1999 年 30% 的人购买了私人健康保险，2011 年 6 月这一数据为 44.3%，而拥有一般治疗保险（general treatment coverage）的人的比例为 52.5%。商业健康保险的发展也对公立医疗保障起到了补充作用。

（3）购买私人健康保险的原因。在澳大利亚，人们购买商业健康保险的主要原因有两个方面的考虑。一是参加了商业健康保险能够自由选择医生、避免等候期。在公立医院就诊时病人无权选择医生和病房，而且由于公立医院的病床紧张，许多要做择期（非紧急）手术的病人需要等待数月乃至数年，而持有商业健康保险者既可以选择私人医院，也可以选择公立医院以自费病人身份就医，能选择医生。二是政府对参加商业健康保险给予补贴，鼓励个人缴费。从 1997 年到 2001 年，澳大利亚政府为推动商业健康保险发展，先后出台了私人健康保险激励方案、私人健康保险激励法案和终生健康保险计划。政府对参加商业健康保险的人提供补贴，对未参加的高收入家庭或者个人则征收医疗附加税，由此引导人们积极投保，4 年之间增加的投保人数多达 400 多万。公立、私立患者选择服务提供者的权利见表 3。

表 3　　公立、私立患者选择服务提供者的权利

	对医院的选择权	对医生的选择权
公立医院的公立患者	无	无
公立医院的私立患者	无	有
私立医院的私立患者	有	有

资料来源：裴丽昆，刘朝杰，David Legge. 全民医疗保障制度的挑战——澳大利亚卫生体制的启示［M］. 北京：人民卫生出版社，2009.

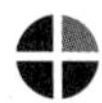

政府扶持商业健康保险发展，能够起到平衡公立医院和私立医院在整个卫生系统中的作用，满足了不同人群对不同医疗服务的需求，减轻了公立医疗系统的压力。

（二）卫生服务的提供者

在澳大利亚，各类卫生服务提供机构为澳大利亚人提供了初级卫生保健服务、专科医疗服务、住院服务、医疗辅助服务、老年保健服务、姑息保健（临终关怀）服务、药品服务、牙医服务、社区卫生（包括心理卫生）服务以及替代/另类医疗服务等。但总体说来，澳大利亚核心的卫生服务提供体系是一个三级架构，即社区（包括社区卫生服务机构和全科诊所等）、专科诊所和综合医院（多为急症医院）。人们一般先在社区接受初步的卫生服务，必要时可以转诊到专科诊所，或者再转到综合医院进行治疗。对于度过了急性期的病人，则可以由上往下转诊，由社区服务中心或者是全科医生提供后续的卫生服务。但如果是自费项目，则不受限制（见图3）。

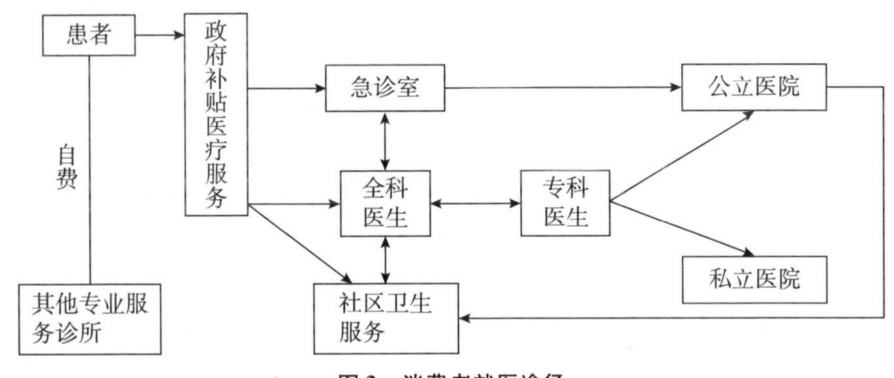

图3　消费者就医途径

1. 全科诊所。

（1）全科医生的组织状况。在这个三级架构当中，社区提供了初级卫生保健服务，主要提供者是全科医生和社区卫生服务机构。大约37.5%的执业医生是私人营业的全科医生，35%为专科医生，13.8%的是在培训的专科医生。全科医生（General Practitioner，GP）基本上都以私有化的形式开业，但现在很少有全科医生是单独开业的。根据改进卫生服务评估组（Bettering the Evaluation and Care of Health，BEACH）2009年随机调查结果，在1000名接受调查的全科医生中，43%的被调查全科医生在由2~4名全科医生组成的相当于全职的（full－time－equivalent）全科诊所中工作，29%的被调查全科医生在由5~9名全科医生组成的全科诊所中工作。①

2000—2008年，澳大利亚的全科医生数量缓慢增长，从21600名增长到23500名。但是全科诊疗服务情况发生了较大变化，全科诊所朝着规模化的方向发展，甚至与牙科医生、药师等一起合作，建立了提供多样化卫生服务的联盟。政府也进行了推动，建立了64个超级诊所提供卫生服务。这些都促使全科诊疗的操作和服务的提供发生了较大变化：单个的全科医生提供诊疗服务占所有全科医生服务的比例从2000年的19%下降到了2009年的9%；在超过拥有10个全科医生的诊所工作的全科医生的比例从2000年的10%上升到2009年的20%；2000—2008年，全科医生服务机构从8300个减少到了7100个。

（2）全科医生提供的服务以及收费管理。全科医生是初级卫生保健服务的主要提供者，提供的服务包括普通疾病的问诊、体检、咨询、处方、治疗、小手术、避孕、转诊、计划免疫等。根据病情，GP可以将病人转诊给医院的专科医生、专业卫生服务机构或其他卫生专业人员。全科医生能够处理绝大多数就诊患者的问题，只有11.5%的患者会被转诊。一般地，居民要到专科医生或者综合医院看病，必须经过社区的全科医生转诊，否则将无法享受Medicare提供的医疗保险。所以，全科医生把握着卫生保健、医疗转诊和医疗保险的第一道关卡，被誉为医疗服务的“守门人”。

在澳大利亚，全科医生的卫生服务主要接受医疗津贴计划（MBS）的资助，由国民医疗保障局进行管理。按照2010年BEACH的调查，95%的接受全科诊疗的病人都受到了MBS或者退伍的退伍军人事务部（DVA）的补助。全科医生对患者的收费存在两种情况。一种是医生按照Medicare规定的收费标准收取医疗服务费用（bulk billing）。在这种情况下，个人无须支付任何费用。而医生则以低收费来吸引患者，通过多看患者来弥补低收费带来的经济损失。另一种是医生收取高于Medicare规定标准的费用，但Medicare只报销规定的收费标准的费用，其余的费用则由患者自己支付。

① 数据来源：英联邦基金会（the Commonwealth Fund）2011年度报告 International Profiles of Health Care Systems。

 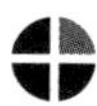

2010年，全科医生共提供了1.25亿项诊疗服务，MBS为此支付了53亿澳元。2001—2010年，全科诊疗服务数量年均增长2.5%（人均享有服务数量年均增长1.4%），支付金额年均增长7.5%。

2. 社区卫生服务机构。

澳大利亚的社区卫生服务机构种类较多，规模最大的一般为综合性的社区卫生服务中心。通常每个地方政府辖区内均设置一个社区卫生服务中心（可能包含多个社区卫生服务站）。除了社区卫生服务中心外，其他提供社区卫生服务的机构还有妇女卫生服务中心、妇幼保健站、土著卫生服务中心、社区心理卫生服务中心、社区护理服务中心等。州/领地政府对大部分的社区卫生服务进行资助，如孕产妇照顾、较小儿童的看护、疾病预防项目、改善预防和治疗的卫生条件、妇女卫生服务、社区康复项目、健康教育和健康促进等。大多数的社区卫生服务中心是政府主办的公立卫生机构，但是政府也会购买私人部门的社区卫生服务。

社区的设置依据是人口、自然地理条件和经济文化背景，打破了行政区域的界限。社区卫生服务中心的资金主要来源于州政府和联邦政府拨款，其次是项目专项拨款，也有少量费用直接从用户收取，费率根据用户的收入水平和支付能力而定。服务内容包括：儿童和家庭保健、社区康复、家庭护理和临终关怀、学校卫生、急性后期社区保健（Post Acute Community Care）、健康教育和健康促进、精神卫生和心理治疗、慢性病防治、老年日间照料和替代服务、防止意外伤害、足病治疗、针对贫困人群提供的口腔保健服务及针对酗酒和吸毒人员提供的酒精与毒品控制服务等。社区卫生服务机构都有严格的管理。中心聘用的全科医生可以自由流动（多数社区卫生中心并没有雇用全科医生），其他工作人员的工作则相对固定。中心的每一个人职责明确：社区中心主任负责管理整个中心事务，其任命由当地居民代表和政府人民的专家组成的管理委员会推举并受到监督，并且每年进行评定，满意则继续留任，若不满意则可免除，重新聘任；中心其他工作人员视工作情况确定报酬。

3. 专科医生。

专科医疗服务（specialist services）是指由私人专科医生或者医院门诊部所提供的专家服务，通常又被称为二级医疗服务。在澳大利亚，受到政府认可的专科医生的种类超过了60种，包括麻醉、皮肤病、产科、放射科等。

2009 年，超过 26500 名相当于全职的（full - time equivalent）专科医生在澳大利亚工作，而 1998 年为 19800 名，增长了 34%。专科医生的分布根据偏远程度而变化，主要城市和偏远地区专科医生的人数以及居民享受专科卫生服务的数量差距非常大。

与初级卫生服务一样，私人专科医生提供的医疗服务也是由 Medicare 支付，但仅支付按照规定费用的 75% ~85%（诊所为 85%，私立医院为 75%），差额由个人自付。按照报销规定，若要享受 Medicare 的报销，接受专科医疗服务须由全科医生的转诊单。

高年资的专科医生通常开设自己的私人诊所，同时又在公立医院和私立医院工作，有些还担任医学院校的教学职位。全国卫生服务调查的结果显示，大概 2% 的社区居民两周内曾看过专科医生。看专科医生通常需要预约，患者有时需要等候很长时间。

2001—2010 年，受 Medicare 补贴的专科医疗服务数量占专科卫生服务总数量的比例年均增长 4.6%，人均专科卫生服务数量年均增长 3.5%，政府补贴年均增长了 6.7%。

4. 医院。

(1) 医院数量和规模状况。2010 年，澳大利亚拥有超过 742 家公立医院和 588 家私立医院，分别拥有病床数 57772 张和 27748 张（2009 年数据）。公立医院一般由州或领地政府管理，并接受联邦政府和州/领地政府的共同资助。私人医院所有权属于私人或教会、慈善机构，分为营利性和非营利性两种，其中有将近 40% 是教会所有的非营利性医院，其他的私立医院以赢利为目的建立。医院的功能不尽相同，有急症医院、精神病院、康复医院、专科医院等多种形式。各州、领地的公立医院和私立医院的数量及床位数具体情况见表 4。近年来，无论是公立医院还是私立医院现在都变得更加繁忙，2007 年当日出院数占到所有出院数量的 52.2%。① 为提高资源利用效率，还出现了日间医院。

医院的规模大小不一，相差较大。就公立医院来说，最大的公立医院拥有的床位数超过了 1000 张，但是超过 70% 的公立医院的床位数少于 50

① 数据来源：英联邦基金会（the Commonwealth Fund）2011 年度报告 International Profiles of Health Care Systems。

 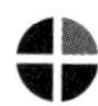

张。大型医院，比如主要的转诊医院（principal referral，分布在主要城市，提供广泛的服务，包括急诊、门诊和住院治疗）、妇女和儿童的专科医院（共有11家，分布在悉尼、墨尔本、布里斯班、珀斯和阿德莱德），提供了大部分的公立医院的病床数，并且主要分布在人口稠密的地区。主要的转诊医院、妇女和儿童的专科医院占公立医院总住院治疗服务的约82%。其他类型的医院，包括中等规模医院，承担了大多数的急症服务、选择手术和院外卫生服务。

表4　　2010年各州公立医院和私立医院数量（个）及床位数（张）

医院类型		新南威尔士州	维多利亚州	昆士兰州	西澳大利亚州	南澳大利亚州	塔斯马尼亚州	首都直辖区	北领地	医院数量总计	床位数总计
公立医院	公立急症医院	218	150	166	93	78	22	3	5	735	55789
	公立精神病院	8	1	4	1	2	1	—	—	17	1983
	公立医院总计	226	151	170	94	80	23	3	5	742	57772
私立医院	独立的私人日间医院	91	85	53	34	28	2	9	1	303	2822
	其他私立医院	86	81	53	24	31	6	3	1	285	24926
	私立医院总计	177	166	106	58	59	8	12	2	588	27748
总计		403	317	276	152	139	31	15	7	1340	85520

注：独立的私人日间医院和其他私立医院的病床数为2009年统计数据，来源于ABS，2011。
资料来源：AIHW 2011。

2005—2009年，医院床位数年均增长1.2%，从8100张增加到85000张。相对公立急症医院来说，私人医院的床位数增长的速度快一些。公立精神病院的床位数相对其他医院来说则是下降的，这反映出专业治疗精神病的机构规模正在趋于收缩，这与专业的精神病服务将与公立急诊服务合并的改革是一致的。

（2）医院服务以及人员雇用情况。在澳大利亚，公立医院和私立医院均可接受Medicare和私人医疗保险的病人，但两者的定位是相对清晰的，公立医院致力于提供可及的、普遍的医院服务，而私立医院则为高需求者提供医院服务。

公立医院主要接收急诊、GP或专科医生转诊的病人，提供急诊、门诊和住院治疗服务。一般的公立医院大都提供一些短期的卫生服务，虽然有一些提供长期护理，比如康复服务。而私立医院通常只接收短期治疗有效的、低成本病人，不设急诊科，一般不愿接受癌症等高成本病例的治疗。

2009年，澳大利亚公立医院雇用了25.1万名相当于全职的人员。医院雇员包括医生（如外科医生、麻醉师、其他专家和在培训中的医生）、护士、医疗辅助人员（如放射科医师和职业治疗师）、行政及文书工作人员和其他相关人员。在公立医院里工作的医生既可以获取政府发放的工资（允许进行私人行医，收取服务费），或者也可按照某一个工作时期内根据治疗公立医院的病人情况而获取劳务费。一般来说，在私人医院工作的医生并不会同时在公立医院获取工资。要注意的是，公立医院的访问医生是通过合同来支付报酬的，不算作雇佣人员。

2009年，45%的公立医院雇员为护士，大约12%的是获取工资的医生，14%的是医疗辅助人员（diagnostic and allied health professionals）。2005—2009年，获取工资的医生每年平均增长7.5%，增加到3.1万名。护士的数量每年平均增长3.6%，增加到11.4万名。

在私立医院，因为医疗服务大部分不是由医院雇员提供的，并且私立医院提供的卫生服务与公立医院有差别，所以在人员结构上，私立医院与公立医院不大相同。2009年，私人医院雇用了超过5.6万名相当于全职的人员，其中护士数量占到了雇员数量的57%，医生和医疗辅助人员的比例为7%。要注意的是，大多数的私立医院的医生是通过Medicare和病人自付获得报酬，而不是依靠医院工资获取收入，不算做医院雇员。

（3）医院的资金来源和支出。公立医院和私立医院的资金来源非常广泛，具体情况与医院收治的病人类型以及医院所提供的服务相关。急诊服务和院外服务的费用主要由政府支付，然而住院治疗病人（admitted patient）的卫生服务费用通常是由政府、非政府机构或者个人自付几个部分共同组成。总体上讲，州/领地政府和联邦政府提供了公立医院运行的大部分资金，私立医院则主要接受私人健康保险公司和病人自付的资金。

医院的支出包括运行费用和固定资产支出。运行费用（recurrent spending）是指一年内医院在日常消费物品和服务上的支出；固定资本支出（capital spending）包括花费在建筑物、大型的一次性付清的设备或者技术。

 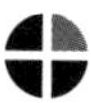

据估算，2009 年澳大利亚在医院上的支出为 463 亿澳元，人均 2180 澳元，约占当年 GDP 的 3.6%。2010 年，公立医院的运行费用约为 370 亿澳元（未计入折旧）。经过通胀调整后，与 2009 年比增长了 8.2%。2010 年，超过 62% 的运行费用（大约 230 亿澳元）用来支付工资；大约 70% 的运行费用花费在与住院治疗的相关服务上，其余的资金使用在非住院卫生服务和其他医院活动上。2010 年公立医院运行费用的具体使用情况见图 4。2006—2010 年，在对通胀进行调整后，公立医院的运行费用每年平均增长 5.9%。

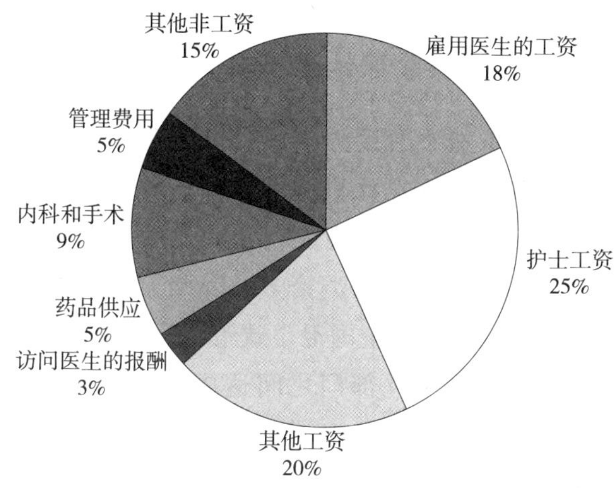

图 4　2010 年公立医院的运行费用构成情况

资料来源：Australian Hospital 2010—2011，AIHW 2012。

2009 年，包括折旧在内，私立医院的运行费用为 89 亿澳元。其中的大约 50%（45 亿澳元）用以支付工资。2004—2009 年，运行费用每年平均增长 3.6%。

表 5　2009 年公立医院和私立医院资金来源　单位:%

资金来源	公立医院	私立医院
退伍军人事务部（Department of Veterans' Affairs）	2	9
联邦政府（Australian Government）	35	3
购买私人健康保险的退款（Rebates of health insurance premiums）	1	21
州/领地政府（State/territory government）	54	4

续 表

资金来源	公立医院	私立医院
健康保险基金（Health insurance funds）	2	45
个人（individuals）	3	12
其他（other）	3	6
合计（total）	100	100

资料来源：Australian Hospital 2010—2011，AIHW 2012。

（三）卫生系统的行政管理体制

澳大利亚各级政府虽然不直接为国民提供医疗卫生服务，但各级政府通过卫生资金的使用和对公立医疗机构的管理，对医疗卫生服务的供给起了主导作用。作为联邦制的国家，澳大利亚的卫生职责与权力由各级政府分担，卫生资源公私混杂，专业门类繁多。因此，卫生事业的发展受到多方力量的相互牵制。澳大利亚的全国卫生政策与卫生规划通常是联邦政府、州和领地政府、专业组织和私立部门之间达成的协议，是一种“网络式”的调控体系。

1. 联邦政府的卫生职责。

具体来说，联邦政府负责的卫生事务主要包括全民医疗保障（Medicare）、医疗管理与人才培训、药品补贴与合理利用、机构养老服务、社会救济服务、人群健康服务（如计划免疫、HIV 危害降低项目等）、应急反应体系、国境卫生检疫、信息系统建设和科学研究等。在实践卫生职责的过程中，联邦政府一般来说并不开办医疗机构，而是通过购买服务的方式，向州和领地政府和私立医疗机构购买人们所需的医疗、药品和养老保险服务。

联邦政府主要通过下面的方式资助和管理卫生服务：资助并管理全科医疗、专科医疗和医学检验等诊断治疗服务，即 MBS；资助并管理 PBS，帮助居民购买社区药店提供的药品；与州和领地政府签订卫生服务协议，并通过提供资金补助，保证居民享受免费的医院服务（2000—2010 年补助资金情况见表6）；与州和领地政府签订收入分配协议，并向州和领地政府提供产品服务税收（GST）收入以及其他专项资金，以补贴卫生服务；通过公共卫生产出协议，向州和领地政府提供专项公共卫生服务资金；直接资助非政府机构提供卫生服务；支持卫生人力培训；卫生专业人员的职业注册管理。

表 6　2000—2010 年联邦政府对州以及领地的特定目的支付
（Specific Purpose Payments（SPPs））　单位：百万澳元（当年价格）

年份	特殊目的支付（SPPs）	新南威尔士州	维多利亚州	昆士兰州	西澳大利亚州	南澳大利亚州	塔斯马尼亚州	首都直辖区	北领地	全国
2000	健康保险协议	2148	1546	1179	594	541	140	81	71	6301
	其他特定目的支付	123	134	60	42	38	6	9	3	416
	特定目的支付总计	2272	1681	1239	636	579	146	90	74	6717
2001	健康保险协议	2251	1625	1249	662	567	147	85	74	6660
	其他特定目的支付	130	141	57	42	40	7	7	5	428
	特定目的支付总计	2381	1766	1306	705	607	154	92	79	7089
2002	健康保险协议	2454	1756	1372	707	616	159	94	80	7240
	其他特定目的支付	146	142	23	44	41	8	8	5	418
	特定目的支付总计	2600	1899	1395	752	657	167	102	86	7658
2003	健康保险协议	2538	1816	1421	731	634	168	99	93	7500
	其他特定目的支付	132	90	50	28	26	8	6	5	344
	特定目的支付总计	2669	1906	1471	759	660	176	105	97	7844
2004	健康保险协议	2651	1918	1515	792	663	178	104	98	7919
	其他特定目的支付	154	112	55	31	29	9	8	5	403
	特定目的支付总计	2805	2030	1570	823	692	187	112	103	8322
2005	健康保险协议	2796	1999	1615	817	698	185	107	104	8321
	其他特定目的支付	161	109	61	35	34	11	9	27	447
	特定目的支付总计	2957	2109	1676	852	732	196	116	131	8768
2006	健康保险协议	2928	2130	1702	867	736	195	113	110	8781
	其他特定目的支付	174	121	71	40	39	12	10	20	486
	特定目的支付总计	3103	2251	1772	907	775	207	123	130	9267

续 表

年份	特殊目的支付（SPPs）	新南威尔士州	维多利亚州	昆士兰州	西澳大利亚州	南澳大利亚州	塔斯马尼亚州	首都直辖区	北领地	全国
2007	健康保险协议	3244	2364	1895	971	808	214	127	124	9747
	其他特定目的支付	220	129	78	47	42	38	17	22	593
	特定目的支付总计	3463	2494	1973	1018	850	252	144	146	10340
2008	健康保险协议	3398	2486	2008	1032	844	224	134	131	10257
	其他特定目的支付	241	193	130	65	54	23	14	17	737
	特定目的支付总计	3638	2679	2139	1097	898	247	148	148	10994
2009	特定目的支付总计	3996	2856	2344	1221	993	284	167	172	12033
2010	特定目的支付总计	4432	3368	2655	1374	1050	310	207	167	13563

注：①2004 年以后的健康保险支付排除了姑息保健服务和精神疾病费用。姑息保健服务费用计入社区卫生服务费用，精神疾病计入公立医院的直接投入。

②2009 年，全国卫生保健协议（*the National Healthcare Agreement*）取代了健康保险协议（AHCAs），联邦政府支付州/领地政府的方式发生变化，联邦政府对州/领地政府的卫生费用支付更加合理化，变成一个全国卫生保健协议支付（the National Healthcare Agreement payment）以及几个全国伙伴关系支付（National Partnership payments）方式。相关内容可参阅本报告公立医院改革部分。自 2009 年起，特定目的支付费用只作为一个整体。

③其他特定目的主要是用来支付专门药物的费用，也包括支付治疗 C 型肝炎的费用、PET 扫描仪补助金、器官移植服务以及对皇家儿童医院（位于墨尔本）和皇家达尔文医院的资助等。

资料来源：DoHA 和 AIHW 卫生支出数据库。

2. 州/领地政府和地方政府的卫生职责。

在澳大利亚，州/领地政府直接负责卫生保健管理，保障居民享受住院、社区卫生和公共卫生服务。卫生开支通常占州/领地政府预算开支的 1/3 以上。不过在州/领地政府的卫生支出中，联邦政府下拨的经费约占一半。大多数的急性病住院服务、社区卫生服务和公共卫生服务是由州/领地政府投资建设的公立卫生服务机构提供的。此外，州/领地政府还对辖区内的私立医疗机构进行监管，保障卫生服务的质量与安全。州/领地政府资助并管理卫生事务的方式包括：资助并管理公立医院；资助并提供公共卫生服务；资助并提供社区卫生服务；各类医疗机构的执照发放；资助地方政府提供与卫生相关的服务。

 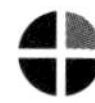

州/领地政府卫生部门的一项重要工作就是对辖区内的医疗机构，尤其是公立医院进行管理。政府通过医疗立法、医疗机构的区域规划及相关的司法程序来管理医院和其他医疗机构。政府对公立医院实行宏观和间接管理，不直接干预医院的人事聘用，包括院长聘任、财务预决、业务运行和内部分配。典型的医院管理模式是，成立医院董事会，董事成员通过公开报名选拔，由州或领地的卫生部部长任命。董事会作为政府代理人，对医院实行监督管理，其职能包括聘任任命医院院长（或 CEO），审查批准医院的年度工作计划、财务预决算，审批大型设备的购置、更新和基建项目计划，评价医院的运行状况和院长的工作业绩，沟通医院与社会各界的联系，争取和接受社会各界对医院的捐赠等。医院的日常运行管理则由院长（或 CEO）负责。

各州和领地都面临着如何控制费用、保障服务安全与服务质量等，再加上联邦政府的资金和政策诱导，各州和领地政府对卫生服务的调控策略实际上是在相互借鉴基础上发展起来的。但尽管如此，各州和领地在管理组织机构形式上差异依然很大。主要体现在三个方面：一是卫生服务与社区服务的管理是分还是合，即是将医疗卫生和社区服务、贫困救助管理等整合在一起，还是分散化管理；二是管理权限的问题，即在购买与服务分离的情况下，政府是否还插手干预临床行为；三是集权控制问题，即是否设置了新的区域卫生管理机构以使卫生服务的管理更加接近社区。

各州的自主权非常大，因此，对医疗卫生服务采用不同的管理模式。目前，有些州采用区域卫生局管理模式，即根据人口和地域划分区域，由州政府卫生部门派出卫生区域局来管理区域内各级医疗卫生服务机构，并对上级卫生部门负责。州的地方政府则不设卫生管理部门，对区域卫生局也没有行政领导职能，区域卫生局的管理区域也与地方政府行政区域不一致。各州卫生部卫生区域的派出机构名称不尽相同，多数称区域卫生局（Area Health Services，AHSs），有的州称区域医院管理委员会、区域卫生管理董事会（Area Health Service boards）。有些州采用将卫生服务、社区服务、社会救济等多种服务的管理融为一体的整体综合管理型；而一些人口稀少的州或领地采用集权式卫生职能型体制，建立专职部门管理卫生事务，致力于满足人群的特殊卫生需求。

相对于州/领地政府，地方政府的卫生职责很少。地方政府主要是市（镇）政府，大概有 850 家，主要承担了部分公共卫生服务，不涉及任何临床事务。市（镇）政府可以提供州政府购买的诸如环境与食品卫生监督、妇幼卫生保健、计划免疫、健康促进等公共卫生服务。此外，地方市（镇）政府还要开展地方公共卫生规划、提供老年社区支持服务。

3. 卫生服务提供的协调。

联邦政府和州政府共同管理卫生服务，卫生服务提供的权利和责任由双方共同承担。这一制度安排导致双方经常发生一些机会主义行为。为面对不断出现的新问题，联邦政府与州政府每5年签订一份澳大利亚健康保险协议（AHCAs），以规定联邦政府和州政府的责任和义务。

日常的卫生协调工作则由澳大利亚联邦政府、州/领地政府的卫生部长组成的卫生常务委员会（the Standing Council on Health）负责。另外，还成立了澳大利亚卫生部长咨询委员会（the Australian Health Ministers' Advisory Council，AHMAC），负责给卫生部长们提供政策、资源和资金方面的咨询建议。一般由卫生部长提出草案，交由联邦政府理事会（the Council of Australian Governments，COAG）做出如何最有效地筹措资金和提供有效的卫生服务的决策。

4. 卫生系统的改革。

联邦政府与州/领地政府近两年来签订了许多项涉及卫生改革的新协议。2011年8月签订了全国卫生改革协议（*The National Health Reform Agreement*），此前还签订了政府间财政关系协议（*Intergovernmental Agreement on Federal Financial Relations*）。根据这些协议，联邦政府和州政府之间的卫生职责有所调整，尤为重要的是对公立医院和初级卫生保健服务提供的改革。

（1）公立医院改革。对公立医院的改革有两个方面，一是在筹资上，联邦政府对公立医院的资金投入将会加大，并且对计算公立医院投入资金的方法也会改变①。2014—2019年，联邦政府将对公立医院新增加的成本（即公立医院的成本超过按照原先的投入方式计算的应投入资金的部分）至少投入164亿澳元。如果此间，公立医院新增加的成本没有达到164亿澳元，那么剩余的资金则转移支付给州/领地政府。具体的，2014—2016年，联邦政府对新增成本的支付比例要达到45%，到2018年则需达到50%。

---

① 此前澳大利亚联邦政府对公立医院的投入资金是按照the National Healthcare SPP进行计算。简单说来，就是联邦政府根据州或领地的人口数量以及发病情况计算人口当年所需要的卫生服务数量，以此为基础直接对州/领地政府拨款，并且也不再监督州/领地政府对此项资金的具体使用。在协议签订时，联邦政府对公立医院的资金投入比重低于40%，而按照新的规定，联邦政府在2021年时要达到60%。

 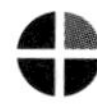

联邦政府对公立医院投入资金的计算方式也将改变。以后，公立医院的服务将分为范围内的公立医院服务（in－scope public hospital services，包括所有的住院治疗服务、急诊服务以及其他一些符合条件的非住院服务）以及其他的公立医院服务。联邦政府将通过以服务产出为基础的资助方式（Activity Based Funding，ABF），即根据疾病的种类组成及其所需的服务成本，对范围内的公立医院服务进行资助。公立医院各项服务的有效价格（成本）以及范围内的公立医院服务都由新成立的IPHA（Independent Hospital Pricing Authority）确定。联邦政府根据IPHA所制定的有效价格计算公立医院新增加的成本，并按比例进行支付。要说明的是，州/领地政府则不受有效价格的限制，可以选择提供一个高于或低于有效价格比例的补贴。这种做法也使政府对公立医院的投入更具有弹性，能够有效应对某些风险。对于范围外的公立医院的服务，联邦政府实行的是一种block funding（整笔拨款）的方式计算公立医院新增成本，以按协议要求的比例进行补贴。实行block funding通常是因为这部分服务因为还没能达到实行ABF的条件（如精神病、亚急性护理、教学、培训和科研等），或者是缺乏规模经济（大约560个公立医院都是这种情况，意味着全国只有200个左右的公立医院可以实行ABF支付方式）。

二是在体制上，由州政府主导依照公立医院的地理范围或者功能上的关系成立地方医院网络（Local Hospital Networks）。地方医院网络的种类多样，可分为大都市地方医院网络、专科地方医院网络和其他地方医院网络3种类型。地方医院网络将根据地方需要，制订富有弹性的卫生服务提供计划和适合自身发展的预算，并对医疗服务的结果负责。地方医院网络也将支持州政府的工作，提供相关的数据，执行当地资本投资计划。州政府通过与地方医院网络签订服务协议来具体规定提供的卫生服务数量、服务的质量以及标准、通过ABF和block funding计算的补贴资金以及科研、教学、培训等活动的补贴资金。

州政府建立地方医院网络的治理机制。地方医院网络是一个单独的合法实体，它对公立医院进行管理，对其提供的服务负责。州政府管理和监督地方医院网络的部分资金，以保证其合理使用资金。地方医院网络还建立了专业的管理委员会（Professional Governing Council）和首席执行官对医院的网络进行管理，比如在预算约束下提供满意的服务、发表年报、改善病人治疗结果、处理相关利益者问题、与州政府进行协议谈判等。管理委员会的成员由公开招聘产生，并且由州卫生部长任命。

另外，澳大利亚联邦政府建立了一个全国卫生资金池（National Health Funding Pool），每个州都有一个账户，联邦政府通过账户将公立医院的补贴资金（联邦政府将一年的资金均等分为12份）每月汇入资金池。对于通过ABF方式计算的补贴资金，地方医院网络能够直接进入账户提取资金；但是对于采用block funding方式计算的补贴资金，则由州政府进行管理后再交给地方医院网络；对于科研、培训和教学的补贴资金，也由州政府进行管理并拨付。

NHPA（National Health Performance Authority）会对Local Hospital Networks以及其中的每一家医院的绩效情况进行评价，监督其行为，保证各种做法都符合操作规定和标准。

（2）初级卫生保健服务提供的改革。根据协议的规定，联邦政府将负责建立涵盖全科诊疗和初级卫生保健服务的Medicare Locals，以更好地整合资源，应对病人和社区对全科诊疗和初级卫生保健服务的需求。要说明的是，州/领地政府所资助的社区卫生服务仍将保留，并与Medicare Locals一起满足人们的初级卫生保健服务需求。Medicare Locals还将负责评估所在地区的卫生需求，缩小全科诊疗和初级卫生保健服务提供与人们需求之间的差距。

Medicare Locals是独立的合法实体而非政府机构，同当地社区、卫生服务提供者之间有良好的联系，并反映当地社区的卫生服务情况。联邦政府将建立Medicare Locals的管理规定，并保证州政府能够有对Medicare Locals进行评估的机会。NHPA将会对Medicare Locals的情况撰写报告，并对Medicare Locals出现的问题向联邦政府提供建议，供联邦政府参考决策。

（四）卫生资金的筹措和支付

1. 资金筹措。

澳大利亚卫生系统的资金主要是通过一般税税收、医疗保障税和私人支付3种方式筹措，同时政府也通过鼓励私人健康保险来作为公共计划的补充，支付部分的卫生服务费用。2000—2010年，卫生费用、GDP以及卫生费用占GDP的比重见表7。

 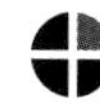

表7　2000—2010年卫生总费用、GDP以及卫生总费用占GDP的比重

单位：亿澳元

年份	卫生总支出	GDP	卫生支出占GDP比重（%）
2000	582.69	7068.95	8.2
2001	630.99	7549.48	8.4
2002	687.98	8009.11	8.6
2003	735.09	8594.87	8.6
2004	810.61	9208.99	8.8
2005	866.85	9948.03	8.7
2006	949.38	10830.6	8.8
2007	1035.63	11759.49	8.8
2008	1136.61	12522.18	9.1
2009	1213.53	12933.8	9.4
2010	1302.66	13990.7	9.3

资料来源：AIHW卫生支出数据库，ABS 2012a。

政府通过在个人收入所得税中征收医疗保障税（Medicare Levy）为Medicare筹集资金，但这只占Medicare所需资金的较小比例，大部分资金来源于一般税收。除税收外，政府还通过各种方式向社会筹资或接受慈善团体捐助，以扩大Medicare的资金来源。自1984年以来，医疗保险税税率已几次提高，目前税率为公民纳税收入的1.5%。对低收入阶层，有相应的减免标准；若年收入在免征额以上，个人年收入8万澳元或家庭年收入16万澳元以下（2011年的标准），则正常缴纳应税收入的1.5%作为医疗保险税。对于没有购买私人健康保险的高收入者，联邦政府将会征收医疗附加税（Medicare Levy Surcharge）。《更加公平的私人健康保险激励法案2012》（*The Fairer Private Health Insurance Incentives Act* 2012）对医疗附加税规定了两个等级：个人2011年收入在93001~124000澳元的，适用1.25%的附加税率；个人收入在124001澳元及以上的适用1.5%的税率。相应地，如果以家庭作为单位缴税，其临界值分别为186001澳元和248001澳元。

2009年，澳大利亚的卫生费用为1214亿澳元。43.6%是由联邦政府筹得的，26.3%是由州或领地政府筹集的。17.5%卫生费用是由个人自付的，这主要是用来支付没有被PBS覆盖的药品、牙科服务、救助和医疗器械以及医疗费用的个付部分。2000—2010年澳大利亚卫生费用来源见表8，各种卫生资金来源占卫生总资金的比例见表9。2009年澳大利亚卫生费用支出占到GDP的9.4%（OECD国家平均比例为9.6%），人均卫生费用支出为5287澳元。

表8　2000—2010年澳大利亚卫生费用来源

单位：亿澳元（当年价格）

年份	政府			非政府	总计
	联邦政府	州/领地政府	总计		
2000	258.64	136.01	394.65	188.03	582.68
2001	277.52	146.61	424.13	206.86	630.99
2002	300.05	167.80	467.85	220.13	687.98
2003	320.33	173.49	493.82	241.27	735.09
2004	354.93	194.26	549.19	261.43	810.62
2005	370.74	219.07	589.81	277.04	866.85
2006	398.72	244.85	643.57	305.81	949.38
2007	447.73	263.79	711.52	324.11	1035.63
2008	500.71	284.93	785.64	350.98	1136.62
2009	529.77	318.70	848.47	365.06	1213.53
2010	556.18	344.46	900.64	402.02	1302.66

资料来源：AIHW卫生支出数据库。

表9　2000—2010年各种卫生资金来源的构成比例　单位：%

年份	政府			非政府部门			
	联邦政府	州/领地政府	总计	私人健康保险	个人	其他	总计
2000	44.4	23.3	67.7	7.1	18.0	7.2	32.3
2001	44.0	23.2	67.2	8.0	17.5	7.2	32.8
2002	43.6	24.4	68.0	8.0	16.7	7.3	32.0
2003	43.6	23.6	67.2	8.1	17.5	7.3	32.8
2004	43.8	24.0	67.8	7.7	17.4	7.1	32.2

续 表

年份	政府			非政府部门			
	联邦政府	州/领地政府	总计	私人健康保险	个人	其他	总计
2005	42.8	25.3	68.1	7.6	17.4	6.9	31.9
2006	42.0	25.8	67.8	7.6	17.4	7.2	32.2
2007	43.2	25.5	68.7	7.6	16.8	6.9	31.3
2008	44.1	25.1	69.1	7.8	17.1	6.0	30.9
2009	43.7	26.3	69.9	7.5	17.5	5.0	30.1
2010	42.7	26.4	69.1	7.6	18.3	5.0	30.9

注：其他主要来自意外伤害保险公司。政府对私人健康保险购买者的退款计入联邦政府卫生资金。

资料来源：AIHW 卫生支出数据库。

2009 年，联邦政府共筹得卫生费用 529 亿澳元，卫生项目管理花费 319 亿澳元，其中包括支付 MBS、PBS 的补贴费用分别为 166 亿澳元、75 亿澳元；对州和领地转移支付了 127 亿澳元；对私人健康保险购买者的保费补贴了 43 亿澳元；支付退伍军人事务部（DVA）卫生物品和服务购买费用 35 亿澳元。州和领地政府可使用卫生资金的 60%，约 195 亿澳元拨付给公立医院，约占公立医院费用的 54%。

非政府部门卫生资金中的 58% 来自个人自付。这包括了由个人全部负担的卫生服务，也包括享受私人健康保险或政府补贴项目时个人共付的部分。2009 年，个人自付在药品花费上占到了 47%，约 77 亿澳元，在牙科服务花费上占到了 61%，约 47 亿澳元。私人健康保险公司提供了卫生总费用的 8%，约为 92 亿澳元。剩下的 5% 的卫生总费用来自其他非政府部门，比如强制第三方车险以及工伤赔偿等。

2. 资金支付。

政府主要向全科医生、社区卫生服务机构、医院和药房支付卫生服务费用。医生一般是按照服务项目收费的；社区卫生机构则每年会根据社区所需要提供的卫生服务向相关政府申请卫生经费；公立医院则按病种组成及其所需服务成本制定预算，接受政府资助。

付费机制可以分成三个大类：第一类是以投入或者成本为依据的投入制度；第二类是以产出为依据的投入制度；第三类是以需要为基础的投入制度。

针对不同的服务，澳大利亚政府实行了不同的付费机制。总体而言，按照投入付费的形式越来越少，大多数付费都采取了按产出付费的形式。

长期以来对公立医疗卫生机构预算投入主要采用以成本为依据的投入制度。政府通常依据卫生机构的职工数量、床位数以及以往的财政投入作为下一年财政投入预算的基础。这种方法有利于保持卫生机构的正常运转，却因为不考虑卫生服务的需求情况而可能造成投入与需要不匹配，也会鼓励支出而忽视产出和效率。

在澳大利亚，以人群卫生需要为依据的付费制度在公共卫生与健康促进领域应用较为广泛。例如，新南威尔士州根据各区域人口数量、人口密度、年龄性别构成、社会经济状况、标准化死亡率、生育率等计算区域卫生经费。

20 世纪 90 年代以来，澳大利亚政府在长期探索中，逐渐形成了以产出为依据付费的制度，主要是按项目付费和按疾病诊断相关组（DRGs）付费。按服务项目付费主要应用在全科医生和专科医生所提供的医疗服务项目上。这种机制有利于鼓励医生提供服务、提高效率，但可能诱导过度服务和不合理服务。按 DRGs 进行付费的方式主要应用在政府购买医院提供的医疗服务上，其关键在于确定病种常规权重值。计算疾病诊断相关组拨款额时，只要将特定 DRG 组的权重值乘以设定的拨款基准即可算出对疾病诊断相关组的单位拨款值。澳大利亚制定了统一的疾病诊断相关分组，采用病例组合方式的付费方式，核算医院的拨款。值得说明的是，澳大利亚各州和领地对病种权重值和拨款基准的测算方法存在很大的不同，结果导致付费标准差异巨大，同类疾病在不同州和领地可能得到不同金额的政府拨款。

实际上，澳大利亚的病例组合付费机制存在两种形式：一种是在固定医院人头经费的基础上，按照每个患者的疾病诊断相关组组别追加差额拨款；另一种是完全按照疾病诊断相关组拨款。前者将追加的疾病诊断相关组组别差额拨款视为对边际成本的补偿，有利于最大限度地鼓励人们提高工作效率，服务更多的患者；后者则不同，如果医院通过节源方式减少服务量，也许可以降低服务成本，从而获得更好的边际收益。病例组合付费机制除了适用于急性病的住院治疗外，还可以用于门诊治疗和康复住院治疗。公立医院实行整体核算，不管是医疗用品还是药品都不单独收费。

根据2011年签订的全国卫生改革协议，政府对公立医院的范围内服务将实行ABF付费方式。在2014—2016年，ABF付费由三个部分组成：前一年的资金量（previous year amount）、价格调整部分（price adjustment）、数量调整部分（volume adjustment）。前一年的资金量为上一年度提供的加权服务数量、上一年度全国有效价格以及上一年度联邦政府对该州的拨款资金比重三者之积。价格调整部分为全国有效价格相对前一年的变动与上一年加权服务数量之积的45%。数量调整部分等于相对上一年全国有效价格的净变化与上一年加权服务数量之积的45%。而ABF支付的费用则等于前一年资金量、价格调整部分和数量调整部分三者之和。某一年联邦政府对某个州的拨款资金比重等于当年ABF支付费用除以当年加权服务数量与全国有效价格的积。2017年之后，联邦政府通过ABF支付的费用的计算方式只需将其中数量调整部分和价格调整部分计算中使用的45%替换成50%便可。

公立医院的支出占联邦政府卫生支出的1/3左右，占州政府卫生支出的一半以上。以2010年为例，联邦政府的医疗保障预算主要用于五个方面：32.8%（约110亿美金）用于支付公立医院的住院医疗费用；38.8%（约为130亿美金）用于支付其他的医疗服务费用；17.9%（约60亿美金）支付药品费用；7.46%（约25亿美金）用于补贴私人医院的医疗服务费用；3%（约10亿美金）用于公共卫生方面的支出。每年大概有3.2%的医疗预算用于数据的收集和相关研究。而州政府的资金主要用于：66.7%（约140亿美金）的州政府预算用于支付公立医院的住院医疗费用；4.76%（约10亿美金）用于补贴私立医疗；4.76%（约10亿美金）用于补贴牙医支出；19.5%（约40亿美金）用于支付社区卫生服务机构的费用；4.28%用于公共卫生方面的支出。

澳大利亚政府很重视控制费用支出规模，努力提高医疗服务效率。一般来说，医疗服务和药品的费用是属于全国控制的，任何服务费用要变动都需要有明确的原因。政府通过对医疗机构实行按病种付费的方法，对所有的治疗方案都能形成一个价格，促使医疗机构注重效率，防止过度医疗。

（五）卫生体制的特点、存在的问题以及改革的趋势

1. 卫生系统的主要特点。

第一，层次分明，分工协作。分工协作表现在许多方面：联邦政府、州

或领地以及地方市政府之间的分工；全科诊所、社区卫生服务机构和医院之间的分工，甚至公立医院和私立医院之间也是有差别的分工；MBS、PBS 和私人健康保险之间在业务上也各有分工。这就形成了较为鲜明的层次，体现了多元化的特点。

第二，根据发展水平，有选择地实现公平，同时又注重满足不同层次的需求。全民医疗保险只提供了基本的卫生服务和药品服务，并且讲求区域间的公平性，努力确保基本卫生服务的可及性。此外，为满足人们的不同层次需求，政府鼓励私人健康保险的发展，支持不同层次的医疗机构的发展。

2. 存在的问题。

从国际比较上来看，澳大利亚多元化的卫生管理体制和提供机制取得了较大的成功，这表现在卫生总费用占 GDP 的比重相对较低，卫生产出的服务较多，人们的自我健康评价较高。但澳大利亚的卫生体制依然存在着几大问题。

第一，联邦政府和州/领地政府之间存在机会主义行为。在澳大利亚，联邦政府通常是不直接参与卫生服务提供的，而主要是依靠将卫生资金提供给州/领地政府。州/领地政府经常采取一些措施，将由州、领地出资的社区卫生服务导向或者转变为医院服务，以便将卫生费用转移到联邦政府。所以在卫生资金的分配使用上，联邦政府和州/领地政府之间的机会主义行为较为严重，经常签署的新协议便是对这种机会主义行为的控制和重新进行制度设计，它在某种程度上反映了卫生体制的不稳定性。总的来说，由于联邦政府和各州政府的责权不清，导致医院服务、初级保健服务和专科服务提供的连贯性差，造成资源的浪费和低效。

第二，从卫生投入而言，随着公众对医疗卫生服务需求的不断增加和老龄化程度的不断加重，卫生投入日益呈现相对短缺的状况，主要是承担绝大部分医疗任务的公立医疗体系资金不足，基础设施和卫生人力不能满足实际需要，导致医院急诊人满为患、非紧急手术预约时间漫长和拖延救治的现象。

第三，医疗卫生服务的均等化程度还不够理想。一是种族人群之间的卫生服务存在差别。澳大利亚土著人和托雷斯海峡岛民的享受的卫生服务相对较少，健康状况与其他澳大利亚人相差较大。虽然澳大利亚联邦政府和州/领地政府积极加大了针对土著人和托雷斯海峡岛民的卫生投入，甚至成立了针对他们的卫生服务项目，但是取得的成效有限。二是地区差距明显。医疗卫生资源和人们享有的卫生服务状况在富有的州与较贫穷的州的差距较大，在大城市与偏远地区、极偏远地区的差距则更大。这在某种程度上反映了联邦政府对资金的调节能力受到了较多的制约，无法依靠联邦层面的协调较好地实现均等化的医疗卫生服务。

第四，最新的改革措施也可能会存在一些问题。一是对公立医院的资助方式的转变可能带来卫生服务提供不均衡的问题。协议中规定，联邦政府将加大对公立医院的投入，采用 ABF 和 block funding 的方法对公立医院进行资助。在采用 ABF 方式资助的服务上，可能会刺激公立医院增加此类服务的提供；而对于 block funding 方式资助的服务上，公立医院提供此类服务的积极性将会受到影响。二是联邦政府将负责建立 Medicare Locals，提供全科诊疗和初级卫生保健服务。这种做法势必与现有的全科诊所以及州政府管理的社区卫生服务机构相互竞争，尤其是可能导致州政府管理的社区卫生服务机构逐渐将某些初级卫生保健服务转移到 Medicare Locals 上。

3. 改革的趋势。

2010 年联邦政府和州政府之间达成了新的卫生服务协议。本次改革将会构建一个新的覆盖各州的地方卫生和医院管理网络。主要目标包括：一是改革政府对卫生系统财政投入和管理的体制和机制；二是改变卫生服务提供方式，更加重视预防、早期干预和医院外卫生服务提供；三是政府加大医疗卫生投入来建设医院、增加基础设施、培养医生和护士，以改善服务可及性和服务质量。新医改最核心的内容是扩展联邦政府在公立医疗服务管理上的权限。联邦政府将主导财政投入和负责制定全面的绩效考核指标，各州政府负责提供服务和管理医疗机构，按照管办分开的原则，成立独立的地方医院管理机构和财务监管机构，联邦政府和州政府的管理权限进一步明晰。根据新协议，在政府对全国公立医院的投资中，联邦政府所占份额将由以往的 35% 提高至 60%，差额来源于联邦政府将从各州和领地抽取的 30% 的商品和服务税收入（GST）。即今后澳大利亚公立医院的基础设施建设、人员培训、医疗服务以及医学科研经费的 60% 将由联邦政府直接拨款。同时，联邦政府还将对基本医疗卫生服务和老年保健提供全额资助①。

① 李颖，田疆．澳大利亚卫生人力资源管理改革及对我国的借鉴意义［J］．中国卫生政策研究，2011（3）：58。更详细的资助计划可见 Less Waste：A More Transparent，Efficient and Accountable Public Hospital System（2011 年全国护理卫生协议（National Healthcare Agreements 2011）的附件内容）。

除了进一步明确联邦政府和州政府间的职责，做好分工协作以外，为更好应对老龄化社会的到来，澳大利亚政府正着力于强化初级卫生保健，通过医疗设施的发展，提供多种学科的护理和延长的时间，将患有慢性病的人以及年轻的家庭加入进“卫生护理之家”（health care homes），更好地整合老年人护理和社区服务，争取对慢性病进行预防和治疗，以减少未来慢性病发作可能带来的更高的卫生费用。

二、新西兰的医疗卫生体制

新西兰主要由北岛和南岛两个岛屿组成，总面积26.8万平方千米，人口约440万，城镇化率达到了85%。新西兰是英联邦成员，经济发达，属于OECD国家。2009年，新西兰的男性、女性出生时预期寿命分别达到了79、83岁。新西兰是个多种族国家，欧洲人后裔是主要人口，占到全部人口的69%；毛利人是最大的少数民族，约占14.6%；亚洲人约占9.2%，还有6.9%的非毛利太平洋岛屿居民。按照购买力平价折算的国际元计算，2009年新西兰人均国民收入为28100国际元，人均卫生总费用支出为3020国际元，卫生费用总支出占GDP的比重为10.1%。WHO的评估显示，新西兰是世界上医疗卫生最具成本效益的国家之一。人均医疗支出仅约为美国的1/3，却起到了良好的效果。

新西兰的医疗卫生体制与澳大利亚颇有相似性，比如公私混合的医疗机构、私人健康保险较为发达等，但是新西兰的卫生体系也存在许多不同的地方。

（一）卫生服务内容

在卫生服务内容方面，新西兰与澳大利亚比较相似，设有社区医疗机构、二级和三级医院。公立医院为病人提供免费的治疗，但转入二级和三级医院也须由社区全科医生提供转诊证明。与澳大利亚不同的是，新西兰居民虽然可获得免费的住院服务和住院期间免费的药品服务，但是需要负担全部或部分全科医生的初级卫生保健服务（包括药品）的费用以及长期护理服务的费用。对于低收入人群以及需要长期照护的人群，可以免除其共付的费用。另外，新西兰也实行了“安全网”制度，对于6岁以下儿童，卫生服务几乎是免费的；对于其他加入了初级卫生组织（PHOs）的人，则可以享受到相当程度的补贴。

总体上说来，新西兰的医院服务一般都由政府提供，而非医院服务则通常由私人提供。具体地，公共财政支付的卫生服务包括公共卫生预防和促进服务、住院和非住院治疗、初级卫生保健服务、住院和非住院的药品、精神健康护理、在校儿童的牙科服务、支持残障人士的服务。需要病人共付的服务包括全科医生诊疗费、一般全科护士初级卫生护理服务（general practice nurse primary health care services）、处方药（每一项 3 新西兰元）、私人医院或者专科医生诊疗费以及成人牙科服务。对老年人提供的长期护理服务进行补贴的话，一般要求对其资产进行审核。替代的和可选择的药物和治疗（complementary and alternative medicines and therapies）产生的费用则由个人自付。

（二）卫生行政管理体制

卫生部是国家最高卫生行政机构，负责全国的卫生行政事务及计划管理工作，而且掌管卫生经费预算与分配权。在卫生部下面成立了全国卫生管理会（the National Health Board，NHB）、新西兰卫生人力资源（Health Workforce New Zealand，HWNZ）、新西兰卫生委员会（the National Health Committee，NHC）以及其他一些卫生部的咨询建议机构。NHB 下设两个委员会，即 the Capital Investment Committee 和 the Health Board，这两个委员会同 HWNZ 一同整合计划、资金、卫生人力资源计划和卫生投资，同时监督在医院、初级卫生保健服务和重要的国家卫生服务的资金使用情况。

新西兰在全国设有 21 个区卫生局（District Health Boards，DHBs），直接受国家卫生部领导。区卫生局管理日常卫生事务，为区域内的居民计划、管理、提供和购买卫生服务以确保卫生服务的有效性和高效率。2009 年，卫生部将 80.4% 的卫生资金拨付给区域卫生局，相当于 70% 的公共卫生经费，58.2% 的卫生总费用。区域卫生局的经费主要是依照服务地区的人口数量来进行拨付的，通常还会考虑额外的需调整的卫生需求、海外游客的需求以及农村的特殊情况。区域卫生局服务的人口从 3.3 万到 4.3 万不等。卫生部在给区域卫生局提供资金时，通常会签订协议，规定区域卫生局应该提供的卫生服务。区卫生局的部分委员会成员由所在区域的居民每 3 年选举一次产生，另有1/8的委员由卫生部直接任命。区卫生局下设一些医疗服务机构，为居民提供卫生服务。

（三）医疗卫生服务体系

在新西兰卫生服务的主要提供者是区卫生局下设的医疗机构以及一些私人行医者或者私人医疗机构、非政府组织等。全科医生和初级卫生组织负责提供初级的卫生保健服务，其他的医疗服务主要是由医院提供的。

全科医生是整个卫生体系的“守门人”，经常是独立的、自我雇用的卫生服务提供者，按服务项目收费。不过现在更多的全科医生是通过为PHOs工作而按照人头付费。全科医生拥有确定诊费的权力，政府也不能干预。大多数专科医生则在公立医院拿工资，但是也可以维持他们自己的私人诊所或者在私立医院治疗病人。

区卫生局下设初级卫生组织（Primary Health Organizations，PHOs）来负责初级卫生保健工作。PHOs与区域卫生局签订了协议，由区域卫生局提供资金支持，被要求为非营利性组织，为登记了的人口提供全面的疾病预防和治疗服务。在2005年4月，全国共成立了77个PHOs，覆盖了90%的人口。2008年PHOs的数量减少到46个。在一些地区，PHOs的建立是依据地理原则的，其成员也是由区域内的居民决定的。在另一些地区，人们可以在两个甚至更多个的PHOs中进行选择，所以PHOs之间会为争取全科医生和病人而竞争。PHOs的规模大小不一，服务的病人数量从0.3万到33万不等。现在几乎所有的新西兰人都加入进了PHOs以享有卫生服务补贴。

全国还有12个区域卫生局直属的公共卫生单元（public health units），主要提供区域公共卫生服务，专注于环境卫生、传染病的控制、戒烟和健康促进活动。

新西兰实行公立医院和私立医院混合体制，但是公立医院占主导。公立医院由DHBs所有并经营管理，提供优质的急诊服务、外科手术、孕产服务、诊断服务等。

（四）卫生资金筹措、支付以及费用控制

1. 卫生资金筹措。

在新西兰，卫生资金的来源主要有政府筹集的公共卫生资金（一般税

收）、意外赔偿保险以及私人部门。

从1992年起，公共卫生资金占总资金的比重趋于稳定，年平均增长5.1%。公共卫生资金85%来源于一般税收，7%来源于雇员纳税，地方政府提供了8%。公共卫生资金占卫生总支出的78%。[①] 政府为大多数受公共资金资助的卫生机构设定年度总预算，并将其分配到DHBs。DHBs通过政府所有的卫生机构（其价值占到所有医疗机构的一半）或者是向私人医疗机构购买由私人部门提供的其他服务，比如全科医生（现在大多数全科医生都已经加入了PHOs）、私人手术医院、残疾人支持服务、社区护理。

2010年，政府共筹集卫生经费139.83亿新西兰元，其中多于3/4的经费由卫生部分配给区域卫生局管理，以在区域内购买或者提供卫生服务。卫生部余留的部分资金（20%左右）将用于重要的全国性卫生服务，例如支持残障人士、公共卫生、精神健康、儿童健康和初级孕产妇服务、毛利人健康等。大约1.6%的资金用于卫生部本身，以支持卫生部的运转[②]。

除了政府提供的卫生资金外，意外赔偿公司（the Accident Compensation Corporation，ACC）也提供了部分卫生资金。ACC是一个法定的保险组织，由政府所有并为所有新西兰人提供强制的、全面的与意外伤害有关的保险，被誉为“社会保险”。2008年、2009年，ACC分别提供了18.2亿、16.7亿新西兰元的卫生资金，分别占当年卫生总费用的9.7%、8.4%。

此外，私人部门也提供卫生资金，包括私人保险公司、个人自付和非营利的非政府组织。对私人部门的卫生资金并没有详细统计，一般是根据问卷调查和样本抽样情况进行估计。根据这种途径得到的数据显示，过去十年间，私人部门提供的卫生资金占总资金的比重始终维持在20%左右。

私人健康保险是卫生资金的重要来源之一，但与澳大利亚不同，新西兰的私人健康保险并没有受到政府的直接补贴或者财政支持。私人健康保险的覆盖率在20世纪80年代达到了顶峰，有45%的人购买了私人健康保险，之后开始下降，2000—2005年一直保持在33%左右。私人医疗保险最常用来支付共付的一些费用、可选择手术的私人医院、专科医生院外诊疗。私人健康保险的支出占到了卫生总支出的将近6%。私人自付，包括共付和私人直接支

---

① 数据来源：英联邦基金会（the Commonwealth Fund）2010年度International Profiles of Health care Systems。

② 数据来源：新西兰卫生部网站http：//www.health.govt.nz/。

付的在内，2007 年占到了全国卫生总支出的 14%。

表 10 和表 11 分别给出了 1999—2009 年经常性卫生费用（current health expenditure）筹资情况和各类型资金来源占卫生总资金比例情况。

表 10　　1999—2009 年新西兰经常性卫生费用筹资以及人均经常性费用情况

年份	经常性卫生费用（百万新西兰元）			人均经常性卫生费用（新西兰元）			真实 GDP（百万新西兰元）	
	公共部门	私人部门	总计	公共部门	私人部门	总计	总计	人均
1999	9633	2547	12181	2502	662	3164	150081	38987
2000	10144	2885	13030	2620	745	3365	156664	40459
2001	10787	2882	13670	2758	737	3495	159790	40856
2002	11197	2910	14107	2816	732	3548	168431	42363
2003	11430	2923	14353	2814	720	3533	176234	43381
2004	12270	3130	15400	2994	764	3757	179599	43816
2005	13075	3255	16329	3159	786	3945	181692	43892
2006	13803	2949	16752	3264	698	3962	191369	45259
2007	14740	3053	17793	3453	715	4168	188382	44129
2008	15809	3232	19041	3663	749	4412	187619	43473
2009	16536	3334	19870	3786	763	4549	189295	43340
年均增长（%）	5. 60	2. 70	5. 00	4. 20	1. 40	3. 70	2. 40	1. 10

注：以 2010 年 6 月份价格为基期价格。

资料来源：新西兰卫生部。

表 11　　1999—2009 年各类卫生资金来源占卫生总资金的比例　　单位:%

年份	卫生部	拨款赤字	意外赔偿保险（ACC）	其他政府机构	地方政府	公共部门总计	个人	健康保险	非营利的非政府组织	私人部门总计	总计
1999	69. 5	0. 1	6. 2	2. 7	0. 6	79. 1	14. 6	6. 0	0. 3	20. 9	100
2000	66. 9	0. 7	6. 8	2. 7	0. 6	77. 9	16	5. 9	0. 3	22. 1	100

续 表

年份	卫生部	拨款赤字	意外赔偿保险(ACC)	其他政府机构	地方政府	公共部门总计	个人	健康保险	非营利的非政府组织	私人部门总计	总计
2001	66.3	2.2	7.2	2.7	0.6	78.9	15.3	5.5	0.3	21.1	100
2002	66.3	1.8	7.9	2.7	0.6	79.4	14.9	5.5	0.3	20.6	100
2003	69.7	0	7.7	1.7	0.5	79.6	14.1	5.5	0.8	20.4	100
2004	69.4	0	8.1	1.6	0.5	79.7	14.1	5.2	1.1	20.3	100
2005	69.3	0	8.5	1.7	0.6	80.1	13.8	5.1	1.0	19.9	100
2006	70.5	0	9.2	2.0	0.7	82.4	11.5	5.1	1.0	20.2	100
2007	70.6	0	9.5	2.2	0.5	82.8	11.2	5.0	0.9	17.2	100
2008	70.9	0	9.7	2.1	0.3	83.0	10.6	5.0	1.4	17.0	100
2009	72.5	0	8.4	2.0	0.3	83.2	10.5	4.9	1.4	16.8	100

资料来源：新西兰卫生部。

2. 卫生资金支付。

新西兰卫生资金的支付，一般由卫生部支付一些重要的全国性卫生服务。大部分资金主要由 DHBs 进行控制和分配。DHBs 主要的支付对象是全科医生、PHOs 和医院。DHBs 直接管理公立医院进的资金，对于私立医院则采用购买服务的方式。

对于以私人行医者身份营业的全科医生，通常是按照服务项目付费的，政府为患者提供一部分补贴。低收入者或高风险者在享受全科卫生服务时会得到政府提供的补贴，但是一方面全科服务的收费是按照服务项目结算的，且全科医生具有设定共同支付价格的权力；另一方面，补贴的水平并没有按照物价上涨幅度进行调整，这就阻碍了很多人享有全科医疗服务。2002 年的一项全国调查显示，6% 的成年人在过去的一年里因为费用问题而没有看过全科医生。不过现在全科医生越来越团体化，与初级护理的护士以及其他初级卫生保健服务的提供者组织起来，成立了 PHOs，深入社区，提供反映社区优先需求的卫生服务。PHOs 通常与 DHBs 签订协议，采取按照人头付费的方式。此外，政府还将分阶段引进更高的政府补贴给全科医疗服务和药品，并将补贴的目标从高需求个人转向所有公民。

政府对 PHOs 的资金支持是按照两个可供选择的按人头的公式决定的。一个是进入条件公式（access formula），即如果服务人口当中有 50% 以上是毛利人或者太平洋土著居民，或者在 deprived area 的 PHOs 可以享受更高比例的补贴。其他的 PHOs 则按照临时公式（interim formula），以一个更低的比例按人头付费。① 当然，服务人群的年龄不一样，享受的补贴比例也不一样，比如 2003 年和 2004 年政府就分别调高了 17 岁以下的儿童以及 65 岁及以上年龄的老人的补贴率。

补贴比例的差别导致有些地区的 PHOs 竞相争取那些补贴比率高的居民，居民们也积极争取使自己符合补贴比率高的条件。在既有进入公式又有临时公式的 PHOs，病人会根据全科医生的价格选择有利于自己的 PHOs。从一个管理角度讲，从按项目付费补偿到按人头支付意味着 PHOs 处理很多技术难题，建立合适的管理系统。这些压力造成了一个非常不稳定的环境，使结果偏离了政府原来的设想——为稳定的和可确定的人口数量提供合理适度的卫生服务。

3. 费用控制。

政府每年做一个公共卫生年度预算。新西兰正在从按服务项目付费转向按人头收费。提早预防、健康促进、疾病预防和慢性病护理管理在初级卫生保健服务和 DHBs 得到重视。药品购买需通过一个政府机构——PHARMAC，将公共补贴的药品分配到社区药房和医院。这个竞争性的趋势过程让药品费用降低，增加了可及性。当新西兰人能获取到整个目录范围的药品时，PHARMAC 将药品的价格设定在每一个目录当中最低的价格。

（五）卫生体制改革的过程以及改革的趋势

新西兰的卫生服务体制在从 20 世纪 80 年代开始进行了三次重要的结构性变革，被人们普遍认为在三个方面进行了“U”形改革：从合作到竞争再到合作；从购买者和提供者一体化到分离再到一体化；从地方决策到中央决

---

① Toni Ashton. Recent Developments in the Funding and Organization of the New Zealand Health System [J]. Australia and New Zealand Health Policy，2005.

 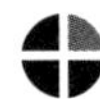

策再到地方决策。① 20 世纪 80 年代，新西兰开始对传统的中央集权的福利国家模式进行变革，实行了卫生服务区域化；随后在 20 世纪 90 年代，政府又进行了卫生服务提供者和购买者相分离的改革，尝试形成一个卫生服务的"内部市场"；但近年来卫生服务区域化又成为了主要模式。

1938 年劳工党政府颁布了社会安全法案（*Social Security Act*），试图建立一个为公民提供免费卫生服务的体系。然而，由于受到了医药领域人士的广泛反对，所以最后未能实施。于是，政府建立起了涵盖精神病治疗、孕产服务和医院医疗服务的体系，这些服务均由政府财政支持；而全科医生则保留了收取高于诊疗服务补贴的费用。由此，建立了一个复合体系：绝大多数的基本卫生服务由私人部门提供，但是二级和三级卫生服务则由公立医院提供。

但在 20 世纪 80 年代初，考虑到新西兰卫生服务提供体系的脆弱性，政府实行了改革，废除了 30 个地方医院董事会（local hospital boards），转而在全国成立了 14 个由中央政府进行财政支持的区卫生局（area health boards）。卫生部则主要对初级卫生保健提供资助，承担应由国家层面提供的卫生服务。区域卫生局负责各区域二级和三级医院的卫生保健及公共卫生服务。这样的模式下，区卫生局能够更好地根据区域情况执行卫生政策，提供更好的卫生服务。然而，初级医疗服务的资助和提供仍然是另一套体系，没有与其他公共卫生服务相统一，所以仍然称不上全民卫生服务。

1993 年，卫生和残障服务法案出台，旨在将卫生服务的提供者和购买者分离开，形成一个内部市场。由此，全国成立了 4 个大区域卫生局。每个大区域卫生局都能得到预算，并将原来分散支付给全科医生、医院等的资金合并起来，为区域内的居民向公立和私立卫生机构购买卫生服务。原先的 14 个区卫生局被转换成了 23 家皇家卫生企业，给居民提供卫生服务。皇家卫生企业实行的是商业实体的运作，政府既作为征税者对企业进行征税，也作为股东参与企业的利润分配。政府这样做的初衷是实现卫生服务提供者和购买者的分离，让提供者之间能够竞争，改善卫生资金的分配，增加社会福利。然而，由于内部市场的改革具有诸多的局限性，比如，提供者和购买者的最终所有者仍然是国家，导致两者之间的交易无效率；公立医院在某个特定区域

① Toni Ashton, Nicholas Mays, Nancy Devlin. Continuity through Change: the Rhetoric and Reality of Health Reform in New Zealand [J]. Social Science & Medicine 2005, 61: 253-262.

内往往是垄断者，很难通过购买者自由购买而使医院之间进行竞争；对医院的企业化改革也因为作为出资人的政府通过控制投资资金和对董事会的诸多限制而使其效果大打折扣。①

由于构建内部市场的尝试并没达到预期目标，所以政府又开始了新的改革。一方面，继续实行购买者和提供者的分离，将4个大区域卫生局撤销，成立卫生保健资助局；另一方面，23家皇家卫生企业重新改名为医院或者卫生服务中心，与卫生保健资助局签订资助合约。改革注重全国一致性和平等性，但是缺乏区域化的方便性。这种做法也没有真正地解决好构建内部市场时遇到的问题。

2000年，在公共卫生和残障法案影响下，政府颁布了新的卫生计划，对卫生部门进行了重组。区域卫生管理的模式重新得到确立，成立了21个区卫生局，负责资助和提供卫生服务。原来的卫生保健资助局被废除，其功能由区卫生局和新的卫生部承担。由此可见，这是对原来分离购买者和提供者做法的一种逆向改革，卫生部门的权力又重新集中。

新西兰的卫生体制改革受福利体制建立伊始的中央集权体制影响很深，即使在20世纪90年代进行内部市场化改革也未能真正斩断政府对医院的根深蒂固的联系，使医院并没有感觉到市场竞争的压力。现在，新西兰政府对医疗卫生体制的改革主要方向放在了进一步协调好卫生部和区卫生局的关系上，比如将一些适合全国统一的医疗服务由卫生部向全国统一提供。另外，由于现在公立医院的急诊患者较多，非急诊患者的等候人数过多，一方面迫使医院开始进行提高效率的新尝试，另一方面也使政府意识到要强化基本的社区卫生保健服务，以减少急诊患者。

（六）医疗卫生体制存在的问题

新西兰的医疗卫生体制可能会存在以下问题。

第一，卫生服务的提供者多为政府部门直接控制的机构，缺乏竞争，有可能导致效率低下和政府财政负担过重。比如新西兰的公立医院和负责初级卫生保健服务的PHOs，都是由政府直接进行控制的。对于PHOs，政府甚至

① Toni Ashton, Nicholas Mays, Nancy Devlin. Continuity through Change: the Rhetoric and Reality of Health Reform in New Zealand [J]. Social Science & Medicine 2005, 61: 253-262.

 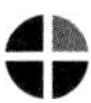

与其签订协议以试图保证其作为非营利组织。这必然导致政府的监督成本过高，并且政府直接控制的效果往往较差。另外，新西兰的公共资金还供养了一批医生，比如很多专科医生都在医院里拿工资。这些做法可能并不有效：一方面可能使卫生服务提供的效率降低；另一方面也可能导致较低的卫生资金使用效率。事实上，由于新西兰对医院和私人行医者往往采用按项目付费的资金分配方法，缺乏有效的控费机制，往往带来卫生费用的增加。从表10中可见，1999—2009年，真实GDP年均增长2.4%，而经常性卫生则年均增长了5%，公共部门提供的卫生资金更是达到了5.6%年均增长率。这反映在表11中便是公共部门资金占卫生资金的比例不断增加，2009年高达83.2%。此外，从20世纪50年代以来经济增长和卫生费用增长的情况也某种程度上印证了这一观点。以1950年作为基期价格，1950—2010年真实GDP增长了144%，而人均卫生费用则增长了412%。按照这种趋势，卫生资金的可持续性将会成为新西兰医疗卫生体制面临的最大问题。

第二，卫生资金的筹资渠道过于依赖公共部门，没有形成一个良好筹资环境。一个良好的筹资渠道应该是政府部门、私人保险和个人自付有机结合的产物，能够保证卫生系统的健康运行，适度满足卫生服务需求。近些年来，新西兰的私人健康保险发展情况不容乐观，筹集的资金占卫生资金的比重不断下降。这可能与新西兰缺乏能够满足高需求者和低需求者的层次分明的医疗服务体系有关。

第三，新西兰的医疗卫生体制经常发生较大改革，医疗服务提供者之间的体系不清晰，没有形成澳大利亚那样比较清晰和明确的分工。比如在公立医院与私立医院之间的分工，初级卫生保健服务的提供者之间的分工（PHOs也提供全科诊疗服务，可能与其他的私人行医者功能交叉）等。

（七）未来改革趋势

新西兰医疗卫生体制面对巨大的挑战。在卫生服务供给方面，需要增强卫生服务的可及性，提高卫生服务的质量，加强卫生人员的培养，改变卫生服务的模式，维持卫生资金的可持续性；在卫生服务需求方面，需要应对诸多问题，比如老龄化、更长的预期寿命等人口统计特征的变化，病人更高的期望以及一些随机因素的影响。这两方面都充分反映出新西兰医疗卫生体制改革的复杂性。

总体上，面对挑战，新西兰将改善宏观的卫生服务框架，建立良好的管理和执行机制，提升卫生部门的表现，实现跨政府部门以提供更好的公共卫生服务。具体地，新西兰将通过临床整合（clinical integration）以及持续的颠覆性的创新（disruptive innovative）实现医疗资源的合理配置，达到提升医疗服务水平，满足人们需求以及控制卫生费用。未来新西兰医疗卫生制度改革将是一个持续变革，不断整合集中人们需求，并且对各方面进行改革的过程。

三、启示和借鉴

以上对两个南太平洋国家的介绍表明，一个健全的使全体公民平等受惠且能够满足多元化需求的医疗卫生体系，必然既要有一个健全的医疗健康保险网，又要有一个多层次的医疗服务市场；而政府在其中，不仅扮演了主要的医疗健康保障筹资者角色，而且还积极扮演着医疗服务的购买者的角色。尽管它们各自还存在着某些不足，但改革和完善的努力却一直没有懈怠。

对于中国这个正在大踏步走向全民医保的大国而言，这两个国家的经验无疑有许多可借鉴之处。

（一）“补需方”为主的医疗保障筹资及其多元化

第一，一个面向全体公民的全覆盖的、一体化的、待遇平等的由公共财政筹资的医疗卫生保障体系（在澳大利亚称为“医疗照顾”）是实现公民健康权利的基本保证。在这方面，我国虽然已经基本做到全覆盖，但一体化和待遇平等方面还差之甚远，应该加快跟进，早日实现真正意义上的全民医保。

第二，对那些自付医疗费过高的病人，以及那些持有社会福利卡的病人，同样由政府筹资建立了“医疗照顾安全网”，如在澳大利亚，只要个人、夫妻和家庭成员全年自付的医疗费用累计达到政府规定的“安全网”底线，就可以享受这个“安全网”额外的报销。在这方面，我国虽然建立了医疗救助制度，但还远远起不到安全底线的作用，因病致贫、因病返穷的现象时常出现。

第三，在不断发展上述两个普惠和救助性质的医保体系的同时，大力鼓励商业医疗保险的发展，以满足公民个性化的医疗服务需求。在澳、新两国，商业医保筹集的资金已经占了其国医疗卫生总费用的12%和9%。这也远远超过了我国商业医保的筹资水平。因此，应该反思我国医改近四年来商业医保为何发展缓慢的原因。

第四，在澳大利亚，医疗服务和药品销售通常都是严格分离的。政府通过依靠药品津贴计划保障药品使用的可及性。这一计划内所涵盖的药品目录每年更新约 600 多类，占总处方的 75%。到 2008 年，其共覆盖了大约 2500 类药品，基本上能够满足病人的临床诊断和治疗需要。购买列入 PBS 目录内的药品费用主要由联邦政府支付，个人仅需自付较小的费用。此外，与“医疗照顾”设立“安全网”相类似，该计划也建立了“安全网”。在某一年份，病人购买 PBS 目录内的药品支出超过了临界值的就有资格获得额外补贴。而我国的药物政策却一直作为补偿医院收入的手段，并积重难返。但几年来的取消医药补医政策和基本药物制度并未起到实质性的效果，病人也没有因此而受益。未来药物政策的调整势在必行。

第五，澳大利亚的医疗保障水平之高，仅从“医疗照顾”一项一年的人均报销高达 3627 澳元（2006—2007 年度）即可窥见，反观我国 2011 年度的人均卫生总费用才不到 1500 元人民币，可见差距之大，未来医疗保障方面的公共和社会资金的投入力度理应加大。

（二）医疗卫生服务的多样化及其提供主体之间有序的合作和竞争

第一，健全而多样化的医疗服务。在澳大利亚，各类卫生服务提供机构为澳大利亚人提供了初级卫生保健服务、专科医疗服务、住院服务、医疗辅助服务、老年保健服务、姑息保健（临终关怀）服务、药品服务、牙医服务、社区卫生（包括心理卫生）服务以及替代/另类医疗服务等。这应该是我国医疗卫生服务格局的目标所在。

第二，合理有序的合作与竞争。总体说来，澳大利亚核心的卫生服务提供体系是一个三级架构，即社区（包括社区卫生服务机构和全科诊所等）、专科诊所和综合医院（多为急症医院）。人们一般先在社区接受初步的卫生服务，必要时由全科医生转诊到专科诊所，或者再转到综合医院进行治疗。对于度过了急性期的病人，则可以由上往下转诊，由社区服务中心或者是全科医生提供后续的卫生服务。

在澳大利亚，全科医生能够处理绝大多数就诊患者的问题，只有 11.5% 的患者会被转诊。2006—2007 财政年度，澳大利亚 Medicare 共支付了 2.58 亿项医疗服务，人均服务量为 12.3 项。由于 Medicare 对专科门诊服务的报销额只是政府收费标准的 85%，所以该年 Medicare 报销的实际总费用为 117.39 亿澳元，人均报销 558.81 澳元，其中 1/3 是支付给全科医生医疗服务的。

这里有必要着重讨论一下全科医生。因为它作为医保机构和病患者“看门人”的重要性似乎大家都明白了，但医改四年来我国这支队伍的数量却几乎在原地踏步，目前全国注册全科医师大约只有 8 万名①。即便在医院的全科门诊，2011 年其门急诊人数所占的比例也就只有 2.3%②。

我们来看看人口不到我国人口 1.5% 的澳大利亚拥有全科医生的数量的情况（见表 12、表 13）。根据澳大利亚卫生与老龄部（DoHA）的统计数据，按照不同的统计口径，全科医生的数量可分成 3 种。第一种叫做 head count，统计了在过去规定的时间内（通常为一年）至少提供了一项服务或向 Medicare 提出了至少一项处理服务要求的全科医生数量。第二种叫做 FTE（full - time equivalent），是指按照全职医生的工作时间作为一个全科医生的标准计算，全国所拥有的全科医生数量。第三种是 FEW（full - time workload equivalent），是指按照一个全职的全科医生平均提供的服务数量作为一个全科医生的标准计算，全国所拥有的全科医生数量。这种计算方法充分考虑了全科医生的工作时间和工作量，能够比较合理地反映出卫生人力资源的状况。

表 12　2006—2011 年澳大利亚全科医生数量　单位：个

类型	2006 年	2007 年	2008 年	2009 年	2010 年	2011 年
以人头计（Head Count）	24272	24903	25726	26613	27639	29011
相当于全职（FTE）	15133	15532	16045	16482	16928	17607
相当于全职且足量（FEW）	18091	18613	19231	19729	20267	21119

资料来源：根据 DoHA：GP Workforce Statistics 1984—1985 to 2011—2012 整理。

表 13　2006—2011 年澳大利亚平均每千人拥有全科医生数量　单位：个

类型	2006 年	2007 年	2008 年	2009 年	2010 年	2011 年
以人头计（Head Count）	1.164	1.176	1.192	1.214	1.246	1.29

① http：//www. cn - healthcare. com/news/gwjk/2012 - 10 - 12/content_ 411213. html。

② 《中国卫生统计年鉴》，2012 年，第 4 页。目前这一年鉴里甚至尚无全科医生的统计。

续 表

类型	2006 年	2007 年	2008 年	2009 年	2010 年	2011 年
相当于全职（FTE）	0.726	0.733	0.743	0.752	0.763	0.783
相当于全职且足量（FEW）	0.868	0.879	0.891	0.9	0.914	0.939
总人口（千人）	20845.4	21178.0	21587.1	21928.6	22182.8	22485.3

注：总人口数据来源于 ABS，Australian Demographic Statistics。平均每千人拥有全科医生数量由笔者整理而得。

照澳大利亚 2011 年的平均水平，中国 2011 年年末人口数为 134735 万，分别需要 head count 的全科医生 173.8 万，FTE 的全科医生 105.5 万，FEW 的全科医生 126.5 万。可见我国全科医生的缺口有多大！而我国目前制定的全科医生培养（训）计划的目标仅 2020 年才达到 30 万人，可谓远水难解近渴！恐怕除了财政加大投入培养资金外，还应该有更多的引进全科医生人才的政策。比如引入周边国家和地区的全科医生，或者让国内的医生（尤其是退休医生）自由流动起来，到社区单独或联合开设全科诊所。

第三，与初级卫生服务一样，私人专科医生提供的医疗服务也是由 Medicare 支付，但仅支付按照规定费用的 75% ~85%（诊所为 85%，私立医院为 75%），差额由个人自付。按照报销规定，若要享受 Medicare 的报销，接受专科医疗服务须由全科医生的转诊单。我国的专科医疗服务同样大多集中在二级以上综合性公立医院，是造成公立医院人满为患、病床严重不足的一个原因。发展私营专科医院的抓手同样是允许医生自由执业，并放开准入市场。私人专科医院的收入最大的来源是商业医疗保险的支付。

第四，在澳大利亚，公立医院只致力于提供可及的、普遍的、短期的医院服务，即主要接收急诊、GP 或专科医生转诊的病人，提供急诊、门诊和住院治疗服务。当然这些服务都是免费提供的。尽管公立医院的固定投入（如建筑、大型设备）是由联邦和州（领地）政府预算解决，但其日常运营费用则主要由医疗照顾计划和药品补贴计划来支付。以 2010 年为例，联邦政府的医疗保障预算有 32.8%（约 110 亿美金）用于支付公立医院的住院医疗费用；而 66.7%（约 140 亿美金）的州政府预算用于支付公立医院的住院医疗费用。

有必要强调的是，在澳大利亚，联邦政府不直接举办和管理公立医院。这项工作是由州/领地政府的卫生部门承担的。但州/领地政府是通过医疗立法、医疗机构的区域规划及相关的司法程序来管理医院和其他医疗机构的。

政府对公立医院实行宏观和间接管理，不直接干预医院的人事聘用，包括院长聘任、财务预决、业务运行和内部分配。典型的医院管理模式是，成立医院董事会，董事成员通过公开报名选拔，由州或领地的卫生部部长任命。董事会作为政府代理人，对医院实行监督管理，其职能包括聘任任命医院院长（或 CEO），审查批准医院的年度工作计划、财务预决算，审批大型设备的购置、更新和基建项目计划，评价医院的运行状况和院长的工作业绩，沟通医院与社会各界的联系，争取和接受社会各界对医院的捐赠等。医院的日常运行管理则由院长（或 CEO）负责。因此，这里公立医院绝对不是类似我国的所谓编制管理的事业单位，是去了行政化的独立法人组织。这应该是我国公立医院改革的方向（天津泰达心血管医院就是一个很好的案例）。

可见公立医院和私立医疗机构的共同点都在于其主要收入都来自医疗保障（险）。它们之间一个最重要的差别是，病人在公立医院接受医疗服务是免费的；而在私立医院接受医疗服务，自己要支付 15% ~25% 的费用，但换来的是不用排队等候，并可优先选择专家。

（三）医疗费用支付机制的改革

从 20 世纪 90 年代以来，澳大利亚政府在长期探索中，逐渐形成了以产出为依据付费的制度，主要是按项目付费和按疾病诊断相关组（DRGs）付费。按服务项目付费主要应用在全科医生和专科医生所提供的医疗服务项目上。这种机制有利于鼓励医生提供服务，提高效率，但可能诱导过度服务和不合理服务。按 DRGs 进行付费的方式主要应用在政府购买医院提供的医疗服务上，其关键在于确定病种常规权重值。

根据 2011 年 8 月最新签订的全国卫生改革协议，联邦政府将加大对州和领地政府所辖公立医院的投入，但同时，对公立医院投入资金的计算方式也将改变。联邦政府将通过以服务为基础的资助方式（Activity Based Funding, ABF）对范围内的公立医院服务进行资助。公立医院各项服务的有效价格（成本）以及范围内的公立医院服务都由新成立的独立医院服务定价局（Independent Hospital Pricing Authority, IPHA）确定。联邦政府根据 IPHA 所制订的有效价格计算公立医院新增加的成本，并按比例进行支付。州/领地政府则不受有效价格的限制，可以选择提供一个高于或低于有效价格比例的补贴。对于范围外的公立医院的服务（指还没能达到实行 ABF 的条件的医疗相关服

 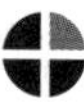

务，如精神病、亚急性护理等），联邦政府实行的是一种 block funding（整笔拨款）的方式计算公立医院新增成本，以按协议要求的比例进行补贴。而后者占了公立医院总数的大部分。

我国新医改政策中多次强调要加强医保机构与医疗机构的谈判能力，提高医保资金支付的有效性，但医改近四年来，不但在各类医院尚未广泛推行诸如 DRGs，反而在基层医疗机构倒退到传统的“收支两条线”做法，可以说这是方向性的政策失误，应该尽快扭转。付费机制改革的实质性推进，必须有财政、物价、医保、卫生、民政、保监等行政部门，尤其是物价、医保、卫生部门的通力合作才能实现，但愿在可见的未来能够看到行政职能的合理整合！

参考文献

［1］安华，金栋．“全民医保”背景下的中国商业健康保险定位于发展——澳大利亚经验的启示［J］．金融与经济，2008（7）：58－61.

［2］卫生部 WHO 赴澳大利亚卫生管理培训项目考察团．澳大利亚现行医疗体制初探［J］．卫生职业教育，2006：5－9.

［3］杨科，高倩．澳大利亚卫生体制改革概况［J］．中国社会医学杂志，2009，29（6）：23－25.

［4］裴丽昆，刘朝杰，LEGGE D. 全民医疗保障制度的挑战——澳大利亚卫生体制的启示［M］．北京：人民卫生出版社，2009.

［5］梁智．澳大利亚医疗制度与改革［J］．国外医学：卫生经济分册，2006，23（3）：97－102.

［6］徐润龙．澳大利亚医药卫生体制的启示［J］．卫生经济研究，2010（11）：40－43.

［7］李颖，田疆．澳大利亚卫生人力资源管理改革及对我国的借鉴意义［J］．中国卫生政策研究，2011（3）：57－60.

［8］李倩，吴妮娜，等．新西兰卫生体制改革启示［J］．中国社会医学杂志，2007，24（3）：233－235.

［9］赵永生．澳大利亚的医疗保险支付制度［J］．中国医疗保险，2011.

［10］蒋露．澳大利亚医疗保险制度解析［D］．武汉：武汉科技大学硕士学位论文，2009.

［11］杨辉，ANDERSONC，THOMASS. 澳大利亚的“社区卫生服务”：概念和背景［J］．中国全科医学，2006，9（21）：1776－1777.

［12］李明，等．借鉴澳大利亚经验控制我国医疗费用增长［J］．中国卫生事业管理，2006（6）：331－332.

［13］DWYER. J M. Australian Health System Restructuring － What Problem is Being Solved［J］. Australia and New Zealand Health Policy，2004.

［14］ASHTONT. Recent Developments in the Funding and Organization of the-New Zealand Health System［J］. Australia and New Zealand Health Policy，2005.

［15］ASHTONT，MAYSN，DEVLINN. Continuity through Change：the Rhetoric and Reality of Health Reform in New Zealand［J］. Social Science & Medicine 2005，61：253－262.

“全民免费医疗”是中国全民医保的发展方向吗[①]

2009年4月6日，《中共中央、国务院关于深化医药卫生体制改革的意见》（以下简称“新医改方案”）公布，正式拉开了新一轮医药卫生体制改革（以下简称“新医改”）的序幕。毋庸讳言，新医改的正式启动是中国社会经济发展史上的一件大事。正当人们为如何理解新医改方案的内容并就新医改究竟应该如何推展而展开热烈讨论之时，原本籍籍无名的陕西省神木县，却因推行“全民免费医疗”制度而名动天下。

其实，实施“全民免费医疗”的构想，估计早在2007年就浮现在神木县领导人的脑中。2008年1月，神木县康复工作委员会成立，负责“全民免费医疗”的政策制定、指导与协调、基金的使用和管理等工作。经过一年多的可行性调研和论证，在2009年2月9日，神木县人民政府颁布了《神木县全民免费医疗实施办法（试行）》，正式拉开了当地医疗体制改革的序幕。依照这一政策文件的规定，所谓“全民免费医疗”制度自3月1日开始在神木县正式实施。然而，这一举措当时没有引起舆论的关注。直到两个月后，在国家新医改方案正式出台的大背景下，“神木模式”才横空出世。5月17日，陕西《华商报》率先报道了神木县的改革之举，首先引起了媒体的大轰动，继而引起了医疗改革政策研究者的关注，最后还引起了中央和地方医改政策

① “神木模式”系列研究报告共有四篇，执笔人均为顾昕、朱恒鹏、余晖。（顾昕，北京大学政府管理学院教授，中国经济体制改革研究会公共政策研究中心首席社会政策专家；朱恒鹏，中国社会科学院经济研究所研究员，中国经济体制改革研究会公共政策研究中心高级研究员；余晖，中国社会科学院工业经济研究所研究员，中国经济体制改革研究会公共政策研究中心主任）。本文为该系列研究报告之一。

决策者的注意。关于“神木模式”的大讨论几乎在媒体上持续了一年之久，而到神木县进行采访、考察、调研的人络绎不绝。客观上，神木的实践和经验成为了中国新医改的一个新标杆。

一、走向“全民免费医疗”是新医改的新方向

“神木模式”之所以引起广泛关注、轰动甚至争议，其原因在于以下两点。

第一，“全民免费医疗”的说法触动了许多人敏感的神经，而敏感的触动点却大相径庭。

一种是对“神木模式”的可持续性保持怀疑态度。无论在公共政策研究者当中，还是在专业媒体评论者当中，很多人对于各种各样的“免费”制度保持着相当谨慎的怀疑态度，担心免费提供的物品和服务会遭到受益者的滥用，最终会陷入财政的无底洞。西方福利国家的经验教训以及中国公费医疗体制的弊端，容易强化这一怀疑立场。实际上，在建设福利国家的进程中，如何应对来自需方的道德风险，是全球性社会事业发展所面临的一个共同挑战，而应对这一挑战的简单之道就是引入一定的自付；换言之，不能实行百分之百的免费。就医疗保障体制而言，即便在实行全民免费医疗制度的国家和地区，大多要么引入更高的自付率，要么设法引入其他的制度安排，例如守门人制度、付费者与服务提供者分开、新医疗服务项目和药品的准入等。

在“神木模式”曝光之后，不少媒体沿着这一思路刊发了一些评论，质疑其可持续性。例如《京华时报》发表评论“神木免费医疗疑似大跃进”、《北京青年报》评论“‘全民免费医疗’是一种财政幻觉”、红网评论“乌托邦式的‘不差钱’：神木医改”；而中央电视台“新闻1+1”栏目制作的“陕西神木县免费医疗致医院爆满，惠民政策遇尴尬”一经播出，更使“神木模式”的怀疑声音放大。

另一种声音则出自对社会事业（或民生）发展的殷切渴求。自改革开放以来，我国长期将经济增长视为发展的主要目标，形成所谓“GDP主义”，而包括医疗保障和医疗服务领域在内的社会事业发展长期受到忽视。然而，自2003年以来，中国政府的发展战略逐渐从以经济建设为中心的一元模式转变

为推进社会与经济协调发展的二元模式。随着新发展战略的确定，中国公共财政的运行在结构上发生了一定的转型，其突出表现之一就是在民生领域增加了投入。但总体来说，中国的政府财政距离以支持社会发展与公共服务为主的公共财政，还有一定的距离。

因此，舆论普遍对政府增加民生领域的投入抱持殷切的期望，自然也对公共财政对公共服务的支持力度不足怀有深切的不满。正是在这种殷切的期望和深切的不满之中，“神木模式”的横空出世一下子抓住了人们的眼球，其赞扬者也同其怀疑者一样情绪高涨。除了媒体上的激扬文字之外，神木医改在具有民间或官方色彩的一些评选中也获得殊荣。在一次民间性评选中，神木医改被评为“2009 年度中国社会政策十大创新”之首；而在另一次官方色彩较重的评选中，神木县时任县委书记郭宝成被评为“2009 年中国改革年度人物”。基本上，随着神木改革的推展，质疑声浪渐渐退潮，赞扬之声渐成主流。

第二，在大家的印象中，陕西是欠发达地区。欠发达地区的政府投巨资搞“全民免费医疗”，着实让人兴奋。很多人开始就此指点其他地区，“非不能也，是不为也”。由此，神州大地能否实行全民免费医疗，被视为各地政府的执政理念问题。仿佛“神木模式”一下子就可以变成“神州模式”，经济发展水平无关紧要了。后来人们逐渐发现，虽说地处西北，但神木县却是富庶之地，其经济规模在全国百强县中排名第 44 位，而且人口规模相对较小。所以，世间有神木，却没有神话，“神木模式”无非再次证明了一个简单的道理，要建立一个普惠型的社会福利项目，经济发展水平还是不可或缺的条件。

同时，“神木模式”的横空出世还必须放在中国走向全民医保的大背景下才能得到充分的理解。2009 年 4 月中国政府公布的新医改方案，明确了新医改的一大新方向，即“建立覆盖城乡居民的基本医疗保障体系”，简称“走向全民医保”。这正是以往的医改方案未能突出的地方，具有历史性的进步意义。众所周知，“基本医疗保障体系”由三个公立医疗保险所组成，即城镇职工基本医疗保险（以下简称“城镇职工医保”）、城镇居民基本医疗保险（以下简称“城镇居民医保”）和新型农村合作医疗（以下简称“新农合”）。因此，“全民医保”意味着“全民医疗保险”。那么，“神木模式”的横空出世并且激起广泛的赞誉，是否意味着“全民免费医疗”将在不久的将来取代

“全民医疗保险”而成为“神州模式”吗？

大家已经知道，新医改发轫于2005年以来兴起的新一轮医疗体制改革方向的争论。尽管争议众多，但许多参与新医疗争论的专家毕竟还是达成了一项可贵的共识，即新医改的突破口在于医疗保障体制的健全，也就是实现人人享有基本的医疗保障，即“全民医疗保障”，简称“全民医保”。

然而，这一共识本身非常薄弱，因为缺乏实质性内容。关键在于，无论从理论上探讨，还是从人类历史的实践经验中观察，建立医疗保障体系有多种制度选择。那么，中国新医改所确定的“全民医保”，究竟将选择何种制度安排，或者说哪些制度安排的组合呢？具体而言，中国全民医保的主干性制度安排，究竟是走向全民公费医疗或全民免费医疗，还是走向全民医疗保险？在有关新医改的大争论中，对这些关键性问题，争论各方并没有达成共识。

事实上，国家“新医改方案”最终选择了走向全民医疗保险的战略方向，这似乎会让这一争论尘埃落定。其实不然。对于全民公费医疗与全民医疗保险制度孰优孰劣，以及哪一种应该成为中国基本医疗保障制度架构的主干，始终争论不休。“神木模式”在“新医改方案”发布之后横空出世，之所以能引起广泛的关注和讨论，无疑同这一大分歧有关。有关“神木模式”的种种议论，大多集中在“全民免费”这四个字上，这充分折射出有关新医改战略大分歧的历史背景。“神木模式”的诞生及其引发的讨论，敦促我们必须回答一个紧迫而现实的问题，即“全民免费医疗”究竟能否成为中国走向全民医保的方向？

二、全民医保的制度架构：全民医疗保险与全民免费医疗的比较

无论是从历史还是比较的角度来看，人类所能发明的医疗保障制度无非是下图所展示的七种模式。右边的两种模式均基于自愿参加的原则并由民间组织提供医疗保障，保障提供者要么是商业性保险公司，要么是非营利性社区组织；而左边的五种模式均有国家卷入，其中仅有“自愿保险”坚持自愿性原则，其他均具有强制性。

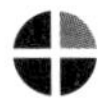

公费医疗	强制保险	强制储蓄	医疗救助	自愿保险	商业保险	社区筹资
公共					民间	

医疗保障体系的七种模式

无论是医疗政策理论还是人类历史上的实践经验都证明，如果坚持自愿性原则，那么要想实现全民医保简直是难于上青天。就参保者而言，自愿性医疗保险会遭遇"逆向选择"（adverse selection），即参保人群有可能集中了很多健康状况不佳的民众，从而使保险的风险分摊压力增大；就保险方而言，自愿性医疗保险会出现所谓"撇奶油"（cream skimming）的现象，即设法选择那些生病风险较低的人来参保，同时千方百计地把生病风险较高的人排除在外。在自愿性基础上兴办医疗保险，哪怕是保费低廉的公立医疗保险，亦即国家给予保费补贴，也总会有一些人愿意赌一把，不愿意参保。这样的情形在我国新农合试点初期曾屡见不鲜。最初参保的民众如果一年内身体健康而没去看病，不少人就会因为感觉不划算而来年不愿意继续参保。我国自2007年开始的城镇居民医保也面临同样的问题：在开始的一两年内参保率上升很快，但之后参保率的增长幅度减缓，主要在于所有自我感觉存在医药费用风险的人群都会在这项保险试点期间就踊跃参保，最后会剩下的是健康状况良好因而自我感觉医药费用风险不高的人群，除非医疗保障水平大幅度提高，否则这一人群或许长期不愿意参保。

这意味着，全民医疗保障不能单纯依赖于纯粹的自愿性医疗保险。国家运用其合法的强制性，或者说政府主导，乃是推进并建立全民医保的一个必要条件。

从上图还可以看出，尽管动用了国家强制力（征税并使用税收），但公立医疗救助体系只能覆盖低收入者，与医疗保障的全民覆盖无关。政府要推动全民医保，在基本制度架构上，理论上只有三种选择：一是强制储蓄制度，也就是政府强制所有人建立专门用于支付医药费用的个人账户，而个人账户中的资金所有权为个人所有，只不过其使用权受到一定的限制而已；二是公费医疗模式，即政府直接从国家一般税收（general revenue）中为民众的医疗服务埋单；三是实行强制性医疗保险，也就是社会医疗保险，让民众个人、工作单位和政府分摊保费，共同承担参保者的医药费用。强制储蓄制度由于缺乏社会共济性，在实现风险分摊和推进社会公平这两方面都有很大的局限性，因此仅在极少数国家（即新加坡）成为全民医疗保障体系的主干，在其他国家和地区只能作为全民医保的补充性制度安排。在世界上，凡是实现全民医保的国家，其制度主干要么是全民公费医疗制，要么是社会保险制。值得一提的是，很多国家和地区并不是采用单一的制度来建立全民医保，而是以某一种制度作为主干，以其他制度作为补充。

究竟是公费医疗制好，还是社会保险制好？理论上没有一个明确的说法，世界各国的实践没有给出明确的答案。实际上是各有利弊，优劣难分。在某种意义上，全民公费医疗和全民医疗保险的差别也不大。全民公费医疗的筹资来源是一般税收；而全民医疗保险是专门的医保缴费，而且在不少国家，全民医疗保险的参保费也是通过税收系统征收的。对于老百姓来说，纳税和缴费实际上是一回事。因此，全民公费医疗和全民医疗保险制度的差异主要体现在医药费用的筹资来源和渠道，而两种医疗保障制度在医保付费以及在如何推动医疗机构提供性价比高的医药服务上，均面临许多共同的挑战。

三、“全民免费医疗”在中国是否可行

然而，对于中国人来说，公费医疗体制并不陌生，也令很多人向往，但却有些声名狼藉。众所周知，在中国实行的公费医疗，只覆盖了少数人，显然有欠公平性；同时，由于制度安排上的缺陷所导致的浪费，以及特权人士的滥用，现行公费医疗体制在受益面非常狭窄的情形下却占用了相当大比例的公共卫生经费。于是，公费医疗成为舆论批评的对象，也成为改革的对象，但其改革却由于既得利益群体的抵制而步履蹒跚。这样一来，在中国，很多人有意回避“公费医疗”这个字眼，而全民公费医疗体制通常被称为“全民免费医疗”。无论是神木模式的创建者还是其赞扬者，都竭力回避“公费医疗”这个令人厌烦的字眼，却都刻意使用“免费医疗”这个令人兴奋的字眼。

其实，从逻辑或理论上说，全民公费医疗未尝不能成为中国建立全民医保的一项制度选择。但是，选择这一制度模式必将面临一大挑战，即医疗筹资必须主要来自政府的一般税收，对公共财政的压力较大，最终还是会转嫁到民众身上。简言之，财政可承受性问题是全民公费医疗制度的特有难题。

实际上，在有关新医改的争论中，的确有一种声音倾向于全民公费医疗制度。不少人坚信，中国应该模仿"英国模式"，建立全民公费医疗制度。很多人还喜欢举出印度实行"全民免费医疗"的例子，并发出诸如"印度能，为什么中国不能"的议论。但殊不知，由于政府在公立医疗机构中的投入太少，全民公费医疗在印度只是一个花瓶。事实上，根据世界卫生组织的统计，在2006年，印度卫生费用中公共筹资的比重仅为25%。这说明，即便印度建立了"全民免费医疗"制度，但其民众看病治病时还要自己从口袋里支付大部分医药费用。印度的民营医疗机构非常发达，相当一部分印度民众要么自费看病治病，要么通过参加民营医疗保险来购买私立医疗机构的服务。在"神木模式"出世之后，同样也有在全国建立"全民免费医疗"体制的呼吁，也有不少人拿印度说事儿。例如，2009年10月20日，《公益时报》报道，时任民政部社会福利与慈善事业促进司司长王振耀在听取了神木县试行半年多的情况后认为，神木医改是中国福利建设史上的一个圣典，是一场社会政治大变革，促进了和谐社会的建设；同时他还认为免费医疗是印度都能办到的事，不是乌托邦，神木目前的人均是330元，中国13亿人，要在全国推广免费医疗，财政补贴4300亿元即可。

事实上，世界上的确有很多国家和地区，以全民公费医疗作为全民医保的制度主干，而且在北欧、英伦三岛、南欧、中国香港等地运作绩效良好，足可以为中国的新医改所借鉴。但中国能不能走上全民公费医疗之路，不是信念的问题，也不是国际经验的参考性问题，而是一个政府财政能力的问题。这绝不是一个公说公有理、婆说婆有理的事情。

要建立一个能够正常运转的全民公费医疗或全民免费医疗制度，意味着全体民众在公立医疗机构中看病治病的医药费用主要由国家财政来支付，个人支付的比重基本上不能超过20%。表1显示了中国公立医疗机构历年业务收入的统计数据。这里的"业务收入"包括医疗收入和药品收入，也就是民众看病治病时必须支付的费用。目前，在保障水平尚不高的医疗保险体制下，这些业务收入的一小部分由各类医保机构支付，大部分由民众自付。

倘若要建立全民公费医疗体制，这首先意味着公立医疗机构业务收入必须至少维持在现有水平之上，否则其医护人员的待遇必然会下降，全民就不得不看公立医疗机构医护人员的黑脸，这显然不是"全民公费医疗"推崇者和提出者的初衷。其次，全民公费医疗意味着这些公立医疗机构80%的业务收入必须来自政府财政投入（参见下表中“公费医疗费用估算”一栏），也就是民众看病治病时依然要自付20%的医药费用。

中国实行全民公费医疗体制所需的费用估算（2007—2009年） 单位：亿元

	公立医疗机构业务收入	公费医疗费用估算	政府财政卫生投入
2007年	5977.5	4782.0	2581.6
2008年	6711.7	5369.4	3593.9
2009年	8219.6	6575.7	4685.6

资料来源：《中国卫生统计年鉴》，2008年，第92页；2009年，第92页；2010年，第94页；《中国统计年鉴》，2009年，第261、第909页；卫生部卫生经济研究所编，《中国卫生总费用研究报告2009》，北京：卫生部卫生经济研究所，2009年12月，第26页。

依照2009年的基数来测算，建立全民公费医疗或全民免费医疗制度，政府必须新增6575.7亿元的财政支出。当然，实行全民公费医疗制度之后，政府财政给新农合和城镇居民医保的补贴，也就没有必要了，可以在新增财政投入中刨除。2009年，新农合与城镇居民医保参保者人数达到了10.1亿人；按照人均参保费最低补贴120元来计算，政府财政支出额为1212亿元。总之，可以肯定的是，要建立一个全民公费医疗体制，政府财政必须新增支出5363.7（6575.7－1212）亿元，全部投入到公立医疗机构之中。这笔新增财政支出，是2009年政府财政卫生投入总额（4685.6亿元）的114.5%。

上述估算只是一个低水平的估算。要知道，如果建立了全民公费医疗制度，民众看病治病的可能性必然会有提高，医药费用也会随之水涨船高。因此，为了推进全民公费医疗，政府财政卫生支出恐怕要达到现有水平的1.5倍，才能达成目标。实际上，政府财政中所谓“卫生投入”栏目不限于对医疗服务的投入，而且还包括对公共卫生、药品监管、医学与卫生科研、计划生育等方面的投入，可以说医疗卫生领域的方方面面都需要政府增加投入。如果仅在医疗服务上一下子新增原卫生投入的1.5倍，那么政府在其他卫生领域的新增投入必然会受到挤压。更何况，如此巨额的新增财政支出只投入到公立医疗机构之中，现有公立医疗机构在医疗服务市场上已经拥有的主导权甚至垄断权将进一步巩固甚至加剧。在缺乏竞争的环境中，公立医疗机构

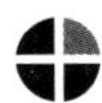

医疗服务质量的改善恐怕将遥遥无期。

很显然，在现行公共财政体制不发生大改变的前提下，要求中国政府新增1.5倍的预算卫生开支，全部投入到公立医疗机构，是相当不现实的。因此，从财政可承受性的角度来看，全民公费医疗之不可行，应该是毫无疑问的事情。很多就此问题仅仅基于对神木经验的粗浅认识就放言高论的人士，对于我国卫生和医疗服务体系中一些起码的费用数据均没有仔细加以考察和分析。

“神木模式”的三大核心：走向全民医疗保险、医保购买医药服务、医疗服务市场化[①]

国家新医改方案把“全民医疗保险”确立为中国医疗保障体系改革的方向，而“神木模式”的创建者和激赏者则挥舞着“全民免费医疗”的大旗。难不成神木县要走出一条新路?

实际情形全非如此。通过实地考察，我们发现，由于机缘巧合，神木县的确在医药卫生体制改革上走出了一条新路。然而，这条新路的特征并非所谓“全民免费医疗”，而是由三大制度安排所组成：一是神木县建立了一种保障水平较高的全民医疗保险制度；二是神木县的医保机构代表所有参保者向各种医疗机构购买医药服务；三是神木县形成了民营医疗机构占据多数的多元化医疗服务市场格局。

可以说，神木医改中的所作所为，恰恰就是我们多年来所倡导的“有管理的竞争”，或“有管理的市场化”。所谓“有管理的竞争”，可以用三句话来概括：①走向全民医保，政府在医疗筹资中扮演积极而有效的角色；②公立医疗保险代表参保者的利益向各类医疗机构购买医药服务；③医疗服务体系走向市场竞争，其中政府以购买者（通过医保机构）、监管者和推动者的角色参与到医疗服务的市场之中。在很大程度上，“有管理的竞争”就是国家“新医改方案”为中国医改指出的一个战略方向。

“神木模式”恰恰就是“有管理的竞争”的一个具体实践，但由于种种

① 本文为“神木模式”系列研究报告之二。

 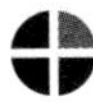

原因，无论是"神木模式"的创建者还是其颂扬者，均有意无意地回避着"竞争"或"市场化"这类字眼。

神木县为"有管理的竞争"建立了相对完整的制度结构，而这种制度结构在中国的范围可谓绝无仅有，因此称之为"神木模式"并无不妥。走向全民医疗保险、医疗保险购买医疗服务、医疗服务走向市场化，这三大制度安排构成了"神木模式"制度结构的整体。忽视其中任何一部分就如同盲人摸象。倘若将"神木模式"刻画为"全民免费医疗"，并且进一步视之为计划经济时代公费医疗体制的全民化，更具有误导性和危险性。

一、神木模式特征之一：走向"全民医疗保险"

讨论"神木模式"，首先需要回答其制度安排到底是不是"全民免费医疗"？早在"神木模式"声名鹊起之时，本文第一作者曾通过对其政策文件的考察指出，在新医改的大背景下，神木医改的制度模式并不是"全民免费医疗"而是"全民医疗保险"。这一判断现在已经得到了充分的证实。

一般认为，英伦三岛、北欧、南欧、中国香港地区以及相当一部分发展中国家（一般为前英国殖民地）实行"全民免费医疗"，所有合法居民无须缴费，自动成为受益者。然而，根据《神木县全民免费医疗实施办法（试行）》（神政发〔2009〕3号），"未参加城乡居民合作医疗和职工基本医疗保险的人员不予享受免费医疗"。

其实，神木县同全国其他很多地方（尤其是推进了医疗保障体系城乡一体化的地方）大同小异，建立了以城镇职工基本医疗保险和城乡合作医疗为主干的基本医疗保障体系，其中在其他地方一般以"城乡居民基本医疗保险"命名的制度在神木县被冠名为"城乡合作医疗"。名称如何并不重要，重要的是城镇职工医保和城乡合作医疗本质上都是社会医疗保险制度，参保者都需要缴费。无论缴费水平是高是低，只有参保者才能享受医疗保障待遇。即便医疗保障水平很高，或者说在某种条件下参保者所接受的某些医疗服务或药品基本上"免费"，也不过表明这是一种医疗保险制度。

在2011年之前建立覆盖城乡民众的基本医疗保障体系，正是国家新医改方案提出的改革目标之一。可以说，神木医改提前实现了国家新医改方案的目标要求，即至少在户籍人口范围内真正实现了"全民医疗保险"。但是，这一点并非“神木模式”的独有之处。从理论的角度来看，全民医疗保险中的“全民”不应限于户籍人口，而应扩及所有居民；从实践的角度来看，中国很多地方基本医疗保障体系的覆盖面已经从户籍人口扩及常住居民了，尤其是覆盖了在当地工作的外来务工人员。而且，将城镇居民医保与新农合合并，建立城乡一体化的城乡居民医保，这已经成为很多地方的实践，而且很多地方居民医保的城乡一体化早在几年前就已开展起来了。因此，无论就“全民”与否，还是在医保的城乡一体化上，“神木模式”并没有任何神奇之处。

“神木模式”之“神奇”，主要在于大大提高了城乡居民医疗保险的筹资水平和保障水平。实质上，“神木模式”意味着“公共财政补需方”原则的大力落实，城乡居民医保的筹资水平随之大幅度提高，城乡居民医保的支付水平大幅度提高，最终所有参保者看病治病时的自付比重较低。神木县在2009年安排了1.5亿元的财政预算，占其当年财政支出的5.2%，用于“全民免费医疗”。其给付范围包括三部分：一是普通门诊，每一个参保居民获得一个个人账户，每人每年获得100元的门诊补贴；二是慢性病年度限额报销，2009年规定了23种，到2010年增多为36种；三是其给付结构的核心部分，即住院费用报销，其给付规则如下表所示。

神木县“全民免费医疗”的住院待遇

	起付线（元/人次）	报销（支付）比重	封顶线（万元）
乡级（基层）定点医疗机构	200	100%	30
县级定点医院	400	100%	30
县外定点医院	3000	70%（检查费自付）	30

资料来源：《神木县全民免费医疗实施办法（试行）》（神政发〔2009〕3号）。

与全国各地基本医疗保险相比，神木“全民免费医疗”的住院给付在结构上可谓大同小异，均设立起付线和封顶线，只不过在县内就医时起付线与封顶线之间的医药费用实施“全额报销”。所谓“免费”的特色，正是体现在这一点上。当然，“全额报销”并非适用于两线之间的所有住院医药费用，而是设定了专门的医疗服务和药品目录，这就是国际医保实践中所谓的“正面目录”（positive list）。而且，在给付结构设计的制度细节上，神木县就不同类型定点医疗机构设定了差别性起付线，引导参保者更多利用当地的、基层的医疗服务。这两个特征在全国各地的医保政策中都有，甚至在很多国家和

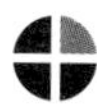

地区的医疗保障体系都有，并非神木独有。

简言之，"神木模式"的核心就是政府高补贴的全民医疗保险制度，并通过改善医保给付结构，显著提高了占神木户籍人口绝大多数城乡参保居民住院费用的实际补偿率。从2009年3月到2010年8月，神木县患者在县内住院费用的实际补偿率稳步上升，由最初的不足72%稳步上升到86%左右。实际上，在医改之前，当地只有城镇职工和公务员的住院费用实际补偿率达到了这个水平。作为一种保障水平适当而充分的全民医保制度，神木的"全民免费医疗"满足了参保者大病治疗的基本需要。这是"神木模式"最显著的效果，也是其最让人称道的地方。

从制度比较的角度来看，"全民免费医疗模式"与"全民医疗保险模式"是国际最为通行的两大医疗保障制度。两大模式的主要区别在于筹资机制的不同：全民免费医疗的筹资主要来源于一般税收，而全民医疗保险则来源于专项税收（或缴费）。尽管筹资机制的不同会对医疗保障的公共管理带来一定的差异，但是从公众的角度来看，两种模式并无显著的不同。无论是纳税还是缴费，老百姓的关注点主要在于看病治病时自付比重的高低。如果自付比重很低，甚至可以忽略不计，那么在日常用语中，人们不免会使用"免费医疗"的字眼。当然，倘若全民医疗保险制度是由政府高补贴来支撑，亦即社会医疗保险基金的主要筹资来源是政府财政，那么这种全民医疗保险被称为"全民免费医疗"尽管有欠严谨，但也未尝不可。

然而，需要指出的是，在中国的社会舆论和政治环境中，"免费"字眼有着特殊的意涵，其使用也会产生特殊的功用。所有人都知道，在医疗政策领域，"全民免费医疗"这个提法远比"全民医疗保险"更具有轰动效应，当然，其轰动效应所带来的后果也具有很多不确定性。在轰动效应淡化之后，我们可以得出结论，神木所谓的"全民免费医疗"，实际上就是一种政府补贴水平较高、给付水平较高的全民医疗保险制度。

二、神木模式特征之二：医疗保险购买医药服务

医疗保障体系健全与否，筹资机制仅是其一个维度。至少还有其他的两个维度特别重要：一是医疗保障体系对医疗服务提供方的支付机制，通称"供方支付"（provider payment）；二是医疗服务提供方的制度和组织结构，关

键在于是否存在着某类医疗机构独大甚至垄断的格局。“神木模式”的第二大特点，在于强化了“支付或付费”这一环节，而在全国其他许多地方，这一环节相当薄弱。

实际上，改革医保机构的供方支付方式，是全球性医疗体制改革所面临的一个共同难题。当民众的医药费用汇集起来之后，医保机构就成为参保人的经纪人，其职责是代表参保者的利益向各类医疗机构以团购的方式购买医药服务，其团购的具体方式体现在医保机构对医疗机构的各种支付方式。医保供方支付的方式多种多样，其不同的组合方式，会对医疗服务提供方产生不同的激励机制，促使后者选择不同类型的诊疗和用药路线。如何对供方支付方式加以巧妙的组合，亦即改革原有的供方支付方式，从而创造一个良好的激励机制，促使医疗机构关注医药服务的成本—效益比（cost - effectiveness，俗称性价比），就变得至关重要。

传统的付费方式是按项目付费，其特点是服务提供者（即医疗机构）对于费用控制缺乏积极性。由此，以多开药、开贵药、多检查为特征的“供方诱导过度消费”在医疗服务领域非常盛行，以致引发民怨。很多人把这种现象的产生归结为医护人员的道德意识薄弱或者医疗机构由于市场化而产生的逐利行为，其实这种诊断是有问题的。根本的原因在于付费方式，即按项目付费。对于医疗机构来说，按项目付费所创造的激励机制容易使得供方诱导过度消费出现的概率增大，这是一个全球性的现象，绝非中国医护人员医德不佳所致。

世界各国的医保机构，无论是公费医疗管理机构，还是社会医疗保险机构，还是商业医疗保险公司，基本上都在探寻其他各种付费方式的组合，部分替代原来盛行的按项目付费。就医保付费改革，新医改方案第十二条中写道：“强化医疗保障对医疗服务的监控作用，完善支付制度，积极探索实行按人头付费、按病种付费、总额预付等方式，建立激励与惩戒并重的有效约束机制。”除了新医改方案列举的这几种付费方式之外，在世界各国普遍采用的其他付费方式包括：按服务单元付费、按服务人次数付费。这些付费方式看起来五花八门，但其共同特色，就是付费方对医疗机构采取打包预付制，只不过打包的标准不一而已。

“神木模式”的一个重要特点在于，在公共财政大力落实了“补需方”的原则之后，神木的医保机构推进了医保供方付费方式的改革。神木医保付

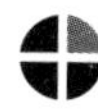

费改革主要针对住院服务，基本上采用按服务人次付费，辅之以少量的单病种付费。需要指出的是，神木的医保付费改革还有很多不尽如人意之处，在改革的实践中出现了一系列新的问题，包括：①市场化的购买机制与医药价格的行政管制相冲突，由于医疗服务和药品价格的现行行政定价方式与按项目付费相适应，因此医疗服务的人力成本在其他新医保付费模式无法得到适当的体现，从而极大地挫伤医疗机构接受新付费方法的积极性；②医保机构对医药服务的购买行为出现了行政化趋势，即依靠形形色色的行政检查来推进新付费机制，而对服务购买的合同管理极为薄弱；③谈判机制的非制度化，医保机构与医疗机构相互扯皮，新医保付费方式的标准制定也缺乏公开透明性；④付费方式选择的重复博弈，尽管各地采用了不少新付费方法，但依然用按项目付费的方式来结算，于是新付费方式向旧结算办法回归了，按项目付费依然发挥主导作用，付费改革的效果不明显。

当然，出现这些新问题并不奇怪。世界各国的医保付费改革大多经过10年的重复博弈才稳定下来。中国的全民医保才刚刚成型，"神木模式"也还不到两周岁，医保付费改革才刚刚上路，但是，其重要意义不可低估。在神木县，医疗保险购买医药服务的制度架构已经成型，现在所需要的是不断完善其制度细节，从而让其医保基金的支出花得好、花得妙。医保付费改革意味着医保机构对医疗机构的诊疗行为将产生深刻的影响。

三、神木模式特征之三：医疗服务市场化

与医保付费改革的重要性相类似，医疗服务体系的改革也至关重要。试想如果某些医疗服务提供者由于种种原因而效率不彰，甚至行为扭曲，而且在一定地区内还处于主导甚至垄断地位，那么无论医疗保障体系的筹资机制如何完善，无论参保者的保障水平多高（亦即无论如何"免费"），无论医保机构对供方支付方式多么巧妙，整个医疗体系的运转都不可能顺畅。如果医疗服务体系中没有竞争或者竞争不充分，从而医保机构实际上根本不可能有效地行使其自主签约的权力（亦即取消某些医疗机构的医保定点资格），那么付费者就没有选择的余地，那些以符合公众利益从事医药服务的医疗机构就不可能得到适当的奖励，那些罔顾公众利益的医疗机构也就不可能得到应有的惩罚。

因此，“神木模式”中还有一个最值得关注和借鉴的特点，也是为绝大多数评论者所忽略的特点，即当地医疗服务体系的充分市场竞争的格局。神木县已经形成了以民营医疗机构为主体、市场机制为主导的医疗服务市场，这显然为当地全民医保制度的建立和正常运转奠定了良好的基础。目前神木县共有14家“全民免费医疗”定点医院，其中只有一家是公立医院（即县人民医院），其余13家皆为民营医院。神木县医疗服务市场竞争格局的形成，不应该归因于运气，恐怕只能说是前些年可谓“基本不成功”的医疗行业市场化的结果。在大声赞扬“全民免费医疗”又同时回避、怀疑，甚至抨击医疗市场化的舆论氛围中，这一点不免产生了某种黑色幽默的意味。

正是医疗服务市场化这一点，让今天的“神木模式”竟然轻松绕过了中国医改总绕不过的大难题，那就是公立医疗机构主宰甚至垄断医疗服务市场的痼疾，以及医疗体制弊端的总根源，即“管办不分”的问题。之所以说公立医疗机构垄断医疗服务市场是医改的一大障碍，原因在于医疗服务行业这种行政化格局使得公立医院一方面“套牢”了政府，另一方面剥夺了患者的选择权，在同样的资源投入下降低了患者享有的医疗服务质量和数量。试想，如果神木县的医疗服务市场像全国许多地区那样由公立医院垄断，神木县的医保机构还能够像今天这样以一个超然独立的第三方购买者的身份自由地选择定点医疗机构吗？还能轻松地同医疗机构讨价还价从而建立起全新的医保供方付费模式吗？还能够因为定点医院不符合要求而坚定地取消其医保定点资格吗？

要知道，一旦医保机构取消公立医院的医保定点资格，在医疗服务高度行政化的格局下会出现一系列后续问题。公立医院在医疗服务市场上会面临灭顶之灾，公立医院的数亿元国有资产很可能就会打水漂，那些拥有国有职工身份的医院领导和医务人员就会闹翻天，哪个政府官员愿意承担这个后果？所以一旦公立医院垄断医疗市场，哪怕其服务质量再差，管理再混乱，药价虚高的事情再层出不穷，它们也基本上是铁定且终身的医保定点医院。由于是自己的“亲生儿子”，政府这个“慈父”对其所谓的“严格管理”，不过是大家再熟悉不过的“板子高高举起，却轻轻放下”罢了。而且，公立医院真干得不好，甚至犯了什么错，主管部门一般不仅不会公开处罚、取消其医保定点资格甚至令其直接关门，还会千方百计为其遮盖。既是一家人，家丑就不能外扬，否则丢的不仅是“儿子”的脸面和饭碗，更是“父亲”的脸面和

 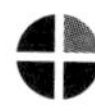

乌纱。这就是所谓“套牢”的含义。

在民营医疗机构得到一定发展的市场格局下，民众和医保机构都有了宝贵的选择权。而且，在民营医疗机构占主导地位时，医保部门的选择权就大得多，地位也超然得多，医保资格的给予和取消的约束力也就有效得多，而医保付费改革也能对医院的短期化行为产生制约作用。在民营医疗机构占主导地位的情况下，面对民营医院的竞争，有限的几家公立医院也必须积极改进服务态度、改善医疗质量。它们也许还不用担心政府会取消其医保定点资格，但是却必须担心患者不来就医。

众所周知，医疗机构的主办者与医疗服务的监管者不分开，亦即“管办不分”，是中国新医改的一个大障碍，因为它是公立医疗机构垄断医疗服务市场的体制根源。作为医疗行业监管者的卫生行政部门同时又是公立医疗机构的慈父，在大多数情况下，这种管办不分的格局很难令人相信卫生行政部门能客观中立地行使其监管职能者的职能，维护各类医疗机构之间的公平竞争。实际情况总是卫生行政部门一味偏袒公立医疗机构，有意无意为对社会资本进入医疗行业高设有形无形的行政壁垒，为公立医疗机构谋取了行政垄断地位。由此，改革开放已经30多年，中央政府明确提出“鼓励社会资本进入医疗行业”政策也已20多年，但是，公立医疗机构依然一统天下，民营医疗机构少得可怜、弱得可怜。

在推行全民医疗保险制度之际，历史机缘巧合，神木已经形成了一个以民营为主体、市场机制为主导的医疗服务市场。医保机构作为第三方购买者，没有自己的“儿子”需要照顾和袒护，可以放手行使第三方购买者职能，同样的质量挑选费用最低的医院、同样的费用挑选相对来说质量最好的医院。

在这里，我们强调，“神木模式”最值得其他地区借鉴的，主要不是什么“免费医疗”，而是神木的医疗服务体系已经实现了“管办分开”，医疗服务供给已经基本实现了民营化、市场化。做到这一点，并不需要政府出多少钱，所需要的只是有关政府部门摒弃部门利益，转变行政理念，也需要我们的舆论媒体尤其是各路评论者对神木县医疗领域中的现状，有全面深入切实的了解。

“神木模式”的可持续性发展：“全民免费医疗”制度下的医药费用控制[①]

神木县的“全民免费医疗”并非真正的全民公费医疗制度，而是一种保障水平较高的全民医疗保险制度。其中，保障水平较高的部分，在于住院费用的医保支付（或报销）比重较高。一般而言，在保障水平较高的医疗保障制度建立之后，参保者的医疗服务利用率都会有显著地提高。但是，如果医疗服务利用率的提高幅度过大，那么在一定程度上可以显示出新医保制度在医药费用控制上可能会存在一定的问题，最终会对全民医保的可持续性发展造成负面影响。鉴于保障参保者可以享受基本的住院服务是神木医改的主要目的，因此本文主要考察在实行“全民免费医疗”之后神木民众住院服务利用率的变化。

一、神木县民众的住院率

依照第四次国家卫生服务调查的定义，住院率意指“每百人口（或每千人口）年住院人次数”。我们利用 2009 年 3 月—2010 年 8 月的数据，来看一看神木医改以来的年住院率（县内外总计）变化。鉴于只有 18 个月，我们利用以下办法计算神木县的年住院率：2009 年 3 月—2010 年 2 月作为 1 年，2009 年 4 月—2010 年 3 月作为 1 年，以此类推，最后，2010 年 9 月—2010 年 8 月作为 1 年。由此，可得到 7 年住院率数据（见表 1）。

---

① 本文为“神木模式”系列研究报告之三。

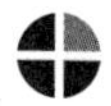

表1　　神木县参保者年住院人次和住院率

时间	年住院人次	城乡居民年住院率（%）	公务员及国有事业单位职工年住院率（%）	全部参保者年住院率（%）
2009.3—2010.2	37100	10.3	16.7	10.5
2009.4—2010.3	38146	10.6	16.6	10.8
2009.5—2010.4	39130	10.8	17.2	11.0
2009.6—2010.5	39594	10.9	16.6	11.1
2009.7—2010.6	39847	11.0	16.3	11.2
2009.8—2010.7	39968	11.0	16.5	11.2
2009.9—2010.8	40175	11.0	16.4	11.2

资料来源：神木县康复办。

据了解，2008年神木城乡居民的住院率约为8%。"全民免费医疗"在制度实施之初，其城乡居民的住院率就跳升至10.3%，之后继续逐步上升到2010年8月的11%。与医改前相比，城乡居民的住院率在一年半的时间内上升了3个百分点。与此同时，神木县公务员及事业单位职工的住院率本来就相对较高，"全民免费医疗"实施之后似乎变化不大。

那么，与全国的情况相比，神木县的住院率究竟是高还是低呢？

第四次国家卫生服务调查结果显示，2008年，所调查地区城乡所有居民的平均住院率为6.8%；其中城镇地区为7.1%，农村地区为6.8%，小城市为6.3；在与神木县人口与社会经济状况相类似的小城市和一类农村地区中，住院率分别为6.3%和5.9%。而且，这次调查还获得了不同医疗保障受益人群的住院率数据，其中公费医疗受益者的住院率最高，城乡合计为13.9%；城镇职工医保次之，为9.2%；新农合再次，为6.9%；城镇居民医保和其他社会医疗保险更次，为5.1%；没有社会医疗保险者最低，仅为4.3%（见表2）。

表2　　第四次国家卫生服务调查地区不同医疗保障人群的住院率（2008年）

医疗保障类型	城乡合计	城镇合计	农村合计	小城市	一类农村地区
城镇职工医保	9.2%	9.2%	8.8%	8.7	8.8
公费医疗	13.9%	14.0%	13.5%	9.5	—

续 表

医疗保障类型	城乡合计	城镇合计	农村合计	小城市	一类农村地区
城镇居民医保	5.1%	4.9%	6.3%	5.1	—
新农合	6.9%	7.8%	6.9%	7.6	5.9
其他社会医疗保险	5.1%	4.4%	7.1%	6.9	6.3
无社会医疗保险	4.3%	4.0%	4.8%	4.4	4.3

资料来源：卫生部统计信息中心编，《2008 中国卫生服务调查研究：第四次家庭健康询问调查分析报告》，北京：中国协和医科大学出版社，2009 年，第 42 页。

从以上数据可以看出，神木医改以后，该县“全民免费医疗”受益者的住院率明显超过上述调查地区的平均水平，尤其是神木县公务员和国有事业单位职工的住院率大大超过了其他地区同类人群的住院率。如何解释这一现象呢？

一种解释是“补偿性增长”说。也就是说，由于实施了“全民免费医疗”制度，神木参保居民的医疗费用自付比显著降低，基本没有看不起病、住不起院的情况，这样，新制度实施之前那些患病本需要住院但住不起院或者舍不得住院的参保居民，会集中在 2009 年 3 月—2010 年 8 月这一时间段住院，从而使住院人次暴增。依照这一解释，此期间神木住院率明显偏高，是过去历年累积下来的应住院而未住院者补偿性住院情况，因此是正常的。我们可以把此前累积下来的该住院却未住院患者在神木医改后住院的情况称为“补偿性住院”，由此导致的住院率增加部分称之为“补偿性住院率”。

问题在于，我们是否可以把神木医改后提高的住院率全部算作是“补偿性住院率”？从理论上说，神木医改以来住院率提高可能还有另一个原因，那就是由于新制度的医保支付水平较高，医疗服务供需双方（即定点医疗机构和参保居民）出现道德风险（moral hazard）行为，使得住院率明显上升。一方面，由于住院费用个人仅仅自付很少，参保城乡居民很可能产生过度住院需求，俗话讲“小病大看”；另一方面，由于神木县医保机构采用按均次住院费用为主的供方付费模式，定点医院出于增加收入的目的，必须想方设法诱导一些不需要住院的轻病患者住院治疗。也就是说，神木医改后其偏高的住院率，有一部分属于过度医疗现象造成的。

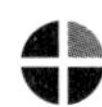

在以上两个原因中，哪一个较为符合神木县的实际？若二者兼而有之，如何将这两种效应分离？

过度医疗（包括过度住院）是很难明确界定的，它在很大程度上不是一个纯粹的医学问题，而是一个经济问题。比如，是否只有在检查结果为阳性概率达到70%以上时做核磁共振检查才是适当的，从纯技术角度并不存在这样的明确界限，真正构成制约因素的是收费水平以及医保（或个人自费）支付能力和支付范围。

2009 年 3 月以来，神木参保居民的住院率明显高于全国平均水平，甚至高于其他地区城镇职工医保参保者住院率，究竟是不是在一定程度上可归因于过度医疗，我们将在下一节进行深入分析。但在这里，有两个判断比较容易做出。

第一，由于城乡居民和当地公务员享受同样的保障水平，在近年内神木城乡居民的住院率理应向后一类人群靠拢。这就是说，在其他制度安排未发生变化，尤其是医保供方付费模式未发生进一步改革的前提下，神木城乡居民的住院率或许会在短期内提高 4% 左右。按照目前的均次报销额度估算，神木县的医保支出在近年内将会因此增加 5000 万元左右。

第二，神木县“全民免费医疗”实施之后住院率的上升，并非全部甚至大部分可由“补偿性住院”这一因素来解释。在 2009 年 3 月—2010 年 8 月这 18 个月中，各月住院人次和报销人次稳步上升。按常识判断，“补偿性住院”应该集中在那些早已确诊应该住院但因为可支付能力的问题而未住院的低收入人群，他们大多会在“全民免费医疗”实施后不久就寻求住院服务，而不会延宕到一年之后。

进一步分析显示，自实施“全民免费医疗”以来，神木县各月县内住院总医药费和报销总金额都呈现一种缓慢上升趋势。然而，导致各月住院总医药费用和报销总金额逐步上升的主要原因，并不是人次均住院费用和人次均报销额的逐步上升。实际上，自实施“全民免费医疗”以来，次均住院费用呈现缓慢下降之势，而次均报销额则基本保持平稳。

人次均住院费用呈现缓慢下降之势可能有两个原因：一是当地医保管理部门（尤其是康复办）和经办机构对均次住院费用施加了严格控制，其最明显的体现是大兴医院（一家定点民营医院）因为连续 3 个月均次费用超标而被暂定了定点医院资格，这一严厉的措施产生了立竿见影的效果，使得各定点医院逐步加强了对均次住院费用的控制力度；二是住院患者的逐月增多可能意味着一些轻病患者也开始住院，因此逐步摊低了均次住院费用。我们在当地定点医院的调查中，公立医院的管理人员多次指责民营医院中存在着诱导轻病患者接受住院服务的现象，而多家民营医院的管理层尽管都竭力否认自家存在着这种情形，但都认为这类情形不仅很难杜绝，而且在医保机构就次均住院费用每个月都实施严格考核的情况下，出现这类情形也是不得已而为之。事实上，所有定点医院都呼吁医保部门不应该按月考核次均住院费用，而是应该将考核期延伸为半年甚至一年。

如果各家定点医院诱导轻病病人住院以降低均次费用的可能性是无法排除的，那么以上两个原因很大程度上就转变为一个原因了，即住院人次的上升。实际上，神木县自实施“全民免费医疗”之后住院率偏高，就是住院人次上升的结果。

二、供方诱导过度消费的存在

神木县在实施“全民免费医疗”之后，住院率偏高，或者说住院人次呈上升之势，这一现象是否可以在某种程度上由过度医疗的存在来解释呢？实际上，在医疗保障水平较高的情况下，过度医疗的存在是一个全球性的现象，而医保供方付费模式的改革在很大程度上就是为了遏制这一现象。因此，对于神木县，我们也有必要对此问题加以深入分析。

正如前文已经阐述的，过度医疗现象是否存在，很难从医学或医疗技术的角度加以判断。即便从住院率和住院费用的角度来看，要确认过度医疗的存在也有相当的难度。神木县居民的住院率高于中国许多其他地区城乡居民医疗保险甚至城镇职工医保参保者的住院率，这一事实本身并不能充分说明神木县过度医疗问题的严重性，而很有可能是神木县医疗保障水平较高所致。但是，值得注意的是，过度医疗本身实际上就是医疗保障水平较高可能引致的一个副产品，因此我们也同样不能断言，神木城乡居民在享受“全民免费医疗”之时不存在过度医疗的问题。

实际上，种种迹象表明，过度医疗的问题的确存在。这个全国性乃至全球性的问题，在神木县倘若不存在，“神木模式”恐怕就过于神乎其神了。

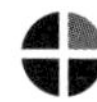

首先，在公务员和事业单位职工这个人群当中，存在着过度医疗的现象。我们知道，神木县公务员和国有事业单位职工的住院率相对较高，但是2009年开始实施的神木医改后，公务员和事业单位职工的医保给付水平（补偿水平）基本没有太大的变化，其住院率基本没有受到神木医改的影响，因此我们可以大致断定这个人群不存在补偿性住院现象。然而，神木县公务员及事业单位职工的年度住院率比2008年国家卫生服务调查得到的公务员住院率还要高2~3个百分点，高出神木医改后本县参保居民住院率6个百分点。后一点尤为反常，难道神木县的公务员即事业单位职工比普通的居民更容易得大病，因此不得不经常需要住院？对于这一事实，唯一可以自圆其说的解释就是在这一人群中存在着过度住院的现象。

其次，即便对普通城乡居民，过度医疗存在的迹象也是存在的。下面我们利用一个具体的案例说明这一点。

神木县人民医院2008年1月—2010年5月的产妇生产数据表明，在目前的神木“全民免费医疗”制度下，当地定点医疗机构的确存在着过度医疗（诱导需求）的现象。表面看来，产妇生产是一个无法供方诱导需求的住院服务项目，毕竟任何医疗机构都不可能诱导产妇生产量的提高。但是，由于剖宫产和正常分娩的经济收益差异，医院可能出现诱导产妇选择剖宫产。近二十年来，国内医疗机构诱导产妇实施剖宫产的现象非常明显。世界卫生组织（WHO）关于剖宫产率设定的警戒线为15%，而中国的剖宫产率竟然达到了46.2%（2008年），而其他国家和地区剖宫产率远低于中国。这一现象受到了WHO及相关国际机构的严厉批评，尽管如此，该问题迄今并未发生根本性改观。其中关键原因是剖宫产经济收益明显高于正常分娩，导致全国各地的医院都积极诱导产妇实施剖宫产。

这样的情形在神木县同样存在。神木医改后，神木县人民医院在产妇生产上的行为倾向形象地说明这一点。在调研中，我们获得了在2008年1月—2010年5月这段时期神木县人民医院产妇生产的统计数据。数据显示，在实施“全民免费医疗”之前，神木县人民医院的剖宫产率仅为13.03%。然而，在实施“全民免费医疗”之后的头三个季度（即2009年最后三个季度），剖宫产率一下子就跳升到41.1%。在2010年的前半年，剖宫产率继续攀升到45.8%。这一事实清楚地表明在剖宫产方面，县人民医院存在明显的诱导需求过度医疗现象。

三、医保供方付费模式的改革与过度医疗的控制

由于神木县内住院费用实际补偿率已经达到85%以上，患者对医疗费用敏感性明显下降，过度医疗需求在所难免。由此，保证医疗资源合理利用、控制医疗费用的重点就放在了对供给方即定点医疗机构的行为控制和激励上。显然，如果不能有效控制供方的诱导需求行为，医疗费用将会失控，医保资金支出额会急剧上升，长此以往，医保将不堪重负，政府财政压力会越来越大乃至难以为继。早在医改之初神木县政府对此已有一定的考虑，并为此做了一系列制度安排，比如单病种付费制度、非单病种均次费用限额制度等，以及对定点医院的一些定期不定期检查等。

从神木医改实施一年半以来的效果看，神木县相关部门规范定点医疗机构行为、控制医疗费用的工作做得相当不错。这说明神木全民医保体制的基本制度设计是相对较为合理的。当然，就其目前的付费机制和监管制度而言，神木县还存在着很大的改进空间。比如，我们前面分析过针对定点医院的核查制度看似严密实则缺乏长效性。再比如，现行制度在控制医疗机构诱导需求方面还存在明显的不足之处。例如，按病种付费的行政化倾向导致对过度医疗以及医药费用上涨的控制不利。

让我们再次以产妇生产为案例说明这一点。目前，神木“全民免费医疗”制度对产妇生产实施单病种付费的供方付费模式。一般认为，单病种付费方式能够有效控制医疗机构诱导需求过度提供医药服务。但是，神木县人民医院这个案例形象地说明，如果付费机制设计得不尽合理，医疗机构诱导过度需求的现象就会出现，而由此导致的医保资金支出增加显然意味着资金的浪费。

下面我们来具体说明。2008 年，付费额度分为三档：①正常分娩 850 元，医保全额支付；②异常分娩 1200 元，患者需要自费 800 元；③剖宫产 2500 元，患者需要自付 1500 元或者 1100 元。因此，大部分产妇（60.19%）自然会选择正常分娩，次之选择异常分娩（26.78%），选择剖宫产的比例只有 13.03%。而 2009 年 3 月实施“全民免费医疗”之后，付费改为两档，并且剖宫产自费额下降到只有 400 元。此后，剖宫产率急剧上升，2009 年达到了 41.1%，而 2010 年前五个月更进一步上升到了 45.8%，其中农村产妇上升幅

 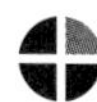

度之高尤为明显。换言之，在医疗保障水平大幅度提高之后，原来很多可以进行正常分娩的产妇，也纷纷改用剖宫产。

应该说，在2008—2010年这三年中，神木县产妇的情况不应该出现显著变化从而导致从医学技术的角度需要大规模增加剖宫产比率。由此可以清楚地看出，采取哪种生产方式并非取决于医学上的技术要求，而是取决于付费额度及模式差异，即经济激励差异：2009年3月以前，产妇更多选择正常分娩或者异常分娩，而很少选择剖宫产，当与前两种方式个人自费明显低于剖宫产有关。而2009年3月后，剖宫产率大幅度提高，从产妇角度讲，自然与个人自费额度明显降低以致降低到比此前的异常分娩自费额度还低密切相关，但是医院方面的主动诱导显然更关键。毕竟，选择何种生产方式产妇及其家人更倾向于听从医生的建议。由此，我们可以判断，相比较正常分娩付费标准，神木县康复办确定的剖宫产付费标准过高，使得县人民医院（其他医院也一样）实施剖宫产的经济收益明显高于顺产，否则我们难以解释，为何明知道剖宫产潜在危害很大，县人民医院却对30%左右不需要实施剖宫产的产妇做了剖宫产。

上述案例仅仅是为了说明，在控制医疗机构诱导需求行为从而有效控制医疗费用以保障神木免费医疗制度可持续方面，神木县相关政府部门还有许多工作要做。除了进一步扩展单病种付费项目种类并进一步完善单病种付费模式以外，还应该引入总额预付制度以控制定点医院诱导轻病患者住院现象。

四、县外住院带来的费用控制风险

根据神木免费医疗制度相关规定，在神木县以外的16家定点医院的住院费用同样享受神木"全民免费医疗"的医疗保障待遇，而这些县外医院住院费用的不可控性，事实上已经成为神木模式目前面临的最大费用控制风险。这也是神木模式是否可持续、是否可复制的最大制约因素之一。

神木医改以来的数据清楚地显示了这一点。从2009年3月到2010年8月，神木县"全民免费医疗"的受益者到县外住院只有3957人次，仅占该期间总住院人次（57145）的6.9%，但是其报销的医药费用却高达5442万元，占该期间医保总报销额（2.2亿元）的24.7%。换句话说，仅仅不足7%的县外住院率却花费了超过1/3的住院费用支出。

神木县医保部门没有对县外定点医院监控的权限，也没有就供方付费方式与县外定点进行谈判的可能性，只能依靠起付线、报销范围和报销比例的设定来约束患者。因此，不管神木县医保部门还是患者，都没有能力影响县外定点医院的收费，更不可能对其可能的供方诱导过度消费行为加以制约。因此，县外住院的高额医药费用成为神木控制医保费用过快增长的最大制约因素之一，也是“神木模式”是否可持续的最大潜在风险之一。

在全国各地，县级医院都是整个医疗服务体系的中坚力量，其服务对象占了全国人口的60%～70%，包括广大的农村人口。如果县级医院能够开展绝大部分常见病诊疗业务，那么绝大多数病人就可以留在当地接受医疗服务，从而可以减少患者向大中城市医院集中。唯有如此，医疗费用的快速上涨才能得到有效控制，城乡基本医疗保险的补偿水平才能提高，各地政府的财政负担以及医疗保险的财务风险才能有效降低。但是，使县级医院成为这种医院的前提是各级卫生行政部门尤其是中央和省级卫生行政部门放弃僵化的行政管理办法，向县级医院提供宽松的政策环境，推进包括县医院在内的公立医院的去行政化，赋予县医院充分的用工自主权、发展自主权，业务自主权、收入自主权，唯有如此才能将县级医院发展壮大。

“神木模式”的可复制性：财政体制与医药费用水平的制约①

实际上，“神木模式”最受国内各界关注的还不是其在神木县内的可持续性问题，而是其在国内其他地区的可复制性。毕竟，即便神木的“全民免费医疗”制度再好，但如果只能适用于神木县，其他地区难以复制，其意义就很小了。那么，国内其他地区是否可以复制神木的“全民免费医疗”制度呢？

要回答这个问题，首先需要阐明“神木模式”可复制性的含义是什么。一个普遍流行但却极具有误导性的说法，是呼吁全国各地复制神木县在城乡居民医疗保险上较高的政府补贴水平和人均筹资水平。另一个则是关注各地民众医药费用的实际补偿率。

一、呼吁政府增加投入

第一种说法，也就是呼吁各地政府增加在医疗卫生中的投入，并认为只要政府增加了投入，全民免费医疗皆可实现，神木模式即刻就可变成“神州模式”。在这些呼吁者看来，“神木模式”之所以还没有变成“神州模式”，非不能也，实不为也，归根结底在于很多地方的政府领导缺乏重视民生的执政理念。

在这类说法中，最有代表性、影响最大的是卫生部长陈竺和原民政部社

① 本文为“神木模式”系列研究报告之四。

会福利与慈善事业促进司司长王振耀的呼吁。陈竺在2010年的两会期间讲道："神木县里所有的人，所有的居民，每个人出资水平400块。一年运行下来的情况相当好……如果县长们都像神木那样的话，我想恐怕300元的目标，至少在我们，大概1/5的县里可以做起来。"而王振耀在多个场合讲到，神木平均每人一年330元就做到了全民基本免费医疗，全国都按照神木标准来实施的话，13亿乘以330元，也就是4300多亿元就可以实现全民免费医疗了。

显然，他们这番言论，针对的是城乡居民医保，因为全国各地公务员和城镇职工医疗保险的人均筹资水平已经普遍超过了这一标准。实际上，神木"全民免费医疗"的人均筹资水平高于他们所说的数字。2010年，神木的预算为1.8亿元，受益者人数为36.3万人，人均筹资水平达495.87元；其中，政府财政预算至少会保持2009年的水平，即1.5亿元，这样人均政府补贴水平至少将达到413.22元。

不过，如果所谓的"可复制性"仅仅指这一点，神木并没有代表性和可借鉴性。事实上，就城乡居民医疗保险的人均筹资水平和人均政府补贴水平而言，神木的水平都不是全国的最高水平。例如，上海市新农合人均筹资水平2006年达到400元，2007年为450元，2008年为500元，其中个人缴费不到30%，其余部分由财政和村集体投入。北京市新农合人均筹资水平2007年220元，2008年320元，2009年420元，2010年520元（其中朝阳区2009年就已经达到520元），个人缴费不到15%，其余85%以上由市、区、镇财政投入。江苏省常熟市（同神木一样都属于县级）2008年城乡居民基本医疗保险人均筹资额已经达到300元，2010年达到400元，其中财政补贴占75%；该市计划2012年城乡居民医保人家筹资额达到500元。因此，如果"神木模式"的可复制性仅仅指城乡居民医保的人均筹资水平和政府补贴水平达到400元左右，那么在"十二五"期间，全国百强县的确基本上均有经济实力做到这一点。至于其他地区能否做到这一点，其自身的经济发展和上级政府的转移支付都是不可或缺的必要条件。

然而，需要说明的是，目前，在一些经济发展水平高于神木县的地方，其城乡居民医疗保险的人均筹资水平以及政府补贴水平却比神木低，其中的原因较多，并非为某些论者所指责的政府缺乏偏向民生的执政理念所致。让我们利用江苏省常熟市和浙江省海宁市两个县级市的数据，来说明这一点。

江苏省常熟市位列全国百强县第4位左右，浙江省海宁市位列全国百强县第21位左右。表1给出了神木和常熟、海宁两地的农民人均纯收入、城镇居民人均可支配收入、城乡居民人均储蓄余额和人均财政支出的比较。

表1　　　　神木县和常熟市、海宁市社会经济指标比较

地区	指标	2007年	2008年	2009年
神木	农民人均纯收入（元）	5122	6028	7223
	城镇居民人均可支配收入（元）	12635	16075	19102
	城乡居民人均储蓄存款余额（元）	22516	39047	44995
	人均财政支出（元）	3987	5922	6812
	城镇居民人均可支配收入/农民人均纯收入	2.47	2.67	2.64
	农民人均纯收入/人均财政支出	1.28	1.02	1.06
	城镇居民人均可支配收入/人均财政支出	3.17	2.71	2.80
常熟	农民人均纯收入（元）	10493	11804	12985
	城镇居民人均可支配收入（元）	22001	24602	27320
	城乡居民人均储蓄存款余额（元）	41501	52072	61165
	人均财政支出（元）	5065	6044	6401
	城镇居民人均可支配收入/农民人均纯收入	2.10	2.08	2.10
	农民人均纯收入/人均财政支出	2.07	1.95	2.03
	城镇居民人均可支配收入/人均财政支出	4.34	4.07	4.27
海宁	农民人均纯收入（元）	10200	11577	12781
	城镇居民人均可支配收入（元）	20653	23080	25675
	城乡居民人均储蓄存款余额（元）	26017	33094	40128
	人均财政支出（元）	2718	3483	4015
	城镇居民人均可支配收入/农民人均纯收入	2.02	1.99	2.01
	农民人均纯收入/人均财政支出	3.75	3.32	3.18
	城镇居民人均可支配收入/人均财政支出	7.60	6.63	6.39

可以看出，与常熟、海宁这些众所周知的富裕地区相比，神木实际上是一个“民众穷、政府富”的地区，而且是一个城乡差距很大的地区。2007年，常熟、海宁两地的农民人均纯收入已经达到神木的两倍，即使是2009年，前者也还是后者的1.8倍；2007年，常熟、海宁两地的城镇居民人均可

支配收入是神木的1.7倍，2009年是1.4倍左右。常熟和海宁两地城乡居民人均收入比是2:1，而神木城乡居民收入比却是2.6:1。由此可见，神木的城乡差距明显大于常熟和海宁。尽管常熟、海宁两地城乡居民均明显富于神木，但是两地政府掌握的财政资金按照人均水平计算，并不高于神木，常熟人均财政支出和神木基本持平，而海宁人均财政支出甚至只有神木的60%。简言之，和神木相比，在常熟和海宁两地，每年新创造的社会财富更多地落到了城乡居民个人手中，政府拿走的较少。

在如此财富分配结构之下，神木县政府拿出更多的财政资金用于民生（包括医疗保障）只能说是做了一件它应该做的事。尽管经济发达程度常熟和海宁两地超过神木，但是如果两市在城乡居民医疗保险的人均筹资额上达到和神木一样的水平，两地地方政府财政恐怕均无力像神木县财政那样95%的资金依靠财政补贴，而需要更多地依靠个人缴纳。事实上，两市目前的做法是财政补贴占75%，个人缴费占25%。我们可以看出，如果常熟市2009年个人缴费增加180元，该市城乡居民医保人均筹资额就和神木基本持平了。

然而，一个众所周知的事实是，通过增加个人缴费来提高城乡居民医保的筹资水平，是非常困难的。尽管常熟市城乡居民即使每人多缴180元后也比神木农村居民富裕得多，海宁的情况也类似，尽管其城乡居民比神木居民富裕得多，但老百姓不愿意多缴费，恐怕是普天下的常理。在这样的情况下，要求当地政府复制“神木模式”，存在一定的困难，尤其是海宁市，其政府财力按人均水平只有神木的60%。

实际上，神木和常熟、海宁这类经济发达地区相比，还有一个明显的差异被许多评论者所忽略。尽管常熟和海宁的经济富裕程度超过神木，但是其政府财力是在过去三十年内逐步积累起来的，既有的财政支出水平已经很高，而大多数财政支出项目是刚性的，能够逐年增加，却很难降低。因此，对这类地区的地方政府来说，并没有太大的新增财力自由支配空间。换言之，在某个年度突然急增某项财政支出并且此后维持这一高水平支出，比如城乡居民医保财政补贴增加1.5亿元，对于常熟和海宁这样的县一级政府来说很难做到。而神木县是一个在短短几年内迅速富裕起来的地区，2005—2008年四年间每年当地政府可支配财力以50%的速度递增，新增财力很丰裕。由于此前年份各项财政支出水平较低，因此神木县政府对新增财力的自由支配度很高，从而在2009年一举拿出1.5亿元财政资金举办“全民免费医疗”是完全

 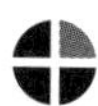

能够做到的，也基本上不会遭遇到什么阻力和障碍。

所以，其他地区包括像常熟和海宁这样的经济发达地区，城乡居民医保人均筹资水平和参保居民住院补偿率没有达到神木目前的水平，并不是什么当地政府领导人“执政理念”或者“执政胸襟”的差别所致，而是收入分配结构、财政支出结构以及经济发展模式不同的结果。当然，了解某些经济发达地区城乡居民医疗保险的政府补贴水平不高主要是现行政府财政制度和公共预算制度的制约所致，并不意味着我们认为现行的公共财政制度是合理的。实际上，中国的公共财政必须改革，使公共支出进一步向民生领域倾斜，这是中国政府由经济发展型政府向公共服务型政府转型的必由之路。然而，要实现这一点，则需要中国的公共预算进一步走向理性化和民主化。

二、医药费用实际补偿率的提高

我们认为，有关“神木模式”的可复制性，最为简洁、最为明确同时也最为通俗易懂的评判标准，是看各地城乡居民县内（统筹地区内）住院医药费用的实际补偿率能否达到85%左右，总体上（即无论在何处就医）达到75%左右。这是“神木模式”的最大成果，也是其最为核心之处。“神木模式”备受全国各界关注的核心，实际上也正是这一点。至于公务员和城镇职工，其住院费用的实际补偿率达到75%甚至85%，在全国各地已经屡见不鲜了，神木也早已达到这一水平，因此与“神木模式”的可复制性无关。

然而，正是在这一点上，“神木模式”的可复制性很低，远比城乡居民医保人均筹资额达到400～500元的可复制性低。这一判断不仅是对全国，即使对经济发达地区都是成立的，至少在可见的未来是如此。其关键的因素在于，补偿率的高低不仅仅取决于筹资额的高低，包括政府补贴水平的高低，还取决于当地医药费用水平的高低，而后者不仅受到经济发展水平的影响，而且更受到医疗服务市场格局的影响。简言之，如果医疗服务存在着垄断，尤其是存在着公立医院药价虚高的问题，那么即便其当地政府像神木县大力提高在医疗领域的财政支出水平，即便其城乡居民医疗保险的人均筹资水平较高，到头来参保者实际享受的医疗保障水平还是会打折扣。前文已经表明，幸运的是，神木民众在县内住院费用实际补偿率之所以能够达到85%左右，不仅仅是因为其“全民免费医疗”制度的筹资水平高，一个非常关键的原因是当地的医疗费用较低，而这一点是因为当地形成了一种充分竞争的医疗服务市场化格局。

让我们先从理论上说明这一点。如果仅仅分析住院费用的补偿率，那么我们知道：

补偿率 =（1 - 结余率）筹资总额/参保患者住院医药费用总额

=（1 - 结余率）参保人数 × 人均筹资额/（参保人数 × 住院率 × 均次住院医药费用）

=（1 - 结余率）人均筹资额/（住院率 × 均次住院医药费用）

假设结余率是一个全国统一的政策变量，那么决定实际补偿率的就是人均筹资额、均次住院医药费用及住院率。众所周知，人均筹资额不管是来自参保者个人缴费还是来自财政补贴，归根结底还是取决于经济发展水平的。住院率和均次住院费用实际上也和经济发展水平正相关，住院率、均次住院费用和补偿率本身也是正相关的。而医疗服务市场格局是一个影响均次住院费用高低的主要因素。中国近二十多年的医疗服务市场呈现这样一个规律，那就是医疗服务供给不足现象越明显，医疗服务市场越呈现垄断格局，均次住院费用越高。简言之，如果两个地区人均筹资额相近，直接决定两地实际补偿率差异的就是均次住院费用的差异和住院率的差异，而影响均次住院费用高低的关键因素则是当地的医疗服务市场格局。

下面我们通过北京、常熟和神木实际数据的比较来说明这一点。前面提到，北京市朝阳区 2009 年新农合人均筹资额已经达到 520 元，超过神木县 2009 年人均筹资水平，但是朝阳区参合农民住院费用实际补偿率不足 40%，大大低于神木县 75% 的水平。神木县 2010 年 1 月至 8 月，参保患者人均住院费用仅为 5327 元，而朝阳区参合农民 2004—2008 年的均次住院费用则在 1.6 万元左右。尽管 2008 年朝阳区对住院参合患者的均次补偿额为 5587 元，明显超过神木县 2010 年 1 月至 8 月的人均补偿额 3978 元，甚至超过神木县 2010 年参保者的均次住院费用，但是朝阳区的实际补偿率不足 40%，而神木县却达到了 75%。

这个例子形象地说明了一个地方平均医药费用对当地医保补偿率的影响。当然，北京的情况也许较为特殊，其高档次医院数量多，参合农民普通疾病住院选择三甲医院的比率高达 78%，而神木县参保者该比率只有 6% 多。下面我们来比较一下常熟市和神木在这个方面的差异。海宁的城乡居民医保制度和医疗服务市场格局和常熟市非常相似，神木和常熟比较的结论也完全适用于海宁，此处不再赘述。

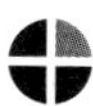

常熟市2010年城乡居民合作医疗人均筹资额为400元，其将30%的筹资额用于门诊费用补偿，因此只有70%也就是人均280元用于住院补偿，这是其参保农居民住院实际补偿率略低于50%，明显低于神木水平的主要原因①。其参保农居民2009年均次住院费用为5114元，比神木县2010年的5327元还低200多元。按照这样的数据测算，如果近几年常熟市参保居民人均大病统筹额达到400元左右，其实际补偿率也会达到75%左右。但是需要指出的是，常熟和神木参保居民均次住院费用基本相同的原因截然不同，神木居民对医疗机构的选择自由度要明显大于常熟市。神木参保农居民无论是在乡镇卫生院还是在县级医院住院，除了起付线相差200元外，其他方面补偿标准完全一样，因此绝大多数神木参保者选择在县级医院住院。2009年3月—2010年8月，神木参保居民在乡镇卫生院、县级医院及县外医院住院人次占总住院人次的比重分别为11.47%、81.61%和6.92%。然而，常熟市医保就不同级别医疗机构住院费用，设立差别较大的补偿率（见表2），从而使这组数据分别为58.59%、38.42%和2.99%。这就是说，常熟市参保居民均次住院费用之所以能够和神木县基本持平，是因为前者通过降低县级医院住院的补偿水平来诱使参保者更多地选择乡镇卫生院（或社区卫生服务中心）住院所致。换句话说，尽管两地参保居民花费了大致相同的医药费用，但是常熟参保患者对医疗机构的选择自由度明显低于神木。

表2　　常熟市城乡居民医保普通住院补偿标准

	社区卫生服务中心（卫生院）	市属综合（专科医院）/民营医院	市外定点医院
起付线	100元	300元	500元
起付线~10000元（含10000元）	60%	50%	45%
10000~20000元（含20000元）	65%	60%	55%
20000~30000元（含30000元）	75%	70%	65%
30000元以上	85%	80%	75%
封顶线（元）	80000		

资料来源：常熟市卫生局局长金志强，2010年11月，中国社科院研究生院的演讲课件。

① 2008年常熟参保农居民住院率为10.06%，2009年为12.25%，和神木基本持平。

事实上，不管是比较县级医院，还是比较乡镇卫生院，常熟的住院费用均明显高于神木，比如2009年常熟市参保患者县级医院均次住院费用为8175元，而该年度神木县级医院均次住院费用只有4225元，只有前者的一半多；该年度常熟乡镇卫生院均次住院费用为2295元，神木乡镇卫生院均次住院费用为974元，不到前者的一半。导致这种住院费用显著差异的主要原因有三个：第一个原因是神木县形成了以民营为主体、竞争相当充分的医疗服务市场格局，仅有42万户籍人口、10万外来常住人口的神木县，尽管只有一家公立医院，却同时拥有14家县级民营医院，民营医院之间以及民营医院和县人民医院之间的激烈竞争降低了该县的住院医疗费用。而户籍人口105万人、外来常住人口超过80万的常熟市，医疗服务市场依然是公立医疗机构垄断格局，而且医疗服务供给存在着不足的情形，其市（县）级医院仅有4家公立医院，根本没有形成竞争格局。当地民营医院很少，仅有的一家民营定点医院（县级）均次住院费用只有3414元，明显低于县级公立医院。可惜这样的民营定点医院只有一家，参保居民到该院住院的比重不到全年参保者住院人次的5%，根本无法构成和公立医院竞争的格局。

第二个原因是技术性原因。一般说来，除其他因素外，选择在县级医院住院的患者病情普遍重于选择在卫生院住院者。由于神木县大部分患者选择在县级医院住院，而常熟则只有不足40%的患者选择县级医院，因此神木县级医院住院患者平均病情严重程度要低于常熟县级医院住院患者，相应的人均住院费用也就要低一些。而卫生院的情况恰好相反，神木县只有11%的患者选择在卫生院住院，这大致是病情最轻的那部分患者，而常熟选择在卫生院住院的占到59%，因此常熟卫生院住院患者的病情一般而言要重于神木，从而人均住院费用也要高一些。

第三个原因是常熟市人均收入水平高于神木县30%～40%，因此医疗机构人工成本要高一些，各类医疗机构的平均住院费用自然也水涨船高。

简言之，尽管两县市参保居民均次住院费用基本持平，但是神木县参保农居民选择范围更大，得到的医疗服务水平和质量按当地相对标准来衡量似乎要高于常熟。而神木县之所以能够既保证患者获得更好的医疗服务水平和医疗质量，又保持较低的医疗费用，得益于其业已形成的以民营为主体、竞争相当充分的医疗服务市场格局。

总结一下，我们的结论是，“神木模式”在其他地区的可复制性受制于

 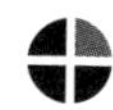

两个因素：一是当地的经济发展水平及相应的财政支付能力；二是当地的医疗服务市场格局及相应的医疗费用水平。在全国各地，固然有很多县市的经济发展水平以及当地政府的财政能力超过神木县，但是这些地方医疗机构的平均医药费用水平可能也超过了神木县。在这样的情形下，简单地认定只要政府增加投入就能让“神木模式”变成“神州模式”，是不切实际的。

湛江模式的启示：探索社会医疗保险与商业健康保险的合作伙伴关系[①]

自2009年4月，《中共中央国务院关于深化医药卫生体制改革意见》（以下简称“新医改方案”）颁布以来，全国不少地方政府在推进医疗保障体系的改革与发展上进行了多种多样的探索。在推进全民医保的新探索中，祖国大陆最南端的海滨城市湛江市在推进社会医疗保险与商业健康保险的合作伙伴关系（以下简称“社商合作”）上呈现出独有的特色，在医疗保险界人称“湛江模式”，引起了来自政府和社会各界广泛的关注。据不完全统计，2009年，来自全国地方政府机构（包括省市政府、社保局、发改委、财政局等）、媒体和商业保险公司的146人考察了“湛江模式”；截至2010年7月中旬，考察人士更是多达268人。

如同绝大多数新鲜事物一样，“湛江模式”在闻名遐迩的同时不可避免地会引发一些疑虑，人们对这一模式的认识和评价也是五花八门。2010年7月12日至14日，中国经济体制改革研究会公共政策研究中心医改课题组一行4人在湛江市开展了3天的深入调研，试图探究“湛江模式”的实质和意义。通过这次调研，我们初步观察到，对“湛江模式”性质和定位的模糊认识，使得相关各方对这一模式的评价分歧很大且均失之于客观：一些正面的评价把当地全民医保的一些进展不恰当地归功于社商合作；而一些负面评价则把

① 本文执笔人为顾昕、朱恒鹏、余晖。顾昕，北京大学政府管理学院教授、中国经济体制改革研究会公共政策研究中心（CRCPP）首席社会政策专家；朱恒鹏，中国社科院经济研究所研究员，CRCPP高级研究员；余晖，中国社科院工业经济研究所研究员、CRCPP主任。

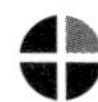

当地全民医保的一些问题也不恰当地归咎于社商合作。

实际上，“湛江模式”的特色，具体体现在当地社会医疗保险管理机构在推进基本医疗保险制度城乡一体化的进程之中，引入了商业健康保险机构参与基本医疗保险的部分经办服务，最主要的是基本医疗保险封顶线之下部分大额医药费用支付的管理服务。这一新的探索，难以在短期内为全民医保的完善带来立竿见影的积极作用，亦即不可能极大地有助于全面解决全民医保推进过程中碰到的诸多全国性（甚至全球性）问题，例如覆盖面扩大、医疗保障水平的提升、医保支付模式的改革等，但从长远来看对我国形成多层次的医疗保险体系，具有明显的正面意义。

本调研报告试图对“湛江模式”给出明确的定位，并就“湛江模式”对我国发展多层次全民医疗保险体系的意义进行探讨。报告将分为四个部分：第一部分，简要描述湛江市推进全民医保的进程，并基于全国全民医保的大背景，对湛江市基本医疗保险城乡一体化过程中遭遇到的一些问题进行分析；第二部分，刻画“湛江模式”的核心，即社商合作的内容，并对这一模式引发的一些争议进行分析；第三部分，基于中国社商合作中普遍面临的一些问题，讨论“湛江模式”对于多层次医疗保险体系发展的意义；第四部分，基于“湛江模式”的启示，就社商合作的制度设计和可持续性发展，提出一系列政策建议。

一、湛江市全民医保的发展

2009 年前，湛江市基本医疗保障体系与全国绝大多数地区相同，均沿用“3 +1 模式”，即“3 个公立医疗保险 +1 个城乡医疗救助体系”。3 个公立医疗保险，即城镇职工基本医疗保险（以下简称“城镇职工医保”）、新型农村合作医疗（以下简称“新农合”）和城镇居民基本医疗保险（以下简称“城镇居民医保”），在湛江市的启动时间分别为 2000 年、2003 年和 2007 年，而农村和城镇医疗救助体系基本上在 2004 年之后逐步建立起来。除了基本医疗保障体系之外，湛江市还在 2001 年起建立了公务员补充医疗保险和企事业单位大病救助保险。

2008 年是湛江市医保改革历程中具有标志性的一年。该年 7 月，湛江市政府印发和下达了《湛江市城乡居民基本医疗保险试行办法》（湛府〔2008〕

43号），推行基本医疗保障体系城乡一体化，将城镇居民医保和新农合合并为“城乡居民医疗保险”。自此，湛江市的基本医疗保障体系，从“3+1模式”转变为“2+1模式”。

（一）湛江市基本医疗保险体系的覆盖率

总体来看，湛江市在走向全民医疗保险的道路上稳步前行。到2009年，城镇职工医保参保人数达到47.3万，城乡居民医保参保人数达到546万，因此，其基本医疗保险体系的参保人达到593.3万人，户籍人口中覆盖率为77.8%，常住人口覆盖率达84.8%（见表1）。

表1　湛江市基本医疗保障体系的覆盖率（2004—2009年）　单位：万人

	城镇职工医保（万人）	城镇居民医保（万人）	新农合（万人）	参保人总数（万人）	户籍人口数（万人）	户籍人口覆盖率（%）	常住人口数（万人）	常住人口覆盖率（%）
2004年	37.9		13.6	51.5	715.9	7.2	515.4	10.0
2005年	39.4		182.4	221.8	718.0	30.9	514.8	43.1
2006年	41.3		316.6	357.9	736.5	48.6	513.4	69.7
2007年	43.2		399.0	442.2	745.0	59.4	515.5	85.5
2008年	46.3	57.8	483.0	587.1	753.9	77.9	522.7	112.3
2009年	47.3	546.0		593.3	763.0	77.8	699.4	84.8

资料来源：湛江市社保局、财政局提供的数据以及《湛江市2009年国民经济和社会发展统计公报》。

与全国相比，湛江市在拓展基本医疗保险覆盖面方面乍看起来并不突出。根据表2中的统计数据，三大公立医疗保险在全国人口中的覆盖率，早在2008年就超过了85%，在2009年更是达到了92.4%的高水平。但是，值得注意的是，城镇居民医保和新农合全国参保人数的统计数据存在着一定程度的重复计算问题，据估计可能有大约1亿参保人被重复计算。除去重复计算因素后，2009年全国基本医疗保险的覆盖率估计在85%左右。由于湛江市在2009年实现了城乡居民医疗保险的一体化，因此重复计算问题基本上不复存在。因此，可以说，在推进基本医疗保险覆盖城乡民众的进度上，如果以常住人口数为基数来衡量，湛江市与全国的平均步伐基本上保持同步。

表 2　　中国基本医疗保险体系的覆盖率（2004—2009 年）　　单位：亿人

	城镇职工医保（亿人）	城镇居民医保（亿人）	农村新型合作医疗（亿人）	公立医疗保险参保人数（亿人）	总人口数（亿人）	覆盖率（%）
2004 年	1.2		0.8	2.0	13.0	15.7
2005 年	1.4		1.8	3.2	13.1	24.2
2006 年	1.6		4.1	5.7	13.1	43.2
2007 年	1.8	0.4	7.3	9.5	13.2	71.8
2008 年	2.0	1.2	8.2	11.3	13.3	85.3
2009 年	2.2	1.8	8.3	12.3	13.3	92.4

资料来源：《中国卫生统计年鉴》，2009 年，第 347 – 348 页；2010 年，第 349 – 350、第 355 页。

值得注意的是，湛江市基本医疗保险覆盖率达到较高水平，主要归功于农村户籍人口中城乡居民医疗保险的参保率较高。根据多政府部门提供的统计数据，湛江市 2009 年农村户籍人口数大约为 515 万人，而参加城乡居民医疗保险的农村户籍人口数为 488.2 万人，再加上 1.7 万参加城镇职工医保的农民工，因此农村户籍人口中基本医疗保险覆盖率达到 95.1%。当然，参加城镇职工医保的 1.7 万农民工中或许有一部分并非当地户籍人口，但鉴于其人数不多，因此即便刨除出去，其对于湛江市农村户籍人口中基本医疗保险覆盖率的估计影响不大。

由于种种原因，新农合在全国农村人口中的覆盖率，其实早在 2007 年就超过 90%，湛江市的情形应该也不例外。因此，在推进基本医疗保险城乡一体化的进程中，原来新农合的参保人绝大多数都将继续成为城乡居民医疗保险的参保人。同全国类似，湛江市在推进全民医疗保险上所面临的主要挑战，并不在于农村，而在于城镇，亦即如何提高城镇工作人群和非工作人群的参保率。从全国来看，城镇职工医保拓展覆盖面的难点在运营困难的企业、民营企业和非正规就业人群，而城镇居民医保拓展覆盖面的难点在自我感觉身体状况良好的非工作人群，湛江市应该也不例外。

（二）湛江市基本医疗保险基金的筹资与支付水平

湛江市城镇职工医保的筹资模式同全国各地基本保持一致，即由就业人员和就业单位分摊，缴费标准分别是平均工资的 2.0% 和 6.2%。

湛江市城乡居民医保的筹资模式是个人缴费+财政补贴。根据2008年7月5日颁发的湛府〔2008〕43号文件，就个人缴费而言，“城乡居民以户为单位按年度参保缴纳医疗保险费，每户可选择每人每年20元或50元的个人缴费标准缴纳，缴费标准一经选定，两年内保持不变”。财政补贴由多级政府分摊，具体补贴水平和分摊标准，见表3。当然，对于城乡农村户籍人口中的五保户和低保对象、城镇户籍人口中的低保对象、丧失劳动能力的重度残疾人、低收入家庭中60周岁以上的老年人，其个人缴费可以豁免，由社会医疗救助基金依照每人每年20元的标准（即A档个人缴费标准）予以支付。

表3　湛江市城乡居民基本医疗保险的筹资模式（2009—2010年）

单位：元/人年

年份	个人缴费		政府补贴水平总计	政府补贴责任分摊			
	A档	B档		中央财政	省财政	市财政	区县财政
2009	20	50	90	4	61	15	10
2010	20	50	120	6	72	21	21

资料来源：湛江市医保局提供。

同全国绝大多数统筹地区一样，湛江市城镇职工医保和城乡居民医保基金的运行状况平稳，两者都累计了一定结余。就湛江市的城镇职工医保基金而言，2007—2009年的当年结余率（即当年结余占当年收入之比重）基本上稳定在26%～28%，而累计结余率（即累计结余占当年收入之比重）则有稳步提高之势，到2009年达到105.6%。按照当年的支出水平，2009年湛江市城镇职工医保基金的累计结余可以支付17.3个月（见表4）。

表4　湛江市城镇职工基本医疗保险的收支（2007—2009年）

	基金收入（万元）	基金支出（万元）	当年结余（万元）	当年结余率（%）	累计结余（万元）	累计结余率（%）	累计结余可支付的月数（万元）
2007年	44140	31915	12225	27.7	40731	92.3	15.3
2008年	55805	40163	15642	28.0	56373	101.0	16.8
2009年	71405	52380	19025	26.6	75398	105.6	17.3

资料来源：湛江市医保局提供。

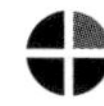

在全国范围内，城镇职工医保基金的当年结余率和累计结余率曾经在2007年和2008年达到较高的水平，但是2009年出现了较为显著的下降，分别为23.8%和78.5%（见表5）。广东省2008年城镇职工医保基金的当年结余率为38.4%，累计结余率为171.1%。与全国和广东省相比，湛江市城镇职工医保基金在结余率控制上较为平稳，而其2009年的结余率高于全国平均水平，但低于广东省平均水平。

表5　全国城镇职工基本医疗保险的收支（2007—2009年）

	基金收入（万元）	基金支出（万元）	当年结余（万元）	当年结余率（%）	累计结余（万元）	累计结余率（%）	累计结余可支付的月数（万元）
2007年	2214.2	1561.8	652.4	29.5	2440.8	110.2	18.8
2008年	2885.5	2019.7	865.8	30.0	3303.6	114.5	19.6
2009年	3672.0	2797.0	875.0	23.8	2882.0	78.5	12.4

资料来源：《中国卫生统计年鉴》，2010年，第350页。

湛江市城乡居民医保2009年的基金收入为6.04亿元，其中居民缴费收入为1.13亿元，以参保人546万人为基数，人均缴费额为20.7元。由此可见，湛江市大多数居民选择了每人每年20元的A档缴费水平。2009年，城乡居民医保基金支出为5.68亿元，结余3600万元，当年结余率5.96%。2009年，城乡居民医保从以往新农合和城镇居民医保基金中累计结余额达到1.82亿元，累计结余率为30.13%（见表6）。

表6　湛江市城乡居民医疗保险的收支（2007—2009年）　单位：万元

	城镇居民医保				新农合			
	基金收入	基金支出	当年结余	累计结余	基金收入	基金支出	当年结余	累计结余
2007年	796	4	792	792	25358	17007	8351	16499
2008年	2801	1916	885	1677	48418	33236	15182	31681

	城乡居民医保					
	基金收入	基金支出	当年结余	当年结余率	累计结余	累计结余率
2009年	60394	56782	3611	6.0%	36881	61.1%

资料来源：湛江市医保局提供。

在全国范围内，一般的情形是，城镇居民医保的结余率普遍较高，新农合的结余率普遍较低。2009 年，全国城镇居民医保基金的收入 251.6 亿元，支出 167.3 亿元，累计结余 220.7 亿元，当年结余率 33.5%，累计结余率 87.7%。2009 年，全国新农合基金收入 944.3 亿元，支出 922.9 亿元，当年结余率仅为 2.3%，累计结余率为 23.3%。与全国的情形相比，湛江市城乡居民医保 2009 年当年结余率为 6.0%，尽管比当年新农合全国的平均水平稍高，但比全国城镇居民医保的平均水平要低很多。当然，湛江市城乡居民医保的累计结余水平还较高，累计结余率为 61.1%，尽管低于城镇居民医保全国平均水平，却远远高于新农合全国平均水平。

社会医疗保险制度的根本目的在于通过全民适量缴费，集体分摊部分参保者因患病引起的经济风险。社会医疗保险制度是一种现收现支保险制度，因此，社会医疗保险当年筹集的大部分参保费应该用于支付参保者当年的防病、看病、治病。目前在全国范围内普遍存在的一个问题是，很多地方城乡医保基金的结余额过高，参保者无法享受到应有的医疗保障水平。医疗保险与养老保险不同，养老保险的支付一般发生在参保者缴费数十年之后，因此其基金无疑需要大量结余，而且还要考虑结余金额的保值增值问题。如果社会医疗保险保持过高的结余额，那就极有可能会降低参保者目前的医疗保障水平。当然，公立医疗保险有必要保持一定的结余，以防范参保者医药费用负担风险的突发性提高。但现在，全国各地城乡医保基金存在高额结余，这是极大的浪费。无论是从目前“扩内需、保增长、调结构、重民生”的短期需求来看，还是从健全医疗保障体系的长期目标来看，降低城乡医保基金的结余率，都是当前医保改革的重要工作之一，刻不容缓。①

这一问题在 2009 年的两会上受到关注。针对医保基金的高结余率现状，2009 年 4 月 7 日发布的《医药卫生体制改革近期重点实施方案（2009—2010 年）》（即“新医改近期实施方案”）提出了以下具体的改革措施，“各类医保基金要坚持以收定支、收支平衡、略有结余的原则。合理控制城镇职工医保基金、城镇居民医保基金的年度结余和累计结余，结余过多的地方要采取提高保障水平等办法，把结余逐步降到合理水平。新农合统筹基金当年结余率

① 顾昕．中国城乡公立医疗保险的基金结余水平研究［J］．中国社会科学院研究生院学报，2010，5：53－61.

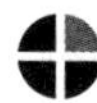

原则上控制在15%以内，累计结余不超过当年统筹基金的25%”。[①] 正是在这样的背景下，城镇职工医保、城镇居民医保和新农合基金的当年结余率，都在2009年有所下降。当然，由于之前的累计结余水平较高，因此累计结余率下降到较为安全合理的水平（例如25%），尚需一定的时间。

无论从城镇职工医保还是城乡居民医保来看，与全国的平均水平相比，湛江市医保基金的结余水平相对来说不低，但也并不很高。因此，进一步适当降低基金结余率（尤其是累计结余率）以提高城乡各项医保的保障水平，从而为参保者提供更加合理的医疗保障水平，是当前湛江市医保改革面临的一项重要工作。

（三）湛江市基本医疗保险的保障水平

在有关“湛江模式”的评价之中，关于其城乡居民医保的保障水平存在着一定的争议。争议的焦点在于，湛江市城乡居民医保的封顶线较低，在起付线和封顶线之间的报销比例也偏低。总之，有评价认为湛江市城乡居民医保的保障水平较低，而这一低水平与商业健康保险公司的介入多多少少有些关联。

如上所述，根据湛江市城乡居民医保基金的结余水平来看，湛江市的医保保障水平的确有提升的空间。但是，在现有筹资水平下，医保保障水平尚未达到应有的水平，因而存在提升空间，这一问题全国普遍存在，湛江市并没有特殊性。那么，湛江市现有医疗保障水平究竟是不是过低，其保障水平的确定是不是与商业医疗保险的介入有关，这是两个需要回答的问题。

湛江市城乡居民医保的待遇结构包含两部分：门诊和住院待遇。在门诊待遇部分，以户为单位，在个人缴费部分划出70%作为参保人家庭门诊账户，由参保人到定点医疗卫生机构支付普通门诊服务费用。在住院待遇部分，根据医院一、二、三类级别，起付线分别为100元、300元、500元；2009年的报销比例分别为70%、60%、40%，2010年分别提高为75%、65%和45%；2009年的封顶线为5万元（20元个人缴费档）和8万元（50元个人缴费档），而2010年分别提高为8万元和10万元。

---

① 参见卫生部网站：http：//www. moh. gov. cn/publicfiles/business/htmlfiles/mohzcfgs/s7846/200904/39876. htm。

这样的补偿水平是高还是低，在现有条件下难以确定。医疗保险的保障水平由多种因素决定：一是筹资水平及基金结余率；二是医疗保险的制度设计，其中关于门诊与住院的分配以及关于起付线、封顶线和报销比例的规定至关重要；三是医疗费用水平显然，不同地区，即使筹资水平相同，医疗费用水平的不同也会导致医保补偿水平的不同。

在很多场合，在对不同地方的医疗保险补偿水平进行比较时，人们习惯于将起付线、封顶线和报销比例进行比较。例如，有一种分析将湛江市与惠州市进行比较，这两个城市同样推行了城乡居民医疗保险的一体化，但与湛江市不同，惠州市没有引入商业健康保险参与社会医疗保险的管理。该分析认为，惠州市在个人缴费 20 元这一档的封顶线为 6 万元，实际报销比例为 47%，因此比湛江市待遇水平高。这种比较乍看起来非常直观，但是如果不与总筹资水平和当地医疗费用水平结合起来，这样的比较在很多时候无法得出明确的结论。例如，有关分析没有告诉读者，惠州市城乡居民医保的人均缴费水平是多少，政府补贴水平是多少，总的人均筹资水平是多少。据了解，惠州市自 2009 年 7 月 1 日起将城镇居民医保和新农合合并为“惠州市社会基本医疗保险”。在此之前，原城镇医保的个人缴费标准为“未成年人每人每年 60 元，成年人每人每年 120 元”，原新农合的缴费标准为“平均每人每年 20 元，个别县区为 30 元”。依照《惠州市社会基本医疗保险办法》，惠州市居民在 2009 年 7 月 1 日至 9 月 30 日，按照新的个人缴费标准，一次性缴纳 2009 年 7 月 1 日至 2010 年 12 月 31 日的居民医保费（即一年半的医保费）。新缴费标准分为三档，即每人每年 20 元、30 元和 120 元，其封顶线分别为 6 万元、7 万元和 8 万元，其住院费用报销为一级医院 75%、二级医院 55%、三级医院 40%。仅就这些信息，我们无法对湛江市与惠州市城乡居民医保补偿水平进行准确比较，主要原因是，其一，我们不知道惠州市人均实际筹资水平是多少；其二，我们不知道两市平均医药费用水平是否大体相当。直观看来，两市 2010 年的报销水平和封顶线大体相当，湛江市还稍微高一些。我们很难根据对报销比重和封顶线的直观比较，认定湛江市城乡居民医疗保障水平偏低。

要对不同地方医保的起付线、封顶线、报销比例特别是实际补偿率进行比较，我们必须要挑选医保筹资水平和医疗机构平均医药费用水平相近的地方。反映医疗保险保障水平最准确的指标是实际补偿率（或个人自付率），而它是由医保筹资水平和医疗机构平均医药费用水平两大因素共同决定的。总

之，要确定一个地方某个医保制度的补偿（或待遇）水平究竟是高还是低，并不是一件轻而易举的事情。如果要对这一点进行分析，我们必须要建立一个全国性或至少区域性（例如广东省）的医疗保险数据库，其中包含有各地医保筹资水平、待遇水平和当地医药费用水平等数据。目前，从事这一分析的困难较大。

（四）湛江市的医保付费改革

医疗保险的管理水平，在很大程度上受到付费方式（或称支付方式）选择的影响，甚至医疗保障水平的高低也同这一因素有一定的关联。如果医保机构对医疗机构的付费或支付，亦即国际文献中所谓“供方付费”（provider payment）均采用按项目付费，那么作为第三方付费的医保付费与患者个人自付在付费方式上也就没有任何差别了。众所周知，按项目付费缺乏促使医疗机构注重费用控制的激励机制，容易出现供方诱导的过度消费。在这样的付费模式下，医疗机构并不特别关注诊疗服务和用药的性价比，而且偏向于采用较贵的服务项目和药品，从而使医保基金产生一些不必要的支付，并最终影响医疗保障水平的提高。因此，新医改方案将医保付费改革确定为医保体系甚至整个医疗卫生体制改革的核心环节之一，而付费改革的主要内容就是用多元付费方式来代替按项目付费单一或主导的旧的付费方式。据国家人力资源和社会保障部初步估计，目前，全国各地大约86%的统筹地区开展了不同形式的医保付费改革。

湛江市的医保付费改革包括以下几个方面：①以医保支付制度代替病人报销制度，即参保者在看病治病之后只需在医疗机构结清自付部分，不必持各种单据寻求报销，除非是在市外医疗机构就医；②市社保局对定点医疗机构实行按月预付制，年终进行总结算；③在城镇职工医保部分，对定点医疗机构实行费用总量控制结算方式，而在城乡居民医保部分，对医疗机构实行按病种付费、按住院人均费用、按项目付费组合的方式进行费用结算。

医保供方付费改革可以说是一个全球性的难题。在普遍实行按人头付费、按病种付费、按服务单元付费、总额预付制等多元付费方式的发达国家，医保机构与医疗机构就付费方式的选择和付费标准的核定，往往要经过长达5～10年的重复博弈才能形成均衡。在中国，全国性的医保付费改革刚刚起步。在此起步阶段，付费改革难免会出现一些问题（或者说扭曲），湛江市也不例外。

就全国而言，医保付费改革中普遍存在的一个问题是新付费方式的扭曲；换言之，各种替代按项目付费的新付费方式，虽然名称上与国际接轨，但在实际的游戏规则上却往往走样，在很多情况下又重新变回按项目付费。例如，在国际上常用的一种新医保付费方式是总额预付制（global budget），也就是中国人常说的费用包干制，即医保机构基于某种测算（大多是根据往年的基数）以及与医疗机构的讨价还价，在一定时间内向定点医疗机构支付金额固定的医药费用，并与医疗机构订立契约，要求医疗机构为其参保者提供一定品质的医药服务。然而，在中国很多地方（包括湛江市）实行的医药费用总量控制，表面上看与总额预付制相似，但实际的游戏规则不同。在国际通行的总额预付制下，医疗机构从医保机构获得一笔固定金额的支付之后，超支自理，结余归己，因此在提供医药服务时自然会产生强大的控制成本的激励机制。在这种新付费模式下，医疗机构自然不会出现供方诱导过度消费的行为，反而会想方设法减少服务的数量或品质，因此作为付费者的医保机构必须设法确保医疗机构服务的质和量，尤其是要想方设法确保参保者能接受的医药服务达到契约中所规定的品质。但在中国式的总量控制机制下，医保机构还是以按项目付费为标准与医疗机构结算实际费用，只是为按项目付费设定了一个天花板而已；在这样的付费模式下，医疗机构有没有十足的动力去控制成本是不确定的，但一定有动力设法让实际的医药费用多多少少超过预定的总量控制线，以便来年与医保机构就总量控制标准的提高进行讨价还价。由此可见，付费方式的细节不同，结果大不一样。

再如，在湛江市城乡居民医保中实行的按住院人均费用结算（见图 1），类似于国际上通行的按服务单元付费制度。与总额预付制相类似，国际上通行的按服务单元付费也能促使医疗机构控制成本，使得多数服务单元的实际开支小于支付标准，因而医疗机构能从中获取收益。简言之，对医疗机构来说，这种付费方式意味着超支自理、结余归己。但是，在湛江市的按住院人均费用结算制度下，医疗机构超支固然要自理，但结余并非全部归己。依照湛江市社会保险基金管理局与定点医疗机构签订的协议，对每一个病例，医疗机构必须依照按项目付费的方式开列出所有的开支；如果医疗机构实际开列出来的费用多于按住院人均费用结算定额的 90%，医保方依照定额结算并支付；如果少于 90%，医保方就根据实际发生的费用额进行结算和支付。如

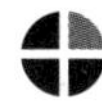

此一来，湛江市的按住院人均费用结算并不是国际上通行的按服务单元付费，其实就是戴上了人均住院费用帽子的按项目付费制度。湛江市的按病种付费也类似，医疗机构实际发生的费用低于单病种结算定额标准的90%，医保方按照实际发生的费用进行结算，因此按病种付费变成戴上帽子的按项目付费。

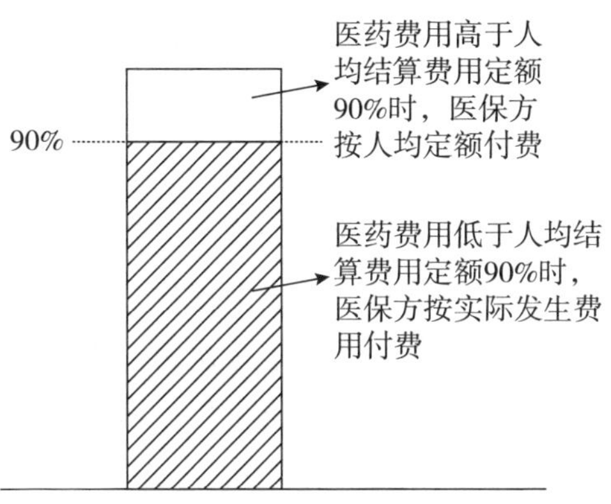

图1　湛江市“按人均住院费用定额”模式支付的示意图

因此，湛江市推进的医保付费改革，表面上采用了多元付费方式的组合，但实际上在很大程度上向按项目付费的老办法回归了。为了防范医疗机构中极有可能的供方诱导过度消费，医保方不仅要对参保病患者每天每项的实际发生费用进行核查（人工抽查病例，在发现异常情况时，邀请同市专家进行会审），而且要派专人在医疗机构中进行查房，重点核查是否出现“挂床现象”（即虚假住院案例）。如果发现有参保病人3次或3次以上未经请假不在医院的情形发生，医保方就拒付费用。简言之，就是定期检查。当然，这不是湛江市特有的现象。我们在湛江市调研时，详细观察了医保机构的费用审核过程，发现这一过程耗费大量的人力物力，成为医保经办日常管理的最重要成本来源之一。在其他地方考察医保付费改革时，经常会发现类似的情形。

医保付费改革中普遍存在的另一个问题是医保付费谈判机制的缺失。全民医保的推进，最为重要的一环就是形成医药服务的第三方购买机制。这是一种医保机构代表参保者的利益，向医疗机构集团购买医药服务的新型市场机制。在这一购买机制中，最为重要的就是付费方式的选择和组合，其中付费标准的核定必须要由医保机构和医疗机构通过谈判机制的建立来解决。然而，在全国各地的医保付费改革中，医保机构与医疗机构之间就付费标准的核定经常发生扯皮甚至相互指责。出于费用控制的考量，医保机构往往认定自己确定的标准并不低，而医疗机构多指责标准过低，妨碍了医疗机构的正常运行，更谈不上发展。其实，这种情形的出现完全是正常的，但是并非正常的是，就有关医保付费标准的争端，各地均缺乏一种正式的制度化的安排予以解决，换言之，就是谈判机制的不健全。要建立这样的谈判机制，首先各地要明确谈判者，需方自然是医保机构，而供方最好是由各类医疗机构的专业协会出面；其次由于涉及公共利益，医保机构和医疗机构双方对于各种医保付费标准的测算与核定过程应该公开透明，并且可以在谈判过程中设定第三方甚至第四方对标准测算进行评估的程序。我们在湛江市观察到的现象是，医保机构和医疗机构均声称对方关于医保付费标准的测算存在问题，而物价局在市政府的要求下甚至独立开展了一次第三方测算。但是无论哪一方的测算均没有以公开透明的方式形成分析报告，而医保机构与医疗机构之间的谈判也处于高度不确定性、高度非制度化的状态。

二、“湛江模式”的具体实践及其争议

如上所述，我们用了很大的篇幅讨论湛江医保体系的发展现状，目的在于说明一个事实，即在推进全民医保进程中，尤其是在推进城乡居民医疗保险一体化的过程中，湛江市所取得的进展和所遭遇到的很多问题，基本上与商业健康保险公司的介入没有多大关联。无论是医保覆盖面的拓展、医保筹资水平和支付水平的提高、医保基金合理结余率的控制，还是医保付费改革，即便在没有商业健康保险介入的地方，也同样会取得类似于湛江市的进展，也有可能遭遇到湛江市所面临的困难和问题。这是因为，全民医保所面临的某些挑战，不仅是全国性的，有些还是全球性的。

湛江市医疗保障体系的一大特色，就是商业健康保险介入了社会医疗保险的管理。因此，所谓“湛江模式”，一般意义上就是指社会医疗保险与商业健康保险的合作伙伴关系。对这一做法如何进行评价，最为关键的就是搞清楚商业健康保险究竟为社会医疗保险提供了何种服务。简言之，我们必须对湛江模式中社商合作的内容给予准确的描述和清晰的定位。

在湛江市，商业健康保险参与医疗保障体系的建设已有十年。目前，湛江市社保局的合作伙伴是中国人民健康保险股份有限公司（以下简称“人保

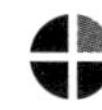

健康”)。人保健康的经营业务有三种：一是“湛江市直公务员补充医疗保险”；二是“湛江市城镇职工大额救助保险”；三是“湛江市城乡居民基本医疗大病补助保险”。由于有关“湛江模式”的争议焦点在于第三项业务内容，因此下文首先简要描述一下前两项业务内容，然后详细描述引起争议的第三项业务内容。

第一，关于公务员补充医疗保险。前文提及，湛江市自 2001 年起建立了公务员补充医疗保险制度，其正式文件名为《湛江市市直国家公务员医疗补助暂行办法》（湛府办〔2001〕7 号）。到 2009 年，这项补充医疗保险覆盖 4.8 万人，适用于公务员管理的在职工作人员和离退休人员以及财政全额拨款的事业单位工作人员；其筹资来源是财政补助，但补助标准没有明确规定。[①] 2007 年 8 月 8 日至 15 日，湛江市政府采购中心就公务员补充医疗保险进行公开招标。依照招标公告，这项补充医疗保险的保费由市财政支付，支付标准是每人每年 370 元。

公务员补充医疗保险的待遇结构分为两部分，一部分是个人账户，另一部分是住院给付，前者按照年龄和行政级别依照明文规定的标准由保险基金向参保人的个人账户拨付[②]，后者是以当地城镇职工医保规定的基本医疗服务项目为基准，其起付线以上、封顶线（即所谓“社保年度最高共付限额”，2009 年为 7.8 万元）以下费用由保险基金支付 80%，封顶线以上至 20 万元之间的费用由保险基金支付 90%。

第二，关于城镇职工大病救助保险。这一保险的公开招标与公务员补充医疗保险同时进行。依照招标公告，城镇职工大病救助保险的保费由参保者支付，缴费标准为每月每人 8 元，即每人每年 96 元。其给付是在“社保年度最高共付限额”以上（2009 年为 7.8 万元）至 20 万元之间的费用由该保险

---

① 关于经费来源的规定如下：“按现行财政管理体制，财政全额拨款的市直单位，由财政部门按市编委核定的实际在编人数（含退休人数）列入当年财政预算安排。非财政拨款的自收自支或经费由财政差额（定项）补助的单位，经财政及社会保险经办机构批准纳入公务员住院医疗补助范围的按单位原公费医疗开支渠道缴费。”

② 个人账户的划拨标准如下：“1. 按公务员年龄段每人每月以下列标准划入个人账户：35 周岁以下（含 35 周岁）1 元；35 周岁以上至 45 周岁（含 45 周岁）2 元；45 周岁以上及退休人员 3 元。2. 按公务员职级（退休人员按退休前职级）每人每月以下列标准划入个人账户：厅级 15 元，处级 10 元，科级 5 元，科级以下 3 元。以上两项医疗补助按月计入基本医疗个人账户混合使用。年龄及职级的补助每年调整一次。”

基金支付90%。

简单地说，无论是公务员还是城镇职工，湛江市当地的基本医疗保障体系设定的封顶线，即当地所谓“社保年度最高共付限额”，到2009年仅仅达到约7.8万元的水平。无论是“湛江市直公务员补充医疗保险”还是“湛江市城镇职工大额救助保险”，都属于补充医疗保险，其主要功能是将公务员和城镇职工医疗保障给付结构中的封顶线提高到了20万元。

所谓补充医疗保险是相对于基本医疗保险而言的。参保者必须在参加基本医疗保险之后另行缴费，才能参加补充医疗保险。在湛江市，公务员基本医疗保险已经与城镇职工基本医疗保险并轨，在此基础上，面向公务员和职工的两个补充医疗保险分别发展起来。两者的缴费水平不一样，而且缴费来源也不一样。公务员补充医疗保险的缴费水平较高，而且由财政支付，这相当于为公务员提供了一项福利；职工补充医疗保险的缴费水平较低，并完全由职工自己缴纳。

第三，关于“湛江市城乡居民基本医疗大病补助保险”。这是“湛江模式”引起关注甚至争议的焦点，因此本报告对此加以详细描述。

这一保险的补偿主要用于参保人的住院医疗费用，但用于这项补偿的保险基金分为两个部分：一是所谓“住院统筹基金”；二是所谓“大额医疗补助”。根据《湛江市城乡居民基本医疗保险试行办法》（湛府〔2008〕43号），其中的第二十条规定如下。

参保人在定点医疗机构发生医疗保险范围内的住院医疗费用，由个人、住院统筹基金和大额医疗补助按规定承担。住院统筹基金和大额医疗补助按比例承担支付起付标准以上、最高共付限额以下的住院费用。住院统筹基金和大额医疗补助在一、二、三级医院的起付标准分别为100元、300元和500元，支付比例分别为70%、60%和40%。

（一）个人缴费档次为20元的，年度累计最高报销金额为5万元。其中住院统筹基金为1.5万元，大额医疗补助为3.5万元。

（二）个人缴费档次为50元的，年度累计最高报销金额为8万元。其中住院统筹基金为1.5万元，大额医疗补助为6.5万元。

（三）以上两项分别超过个人和住院统筹基金共付最高金额以上部分的住院医疗费，由大额医疗补助支付，在一、二、三级医院支付比例分

别为 70%、60% 和 40%。

（四）经医疗保险经办机构确认转诊至市外的，参保人住院医疗费用自付比例按本市同等医疗机构级别相应增加 5 个百分点。

这一文件是在 2008 年 7 月 5 日印发的，其中第二十条实际上是规定这些保险在 2009 年的待遇结构和水平，包括起付线、封顶线和支付比例（见图 2）。2010 年，待遇水平有所提高，对个人缴费 20 元档次的参保者，封顶线提高到 8 万元，其中所谓“住院统筹基金”为 2 万元，“大额医疗补助”为 6 万元；个人缴费 50 元档次，封顶线提高到 10 万元，其中“住院统筹基金”为 2 万元，“大额医疗补助”为 8 万元（见图 3）。起付线没有变化，支付比例（前文已述）则提高了 5%。

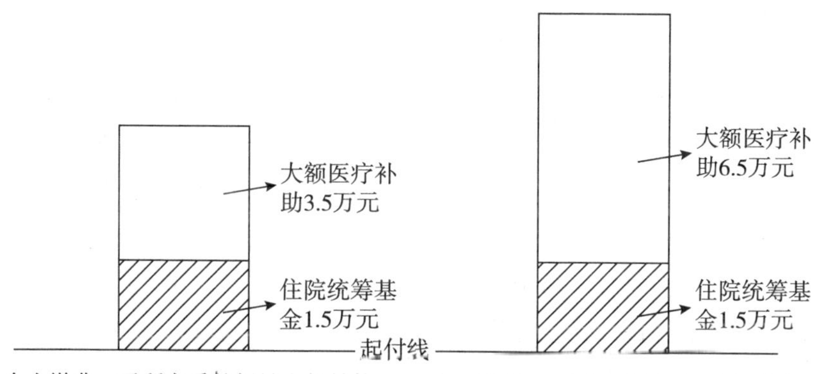

图 2　2009 年湛江市城乡居民基本医疗保险的补偿（或待遇）结构

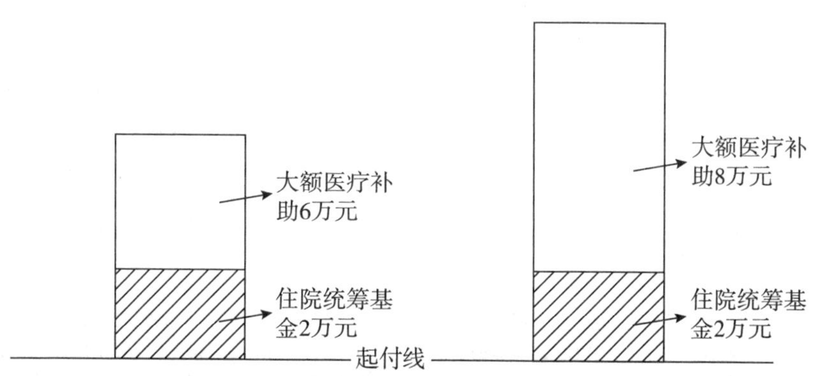

图 3　2010 年湛江市城乡居民基本医疗保险的支付金额结构

湛江市城乡居民医疗保险基金统筹账户分为两部分：一部分命名为“住院统筹基金”；另一部分命名为“大额医疗补助（基金）”。根据湛江市社保局与人保健康签订的协议，人保健康负责“大额医疗补助（基金）”的支付管理，而“住院统筹基金”的支付管理依然由社保局自行承担。

由此可以看出，在湛江市城乡居民医保中，商业健康保险所介入的实际是社会医疗保险封顶线以下部分医药费用的支付管理。换言之，湛江市有关管理部门无非是将社会医疗保险的部分支付管理业务委托商业健康保险公司承办。至于委托的部分究竟有多大，2010 年与 2009 年相比有所调整。我们了解到，湛江市社保局正在考虑，并同人保健康洽商，未来将城乡居民医疗保险的全部支付管理都委托后者来承办。这项业务，无论从国际来看还是从中国国内的发展来看，都不是新鲜事。

从国际上看，社会医疗保险将其部分支付业务委托给民营健康保险机构管理，是通行多年的做法，通称“第三方管理”（Third - Party Administration，TPA）。[①] 至于这里所谓的“部分支付业务”如何划定，例如，是按照支付金额还是按照病种或者其他专业性标准划定，取决于社会医疗保险管理部门与民营健康保险机构的契约谈判。在湛江市，双方选择的是依照支付金额划定各自的业务范围。承办 TPA 业务的民营健康保险机构，包括商业健康保险公司，也有非营利性医疗保险机构。随着专业化程度的提高，有些承办 TPA 业务的机构具有高度专业性，甚至特别专长于就某一类支付业务（例如大额医药费用支付、特殊医疗服务费用支付、特殊病种医疗服务费用支付等）的管理。由于专业化的发展，有些综合性的商业健康保险也把其一部分支付管理业务外包给专业性第三方管理机构来承办。

在中国，由于商业健康保险尚处于极度不发展的状态，[②] 在商业健康保险公司之间并不存在第三方管理业务的契约关系。但是，商业保险公司参与基本医疗保险基金的第三方管理，并不是最近才出现的新鲜事。2008 年，中国人寿、人保、太平洋人寿、平安人寿、新华人寿、中华联合、上海安信农业

---

① 当然，在国际上，第三方管理并不限于社会医疗保险与民营健康保险机构的合作，实际上也发生在民营健康保险机构之间以及其他类型的公司之间；而且，第三方管理并不限于医疗保险，而是广及任何与风险管理有关的赔付业务。简言之，任何机构只要存在着基于某种风险的赔付业务，例如医疗、意外、生育、死亡等，均可选择将全部或部分支付业务外包给专业性风险管理公司来承担。

② 顾昕. 中国商业健康保险的现状与发展战略［J］. 保险研究，2009，11：26 - 33.

 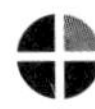

保险公司7家保险公司在全国14个省（市、自治区）的115个县（市）参与了新农合的基金管理，覆盖了3291.6万人，管理新农合资金65亿元。在江苏省，有1/4的新农合统筹县实行新农合基金的第三方管理。同年，商业保险公司还参与了26个县区的城镇居民医保经办管理，覆盖了77.6万人，管理资金1180.9万元。[①] 在河南省新乡和洛阳，当地相当一部分新农合、城镇职工医保和城镇居民医保的基金支付管理，由当地社会医疗保险管理部门（卫生局和社保局）委托给中国人寿保险（集团）公司的当地分公司管理。[②] 值得注意的是，参与各地城乡基本医疗保险第三方管理的一些商业保险公司，并不是专业性的商业健康保险公司，而是人寿保险公司甚至是财产保险公司。同时还应该指出，商业健康保险参与基本医疗保障基金的第三方管理，尽管在中国已经起步，但是却处于发展初期。前文已述，2008年，商业健康保险参与管理的新农合和城镇居民医保基金，分别覆盖了3291.6万和77.6万参保者，管理资金分别为65.0亿元和1180.9万元，而同年新农合和城镇居民医保的参保人总数分别达到8.14亿和1.17亿，基金收入分别达到785亿元和90.3亿元。因此，商业健康保险第三方管理在新农合和城镇居民医保中的人口覆盖率仅为4%和0.7%，基金覆盖率仅为8.3%和0.1%。[③]

然而，湛江市在探索社会医疗保险基金的第三方管理上，采取了一些新的做法。

做法一，业务性质的定位。如前所述，湛江市政府颁发的《湛江市城乡居民基本医疗保险试行办法》（湛府〔2008〕43号），将由人保健康管理的基金称为“大额医疗补助”；而人保健康则把自己承揽的这项业务称为“湛江市城乡居民基本医疗大病补助保险”。这种提法，很容易令人误解为一种在基本医疗保险之外的补充医疗保险。

做法二，业务模式的创新。在社会医疗保险基金的第三方管理上，一般的做法是社会医疗保险管理者根据管理外包契约的执行情况，向管理承包方支付一笔定额的管理费。但是，湛江市则是从社会医疗保险基金中切出一部分，以保费的形式支付给管理承包方。实际上，这类似于再保险的业务模式，即社会医疗保险管理部门作为原保险者，就其参保者一部分医药费用的支付，

① 孙东雅．商业健康保险与医疗保障体系建设［J］．中国医疗保险，2009，5：54－55.

② 杨中旭．医保商业化破局［J］．财经，2010，6：94－99.

③ 顾昕．商业健康保险在全民医保中的定位［J］．经济社会体制比较，2009，6：52－59.

向商业健康保险进行再投保。

做法三，业务契约的安排。根据湛江市社会保险局与人保健康签订的契约，就这项业务，前者以居民个人缴费额的15%向后者支付保费（或依照再保险的业务术语，可称之为“分保费”）。前文已述，2009年，湛江市城乡居民医保基金中居民个人缴费收入总额为1.13亿元，其15%应该为1695万元。实际上，人保健康这项业务的保费收入为1732万元，而待遇（给付）支出2910万元。因此，在这项业务中，人保健康保费收支亏损1178万元。就此，人保健康与湛江市社保局展开协商，希望后者从湛江市城乡居民医保基金当年3600万元的结余中拨出一部分，来补偿前者的亏损，具体的谈判标的为亏损额的80%，大约为960万元。截至2010年7月中旬，这一协商（或称谈判）依然在进行。

正是这些新的做法，引发了一些争议。可以说，有关“湛江模式”的主要争议点，分别同这三个做法中的一种有所关联。

争议点之一在于业务定位。前文已述，“湛江模式”的主导者和支持者将人保健康承担的业务命名为“大额医疗补助”或“大病补助保险”，这本身就容易造成误解。更何况，在具体的宣传和总结中，“湛江模式”的主导方和支持方以及不少媒体，都宣称人保健康在该市原基本医疗保障限额（亦即所谓的“住院统筹基金”）1.5万元（2010年提高为2万元）之上为参保者“新增”了3.5万元和6.5万元（2010年提高为6万元和8万元）的“大额医疗补助”。“新增”这个提法，容易令人将人保健康承担的业务理解为在基本医疗保险之上的补充医疗保险。在此基础上，“湛江模式”的主导者将这一模式的成效总结为“政府不多花一分钱，老百姓不多出一分钱，居民保障大幅提高，覆盖面更加广泛”。这一总结给人留下的印象是，正是由于商业健康保险的介入，湛江市城乡居民医保的保障水平才提高了，覆盖面才扩大了。

前文已经多次澄清，湛江市城乡居民医保中参保者所能获得的最高支付限额待遇，是其基本医疗保障待遇的一部分，其筹资来源于居民参加这一基本医疗保险项目的个人缴费（20元和50元两档）和政府财政补贴（2009年每人每年80元，2010年120元）。只要任何湛江市居民缴费参加了这一保险，均可获得这样的待遇。至于说这些待遇的哪些部分由“住院统筹基金”还是“大额医疗补助”支付，至于说这些支付由社保局亲自管理还是委托给第三方

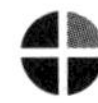

管理，至于说第三方管理的业务由哪一家公司中标，都不能改变如下事实：这些待遇都是湛江市城乡居民医保为参保者提供的基本医疗保障的一部分。事实上，人保健康将其业务全称命名为“湛江市城乡居民基本医疗大病补助保险”，也明确显示其有关支付属于“基本”保障的范围。因此，湛江市城乡居民医保所确立的待遇水平，是由当地社会医疗保险管理部门所确定的，并不是由于商业健康保险公司的介入所“新增的”。就覆盖面而言，道理是一样的。湛江市城乡居民医保覆盖面的拓展，主要不是由于商业健康保险的介入，而是由于社会医疗保险制度完善的结果。总之，“湛江模式”的主导方和支持方对于这一模式的定位存在着模糊不清的问题，容易造成误解。

正是因为定位不清以及由此而生的误解，“湛江模式”的质疑方认为，湛江市从基本医保基金中划转一部分搞“大额医疗补助”，而基本医保封顶线只保到1.5万元（就2009年的规定），实际上降低了基本医保支付能力。这一质疑，实际上同“湛江模式”的支持理由一样，也是将湛江市所谓“大额医疗补助”理解为补充医疗保险，而将所谓“住院统筹基金”理解为“基本医保”。显然，这一理解是误解，由此而生的质疑可以说是一场误会。此外，质疑方还认为湛江市基本医疗保险的待遇水平低于广东省的平均水平。前文已述，这一质疑根据不足，其产生很有可能依然是一场误会。

争议点之二在于业务模式。湛江市以再保险模式而非管理费模式，将基本医疗保险一部分基金的支付业务委托给人保健康管理，这一制度性的创新引发了一些实质性的争议。由于上述界定不清问题的存在，“湛江模式”的支持方对这一新的制度模式及其可能带来的影响，从来没有给出清晰的说明。“湛江模式”的质疑方则认为，这一运作方式不符合国家社会保险基金管理的相关规定，即社会保险基金只能专款专用于给付支付（或称待遇支出），不得挪用于其他用途。因此，保险公司在支付大额医保待遇后，如果有结余，那么结余部分将成为保险公司的收入，可能用来补偿保险公司的成本支出，甚至成为保险公司的利润，这使得社会保险基金专款没有专用，还使得本来可用于提高参保人待遇的基金有可能发生流失。

显然，这一质疑并非质疑基本医疗保险部分甚至全部基金的第三方管理本身，其所质疑的是社会医疗保险管理部门以“再保险模式”运作这一外包业务的具体方式。所谓再保险（reinsurance），又称“分保”，是指原保险人为了减轻自身承担的保险责任而将其不愿意承担或超过自己承保能力以外的部分保险责任转嫁给其他保险人或保险集团承保的行为。再保险是保险人同保险人建立的保险关系；就风险的分散方式而言，再保险是在原保险基础上进一步分散风险，是风险的第二次分散。在“湛江模式”中，湛江市社会保险基金管理局相当于原保险方，而人保健康相当于再保险方，而前者支付给后者的保费相当于再保险业务中的“分保费”，而后者依照双方签订的契约（相当于“再保险合同”）负责承担契约规定的赔付义务。

当然，湛江市双方所签订的契约，并不是纯粹的商业性再保险合同。双方必须执行湛江市社会医疗保险的政策，为参保者提供医疗保障服务。同时，如果社会医疗保险基金如果最终收不抵支，将由当地政府财政负责承担最后的责任。鉴于湛江市有关医疗保险尚有高额基金结余，这一情形在短期内不会出现，因此这类不言而喻的条款并没有出现在双方的协议之中。无论如何，由于社会医疗保险具有一些商业健康保险所不具有的特征，因此如果这些特征在社商合作的再保险协议中延续下来，那么这类的再保险可以称作“社会再保险”（social reinsurance）。

在国际上，社会再保险也不是一个新鲜事物。在不少发展中国家，存在着许多基于社区的小额医疗保险（community - based micro - insurance for health care）。由于风险分摊（risk - pooling）功能太弱，社区医疗保险或社区健康筹资（community health financing）的发展长期受到限制。然而，在世界银行的支持下，菲律宾等一些发展中国家发展出“社会再保险”的制度和组织，让社区医疗保险组织向社会再保险机构二次投保，以进一步扩大风险分摊的池子，试图突破社区医疗保险抗风险能力弱的发展瓶颈。①

当然，这种社会再保险组织是一种非营利性组织。根据世界银行专家的报告，由于存在着一系列经济的、社会的或操作上的不利因素，商业健康保险公司均很难将参与社会再保险作为一种可持续性的商业模式。② 但是，我们不能在理论上排除以下可能性，即如果一家商业保险公司以公司社会责任（corporate social responsibility，CSR）的模式参与有关业务，那么没有理由认为社会再保险必定要将商业健康保险公司排斥在外，或者认定商业健康保险

① 参见 David M. Dror and Alexander S. Preker，Social Reinsurance：A New Approach to Sustainable Community Health Financing. Washington，D. C.：The World Bank，2002.

② Bernd Balkenhol and Craig Churchill，“From Microfinance to Micro Health Insurance”，in Dror and Preker，Social Reinsurance，pp. 76 –77.

公司一定不能参与社会再保险。简言之，商业健康保险公司完全有可能将社会再保险变成其“公司公益战略”的一个组成部分。①

就湛江的案例而言，人保健康显然不是一个非营利组织，而根据公司本身的战略构想，其参与湛江市城乡居民基本医疗保险基金的第三方管理并不是该公司的 CSR 工作，而是其开拓健康保险的战略布局之一。因此，至少从人保健康公司的主管战略构想来看，“湛江模式”并不是一个“社会再保险”模式。但是，就目前的情形而言，湛江市社保局和人保健康的具体做法有意无意地采用了“再保险”的商业模式。

以再保险模式运作基本医疗保险基金的第三方管理，从逻辑和实践上讲，在一定的时间段内，只能出现三种可能的结果。一是分保费收不抵支，再保险方（或第三方管理者）在保费收支上出现亏损；二是分保费与再保险方的给付支出相比，收支大体相当；三是分保费收入大于给付支出，第三方管理者由此获得盈余，倘若这些盈余在弥补再保险方的其他成本开支之后依然有剩余，才有可能变成其利润。在前两种情况之中，再保险方都处于亏损状态；至于第三种情形，再保险方有可能依然亏损，但也有可能实现赢利。如果前两种情况在一段时间内持续发生而商业健康保险公司却依然维持相关业务，那么无论该公司在主观上如何构想，有关业务在客观上都可以被视为该公司的 CSR 项目，可以定位为社会再保险的运行模式。如果第三种情况发生，有关业务也就突破了公司 CSR 业务的范畴。

在城乡居民医保上，“湛江模式”2009 年的运行结果是上述第一种情况。在这种情况下，湛江市社保局向人保健康支付的所有保费，已经全部变成了待遇支付，参保者以及为参保者提供医药服务的医疗机构并没有蒙受任何损失，因此“基金流失”的问题并不存在。不仅如此，正是采取了再保险的运作模式，湛江市社保局由此节省了 1178 万元的待遇支出，而这一部分节省出来的待遇支出成为湛江社会医疗保险基金结余的一部分；同时，湛江市财政局还节省了一笔第三方管理的管理费支出，无论这笔管理费的金额如何确定。

可以说，“湛江模式”显示，至少在短期内，以再保险模式来运作基本医

---

① 公司社会责任或企业社会责任已经成为公司战略管理的核心指导原则之一，关于这一点可以参见：（美）德鲁克（Peter Drucker）著，齐若兰译，《管理的实践》，北京：机械工业出版社，2009 年；德鲁克著，吴程远译，《行善的诱惑》，北京：东方出版社，2009 年；姜启军、顾庆良，《企业社会责任和企业战略选择》，上海：上海人民出版社，2008 年。

疗保险基金的第三方管理，社会医疗保险及其参保者不但没有蒙受任何损失，反而从中受益。一方面，社会医疗保险管理部门将其部分支付风险有效地转嫁给再保险方，这本身就是再保险本身的功能；另一方面，政府财政无须增加社会医疗保险的管理费支出。

如果在未来的一段时间，例如3～5年，湛江市社保局向人保健康支付的分保费水平有所调整，最终人保健康的分保费收入与其给付支出大体相抵，即所谓的“保本”，同上述第二种情况。在这种情况下，社会医疗保险的参保者同样没有蒙受损失，“基金流失”的问题亦不存在。至少在上述两种情形下，人保健康所开展的这项业务，实际上可以成为该公司的CSR业务之一，尽管该公司从来没有以这样的方式来为它的这项业务定位，目前来看也无意将此项业务纳入到该公司的CSR战略之中。人保健康一直强调，自己从事这项业务的中长期目标是“保本微利”。

无论如何，社会医疗保险管理部门通过再保险方式，将社会医疗保险基金的一部分甚至全部委托给第三方进行管理，只要在一定时间内没有出现分保费收入大于给付支出的情形，那么这种做法与社会保险基金现行财务管理规定没有任何冲突。简言之，只要再保险方（或第三方管理者）在保费收支上保持“保本”的状态，社会医疗保险基金中的资金就都用在了参保者身上，亦即实现了现行有关规定要求的“专款专用”。实际上，这就是一种“社会再保险”的运行模式。

只有当第三方管理者的分保费收入大于给付支出，亦即上述第三种情况时，才有可能出现再保险业务模式与社会保险基金现行财务管理制度有所冲突的问题。这一冲突产生的根源，在于社会保险基金现行财务管理制度规定，即基金管理者不得从基金中提取管理费。因此，如果不存在第三方管理，那么公立社会医疗保险经办机构的所有费用开支，亦即社会医疗保险基金的管理费用，均必须来自政府财政预算；如果以管理费模式运作第三方管理，其管理费还是必须来自政府财政预算。无论如何，政府均必须通过财政预算单独列支社会医疗保险的管理费用。然而，社会保险经办管理经费来自社会保险基金本身是一个国际惯例，只要政府对管理费提取的比例设立明确的标准并实施严格的监管，社会保险本身的运行，包括社会保险参保者的利益，并不会受到损失。在这一点上，中国是否应该与国际接轨，这是目前社会保险改革过程中值得探讨的一个问题。众多社会保险专家，包括相当一部分社会

 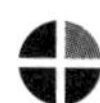

保险主管部门的领导者，都在积极探索在这一点上与国际接轨的可能路径。就“湛江模式”来说，上述第三种情形尚未发生，而且在可预见的未来（例如3～5年内）发生的概率较低；即便未来发生这种情况，最后的结果有可能并非这种情况违规，而是有关规定本身在未来会发生改变。

因此，“湛江模式”通过再保险方式运行基本医疗保险基金的第三方管理，从短期来看，只要在一定年份中保持“保本”状态，以及维持“社会再保险”的运行模式，那就并不违背中国社会保险基金现行管理制度；即便从长期来看，第三方管理者有可能在保费收支上取得盈余，这也是一种具有长远战略意义的积极探索，至少可以促使我们反思现行社会保险管理费制度及其改革的可能性。实际上，对社会保险管理费制度及其改革可能性的探讨，在中国社会政策研究界和实践者当中，均不是新话题。在某种程度上，很多研究者和实践者对于这一制度与国际接轨的发展方向，并没有分歧，分歧只是时间和具体的路径问题。如果整个社会保险基金财务管理体制的改革在这一点上取得突破，“湛江模式”中以再保险方式开展社会医疗保险基金第三方管理的具体做法，即便在第三方管理者实现“微利”的情况下，也不会有任何问题。因此，就“湛江模式”的这一个争议点，一个比较好的处理方式是“风物长宜放眼量”，暂时搁置争议，允许积极探索。而“湛江模式”恰恰为我们努力改革社会保险管理规定中不合理的、没有必要的条款提供了一些新的实践经验。

简而言之，“湛江模式”的真正创新点在于开辟了基本医疗保障的社会再保险模式，即将基本医疗保障体系中社会医疗保险基金的部分或全部支付业务以再保险的方式委托给商业健康保险公司管理，并在一段时间内后者的支付（赔付）支出不小于保费收入。在国家社会保险基金财务管理制度尚未改变，具体而言，在社会保险基金依然不能提取部分基金作为管理费的前提下，商业健康保险公司可将社会再保险业务视为公司社会责任战略的一项具体实施路径。目前，对这一创新的实质及其现实意义和长远的发展，无论是创新者自己还是社会各界，均未给予准确而清晰的认识。当然，如果国家社会保险基金财务管理制度在未来发生变革，这里的“社会再保险”模式是否可以转型为商业再保险模式，完全是原保险方和再保险方双方自由契约的结果。

总而言之，以“社会再保险”方式，将基本医疗保险基金的部分支付责任转移给商业健康保险公司，对于社会医疗保险来说可以说是有利无弊的。从短期来看，在政府没有增加管理费支出的情况下，社会医疗保险可以有效地借助商业健康保险公司提升管理能力；从中长期来看，社会医疗保险与商业健康保险的合作伙伴关系，可以推动社会保险基金财务管理制度的改革，并最终极大地推动社会医疗保险制度的完善。当然，在制度变革尚未完成之前，“社会再保险”模式无法使商业健康保险公司从中赢利，而只能使后者将有关业务暂时定位于公司社会责任项目。但是，下文将分析，在医疗保险中，即便如此，“社会再保险”也能让商业健康保险公司获得相当大的收益。因此，“社会再保险”是一种可以让社会医疗保险和商业健康保险获得双赢的制度创新。

争议点之三在于契约安排。2009 年，人保健康所承担的湛江市城乡居民医保基金部分支付管理出现了保费收支的亏损，人保健康与湛江市社保局正在进行“二次谈判”，商讨由后者从基金结余中对亏损进行部分补偿的可能性，这种做法究竟是否妥当，完全取决于双方的契约安排。如果双方的契约对此有明确规定，例如规定可以就这类问题进行二次谈判，而双方完全依照契约的规定行事就无可厚非了。当然，社会医疗保险基金的第三方管理，本质上是政府购买服务的行为，有关的契约自然要符合契约的一般准则，亦即要遵循《合同法》；同时，鉴于这是一种公共服务外包的契约，双方的协议是否应该在一定的程度上公开透明。更进一步，作为公共服务外包合同，即便其本身是合法的，也是符合公共管理基本准则的，自然也有高明与否的问题。倘若契约订约一方对另一方在履约行动中的亏损给予无条件的补偿，或者补偿条件过于宽松，导致后者在一定程度上“旱涝保收”，那么这无疑是一个糟糕的契约。其实，无论是否涉及公共部门，各类商业性或民事契约中条款约定不当的情形比比皆是。换言之，糟糕契约的存在，并不构成否定契约化与行政化相比具有某种优越性的充分理由。①

具体到湛江的案例，由于湛江市社保局与人保健康之间就城乡居民基本医疗“大病补助保险”的合作协议内容尚没有公开，或许涉及一些商业秘密在未来一定时间内也未必会公开，本文无法对双方展开“二次谈判”是否妥

① 政府购买服务的要害就是如何签订好的服务外包合同并予以有效的执行，参见（美）凯特尔（Donald F. Kettle）著，孙迎春译，《权力共享：公共治理与私人市场》，北京：北京大学出版社，2009 年。

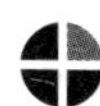

当进行评价。但是，从常理来推断，就2009年保费收支亏损问题，存在两种可能的解决办法：一是湛江市社保局予以补偿；二是不予补偿，但通过对2010年以及未来若干年外包协议的重新谈判，提高分保费的水平。无论采取何种解决方案，都不会影响到我们对“湛江模式”探索的积极评价。

当然，在推进政府购买服务的过程中，如何改善公共服务外包契约的订立质量，或者说如何改善“合同制治理”，这是世界各国各地公共管理者普遍面临的一项挑战和机遇。① 就中国而言，在推进服务型政府的建设以及政府购买服务的改革过程中，公共管理学界有必要对公共服务外包契约展开更加深入的分析。

三、“湛江模式”的意义：社会医疗保险与商业健康保险的合作伙伴关系

“湛江模式”的实质就是社会医疗保险与商业健康保险的合作伙伴关系，这一点当属无疑。从国际比较的角度来看，社商合作的模式多种多样，但简化一下，可以概括为两种基本模式：一是商业健康保险在社会医疗保险（或公共医疗保障）之上开展补充医疗（健康）保险，而补充医疗保险的给付条件设定了基本医疗保险与非基本医疗保险的边界；二是商业健康保险参与社会医疗保险（或公共医疗保障）部分甚至全部给付服务的管理，亦即第三方管理。

前文已述，“湛江模式”中的社商合作恰恰包含这两种基本模式。面向公务员和城镇职工，人保健康提供补充医疗保险业务，并与湛江市社保局管理的公共医疗保障体系（即公务员医疗保险和城镇职工医保）衔接起来，为参保者提供多层次、多样化、高水平的医疗保障服务。就这一合作模式，并没有什么争议。与此同时，“湛江模式”还包含着基本医疗保险基金第三方管理的社商合作模式，并且在具体做法上有所创新，即开创了以“社会再保险”方式开展社会医疗保险部分基金支付管理的外包。正如很多创新一样，“湛江模式”的这一创新点，引发了一些争议，但一些争议点缘于误解和误会，这并不奇怪。毫无疑问，即便从推进积极探索的角度来看，“湛江模式”中的这

① 参见菲利普·库珀（Phillip J. Cooper），竹乾威等译，《合同制治理——公共管理者面临的挑战与机遇》，上海：复旦大学出版社，2007年。

一创新也具有积极的意义。

然而，我们在调研中发现，以社会再保险方式开展社会医疗保险的第三方管理，其积极意义远不止于“积极探索”。实际上，这种社商合作的新模式，有可能会建立一种全新的机制，推动社会医疗保险与商业健康保险两方面的发展，从而形成一种双赢的格局。

首先，社商合作对社会医疗保险的发展，尤其是其经办服务的发展，可以产生一定的推动作用。

社会医疗保险的服务大体上可以分为两个方面：一是筹资；二是支付。后一项服务，一般又称为医保经办服务。在推进全民医保的进程中，社会医疗保险两方面服务的发展，都面临着极大的挑战。

全民医保所面临的首要挑战就是扩大覆盖面。由于城乡居民医疗保险是享有政府补贴的自愿性公立医疗保险，因此其覆盖面的拓展必将在参保者一方遭遇到逆向选择问题，而这一问题又必将随着其覆盖面的扩大而愈显严重。扩面是与筹资相联系的。如果覆盖面的拓展遭遇困难，筹资水平的提高也将遭遇瓶颈。鉴于扩面与筹资工作都要仰赖于政府（或公共部门）的动员能力，而民营组织（无论是营利性公司还是非营利性组织）在此方面都少有施力点，因此政府相关管理部门必定要在社会医疗保险的扩面和筹资上承担主要的甚至全部的责任。

医疗保障体系健全发展所面临的另一项重大挑战，就是给付支付。医疗保险面临参保人和医药服务提供者双方的“道德风险”，因此在给付支付（也就是经办业务）上具有高度复杂性。从理论上来说，公立医疗保险经办机构完全有可能通过自身的能力建设，发展出应对医保给付支付复杂性的专业化服务能力。但与此同时，正是医疗保险给付支付的复杂性以及由此生发的对医保支付专业性的需求，为医保第三方管理的发展提供了广阔的空间。

中国在推进全民医保的进程中，各地普遍面临的一个问题在于服务能力的不足。要提升社会医疗保险服务能力，必须要有投入，而由于社会保险现行财务管理制度禁止从社会保险基金中提取管理费，因此服务能力提升的费用只能来自政府财政拨款。在中国以事权高度分散化而且财权与事权严重不匹配为特征的现行财政体制下，各类公共服务递送（包括社会医疗保险服务）

的开支主要由地方政府财政来支付。[①] 这样的财政体制所带来的后果之一，就是各地公共服务供给水平的不均等[②]，这里自然也包括社会医疗保险服务，尤其是支付管理。在财力雄厚的地方，社会医疗保险两方面的服务能力，亦即筹资和支付能力，理论上可以同时强化，在现实中体现为医保经办机构以公立机构为主的格局。在这样的地方，社商合作有可能为医保经办服务通过竞争而改善服务质量开辟新的空间。但是，在财力不足的地方，社会医疗保险两方面服务能力的提升，不可避免地会出现不平衡的局面。由于筹资是首要的，也是只能由政府机构来承担的工作，因此很多政府只能将有限的财力优先向这方面倾斜，而在医保经办服务能力的提升上不免会出现政府力所不逮的现象。如果说在地方财力雄厚的地区，社商合作是社会医疗保险改革与发展的一种选项，那么在地方财力孱弱的地方，对社会医疗保险的改革与发展来说，社商合作恐怕是一种无可避免的选择，除非这些地方听任社会医疗保险经办能力不足以及经办服务水平低下的状态持续下去。

湛江市就属于后一种情况。湛江市总人口多达 760 余万，其中农业户籍人口超过了 600 万，系广东省经济欠发达地区，地方财力相对较弱。在推进全民医保，尤其是基本医疗保障体系城乡一体化的进程中，湛江市医保参保者人数有了大幅度增加，医保经办机构的能力建设无疑需要高额财政新增投入，而这恰恰是湛江市政府财政力所不逮的事情。在这样的情况下，“湛江模式”的探索，为湛江市在政府财政投入增加有限的情况下快速提升其医保经办服务的水平，开辟了新的可能性。事实上，在推进基本医疗保障体系城乡一体化的过程中，湛江市医保管理机构的人员编制并没有增加，政府在医保管理上的新增投入主要用于拓展覆盖面、提高筹资水平、制定医保给付政策以及其他规章制度上。由于开展了社商合作的新探索，人保健康承担了湛江市城乡居民医保经办服务提升的相当一部分成本，具体体现：①为当地基本医疗保险信息系统的建设提供了大部分资金；②为当地基本医疗保险的政策咨询系统建设提供了大部分资金：③组建了大约 40 人的医疗服务巡察队伍，

① 参见黄佩华、［美］迪帕克等著，吴素萍、王桂娟等，《中国：国家发展与地方财政》，北京：中信出版社，2003 年；［美］罗伊·鲍尔著，许善达、王裕康、廖体忠、刘新利、傅红伟、苏波译，《中国的财政政策：税制与中央及地方的财政关系》，北京：中国税务出版社，2000 年。

② Tony Saich. 盲人摸象：中国地方政府分析［M］//杨雪冬，赖海榕. 地方的复兴：地方治理改革 30 年. 北京：社会科学文献出版社，2009：389.

进驻定点医疗机构，重点核查供方医药费用的数据，抑制供方诱导过度消费，以控制医保费用的增长；④专门派人参与医保的各项服务，既包括为参保者提供医疗保险和医药服务的咨询，也包括为医疗机构提供支付服务，这些服务的覆盖范围不限于人保健康承担的“大额医疗补助”，也扩及本由政府医保管理部门直接支付的那一部分医药服务。

尽管缺乏精确的成本核算，但是湛江市社保局和财政局都承认，当地城乡居民基本医疗保险经办服务的大部分成本，是由人保健康公司来承担的。或许正是由于这一因素，湛江市政府才有极大的动力，来积极推动社商合作的开展。

在新医改方案出台之后，政府购买医疗保障服务的理念已经成为新医改的一项原则，各地也就委托商业健康保险对基本医疗保险基金的部分或全部进行管理开展了多种多样的试点。一般而言，基本医疗保险基金第三方管理是以地方政府财政另行支付管理费的形式开展，而“湛江模式”的特色在于采用了社会再保险模式。管理费模式一般只能让第三方管理者高度关注自己负责的支付业务，而不会关注自己所不负责的支付业务。社会再保险模式的优点之一在于建立了一种新的激励机制，不仅让再保险方（湛江案例中的人保健康）拥有强大的动力控制其本身支付范围内的费用支出，而且还有强大的动力帮助分保方（湛江案例中的社保局）控制整个基本医疗保险政策范围内的支出。道理很简单，倘若人保健康对社保局负责支付的医药费用不加以控制，就会有更多参保者患病后的医药费用支付进入到自己负责的支付范围之内。这就是湛江案例中人保健康积极参与该市整个基本医疗保险基金管理的内在原因。

当然，即便采用管理费模式，只要社会保险管理部门与商业健康保险公司在第三方管理的契约中对管理费的支付设定严格的条件，也会造就类似的激励机制，促使第三方管理者设法积极控制基金不合理支出的幅度。例如，在这一管理外包契约中，完全可以就第三方管理者所管理的支付设定多阶额度，并就不同阶梯设定不同档次的管理费。但是，一般而言，如果各档次管理费的差距不大，那么第三方管理者控制医药服务提供者的激励显然不够大，至少与社会再保险模式所产生的激励机制不可同日而语。

其次，有必要特别说明，社商合作对于商业健康保险的健康发展，可能是更为关键的推动因素。

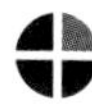

这一点乍看起来并不明显。在湛江市城乡居民医保的社商合作中，人保健康2009年不仅蒙受了1178万元的保费账面损失，而且在医保信息网络建设和人力资源上还付出了几百万元的成本，因此从短期利益角度来看，人保健康无疑在此项业务上蒙受了巨大的亏损。正是由于这一点，不少人疑虑“湛江模式”是否具有可持续性。正如所有商业公司一样，人保健康不可能不追逐利润。实际上，即便社会医疗保险基金第三方管理的承揽者是不追求牟利的民办非营利性组织，也不可能长期维持“赔本业务”，除非这类机构能持续地获得慈善捐款。简言之，如果社会再保险模式不能在可见的未来转型为真正的商业再保险模式，一家商业公司长期以公司社会责任项目的方式来运作一项业务，看起来不具有可持续性发展的可能性。

但是，如果拓宽视野，我们就可以看到，即便是“保本微利”甚至“保本无利”的社商合作，都对商业健康保险发展的战略大局有着极为重要的积极意义。事实上，中国商业健康保险发展的潜在空间巨大，但是商业健康保险却长期处在初期发展阶段，在卫生筹资体系中的作用很低，其分摊民众医药费用风险的功能尚未发挥出来。无论是补充性医疗保险还是公共医疗保障基金的第三方管理，还均处于起步阶段，发展前景也十分不明朗。造成这一格局的因素很多，但其中一个重要的因素是商业健康保险行业和公司缺乏对参保人和医药服务提供方“道德风险”加以控制所必需的数据。健康险需要控制来自承保人和医疗机构两方面的风险，因此需要建立一整套风险信息收集的制度、组织和技术，例如行业支持数据库（包含承保人的医学和非医学行为数据）、调查公司（调查消费者信息）、信息共享的网络技术以及消费者病历信息披露的法律权限①。很显然，如果缺乏有关参保人患病率和医药费用开支的数据，如果缺乏各地医疗机构诊疗和医药服务费用的数据，如果对医疗机构医药服务提供的行为缺乏监测，那么商业健康保险赖以生存的保险精算根本无法进行，商业健康保险也就丧失了发展的基础，甚至连生存都会困难重重。

实际上，医疗卫生公共信息库本身属于公共产品，这是发展医疗保障体系必不可少的基础设施，提供这一基础设施的责任，正如修建高速公路的责

---

① 肯尼思·布莱克（Kenneth Black），哈罗德·斯基博（Harold D. Skipper）．人寿与健康保险［M］．13版．北京：经济科学出版社，2003：681－683.

任一样，应该由政府来承担。其实，政府在医疗卫生领域促进信息的公开化、透明化，不仅对于商业健康保险的发展是一大利好，而且还能促进卫生政策决策的科学化，进而促进卫生领域公共管理水平的提高，可谓一举多得。但是，在目前中国的行政体系中，医疗卫生公共信息库的公开透明性很弱。在这方面加强公开透明性这一政府责任究竟应该由哪一个政府部门具体承担，不仅尚未落实，甚至都尚未提到政府的议事日程上来。

在这样的情况下，商业健康保险与社会医疗保险建立合作伙伴关系，几乎是商业健康保险克服“没数”之困境的唯一出路，也是唯一切实有效的途径。这一点对商业健康保险整个行业的发展至关重要，对于个别商业健康保险公司的发展甚至是生死攸关的。在湛江市，人保健康正是在推进社会再保险式社商合作的基础上，与社会医疗保险管理部门合署办公、共享数据，才能开展多层次、多样化的健康保险业务。实际上，人保健康已经或正在开发包括重大疾病保险、失能收入损失保险、长期护理保险等在内的多样化健康保险服务，还通过健康俱乐部等形式，积极开拓健康管理服务。截至2009年年底，其健康管理服务的个人客户超过了300万，机构客户超过了30家。如果人保健康没有介入短期内显然赔本的社商合作，这些多层次、多样化、高增值的健康保险业务根本无法开展起来。换言之，即便目前在湛江市社会再保险模式下的社商合作业务对商业保险公司来说是“赔钱”的，也不意味着商业保险公司没有从中获得相应的收益。事实上，任何一家公司，在一定时间内，都会有一些业务“赔钱”，但如果这些业务能以不可或缺的方式为该公司其他业务的发展奠定基础，或开辟空间，那么这类“赔钱”业务的存在依然是公司的理性选择。在很多情况下，“赔钱做买卖”或者开展一些公司社会责任型项目，是公司商业战略的一个组成部分。

目前，全国很多地方的公立医疗保险设立了大病统筹（或称大病医疗互助），用来为发病率较小但医药费用很高的参保者部分支付大额医药费用。大病统筹基金或大病医疗互助基金的筹资，有些从基本医疗服务的筹资中提取，有些则是由参保者依照自愿原则额外缴费。无论采取何种方式，运用公立医疗保险广覆盖的筹资机制为非基本医疗服务筹资，是一种非常有效的制度安排，可以有效地提高城乡民众的医疗保障水平。但在开展这项保险的很多地方，公立医保经办机构直接开展大病医药费用支付服务，结果不堪重负。其实，如果公立医疗保险管理部门向商业健康保险公司招标，进行大病再保险，

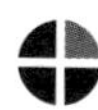

亦即将大病统筹基金的全部或者部分当成保费，向商业保险公司再次投保，为参保者提供大病医疗保障，完全应该成为一种可行的选择。在这项业务上开展公私合作伙伴关系，可以为公立医疗保险机构和商业保险公司带来双赢的局面。一方面，公立医疗保险的保障范围可以得到扩大，保障水平可以提升，从而增加公立医疗保险的吸引力；另一方面，商业健康保险可以迅速地拓展其大病保险业务，同时还可以利用参保人的数据，开发其他业务。实际上，对于保险公司的来说，在很多情况下，参保人数据的经济价值或商业价值，远远高于其承揽的再保险分保费。正是在高度重视并努力获取参保人数据这一点上，湛江市与人保健康走在全国的前面。

因此，在短期内，亦即在国家关于社会保险基金财务管理制度尚未改革的前提下，商业保险公司即便以企业社会责任的方式开展社商合作，对于其长远发展，也是有益的。当然，对于商业保险公司来说，更深谋远虑的战略考量是与社会医疗保险管理部门密切合作，推动国家社会保险基金财务管理制度的改革，即允许社会保险基金提取一定比例的管理费。如果在这一点上与国际接轨，那么各类社会保险基金，亦即不限于社会医疗保险，都将发展出巨大的管理外包的空间。唯有如此，商业健康保险公司参与社会医疗保险管理的业务，才能从公司社会责任型业务，转化为真正的商业性业务。也唯有如此，商业健康保险和社会医疗保险，才能获得更大的发展空间。

因此，“湛江模式”的启示是，社会医疗保险与商业健康保险建立合作伙伴关系，从短期来看，可以有效促进双方的发展，这一点尤其是在政府财力不足的地方更加显著；而且，“湛江模式”所创造出来的社会再保险，从长期来看，可以有效促进多层次医疗保障体系的形成与发展，尤其对商业健康保险的健康发展具有举足轻重的战略意义。

四、推进多层次医疗保险体系发展的政策建议

新一轮医药卫生体制改革（即“新医改”）的启动和大力推进，是中国公共政策领域中的一件大事。新医改方案最为突出的一点，在于明确了走向全民医保的战略目标，即在2011年左右建立覆盖城乡居民的基本医疗保障体系。基本医疗保障体系由城镇职工医保、城镇居民医保、新农合和城乡医疗救助组成，其中前三项都是公立医疗保险，最后一项是公共福利项目。在不

少地方，基本医疗保障体系通过城镇居民医保和新农合的合并正逐步走向一体化。

但是，医疗保障体系不可能也不应该由公立项目所垄断。任何一个相对健全的医疗保障体系，基本上都是各种类型的医疗保障模式（例如公共医疗福利、公立医疗保险、民间医疗慈善、民营医疗保险）相互组合并存的。基本医疗保障体系，顾名思义，只能为民众提供“基本的”医疗保障，而相当一部分“非基本”医药服务的费用无法由基本医疗保障体系来支付。这部分“非基本”的医疗保障，自然可以由民营的医疗保险来承担。民营医疗保险，基本上可以分为两个部分，一是民营非营利性医疗保险，二是商业健康保险。一般来说，后者的重要性更大一些。为此，新医改方案第六条特别提出，“积极发展商业健康保险”。在我国走向全民医保的进程中，医疗保障体系应该是多层次的，而商业健康保险理当并且应该在其中发挥其应有的作用。2009 年 5 月 27 日，中国保险监督管理委员会发布了规范指导性文件《关于保险业深入贯彻医改意见积极参与多层次医疗保障体系建设的意见》（保监发〔2009〕71 号），希望各商业保险公司“进一步丰富健康保险产品体系”，“大力发展基本医疗保障补充保险”，“积极参与基本医疗保障经办管理服务”，“积极探索参与医疗服务体系建设”（包括“探索投资医疗机构”）等。

一般认为，商业健康保险的主流业务应该是为高收入人群提供高水平医药服务消费的风险管理，因此在组织和制度上应该与公共医疗保障体系或社会医疗保险相互独立。这的确是商业健康保险的一种商业模式，亦即商业健康保险的参保者并不参加社会医疗保险。然而，从国际上看，这种商业健康保险的运行模式并不普遍，也并不重要，究其原因，一是高收入人群毕竟有限，其健康保险市场也已经饱和，发展空间已经有限；二是很多国家法律规定人人都要参加公共医疗保障体系，高收入者并没有退出公共医疗保障体系，只是有选择参加商业健康保险的自由。因此，在当今世界，商业健康保险与社会医疗保险（或公共医疗保障体系）无论如何必将以各种方式产生互动。①

因此，商业健康保险的主流业务基本上可以分为两大部分：一是补充医疗保险，即作为公共医疗保障体系的补充，为公共医疗保障体系的参保者提

① OECD, Private Health Insurance in OECD Countries. Paris: Organisation for Economic Cooperation and Development, 2004, pp. 25 - 91.

供“非基本”的医药费用风险分摊和支付的服务；二是公共医疗保障支付的第三方管理。这两大主流业务的发展必须以商业健康保险与社会医疗保险建立良好的合作伙伴关系为前提，否则一旦两者缺乏衔接或者衔接混乱，那么商业健康保险的有关业务甚至无法正常运营。更具体地说，商业健康保险参与公共医疗保障体系支付的第三方管理，是双方建立合作伙伴关系的一种良好的途径，也是前者为后者的参保者提供良好补充医疗保险服务的可靠保障。

就中国目前的情形来看，商业健康保险的两大主流业务，无论是补充医疗保险，还是第三方管理，都处在发展阶段初期，或者说不发展阶段。阻碍其发展的最主要因素，在于社会医疗保险与商业健康保险的合作伙伴关系没有形成，更没有进入制度化的发展阶段。一方面，社会医疗保险管理部门对此缺乏积极性，其各种重心放在如何通过自身努力，强化社会医疗保险经办机构的能力建设之上；另一方面，商业健康保险的行业管理部门对此也缺乏战略性思考和部署，并没有想方设法加以推动。在我国目前的公共行政体制下，这一格局的形成是可以理解的。但是，从长期来看，为了推进多层次医疗保障体系形成，有必要从现在开始，就将推进社会医疗保险与商业健康保险的合作伙伴关系列入公共政策的议事日程。

为此，本课题组提出以下四项政策建议。

第一，建议中央政府通过国家医改办这一平台，将推进社会医疗保险与商业健康保险的合作伙伴关系，列为国家医改战略。制定并且实施这一战略，仅靠国家保监会来推动，显然是不够的。为此，很有必要就此议题召开专门的国务院工作会议，由包括人力资源与社会保障部、保监会、卫生部、财政部在内的多部门参加，制定完整的战略规划和实施方案。

第二，推进社会医疗保险与商业健康保险合作伙伴关系的一个重要内容，就是更广泛地开展社会医疗保险基金第三方管理的试点。第三方管理的开展，有可能在社会医疗保险与商业健康保险两方面取得一种双赢的局面。就社会医疗保险的发展而言，第三方管理有可能在短期内促进其经办水平的提高，这一效应在地方财力不足的地方更加显著；即便是在地方财政充裕的地方，推进第三方管理，也能通过竞争的强化促进社会医疗保险经办管理走向专业化和法人化。更为重要的是，参与社会医疗保险基金的第三方管理，能为商业健康保险的发展奠定坚实的基础。即便商业健康保险公司在第三方管理的业务本身最多仅能“保本微利”，但是参与第三方管理能为商业健康保险公司获得实际和潜在投保人的风险数据，从而为商业健康保险其他产品的开发奠定基础。

第三，在推进社会医疗保险基金的第三方管理之中，管理费模式和社会再保险模式都值得鼓励。尤其是社会再保险模式，对于地方财力不雄厚的地方，特别是那些医保统筹层次不高的地区，更具有可借鉴性。如果国家医改办会同政府其他有关部门，在国家有关再保险的监管条例基础上，根据社会医疗保险的一些特点，制定出有关社会医疗保险基金社会再保险的特定监管办法，必将有效地推动社会医疗保险与商业健康保险合作伙伴关系的健康发展。此外，商业健康保险公司以社会再保险模式参与基本医疗保障体系的基金支付管理，本身可以发展成为一种公司社会责任行动，而如何在公共政策上推进企业将公司社会责任纳入到公司战略管理之中，这是一个亟待加以探索的新领域。

第四，在夯实社会医疗保险与商业健康保险合作伙伴关系的基础上，国家有必要制定新的政策，推动补充性医疗保险以及其他商业健康保险业务的发展。就目前而言，如果各地基本医疗保险中个人（或家庭）账户扩大支出范围，允许其持有者为自已和直系亲属购买商业健康保险产品，一方面将有助于商业健康保险以及多层次医疗保障体系的发展；另一方面也能有助于降低基本医疗保险基金的结余率，减少参保者可能蒙受的损失。

“高州模式”高在何处

——去行政化与高州模式的可复制性①

摘要 全国的公立医院改革试点举步维艰。很多人把公立医院改革的艰难归咎于“政府补偿政策没有落实”，即归咎于财政没有给钱。然而，在地处粤西半山区的茂名市，高州市人民医院近八年来在没有获得任何“政府补偿”的情况下，从一个默默无闻的县城医院发展成为远近闻名、信誉卓著的高水平医院。无论是广东省还是卫生部，都高度肯定高州市人民医院创造的“平价”奇迹，并决定在广东省乃至全国范围内推广“高州模式”。

高州市人民医院具体的管理经验固然值得各地医院学习，但是更为重要的是“高州模式”产生的制度环境或政策因素，即政府与公立医院的关系走向去行政化。首先，政府与公立医院财务关系的去行政化，致使旧事业单位体制中“养供方”的做法彻底在高州市无法继续，高州市人民医院抓住了市场机制提供的机遇，通过良好的管理实现了自我发展，同时公共财政“补需方”的新机制促使全民医疗保险走上了健康发展的轨道，而全民医保的发展造就了医保机构代表参保者利益团购医药服务的新市场机制，高州市人民医院在全民医保的环境下以准确的市场定位、平价的运营策略、

---

① 朱恒鹏，中国社会科学院经济研究所研究员，中国经济体制改革研究会公共政策研究中心高级研究员；顾昕，北京大学政府管理学院教授，中国经济体制改革研究会公共政策研究中心首席社会政策专家；余晖，中国社会科学院工业经济研究所研究员，中国经济体制改革研究会公共政策研究中心主任。

适宜的技术路线，为当地和外地城乡医保的参保者提供了高性价比的服务。其次，公立医院法人治理结构的非行政化，尤其是在医院院长的遴选中，引入职工民主参与的新机制，确保了高州市人民医院的改革与发展有了领军人物。再次，公立医院人事管理制度的非行政化，让高州市人民医院拥有完全的人事自主权，并实行全员劳动合同制，使之不仅成为公立医院改革的一个典范，而且是事业单位人事制度改革的一个典范。接着，公立医院薪酬制度的非行政化，让高州市人民医院找到了适合自己组织文化的新薪酬制度，有效地调动了医务人员的积极性。最后，公立医院市场准入与发展的非行政化，让高州市人民医院打破了现行的行政限制，尤其是基于行政级别而不是技术规范对医院规模和医疗服务准入的行政化限制，实现了自我发展的突破。

“高州模式”提示我们，公立医院究竟能不能改革，改革之后有没有成效，同“政府补偿”的多寡没有关系。把政府财政当成聚宝盆，向政府财政“等、靠、要”，靠政府财政投入堆起来的“改革”，恰恰不具有可持续性和可复制性。打破束缚手脚的旧体制，让各类医院在市场的竞争中提升竞争力，这样的改革才具有高度的可持续性和可复制性。“高州模式”的典型特征或者说经验，归结起来就是一句话：公立医院要管办分开，走向非行政化。管办分开了，“高州模式”完全可以持续，也完全可以复制，公立医院的改革马上可以在全国推展；管办不分开，高州市人民医院就只能是公立医院的一个异数、一个个案，难以复制。

公立医院的改革能否推进与政府补偿的多寡没有多大关系，这并不意味着政府不必在医疗卫生领域增加财政投入。政府增加投入是必要的，但更为重要的是要建立新的机制，让来自老百姓、纳税人的钱以更有效率的方式花在老百姓身上。政府对公立医院的补偿政策的确应该落实，但必须以全新的机制来落实。根据新医改方案的精神，公共财政对公立医院的新补偿机制包括以下三点：①通过加大“补需方”的力度，让广大民众获得基本医疗保障，是为“保基本”；②通过调整“补供方”的方向，支持包括县医院在内的基层医疗机构的发展，是为“强基层”；③通过公共财政的转型，促进医疗保险团购医药服务市场机制的形成与完善，是为“建机制”。所有这些改革的核心，可以概括为一个词，这就是“去行政化”。

去行政化的原则，已经为教育体制改革，尤其是各级公立学校特别是高

 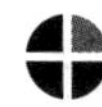

等院校的改革，指明了方向。“高州模式”的经验告诉我们，推进去行政化，给公立医院更多的自主权，就能还患者更多的满意。坚持去行政化的原则，公立医院的改革就能大踏步前进；阻碍去行政化的实现，公立医院改革必然会举步维艰。

因此，鉴于公立医院改革是本轮新医改成败攸关之所在，我们不得不大声疾呼：谁继续反对管办分开和去行政化，谁就在有意阻挠新医改。同理，把增加政府直接投入作为公立医院改革的前提条件，将使医改再次“基本不成功”。

一、为什么要关注“高州模式”

在新一轮医药卫生体制改革（以下简称“新医改”）的诸多任务中，公立医院改革是公认的重点，也是公认的难点。早在2009年的两会期间，钟南山院士曾经表示，公立医院改革恐怕是三年后的事情。2009年4月6日，《中共中央、国务院关于深化医药卫生体制改革的意见》（以下简称“新医改方案”）公布，新医改正式启动。次日，《医药卫生体制改革近期重点实施方案（2009—2010年）》（以下简称“新医改近期实施方案”）发布，公立医院改革被列为五项新医改重点工作中的最后一项。经过近一年的努力，国家医改办确立了16个城市作为公立医院改革的国家级试点城市。但截至2010年7月底，16个城市的公立医院改革试点方案依然没有对外公布。从各地具体的实践中也不难了解到，公立医院改革试点工作推进的艰难性，恰恰就是公立医院改革艰难性的具体体现之一。

公立医院改革为什么如此艰难？原因很多。但是，无论是大众媒体的报道，相当一批专家学者的评论，还是一些相关官员的谈话，都不约而同地将公立医院改革的艰难归咎于所谓“政府补偿政策没有落实”。即归咎于财政没有给足钱。依照这种看法，只要财政不给足钱，公立医院的改革就寸步难行；只要财政给了足够的钱，最好像英国和中国香港那样，公立医院以“公益性”为目标的改革就能落实。

事实真是如此吗？当然不是。8年多来，由院长钟焕清领导的广东省高州市人民医院，在政府投入极少甚至没有任何投入的情形下，经过不断的改革与发展，从一个默默无闻的县城医院，转变成为信誉卓著的高水平医院。尽管广东省是经济发达地区，但是高州市地处粤西半山区，是隶属于茂名市的一个县级市，当地政府的财力不可能给高州市人民医院多大的投入，而来自中央政府和省政府对公立医院的投入又多向大中型城市的知名医院倾斜。然而，正是在所谓“政府补偿”根本没有落实，也不可能按照一些人想象的那样得到落实的情形下，高州市政府锐意改革，放手高州市人民医院在改革与发展的道路大踏步前行。可以说，正是来自高州市政府与高州市人民医院，即来自政府与公立医院两方面的努力，造就了“高州模式”。

“高州模式”的形成绝非近年来的新进展，而“高州模式”的可持续性和可复制性也毫无令人疑惑之处。其实，早在2006年9月，现任中共中央政治局常委，时任国务院副总理、广东省省委书记张德江就曾两次批示：“把高州市人民医院作为全省的重大先进典型，在高州市人民医院召开现场会，向全省推广高州市人民医院的经验。”广东省卫生厅也早在2006年12月15日就发布《广东省卫生厅关于开展向高州市人民医院学习的决定》（粤卫〔2006〕292号）文件，在全省推广“高州模式”。2007年3月，中共广东省委政策研究室在其《研究报告》指出：“高州市人民医院作为一所山区县级医院，业务量、医疗水平已经接近省级重点医院的规模与水平。加上收费较低，又能治好病，是成功解决基层群众看病难看病贵的典范。”2008年2月，国务院纠风办主办的《纠风工作动态》刊发了题为《关于广东省高州市人民医院着力解决让群众看得起病、看得好病的经验》的文章。2010年，现任国务院副总理，时任中共中央政治局委员、广东省省委书记汪洋在全国人大会议广东团分组讨论上说：“高州市人民医院创造‘平价’奇迹，‘高州模式’值得学习。”2010年5月8日，广东省卫生厅在其调研报告《打造看得起病看得好病的百姓医院——高州市人民医院调研报告》的基础上，又与广东省人民政府纠风办联合发布《关于开展向高州市人民医院学习的决定》（粤卫〔2010〕67号），再次号召全省各级政府和医院向高州人民医院学习。

那么，“高州模式”是否应该在全国复制，可不可以在全国复制？更为深刻的问题是，公立医院改革是不是必须以政府财政的大量直接投入为前提？

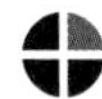

二、作为公立医院改革与发展标杆的高州市人民医院

带着这样的问题，我们课题组于2010年7月中旬赴广东茂名，对高州市人民医院进行了调研。这次调研的重点是"高州模式"中的制度环境或政策因素；至于高州市人民医院在组织管理方面的经验，我们将另行展开调研并进行案例写作。高州市人民医院是一家县级医院。按照卫生行政部门确立的标准，县医院至多只能是二级甲等医院。但是，该医院目前无论从技术水平、医院规模，还是医疗服务的量和质上讲，都已经达到国内三级甲等医院的水平。该医院在职员工1474人，其中医务人员占91.3%，中级、高级职称医务人员390人。医院开放病床2360张，临床科室63个。医院占地10万平方米，建筑总面积28万平方米，资产总值8.5亿元，其中包括19层门诊内科综合大楼（4万平方米），19层外科住院大楼（4万平方米），园林式的肿瘤放疗中心，还有一栋19层心脏病大楼（5万平方米）即将投入使用。特别值得注意的是，这些大楼完全是依靠医院的收入结余修建而成，其中的设施和设备也均由医院自行购买，没要政府投入一分钱。

2001—2009年，高州市人民医院年住院病人从2.31万人次增加到6.06万人次，增长162%；年手术量从0.75万例增加到1.76万例，增长135%；年门诊量从45.14万人次增加到78.67万人次，增长74.3%；年收入从1.2亿元增加到4.8亿元，增加了3倍；资产总值从2.1亿元增加到8.5亿元，增长300%。高州市人民医院的病人来自全国23个省38个县市、港澳台地区和美国、印度尼西亚、坦桑尼亚等国家。据统计，在该院住院病人中，每年都有近50%来自高州市外。我们在进行调研的过程中，就在医院的楼道中遇到来自广东湛江、东莞、广州、揭阳以及贵州六盘水、江西赣州、广西柳州的患者，向他们询问了舍近求远来到高州市就医的原因。同某些民营医院的营销策略不一样，高州市人民医院并没有在广东省和其他各地的媒体上打广告，那它为什么对远近不同地区的民众都具有吸引力呢？原因非常简单，因为医术高、收费低、服务好、信誉高。许多患者是通过熟人推荐来高州医院就医的。

第一，高州市人民医院的医疗技术水平远远超越了一般县医院的水平。作为一个县级二甲医院，该院医疗技术实际已达到三甲医院水平，能够治疗多种疑难病症，比如能常规开展多种心脏手术①、脑干肿瘤切除，肺癌根治，肝癌切除、胰腺癌切除、驼背矫治等高难度手术，开展了胸腔镜、腹腔镜、宫腔镜等微创手术，特别是年心脏手术量，连续12年排广东省第二、全国前十名。作为一个山区县医院，能够开展这么多高难手术，其中不少是省内和国内率先开展，毫无疑问是该医院院长和医务人员开拓进取的结果。

第二，高州市人民医院的收费相对低廉，各类收费普遍比外地低1倍。在城乡基本医疗保障水平尚待提高的情况下，医疗收费水平与医院对患者的吸引力显然有相关关系。和同样水平的公立医院中绝大多数均次处方费用动辄几百元不同，2009年高州市人民医院均次门诊处方额仅有75.75元。更为重要的是，同样的病症，该院住院费用仅为其他三甲医院的一半，其2009年均次住院费为6139元。而卫生部部属医院2009年次均住院费用为15197.3元，省属医院为12121.6元，地市级医院为7216.2元。

事实上，高州医院接收的外地患者绝大多数在当地必须到三甲医院才能诊治，由于当地三甲医院收费较高难以承受才自行到高州市人民医院就医。这正如汪洋副总理所说："能够为老百姓提供价格低的有效服务，这是值得效仿的。"

第三，高州市人民医院服务态度好。该院自行创造了一些"星级服务"的管理办法，并组织医生和护士到白天鹅酒店和南方航空公司进行五星级服务培训。一般来说，一家医院护士的多寡与其服务态度有一定的关系。中国绝大多数公立医院存在着一个众所周知的问题，就是医生、护士比太高。高州市人民医院的医护比为11∶1.5，而全国公立医院医护比（以医师为基数，

① 心外科是该院强项：1997年10月25日，该院率先在我国地、县级医院开展冠状动脉搭桥术；1998年10月19日，率先在华南地区开展不停跳冠状动脉搭桥术；2003年4月19日，率先在广东省开展全胸腔镜下房间隔缺损修补术；2003年9月9日，率先在国内开展全主动脉弓置换+象鼻支架置入术；2003年9月17日，率先在华南地区开展胸腔镜二尖瓣置换术；2005年9月2日，率先在华南地区开展胸腔镜不停跳冠状动脉搭桥术；2006—2007年，参与有关心脏病手术研究的国家"十一五"科技项目3项；2009年完成心脏手术1801例，连续12年居广东省第二、全国前十名。心外科完成的手术中，复杂性先天性心脏病患者年龄最小的才出生12天，年龄最大的达83岁，手术总成功率达98.9%。其中单纯房（室）缺修补手术，1000例才死亡1例；风湿心换瓣手术，500例才死亡2例；冠状动脉搭桥手术，成功率99%。目前该院心外科每天住院病人多达300人，加上心内科病人将近100人，总体上相当于一个心脏病专科医院的规模。心外科专家、德国柏林心脏中心翁瑜国院长，对此评价道："一所山区县级医院，能够开展这么多高难度、复杂性的心脏手术，规模之大、辐射之广，在中国同级医院中绝无仅有！"

 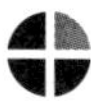

不包括助理医师）的平均水平为11:1.2。单从医护比这一个侧面，就可看出高州市人民医院对于改善医疗服务的高度关切。

第四，高州市人民医院信誉高。一家在粤西半山区的县级医院，能够吸引大量外地患者来就医，这一事实本身就说明其在百姓中的口碑好。同时，高州市人民医院在卫生系统内部也获得了高度评价。广东省卫生厅和广东省人民政府纠风办联合发布的《关于开展向高州市人民医院学习的决定》（粤卫〔2010〕67号）写道，地处粤西山区的高州市人民医院，"成功打造了一所群众'花小钱、治大病、治好病'的平价医院，赢得了省内外甚至是国外患者的广泛赞誉，得到社会各界的充分肯定。医院先后获得'全国文明单位'、'全国百佳医院'、'全国卫生系统先进集体'、'广东省模范集体'、'广东省文明示范窗口单位'等光荣称号。"

高州市人民医院为解决当地以及周边地区普通老百姓"看病贵、看病难"的问题，开辟了一条有效途径，为公立医院改革与发展树立了榜样。它用事实澄清了公立医院改革中的诸多模糊认识。我们不得不说，高州市人民医院的经营业绩给我们提供了一个现实存在的标杆，它明确无误向我们揭示了大多数公立医院现在的运行效率到底有多低，或者说其运行效率的改善还有多大的空间。这家医院作为公立医院的个别现象，或作为公立医院中的一个异数，其今天的成就不能证明在管办不分、公立医院主宰甚至垄断医疗服务市场的条件下公立医院可以搞好。恰恰相反，它证明了在管办不分的条件下绝大多数公立医院搞得多么不好。事实上，无论是在广东省还是在全国其他地方，均有大量同类公立医院，地理位置优越，政府扶持较多，人才优势较大，完全有潜力也有能力取得高州市人民医院的成就，然而这种潜力和能力都没有转化为现实。

总之，高州市人民医院这一个案形象地向世人说明，在行政化的体制中，大多数公立医院的效率有多低；换句话讲，如果实现了去行政化，公立医院效率提高的空间有多大！对此，前广东省省长黄华华曾在一次全省政务公开电视电话会议上感叹："如果全省很多公共企事业单位都能做到像高州市人民医院一样，那么很多社会热点、难点问题就容易解决了。"

三、去行政化是高州模式的精髓

那么，"高州模式"是否可复制？要回答这个问题，首先要说清楚"高州模式”的主要特征。概括起来，“高州模式”的典型特征就是非行政化，主要包括以下几个方面。

（一）政府与公立医院财务关系的非行政化

对于绝大多数公立医院来说，其主要收入来源不是也不应该是政府投入。对于一般公立医院提供的某些医疗卫生服务（例如传染病、精神病、职业病诊治等），甚至对某些特殊地区（山区、边远地区）或特殊类型的公立医疗机构（即传染病院、精神病院、职业病院等），政府的确应该加大投入比重以使其正常运行。但是，无论对一般的公立医院还是特殊的公立医院，政府投入的主要方式应该是政府购买服务，而不是行政事业拨款。政府购买服务的理据，应该是弥补市场不足、矫正市场失灵。根据这一理据，政府在公立医疗机构中的投入重点，应该是农村地区、边远地区以及各类市场不愿提供也无法提供的医疗卫生服务（例如公共卫生服务、传染病诊治、精神病诊治、职业病诊治等）。在全国推进事业单位体制改革的大背景下，政府不应该继续延续事业单位的旧体制，以行政事业费的方式直接补贴公立医院。正是在这个意义上，“补供方”不应成为新医改中政府与公立医院财务关系的主流，而应该成为改革的对象。所谓改革，意味着新机制的建立，简言之，即“建机制”。①

新的机制，就是“补需方”，即政府在医疗卫生领域新增投入的重点，应该是医疗保障体系的建设。实际上，新医改正在全国稳步推进全民医疗保险。无论是在现行医疗保障体系还是在未来全民医保的情形下，所有公立医院与所有民营医院一样，都要通过自身竞争实力的提高获得医保（公费医疗、职工医保、城乡居民医保、新农合等）定点资格。公立医院的绝大多数收入应该来源于城乡医保机构的支付以及患者的自付。高州市人民医院在高州市的医疗服务领域中拥有主导位置，因此获得当地城乡医保机构的定点资格自然不在话下。但值得注意的是，该医院50%左右的住院患者来自外地，而直接来自当地医保机构的支付不足其总收入的30%。换言之，该医院大部分收入的最终支付者主要是外地的医保机构和外地患者。该医院能对外地患者产生

---

① 很显然，这里所谓的“补供方”是指旧的机制。主张减少“补供方”的适用范围，是为了建立新的机制。有些学者刻意扭曲这一思路，认定所有支持这一思路的学者主张政府完全不应该在公立医疗机构中进行投入，并加以批判。实际上，这是攻击稻草人的做法。

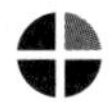

如此大的吸引力，是依靠其医术、收费、质量和服务以及由此形成的声誉，通过公平的市场竞争实现的。很显然，就高州市人民医院而言，无论是医保定点资格的获得，还是对患者的吸引力，完全同各地普遍流行的行政化偏袒和“呵护”无关。

这一事实有力地证明了，如果财政增加的医疗卫生投入主要用于“补需方”，即用于补贴城乡居民医保，让医保机构和参保者能够在定点医疗机构的选定上拥有更多的选择权，从而促进医疗服务市场竞争格局的形成，一个全新的医疗服务机制就会建立起来。除了在人口稀少的农村和边缘地区，需要政府直接投资兴办公立医疗机构，以满足当地居民的基本医疗服务需求之外，大多数地区的大多数公立医院则应该通过提高医术、提高质量、改善服务、降低收费等一系列公平竞争手段来争取更多的患者，从而获得更多的跟着患者走的医保资金。换言之，财政“补需方”比“补供方”公平得多也有效率得多。这种向民生领域的投入模式打破了原有行政化的体制，建立了全新的公共财政机制，向公立医院施加了很大的竞争压力。相反，在原有的行政化体制中，公立医院只要致力于同政府部门，尤其是卫生行政主管部门搞好关系就可以高枕无忧，“补供方”就会变成“养供方”，“以病人为中心”就会变成“以领导为中心”。在公共财政补需方的新机制下，所有医院，无论是公立的还是民营的，无论是营利性的还是非营利性的，都只能通过提供能够治愈患者疾病的技术、能够让患者满意的医疗质量、能够让患者满意的服务、能够吸引患者的收费标准，才能争取到足够多的患者，才能获得足够多的来自医保机构的支付。

简言之，在“补供方”的情况下，尤其是在政府补贴占据公立医院总收入的比重较大时，公立医院不可避免地会眼睛朝上，只要让行政主管部门满意就能获得尽可能多的财政补贴；而在“补需方”的情况下，医院只有让患者满意才能挣到足够多的收入。毫无疑问，站在老百姓的角度，两种机制孰优孰劣显而易见。显然，让包括财政补贴在内的医保资金跟着患者走，让公立医院通过公平的市场竞争争取患者从而获得更多的收入，更有利于解决“看病难”和“看病贵”的问题。认识到这一点并无困难，所需要的只是有关政府部门摈弃部门利益，转变行政理念，唯有如此，胡锦涛总书记一再强调的“权为民所用，情为民所系，利为民所谋”才能落到实处。

目前流行一种貌似有道理、实则经不起推敲的说法，那就是通过政府直接补贴来保障公立医院的公益性。高州市人民医院的实践证明了这一说法并不成立。从表1看来，在高州市人民医院的收入来源中，政府投入所占的比重极低，在过去的三年内最多也就是0.3%，其中一部分资金（80万）是省卫生厅支持该院建设传染科的专项经费，另一部分资金（80万）是省政府省卫生厅在该院召开全省“加强医院管理，降低医疗收费”现场工作会议的会议补贴。毫无疑问，政府对于高州市人民医院的投入水平，即便与8.5%左右全国平均水平（见表2）相比，也是极低的，几乎可以忽略不计。实际上，这种情形并非是近年来的特殊现象，而是自1990年以来长期延续下来的情形。这就是说，高州市人民医院同全国各地大多数公立医院一样，其主要收入来源都是医疗服务和药品销售。尽管政府投入水平超低，但是这对高州市人民医院的改革与发展，对其“公益性”的实现，没有丝毫负面的影响。换言之，尽管全国各地很多公立医院，尤其是那些处在大中型城市、行政级别较高的公立医院，获得了相对较高水平的政府投入，但是似乎也没有什么迹象（更谈不上证据）表明这些公立医院的“公益性”超过了高州市人民医院。

表1　　高州市人民医院的收入来源构成（2007—2009年）　　单位：万元

	收入总额	医疗收入		药品收入		政府投入		其他收入	
		收入	占比	收入	占比	收入	占比	收入	占比
2007年	35467.1	23137.8	65.2%	11738.3	33.1%	100.0	0.3%	491.1	1.4%
2008年	41421.3	25808.2	62.3%	14971.2	36.1%	68.6	0.2%	573.2	1.4%
2009年	48157.4	29068.0	60.4%	18545.7	38.5%	52.0	0.1%	491.7	1.0%

资料来源：高州市人民医院年度财务统计汇报表。

表2　　全国公立医院的收入来源构成（2007—2009年）　　单位：亿元

	收入总额	医疗收入		药品收入		政府投入		其他收入	
		收入	占比	收入	占比	收入	占比	收入	占比
2007年	4902.2	2378.4	48.5%	2023.5	41.3%	83.5	8.5%	416.8	1.7%
2008年	6090.2	2914.2	47.9%	2564.0	42.1%	101.8	8.4%	510.2	1.7%

续 表

	收入总额	医疗收入		药品收入		政府投入		其他收入	
		收入	占比	收入	占比	收入	占比	收入	占比
2009 年	7457.0	3544.2	47.5%	3136.1	42.1%				

资料来源：《中国卫生统计年鉴》，2008 年，第 93 页；2009 年，第 93 页。2009 年的数据来自国家卫生部网站中公布的《2010 年中国卫生统计提要》，其中"政府投入"和"其他收入"尚缺。

如果一个地处半山区的县级市公立医院，能够在不用政府投入的情况下，建起近 30 万平方米的门诊、病房大楼，购置一系列世界先进的大型设备①，让自己的优秀医护人员获得了相当于经济发达的珠三角地区水平的收入，并且还办成了收费低廉的"平民医院"、"百姓医院"，在保障公益性的同时还取得了发展，那些地处大中城市的公立医院却为何非要国家增加投入呢？很多人一定要将公立医院的"公益性"与政府投入水平的高低挂钩起来，道理何在？近年来，即便政府没有增加对公立医院的直接投入，但是来自城乡医保机构的支付越来越多，公立医院的收入实际上也稳步增长（见表 2），为什么公立医院的改革与发展就举步维艰呢？

所谓"义利并举"，高州市人民医院切切实实地做到了。所有医院包括公立医院都没必要讳言"赚钱"，亦即其收支有结余：一个医院，无论是公立的，还是民营的，若要长期持续经营下去，其收入必须弥补其成本，并且略有结余。表 3 和表 4 显示，全国公立医院总体来看都略有结余，而高州市人民医院的结余率相对较高。进一步分析显示，高州市人民医院在医疗服务的成本控制上非常努力，也非常得力，因此其医疗服务是有结余的，而在药品销售上则基本上没有结余。与此相对照，全国公立医院大多数是在医疗服务上收不抵支，于是只能靠药品出售来贴补，这就是众所周知的"以药补医"格局。无论是公立医院还是民营医院，都必须能够支付有足够吸引力的收入，才能留得住好的医务人员，因此在其医疗服务上有所结余，或者说医疗服务能"赚钱"，恰恰是医院财务状况健康的具体体现之一。只有这样，医院才能以可持续的方式为民众提供性价比高的医药服务；也唯有如此，医院的公益性才能落到实处。如果医疗服务没有结余，那么医院就要被迫"以药补医"，

① 拥有飞利浦 1.5T 磁共振、64 排螺旋 CT、四维彩色 B 超、双板 DR 等先进设备 500 多台，连成了 PACS 系统，实现临床与医技科室之间影像、图文、设备等医疗资源的网上共享。

表 3　**高州市人民医院的收支结余构成（2007—2009 年）**　单位：万元

	收入总额	支出总额	收支结余		医疗收入	医疗支出	医疗收支		药品收入	药品支出	药品收支	药品收支
			结余额	结余率			结余额	结余率			结余额	结余率
2007 年	35467. 1	31406. 1	4060. 9	11. 4%	23137. 8	18783. 6	4354. 1	18. 8%	11738. 3	12171. 9	-433. 6	-3. 7%
2008 年	41421. 3	38256. 5	3164. 7	7. 6%	25808. 2	22886. 0	2922. 1	11. 3%	14971. 2	14969. 7	1. 6	0. 0%
2009 年	48157. 4	45222. 5	2935. 0	6. 1%	29068. 0	26667. 7	2400. 3	8. 3%	18545. 7	18189. 9	355. 8	1. 9%

资料来源：高州市人民医院年度财务统计汇报表。

表 4　**全国公立医院的收支结余构成（2007—2009 年）**　单位：亿元

	收入总额	支出总额	收支结余		医疗收入	医疗支出	医疗收支		药品收入	药品支出	药品收支	药品收支
			结余额	结余率			结余额	结余率			结余额	结余率
2007 年	4902. 2	4785. 8	116. 4	2. 4%	2378. 4	2711. 8	-333. 4	-14. 0%	2023. 5	1905. 9	117. 6	5. 8%
2008 年	6090. 2	5895. 4	194. 8	3. 2%	2914. 2	3278. 5	-364. 3	-12. 5%	2564. 0	2411. 3	152. 6	6. 0%
2009 年	7457. 0	7114. 5	342. 5	4. 6%	3544. 2	3911. 3	-367. 0	-10. 4%	3136. 1	2925. 4	210. 6	6. 7%

资料来源：《中国卫生统计年鉴》，2008 年，第 93 页；2009 年，第 93 页。

 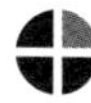

就会罔顾“是药三分毒”的基本常识，想方设法让患者多吃药、吃贵药，致使“公益性”荡然无存；如果医疗服务没有结余，那么医院自然也就不能扩大、提升或改善医疗服务，获得新的发展，致使民众“看病难”的境况无从缓解，其“公益性”也必然无从谈起。

特别需要指出的是，公立医院的主要收入来源如果不是来自患者以及医保机构的支付，而是长期依靠财政补贴，本身是没有道理的，其所获得的“公益性”是难以保证的、也是不可持续的。一方面，财政资金最终还是来自于老百姓、纳税人，因此如果公立医院相当一大部分的收入来自财政，最终的支付者归根结底还是老百姓，如此获得的所谓“公益性”并不比最终的支付者来自医保机构更加“公益”。如果公立医院一手从政府财政获得高额补贴，另一手又从医保机构那里获得高额支付，那就更没有道理了。另一方面，如果医院的收入主要来自于患者和医保机构的支付，医院就必须让患者满意。若其收入的相当一部分来自财政，其管理层的主要精力将用于让行政主管部门和领导满意，患者满意就不会成为其首要考量因素。就大多数公立医院而言，唯有增加政府投入公立医院才能实现“公益性”，根本就是一个伪命题。通过增加政府投入来确保公益性的做法，只有针对那些处在人口稀少地区或者提供特殊医疗卫生服务的公立医疗机构，才真正适用。

对于这一点，高州市人民医院院长钟焕清看得很明白，说得也很透彻：“我们医院不需要一分财政补贴。财政若有钱，应该主要投入医保，我们可以凭借自己的医术、质量和服务挣到这份钱。”这才是一个负责任、有信心、敢担当的公立医院院长应有的信念。

更为重要的是，将“公益性”等同于政府增加投入，将“公益性”与市场机制割裂开来，这种极为流行的观念在“高州模式”面前不攻自破。高州市人民医院的实践表明，“市场竞争可以更好地促进公立医院实现公益性。医院通过市场竞争，达到了让老百姓少花钱、看大病的目的。因此，我们认为市场竞争与公益性并不矛盾。国家的钱不应该直接投给公立医院，而是应投入医保和合作医疗，保重病、大病，让病人自己选择去哪家医院看病。这样，医院的积极性会大大调动起来，医院之间就会通过充分竞争来提高技术和服务水平、降低价格，让病人能够少花钱治好病，从而赢得病人。如此一来，病人的就医费用就会降低。而赢得病人的医院，就从病人的手中间接地获得了国家的投入。国家投入的资金，既救助了病人，又间接地支持了医院的发展，发挥了更大效能，使群众看病更加方便了，这正符合新医改的目标”。这段话原封不动地引自高州市人民医院的汇报材料。这些道理成为高州市人民医院管理层的坚定信念，而该医院以自己的实践证实了这些道理的有效性。我们在调研中了解到，高州市其他的公立医院也开始不再以争取更多的政府直接投入来谋求自身的发展，公立医疗机构改革与发展的新机制正在形成。

（二）公立医院法人治理结构的非行政化

在公立医院的法人治理结构中，最为重要的是院长的任命机制。好的院长必须由医院员工选择，而不是由行政部门任命。从某种意义上说，公立医院的改革，最为重要的工作就是选好院长。在现行行政化的事业单位体制中，公立医院院长均由政府任命，具体来说是由卫生行政部门会同政府人事部门和党的组织部门，一同对公立医院院长进行选拔和任命；在某些情况下，地方党与政府的领导也会对院长选任进行干预。无论具体的权力掌握在哪个部门或者哪些领导手中，公立医院院长选任的行政化体现了公立医院法人治理结构的行政化，这是毫无疑问的。

然而，这种行政化的体制，在高州市有所突破。从高州市人民医院的成长与经营看，这个医院走到今天与钟焕清院长本人的思想、品德、素质和能力直接相关。相当独特的是，钟焕清担任院长是员工选举的结果而非行政主管部门的任命。国务院参事任玉岭同志在调研高州医院并认真听取各方面的意见后指出：医院不是行政单位，医院院长不能由政府任命。有了政府的干预，医院的改革与发展工作就很难推进。特别是在伴随着政府换届医院院长总是被更替的情形下，医院院长的主要心思不会放在医院的改革与发展上。在行政化的体制下，医院院长殚精竭虑考虑的自然不是如何降低成本、为百姓减轻负担，而将是如何搞“形象工程”，确保自己现有的位置，甚至获得晋升。尤其是当医院院长与行政级别挂钩的情况下，医院院长关注自身行政级别的想法也就自然而然形成。一旦政府用人失当，公立医院内部又缺乏适当的治理结构，权力制衡机制必然缺失，医院管理层大权独揽之后，还会出现“黑幕购药”、“关系用人”、“腐败用钱”等现象，医药成本就会迅速上升，病人负担就会随之加重，“公益性”就荡然无存。对此，任玉岭同志建议，医院院长应由医院职代会直接选举，职代会有权弹劾和罢免不称职的院长。

对此，卫生部部长陈竺在阅读了广东省卫生厅关于高州市人民医院《打

 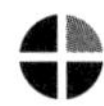

造看得起病看得好病的百姓医院》的调研报告后，于2010年5月25日批示：“这个案例好，公立医院，尤其是贴近基层的市县级公立医院要都办成这样，该有多好！我们……是要有好的带头人、班子和制度的。建议将此典型作为创先争优和公立医院改革先进单位予以宣扬。”卫生部马晓伟副部长5月14日批示：“说到底，院长的作用是很大的。”卫生部其他领导也分别做出批示，认为高州市人民医院的经验值得推广，应大力宣传。

高州市人民医院的经验证明，公立医院院长的行政化任命体制必须打破。其中的道理显而易见：医院院长若像目前一样均由政府和行政主管部门任命，其行为取向将是围绕行政主管部门转，以让行政主管部门满意为自己的行为准则。在这种情况下，医院职工是否满意不是院长首要考量的因素，患者是否满意也不是其首要考量因素，行政主管部门（领导）是否满意才是他首先需要考虑的因素。这种做法很大程度上使得公立医院成为行政主管部门的附庸物，它扩大了行政主管部门的权力，却严重忽视了医务人员和患者的正当权力和利益诉求。因此，从充分调动广大医护人员工作积极性的角度出发，从患者利益最大化的角度出发，公立医院的院长也不应该由政府行政主管部门任命。

就公立医院的改革，新医改方案明确提出了“政事分开、管办分开”的原则，并且指出改革的当务之急是“落实公立医院独立法人地位”，即“建立和完善医院法人治理结构，明确所有者和管理者的责权，形成决策、执行、监督相互制衡，有责任、有激励、有约束、有竞争、有活力的机制”。建立和完善医院法人治理结构的第一要务就是行政脱钩，即公立医疗机构与行政部门脱离行政隶属关系，彻底改变卫生行政部门既当医疗服务全行业监管者（即裁判员）又当公立医疗机构领队或教练员这种混乱的制度安排。在行政脱钩之后，理事会制度是公立医院法人治理结构的核心，由医院的所有重要利益相关者代表（包括投资方、医护人员、消费者或社区代表等）组成。政府出资者，当然可以派理事进入公立医院的理事会；但更为重要的是，医院的所有员工（尤其是医生、护士、药剂师等）应该在理事会中拥有相当比例的代表。医院的员工理事应该由全体医院职工选举产生，医院的职工代表大会以及工会在这一民主治理过程中应该扮演重要的角色。

目前，在全国各地的试点过程中，理事会 + 院长负责制成为公立医院组织和制度变革的方向。可是，在许多地方，公立医院的理事会主要由政府各部门的现任领导组成，俨然成为“政府联席会议”；而部门领导一换，公立医院的理事会也就不免要折腾一番。而理事会制度中最为核心的内容，即公立医院员工的代表性，在很多地方的试点中没有得到重视，甚至完全被忽视。与此同时，很多地方由于改革不顺利，都在抱怨公立医院的医生、护士和药剂师们对推动公立医院改革缺乏积极性。试问，如果缺乏参与的渠道以及参与的游戏规则，公立医院的医务人员如何能对公立医院的改革产生大的积极性呢？

目前，高州市人民医院尚没有建立理事会制度，但是高州市却在这家医院的法人治理结构中率先探索了医院职工选举院长的新制度。实际上，这项探索正是在公立医院法人治理结构的核心，即建立员工参与的制度上，取得了重大的突破。

（三）公立医院人事管理制度的非行政化

实际上，所有事业单位改革所面临的一个共同的挑战，是如何将现行的事业单位人事管理制度转变为现代组织的人力资源管理制度，其核心就是任何公共服务机构拥有完全的人事自主权，并实行全员劳动合同制。公立医院的改革自然也不例外。所有公立医院应该拥有用工自主权，自主确定员工数量和结构，并实施全员劳动合同制。医院的职工数量、结构和用工期限取决于其业务需要，这又取决于其开展的业务种类、结构、水平和服务的患者数量。这是一个具有高度差异性的变量，没有统一的标准可言，它只能也只应该由医院的管理层来判断和确定；由政府行政主管部门按照某种僵化的规则确定医院职工编制的做法，显然不可能符合医院的实际需要。它只能造成医院需要的人才因为缺乏编制无法引入，而医院并不需要的人员因为占据了编制而不能辞退的局面。全国各地的实践表明，这样的制度安排显然不利于公立医院的发展，也不利于公立医院更好地服务于患者。这种制度安排的唯一作用就是增加了行政主管部门的权力，其后果就是强化了公立医院对行政主管部门的依赖。

高州市人民医院在这个方面是一个经典的例子。按照行政级别，高州市人民医院是一家县级公立医院（二甲），但其现有职工1400余名，已经大大超过行政主管部门确定的县级医院编制。然而，正是这1400多名员工，在服务高州城乡居民之余，还满足了来自全国23个省、38个县市以及某些境外患

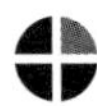

者的医疗需求，提供了令他们满意的、让他们支付得起的医疗服务。毫无疑问，如果高州市依然严格执行事业单位体制中人事编制管理制度，高州市人民医院绝对不可能取得今天的发展。因此，在很大程度上，高州市人民医院不仅是公立医院改革的一个典范，而且是事业单位人事制度改革的一个典范。

（四）公立医院薪酬制度的非行政化

实际上，薪酬制度是任何现代组织人力资源管理的一个组成部分。作为一个现代组织，公立医院也应该有权自主地确定职工收入水平和收入结构。这是公立医院人事制度改革的一个重要组成部分，也是所有事业单位人事制度改革的一个组成部分。目前，在全国各地流行的一种做法，是由卫生行政部门出面，在作为其行政下级的公立医疗机构中开展所谓“绩效工资制”，试图通过在计划经济时代屡试屡败的“评劳模、选先进、发奖金”的方式，来调动公立医疗机构职工（尤其是医护人员）的积极性，这岂非执迷不悟？马克思有句名言：“历史本身经常重演，第一次是悲剧，第二次就成为闹剧了。”这样的闹剧不应该在中国重现。

高州市的一位政府官员说得很好：“通过行政部门的绩效考评来保障医务人员的工作积极性是一个神话。”无论是中国的历史经验还是公共管理和组织行为学的理论分析都表明，由一个组织之外的政府行政部门来确定医务人员工资水平和工资结构，最终的结果只能是平均主义的大锅饭。其中的原因很简单，政府行政机构既没有持久的能力，也没有可持续的积极性来准确地考核分布在不同医疗机构之中众多医务人员的真实绩效，因此也就不可能制定出与绩效高度正相关从而能够激励医务人员努力工作的薪酬标准和薪酬结构。如果由政府行政机构来确定医务人员的薪酬水平和薪酬结构，它们只能按照一些可观察、可核查的标准，比如学历、工作年限、职称、岗位来确定工资水平和工资差异。这种薪酬水平及其结构和医务人员的绩效（亦即实际工作努力程度和贡献）相关性不大，从而无法有效激励医务人员努力工作，而且经常会导致“负激励”和“偏激励”。既然不管你工作努力与否、贡献是大是小，在既定的学历、职称、工作年限下拿既定的收入，又何必要努力工作呢？这就是所谓的“负激励”。既然收入高低取决于职称而不是工作努力程度和贡献大小，那对于很多人来说，最优选择就不是努力工作多做贡献，而是想方设法拿到更高的职称；既然职称高低取决于发表论文的数量以及相关主管部门的认可，那就多发论文并努力与主管部门和领导搞好关系。这就是所谓的“偏激励”。凡是在事业单位，包括公立学校和公立医院工作过的人，对这一套薪酬制度及其激励效果，都是再熟悉不过了。

而高州市人民医院之所以取得今天的成就，正是因为该医院完全自主确定员工薪酬水平和薪酬结构，从而建立了一套符合当地和本院实情的收入分配制度或薪酬激励制度。这样的薪酬制度不可能由政府行政部门制定出来，而是该院管理层在实践中逐步摸索、逐步完善形成的。目前，该院63个临床科室全部施行年薪制，进行动态评定，在收入分配上体现出向高技术、高责任、高风险的岗位倾斜。我们在调研中了解到，高州医院员工工资水平达到了当地公务员的3倍。该院医疗骨干的年收入水平在10万~50万元，和经济发达的珠三角地区水平持平。在吸引人才、培养人才和留住人才方面，该院还采取了一些其他激励措施，比如该院修建了占地3.9万平方米、拥有住房300多套、每套面积150~200平方米的大型专家村，无偿分给主治医生以上的医疗骨干居住。所有符合条件而又有需求的本院医务人员按照标准都可以获得其中一套住房，只需要交纳8万元押金，就可以无偿居住。若离开高州人民医院，医院全额退还8万元押金，同时收回住房。

还有一点非常值得强调的是：高州市人民医院在选用人才上注重实效，选任那些养得起、留得住、培养得好的人才，绝不只看学历、职称、资历。实际上，包括钟院长在内的医院骨干医务人员并没有高学历，他们中的许多人甚至只是赤脚医生出身。钟院长本是赤脚医生，“文化大革命”中读过社来社去的两年医学院。他们通过在职学习培训、到大医院进修、外请专家来院传帮带的办法，来掌握各种先进的诊疗技术和手术治疗方法。在业务技术的选择上，他们完全面向市场需求，并非简单地追求高精尖、为先进而先进，而是选择当地和周边患者数量众多的病症来开展业务培训、选择适用技术来开展业务，如心脏手术、肿瘤手术等，由此来获得让患者满意的医疗技术和医疗服务质量。实际上，只有在面向市场需要的情形下，各类组织才有可能制订出符合自身实际的经营战略，才能以多样化的方式注重人力资源管理的实效性。而在行政化的体制下，如温家宝总理所说，各类学校就会“千校一面”，各类公立医院也免不了“千院一面”，具体到人才引进上，自然就会只看学历、职称、资历。

如果有人认定政府行政部门有可能制定出具有良好激励效果的薪酬制度，

适合于一家家各具特色的医院，那么我们就没有理由认定政府行政部门不能对企业、学校、文化、体育等各类机构这样做；既然如此，所有组织的管理（其核心之一就是薪酬管理）就变得毫无必要了，所有组织的人力资源管理者就蜕变成行政化人事制度的执行者了。沿着这一思路，不但人力资源管理这一职业会消失，职业经理人这一职业会消失，甚至整个市场经济体系也完全没有必要了，所有高等院校中各类管理学院统统关门。既然行政部门能为所有企事业单位制定出良好的薪酬制度，企事业单位完全没必要去招聘管理者，只需一些办事员照章办事即可，所有人的积极性就能得到极大的调动，各项社会经济事业都会取得大的跃进。如果这样的美妙情景真能实现，我们何必要在三十多年前放弃计划经济体制？何必要进行这三十年的市场化改革呢？各类组织的管理者何必要去高等院校花大钱去接受各种各样的管理学培训呢？

（五）公立医院市场准入与发展的非行政化

公立医院必须有权自己来决定自身的发展规模和发展方向。与人事制度改革同样的道理，医院需要多大的门诊大楼和病房大楼，需要什么样的设备，需要安排多少病床，均取决于其业务需要。这同样是一个具有高度差异性的变量，应该由、也只能由医院的管理层来判断和确定。由政府行政部门按照某种僵化的规则，尤其是所谓的“行政级别”，来确定医院固定资产投资规模的做法，显然不可能适合一个个具体的、不同的公立医院的实际需要。它事实上束缚了公立医院的发展空间，也不利于各类医院更好地服务于患者。它唯一的作用同样是增加了行政主管部门的权力，强化了公立医院对行政主管部门的依赖。

高州市人民医院在这个方面同样是一个经典案例。作为一家县级二甲医院，按照相关政府部门确定的标准，其病床数不应该超过500张，建筑规模和设备拥有量也不应该达到今天这个规模。而高州人民医院现有病床2360张，大大超过行政主管部门所确定的县级医院规模。然而，我们在高州市人民医院看到的现实是，即使这2360张病床也不能满足患者的需要。我们在其心脏大楼看到，许多科室在走廊里加满了床位①，其实际病床数达到2800张

① 尽管我们访谈的四个楼层走廊中均加满了病床，但是明显看得出医院管理水平很高，病床密而不乱，地面整洁，空气清新。

左右。要知道，该院外地住院病人在50%左右，其中多为农民。这些外来的农民患者有些需要全额自费看病；即使能够回到当地从新农合报销一部分医药费用，报销比例也不足40%～50%。因此，我们显然无法用过度需求来解释高州市人民医院病人人满为患这种局面。

这里涉及公立医院改革与发展的一个大问题，那就是究竟应该由市场还是行政部门来决定医院的规模和技术水平？由政府行政部门来给公立医院确定行政级别是没有必要的，由政府行政部门来评定技术级别更是不合时宜的。高州市人民医院的实践证明，县级医院需要大发展而且也能够大发展。正如任玉岭同志所建议的，鉴于中国县一级人口较多，对医疗需求较大，不应该以行政化的方式限定县医院的级别和定位，更不应该对县医院的发展设置行政化的禁区。为了方便城乡居民就近看病，尽可能避免大病和重病患者长途跋涉和奔波，应该放手让县医院发展。例如，心血管病患者需要手术的有400万人以上，而目前能进行手术的却不到1%。如果按照规定只有省以上医院才能做心脏手术，同时省级医院住院费用高昂，广大农民就只能面对“看病难、看病贵”局面空发悲叹。高州市人民医院开展心脏手术业务，并且在规模和技术上达到了国内先进水平，是“违反”行政规定闯“禁区”的结果。该院的实践表明，政府行政部门人为限定医院技术级别的做法应该废除，设定县级医院业务种类禁区的做法也应该废除。要为县级医院发展提供足够充分的空间，使其能够开展更多的诊疗业务，这有助于有效解决县域居民，尤其是广大农民的“看病难、看病贵”问题。方便群众看病，新医改才算是成功。

针对医疗服务项目市场准入的监管，关键是建立医疗服务质量的规范，只要符合规范者就可以开业，与开业者所处地点、所拥有的行政级别毫无关系。从业者是否符合规范，应该由专业技术性组织加以认定，而政府可以通过法律授权特定的专业技术性组织加以认定。这才是医疗服务市场准入监管体制改革的方向，其实也是众多医疗机构和医务人员的共同呼声。在行政化的体制中，依据区域卫生规划和行政级别来确定市场准入的做法，尽管为卫生行政部门所钟爱，但事实上正是公立医院改革与发展的重大阻碍之一。

正如高州人民医院自己的总结材料中所讲的：“医院管理的专业性很强，管理者既要懂管理，也要精通专业技术，还要了解当地的医疗需求。政府对医院，要有一个宽松的政策，尽量减少干预，让医院根据本身的实际情况决定自己的发展方向和发展规模，唯有如此，医院才能可持续地健康发展。政

 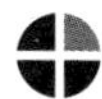

府的宽松政策，比资金投入更为重要，也更为迫切!”

城乡居民到县外高级别医院就医，一方面为城乡居民增添了沉重的经济负担，另一方面也是城镇职工医疗保险和城乡居民医疗保险（城镇居民医疗保险和新农合）的主要财务风险所在。高州人民医院的上述做法如果能够在全国推广开来，意义深远。如果县级医院能够开展绝大部分常见病诊疗业务，那么一方面，绝大多数病人可以留在当地就医，减少患者向大城市医院集中，既能提供病人满意的技术和服务，满足当地居民的绝大多数医疗需求，方便城乡居民尤其是农村居民；另一方面，还能够有效地控制医疗费用，提高城乡医疗保险的资金使用效率，降低城乡医疗保险的财务风险，提高城乡医保包括新农合参保者的补偿水平，有效降低其医疗负担。

如果政府担心全社会或者某局部地区出现医疗资源供给过度的情况，可以通过定期公布现有医疗资源存量和分布的办法，提醒现有的医疗机构和潜在的投资者。但是，到底需要多少医疗资源，最终还是由市场来决定，由具体的医院管理者和投资者来判断。政府行政部门没有能力、也没有积极性以负责任的方式做出正确判断。我们在很多地方都可以看到，基于某些考量，政府热衷于在某些公立医院增加投入，盖楼买设备，但最终却形成门可罗雀的局面。极为普遍的是，即便事后来看，政府做出了错误的判断，但是却没有任何人为此负责。如果推进公立医院的法人化，让其理事会负责战略管理，一旦其理事会以及院长在发展方向的选定上出现错误，那么理事会自然会出现调整，在战略上做出错误决策的主要负责人将受到某种程度的惩罚。实际上，通过理事会制度主导公立医院的战略决策，远比通过行政化的体制更具有灵活性，更容易调整。当然，任何制度都不可能杜绝战略决策的错误，但是法人化的新机制远比行政化的旧体制，更有利于公立医院在发现错误之后更快、更灵活地进行调整，因此也在宏观上更有利于公立医院的改革与发展。

四、结论：坚持管办分开和去行政化是“高州模式”可持续、可复制的关键

即便在没有政府资金支持的情形下，高州市人民医院秉承“一切为了群众看得起病、看得好病”的战略管理理念，投身于市场竞争，靠低廉的收费、适宜的技术、良好的服务，实现了自我发展。当公立医院改革在全国的试点

均由于所谓“政府补偿政策不落实”而步履蹒跚甚至一筹莫展的时候，“高州模式”告诉所有人，公立医院究竟能不能改革，改革之后有没有成效，同“政府补偿”的多寡没有关系。把政府财政当成聚宝盆，靠政府财政投入堆起来的“改革”，恰恰不具有可持续性和可复制性。打破束缚手脚的旧体制，让各类医院在市场的竞争中提升竞争力，这样的改革才具有高度的可持续性和可复制性。

“高州模式”的典型特征或经验，归结起来就是一句话：公立医院要管办分开，走向非行政化。行文至此，问题的答案也就显而易见了：管办分开了，“高州模式”完全可以持续，也完全可以复制，公立医院的改革马上可以在全国推展；管办不分开，高州市人民医院就只能是公立医院的一个异数、一个个案，难以复制。值得指出的是，正是因为茂名和高州各级政府部门包括卫生主管部门在一定程度上放弃了僵化的行政管理做法，给高州市人民医院提供了宽松的政策环境，在一定程度上赋予其用工自主权、收入分配自主权、自我发展自主权，并在其法人治理结构的形成上（尤其是在院长的遴选上）尊重医院职工的民主权利，才使得该医院发展到今天的规模和水平，取得今天这么大的成就。我们期待，当地各级政府继续秉承这一做法，给予其他公立医院同样的自由空间。我们相信，唯有如此，“高州模式”才能持续，才能复制。

公立医院的改革能否推进与政府补偿的多寡没有多大关系，这并不意味着政府不必在医疗卫生领域增加财政投入。政府增加投入是必要的，但更为重要的是建立新的机制，让来自老百姓、纳税人的钱以更有效率的方式花在老百姓身上。政府对公立医院的补偿政策的确应该落实，但必须以全新的机制来落实。根据新医改方案的精神，公共财政对公立医院的新补偿机制理应包括以下几个方面。

第一，根据政府财政收入增长状况，加大“补需方”的力度。政府通过公共财政投入机制的转变，促进城乡基本医疗保障体系的健全。这是“保基本”的根本之策。全民医疗保险的实现，恰恰就是医疗卫生事业公益性的体现。人人有了医疗保险，医药费用的风险能够得到有效的分摊，才是解决“看病贵”问题的真正药方。对于公立医疗机构来说，以合理的价格为民众提供性价比高的医药服务，并在此基础上实现一定的结余，方能促使它们走上良性循环的轨道，实现自我发展，最终以增进医药服务供给的方式来缓解

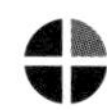

“看病难”。如果把公立医院的“公益性”理解为政府高额补贴、服务免费提供，在认识上是片面的，在实践中是不可持续的。

第二，坚决摈弃“养供方”的做法。很多公立医疗机构希望政府全额补偿其人力成本，也就是全额支付其职工工资，以此作为其放弃追求收入最大化的条件。然而，政府把职工工资全包下来，是否能创造出一种新的激励机制，促使公立医疗机构正常、合理地运作吗？并不一定。道理很简单，即便政府依照某种标准全额支付了公立医疗机构的职工工资，但在一般情况下，只要这份工资的水平不太高，没有人会满足于政府支付的工资，他们必然会想方设法地创收。简言之，创收是正常的，其实就是医疗机构收支有结余，关键在于让医疗机构以正常的方式创收，即通过为患者选择相对性价比高的服务路线（也就是合理规范的诊疗和用药方案）而获取更多的收入。这就需要建立新的机制。

第三，重视市场机制的作用。公立医疗机构是医药服务的提供者，从医药服务的提供上获取收入天经地义。为公立医疗机构支付医药服务费用的，除了患者的自付之外，主要是医保机构的支付。只要是医保机构的支付占据医药费用的大部分，即实现全民医保并逐步提高医疗保障水平，老百姓“看病贵”的难题就能得到解决。医保机构向医疗机构的支付，本质上是一种市场购买关系，即医保机构代表参保者的利益以团购的方式为参保者购买性价比高的医药服务。为了使自己的收入能够补偿成本，所有医疗机构，包括公立医疗机构，均必须提高自身的竞争力，方能从城乡医保机构中获得更多的团购款，也能相应地从患者那里获取一定的自付款。唯有确保医保机构团购医药服务的市场机制顺畅运行，公立医院实现公益性的新机制才能建立起来。

第四，促进公共财政的转型。除了“补需方”之外，公共财政维持一定水平的“补供方”是必要的。但是，“补供方”绝不能沿袭旧的“养供方”机制，而是应该遵循全新的机制，即政府购买服务。政府以“补供方”的形式向医疗机构购买医药服务的原则，应该是弥补市场不足、矫正市场失灵。在市场活跃、市场机制能够发挥作用的地方，尤其是在大中型城市主要提供非特殊性医药服务的公立医院，政府完全没有必要一味地“补供方”。新医改方案明确提出了调整补供方方向的原则，即向基层和农村倾斜，向公共卫生服务、特殊医疗服务（传染病、精神病、职业病等）和中医倾斜，并且保障公立医院退休人员的待遇等。只有依照这一新的原则通过“补供方”的方式来落实政府补偿政策，公立医院才能建立新的运行机制。如果依然让公共财政来补贴医疗机构的收支亏损，无论是何种名义，均同新机制的建立无关。

简而言之，“补需方”新原则的确立和“补供方”重点的调整，是新医改方案的新特色。李克强同志指出新医改的重点在于“保基本、强基层、建机制”。通过加大“补需方”的力度，让广大民众获得基本医疗保障，是为“保基本”；通过调整“补供方”的方向，放手让包括县医院在内的基层医疗机构大发展，是为“强基层”；通过公共财政的转型，促进医疗保险团购医药服务市场机制的形成与完善，是为“建机制”。所有这些改革的核心，可以概括为一个词，即“去行政化”。

温家宝同志提出的去行政化原则，已经为教育体制改革，尤其是各级公立学校特别是高等院校的改革，指明了方向。“高州模式”的经验告诉我们，在公立医院推进去行政化，给公立医院更多的自主权，就能使患者更满意。坚持去行政化的原则，公立医院的改革就能大踏步前进；阻碍去行政化的实现，公立医院改革必然会举步维艰。

新医改“四分开原则”的战略构想和政策组合[①]

2009年4月6日，《中共中央国务院关于深化医药卫生体制改革意见》（中发〔2009〕6号，以下简称“新医改方案”）公布，标志着新一轮医疗卫生体制改革（以下简称“新医改”）拉开了序幕。新医改方案将“四分开原则”，即“实行政事分开、管办分开、医药分开、营利性和非营利性分开”，列为新医改的“指导思想”。在关于公立医院改革的部分，《新医改方案》两次提到了“政事分开”和“管办分开”的原则：①从有利于强化公立医院公益性和政府有效监管出发，积极探索政事分开、管办分开的多种实现形式；②改革公立医院管理体制、运行机制和监管机制，积极探索政事分开、管办分开的有效形式。

“四分开原则”成为新医改的指导思想，并非《新医改方案》一蹴而就的结果。早在2007年10月，胡锦涛总书记就在中国共产党十七大报告中提出了“四分开原则”。如果去掉具有医疗行业特色的“医药分开”，那么“政事分开、管办分开、营利性和非营利性分开”这三项原则将成为整个公共服务体制改革的指导思想，也就是事业单位体制改革的总原则。

在我国，新医改是公共服务体制改革的一个重要组成部分，而公立医院改革则是事业单位的一个重要组成部分。新医改事关民生，是和谐社会建设的核心环节之一。因此，究竟能否落实“四分开原则”，不仅是新医改

① 本研究由中国经济体制改革研究会公共政策研究部承担，执笔人为余晖（中国社科院工业经济研究所研究员、中国经济体制改革研究会公共政策研究部主任）、顾昕（北大政府管理学院教授）。该研究成果已经提交国家医改办。

能否获得成功的根本保证，而且也对整个公共服务体系的改革具有标杆意义。

2011年，原计划在三年内加以实施的新医改已经进入了“收官阶段”。然而，通过广泛、深入的实地考察，我们发现，“四分开原则”的落实在各地都遇到各种各样的障碍。这些障碍，有些是出于思想认识问题，即一方面没有认识到“四分开原则”的战略意义，另一方面则对于“四分开原则”本身的内涵缺乏清晰的了解；有些则出于部门利益的纠结，即“四分开原则”的落实涉及众多政府部门权力的再分配和职能的再调整。在某种意义上，所有的改革都可以归结为政府改革。这就是说，在走向服务型政府的进程中，所有政府部门都难免经历权力再分配和职能再调整的艰难过程。

可以说，“四分开原则”的落实与否，标志着新医改的成功与否，而新医改的成功与否，则折射了公共服务和事业单位改革的大方向。本文旨在探讨“四分开原则”的落实之道，希望能为“十二五”期间的新医改提供一定的参考意见。

一、“政事分开”：公立医院法人化

“政事分开”，顾名思义，就是将政府与事业单位分开。在医疗卫生领域，“政事分开”原则的具体体现，就是应该将公立医疗卫生机构与政府部门分开，让公立医疗卫生机构成为独立的事业单位法人。因此，“政事分开”的另一种表述，就是“事业单位法人化”。

实际上，“政事分开”是事业单位改革的一项总原则，适用于所有不承担行政职能的事业单位。众所周知，在我国的法律制度中，有4种法人，即企业法人、机关法人、事业单位法人、社会团体法人。然而，在现实生活中，“事业单位行政化”却是一种常态。

事业单位行政化有两种表现形式：一是事业单位法人与行政单位法人不分，“事业单位”是一个庞大的概念范畴，包含了众多职能不一、形态不一的组织，其中也包括一些行使政府行政管理职能的机构，例如众多监管者，而在医疗卫生领域就包括卫生监督所；二是尽管在法律上包括公立医院在内的绝大多数事业单位都是法人，也有明确的法人代表，但在实际运行中，它们却不具备法人的一项重要法定要件，即《民法通则》第三十七条所规定的，

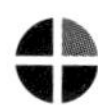

法人应“能够独立承担民事责任”。

第一种状态比较容易处理。既然“事业单位”这个概念下的组织比较庞杂，那么逐渐加以厘清即可，这就是在事业单位改革过程中所谓“分类管理”的含义。首先，我们要把承担政府行政管理职能的事业单位与承担公共服务的事业单位分开，让前者回归行政单位法人的行列，这是“政事分开”原则的第一层含义。在医疗领域，公立医疗机构都是承担公共服务的事业单位，不应该成为政府行政机构的一部分，这是显然的道理。当然，政府的某些行政管理的职能也可以授权给非行政单位法人来行使，例如，医师准入的监管由医师协会来行使。无论授权与否，以及授权给何种机构（法人），都不会也不应该妨碍我们在第一层意义上推进“政事分开”。

较为难以处理的是第二种状态，即很多事业单位法人并不是真正的法人。很多公立医疗机构，在实际的运营中，并不能独立地做出决策，因此也就无法依照法律的规定“能够独立承担民事责任”。例如，公立医院所使用的绝大多数药品，都必须经过相关政府机构主持的药品集中招标制度进行采购，当政府机构所“招”来的药品出现质量问题时，公立医院该不该、能不能独立承担民事责任呢？这样的问题在“齐二药”等事件凸显出来。

要打破事业单位法人实非法人的尴尬状态，最为要紧的就是进一步推进“事业单位法人化”。就医疗领域，正如新医改方案第八条中所写，必须“落实公立医院独立法人地位”，亦即公立医院法人化。需要说明的是，公立医院法人化（corporatization of public hospitals）不仅是中国医改的一个原则，而且在世界各国都是公立医院的大趋势。在很多国家与地区，公立医院都从政府的内部分支机构转型为独立的公立法人（public corporation）。值得注意的是，公立医院改革这一全球性的变革趋势在很多中国专家眼中遭到忽视，有很多原因，其中的一个在于很多专家将英文中的“法人化”错误地翻译为“公司化”，或把“公立法人”翻译为“公立公司”。其实，法人化的公立医院依然是非营利性的公共服务组织，并非一家国有公司。

作为一种制度变革，法人化的核心在于权力的界定与责任的厘清，尤其是厘清出资人（即政府）与法人化实体之间的法律责任。既然法人化的机构必须要能够独立地承担某些民事责任，那么它就应该拥有相应的决策权。只有界定了权力，厘清了责任，问责制才能建立起来。与法人化事业单位相比，现行的行政化事业单位制度最大的问题就在于问责制的含混不清。在行政化的公立医院体系中，作为出资人的政府，对公立医院拥有无限的权力，承担无限的责任；然而在实际运作中，什么事情都想管最终变成什么事情都管不好，什么责任都要揽常常变成什么责任都推诿。

政事分开原则的落实就意味着公立医院法人化，而公立医院法人化的关键在于法人治理结构的建立与完善。公立医院法人治理结构中最为核心的制度安排就是理事会制度，而对于相当一批具有一定规模的公立医院而言，监事会制度也是必需的。理事会拥有战略管理决策权、管理层任免权和制度建设权，当然理事们要为战略决策错误、管理层选任失误和制度失灵负责。管理层负责日常运营。监事会则负责对日常运营进行监督，并且要对监督不力承担责任。

公立医院是一种公立的非营利性组织。实际上，所有营利性组织的法人治理结构架构都大同小异，与营利性组织（即公司）的法人治理结构也非常类似。但是，有一点非常重要：营利性组织法人治理结构中的决策机构（即董事会或董事局）是由股东组成，多由股东代表大会选举产生；而非营利性组织的决策机构（即理事会）则由各种利益相关者组成，包括出资者，也包括组织的员工和该组织服务对象的代表。既然是公立医院，那么其理事会中一定有政府理事，代表政府参与该公立医院的战略管理。同时，公立医院服务对象代表，即所谓“公众理事”，也可以由政府进行选任。

关于理事会的构成（尤其是政府理事与公众理事的提名与任命制度）、理事会的职能（即战略管理）、理事会与管理层的关系（尤其是管理层中哪些成员要经过理事会的提名或批准）、监事会的组成、任命与问责制等，所有这些制度安排都可以在组织章程中加以确立，并且在必要的情况下加以修改。事实上，在很多国家，由于公立机构的数量不多，因此在法人化的过程中，立法部门几乎是对每一个机构制定一部特别法案，因此法人化的公立机构又被称为“法定机构”（statutory body）。例如，在中国香港，国人所熟知的香港大学、香港中文大学、医院管理局等，都是所谓的“法定机构”。在新加坡，公立大学和公立医院也都是“法定机构”。

当然，如果一个国家公立机构太多，那么立法部门对其法人化过程一个个加以“法定”，是不可能的。在这样的情况下，政府行政部门有必要制定专门的条例，甚至在某些情况下还有必要由立法部门制定专门的法律，确定公立法人机构建立与运行的一整套游戏规则。

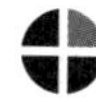

二、“管办分开”原则的落实：把公立医院所有者和监管者分开

“管办分开”原则的提出，理应是“政事分开”原则的逻辑性延伸，目的是进一步厘清公立医院与政府机构的关系。然而，对于“管办分开”原则的落实情况，在新医改实践中呈现三种情形：视而不见；扭曲变形；蹒跚而行。

在一些相关的医改配套文件中经常可以见到第一种情形，即对如何落实“管办分开”的原则要么不置一词，要么笼统提及。在“视而不见”的背后则是对这一原则的质疑。很自然，质疑的声音绝大多数来自卫生行政部门。事实上，在我们进行新医改实地调研的过程中，无处无地、无时无刻没有来自卫生行政部门对“管办分开”原则的质疑之声。

第二种情形来自对“管办分开”原则的一种特有解释，即所有公立医疗机构的兴办者应该与医疗机构脱离关系，然后让卫生行政部门成为所有医疗机构的管理者，即所谓“卫生行政部门成为全行业的管理者”。换言之，让卫生行政部门成为所有公立医疗机构的上级主管部门。这种解释在字面上可以说通，但是却和“政事分开”的原则相抵触。很显然，如此一来，公立医疗机构就成为卫生行政部门的下属机构，而卫生行政部门就成为所有公立医疗机构的“总院长”了。在这样的情形下，政府机构与事业单位岂不是合并在一起了吗?

第三种情形来自对“管办分开”原则的另一种解释，即所有公立医疗机构的兴办者应该与监管者脱离上下级行政隶属关系。应该说，这种解释已经获得了大多数人的认可，即便很多人不赞成这样做。鉴于中国在很长一段时间内难以发展出“第三方监管”的体系，因此让卫生行政部门成为全行业的监管者，势在必行。监管者与行政管理者（俗称“上级”或“主管部门”）应该分开，否则就会导致裁判员与领队不分的混乱局面，这样的道理不证自明。可是，受到计划经济中行政化体制的影响，政府依然处在转型之中，在很多领域，它既是赛事游戏规则的制定者、组织者和裁判员，也是赛事参与者的领队和教练。因此，监管与行政管理不分的情形比比皆是。尤其是在现行的事业单位体制中，这种裁判员与领队不分的局面，也就是管办不分的格局，难以动摇。这样的格局不仅阻碍了公立医疗机构的发展，实际上也是阻碍民营医疗机构壮大的根本性制度因素之一。因此，如果不厉行监管者与行政管理者分开这种意义上的“管办分开”，中国医疗服务体系的改革与发展将遥遥无期。

然而，卫生行政部门究竟应该成为医疗事业全行业的“监管者”还是“管理者”，这一字之差却没有在任何正式的政府文件中加以澄清，导致在认识上和实践中的混乱迟迟无法得以纠正。因此，在全国很多地方，尽管都在这个意义上开始推进“管办分开”，但却都处在蹒跚而行的状态。

在探索“管办分开”的有效形式上，2010 年 2 月 21 日由卫生部等 8 部门发布了《关于公立医院改革试点的指导意见》，规定“有条件的地区可以设立专门的机构，负责公立医院的资产管理、财务监管和医院主要负责人的聘任，建立协调、统一、高效的公立医院管理体制”，这其实已经为现行的以“管办合一”为特征的医疗服务体制的去行政化指明了一个大方向，即建立专门的公立医院管理机构，行使政府办医职能，同时厘清卫生行政部门作为医疗卫生事业全行业监管者的职能。

在 16 个国家级公立医院改革试点城市制定的实施方案中，我们看到，13 个城市准备建立专门的公立医院管理机构。在这些城市中，对该机构的行政归属问题呈现出两条不同的路径：一是建立独立于卫生行政部门之外的公立医院管理机构，由财政部门、国资委或当地人民政府直接管辖，以此将卫生行政部门对公立医院的监管权与经营权分离，即所谓“管办分开又分家”模式；二是卫生行政部门在其内部建立公立医院管理机构，继续代表政府履行出资人资格，以期通过完善内部职能划分来实现管办分开，即所谓“管办分开不分家”模式。

对于这两种管办分开的具体路径，首先应该允许探索。尤其是对“管办分开又分家”模式更应该允许探索。事实上，有些城市，包括一些没有列入国家级试点名单的城市（例如无锡、成都以及北京市海淀区），“管办分开又分家”的模式已经探索有数年，运行平稳，并没有出现卫生行政部门所担心的医疗领域“天下大乱”的局面。“管办分开”在落实过程中蹒跚而行，在一定程度上，源自卫生行政部门上上下下对“管办分开不分家”模式的质疑甚至杯葛。

至于“管办分开不分家”的模式，实质上是将原卫生行政部门所属的医

 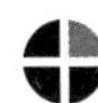

政机构一分为二，一部分行使监管者的职责，另一部分行使所有者的职责。从形式上将公立医院的裁判员与其领队，从原来的一个人变成了兄弟，这种“兄弟不分家”的制度格局究竟能真正推进“管办分开”，还是导致新瓶装旧酒的局面，还需要观察。而且，卫生行政部门的一个下属机构能不能行使公立医疗机构所有者的职能，也有待观察。

三、“事企分开”：促进非营利性医疗机构发展的公共政策

如何落实营利性和非营利性分开的原则，就是把事业单位与企业单位分开的问题，又称“事企分开”。我国很多事业单位，名义上是“事业单位”，实际上实行“企业化管理”。对于这样的事业单位，厉行“事企分开”，让它们回归企业法人，理应是顺理成章之事。如此简明之事之所以难以推进，在于事业单位体系附着了一些利益，让这些“事业单位”的所有职工都难以割舍。简而言之，“企业化管理的事业单位”既想获得企业的好处，又能保有事业单位的利益。

医疗服务是一个具有高度竞争性的服务领域，也是一个具有高度外部性的服务领域，因此基本的医疗服务常常被视为一种公共服务。因此，政府兴办营利性组织来为民众提供基本医疗服务是令人匪夷所思的。事实上，没有一个国家和地区由政府建立国有企业为民众提供基本医疗服务。公立医疗机构只能也应该是非营利性的。

由于医疗服务所具有的某些特性，尤其是其严重的信息不对称性，具有非营利性特征的组织能在患者（老百姓）的心目中具有一定的比较优势。无论是公立的还是民营的，所有非营利性组织的共同特征就是其创办者不能获得分红，也不能拥有对组织资产的所有权。尽管非营利组织的运营可以有结余，但是其创办者不能从中牟利，正是这种组织特性很有可能让其消费者相信服务提供者不会利用其信息优势谋取私利。

然而，非营利组织的创办者不能从该组织中获得分红，也不能拥有对组织资产的所有权，并不意味着组织的实际管理者以及相关成员不会从其实际运营中谋取不当利益。因此，作为公共利益的捍卫者，政府理应扮演监管者的角色，对所有非营利性组织实施严格的规范。规范对非营利性医疗机构的

监管，无论是公立的还是民办的，关键点在于：①对盈余非分红制度执行情况的监管；②财务与运营信息披露制度的建立。值得一提的是，信息披露制度的建立对于确保所有非营利组织的公益性具有莫大的促进作用。事实上，在这一制度比较健全的国家，相当一些专业性的非营利性组织涌现出来，专门收集并分析公立机构与民办非营利组织的信息，为公众和政府提供各种研究报告，从而有力地促进了政府监管与社会监督。对于确保公立医疗机构的公益性来说，建立并完善信息披露制度远比自上而下的行政检查制度更加有效。众所周知，行政检查制度通常的实际结果就是形式主义泛滥。

同时，为了促进非营利性医院的发展，政府也有必要强化对非营利性医院的支持。政府支持的具体措施包括：①税收政策优惠；②政府购买服务。值得注意的是，无论是税收政策的优惠还是政府购买服务的安排，政府应该对公立与民办的非营利组织一视同仁。在医疗领域，我国政府在税收优惠政策上的确基本上做到了对公立医疗机构和民办非营利性医疗机构的一视同仁，但是在政府购买服务的安排上则远非如此。实际上，在大多数地方，政府对公立医疗机构下拨了各种各样的财政补贴，有些是源自计划经济时代的遗产（即所谓“事业费”），有些则有了新的名目（例如，“专项补助”、“专项发展基金”等）。至于说民办非营利性医疗机构，在绝大多数情况下，尽管也能提供政府所规定的服务，甚至是公共卫生服务，但对于政府补贴只能是望而兴叹。

总而言之，公共监管与政策支持对于公立医疗机构和民办非营利性医院的发展，是不可或缺的两条腿。

四、启动管制改革与完善全民医保：渐进主义的医药分开之路

“以药养医”的现象是我国医疗体制重重弊端的一种体现。推进医药分开，终结“以药养医”，已经成为医疗体制改革的目标之一。

“以药养医”是中国医疗体制中的一个毒瘤，它根源于两项不当的政府管制：一是政府对医疗服务实施严格的低价管制，医生们被迫从职业行医者转型成为职业卖药者；二是政府对于公立医疗机构的药品出售设置了利润率管制，即通称的“药品加成政策”，目前设定的最高加成率为15%。如此一来，

在其他条件大体相同的情况下，公立医院自然倾向于采购价格偏贵的药品。药品进价越高、售药越多，医院收入越多。一方面，公立医院倾向于多开药，而在很多情况下以减少用药量为特征的合理用药只能降低医疗机构的收入；另一方面，公立医院倾向于进贵药、开贵药，在15%的加成管制下至少获取更多账面上的收入，同时再向医药公司争取更多的服务、返利、返点，在某些情况下演变成赤裸裸的商业贿赂（回扣）。

只要这两种管制依然同时发挥作用，所有试图降低药品费用的行政干预措施最终都会失灵。发改委无数次降低药价，但是公立医院只要降低降价药的使用量，降价药销售便出现问题，降低政策也就失去其预期的效果。各地政府主持药品集中招标，但来自公立医院的评选专家显然不会让所有药品的价格都大幅度普降，于是平均中标价固然能降下来，可是公立医院在实际“勾标”时，完全可以让“高价标上量”、“低价标流标”。简言之，正是药品加成管制，让公立医院倾向于极少使用低价药品，而制药企业既然无法薄利多销，也就只能停产低价药品。

在政府管制不改变的情况下，强行推进公立医疗机构的医药分开没有任何可行性。由于对医疗服务实行低价管制，绝大多数公立医疗机构的医疗服务均处于收不抵支的状态，因此药品加成是维持公立医疗机构正常运营不可替代的收入来源。医药分开是国际上通行的一种实践，也是我国传统中医的一种通行实践，即普通门诊服务与门诊用药是分开的。中国古代的郎中在望闻问切之后开了方子就收银子，而现代世界的医生问诊看病之后就开处方，患者手持药方或处方到品牌药店去买药。可是，由于对医疗服务尤其是普通门诊服务实施低价管制，公立医疗机构的医生单靠开处方根本不可能养活自己。如果维持医疗服务低价管制不变，在公立医疗机构门诊实行医药分开，将会天下大乱。

对公立医疗机构实行“药品零差率”，也就是维持药品加成管制，但将受到管制的加成率从15%变为0，也不会带来好的结果。公立医疗机构的药品加成收入不仅没有了，而且还会因为必定会存在的一定的药品损耗而得不偿失，这样政府必须设法从其他渠道为公立医疗机构补偿药品加成的损失。无论是通过财政渠道还是医保基金加以补偿，如果补偿金额与药品加成损失挂钩，那么公立医疗机构“以药养医”的制度格局没有发生任何改变，照样会多开药、开贵药；如果补偿金额与药品加成损失不挂钩，甚至对公立医疗机构实施财务上的“收支两条线”管理，那么公立医疗机构的积极性如何调动起来又将成为新的挑战。事实上，在某些试行了“收支两条线”管理的地方，无一例外地出现了如何调动积极性的“新的挑战”，这是当地卫生行政部门都承认并感到十分头疼的问题。有些地方甚至专门拨出研究经费，要求专家们帮助它们应对这些“新的挑战”，解决这些“新的问题”。

实际上，无论是“以药养医”的终结还是“医药分开”的推进，都可以采取一种渐进主义的思路加以解决。这一思路由两组配套政策组成：一是政府管制改革；二是医保付费改革。

政府管制改革是治标之策，改革原则是政府维持药品的最高零售限价管制，但解除药品加成管制。具体的做法如下。

（1）让非营利性医疗机构（公立＋民办）以各省药品集中招标的中标价作为销售最高限价。

（2）允许医疗机构在中标目录的范围内自主与医药企业展开谈判，自主采购。

（3）允许医疗机构自主确定药品加成率，只要最终销售价格不超过中标价即可。

（4）鼓励企业或非营利性组织为医疗机构提供药品集中询价和采购服务。

这套政策组合目前仅在极少数地方进行探索，效果良好，但其重要性尚未得到充分的认识。这一政策组合有以下六点好处：

（1）药品价格普降：纳入各省集中招标的所有药品（无论是基本药物还是非基本药物），其销售价格均普降至少13%，即公立医院销售药品无须在中标价的基础上加价15%。

（2）提高医疗机构的积极性：所有医疗机构可以通过自主的努力，以合理合法、公开透明的方式从医药流通环节中获取更多收入，因为，众所周知，很多药品的市场批发价与中标价之间存在很大的价差。

（3）商业贿赂不治而愈：药品购销差额是属于医疗机构所有员工的收入；如果负责药品询价、采购的工作人员不认真“砍价”并企图暗中“吃回扣”，他们将遭到其同事和管理者的有力督察。

（4）提高医药流通产业集中度：配送效率低下导致药品市场批发价虚高的企业自然会遭到淘汰。

（5）遍行神州：这套政策不需要公共财政出一分钱，因此可以在极短的

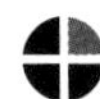

时间内在全国各地推行。

（6）促进药品集中招标制度改革：注重药品性价比的医疗机构将积极参与药品集中招标，并挤干药品流通领域的“水分”。

医保付费改革是治本之策。全民医保的实现可以将民众看病治病的钱汇集到医保机构，医保机构因此可以从“被动的埋单者”转型为“主动的团购者”，即通过各种“打包付费”的方式代表参保者向医疗机构集团购买医药服务。

新医改方案第十二条明确提出：“强化医疗保障对医疗服务的监控作用，完善支付制度，积极探索实行按人头付费、按病种付费、总额预付等方式，建立激励与惩戒并重的有效约束机制。”这里提到的若干种新付费方式，其共同的特点就是“打包付费”，只不过“打包”的依据不一而已。

只要采用“打包付费”的方式，医疗机构超支自理、结余归己，它们自然不会“多开药”、“开贵药”，同时必定会有极大的积极性关注诊疗和用药方案的性价比。唯有如此，医疗机构才会自觉自愿、自然而然、积极主动地采购并且使用疗效相对较高、价格相对便宜的药品。当然，新医保付费方式多种多样，有利有弊，如何组合起来针对不同的医疗服务加以使用，并且如何确保医疗机构保障医疗服务的质量，这首先需要医保机构走向专业化，其次需要医保机构与医疗机构建立谈判机制，通过契约化的方式，不断调整各自的行为，从而为参保者提供性价比高的医药服务。

需要说明的是，医保付费改革是全球性医改的主轴之一。在中国，主管城镇基本医疗保险的人力资源和社会保障部和主管新型农村合作医疗的卫生部已经启动了医保付费改革。随着医保付费改革的推进以及公立医疗机构法人化的落实，医疗机构将拥有支配运营收入（将主要来自医保机构的支付）的自主权。在这样的情况下，医疗机构不必依赖药品收入维持正常的运营，医药分开自然也就水到渠成了。

五、落实“四分开原则”的政策组合

要落实“四分开原则”，以下四组公共政策亟待出台。

第一组：落实政事分开的原则，推进公立医院法人化。

（1）所有公立医院都要建立理事会，规模较大的公立医院同时设立监事会。

（2）理事会由利益相关者组成，包括政府理事、公众理事、员工理事。

（3）理事会负责战略管理，包括制订医院章程、选聘院长及管理层、建立各种规章制度、做出重大决策。

（4）政府通过行政法规或政府文件的方式，确立公立医院理事会与监事会的职责以及游戏规则。

第二组：落实“管办分开”的原则，把公立医院所有者和监管者分开。

（1）建立专门的政府办医机构，与卫生行政部门平行。

（2）落实政府办医机构的资产管理以及选任公立医院政府理事的职责。

（3）落实卫生行政部门作为所有医疗机构监管者的职责。

第三组：落实“营利性和非营利性分开”的原则，促进民办非营利性医院的发展。

（1）规范非营利性医院的监管，重点在于监管盈余非分红制度的执行情况和建立财务与运营信息披露制度。

（2）巩固对非营利性医院的税收政策优惠政策。

（3）建立政府购买服务新机制，确保政府购买服务对公立与民办非营利性医疗机构一视同仁。

第四组：落实医药分开的原则，走渐进主义之路。

（1）让非营利性医疗机构（公立＋民办）以各省药品集中招标的中标价作为销售最高限价。

（2）落实差别加价率政策：允许医疗机构在中标药品目录的范围内自主与医药企业展开谈判，自主采购，自主决定加价率。

（3）推进医保付费改革，在医疗机构中建立追求诊疗方案与用药方案性价比的激励机制。

（4）落实医疗机构支配运营收入（主要是来自医保机构的支付）的自主权。

（5）促进市场化的药品集中询价与集中采购。

三年医改的政策得失及近期改革建议[①]

时至今日，以“保基本、强基层、建机制”为实施方针的三年医改已进入“收官”阶段。回顾和总结医改政策执行的效果，分析改革的得失，无疑是党和政府以及包括患者和医务人员在内的社会各界尤为关注的焦点。

笔者以及笔者所领导的医改研究团队，在有关政府部门的大力支持下，六年来一直积极不懈地参与医改政策的制定和政策执行效果的评估，调研范围扩及东中西部近20个省（市、区）的城市和乡村，撰写了大量的政策调研报告和政策建议（见附件清单）。基于此，我们有责任对近三年来医改政策执行的阶段性得失情况做一个简要的分析，并对接下来半年“收官”阶段的医改政策调整提出一些具体的建议。

一、新医改政策执行之阶段性得失

（一）“保基本”成果显著

基本医疗保障体系和公共卫生服务投入机制已经基本上成型。覆盖面稳步拓展，筹资水平稳步提高，医保保障范围逐步扩大，医保支付水平稳步提高，初步缓解了城乡居民看病贵的问题。

在这一方面，未来的工作重心在于巩固。目前，在某些地方，基本医疗保障体系的保障范围之广和保障水平之高，客观上压缩了商业医疗保险的发

① 本文作者为顾昕、余晖。顾昕，北京大学政府管理学院教授；余晖，中国社科院工业经济研究所研究员。本文已经发表在中国社会科学院要报《领导参阅》2011第30期（2011年10月25日）。

展空间，不利于多元化、多层次医疗保障体系的建设，不利于我国医疗保障体系的可持续性发展。

同时，在“保基本”方面如何突破医保碎片化的格局，亟待积极探索。一是医保的城乡一体化，这不仅涉及人保部和卫生部两部门的机构协调，也涉及城镇医保和新农合的制度协调问题；二是医保统筹层次提高的问题，这不仅涉及医保基金抗风险能力的提升，而且也涉及参保人异地就医的待遇保障问题。

（二）“强基层”有失平衡

政府在“硬件”投入上的增长提升了基层医疗机构的服务能力，但是“软件”出现问题，即由于推出一系列设计不当的政策，导致基层医疗机构面临“外强中干”的危险。

“强基层”遭遇的首要挑战就是现行的基本药物制度。在全国范围内强行推行以“药品零差率”和“收支两条线”为核心内容的基本药物制度，导致基层医疗机构用药品种减少，基层医疗卫生技术人员的积极性明显下降，从而使大量患者回流到二、三级公立医院就诊求医。

同时，“基本药物制度”的实施，还对基本医疗保障体系的门诊统筹工作造成了障碍。由于“基本药物制度”大大限制了基层医疗机构的药品使用范围，医保甲类药品目录中大量安全、有效、价廉的“非基本”药品在基层医疗机构无法使用，门诊统筹中的慢性病管理和康复由于药品使用范围的限制而无法在基层落实，医保新付费机制的改革也由于“收支两条线”的实施而在基层失效。

（三）“建机制”最为不显

在“保基本”和“强基层”方面出现的问题，实际上都与“建机制”的不彰有关。

首先，公立医院改革尚在去行政化和再行政化之间摇摆，“四分开原则”尤其是“管办分开”和“政事分开”的原则难以推进；其次，多元化办医和社会资本进入医疗领域的进展十分缓慢；最后，医保付费改革的起步不稳，医保机构与医疗机构，尤其是公立医院之间制度化的谈判机制尚未普遍建立。

综上所述，新医改这三年工作的显著成就体现在政府投入的增加，从而

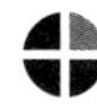

提升了基本医疗保障体系的保障能力和基层医疗机构的服务能力。然而，在“建机制”方面取得的实质性进展不多，阻碍了“保基本”的巩固和“强基层”的落实。其结果就是伴随政府财政的大量投入，老百姓切身体会到新医改的好处却不够多，“看病难”的问题没有得到显著的缓解。

二、近期政策调整建议

鉴于离“收官期”只有大约半年的时间，在此我们对于涉及面较广的改革举措暂且搁置，只就一些在短期内最重要但可立竿见影的政策调整给出建议。

（一）改革政府管制措施，降低公立医院的药价

公立医院药价虚高是一个社会反响很大的问题。如果能在短期内让公立医院的所有药品价格实现普降，人民群众才会对新医改的成效有实实在在的感受。要让公立医院基本医保目录内药品的价格普降，实际上并不困难，只要推进以下政策组合即可。

（1）要求公立医院以各省药品集中招标的中标价作为最高销售价。

（2）允许公立医院在中标药品目录的范围内自主与医药企业展开谈判，自主采购。

（3）允许公立医院在中标价之下自主确定药品加成率，药品加成收入由医院自主支配。

这一政策组合至少有以下三点好处。

（1）药品价格普降。纳入各省集中招标的所有药品（无论是基本药物还是非基本药物），无论是什么品规，其最后的销售价格均能普降至少13%（现在，公立医院的药价是在中标价基础上加价15%；如果公立医院只能依照中标价销售，那么倒过来计算，则是大约降价13%）。

（2）提高医疗机构的积极性。所有医疗机构可以合理合法、公开透明的方式从医药流通环节中获取更多收入，因为很多药品的市场批发价与中标价之间存在很大的价差。由此，医疗机构有动力去选择性能价格比最优的药品，而非选择那些贴近招标价的药品以获取最大限度的加成收入。这对患者和医保基金都有好处。

（3）短期内遍行全国。这套政策不需要公共财政出一分钱，因此可以在极短的时间内在全国各地推行。医疗机构也不会因为所谓“政府补偿不足”和“收支两条线管理”而丧失积极性。

（二）将基本药物纳入城乡基本医疗保障体系

基本药物制度应该立即进行调整，否则其不利后果将日益凸显。

只要基本药物制度的实施与城乡医保的门诊统筹结合起来，其不利后果就会消失。要做到这一点，十分简单。基本药物已经纳入城镇医保和新农合的药品目录，只需将参保者在门诊统筹中使用基本药物的报销比例大幅提高（例如达到90%），并辅之以上述采购政策，基层公立医疗机构就没有必要实施“零差率”销售政策。

（三）通过医保付费改革推动公立医院（包括县级公立医院）的改革

公立医院改革迟缓的原因，并非政府投入不足，而是缺乏有利的推动力。这一推动力在目前以及今后较长时期内，“管办分开”、“政事分开”较难推进的情况下，只能来自加快医保付费改革。

如果医保支付成为医疗机构收入的主要来源，而且医保机构（包括新农合）厉行医保付费改革，那么就可以产生倒逼医疗机构改革的强大动力。

医保付费改革的核心就是用各种“打包付费”的组合来代替原来占绝主导地位的按项目付费制度。实行“打包付费”之后，医疗机构“超支自理、结余归己”，自然就会产生自发性动力，节省费用，尤其是减少药品滥用的情形。根据不同的“打包”依据，新付费机制包括按人头付费、按服务人次付费、按病种付费、总额预付等。这些改革内容其实都已经写进了2009 年的新医改方案，眼下最紧急的是要求医保机构加快速度设计和推行新的付费改革。

附录　笔者主持和参与之医改政策研究报告清单（部分）

1.《新医改八家方案评述》(2007. 11)。

2.《关于本轮医改若干重大问题的政策建议》(2008. 10)。

3.《基本药物制度的战略选择》(2008. 11)。

4.《从管办分离到大部制》(2008. 11)。

5.《全民医保的制度建设》(2009. 11)。

6.《地方医改政策综合评述》(2010. 06)。

7.《去行政化与高州人民医院模式的可复制性》(2010. 08)。

8.《"湛江模式"的启示：社会医疗保险与商业保险的合作伙伴关系》(2010. 09)。

9.《神木医改神在何处》(2010. 12)。

10.《北京市医药服务产业改革与发展研究》(2011. 01)。

11.《亚行财政投入基层医疗卫生宏观报告》(2011. 04)。

12.《亚行财政投入基层医疗卫生效果评估报告》(铁岭昌图县)(2011. 05)。

13.《国家级公立医院改革试点城市调研阶段报告》(2011. 05)。

14.《建立新机制：去行政化与县级公立医院的改革》(2011. 05)。

15.《美国公立医院中的政府投入》(2011. 06)。

16.《全民医保与公立医院中的政府投入：英、德、加经验研究》(2011. 06)。

17.《亚行财政投入基层医疗卫生效果评估报告》(神木、沭阳、子长、芜湖、昌图五县案例)(2011. 08)。

走向全民健康保险：医疗保障制度转型与社会经济协同发展[①]

中国的医疗保障体系经历了长期而艰苦的渐进型改革，形成了以社会医疗保险为主，医疗救助、公费医疗和商业健康保险为辅的制度架构。今天，绝大多数中国公民有了某种形式和某种程度的医疗保障，全民医保的时代已经到来。但是，随着新医改的推进，医疗保障体系中原有的“碎片化”现象不但没有消除，反而由于制度变革中必然蕴含的“路径依赖”问题，导致医疗保障体系内部的若干制度安排之间出现了不协调。这些问题的存在，不仅不利于医疗保障事业的发展，而且还对整个社会发展（或民生促进）事业带来消极的影响。

因此，中国医疗保障体系亟待进一步转型。转型的方向，就是将现有的基本医疗保障体系从分散化、碎片化的社会医疗保险制度，改造为集中化、一体化的社会医疗保险制度，即全民健康保险（National Health Insurance，以下简称“全民健保”）。作为社会医疗保险的一种运作模式，全民健保制度具有筹资与支付水平公平、支付服务集中、待遇可携带可漫游的特点。

实际上，中国现行的基本医疗保障体系中，已经蕴含着全民健保的某些制度要素，因此走向全民健保依然保留在渐进主义的轨道之上，制度转型的阻力和障碍比较少。更为重要的是，这一转型是发展型社会政策的完美体现，

① 本文作者为中国经济体制改革研究会公共政策研究中心新医改课题组，执笔人顾昕、余晖。顾昕，北京大学政府管理学院教授，中国经济体制改革研究会公共政策研究中心首席社会政策专家；余晖，中国社会科学院工业经济研究所研究员，中国经济体制改革研究会公共政策研究中心主任。

 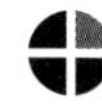

具有同时促进经济增长和社会发展的双重功效。从短期来看，推进全民健保实际上是一种简单易行而又可持续的大减税计划，可以立竿见影地促进经济增长，并且有助于经济增长模式的转变；从长远来看，全民健保制度的建立，标志着“社会性基础设施”（social infrastructure）的建设又迈上了一个新的台阶，这必将为中国重建福利国家奠定一个良好的基础。

一、医疗保障制度“碎片化”及其挑战

中国现行的医疗保障体系由四个部分组成：①基本医疗保障制度；②医疗救助制度；③公费医疗制度；④民营健康保险。其中，基本医疗保障体系是主干，它由三大社会医疗保险制度所组成，即城镇职工基本医疗保险（以下简称“城镇职工医保”）、城镇居民基本医疗保险（以下简称“城镇居民医保”）、新型农村合作医疗（以下简称“新农合”）。

到2010年年底，我国基本医疗保障体系的参保者达到13.4亿人，占中国总人口的94.7%。其他三个制度扮演补充性的角色，其中医疗救助制度的功能是为城乡贫困人群支付参保费，使他们能被基本医疗保障体系所覆盖，同时还为他们提供“二次医疗救助”，即报销一部分基本医疗保障体系不能支付的医药费用。

公费医疗制度的受益人是一部分公务员和事业单位“编制内职工”，这一制度在全国许多地方正在并入城镇职工医保，因此其受益者人群的规模正在大幅度缩减，估计不足1350万人，不到全国总人口的1%，但其所耗费的财政资金却相当可观，2010年达567.4亿元，占政府预算内卫生支出的9.9%，并因此被社会各界严重诟病。

总体上，民营健康保险在中国尚未得到应有的发展：一方面，民营非营利性医疗保险基本上尚未出现，其发展甚至没有提上公共政策的议事日程；另一方面，商业健康保险也由于种种原因尚不发达，其理赔支出在医疗费用中的比重很低，长期以来不足5%。

从制度变革的角度来看，基本医疗保障体系的建立采取了渐进增量主义的路径，即在原有城镇职工医保和新农合的基础上，新增了城镇居民医保。由于制度变革具有路径依赖的特性，基本医疗保障体系中的三个社会医疗保险在制度框架上有很大的不同。因此，到今天，基本医疗保障体系在健全之

路上已经发生了很多问题，有些属于旧制度本身滋生出来的问题，有些则属于新制度与旧制度之间的磨合与冲突。

这些问题大体可以归为以下三类：

第一类属于城镇职工医保自身的问题，如个人账户存在的必要性、基金大量结余并在医药费用不断上涨的形势下不断贬值、参保者免予继续缴费所需的累计缴费年限争议、参保者迁移后医保关系的转移接续等。

第二类属于三种医疗保险都会面临的共同问题，如筹资水平和保障水平的地区差别巨大、统筹层次都过低而统筹层次提高的步调存在巨大的地区间差异、参保者异地就医的医疗保障存在漏洞等。

第三类涉及三种社会医疗保险之间关系的问题，如城镇职工医保和另两种医疗保险的筹资模式存在巨大的差别、三种医疗保险缴费水平和待遇水平的不一、城镇职工医保随着城镇居民医保待遇水平的提高而日益面临逆向选择、三种医疗保险能否城乡一体化等。

概括起来，这些问题产生的根源在于，中国医疗保障体系作为一个整体，尤其是其主干基本医疗保障体系，存在着严重的“碎片化”现象。

所有这些问题的出现，为中国医疗保障事业的进一步发展，提出了严峻的挑战。目前，无论是各级政府还是社会舆论，对于这些问题的反应以及提出的解决方案或采取的缓解措施，基本上都是支离破碎的，缺乏全局性的、战略性的、前瞻性的考量。

因此，为了应对碎片化所带来的挑战，中国医疗保障体系亟待进一步改革。改革的方向就是走向全民健康保险制度。

二、走向全民健康保险

全民健康保险（National Health Insurance），简称“全民健保”，是在世界上很多国家和地区通行的一种医疗保障制度，其特色有两点：一是通过专项税收或健保费筹资；二是在一定区域内实行集中化、一体化的医疗服务购买。因此，在有关医疗政策的国际文献中，全民健康保险又被统称为“集中化的社会医疗保险”，而不同人群参加不同社会医疗保险的制度则被称为“分散化的社会医疗保险”。

如果中国走向全民健保，不仅医疗保障体系中出现的很多问题可以迎刃

 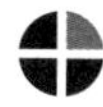

而解，从而具有健全中国医疗保障体系的长远性战略这样的益处，而且还能在短期内提高国民现金收入水平，促进国内消费，有助于中国渡过暂时的经济困境，并促进经济发展模式的转型。

在考察全民健保的战略意义之前，我们首先勾画出这一制度的三大框架性要素：①公共财政主导筹资；②保险机构购买医疗服务；③医疗服务走向多元竞争的格局。鉴于医疗服务供方多元竞争格局的形成亦是现行全民医疗保险制度正常运转的支撑条件，也是新医改供方改革业已确定的方向，对此笔者已经多次撰文详述，因此本文不再赘述。本文的重点放在前两个制度性框架。

（一）公共财政主导全民健保的筹资

全民健保的筹资模式非常简单，由参保者缴费和公共财政补贴两部分组成。这同城镇居民医保和新农合的筹资模式一样。因此，全民健保的建立，意味着废除城镇职工医保，即废除由单位和职工缴费的筹资模式，代之以参保者缴费和政府财政补贴。换言之，所有就业者不再缴纳占其基本工资2%的职工医保参保费，而其工作单位也不必缴纳占其基本工资6%～8%的参保费。在废除城镇职工医保之后，现行基本医疗保障体系中的三大社会医疗保险实现“三险合一”，成为统一的全民健康保险。所有参保者缴纳一样的参保费，获得一样的健保待遇。由此，基本医疗保障体系在制度上实现全国统一。

考察全民健保制度在世界各地的实践，一般来说，参保者缴费（即健保费）的水平大多与参保者的收入水平挂钩，因此具有一定的累进性。具体来说，有两种做法：一种是健保费为个人收入所得税的一个固定百分比，由立法机构确定这一百分比并定期加以调整；另一种是单独征收健保费，根据不同职业和人群设定不同水平的健保费。如果采取第一种做法，全民健康保险实际上同全民公费医疗（也就是国际上通称的“全民健康服务”，即 National Health Service，NHS）模式没有多大实质性的差别。

鉴于中国的国情，国民缴纳一定的健保费是必要的，这可以增加国民的健康责任意识。因此，我们不建议在可见的将来实行全民公费医疗制度；换言之，在中国建立一种全民免费的医疗保障体系，即便有必要，在时机上尚未成熟。与此同时，如果在国民健保费征收环节引入累进性因素，即在庞大的国民中依照不同人群的收入水平来征收国民健保费，这在行政管理上是耗资巨大的，甚至是完全不切实际的。当然，对于低收入者，可以豁免其缴纳全民健保费；这就是说，现行医疗救助制度完全可以保留。因此，下文关于国民缴费的讨论，不包括医疗救助制度的受益者。同时，还应注意的是，全民健保应该实行家庭参保制度，以防止逆向选择。

我们建议全国设定统一的健保费，即所有国民缴费水平都一样。当然，政府补贴水平也相应保持统一。基于现在的国民医疗消费总水平，我们建议人均年筹资水平设定在700元，其中国民健保费为每人每年200元，而公共财政补贴为每人每年500元。由于财政补贴占筹资的大部分，因此即便健保费不具有累进性，但如果税收体系本身具有累进性，那么全民健保的筹资总体来说依然具有一定的累进性，从而确保其公平性。

依照上述筹资模式和筹资水平，如果以14亿人口为基数，那么全民健保每年的筹资总额将达到9800亿元。全民健保是一个现收现付的制度，当年筹资与支出应该大致平衡。如果能厉行支付制度改革（下文将详述），将全国的医疗费用控制在13000亿元以内，那么全民健保可以为全国老百姓支付75%的医疗费用。2010年，全国各类医疗机构的业务收入（即收费）总额为11634亿元，其中一部分来自各类医保支付，另一部分来自患者自付。即便考虑到合理增长因素，在未来短期内将医疗收费总额控制在13000亿元以下的水平，还是可以努力为之并且有可能实现的一个目标。简而言之，全民健保是一个保障水平适度的普惠型社会福利制度。

如果财政补贴定为每人每年500元，那么财政补贴总额每年需要7000亿元；当然，现行医疗救助制度需要延续，因此财政补贴总额估计会达到7200亿元的水平。乍看起来，这是一笔金额开支，超过了现有政府财政在卫生领域的支出总额（估计在6000亿元）。但实际上，在现有财政卫生支出中，用于医疗保障的支出至少有2600亿元，这意味着财政支出只要新增大约4600亿元，就能达到7200亿元的目标水平，全民健保就能实现。这笔新增支出，仅为政府财政总支出水平（大约10万亿元）的4.6%。即便是全民健保的总支出水平，也仅为政府财政支出总额的7.2%。因此，推进全民健康保险制度，财政的可承受性丝毫没有问题。

这就是说，随着政府财政收入水平的不断增加，只要在未来财政支出的大盘子中再切出大约5%的小份额，就能为全体中国国民建立一个保障水平达

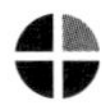

到医疗费用75%的全民健保制度，而剩下25%的医疗费用，恰恰可以为民营健康保险的发展留下空间。这绝对是一个利在当代、功在千秋的民生促进之举。

（二）走向“公共契约模式”：设立全民健保局负责医疗服务的购买

同任何医疗保障制度一样，全民健保体系中的筹资和支付功能同样重要。前文提及，在预想的筹资水平上，全民健保要达成支付国民75%医疗费用的目标，就必须将医疗机构收费总额控制在13000亿元以下。实际上，即便我们不走向全民健保制度，这也是全民医疗保险必须达成的目标。要达成这一目标，关键在于健保支付制度的设计和运行，用现在的政策术语来讲，就是“推进医保付费改革”。

为了未来的健保付费改革，我们认为，行使健保筹资和健保支付这两个公共职能的机构应该分设。

具体来说，全民健保筹资功能依然由现行城镇居民医保和新农合的筹资体系来完成。基本上，这是一种基于城乡社区的筹资体系，负责收集民众的健保缴费，而这一体系如果能与各地的社区服务体系建设整合起来，将产生事半功倍之效。因此，无论是为了推进医疗保障事业的发展，还是为了健全整个社会保障事业，都有必要进行政府机构调整，即将人社部、卫生部和民政部中涉及社会保障（包括社会保险和社会救助）和社区服务的职能整合到一个新设立的社会保障部之中。在进行这一机构调整之后，人社部中人力资源管理和社会保障管理的职能分开，这对劳动力市场的监管（尤其是劳资关系的监管）和社会保障事业的发展，是一个双赢的安排。

至于全民健保筹资中的政府补贴，建议由中央财政和省级财政分摊，分摊比例既可以是全国划一的，也可以是依据一个统一的公式逐省加以确定。无论如何确定，分摊比例及其所依据的公式都应该定期发布，确保公开透明，以杜绝“跑步钱进”的现象。

对于全民健保的支付功能，我们建议设立一个新的公立机构来履行。在初期阶段，可以考虑在国务院（或在未来可能新设的社会保障部）之下设立全民健保总局，并在各省设立分局。全民健保局实行垂直化管理，面向各类医疗机构购买民众所需的医疗保健服务，与地方政府不发生业务关系。全民健保局在逐渐走向专业化之后，可以在适当时机走向法人化，转型成为一个独立公法人，专门行使代表民众购买医疗服务的公共服务职能。为了推进从行政化向法人化的转型，全民健保局从设立之初，就可模仿全国社会保障基金，建立理事会制度。全民健保局在各地的分局，可以经由现城镇医保和新农合经办机构整合而成。

这样的制度，即公立健保机构代表所有参保者集团购买医疗服务，在世界上的很多国家和地区通行。即便是在实行全民公费医疗的国家，筹资与支付功能也是分开的，而行使支付功能的付费者是专门的公立机构。这是医疗保障体系的一种全球性发展趋势。经济合作与发展组织（OECD）的一份报告曾称之为“公共契约模式”（public contracting model）。

无论是基于全球性经验还是中国实际国情来考量，全民健保都有必要延续现行全民医保的做法，采用“正面列表”（positive list）的制度，即制定健保诊疗项目、药品目录和耗材目录，只有目录范围内的费用才被记为健保支付的基数。目录范围之外的医疗费用为全额自付费用，可为民营健康保险尤其是商业健康保险的发展开辟空间。现行城镇职工医保的各种目录可以作为未来全民健保目录的基础，而为了将新诊疗项目、药品和耗材纳入目录，有必要设立专门的委员会负责审定新增可报销物品的性价比。在此过程中，不仅要引入药物经济学和卫生技术评价等新技术，而且更为重要的是建立一个以公开、透明、参与为基础的良好的公共治理模式。

全民健保有必要实行定点医疗机构制度。理论上，凡是卫生行政部门颁发行医执照的医疗机构，无论是公立的还是民营的，无论是非营利性的还是营利性的，均可纳入健保定点。健保定点政策宜遵循宽进严查原则，唯有如此，取消定点这一惩罚措施才能成为悬置在医疗机构头顶上的达摩克利斯之剑。

上文提及，各类医疗机构2010年的业务收入总额为11634亿元。必须说明的是，这些医疗机构的一部分并不是医保定点机构，上述“业务收入”中的很大一部分也不是医保目录范围内的费用，即不是所谓“政策范围内”的费用。因此，上文对于全民健保筹资水平和保障水平的估计，是基于“实际医疗费用”，而不是“政策范围内医疗费用”。如果基于后者，前述筹资水平所能达到的保障水平有望在80%左右。

在全民健保局的体系内部，设置在北京的总局负责所有与健保支付相关

 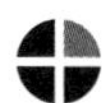

的政策性事务，并对各地健保局进行业务指导，而各省的全民健保局则扮演医疗和健保费用实际支付者的角色。这意味着，一个以省为单位的单一付费者体系（single - payer system）建立起来了。实际上，从全民健保制度的全球经验来看，只要是在地域辽阔的大国（例如加拿大、澳大利亚），以省（州）为单位的单一付费者体系是最为常见的制度安排。

当然，在条件成熟的省份，健保支付也有可能走向多元付费者体系（multiple payer system），即当地健保局将支付业务外包给民营健康保险组织。而其中一部分民营健康保险组织完全可以是全国连锁的，甚至是上市公司。参保者有权在诸家支付服务组织当中进行选择。集中筹资之后由多元付费者提供支付服务，这在国际上被称为“有管理的竞争”（managed competition）模式。这样的模式能否在中国实行，是一个完全可以鼓励地方积极进行探索的领域。

无论是单一付费者体系还是多元付费者体系，全民健保局都必须厉行医保（健保）付费改革。医保付费改革的核心是支付方式的改革，即将现行按项目付费主导制转型为多元付费方式组合制，或称复合型付费模式。绝大多数新付费方式，具有“打包付费”的特点。如果制度设计得当，制度细节精巧，那么医疗机构将会产生控制成本的内在积极性。唯此，国民医疗费用总水平的增长才能得到控制。

医保付费改革对于新医改的重要意义，现在已经得到公认。毫无疑问，医疗保障体系的转型，即全民健保制度的建设，必将延续这一态势，并且为推进医保付费改革提供新的助推力。事实上，医保付费改革的推进在全国各地大多比较迟缓，而且许多地方的这一改革出现了制度变异的现象，即名义上推行了各种新的医保付费模式，但是旧的激励机制却依然存在，因此导致医保付费改革效果不佳，甚至根本没有效果。这同现行全民医疗保险制度的碎片化有关。全民健保制度的建设，将一劳永逸地解决碎片化的问题，从而为强力推进医保付费改革开辟更为宽广的道路。

三、推进全民健保的战略性意义

全民健保制度的建立，无论是对于医疗保障事业的发展，还是对整个民生事业的发展，都具有极为重要的战略意义。实际上，中国医疗保障制度应该进一步转型，这是公共政策研究界的一个公式，而且医疗保障体系发展的终极目标应该是全民健保，这也不是新的想法。实际上，不少专家提出了“三步走战略”，即首先推进城镇居民医保和新农合的“二险合一”，然后推进“三险合一”，最终在2049年建成一个公平的、普惠的国民健康保险制度。

这种“缓步转型”战略有两个盲点：一是未能明确提出强化政府财政主导全民健保筹资中的新原则，而是固守现行制度中多方混合筹资的旧体制；二是没有意识到全民健保对于中国经济发展的强大促进作用，而且现在推进全民健保，更能让这一发展型社会政策在经济领域产生立竿见影之效。如果点亮这两个盲区，公共政策的前景就会豁然开朗：“三险合一”没有必要缓行，全民健保推进正当其时。

让我们首先讨论一下全民健保制度的建立对于社会经济发展的意义。

如果我们在十八大之后，也就是在2013年着手建立全民健保制度，那么当年就能对经济发展产生立竿见影的促进效果。这是因为，“三险合一”的客观效果相当于大减税。

作为走向全民健保的第一步，在2013年，可以立刻停止城镇职工医保的缴费。城镇职工医保的现缴费总额估计至少达4000亿元，其中职工个人缴费大约1000亿元。停止职工医保缴费，意味着当年国民的个人现金收入一下子增加了1000亿元，这其中的绝大部分极有可能转化为消费。同时，下文将提及，城镇职工医保个人账户的巨额结余也有望释放出来。

与此同时，如果推行全民健保制度，全国的企业和其他单位将免除医保缴费高达3000亿元，这无疑能帮助大多数企业渡过经济难关，促进其健康发展。因此，推进全民健保，是一种国际文献中所谓的“发展型社会政策”（developmental social policy），即能够推动经济增长和社会发展协调发展的社会政策。

更为重要的是，减税在短期内具有“保增长”之功，长期来看具有促进经济发展模式转型之效，这一点已经成为财经领域的共识。因此，减税曾为财经领域最响亮的呼声。但在实践中，减税的力度是否足够以及减税的各种方式如何取舍，一直是公共政策领域中争议不断的技术性问题。无论我们如何看待这些争议，难以质疑的是，全民健保制度的建设，在经济上就是一个可持续的大规模减税计划。而且，同其他拟议中（或踌躇中）的“结构性减税”计划有所不同，全民健保计划并不会对现有任何税率产生影响，但极有

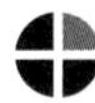

可能扩大现有的税基。因此，尽管实行全民健保需要财政新增4.6%的支出，但是这绝不是无源之水。

推动全民健保制度的建设，不仅在经济上具有大幅度减税之效，在社会上还是推进社会保障事业发展的长远之举。全民健保，是一种普惠性的社会福利制度，而发展普惠性的社会制度是中国福利国家重建必不可少的一项内容。

从长远来看，重建福利国家（the welfare sate）的工作，应该列入十八大之后新一届政府的议事日程。在改革开放前和改革开放初期，中国曾经存在着某种意义上的福利国家，这是一种以计划经济体制为核心的社会安全网制度，尽管其福利水平较低。随着市场改革的推进，计划经济体制作为一种整体性的社会经济制度逐渐瓦解，原有的社会安全网随之破裂。在过去的三十多年，尽管社会保障事业的发展提上了公共政策的议事日程，但是长期以来一直从属于国有企业的改革与发展，社会发展没有成为政府施政的重心，社会政策也没有成为独立的公共政策部类。

在最近十年内，社会经济发展失衡的格局有所改观，以居民为目标人群的多种社会保障制度得以快速发展。然而，无论是政府，还是全社会，都缺乏一种重建"福利国家"的意识，有不少人还对"福利国家"有着各种各样模糊的认识。实际上，福利国家与劳动力市场互为补充、相互依赖，是市场经济体系中不可或缺的两种制度安排。欧洲有一些国家在某一段时期，包括目前深陷主权债务危机的南欧国家，采取了不当的社会经济发展战略，致使福利国家发展过度，抑制了劳动力市场的正常运转，也超越了自身的经济社会发展水平。这样的教训中国人应该吸取，但这绝不意味着中国不应该建设一个"福利国家"。如果把发达国家的经验教训在中国生搬硬套，时常会发生时空倒错的景象。其实，"福利国家"无非是一种"社会性基础设施"（social infrastructure），正如交通、通信、公用设施等物质性基础设施（physical infrastructure）一样，都是市场经济体系正常运转所必需的。物质性基础设施和社会性基础设施的建设，都不宜超越社会经济发展的水平，这是无须赘言的。但众所周知，在当今中国，社会性基础设施的建设是大大滞后的，而在现有制度安排中，普惠性福利是最为落后的。

毫无疑问，推进全民健保制度建设，是促进经济社会发展的战略性举措，可谓一箭双雕。

四、全民健保：一体化消解碎片化

接下来，我们详细讨论一下建立全民健康保险制度对推进医疗保障体系发展的重要意义。一旦实现了向一体化全民健康保险制度的转型，现行碎片化全民医疗保险制度中令人头痛不已的老大难问题，就将迎刃而解，或者烟消云散。

在下文中，我们根据全民医疗保险碎片化的三类问题，分别阐述一下新制度的优越性。

（一）关于城镇职工医保的老大难问题

1. 个人账户的存废问题。城镇职工医保个人账户的设立，有历史的原因，但随着本轮医改的推进，其存在的必要性已经是医保管理层和政策研究界重点讨论的一个问题。但是，由于路径依赖，政府部门显然不可能在没有深层改革的大背景下轻言废弃个人账户。然而，个人账户留存大量结余，这笔死钱的存在对于政府部门和职工医保参保者来说都好似一大心病。2011 年，城镇职工医保个人账户积累结余高达 2165 亿元。

一旦建立了全民健康保险制度，城镇职工医保就得以顺利地废除，其中的个人账户也就没有必要存在了。可以预期，其中巨额结余的绝大部分，马上可以转化为消费，或者参加全民健保的个人缴费以及购买商业健康保险的保费。

此外，与个人账户使用环节相关的一些问题，例如医保定点零售药店允许参保者用医保卡购买非医保药品的现象，也自然得到消解。

2. 城镇职工医保基金的结余问题。众所周知，城镇职工医保基金有大量结存。这个问题在城镇居民医保基金那里也有。2011 年，城镇基本医疗统筹基金累计结余 4015 亿元，其中城镇职工医保累计结余 3518 亿元，城镇居民医保累计结余 497 亿元。

城镇职工医保基金存有大量结余，这自然又是一个历史遗留问题。在城镇职工医保的制度中，有一项连续缴费达到一定年限之后可以免予缴费的规定，这就是大量离退休的参保者无须缴费。因此，在城镇职工医保的参保者当中，自然会出现老龄化的现象。为了应对参保者老龄化所带来的未来支付

 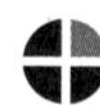

压力大增的挑战，城镇职工医保基金必须保留一定的结余。

但是，谁都知道，医药费用在不断上涨，而且其上涨幅度远远高于 CPI 的上涨幅度。因此，医保基金的结余必然会逐年大幅度贬值，在未来的支付上必然会捉襟见肘。为了应对这一问题，各级政府组织了不少专家，花费了大量科研经费，进行了海量“精算”，提出了不少“专业性”建议，最后的结论无非是在未来要由政府财政来弥补医保支付的缺口。

与其在未来（其实这个未来并不远）手忙脚乱，还不如现在就一劳永逸地解决这一问题。建立全民健保制度之后，基金结余的必要性荡然无存。至于全国人民老龄化所带来的挑战，完全可以另行统筹考虑加以应对。

3. 参保者免予缴费所需的累计缴费年限争议。近来，深圳市的医保改革引发了这一争议，政府部门和公众针对连续缴费年限为什么从 15 年延长到 25 年，以及缴费一旦因工作地点流动而中断是否会导致原有的缴费年数清零等问题，爆发了激烈的口水战。

一旦实行了全民健保制度，这样的争论就变得毫无意义。全民健保制度实行现收现付制度。只要任何国民当年缴纳参保费（200 元），那么当年就能享有 75% 的医疗保障。因此，“免予缴费”和“累计年限”根本不存在了，有关的口水战自然就会消停了。

当然，有一个问题尚需仔细加以考量，即现城镇职工医保中的离退休参保者在未来是不是需要缴纳 200 元的健保费。2011 年，城镇职工医保的离退休参保者为 6279 万人。如果我们以 6300 万人为基数，假设他们都免予缴纳健保费，那么就会有 126 亿元的缺口需要政府财政填补。我们建议，依照“老人老办法”的公平原则，现城镇职工医保离退休参保者应该免予缴费。126 亿元的财政投入，对于政府财政来说，简直是九牛一毛。更何况，目前城镇职工医保统筹基金中的累计结余，就可以在未来很多年中帮助政府消化这一财政负担。

4. 医保关系的转移接续。这也是一个困扰参保者和政府管理部门多年的老大难问题。同样，应政府之邀，不少专家对此开展了很多研究，但政策建议基本上是头痛医头、脚痛医脚。其实，所谓“转移接续问题”，还是免予缴费条件中的累计缴费年限问题，即参保者异地工作之后原来的缴费年限与后来的缴费年限如何接续的问题。既然在实行全民健保之后“免予缴费”和“累计年限”问题不存在了，转移接续问题自然也就烟消云散了。

除了参保者“累计缴费年限”接续的问题之外，所谓“转移接续问题”中还涉及不同地方城镇职工医保经费如何转移接续的问题。目前，当参保者工作地点发生跨统筹地区变动之后，只有个人账户可以移转，而统筹基金的移转则比登天还难。一旦实行了全民健保制度，这个问题就简化了。任何参保者如果在省内迁居，什么事情都没有；如果跨省迁居，那么各地健保局可将其个人缴费（200 元）和中央财政补贴化为 12 份，然后根据参保者在本省实际居住的月份，将剩余金额转给迁移后所属的省健保局。因此，全民健保是一个具有高度“可携带性”特征的制度，即健保待遇可以随着参保者的迁徙而全国漫游。

这就要求，所有全民健保参保者在跨省迁居之后，在一个月内及时在新常住地的社区服务中心注册健保关系。毫无疑问，健保关系注册与居住证签发两项公共服务通过社区服务中心的平台整合在一起，有利于公共服务整体性的改善。

（二）关于三种医疗保险都会面临的共同问题

目前，基本医疗保障体系中的三种社会医疗保险存在着一些共同的问题，全民健保制度的建设有助于解决这些问题。

1. 筹资水平和保障水平的地区差别巨大。众所周知，基本医疗保障体系中的三种社会医疗保险，在筹资水平和保障水平上都存在着巨大的地区差别。实际上，这是影响医疗保障体系良好运作的一个经常性因素。前文提及的很多问题，尤其是与跨地区的有关问题，均根源于此。

如果实行全民健保制度，全国国民缴费水平一样，政府补贴水平一样，那么影响医疗保障水平的主要因素，就是不同省份医疗服务费用与品质水平的差别问题。如何应对这一问题，我们将在下文详述。

2. 统筹层次过低。三种社会医疗保险都存在着统筹层次过低的问题。目前，城镇职工医保和城镇居民医保正在向地级市统筹迈进，在直辖市和某些地域不广的省份正在向省级统筹迈进，而新农合大多还停留在区县级统筹。统筹层次过低，一方面造成各医保基金的风险分摊池子过小；另一方面给定点医疗机构带来困扰。尤其是大城市的大医院，其医保办公室不得不面对其辖区各区县的众多医保付费者，穷于应付简直到了苦不堪言的地步。

我们提议的全民健保制度，如果实行省级统筹，统筹层次提高步调存在

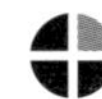

巨大地区间差异的问题将迎刃而解。

3. 参保者异地就医的医疗保障。无论哪一种医疗保险，参保者异地就医之后医药费用报销都成为困扰各地医保部门和参保者的大问题。国家领导人为此还专门进行批示，说明了这一问题的严重性和解决这一问题的紧迫性。可是，目前有关部门和许多地方拟议或正在推行的解决办法，显得支离破碎，并不能令参保者满意。

如果实行全民健保制度，这个问题解决起来要轻松得多。由于实行省级统筹，全民健保制度下的省内异地就医根本没有问题。如果参保者跨省就医，而且患者通过本省医疗机构进行跨省转诊转院，那么本省医疗机构实际上可扮演跨省就医的“守门人”职能。即便不设立转诊转院制度，任何一个省的健保局可以同跨省医疗机构直接建立契约化支付关系，如天津、河北、内蒙古、山西、山东、辽宁等地的健保局都可以同协和医院建立医保支付关系。而且，跨省医保支付服务也可以外包给第三方管理公司，让后者与医疗机构打交道，这就是国际上通行的医疗保险第三方管理（third - party administration，TPA）模式。第三方管理模式的开拓，不仅将极大地促进健康保险的专业化，而且还能催生一个全新的服务行业。

（三）关于三种社会医疗保险之间的关系

现行基本医疗保障体系碎片化所带来的一些问题，涉及三种社会医疗保险之间的关系。

1. 城镇职工医保和另两种医疗保险的筹资模式存在巨大的差别。众所周知，城镇职工医保采取参保者和工作单位缴费的模式，除非工作单位面临经济困难或濒临破产，否则政府财政没有补贴（仅有税前列支参保费的税务优惠），而另两种医疗保险的参保者享有政府补贴。这种差异化的筹资模式，对于辛辛苦苦的工作人群来说，显然是不公平的。

2. 城镇职工医保的逆向选择问题。目前，随着城镇居民医保政府补贴的提高，其医疗保障水平也大幅度提高，而且在“十二五”期间还将大幅度提高，从而导致这一保险与城镇职工医保待遇水平的差距日益收窄。然而，由于筹资模式的不同，两种社会医疗保险的参保者缴费水平差异巨大。城镇职工医保的人均缴费水平每年在1500元左右，而城镇居民医保的人均缴费水平各地差异巨大，但除了少数经济发达地区，大多数地区不会超过500元。很显然，这种差异，会在城镇职工医保中造成严重的逆向选择问题。年轻的、健康状况良好的职工会越来越不愿意参加城镇职工医保，转而参加城镇居民医保。而实行全民健保制度将一劳永逸地解决这一问题。

3. 社会医疗保险的城乡一体化问题。目前，城镇居民医保和新农合的城乡一体化，已经是箭在弦上的一大趋势。但是，这种箭在很多地方迟迟没有发射，主要障碍当然就是城乡一体化之后医保基金的行政归属问题。在实行城乡一体化的地方，有些地方把合并后的城市居民医疗保险基金归属人保局下设机构管理，有些地方归卫生局下设机构管理，有些地方则单设机构进行管理，可谓五花八门。而且，在推进城乡一体化的过程中，究竟是推行“二险合一”还是“三险合一”，又有五花八门的做法，进一步加剧了基本医疗保障体系的碎片化。只有实行全民健保制度，这些问题才能化解。

五、全民健保制度可能面临的挑战

当然，从现行的全民医疗保险制度转型为我们建议的全民健康保险制度，必将面临一些挑战。严峻的挑战基本上都是技术性，主要集中在三点：一是现城镇职工医保的高龄参保者今后是否免予缴纳健保费；二是各地医疗服务费用和品质差别较大，因此均等化的筹资水平必然带来不均等的医疗服务水平和医疗保障水平；三是目前有些地区的医疗保障筹资水平和保障水平超越了我们拟议中的全民健保水平，那么如何将这些地区的医疗保障制度与未来的全民健保制度衔接。

第一项挑战可以简称为“中人问题”，即只对那些有了一定年份缴费的却尚未达到累计年限的城镇职工医保参保者来说，才是一个问题。若应对这一项挑战，纯粹是一个技术性问题。废除城镇职工医保，转而实行全民健康保险，对“中人”们并非不利，因为他们至少可以在未来若干年内不必每年缴纳城镇职工医保参保费了。唯一需要政策制定者仔细考量并加以计算的，是这批参保者“中”到什么程度免除其以后的健保费才合情合理。只要各地组织专家进行一定的保险精算，就应该能解决这一问题。

第二项挑战可以简称为“均等化问题”。乍看起来，这一挑战比较严峻。如果北京健保局和河北健保局所管辖居民的健保筹资水平都一样，那么北京居民所能享受的医疗保障水平可能不会高，因为北京医疗机构的平均费用水

 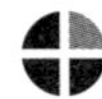

平与河北相比要高出很多。

但是，对于这一挑战是否严重，存在着认识的问题。一是从费用报销比例上看，北京或许会较低，但是服务品质相对较高；二是这种安排实际上有助于医疗资源的重新配置，因此表面看起来的“麻烦事”也许能在未来变成“大好事”。这是因为，如果河北健保局的支付能力一旦大幅度提高，那么北京的医疗机构有可能也有必要到河北诸城市开设分院。如此，医疗资源配置失衡的老大难问题，也有了新的契机得到缓解。

更何况，全民健康保险意味着基本医疗保障体系的重构，其目的只是为全国民众提供一个最基本的医疗保障。对于消费水平较高的经济发达地区，以各种补充医疗保险为主要产品的民营健康保险，尤其是商业健康保险，理应成为医疗保障体系的重要组成部分。在这个意义上，“均等化问题”所带来的挑战，又可以转化为民营健康保险发展的新转机。因此，“均等化挑战”看起来是一个技术性问题，但实际上也在促进中国医疗保障体系的结构性完善方面，发挥某种战略性的作用。

第三项挑战可以简称为“平稳过渡问题”。这一挑战与第二项挑战有密切的关联。

如同前文所述，全民健保实际上是现行城镇居民医疗保险的升级版和扩展版。在全国大多数地区，现行城镇居民医保的筹资水平和保障水平不及我们提议的全民健保，但是也有少数地区例外。对于这些例外的地区，就存在“平稳过渡问题”。为了应对这一问题，这些地区完全可以由政府出面，在全民健保制度之上设立带有财政补贴的自愿性补充健康保险。因此，对这些地区的居民来说，参加全民健保是强制性的，而参加补充健康保险则是自愿性的；对于这些地区的政府来说，提供与全国其他地方一样的全民健康保险是规定性的公共服务，而提供补充健康保险则是自选性的公共服务。实际上，在基本公共服务均等化的基础之上，地方政府有权提供一些选择性的公共服务（optional public services)，这世界各国和地区是非常常见的一种公共管理实践。

正如很多人所说的，没有一个完美的医疗体制。作为一种医疗保障制度，全民健康保险自然也不是完美的，其形成与运行必将面临各种各样的新挑战，这是非常自然的。如何应对这些挑战，尤其是如何从其他类型的医疗保障制度获取一些制度因素，并基于中国的具体国情，探索一种相对良好的制度安排，这需要进一步开展研究。这些研究，完全可以在技术性的层面上展开。

进一步推进公立医院去行政化改革的政策建议①

我国公立医院自2004年以来就已不足医院总数的一半，且逐年持续下降，但直到2011年，其床位和卫生技术人员的拥有率分别稳定在73%和80%左右。公立医院的业务收入占所有医院业务收入总额的比重，在2004年曾经高达98.5%，2007年大幅下降近10%，此后历年仍然保持在86%左右。

尽管存在诸如技术进步、疾病谱系转变、社会人口老年化等推动医疗费用上涨的合理因素，但供方诱导过度消费（俗称“过度医疗”，尤其是“过度用药”）才是卫生总费用快速增长的重大因素之一。很显然，如果作为医疗服务主要供给方的公立医院的改革不落实，所有公立医院会依然陷入行政型商业化的泥潭无力自拔并持续臃肿不堪，分级诊疗机制就无法形成（统计显示本次医改以来基层医疗机构的就诊量是持续下降的），那么即便医疗保险的覆盖面大幅度拓展、政府对医疗保险的财政补贴大幅度增加、医保基金的支出水平也大幅度提高，全民医保的成效也很快就会遭到侵蚀。因此，公立医院改革尽管艰难，却真的是刻不容缓了。

但根据我们课题组对17个公立医院改革试点城市的调查研究结果显示，很多试点城市均在去行政化与再行政化之间摇摆，而且维持和巩固再行政化的势头不减，以致转而启动似乎难度更小的县级公立医院改革试点，其实同为公立医院，改革的难度并无区别。这与2010年2月21日出台的《关于公立医院改革试点的指导意见》（以下简称《指导意见》）本身方向不甚明确有

① 2014年2月13日，国务院副总理刘延东主持召开了深化公立医院改革的专家座谈会，作者余晖有幸应邀参加此会，本文为提交该会的发言稿。顾昕教授对此发言稿做了修改和补充。

直接关系。

其实，医改“十二五”规划在“推进政事分开、管办分开”及“建立现代医院管理制度”中对公立医院去行政化改革的未来方向做了非常详细的表述。尤其党的十八届三中全会的《决定》中第十五条写道：“推动公办事业单位与主管部门理顺关系和去行政化，创造条件，逐步取消学校、科研院所、医院等单位的行政级别。建立事业单位法人治理结构，推进有条件的事业单位转为企业或社会组织。”这是中央首次明确提出事业单位改革的“去行政化”方向，是一个方向性的改革之举，不仅是所有社会事业发展的指路明灯，也关系到医疗事业改革与发展的路径。

因此，进一步推进医改，关键中的关键就是切切实实落实十八届三中全会的精神，推动公立医院的去行政化。三中全会精神得到落实，医改就能成功；否则必然失败。而且同样关键的是我们似乎已经没有再犹豫和再失败的机会了。

为此，我们提出并强调以下五个更具体、更具操作性的政策建议。

（一）切实落实“政事分开、管办分开”的医改原则

“政事分开”乃将承担行政与监管职能的政府行政机构与承担服务职能的事业单位分开；“管办分开”乃将服务的监管者与承办者分开。这两个相互补充并相互强化的原则，是事业单位改革的总原则，也是公立医院改革的总原则。合乎逻辑的改革措施必须从机构改革入手。具体的改革路径如下。

（1）在各级政府的国有资产委员会中设立“非营利性国有资产”管理部门，行使政府对所有事业单位（包括公立医院）国有资产的管辖权。

（2）明确卫生行政部门只行使医疗卫生事业全行业监管者的职能，尽快解决政府在公立医院监管和发展上的错位、越位和不到位的问题。

（3）卫生行政部门从公立医院主办者所牵扯的各项事务中解放出来，集中精力扮演好监管者的角色。这是治愈中国医疗领域诸多乱象（例如，医患关系紧张、医疗服务品质保障、药品与耗材质量的管理等）的根本。

（二）完善公立医院法人治理结构

各级政府应积极探索以理事会为主要形式、责任清晰、分工明确的法人

治理模式，真正落实公立医院法人地位，明确所有者和管理者的责、权、利，形成合理有效的决策、执行、监督相互制衡的机制。理事会制度建设的关键路径如下。

(1) 政府主导公立医院章程的制定。各地新设置的公立医院管理机构，作为医院投资方或者举办方，应该在章程制定上扮演主导性角色。

(2) 理事会的构成。医院章程的主要内容就是明确理事会成员构成及其更迭的规则。作为公立的非营利性组织，理事会由多元的利益相关者组成，重要利益相关者应包括投资方（即政府）、从业者、消费者（公众）或社区代表等。同时公立医院理事会中还应该有员工理事。

(3) 政府理事的提名和聘用。政府理事的提名和聘用程序理应在医院章程中加以明确。各地新设的公立医院管理机构可以直接提名并派遣其工作人员兼任公立医院的理事，也可以公开招聘社会人士到公立医院理事会中担任政府理事。

(4) 管理层的公开聘用制。医院的管理人员，尤其是院长、财务总监和人力资源总监，由理事会公开选聘并向理事会负责。所有管理人员，从干部身份转型为职业经理人，工资待遇由理事会确定，实行劳动合同制。

（三）深化人事制度改革，推进全员劳动合同制

所有公立医院应该拥有用工自主权，自主确定员工数量和结构，实施全员劳动合同制，最终形成医疗人力资源市场化的全新格局，即医师成为自由职业者，院长成为职业经理人。

(1) 毫不犹豫地推行“多点执业”，取消“双批准制”，实现医务人员的自由流动。

(2) 采取“老人老办法、新人新办法”的做法，以渐进增量型模式推进“去编制化”。新招聘的员工均采用劳动合同制，彻底取消编制。老员工可以在保留编制和跳出编制中二选一。

(3) 妥善解决公立医院离退休人员养老保障问题。各地人事管理部门的老干部局可以设立过渡性机构，全面接管公立医院离退休人员的养老保障服务。在职员工的养老保障也可以彻底社会化。

(4) 全面落实医院在技术人员职称评定和岗位聘任方面的自主权。医院的职工数量、结构（包括职称结构）和用工期限取决于其业务需要，取决于

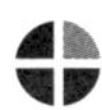

其开展的业务种类、结构和水平，还取决于患者的数量和结构，理应由医院本身来决定。

（四）推进医疗服务和药品的价格体制改革

（1）取消药品出售利润率（即药品加成）管制，允许医疗机构自行设置加价率，但政府维持药品最高零售限价管制（即要求公立医院以各省药品集中招标的中标价作为最高销售价），药品加成收入由医院自主支配。

（2）公立医院在中标目录范围内自主与医药企业展开谈判，自主采购。有人担心这会导致医务人员腐败现象，而我们认为这恰恰是高度行政化的公立医院管理落后所造成的问题。

（3）推动医保付费机制改革，以多元付费机制代替按项目付费。

（4）择机解除对医疗服务项目的价格管制措施。

（五）走向公共契约模式，建立政府购买医疗服务的新机制

在社会医疗保险为主导的公共医疗保障体系中，最为核心的制度安排，就是建立一种医保机构向医疗机构集团购买医疗服务为主的新市场机制。其重心在于医保机构通过所谓各种“供方支付方式”（provider－payment modes）的新组合，建立全新的激励机制，使医疗机构只有在向参保就医者提供成本效益比较高的医疗服务时，才能实现自身收入最大化。为此，各级政府有必要积极落实以下改革措施。

（1）继续强化公共财政“补需方”的力度，提升医保筹资水平，增强医保机构对医药服务的购买力，同时为参保者提供适当水平的医疗保障。

（2）力排部门权利之争，强力推进城乡医保一体化，提升医保的统筹层次，争取在3～5年内达到省级统筹的水平。

（3）继续坚持推进医保付费改革（或称“医保支付制度改革”），并且积极推进医保支付服务的专业化（其前提是落实医保经办的管办分开和大力发挥商业保险机构的专业化优势）。强化医药费用的总额控制和次均费用控制。将药品费用、检查费用、诊疗费用全部内化为医院的成本，推动其强化内部管理。力争5年内逐渐消除医保支付中支付水平不合理、激励机制不对头、管理重心有偏差的问题。

（4）理顺补偿机制。在科学规划卫生资源、压缩公立医院规模和数量的

同时，按照“建设靠政府、运行靠服务”的原则，政府只通过公共财政预算足额安排符合区域卫生规划的基本建设、设备购置等支出。而各类医疗机构的人员经费和公用经费等经常性支出则由其通过提供各种医疗保健服务，分别由医保基金、公共卫生经费和个人付费给予补偿。对其他具有社会公益性的特定医疗卫生服务（如紧急性医疗救助、面向个体的公共卫生服务、面向未来的医疗技术创新等），政府可通过各种特定的项目来购买，走契约化的新路。

搜狐—长策医改论坛嘉宾发言和回应实录[①]

一、顾昕：药价虚高的根源在于政府管制不当

我们也交流了一下，医改的事牵扯面比较多，那说什么呢？先找一个切入点。

我们现在所有人都关心所谓药价虚高问题，我们都知道药价太高了，高得离谱。前一阵子中央电视台报道，有一个姓张的北京伙计到山东出差，得了病在那边的一个诊所治疗，一共用了 3 支克林霉素磷酸酯，每支 3 块钱，一共花了 10 块钱左右，同样的药他在北京用却是一支 12.65 元，事实上克林霉素磷酸酯出厂价只有 6 毛钱，后来中央电视台报道出来了，估计大家也看到这个报道，足见药价虚高实在是严重。

第一件事，药价虚高是普遍现象，不是个别现象，也不是中间有了什么人违了什么规，更不是药企乱来，要知道人家也就 6 毛钱的出厂价，并没赚多少钱。由这件事也让我们回想起来去年所谓的“芦笋片事件”，芦笋片是化疗辅助用药，患者用不用其实无关紧要，最多也就是减少一点身体的痛苦，少犯恶心。而今天曝光的药是普药，得普通的病就得用这些药。现在又有事了，有一个前高管白卫星，他办了一个网站，把很多药的市场价或者批发价发布出来，批发价跟你批的量和批的地方有关，价钱不一样，不管怎么着他把网站做出来，并且已经把药价都亮了出来，我们会发现公布的价格跟公立医院卖的价格差很多。事实上，政府规定公立医院采购药品只能以中标价采

① 2011 年 12 月 24 日该论坛于北京文津国际酒店举行。本文均经过嘉宾本人正误。

购（少数例外，比如说外资、外国进口药），公立医院绝大多数药品需要通过政府集中招标，进货的发票上面价格是中标价，医院最高只能加价15%得到最后的药品价格。他把网站建了起来，这下就热闹了，很多地方中标价和最后采购价差距是政府规定的，中标价本身就挺高的，中央电视台一报道出来，把这个问题就归结于中标价虚高上了。

上次“芦笋片事件”暴露的问题最后归结于医院相关人员吃回扣，这次也提到吃回扣这件事。其实强调吃回扣这件事是在模糊焦点，去年“芦笋片事件”中，政府调查解释说药价虚高是由于少数人吃了回扣才把药价抬高了，因此医院的一个副主任被抓起来了，据说他累积吃了4万块钱回扣，这主儿够笨的，吃回扣才吃了4万，他也好意思吃。去年发生这个事时，对于所有长沙看病就医的患者而言，药价虚高不仅是湘雅二院，当地几乎所有公立医院药价都是这样的。湘雅二院是被曝光了，所以才抓这么一个人，敲山震虎，而其他院药价同样这么高医院里，相关人员到底吃没吃回扣呢，没人清楚。今天在座的媒体挺多的，我们的媒体同人为什么不事后追踪这个事情？湘雅二院这个人吃了4万块钱回扣抓起来，而长沙市所有公立医院卖的芦笋片都是213块钱，这些医院里谁在拿回扣呢？在我看来，问题的本质并不在于所谓吃不吃回扣。

今年报道出来这事儿，有人解释说是中标价虚高，某些地方政府管招标的人太差劲了，枉顾老百姓的利益，愣让药价虚高。报道出来第二天、第三天、第四天各路媒体奔赴各省招标办，招标办的工作人员也反复查中央电视台列出来那几种药，这些药的价格要是没电视上公布的高，那就高兴坏了，咱们省过去了。要是万一高了，他们就辩解找到理由，有些省份的招标办官员接受采访时就说，中标价虚高这事儿压根儿不赖我们，评标的是专家，而专家又是随机选的，并且专家都是来自各医院的，这些医院为什么不找那些“为国为民”的好医生做评标专家？

前一阵子报道的基调就包括以上这些内容，中央电视台后来在那个报道的第二、第三天请医改办的孙志刚主任出来谈这个事，他说得很简单，也将药价虚高的原因归结为某些地方政府的个别行为，有9个省市地方政府招标有问题，中标价虚高，药厂6毛钱的出厂价，在这些省中标价却是11块钱。孙主任因此说现行的招标制度应该改革了，我们要推进制度创新。我们刘教授是医改办聘请的专家顾问，待会儿请他对这个案例也解读解读，我先说我

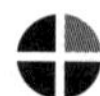

的解读。国家医改办说了，要做好医改工作，必须推进基本药物制度，而推进基药制度又必须把集中招标做好，目前九个省市招标工作不到位，就出现了出厂价6毛，中标价11块钱、12块钱这样的现象。招标改革的省中，克林霉素磷酸酯在山东省中标价是7块钱，在山西是6毛7，在河南是6毛8。这个药出厂价6毛，山东7块钱中标，药品零差率最后零售价就是7块钱，为什么需要用这种药的山东的倒霉患者要一支花7块钱？为什么姓张的这位先生用的却是3块钱一支？既然基本药物制度覆盖全国公立基层的医疗机构，那么张先生在济南为什么不找公立社区服务中心用7块钱一支的药，而是到诊所整一个3块多钱的？这说明什么问题？请各位记者采访一下好不好，拜托你们了。

第二件事，我想问两个问题。第一个，有哪家物流公司或医药商业企业可以只用1毛钱，就把某种药从药厂配送到沂蒙山区，请各位去采访一下，把这样的企业找出来，这样企业是真正的“感动中国”的第一位。第二个，请问哪家企业可以把某种药从药厂买出来，花7块钱送到山西太行山区，或者用8分钱送到河南桐柏山区。所以说这个问题症结并不在于所谓中标价高与低，即便中标价低了又怎样，姓张的患者是在济南，还没有在沂蒙山区，他不照样吃不上所谓全覆盖的基本药物？零差率全覆盖了吗？他吃到了吗？我们不禁要问，那到底问题的症结在哪里？我们又有很多人把症结归咎为医院，有的人归咎为药企、流通环节或地方政府。我认为事实并非如此，问题的根源在于政府制定的招标采购制度的游戏规则，这个规则告诉所有医院，你们只能加价15%，在此前提下，为了获得更多利润，还有哪家医院愿意购买低价药，公立医院肯定都愿意进11块钱的克林霉素磷酸酯。大家试想一下，如果政府规定我们的餐馆卖啤酒只能加价15%，最后发生的结果是什么？现在政府没有做这个规定，所以我们餐馆里，同样的啤酒什么价格都有，比方说燕京啤酒一般餐馆三四块钱，好的餐馆三四十块钱，加价最少是300%，燕京啤酒进货价也就1块钱，政府规定加价15%，必然出现两种可能性：

第一种可能性，所有餐馆不卖燕京啤酒，1块钱加价15%是1.15元，他卖进口啤酒，那玩意就贵了，得三四十块钱，小餐馆卖这些东西，老百姓再喝不起啤酒了。

第二种可能性，请燕京啤酒开发商把价格弄成3块钱，可以卖3.45元，回头这块儿利润不能让批发商独赚了，差价2块钱要请批发商给我餐馆回扣。

当然政府也可以说禁止你回扣，禁止回扣我也不是没办法，我可以告诉批发商别给我回扣了，炒锅给我捐献一个，金龙鱼的油给我捐献一批、空调捐献一个、所有员工培训怎么去炒鲍鱼丝也由你批发商来出钱培训。就是这么一个故事，只要政府这么规定，餐馆一定会发生这样荒谬的事情。如果把燕京啤酒换成一种药，把炒锅变成 CT，结果依然成立。我之前参加过无数次培训，没有一次是公立医院自己负责出钱的。

我们公立医院出现药价虚高原因也很简单，政府管了一件闲事，这件事压根儿没有必要管，逼着公立医院只能加价 15%，等于把所有公立医院都毁了，药企也恶心了，被迫把药价弄高，最后“被慈善”。最后受损的还是咱们老百姓，明明可以喝 3 块钱燕京啤酒，最后被迫喝 30 块钱进口啤酒。改革的关键还是在于政府改革，在药价虚高问题上，政府解除管制就可以了。政府要管什么呢？政府把那种药设定一个天花板定价就行了，没有必要再管人家加价多少，如果你碰巧觉得天花板高了，你降点就完了。所以我们所提出的正如关总说的，我们要给出一定的方向。关总说我们学者是注重理想，当然注重理想了，同时我们也要理性，当然是理性，我在讲道理，而且我这个道理我相信是个人都能听明白。此外，我们同时也非常关注现实，确切地说，我们是“贼”关注现实，现实情形怎么回事我们知道得一清二楚。现实情形就是政府规定只能加价 15%，那种情况下医院医生哪怕再爱国爱民，他也得养儿女吧。所以在这种情况下，我们提出的改革建议也非常清楚，立足现实把刚才道理说清楚，刚才讨论的那件事根源就在于政府管制不当。

改革应该如何进行呢？我认为应该提出一套这样的改革政策。第一个政策，政府以后可以规定所有的公立医院卖的药的价格等于各省中标价，这个效果和搞药品零差率一模一样。药品零差率中标价不准加 15%，加成是 0，我们这个政策建议也一样；第二个政策，跟药品零差率政策不一样，第二句话应该是政府告诉所有公立医院，你们可以自主采购、自主加价，但是加价的最高就是刚才说各省级的中标价，我们俗称“吊顶价”。“天花板价”是发改委定的全国零售价，“吊顶价”比“天花板价”还要低。我就这么两个政策组合，政府一方面把最高的限价从“天花板”变成“吊顶”，另一方面告诉医院自主采购、自主加价。这套政策客观效果，一是所有医院所有的药品从现在价格水平下降 13%（奔上走是 15%，现在降了 13%）；二是不需要国家财政出一分钱；三是也没必要弄一堆人搞零差率，收支差额再给人家补，

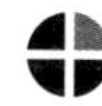

医院将会自动跟药企砍价，3 块钱批发价他就会用了，他不会再接受 11 块钱批发价。现在规定最高只能卖 11 块钱，中标价不管是不是 11 块钱，所有医院都可以最高卖 11 块钱，而且告诉医院可以自己采购，不管是哪家医院他们一定想法采购 3 块钱更便宜的那种药，说不定还能找到 2 块钱的。无论怎么找，这种政策下的差价都比现在所谓从 11 块钱变成 12.65 元好得多，这样医院有很大的积极性，积极性不会损害，病人权益也得到保证，吃的药比现在便宜了 13%，对大家都有好处。

这样改革唯一对某些人没有好处，哪些人呢？就是那些企图没事想管着别人的人。北京大学另外一个教授说，应该这么改，即政府要对公立医院实行全方位、全环节、全天候的管理，想要一堆人来干这个活。她这个建议甚至得到了相当一部分人的赞同，我想请刘教授评论这样的建议，他的评论更到位，因为他是经济学家，他的评论非常具有学术性，我只能说俗话。我相信我是理性的，我是用俗话化讲道理，刘教授用学术的、技术性的话来给大家分条缕析。对于信奉政府全面管理的那些人，我提出那些道理会让他们很不爽的。

二、刘国恩：公立医院改革的最大障碍是医院人员激励不够

再次感谢长策智库的邀请，组织这么一个重要的活动。今天是 12 月 20 号，离 2011 年结束还有 10 天，我们在这儿聚集在一起，回顾 2011 年国家医改，展望未来很有意义，我估计这可能是我们几个人坐在一起在 2011 年的最后一次会议，的确很有意义。

顾昕教授比较谦虚，他说他讲的是草根性的俗话，我讲技术性的方面，其实不然，他对技术方面的了解还是很有水平的，只是他表达方式有多样性，分时间地点。我现在也不能够在这里谈太多技术性的东西，那样真的就是正如志强说的，离理想越来越近，而离现实越来越远了。

因为我们几个人事前有一点关于主题的分工，在内容上并没有沟通过，只是说在谈的主题上稍微有一个侧重点。顾昕教授谈了价格机制，特别是在药物价格机制方面的很多见解，我基本上认同。我在这里谈一下公立医院改革和多元办医方面的建议和展望。

前一段时间我参与了国务院医改办“十二五”医改规划的一些工作，主要是关于公立医院改革，特别是社会办医、分级诊疗背景材料的建议，所以有一些思考跟大家谈一下，但这不代表国务院医改办，人家用多少、用什么我也不清楚，我这里跟大家分享一下就我自己的理解所能够看到的一些问题和未来展望。

不管是从过去三年来看，还是从2011年的变化来看，公立医院作为五项重点改革之一，确实要比其他四项重点改革的步子慢一些，虽然这并非大家愿意看到的，但我个人以为它在预期之中。因为在近期五项改革中，也只有公立医院改革要触及体制本身，其他四个方面包括基本医疗保险、公共卫生服务、基层卫生体系建设、基本药物政策等，都不是一定要触及深层次的体制问题，而公立医院改革则很难绕开这些复杂问题，所以其难度之大可以想象。

公立医院改革为什么步子缓慢？从2012年开始的下一个五年规划大概有什么样的思路？该做什么、能做什么？

第一个，我希望澄清大家说了很久的一个关键问题：公立医院改革的目的是什么？这个问题我们虽然讨论了很久，但我们并没有达成一个高度的共识。有人说公立医院改革的目的是维护公益性，我认为没有必要去讨论或否定这个概念，但这个概念对公立医院改革本身并没有太多的指导意义。为什么这么说呢？作为经济学家，我以为公立医院改革的核心目的在于解决中国医疗服务供不应求的问题。从中国的现实来看，我们的总需求远远超过总的医疗服务供应，供不应求的缺口很大，这是一个不争的事实，否则也就不存在所谓“看病难”问题了。因此，公立医院改革的核心目的一定是解决供需缺口问题。如果我们认同这个核心目的，那么公立医院改革的目标也就很清楚了：提高公立医院服务的供应能力。针对供需缺口问题，需求方面公立医院决定不了多少，需求在很大程度取决于老百姓的需要和购买能力，这当然也取决于医疗保障制度的作用。公立医院能够起决定性影响的一定是供应能力的提高。

如果我们清楚公立医院改革的真正目标是提高供应服务能力，那么具体来说服务能力的提高只能有这么几个方面：第一，扩展服务平台，使患者等待的时间少一些，等待区域大一些，排队时间短一些。第二，在给定服务平台的条件下，服务流程要改进缩短，也即提高服务效率。中国公立医院最典

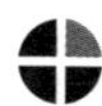

型的特色就是每做一个单项服务事先交费，再做下一个服务，这可能是全世界罕见的服务流程了。为什么不能简缩为一次性交费，有人担心说中国百姓不讲诚信，看完了会跑掉。全世界70多亿人，别人都可以做到看完了一次性交费，唯有中国13亿人就这么不听话？很难想象！第三，结构调整。我们今天看到在大多公立医院里面，尤其是大型公立医院，随机抽100人看病挂号的人，估计有50~60人都没有严重到非去那儿不可，为什么？如果我们能够通过制度安排，把这部分人引导到更适合的地方就医，而把诸如协和、301这些顶级医院的床位平台腾出来让给真正需要的疑难重症患者，我们的综合服务供应能力也能因此提高。我以上指出了三个方面来提高公立医院的服务能力：一个是服务平台的扩展，一个是流程效率的提高，一个是就医结构的优化。

怎么来实现这些目标呢？刚才我提到在暑期花了不少精力去调研、分析相关问题，之后给国务院医改办提了一些相关建议。这些建议基本上和国务院医改领导小组组长李克强副总理的八个字表述是一致的："内增活力，外加推力"，我觉得这个表述很准确，这应该是公立医院改革的重要原则。我再补充一个措施就是分级诊疗。下面我分别就这三个方面做个讨论。

先说"内增活力"，就是要通过公立医院的内部机制的调整，激发公立医院医务人员的积极性和动力。我自己的理解是，要让公立医院的活力激发出来，必须转换公立医院人员的角色。我们有200多万公立医院医务人员，其角色基本都是行政单位人，他们怎么来怎么去，并非现代劳动力市场供需双方自愿选择的结果，而是"被调动"的，自上而下的，其行政化的特色和单位人角色根深蒂固。如何转换其角色？最重要的莫过于从行政化的单位人向职业化的社会人转变，从单向的被人调动到双向的自愿选择，不管是院长、科室主任还是医生护士都应该通过改革拥有越来越多这样的自愿选择机会，以及面向全社会的服务平台，这是最重要的一个机制。从被调动到自主选择权，对个人发展的意义无疑是深远的，也是社会的重大进步。当然，选择权与责任是对等的，自愿选择的结果也意味着个人对自己的行为和工作绩效的负责，也就是说我们希望通过机制调整，能够使公立医院人员的责权与其工作绩效密切联系起来，形成一个真正意义上的良性机制，优胜劣汰，奖惩分明，使每个人有能力、有动力对自己的结果负责。

顾昕教授刚才讲公立医院的招标采购问题，行政限制的15%价格加成使人们的行为扭曲，是造成药价虚高和大处方现象的根源之一。事实上，在现行公立医院责权与绩效关系模糊不清的体制下，人们又有何动力要去进行理性的价格谈判和资源管理呢？对很多顶级医院而言，现在一年下来留的几个亿还不知道怎么花出去，更高的效率意味着更多的结余，更多的结余不就意味着更多的纠结吗？这就是我们现行公立医院制度诸多怪象的根源所在，其实质就是责权和绩效分配的关系不清，阻碍了人们活力和激励的发挥。所以我认为，如果我们继续强化公立医院公益性这个特点的话，只会给现行体制的改革增加桎梏，使本来就缺乏活力的公立医院状态，因为公益性和行政化的导向，而变得进一步低效，缺乏成本意识，造成更大的资源浪费。所以我希望关于“内增活力”这个原则能够引起我们政府有关部门的高度重视，并认真落实到公立医院的改革实践中去，少些从意识形态、形而上学的角度去纠缠抽象的公益性的问题，多想、多做一些务实的机制创新，说到底，只有增加了医务人员的活力，提高了服务的能力、效率，才可能更好地满足人民不断增长的医疗服务需求。

第二个是“外加推力”。这个不言而喻，所谓外加推力就是在体制外引入社会力量，作为另外一只手，同时推进公立医院的改革发展。社会力量要进入公立医院这个领域，存在两个重要条件：一个是准入条件；另一个是发展条件。关于准入和发展的诸多问题，我今天不做多的阐述，因为在2010年12月份国务院下发的58号文已经讲得很清楚系统了，现在主要是如何更好地落实58号文的问题。我这里想要强调的一点是，在如何理解“外加推力”这个关键词的时候，人们往往会犯一个形而上学的错误：根据58号文，鼓励社会力量办医的问题，但又仍旧要在现行的区域卫生规划前提下来做布局调控。区域卫生规划在中国搞了几十年，是计划经济时代政府配置资源的典型手段。所谓区域卫生规划就是政府根据每个地方、每个城市的人口分布计划出来的医疗卫生资源指标，从而决定各地人均该配备多少医院、诊所、设备、医生、护士等。如果根据传统区域卫生规划的原则来引入社会力量，比如说北京市中心区域这个需求巨大的医疗市场，根据现行区域卫生规划指标，可能早已被完全配备了，自然不能再鼓励社会力量到这里来，因此可以“光明正大”地婉拒门外。那民营的社会办医去哪里呢？自然是位置边远、市场狭小的地方，或者专科、特色服务等，总之就是还没有被政府区域卫生规划光顾好的地方。试想，如果基于政府财政实力的公立医院都没有发展好的地方，民营社会力量能去吗，去了能生存吗，多半是“有去无回”！我们鼓励社会力量办医，自然希望他们的发展是健康、顺利、可持续的，这样他们受益，民众受益，政府也受益，因为只有这样政府只手才可能腾出来光顾边远、薄弱的市场环节。

因此，如果一定要坚持区域卫生规划的指导，那么这需要我们重新诠释它，使其与时俱进，从根本上调整公立和民营机构的配置关系，其基本原则应该是公立医院要在服务市场“让位”和“补位”，哪儿容易哪儿让，哪儿困难哪儿上，而不是相反。在这点上，我以为市场经济的先哲们留给了我们很多真正该学习借鉴的思想财富。记得现代市场经济理论的鼻祖亚当·斯密在其《国富论》里就是这么论述的：凡是市场力量能够胜任的地方，尽量留给市场力量；政府力量仅做那些社会所需而市场回报低、市场力量无法持续的地方。如果我们能够把 200 多年前斯密的话应用到今天中国的区域卫生规划，政府做什么、市场做什么，一目了然，并践行到卫生资源的配置过程，我想中国医疗服务的能力和效率的提高就不难了。

以北京为例，新的区域卫生规划思想就该使政府力量从市场需求强劲、规模庞大、市场回报高的地方逐步让位给社会力量。政府力量负责大兴等远郊的市场服务，哪里社会力量难以发挥作用，哪里就由政府力量去兜底。所以我们理解 58 号文不能仅仅停留在允许、欢迎、鼓励社会力量这些大原则上，而应该进一步思考引导社会力量到哪里去的问题。为什么政府力量和社会力量应该这样布局？因为政府力量是公共资源，理应取之于民，用之于民；社会力量是非政府的个体资源，必要的投资回报既是其权益所求，也是可持续发展的条件，没有理由、也没有能力要赔本服务。总之，政府力量的定位应该是为民让位和补位，而不是与民争位，这是正确落实“外加推力”原则推进公立医院改革的要点。

第三个是分级诊疗，这是我刚才说的结构优化部分。大家知道，中国当前就医模式的一个普遍现象是大病小病往高端医院扎堆。我相信在座的各位包括我自己感冒发烧都去过大医院，也去过小的机构，但是比较少见。为什么在中国会形成这种常态的但极不合理的就医模式？很明显这有两个主要原因：第一个是我们无知，小病可以在社区治，我们无知跑到大医院。第二个是我们有知，但因为其他原因仍然还跑大医院。无知一定是少数人，可能有，但不会太多。大多数情况是在人们有理智、有条件的情况下，还跑协和、301

医院找朋友、找关系看普通病。后者是主要现象，其实原因是社区条件不可信、太差，因此中国就医模式的优化一定是要把优质资源从上往下引导。

这个当然不是新问题，以前也一直在采取措施解决，包括大医院对小医院的机构帮扶任务，医生个人职称晋升的基层锻炼要求等各种行政手段，但是多年以来情形依旧，优质资源配置仍然是倒金字塔，效果非常有限。为什么？北京大学人民医院院长王杉曾告诉我，行政手段派下去的医生基本是短期行为，大多情况还因专业不对口、条件不配套而使不上劲、心不落地，甚至成为下面接收单位的负担。总之，依靠行政手段进行优质资源从上往下的调整非常困难，效果很有限。我们现在要做的是如何通过非行政手段把优质资源引导到基层，特别是医务人员如何从三级医院到社区从事多点执业。过去中国一直实施的是医生在一个机构的单点执业，“人往高处走、水往低处流”的自然选择过程，必然导致优质资源集中分布在上游医院。多点执业就是要解放医生，让医疗机构不能把医生当成独有财产控制起来。我们三年前提出这个问题时受到很多人的质疑和反对，尤其是大医院的院长们反对的理由最多。有趣的是，同样的院长到期该换届时，就改口说想通这个问题了，要支持多点执业。我估计多半不是突然想通了，而是因为角色转换了，看问题自然就不同了。另外再补充一点，医生多点执业并不是“点对点”的关系，不是要把协和的专家转到社区去看病，那样当然更糟，没有任何意义。多点执业就是要在基层建立以专家名医为旗帜的社区医疗团队，通过他们把大量常见病、多发病、慢病管理的患者留在基层处置，同时把真正的重危病人选送到三级医院治疗。因此，建立以多点执业为基础的内在联动机制，专家名医的医疗团队在社区进行首诊和分诊，才可能形成分级诊疗、双向转诊所需的条件和动力。因此，多点执业不是点对点的关系，而是点对面的关系，是一个人与一个团队的内在一体关系，与过去的行政派遣具有本质的不同。其实，这在中国以外的大多数国家是常见的服务模式，并非创新之举，走出国门去看一看就会一目了然。

我希望今天这个研讨会能够传达一些重要信息，特别是公立医院院长和各级领导们能够转变其角色，站在社会的视角来看待中国医改问题，包括多点执业等改革措施的重要意义。当然角色的转变要靠自我进行是困难的，所以我们这里讲“内增活力”就是要通过机制变革来促进这种角色的转变。简而言之，如果我们能够落实“内增活力、外加推力、分级诊疗”这些措施，

 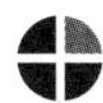

在基层处理常见病和慢病管理，广大社区病人既省时间又省费用，重症病人到大医院又少了拥挤，多方受益何乐而不为呢？对医生们而言，其服务平台从一个机构扩大到面向全社会执业，无论对专业发展、还是业务收入都应该大有益处，同时也会更好地促进广大医生队伍的发展壮大。

三、朱恒鹏：基层医改某些程度上是成功的

我今天想和大家聊一聊基层医改。两个目的：第一个目的是总结我们这三年基层医改。尽管我们三年叫“医改”，但基本上我们就在忙活基层，基层就在忙活基本药物制度。为了实行基本药物制度基层做了一些改革，所以第一个是总结性的。第二个目的，通过基层医改来看公立医院改革怎么走，呼应一下刘国恩教授的分析。

刚才关总讲学者是理想、理性、现实。我不知道是不是自吹自擂，我觉得至少我、余晖、顾昕，我们三个是基层调研，在基层看看怎么做，什么样比较成功、什么样比较失败。我一直有一个看法，其实我们国家改革开放30年，我们今天再往下改，大可不必提美国经验、英国经验，我们自己就可以了。我们农村体制改革走了30年，国有企业改革走了30年，其他改革也走了30年了。好多经验和教训对今天医改有很大的指导。中国台湾搞了几十年医改，相当成功。你别告诉我全世界没有一个大家都满意的模式，我相信恐怕将来也不可能，因为这个问题涉及我们对生命和健康的看法，永远不能满足。中国台湾对我们也有启示，因此我们学自己的经验就够了。我今天不谈理想，但是应该保持理性，谈一下现实。

先讲一下基层医改。基层医改李克强总理三年前就定了调子叫“保基本、强基层、建机制”，如果按照这个原则来做，的确我们基层医改是会成功的。

“保基本”的“基本”是什么，要论述可以写长篇论文，但至少有三个方面大家没有异议。第一个方面，是卫生部，也是其他部门和有关专家一直呼吁的，基层医疗机构和医生要承担基本公共卫生的职能。第二个方面更重要，通俗地讲就是看病，或者说看小病、常见病、多发病。要给老百姓做预防，做妇幼保健、慢性病管理都没有问题，但是看病是基层医疗机构和初级医生（全科医生）最基本的任务。我不相信公共卫生能把大多数初级医疗都纳入进去。坦率地讲，我和其他人的看法不一样，我一直认为预防这个事情

无非是推迟发病时间、延长寿命，但不减少患病，更不减少医疗费用。吸烟不好，不吸烟可以活得更长，但是不吸烟是不是意味着医疗费用更低？恐怕很有可能还是要在年老之后仍然得在床上辗转反侧好几个月甚至好几年，才能离去。我说这个话的意思不是反对公卫和预防，我的意思是看病还是社区医生最重要的工作，这是第二个方面。第三个方面，总有一些全科大夫看不了的病，所以他总得建议我们去哪儿看。刚才刘国恩教授讲，三甲医院40%～50%的病人本不需要来，这个话很对。我在北京很多三甲医院做过访谈，好多医生说一上午一半多的病人根本不需要来找他。问题是他们为什么来？（因为）他们不知道找谁，不知道找谁怎么办？那就奔着最好的去。谁愿意半夜三更到协和排队看头痛，可是怎么办？不知道。如果他有一个比较称职和负责的家庭医生给他建议一下，就能够解决这种问题。所以合理的转诊建议，我觉得也是全科家庭医生应该承担的，所谓“保基本”就是保证城乡居民的上述基本医疗卫生需求能够得到充分满足。

第二个就是“强基层”。怎么叫“强基层”？如果我们同意“基本”是上述三个任务，三个任务要完成得好，第一个条件要有好大夫，肯定不能是二百五大夫。一个好大夫才能既做好公卫，也能做好看病，还能提出合理的转诊建议。要有好大夫第一要能吸引来好大夫，第二要能留住好大夫，第三要能培养出好大夫。当然，对应的就是坏大夫被淘汰。

我们“基层”是什么概念？城市主要是社区中心和社区站，大家应该没有异议。我重点谈一下农村。农村的“基层”现在定义是卫生院和村医，但是从我开始研究中国医疗体制改革——2004年10月份开始，我个人到现在一直有一个认识：在中国，交通便利的平原地区卫生院这级医疗机构根本不再需要。我一再强调，我指的是交通便利的平原地区。老少边穷地区我很同意国恩教授刚才讲的，那才是财政要去发挥作用的地方。交通便利的平原地区卫生院要向两个方向转化，一部分转向社区中心，就是门诊看病的；另一部分转向专科医院或者二级医院，我们现在有的中心卫生院规模也挺大的，完全可以转成二级医院。但是，在农村三级医疗网的第二个层次转化的过程中，第一个层次——村医要大大强化。第一，毕竟不管怎么城市化，恐怕还有相当比例的人口在农村，还是要有给他看门诊的。这个看门诊的、提转诊建议的、负责做健康档案的、做慢性病管理的，最好是在他步行15分钟的范围内。这是世卫组织的基本要求，所以村医才是我们基层医疗最关键的一个环

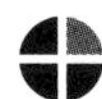

节。而村医相当于农村的全科医生。注意，是村医，不是卫生院的医生，才是农村的基层医生。我之所以强调这一点，是因为这次医改把村医弱化了，表面上看强化了乡镇卫生院，实际上不是。我们也不否认有些农村处于人口凋零的状态，45 岁以下的人都到城里面，这部分人有的会回去，主要是 80 前。因为这部分人在农村待过，还会种地，还有乡情。80 后的大部分人，初中一毕业就进城，没见到锄头怎么用，这群人恐怕就回不去了。但是村里还有一部分老人，需要有村医给他看病，哪怕我们 10 年、20 年之后看到这些村子没了，但是没之前还是要有村医。所以村医在我们基层是很关键的。怎么培养好村医、留住好村医，鼓励村医好好干活，这是我们“强基层”的关键。

第三个，“建机制”。前两条，除了我认为“村医是三级网的核心、卫生院不重要”这块有些人可能有异议，我说的“保基本”和“强基层”的基本概念大家应该没有异议，至少我说的“强基层”是要鼓励好医生、留下好医生大家是没有异议的。下面讲“建机制”。三年医改，我们对社区、乡镇卫生院和村医做的“建机制”，实际上建了什么体制？公有制的卫生院和社区中心。它有两个含义：第一个，既然是公有，医生是国家雇员，定岗定编定工资标准，同时做收支两条线。刚才国恩教授提到了，如果公立医院干得好，赚的钱不好分。我要讲的是，只要是公有的，钱就是不能随便分。因为公有的钱赚多了，可能是你能力高，可能是工作很努力的原因；可能是资产的原因，而这个资产是国家的；也可能是地理位置的原因，而这个位置不是你的；还有的可能是国家信用担保的原因，还有是政府赋予的行政垄断地位等特权的原因。在这种情况下，谁先取得好的国有资产、好的位置、好的国家信用担保，获得更多的行政垄断地位，谁就能赚大钱，分到你们个人腰包中那怎么可以？在我们没有办法区分挣的钱多是能力和努力的原因，还是国有资产的原因的情况下，钱就是不能乱分。所以只要是国有，就基本上是一个大致统一的工资标准，否则我们就会出现，中石油工人干得很轻松一年拿 10 万，其他产业工人干得很劳累一年拿 3 万。所以只要是公有的，就必须对工资标准和工资总额进行控制。第二是个核心，在座好多朋友都听说过，经济学有一个词叫“公共地悲剧”。经济学中论证，解决“公共地悲剧”的最简单办法是把公共地变成私有的。如何在不私有的情况下使悲剧程度降低，即保持公有产权的情况下还有效率，至少能运转得下去，人类历史的事实和经济学的研究是，一般来说有一种体制，那就是等级制——这块地是公有的，不能随便放牛，那只能是局长放20头、处长放10头、科长放5头。这就是连长以上可以骑马，部长可以坐奥迪，处长就只能坐桑塔纳的道理。因为如果都可以随便用，那就没有原则了，所以等级制意味着越往高等级才能占有和使用更多的资源，得到更高的利益和收益。如果我们维持公有的医疗服务供给格局，基层必然是最差的医生。协和的医生不可能去基层，因为在那里他只能支配最低的资源。在这种情况下，我们形成公有制为主导的、定岗定编定工资标准、收支两条线的体制，显然基层得到的就是最差的医生。刚才我讲，只要是公有体制，收入分配就是不能自主，就得大致均等化。经济学激励理论有一个说法，不同的制度安排，不同薪酬制度有一个筛选功能，大致说来，这种均等化的收入一般吸引的是能力较差、不大愿意努力的人，收入和业绩挂钩那种（制度）一般吸引的能力较强的人。在现有改革下，明显看到的是，我们下面去调研的结果，凡是严格执行了所谓的基层医疗体制综合改革的，第一，一些好医生走了，凭能力一年能挣10万的，甚至十六七万的，现在一个月拿4000块左右的工资，一年也就5万，他就待不住了。第二，过去很努力的人，现在也不努力了。因为过去努力看门诊、吸引病人多就收入高。现在再努力，收入也就那么多，收入差距很小。数据就不举了。同样年龄、同样学位、同样职称的，一个月收入就差两三百块钱，谁还为这两三百块钱努力工作？所以我们现在看到基层医疗机构好医生在流失、留下的医生干活不努力。出现的一个情况就是，名义门诊量下降不多，但实际门诊量下降挺多，因为作假很容易。当然住院量也下降。关于这个，我倒不用说我们的调研信息，李玲教授在她最近的一篇文章，叫《基本药物制度动了谁的奶酪》里专门讲，卫生院看病开药积极性下降了，手术量也下降了。她也承认了这个现象，她说是好事是因为过去看得太多了。她说这个话的时候我不知道她琢磨没琢磨，我们一直说“看病难”，结果过去看的太多了，现在下降更好了，那就是说过去看病其实不难。但至少她也承认门诊等各方面下降。在我们这个体制下留不住好医生，也不鼓励好医生，导致基层群众看病更难更贵，因为他们跑到县医院去了，更远更贵更难。当然，李玲教授的建议是县医院也这么改。如果县医院改了就往三甲医院跑，三甲医院也改了病人就没处去了，就不看了。昨天我听到另外一个专家讲：“你们别光说英国排队不好，其实排队有个好处。什么好处？有些不需要看的这么一耗就不看了。”我当时就想，还有这样的逻辑！

 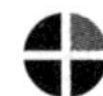

由此我们知道我们下面该怎么做。我想我们基层需要好医生，只有好医生才能把患者留在那里看病。刚才刘国恩教授讲多点执业。我要往前推得更远一点，我想说不仅仅是多点执业，基层医疗机构必须以民营为主体。什么意思呢？一旦公立就是等级制，要么挂羊头卖狗肉，号称是公立其实不公立，这就是我们过去一二十年的格局，名义上是公立的，但是实际上政府一点不管，所以就可以自己乱赚。但是人家赚钱了还非说人家是公立的，还不允许多点执业，这不对。所以公立就是公立，财政就要出钱，要么就别公立。基层要民营为主体，在这种情况下自由执业。我认为区域卫生规划那是很扯淡的事情。我们80年代有商业部，商业部一直做一个工作叫商业网点布局规划，他们目标一个是方便人民群众买酱油打醋，另一个是商店不能太多，造成社会资源浪费和重复建设。这和医疗规划实际上一个目的——方便群众看病，又不能过度。但是这样的规划是没有任何效果的，最后放开了，门店随便开、超市随便开、沃尔玛随便进，人民群众很方便。如果买酱油打醋这种需求你都判断不准、做不好规划，你说看病能做好规划，你这本事是不是太大了点？如果看中国的计划经济史，不仅仅商业网点布局规划是扯淡，我们还有轿车布局“三大三小”。大家都知道吉利不在布局之内，但是吉利起来了，吉利收购了沃尔沃。所以第一条是以民营为主体；第二条，你如果规划，就只规划公立医疗机构建多少、建在哪里，民营建多少、建在哪里不要管。

既然民营为主体、自由干，下面的问题就是付费，这个我不展开讲了。在这种情况下，我举个例子，这种体制将会走向类似于律师，律师是民营为主体、自由执业。律师没有主任律师、副主任律师、主治律师，我们只知道有本事律师挣更多的钱。要让有本事医生挣更多的钱，愿意去社区，我不在乎在协和，因为我不需要评正高。在这种体制下，你又想评正高，又想在社区，又想在卫生院，还想当博导，这基本不可能。咱们的演员也是这样，咱们的演员有一级、二级、三级、四级，可是，刘德华是几级演员？莎朗·斯通是几级演员？这是公有制等级制的必然结果。我想基层医改最终要走向这么一个机制，对于我们公立医院恐怕是类似的思路。

四、提问和交流

提问：今天这个会非常受启发，我是《中国改革报》的记者，我是长期跑医改的记者。我以前身份是医生，1999 年出来改行做新闻。刘老师和朱老师说的最大的问题，是我们医疗卫生体制走到今天，已经是市场经济国家，我们医疗体制还是计划经济，好医生都在大医院，不愿意到小的基层去，最重要还是一个人事的问题。正是由于这个原因，基层“看病难”，体现为没有好医生，难以满足人们的需求。大医院看病难，人满为患，优质医生堆在那个地方，也是难以满足人们的需求。刘老师提到公立医院人事制度体制改革，朱老师提的同样也是。我们国家医疗问题主要是医院和社区卫生中心人事制度这是最主要的核心，核心是他们的收入问题，正是因为这个问题带来药价虚高的问题。我问两位老师这么关键的问题能够得到解决吗，我经常跟医改办有私下的沟通，他们说这个很难突破，二位老师有什么看法。

刘国恩：你刚才提的问题其实是这次医疗体制改革最中心的问题。如果不是因为人事制度是公立医院改革一个最纠结的问题，那么公立医院改革的步子不会像我们今天看到的这么慢。我刚才也说这在预期之中，为什么呢？就是因为公立医院涉及深层次的体制问题，而人事制度改革可能是其最难的环节。人事制度改革也不是医疗卫生部门独自能够解决的，还涉及人事、财政、编办等多个部门。这么复杂的问题能够解决吗？这在于我们如何看待中国的发展和医疗体制改革，如果我们认识到这是一个关键而复杂的问题，而又不能面对和解决这个问题，那我们坐在这里干什么呢？中国经济体制改革在 20 世纪 70 年代末 80 年代初开始之时，又有几个人能够想象今天的中国变化状况呢？在 20 世纪 90 年代之前，中国经济体制改革基本上以农村为重点，1992 年邓小平同志南方谈话以后我们突破了城市的国有企业改革，其难度应该不亚于今天的医改。所以我不认为我们没有能力去改，而是看我们在这个问题上是否能够达成共识，通过改革来解决现在的问题。从国家医疗体制改革小组到各地医改主管部门，以及我们参与医改的各界同人，包括我们今天在座的学者们，就是因为公立医院的改革复杂而关键，必须推进，才需要我们这些人。

朱恒鹏：我对中国改革谨慎乐观，你说多长时间能解决？20 世纪 80 年代国企一统天下，现在我们民营经济也很发达，当然有不满意的地方。中国台湾 20 世纪 80 年代公立医院占主导，现在公立医院占 16% ~17%，也不过 30 年，我是谨慎乐观的。如果走的对会快十年，走的不对慢十年。过了这十年走到我们今天认为的自由执业、多点执业，下一个问题还是会出来，至少我

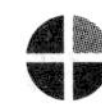

是谨慎乐观的。

刘国恩：我再补充一句，希望各级部门领导和参与医改的人员，少从意识形态的角度来理解今天的中国医改，摆脱对公立医院改革没有实质意义和帮助的僵化观念，尽量不要作茧自缚。

顾昕：我补充两句话，我听他们的回答还不解渴。我认为问题的关键是，我们要针对什么事来改什么？具体地说，就是咱们要把改革措施落到现实中去。我们的理念大家都知道，刚才刘教授这个理念其实我在以前写的文章以及演讲中也经常提到，其实这个理念很简单，就是这么几句话：①医师成为自由职业者；②院长成为职业经理人；③整个公立医院实行全员劳动合同制；④绩效如何都写在合同里。我跟他们开玩笑，所谓改革就是你们院长请一些比杜拉拉还好的人力资源总监，这就成功了。这样的措施为何无法落实呢？刘教授强调的是我们院长，比如说他对我们多点执业的一些看法或者应该怎么怎么样。我下面要讲的是，我认为这其实不仅仅是院长的事，还牵扯到了几个政府部门，一个是卫生部门、一个是编办、一个是人事部门。第一个是卫生部，大家都知道注册医师多点执业已经写进新医改方案了，这份方案2009年4月6日就已经出台，随后，卫生部8月份立刻发布《多点执业通知》，这个是最快的。该通知规定，你要想多点执业必须玩“双批准制”，第一个批准是原院长批准；第二个是当地卫生局批准。注册医师原先是单定点执业，现在可以申请三个定点执业。原来在一个鸟笼里，现在可以在三个鸟笼里。搞出这么一个游戏规则，我们的改革还有戏吗？我们若干城市突破双批准制，昆明单批准，院长不算数，卫生局批了就行了，貌似还是三个定点。还有一个城市我忘了是哪儿，他们推行单批准制，原来是一个鸟笼，现在三个鸟笼，原来两个人批准，现在一个人批准。到什么时候可以不需要批准，拿上医师执照我到哪儿都能给人看病就好了。编办是怎么一个情况呢？各地编制管理还在编办那儿管着呢，缺了编是一个事，编多了也是一个事。第三个是人事部门，医院需要聘什么人，需要由人事部门组织新聘人员考试，考什么内容呢？我说你们考试题目是不是又是“南极为什么没有北极熊”，考试内容是针对所有事业单位的人一块考试。招聘医生也在那儿考，跟卫生局一块考，考的问题就是那类问题，企图锁定招聘对象考不上。这样体制下人事制度不改革，不走向我刚才说全员劳动合同制，你说我们怎么有戏？我希望大家针对这些事对我们进行具体的采访，我们可以进一步探讨，到底是哪个部门的哪些游戏规则卡着我们医院，使大家没法玩？采用什么措施我们才能进一步推进改革？简单说，就是应该搞市场化，市场化是我今天到现在才说出来，而且我是用负面的口气来说的。我是市场派的人物大家都知道，但是我不承认这三个字大家都不知道什么意思，我们应该落到具体现实当中。

提问：我是《二十一世纪经济报道》的，我发现现在我们四位老师的发言很多问题其实五年前也都在说，具体宏观角度的问题我不再问了，我有两个比较具体的问题：第一个，“安徽模式”，因为“安徽模式”从医改主阵者是非常想推广的模式。“安徽模式”最主要的看点是基本药物制度，我发现在“安徽模式”主阵者来看，在讲“安徽模式”一定提基层医疗机构综合改革。我想请问“安徽模式”基层医疗机构综合改革算不算公立医院改革？因为它一直在强调里面有所谓的绩效工资改革，有淘汰两万名人员编制上的改革，这种改革是不是我们所理解去行政化、所谓公立医院理想的模式？

第二个问题，问刘国恩教授，咱们国务院医改办专家咨询委员会，您感觉起到了什么样的作用？它通常的运行机制是怎么样的？如果方便，请透露一些信息给我们讲一讲。

朱恒鹏：我刚才论证安徽基层医改，为了推进基本药物制度不得不走向收支两条线，不得不搞定岗定编，其实是重回国有事业单位体制。北京从2006年12月25日开始搞药品零差价，一年就发现自己搞不成了，然后被卫生部捡起来又要搞。卫生部搞药品零差价，当时并不包括搞基层医改，但是谁搞零差价都会走向收支两条线和定岗定编定工资标准。零差价就要财政补，补多少钱问加价率，原来想当然是15%，现在一问不是15%，有人说是40%、50%。如果你是主管省长，立刻就会转成另外一个问题，我把你们养起来需要多少钱，一旦说养起来下面就定岗定编、养多少人、什么标准。其实是搞零差价出名的安徽所谓的综合配套改革，它恰恰是因为搞零差价倒退回到传统计划经济体制下的国有事业单位体制。我没有跑遍安徽所有县，我跑了四个县，我询问了你说的淘汰这两万人是怎么回事，大致是两类，一类过去不在那里干活，但是在那儿保留编制，大家知道在咱们国家好多事业单位有这类人。还有一种可能是单位工资全额发，但是不过瘾人家有本事再出去自己挣，又想吃计划经济的好处，又想吃市场经济好处，出去还保留着编制，将来回去还能领事业编制的退休金，我们退休金制度也是阻碍改革的很大的问题，以后十年必须也应该改，应该意识到这一点。这类人既然在外边

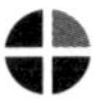

开着私人诊所挂着这个编制就不行，这部分人就被清理了。另一部分人是卫生院退休的老院长、县医院退休医生，农村老中医，学历不高，看病水平很高，人民群众很认可，卫生院聘来，靠这些医生支撑着卫生院的业务。这次这类人也被清理掉了，尽管人民群众认可你，但过了60岁不能给你定岗定编，你虽然是人民群众认可的，但是你没有学历、没有执照，乡村医生不能到卫生院执业。清了一部分该清的，还清了一部分不该清的，你说的两万人大致是这么一个情况。

下面县级医院改革我相信不能这么走。余晖让我讲讲基层调研的情况。基层调研一个是子长县人民医院搞医改，就是零差价，收支两条线，财政发工资。要完成绩效考核目标，才能发工资，但完成绩效考核目标太简单了。"子长模式"说明县级医院改革不能走"安徽模式"。子长我们去了两次，今年年初去了3天，11月又去了6天。神木去年7月份我们去了4天，这次去了3天。去年发现"神木模式"可复制，但是我们也讲，有两个条件不容易复制，第一个是财政投入比较大，第二个是民营医院占主导。我们这次调研，陕西省明年新农合人均筹资标准300块钱，榆林是陕西第二富裕地区，榆林自告奋勇新农合每人筹资额350元。神木农民29.7万人是1.1亿多元，市民6.7万人；榆林的人均筹资标准是470元，这又有了3000多万元，还有城镇职工医保资金近3000万元，加在一起，1.7亿元。而实际上，神木从2009年开始全民医保体制后，每年花费1.5亿左右，并没有超过这个数，也就是说就筹资而言，从明年开始，神木没有神木特殊性，整个榆林都是这个水平。实际上，此前报道神木财政掏1.6亿元的时候，其实还有社保3000万元没用，如果把社保3000万元拿进来财政只需要1.3亿元。神木在筹资水平上没有任何不可复制性。不容易复制的是其他地区没有放开大力发展民营医院。我这次去调研，得知民营医院已经有19家，医保定点13家，这次采访了康复办主任，他说这么多民营医院医保就是好管，谁达到要求让谁进来。神木城乡居民可以说该住院的都住院了，是不是不该住院也住院了，这个不好说。其中93%住院在本县，不管花多少钱在本县报87%，低保户还给你兜底了。

顾昕：你刚才问的那个问题，简单的一句话是这样的，无论是北京发生的这类事还是"安徽模式"，其实零差率必然会带来收支两条线，刚才朱教授已经讲了。收支两条线里边必然会有一些绩效工资，把它称之为"综合配套改革"，其实说白了，用我俗话讲这叫"评劳模、选先进、发奖金"。政府说了谁干得好我给谁钱多，它想的是这样的。但是北京本地的官员，本地的这些主管人士跟我们讲，这个体制一搞，最大的一个问题，是怎样在收支两条线的情况下，想一些招儿调动人家的积极性，他们说可以给我一笔研究经费，让我研究研究这个问题。我说这个我干不了，你给 500 万元我都干不了，更不要说 50 万元，压根儿不干。因为我知道那事连观世音都做不成，甭说我了。安徽道理也一样。安徽也是当地卫生厅的同志说了，安徽现在面临的最大挑战，就是如何调动人家的积极性，我讲到此也就行了，不用再说了是什么意思。

刘国恩：国务院医改专家咨询委成立于今年 6 月 23 日。根据我自己的理解，咨询委的成立是把过去医改五年来各部门的专家团队，从比较松散的状态提高到一个比较正规、集中的状态，所以我以为主要是一种组织形式上的转变。当然这里也考虑到了以前院长们抱怨说其声音在医改中被忽略了，所以国务院医改专家咨询委这次选择了各方代表，包括院长代表如华西医院院长、天津泰达医院院长，还有中医院长代表等。当然还有专家代表、学术代表，比如说北大有 4 个，清华有 2 个，人民大学、师大、复旦大学各 1 个，社会各界基本都有代表。我不太知道有什么常规的工作机制，成立之初开展了一轮主要工作，就是咨询委员们接到工作任务，帮助准备国家“十二五”医改专项规划的背景材料，我自己承担了两个，一个是优化社会办医条件促进公立医院改革，另一个是分级诊疗制度的建议，都是我今天谈的主题。至于以后还有什么任务或工作机制我不知道。对我个人而言，自己这么多年来是怎么想的、怎么做的，照样继续，倒不会因为这个角色形式的改变就有所改变。如果有任何改变的话，那可能是我会说得更多一些，因为有更多部门可能把耳朵竖起听听我们说什么，这是我能想得到的主要变化，除此而外我想不到有什么理由要改变自己一贯的坚持看法。

提问：我是《财经》杂志记者。请教几位专家现在公立医院改革，现在看到医生、医院院长、卫生局都没有积极性，这种情况下推进公立医院一定是扭曲的，一定推进不下去。我在想能不能通过增量的改革推动现有存量改革，改革路径的选择。第二个现在目前多元化办医大家都在说，但是推行得很慢，请问专家到地方调研你们觉得做得好的地方他们有什么样的启示或者经验。

顾昕：推进增量改革是一个常见的思路，我们国家在其他领域的改革也

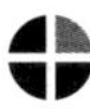

都以此类改革为主。简单说，多办些民营医院不就完了，神木搞的这些名堂就挺好。推得比较厉害的几个地方，比如昆明，昆明大家都知道，不细说了，说白了就是招商引资咱们赶快鼓励民营资本办医院。洛阳也是大力推进公立医院的转制，让它变成民营的。宿迁搞了多少年，继续坚持这条道路。全国别的地方为什么这么费劲？我们配套文件也发了，文件说得还挺好，外国尤其是媒体搞投资有钱的主儿，还兴奋好一阵子。我在前一次论坛演讲时用的PPT有这样一组数据，我们统计了一下民营医院占医院总的机构数的比重已经超过了58%、59%，将近60%，但是床位公立医院占70%，人力资源公立医院占了80%，诊疗人数83%～84%，而到业务收入公立医院吃掉了87%左右。这些统计数据我们PPT都有，以后谁要都可以给你们。而且我刚才说几个数在若干年没有变化，多样化折腾半天在全国还不多元，原因非常多，刘教授主要讲所谓准入，所谓的区域卫生规划卡着大家，这个我不细说了。朱教授已经说了那个规划根本没必要，这个我们是赞成的，根本就是瞎弄，这是第一。

第二，我们在各地碰到的现实，就是人的问题，刚才数据我念了。80%的人都在公立医院，请问为什么是这样？我们现在的人事制度中非常重要的一条就是注册医师单定点执业，必须在一个地方作为注册医师。如果你是刚毕业，肯定不会愿意到民营医院注册。大家都想去公立医院，可一到公立医院就进鸟笼，不能多点执业，撑死了三个点。这种情况下民营医院碰到最大问题是找不来人，他们那些牛的人可以找到退休的，新毕业也可以找到，就缺是中间这些人。医疗服务是一个团队，不可能都是老教授、老医生，再配几个实习，这个不灵，中间弄不来，弄了半天非常费劲。我们说那几个地方做了一些改革，但是非常费劲。比如说洛阳，最大的问题其实有积极性，你刚才提到卫生局没有积极性、院长没有积极性并非如此，很多地方卫生局长是非常要推进我们称之为走向法人化、走向去形式化的改革，他们是认同这个东西的，但是也有人不认同。所以我请你们记者找出焦点，不要模糊焦点，究竟谁不认同，搞明白了，不是我们地方政府、医院的不认同，院长也同意、医生也乐意。他们其实有几个担心，我们可以转制，但是继续给我们保留事业单位的编制，人家编制办都转制了，怎么给你保留诸如此类的事情。总而言之人事制度的改革是非常重要的一环。

朱恒鹏：增量改革是国企改革的经验。国企改革增量发展起来有几个经验。第一个经验，中央政府拆分了好多行业部门，这是很关键的，把“婆婆”打掉，下面才能自由。我们就一个卫生部，把卫生部打掉不合适，但是我们要把有些权力拿掉，我们就不要再做什么区域卫生规划了。神木的经验是愿意办民营医院就办，最初申请了22家，都批准了，自由竞争后剩下了7家，现在又增加到了19家。有本事患者就认，没有本事就关门。区域卫生规划是一个要害，比如说这儿就只能有3个医院，那就麻烦了。

第二个要点，营利性和非营利性。我个人觉得，你不要管医院是营利性还是非营利性的，中国有很多社会资本，投入20亿建立的三甲医院不能分红、不能继承、不能资产处置，真有这样的雷锋，我们还怀疑他有什么动机？所以营利性和非营利性问题要淡化，作为卫生监管部门就管质量，作为医保部门就管付费，自费部分交给患者。你说人民群众上当怎么办，谢谢，不用你操心，我们自己愿意上当。问题是，我们有那么傻吗？约束这些坏人的任务交给媒体就可以了。

关志强：我收到健康报网友提到的问题，对五项重点工作之一，基本公共卫生服务均等化有什么看法？

顾昕：他刚才说几句话我又有点小补充。刚才他提到营利性这件事，其实我们医保定点的政策真的应该反思，我们跟他们有好多交流，他们现在执行国家的物价政策的才能成为定点，我刚才讲了国家物价政策其实问题多多，第一个，按项目定价，企图把上万种项目都定准了，这是不可能完成的任务。第二个，药品在公立医院只能加价15%销售，这把药价整成虚高。定点和执行所谓价格政策没有什么关系，我们人保部和卫生部今年发了文件，就是推进医保制度改革，部长说按病种付费是抓手，我付账的人和医疗机构谈好了打包价这就定点了，为什么还要项目定价，这是矛盾的，打包价不能再按项目定价，其实医保付费改革就是一口价。我们很多民营医院，你跟我谈好一口价就齐了，哪怕参保者愿意用贵的。云南省红河市第一人民医院人家发明的挺好的一个制度，基层我们也跑，这些事我们都知道，这也是作为一个补充。

关于公共卫生均等化的这个问题，是我们医改中的一件事，我们说得少一点。我们这个团队说公共卫生说得不太多，并不表明这里面问题少，其实主要原因是顾不上。公共卫生均等化第一件事，就是我们要知道公共卫生哪儿做得好哪儿做得不好。不太好就多砸一些钱让它们起到拉平作用，我们现在不是这么干的，给很多地方按照人头拨钱，这个不叫均等化，现在不平等，照这么下去，将来也会越来越不均等化。第二件事，靠政府砸钱搞公共卫生的体制，为了让大家把公共卫生服务干得好，咱们评劳模、选先进、发奖金，用了一堆指标来考核。公共卫生服务有一个特点，你做的服务跟最终结果没有直接关系。比如说我做了妇幼保健，和妇女、儿童真的健康关联度是特别低，考核的时候也就没有办法考核结果，于是考核你是不是真干了这个事。健康档案叫建档率，问题是建档率再怎么考核，档案里写了什么却没法考核，很多档变成一丝不挂的档。我们有一个专业协会，人家有一个调研报告，调研报告说我们建健康档案 75% 从来没利用过。这份报告的政策建议是什么？它的政策建议居然是说建议中央财政再掏一点钱开发档案的二次利用，把我笑坏了，我说一次建档白干了，再拿一笔钱企图二次利用，你怎么考核人家是不是利用了，这都是个事。所以公共卫生服务均等化也好，我们怎么把公共卫生服务干得好也好，其实最重要的一件事情是什么呢？公共卫生的服务，尤其是针对个人的服务，比方说建档、计划免疫、妇幼保健不是面向群体，比如说水干不干净那不算，国家应该面向个人公共卫生服务砸钱，没办法向老百姓收费，国家砸钱怎么办？最重要的是要跟门诊统筹的费用一块团起来，按人头付费，实际上是医保付费的机制，按人头付费搞这个。如果大家想对这个有进一步了解，我请大家看我们这里面有一个讲英国全民免费医疗走向市场化的文章，请大家看一看人家全民免费医疗是国家拿钱，不管小病大病都是国家掏，公共卫生也是国家掏，人家怎么花的钱，人家把钱团起来付给家庭医生，但是按人头付费，有了这些机制这些家庭医生给建档建得好，预防针真的打，他挣的钱就非常多，他挣的钱跟专科医生差不多。如果不好好搞形式主义，最后就挣不到钱。

提问：请不要摄像、照相，我本人是降药价网的创始人。我有几个问题问几位专家，我有可能在我的药价网站上做品牌药的对比，我这个网站还能走多远，会不会被封杀？这是其一。其二，收到很多老百姓给我们打电话留言，希望开网上直销的平台，加一点利润供给大家。作为我们来讲，目前不光是国家资质这方面解决不了，老百姓都知道这个事情，但老百姓说不需要高端的药，只是普通常用药。坊间流传医改其实很简单，找一个医药代表写一个方案把一个医改改下去，你们专家怎么看这个问题？

朱恒鹏：我理解你刚才几个问题，请记者们不要暴露他个人。第一，关于你这个网站会不会被封杀，我个人判断是这样的，政府不会封杀你，但怕你的同行封杀你，对你的同行来说，你这属于搅局，让大家的买卖不好干。政府还是讲规则的。你的同行干起事这就不好说，医药行业十年这么折腾，还健康地活着说明能力很强，但是里面有很多规范的事情，包括黑的事情也有，我觉得你不用担心政府，只是要担心你的同行。

第二，你干下去，你现在还有信心，如果15%加价率这个事情不废，你后面的资料会越来越少。我刚才讲坚持这样的制度，将来你无法对比，药店卖的药和卫生院、医院卖的药不是一种药，你这种数据越来越少。非要坚持政府集中招标，非要坚持15%加价率，将来你同行对付你的手段就是没有两个药价可以比。

第三，网上直销是一个模式。美国网上直销和邮购药品是有很大的销量的。你现在这种做法给你带来很大的困难，在咱们国家开创一种新的模式，把这个事情干下去，跟政府合作可以让大家觉得你很友好。你现在这种做法给政府找不好看，又想开创一个新业务，你也可以学学安利，安利是直销，但是有很强大的政府公关。也许你是先锋，也可能你就是先烈了，但愿我说的不是真的。

顾昕：首先对您的担心我现在有一点小小的疑惑，你的名字我们在网络上已经看到了，是魏先生吧，恐怕不是化名。您开这个网站，我觉得有一件事是这样的，把我们所谓药价虚高的普遍性对老百姓展示出来，我刚才讲了药价虚高不是个例，其实我们谁都知道，我们公立医院用的一模一样的药，最后价比咱们市场价高了很多，这个大家都知道，机理我刚才也讲了。现在如果我们现在有了这个网站以后，很多记者也来问我的看法，我只是跟他们讲，你们如果现在还继续把药价虚高这件事情归结为医院人吃回扣，归结为我们80%～90%的医生都坏，这样的总结就是模糊了焦点，办网站目的和最后达到的功能恐怕也就扭曲了。我这个看法大家接不接受是另外一回事，如果大家去抓医生，把那些人都去揪出来，这些是根本不可能完成的任务。在2005年、2006年曾子墨已经做了《社会能见度》的报道，报道的是“一个人对800个人”，一个人不吃回扣，用便宜的药，他所有同事都是用偏贵的。咱们中国医疗行业多数人是企图坑人的主，多数人都是正常的，不可能800人都是坏蛋，就一个人是好人。如果在座记者揪这个思路，抓“坏医生”，这个意思就不大了，这是我对网站本身带来新闻效应担心，跟网站本身没关系。

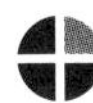

最后您说网上药店。网上直购是好的商业模式。我们有些大品牌药店正在干，比如说金象网，这些模式都有。监管部门又担心网上弄出来的，现在很多网站弄出来的药是不是真的天晓得，如何建立监管体系，谁在网上卖了假药，把他送进监狱，诸如此类监管体系这都是事。在这个情况下，您这个网站能不能发展，恐怕一时半会儿也说不清楚，都可以尝试。

提问：我解释一下，咱们国家网上药店批了 48 家在运营，大多数都是微利或者亏损。因为他们和实体店挂钩。

关志强：我打断一下不讨论开药店的事情，讨论政策可以，如果因为政策引发出其他的商业机会，在其他场合再讨论。专家秉承我们包括我们自己专业方面的事情，至于你现在有了一个网站，将来能不能变成一个直销网店的事情在其他场合讨论。

提问：各位专家好，我是《医师报》的记者吴雅利。朱教授刚才提到基层医生必须以民营为主体，但是咱们又不提倡区域卫生规划，这样会不会导致比如说像诊所乱开、乱成一锅粥的问题，这是第一个问题。第二个问题，咱们刚才提到要从行政化到市场化，实行社会合同劳动化市场的医院。对于这个问题咱们医生职称考核怎么实现？国家对现在各个医院都有一些编制人员的要求数量，这个问题怎么解决？

朱恒鹏：乱开诊所这个事情，我说的是一种理想状态，恐怕有一个资质要求，你要获得注册医师资格，在自己专业范围内自由开办诊所没什么不好。担心满地是诊所，我们到处去看病，没有这回事。供给有多少，需求就有多少，实证结论不是这么回事。而且开始有点乱，慢慢就好了。中国台湾到处是诊所、中国香港到处都是诊所，这两个地方都是中国人，他们能干我们为什么不能干。

顾昕：第一个问题，他理解有执照能不能想开诊所就开诊所，你是不是还想问如果开了诊所出了乱子怎么办，我看病没有治好我就残废了，是不是要问这个？

提问：是，目前情况黑诊所很多。

顾昕：黑诊所很多，没有执照开诊所这是一回事，有执照开诊所出了事了这是另一回事。不管有执照没执照出了事，谁出了事给他送进监狱。

关于职称的问题，你对市场化描绘那句话我听着特别别扭。

提问：实行全社会劳动合同市场。

顾昕：应该是全员劳动合同制，说白了大家都是合同工。合同工怎么弄职称，很简单，我顾昕就是合同工，我是北京大学聘我，北京大学政府管理学院聘我当教授。我这合同就是这么写的，就是这合同。如果某人开一个大北大学，他要聘你当教授完全可以，这就行了。至于说我们社会认谁随它便，职称让各个单位自己聘，爱怎么聘怎么聘，这就是市场化，这怎么就不行，这就乱了吗，这么聘就天下大乱。社会上的人搞不清楚北大教授和大北教授的好歹，干吗非要教育部弄一个职称管理条例，什么事都要他来管，我们当得成教授还是当不成教授，都要一个政府部门来批，有必要吗？很简单。有的人这么一弄全中国都是教授了，都是教授又怎么样，怕什么，现在博士就是满街走、专家也满街走、教授也满街走那又怎么样，到底谁好谁不好，你们自己睁大眼睛辨别就是了，没有必要让教育部替你辨别，医院也是一样。

朱恒鹏：民营为主体职称很简单，职业医师资格证书，公有制发工资才需要有分等级，没等级没有办法分钱。刚才你说黑诊所，我 2007 年、2008 年调研了黑诊所，在北京的朝阳、海淀、丰台三个地区，还有东莞和顺德。黑诊所在我调研中，有那种江湖郎中、老军医，但是很少。大部分黑诊所医生来源有几个：第一个农村赤脚医生，村民打工他跟着进城打工，盖楼很累，一个村子都在这儿盖，有头疼脑热都找他，他发现干吗当建筑工人，我看病不就行了。还有倒闭的国有厂矿企业的医生、退休的医生甚至包括三甲医院退休的医生，他们都想开诊所，但他们拿不到执照，要拿执照非常困难，按照现在规定必须房子要租赁好、装修好，所有这些比如在北京没有 80 万元下不来。如果这些都齐备了，给卫生局递执照卫生局不批你怎么办，这 80 万元就打水漂了。相当一部分黑诊所的医生是合格医生。还有一类医生是公立医院退休，他的人事关系在单位上。我在浙江调研过一个老太太，她是县医院退休的医生，名声很大，周围人都找她看病，就建议她开诊所，申请起来她就发现，出来开诊所手续非常烦琐，第一个是执业医师资质证书，这个在她的单位医院里，不能自己拿。她就说不干了，可人民群众认她，就在家里行医。在家里行医不敢收钱，收钱有问题，大家就给她鸡鸭鱼肉，这太不方便了。

提问：谢谢各位专家、老师，我真是受益匪浅。我是从台湾来的，在内地工作生活 15 年，听了朱老师对台湾的评价我非常高兴，当然台湾还有很大的问题。刚才提到筹资的问题，我们协会非常关心医改，到底行业往哪儿走，医改是一个大饼，要往那个方向发展。对于我们所有行业公司非常重要，这一块刚才您提到了，很多国家根据国家资源或者某一个地方资源该有多少放在医药卫生上面，这是一个非常重要的政策决定，这个饼怎么分？我们往往看到很多省市政府在做一些政策决定的时候，有时候也是不得已一方面有一大堆公共“婆婆”，把这个钱盖保障房，这边搞经济发展，这边得加强覆盖，把新农合原来从150元增加到300元，这个钱从哪儿来，地方政府医改筹资问题我想请教各位专家到底怎么建立，让医改落地注重质量情况之下让老百姓享受到更大的照顾。

朱恒鹏：该有多少资源放在医疗卫生行业很难事先规划，如果能够事先规划计划经济就可以搞了，有多少资源放在医疗卫生行业还是要靠市场，总体上讲一个国家医疗资源的配置还是要由需求来配置。第二条，政府必须保证基本民生，最贫困、最弱势的这一块人政府要保障住，所以这就有一个筹资水平的问题。筹资水平不管是交医保还是保险税都是在老百姓身上要钱，这取决于你的经济发展水平和体制，在这样体制下政府看拿出多少钱，政府框定“基本”的框子。如果政府拿的钱少就装最贫困那部分人，政府拿的多可以涵盖人群多一点、保的项目多一点。政府保证老百姓、最穷的人也看得起病，但是跑到协和看最好的大夫，那对不起，我就报这么多钱。这是一个总体准则。讲到中国台湾，台湾机制有一个问题，那个体制下健保费用一直控不住，这是它的一个问题。大陆短期内不会出现这个问题。大陆短期内的确在保障基本民生下大力气，不管医疗和住房，我就是保障最穷老百姓那部分，往上商业补充保险、社会供给，给商业医保留出空间。

顾昕：刚才提到筹资的问题，现在我做一个小的预告和广告。我将在2012年1月的《中国改革杂志》中发表上、中、下三篇文章，第一篇《“保基本”有没有保》，第二篇《“强基层”是不是真强了》，结论没有真强，越来越弱；第三个，《“建机制”到底建没建》。第一个问题，跟你说的筹资有关系，筹资多少钱把基本保住，我那篇文章谈论这个问题。温家宝“保基本”的目标，在现有三个目录之内保住70%，让老百姓只付30%，我们认为这个标准是不错的，是可以的。我们现有的筹资水平刚才也介绍了，政府出300块钱，老百姓再缴一些费，大体上还是能做到刚才说的数，有关数据显示是这样的。但是前提是什么呢？前提是我们医疗机构这些供方诱导消费得到遏制。我们提到药价虚高这类问题，需要我们推进别的改革叫“建机制”，“建机制”刚才我们讲政府在价格管制上，在医疗服务供给上走向多元化。最重要的机制，医保付费改革，中国台湾在这方面推进非常有意思，而且推进了之后效果也是有效的。中国大陆在这方面也在推进这个东西，现在还颇有一些麻烦，我们都做了调研。总之三管其下，“保基本”大体还有戏，“保基本”和“建机制”是有关系的。中间“强基层”怎么回事，这个也很紧要，好不容易弄来钱，如果都跑到大医院、三甲医院去花，当然保不住了，70%铁定保不住，因为费用高。所以要让基层“强”起来，李克强说的目标是对的。可惜我们刚才讲了一些事，基本药物的实施、收支两条线行政化的倾向，方方面面把基层毁了。1 月份（发表的文章）会详细展示数据，基层医疗机构诊疗人次小幅上升，住院大幅上升，基层医疗积极性受挫了，这种情况下怎么“强基层”，基层没强人家不去，还到大医院，越大的医院越贵，光筹来资管什么用，恐怕最后花“冒”了。所以改革要在这三个方面一同推进，弄好了我们才会出现筹资到了一定地步。其实现在钱差不太多，并不是说钱差得很多，关键是机制和政府制定了一些游戏规则，把某些事情搞乱了，有些钱浪费掉了，关键是在这个问题。

五、余晖：“公共产品”与医改成败

谢谢主持人关志强先生，也谢谢三位嘉宾好友。尤其是顾昕教授和朱恒鹏教授，是我们团队两个最优秀的学者。我们应该是从医改方案制定之前，2006 年、2007 年就开始合作，一直合作到现在。我们这几年，尤其这一年来在全国跑了 20 多个地方，一直在调研。刚才朱恒鹏教授也说了，有的地方我们去过两次，可能还要去。也非常感谢今天在座的诸位来宾，能够有耐心地听下来，听我们讲这些理论和实践相互交叉的一些话题。

我也想讲一个话题，这个话题叫公共产品和医改成败的关系，因为这个话题不能回避。我认为这个问题，即什么是公益性、公共产品不搞清楚，我们医改就很难向正确的方向走。

其实他们几位说到那么多问题，价格管制的问题、公立医院改革的问题、基层医疗改革的问题，为什么都很难推进，我在想这肯定是与我们医改大方向有关联的。如果是方向错了，或者在执行过程中使原来定的一些模棱两可的方向变得更加模棱两可的话，必然会出现改革难以向前推进这么一个状况。

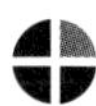

其实我非常感谢李克强同志，是他为我们本次医改提供了一个公共政策的过程，这是在任何领域的改革中都没有的。在医改方案出台以后，我也是这么发表观点的。正是因为李克强同志把医改讨论推向了全民，使医改从方案制定到执行过程中，都一直在讨论和争论。到目前为止，我们几个专家发出不同的声音，但舆论方面一直非常宽容，这是李克强同志做得非常好的方面。

但今天我想利用这个机会和李克强同志商榷一下。我昨天仔细拜读了李克强同志在《求是》上发表的文章，在座各位可能也看了。那篇文章叫《不断深化医改，建立符合国情惠及全民的医药卫生体制》。我们一直在寻找医改方案说的一句话，即“把基本医疗卫生制度作为公共产品向全体人民来提供”，一直想找“基本医疗卫生制度”的定义是什么，一直没找到。可是在某些部门的嘴巴里，这句话变成“把基本医疗卫生服务作为一个公共产品来向全民提供”。

当时在医改开始争论的时候，我们就要求能不能够为医改方案提供一个名词解释，这个要求被采纳了，他们真关起门来选了 11 个主要名词解释要给大家披露，但最终还是没有公布出来，因为大家对名词解释本身的争论就非常大。比如说什么叫基本医疗服务包，有的人企图把基本医疗服务包给算出来，但到现在也没有算出来。

所以怎么理解“基本医疗卫生制度”？我很高兴看到在李克强同志这篇文章有一个定义：“基本卫生制度是由政府统一组织，个人适当投入，向全体居民公平提供基本卫生服务的健康保障制度的安排。包括覆盖城乡居民的基本医疗保障，常见病和多发病等基本医疗服务，重大疾病防控和突发公共卫生事件的处置等。”

从目前来看这个解释是对基本医疗卫生制度最权威的说法，远远高于把基本医疗服务包那个概念作为公益性和公共产品来提供的说法。但我个人认为这个解释仍然存在两个破绽。第一个破绽，既然是政府组织，个人适当投入医疗服务，我要问我们职工医疗保险是不是这么一个制度？职工医疗保险明显不是，职工医疗保险是企业和职工个人主导提供。国家花 500 亿元为 800 万退休下岗工人提供医保，但是只占小头，不能算基本医疗服务。只不过职工医保现在由国家医保部门管而已，这是国企改革延续下来的制度。第二个破绽是公费医疗。公费医疗算不算基本医疗，我们不得而知，我个人觉得不是。所以真正算得上基本医疗卫生服务的，只有新农合和城市居民医疗保险，包括医疗救助，这三项是政府主要来提供的，而个人只要掏很少一点钱，它们符合上述定义，而其他两个是不符合的。

按这个解释，我们再来理解所谓公共产品的概念，即由基本医疗保险提供基本医疗服务。但医疗服务我们知道是私人产品，这个概念把基本医疗和公共卫生服务都作为公共产品来对待，我们是不同意的。公共卫生应该由政府提供，也可以由政府向私立医疗卫生机构来购买服务，但是在基本医疗这一块，由谁来提供无所谓，只要医保机构埋单就 OK 了，不管公立和私立。因此这个概念本身虽然是一个非常有创意，而且有建设性的一个概念，但是我觉得它依然存在一些问题。

如果把这种概念作为一种政策主张的话，那可能就会出问题了，就会导致这次医改走向目前这种情况。这个政策主张是什么呢？下面还有一段话，“基本医疗卫生的职责由政府来履行，也可以由政府向市场购买部分服务，非基本医疗卫生主要交给社会去办，政府加以必要的监管和调节”。基于基本医疗卫生制度作为公共卫生产品的概念提出这么一种医改主张，我觉得问题就来了。如果是基本医疗卫生由政府来履行，非基本的交给社会去办，我觉得会带来医改方向的一些扭曲，而且事实已经证明出现这些扭曲。

比如说第一点，由政府来履行就往往变成由政府来举办公立医院，基层现在都回归事业单位，都国家举办，马上还要推向县级医院。我们同时要搞社会办医，你怎么去按照我们当时的医改实施方案，社会办医要和公立医院享受同样的待遇，所谓“四统一”大家都很清楚。基本医疗服务只让公立医院来做，我干吗给社会办的医疗机构来定点？我觉得社会资本办医就永远难以发展起来。刚才刘教授提到的，这是对社会办医疗的歧视性政策。只要医保机构购买医疗服务，有好的付费机制向任何医疗机构购买服务都是一样的，有了这样的规定使得民营医疗机构永远难以发展起来。

第二点，这个政策主张与医改方案提出的“四分开”政策，尤其是“管办分开、政事分开”也相矛盾。基层推行了管办和政事合一，还说什么分开。我们 17 个公立医院改革试点城市，我们跑了 12 个，已经写出一份报告。用顾昕教授的话，这些城市都在行政化和去行政化之间进行摇摆。顾昕教授从好几个方面总结这是怎么摇摆的，比如说在“管办分开”方面，大家都知道设立医管局有两种设法，内分外不分成了主流。在法人治理结构方面，是政府主导还是理事会指导也莫衷一是。“四分开”由此可能被瓦解。

第三点，回归收支两条线的基层医疗改革，必然导致医疗机构和人员积极性下降，服务效率降低，使政府对供方的投入变成非常严重的浪费，我们在下面也深有体会。

第四点，使医保付费制度改革的探索变得可有可无。医疗机构变成收支两条线后，医保付费机制作为约束并激励医疗机构合理诊疗，使医药费用保持在医保基金安全限度内的手段，就将无计可施。如果有病都往大的医院推，而管办不分的大医院根本不理医保机构的茬儿，那么我们政府掏了这么多钱在医保方面将面临一个灾难性的浪费，不管财政是公共还是非公共的，那都是一种浪费，毕竟都是人民的血汗钱。

因此，我的一个推论是，如果要把所谓“安徽模式”、“子长模式”为榜样、为经验向全国推广，推广到县级公立医院，尤其要推广到大城市公立医院去，我觉得看解决“看病难”和“看病贵”的问题，至少在下一个五年或者再往后推五年的话都是很难实现的，我个人是很悲观的看法。因为我们走的地方确实太多，看到的情况确实太多，深深感到这个方向性的问题不搞清楚的话，医改的确会走向歧途。因此一定要把私人物品和公共物品分开来，包括医保也可以分社会公益性和公共公益性，干吗医保非要国家来举办呢？

所以我的政策建议就是，第一，到了启动公费医疗改革的时候，我希望“十二五”医改规划应该有公费医疗改革这么一个规划。顾昕教授说找不到公费医疗数据了，从2006年这个数据已经没有了。前段时间《新闻周刊》说我们公费医疗尤其是特权医疗占了政府卫生费用的20%左右，这个比例如果能够降下来，就可以提高我们老百姓看病医疗保障的水平。第二，把职工医疗保险变成社会办的医疗保险。第三，城市居民医疗保险和新农合也必须做到“管办分开”，应该由商业保险机构经办，使基金能够更加得到有效的利用。第四，希望“十二五”期间应该把“管办分开”和“政事分开”真正贯彻落实下去，当然这是非常困难的。刚才提到的人事问题就是非常大的问题，这不是一个部门就能决定。事业单位改革是一个大困难，现在是老人老办法，新人新办法，中人过度。刘国恩教授提到，首先把医师这一块能够放活，当然是一个非常好的思路。话说回来，在现有事业单位体制里面，这些医生愿不愿意解放自己还真是一个问题。我最近接触一些医院的很多高管，他们还真不愿意。所以我一直强调医生独立化执业这么一个问题，在医改讨论开始时我就说了，要把医疗供方中的医院和医生分开，医生是独立供方，医院只不过提供他看病就诊的平台而已，国外医疗模式都是这样的。第五，还有一个建议，取消药品加成管制。第六，疾病控制中心和老少边穷地区的医疗机构可以实行所谓事业单位体制，县级公立医院改革最后一稿把这个意见吸收进去。总之，市场不愿意去的地方，由政府去提供，你可以按照所谓收支两条线的事业单位体制来办它，这个没有问题，我都同意。

这个不叫总结，我是为了不影响大家交流的时间放在后面来说。要说是总结，也有一点合适，至少从我个人的角度，对他们三位提出一些问题，包括在座各位提出一些问题，从我自己的理解，从医改政策的根源上导致乱象的原因做了自己的阐述而已。

我就说到这儿，谢谢大家。